急诊临床手册

EMERGENCY MEDICINE SECRETS

第 6 版

编　著　〔美〕文森特·马科维奇（Vincent J. Markovchick）

　　　　〔美〕彼得·庞斯（Peter T. Pons）

　　　　〔美〕凯瑟琳·巴克斯（Katherine M. Bakes）

　　　　〔美〕珍妮·布坎南（Jennie A. Buchanan）

主　译　谢苗荣　李春盛

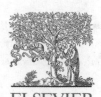

ELSEVIER

北京科学技术出版社

Elsevier (Singapore) Pte Ltd.

3 Killiney Road,

#08-01 Winsland House I,

Singapore 239519

ELSEVIER Tel: (65) 6349-0200; Fax: (65) 6733-1817

译者名单

主　　译　谢苗荣　李春盛

副 主 译　崔　红　齐文杰　王宝军　王国兴

秘　　书　王斯佳

译　　者　（按姓氏汉语拼音排序）

白晓冬	曹云霞	常乐乐	车晶晶
陈　萌	陈　淼	陈宝龙	陈文韬
陈阳琴	崔　红	崔遥盼	邓彦俊
丁　宁	丁瑛雪	封欣婵	付培培
高　化	葛　旭	谷培云	郭　杰
郭利莉	何　畔	何　勇	胡　岚
黄光伟	姜丽娜	孔玮晶	李　丹
李　科	李春盛	李佳佳	李世荣
李守龙	李彦媚	李真真	李振华
刘　冰	刘　昶	刘芳睿	刘振宇
芦照青	罗意帆	马　亮	苗　彬
齐文杰	钱海超	孙晓萌	孙雪莲
谭志敏	田　地	脱厚珍	王　超
王　鹤	王　艳	王　燕	王　铮
王宝军	王国兴	王明轩	王斯佳
王新宝	王元龙	王振洲	魏红涛
吴　兰	肖红丽	谢苗荣	杨爱君
杨凤春	尹秋艳	张　鹏	张寒钰
张美莹	张天鹏	张晓曦	张志忠
章建东	赵　岩	赵　勇	赵云华
周　杰			

校　　对　（按姓氏汉语拼音排序）

刘浩然	齐文杰	孙子健	脱厚珍
王宝军	王斯佳	王元龙	吴　迪
邢月妍			

译者单位　首都医科大学附属北京友谊医院

献　词

致我的妻子，莱斯利（Leslie），以及我的女儿妮可（Nicole）、塔莎（Tasha）和娜迪亚（Nadia），我的世界里最伟大的4位女士。我感谢她们对我一生的支持，包括编写《急诊临床手册》。我还要感谢我的合作编辑，彼得·庞斯（Peter T. Pons）、凯瑟琳·巴克斯（Katherine M. Bakes）和珍妮·布坎南（Jennie A. Buchanan），以及所有为这本书做出贡献的章节作者。感谢出版商给予我编写本书6个版本的特权。最后，我想感谢所有优秀的住院医师、护士、医学生和急诊科大家庭的所有成员，在过去的许多年里，我非常荣幸能够与他们一起工作。正是他们的知识、热情和求知欲促成了本书的诞生。

文森特·马科维奇（Vincent J. Markovchick）

献给我的妻子凯西（Kathy），她的爱、对我的支持和非凡的耐心，使我的每一天都充满意义。

彼得·庞斯（Peter T. Pons）

感谢我的导师文斯（Vince）和彼得（Peter），我永远感谢你们。感谢我的父母厄休拉（Ursula）和菲尔（Phil）对我一如既往的支持，我永远爱你们。

凯瑟琳·巴克斯（Katherine M. Bakes）

致迈伦·布坎南（Myron H. Buchanan）（1935年10月22日—2015年4月9日），一个女孩最好的父亲，我每天想念你，爱你，谢谢你让我走上这条路，没有你，我不可能成为现在的自己。

珍妮·布坎南（Jennie A. Buchanan）

中文版前言

《急诊临床手册》（*Emergency Medicine Secrets*）第6版由文森特·马科维奇博士（Vincent J. Markovchick MD）等编著。本书第1版问世后，即在中国译成中文出版并获得广泛好评。第4版由我们团队翻译、北京科学技术出版社2010年出版。

本书的最大特点是密切联系临床，以临床经常出现的问题为导向，以问答的方式总结知识点，方便读者学习、记忆，十分实用。时隔多年，本书第6版面世，应北京科学技术出版社之邀，我们组织团队将本书译为中文出版。第6版在原来的基础上有了更大的进步，目前对急危重症和其治疗方法的研究发展迅速，本书呈现了与之相关的许多新概念、新定义、新理论和新疗法。另外，本书涉及面广，适合急诊科、重症医学科、全科住院医师，也可供其他临床专科医师参考或用于住院医师规范化培训。

由于译者对英文及专业知识的掌握程度不同，且翻译风格各异，差错在所难免，请读者在阅读时批评指正。

谢苗荣　李春盛
首都医科大学附属北京友谊医院
2021 年 4 月

前　言

　　《急诊临床手册》第6版是为了所有学习急诊医学的学生、实习生及各级医师所写。急诊医学是一门不断发展、日臻成熟的专业。因此，我们重新编写了一些章节并添加了适当的内容以反映这些变化。在本书的开篇，我们从编著者提交的问答中选出了100条要点。希望本书的问答形式能成为一种简洁、有价值并令人愉快的传授信息和知识的方法。了解患者的症状和一些最重要问题的第一步是通过对患者的问诊获得诊断所需信息。医学既是一门科学，也是一门艺术。只凭借知识并不能治疗所有疾病，医务人员要倾听患者的诉求，让他们有被重视的感觉。像对待自己的家人一样关心和同情患者，找到正确的诊疗方法，是一件令人振奋的事情，同时也将对我们的生活产生积极影响。

致谢

　　真诚地感谢卡罗尔·卢卡斯（Carol Lucas）女士在《急诊临床手册》第5版和之前版本中的贡献。

文森特·马科维奇（Vincent J. Markovchick），MD，FAAEM
彼得·庞斯（Peter T. Pons），MD，FACEP
凯瑟琳·巴克斯（Katherine M. Bakes），MD
珍妮·布坎南（Jennie A. Buchanan），MD

Jean Abbott, MD, MH
Professor Emerita
Emergency Medicine
University of Colorado Health Sciences Center
Faculty
Center for Bioethics and Humanities
University of Colorado Health Sciences Center
Aurora, Colorado

Brandon H. Backlund, MD, FACEP
Assistant Professor
Division of Emergency Medicine
University of Washington
Seattle, Washington

Alex Badulak, MD
Denver Health Residency in Emergency Medicine
Denver Health Medical Center
Denver, Colorado

Katherine M. Bakes, MD
Attending Physician
Denver Health Emergency Department
Director, At-Risk Intervention and Mentoring (AIM)
Community Affairs Clinical Director
Denver Health
Associate Professor
Department of Emergency Medicine
University of Colorado School of Medicine
Aurora, Colorado

Roger M. Barkin, MD, MPH, FACEP, FAAP
Clinical Professor of Emergency Medicine and
    Pediatrics
University of Colorado School of Medicine
Attending Physician
Department of Emergency Medicine
Denver Health Medical Center
Denver, Colorado

Vikhyat S. Bebarta, MD; Lt Col, USAF, MC
Chief, Medical Toxicology
Department of Emergency Medicine
San Antonio Military Medical Center
Director, Air Force Enroute Care Research Center
US Army Institute of Surgical Research/59th MDW
Director, CREST Research Program
San Antonio, Texas

Mariah H. Bellinger, MD
Attending Physician
Department of Emergency Medicine
Good Samaritan Medical Center
Lafayette, Colorado

Jennifer W. Bellows, MD, MPH
Assistant Professor
Global Health Track Director
Department of Emergency Medicine
University of Colorado School of Medicine
Attending Physician
Emergency Medicine
Denver Health Hospital and Authority
Denver, Colorado

Cara Bergamo, MD
Denver Health Emergency Medicine Residency
Denver, Colorado

Daniel H. Bessesen, MD
Chief of Endocrinology
Denver Health Medical Center
Denver, Colorado

Walter L. Biffl, MD, FACS
Director, Acute Care Surgery

Queen's Medical Center
University of Hawaii
Honolulu, Hawaii

Dowin Boatright, MD, MBA
Resident
Emergency Department
Denver Health Medical Center
Denver, Colorado

Cortney Braund, MD
Instructor
Pediatric Emergency Medicine
Children's Hospital Colorado
Aurora, Colorado

Kerryann B. Broderick, BSN, MD
Director, SBIRT Program
Department of Emergency Medicine
Denver Health Medical Center
Associate Professor
Emergency Medicine
University of Colorado at Denver School of
    Medicine
Denver, Colorado

Jennie A. Buchanan, MD
Associate Professor
Department of Emergency Medicine
Denver Health and Hospital Authority
Clinical Faculty
Rocky Mountain Poison and Drug Center
Denver, Colorado
Associate Professor
Department of Emergency Medicine
University of Colorado School of Medicine
Aurora, Colorado

Richard Byyny, MD, MSc
Assistant Professor
Emergency Medicine
Denver Health Medical Center
Denver, Colorado
Assistant Professor
Emergency Medicine
University of Colorado
Aurora, Colorado

Louisa Canham, MD
Instructor
Department of Emergency Medicine
Harvard Medical School
Beth Israel Deaconess Medical Center
Boston, Massachusetts

Stephen V. Cantrill, MD, FACEP
Department of Emergency Medicine
Denver Health Medical Center
Denver, Colorado

Dazhe James Cao, MD
Medical Toxicology Fellow
Rocky Mountain Poison and Drug Center
Denver Health and Hospital
Denver, Colorado

Ryan Chuang, MD
Associate Medical Director
Poison and Drug Information Service
Alberta Health Services
Clinical Instructor
Departments of Emergency Medicine and Internal
    Medicine
University of Calgary
Calgary, Alberta, Canada

Christopher B. Colwell, MD
Chief of Emergency Medicine
Denver Health Medical Center
Professor and Executive Vice-Chair
Department of Emergency Medicine
University of Colorado School of Medicine
Denver, Colorado

Tracy Cushing, MD, MPH, FACEP
Assistant Professor
Emergency Medicine
University of Colorado
Aurora, Colorado

Rita K. Cydulka, MD, MS
Professor and Vice Chair
Department of Emergency Medicine
MetroHealth Medical Center/Case Western Reserve
    University
Cleveland, Ohio

Daniel F. Danzl, MD
Professor and Chair
Department of Emergency Medicine
University of Louisville
Louisville, Kentucky

Christopher Davis, MD
Assistant Professor
Department of Emergency Medicine
University of Colorado Hospital
Aurora, Colorado

Jeffrey Druck, MD
Associate Professor
Department of Emergency Medicine
University of Colorado School of Medicine
Denver, Colorado

Nicole M. Dubosh, MD
Attending Physician
Emergency Medicine
Beth Israel Deaconess Medical Center/Harvard
    Medical School
Boston, Massachusetts

Joshua S. Easter, MD, MSc
Assistant Professor
Emergency Medicine
University of Virginia School of Medicine
Charlottesville, Virginia
Physician
Emergency Medicine
Bon Secours St. Mary's Hospital
Richmond, Virginia

Aaron M. Eberhardt, MD
Staff Physician
Department of Emergency Medicine
Denver Health Medical Center
Assistant Professor
Department of Emergency Medicine
University of Colorado School of Medicine
Aurora, Colorado

Jonathan A. Edlow, MD, FACEP
Associate Professor
Department of Medicine
Harvard Medical School
Vice-Chairman
Emergency Medicine
Beth Israel Deaconess Medical Center
Boston, Massachusetts

Scott Felten, MD, FACEP
Emergency Medical Physician

Department of Emergency Medicine
Saint Francis Hospital
Tulsa, Oklahoma

Christopher M.B. Fernandes, MD
Professor
Emergency Medicine
Western University
London, Ontario, Canada

Madonna Fernández-Frackelton, MD, FACEP
Professor of Medicine
David Geffen School of Medicine at UCLA
Residency Director, Vice Chair of Medical
    Education
Department of Emergency Medicine
Harbor-UCLA Medical Center
Torrance, California

Andrew J. French, MD
Associate Director
Emergency Medicine
Denver Health Medical Center
Denver, Colorado

Colin T. Galbraith, DMD
Chief Resident
Oral and Maxillofacial Surgery
Denver Health Medical Center
Denver, Colorado

Elena Garcia, MD
EMS Fellow
Denver Health EMS Fellowship
Denver, Colorado

Christina H. Georgopoulos, MD
Resident Physician
Emergency Department
John H. Stroger Cook County Hospital
Chicago, Illinois

Kathryn Getzewich, MD, MBA
Assistant Professor
Department of Emergency Medicine
New York University
New York, New York

Mark J. Glasgow, DDS
Program Director
Oral and Maxillofacial Surgery
Denver Health Medical Center
Denver, Colorado

Shamai A. Grossman, MD, MS
Associate Professor of Medicine
Harvard Medical School
Vice Chair for Health Care Quality
Emergency Medicine
Harvard Medical Faculty Physicians
Beth Israel Deaconess Medical Center
Boston, Massachusetts

Gladston R. Hackett, MD
Assistant Professor
Ultrasound Division
Department of Emergency Medicine
The University of Texas Health Science Center at
    Houston
Houston, Texas

Andrew Harrell IV, MD
Assistant Professor of Emergency Medicine
Associate Director
EMS Medical Direction Consortium
Department of Emergency Medicine
University of New Mexico School of Medicine
Medical Director
TEMS Physician, Reserve Deputy
Bernalillo County Sheriff's Department
Medical Director
Albuquerque Fire Department
Albuquerque, New Mexico

Jason S. Haukoos, MD, MSc
Director of Research
Department of Emergency Medicine
Denver Health Medical Center
Denver, Colorado
Professor
Department of Emergency Medicine
University of Colorado School of Medicine
Professor

Department of Epidemiology
Colorado School of Public Health
Aurora, Colorado

Paul R. Hinchey, MD, MBA
Medical Director
Office of the Medical Director
Austin-Travis County EMS System
Medical Director
National Association of EMTs
Attending Physician
Department of Emergency Medicine
Capitol Emergency Associates
Austin, Texas

Robert S. Hockberger, MD
Chair Emeritus
Emergency Medicine
Harbor-UCLA Medical Center
Torrance, California
Emeritus Professor of Medicine
David Geffen School of Medicine
Westwood, California

Jenelle A. Holst, MD
Department of Emergency Medicine
Denver Health Medical Center
Denver, Colorado

Jason A. Hoppe, DO
Associate Professor
Department of Emergency Medicine
University of Colorado School of Medicine
Rocky Mountain Poison and Drug Center
Denver, Colorado

Debra E. Houry, MD, MPH
Department of Emergency Medicine
Emory University School of Medicine
Atlanta, Georgia

Martin R. Huecker, MD
Assistant Professor
Department of Emergency Medicine
University of Louisville
Louisville, Kentucky

Katherine M. Hurlbut, MD
Clinical Assistant Professor
Emergency Medicine
Denver Health Medical Center
Attending Physician
Rocky Mountain Poison and Drug Center
Denver, Colorado

Kyros Ipaktchi, MD, FACS
Director
Hand and Microvascular Service
Attending Surgeon
Department of Orthopedics
Denver Health Medical Center
Denver, Colorado
Associate Professor
Orthopedic Surgery
University of Colorado School of Medicine
Aurora, Colorado

Janetta Iwanicki, MD
Attending Physician
Medical Toxicology
Rocky Mountain Poison and Drug Center
Emergency Medicine Attending Physician
Denver Health Medical Center
Denver, Colorado
Clinical Instructor
Department of Emergency Medicine
University of Colorado School of Medicine
Aurora, Colorado

Kenneth C. Jackimczyk, Jr., MD, FACEP
Attending Physician
Department of Emergency Medicine
Maricopa Medical Center
Medical Director
Air Methods Corporation
Phoenix, Arizona

Lee S. Jacobson, MD, PhD
Emergency Medicine Resident
Beth Israel-Deaconess Medical Center
Boston, Massachusetts

Nicholas J. Jouriles, MD
Professor and Chair
Department of Emergency Medicine
Northeast Ohio Medical University
Rootstown, Ohio
Chair
Emergency Medicine
Akron General Health System
Akron, Ohio
Past President
American College of Emergency Physicians
Dallas, Texas

Juliana Karp, MD
Physician
Department of Emergency Medicine
Lakeland Regional Medical Center
Lakeland, Florida

C. Ryan Keay, MD, FACEP
Attending Physician
Department of Emergency Medicine
Providence Regional Medical Center
Everett, Washington
Clinical Instructor
Division of Emergency Medicine
Harborview Medical Center
Seattle, Washington

Thomas Kelly, MD, FACEP
Attending Physician
Associate Clinical Professor
Department of Emergency Medicine
Maricopa Medical Center/ MIHS
Phoenix, Arizona
Medical Director
Eagle Air Med
Blanding, Utah

Danya Khoujah, MBBS
Assistant Professor
Emergency Medicine
University of Maryland School of Medicine
Baltimore, Maryland

Renee A. King, MD, MPH
Assistant Professor
Department of Emergency Medicine
University of Colorado School of Medicine
Aurora, Colorado

Jason J. Lewis, MD
Attending Physician
Emergency Medicine
Beth Israel Deaconess Medical Center
Boston, Massachusetts

Daniel Lindberg, MD
Associate Professor
Emergency Medicine and Pediatrics
University of Colorado
Denver, Colorado

Louis J. Ling, MD
Professor
Department of Emergency Medicine
University of Minnesota Medical School
Emergency Physician
Hennepin County Medical Center
Medical Toxicologist
Hennepin Regional Poison Center
Minneapolis, Minnesota
Senior Vice President
Hospital-Based Accreditation
Accreditation Council for Graduate Medical
    Education
Chicago, Illinois

Marlow Macht, MD, MPH
Emergency Physician
Legacy Salmon Creek Medical Center
Assistant Medical Program Director
Clark County EMS
Vancouver, Washington

Patrick J. Maloney, MD, FACEP
Medical Director
Pediatric Emergency Services
Department of Emergency Medicine
Mission Hospital and Mission Children's Hospital
Asheville, North Carolina

Nadia S. Markovchick, MD
Physician
Department of Emergency Medicine
St. Joseph's Hospital
Denver, Colorado

Vincent J. Markovchick, MD, FAAEM
Professor Emeritus of Emergency Medicine
University of Colorado School of Medicine
Aurora, Colorado
Staff Emergency Medicine Physician
Denver Health Medical Center
Denver, Colorado

John P. Marshall, MD
Chair, Emergency Medicine
Department of Medicine
Director, Education Fellowship
Maimonides Medical Center
Brooklyn, New York

Karl Marzec, MD
EMS Fellow
Department of Emergency Medicine
Denver Health Medical Center
Denver, Colorado

Amal Mattu, MD
Professor and Vice Chair
Department of Emergency Medicine
University of Maryland School of Medicine
Baltimore, Maryland

Gillian McCafferty, MD
Resident
Emergency Department
Baystate Medical Center
Springfield, Massachusetts

Robert M. McNamara, MD, FAAEM
Chair
Emergency Medicine
Temple University School of Medicine
Philadelphia, Pennsylvania

Rick A. McPheeters, DO, FAAEM
Chairman
Emergency Medicine
Kern Medical Center
Bakersfield, California

Michelle Metz, RN, BSN, SANE-A, CEN
Program Coordinator
Sexual Assault Nurse Coordinator (SANE) Program
Denver Health Medical Center
Denver, Colorado

James C. Mitchiner, MD, MPH
Attending Physician
Emergency Department
St. Joseph Mercy Hospital
Clinical Assistant Professor
Emergency Medicine
University of Michigan
Ann Arbor, Michigan

Kendra L. Moldenhauer, BSN, RN, CPHQ
Director
Patient Safety, Quality, and Regulatory Compliance
Denver Health
Denver, Colorado

Lori A. Montagna, MD
Assistant Professor
Emergency Medicine and Pediatrics
University of Colorado School of Medicine
Aurora, Colorado

Ernest E. Moore, MD
Professor and Vice Chair for Research
Department of Surgery
University of Colorado School of Medicine
Editor
Journal of Trauma
Denver, Colorado

Maria E. Moreira, MD
Program Director
Denver Health Residency in Emergency Medicine
Associate Professor
University of Colorado School of Medicine
Aurora, Colorado

Alexander P. Morton, MD

Department of Surgery
University of Colorado School of Medicine
Aurora, Colorado

Edward Newton, MD
Professor of Emergency Medicine
Emergency Medicine
Keck School of Medicine
Interim Chair
Emergency Medicine
LAC+USC Medical Center
Los Angeles, California

Kimberly Nordstrom, MD, JD
Medical Director
Psychiatric Emergency Services
Department of Psychiatry
Denver Health Medical Center
Denver, Colorado
Assistant Professor
Department of Psychiatry
University of Colorado School of Medicine
Aurora, Colorado

Michael C. Overbeck, MD
Assistant Professor
Department of Emergency Medicine
University of Colorado School of Medicine
Aurora, Colorado

Bartholomew B. Paull, MD
Resident in Emergency Medicine
Department of Emergency Medicine
Denver Health Medical Center
Denver Colorado

Ryan A. Pedigo, MD
Clerkship Director
Harbor-UCLA Medical Center
Torrance, California
Assistant Professor of Medicine
David Geffen School of Medicine
Westwood, California

Peter T. Pons, MD, FACEP
Department of Emergency Medicine
Denver Health Medical Center
Denver, Colorado
Professor Emeritus
Department of Emergency Medicine
University of Colorado School of Medicine
Aurora, Colorado

Lara D. Rappaport, MD, MPH
Associate Medical Director
Denver Health Paramedics
Denver, Colorado
Associate Professor
University of Colorado School of Medicine
Aurora, Colorado

David B. Richards, MD, FACEP
Assistant Professor
Department of Emergency Medicine
University of Colorado School of Medicine
Director
Medical Student and Intern Clerkship
Department of Emergency Medicine
Denver Health Medical Center
Denver, Colorado

Jedd Roe, MD, MBA, FACEP
Professor
Department of Emergency Medicine
University of Florida College of
    Medicine—Jacksonville
Medical Director
Department of Emergency Medicine
UF Health Jacksonville—North
Jacksonville, Florida

Genie E. Roosevelt, MD, MPH
Associate Professor of Pediatrics
Department of Emergency Medicine
Denver Health Medical Center
Denver, Colorado

Carlo L. Rosen, MD
Program Director
Vice Chair for Education
Emergency Medicine
Beth Israel Deaconess Medical Center

Boston, Massachusetts

Peter Rosen, MD
Senior Lecturer on Emergency Medicine
Harvard Medical School
Attending Physician
Emergency Medicine
Beth Israel Deaconess Medical Center
Boston, Massachusetts
Visiting Professor of Emergency Medicine
Emergency Medicine
University of Arizona Medical School
Tucson, Arizona
Professor Emeritus
Emergency Medicine
University of California San Diego
San Diego, California

Ethan M. Ross, MD
Attending Physician
Kaiser Permanente Los Angeles Medical Center
Los Angeles, California

Douglas A. Rund, MD
Professor Emeritus
Department of Emergency Medicine
The Ohio State University
Columbus, Ohio

Jennifer A. Salotto, MD
Trauma, Critical Care, and Acute Surgery Fellow
Department of Surgery
Denver Health Medical Center
Denver, Colorado

Jeffrey Sankoff, MD
Associate Professor
Department of Emergency Medicine
Denver Health Medical Center/University of
    Colorado School of Medicine
Denver, Colorado

David R. Saxon, MD
Research Fellow in Endocrinology, Metabolism,
    and Diabetes
University of Colorado School of Medicine
Aurora, Colorado

Andrew Schmidt, DO, MPH
Assistant Professor
Department of Emergency Medicine
University of Florida College of
    Medicine—Jacksonville
Jacksonville, Florida

Corey M. Slovis, MD
Chairman
Emergency Medicine
Vanderbilt University Medical Center
Medical Director
Nashville Fire Department
Medical Director
Nashville International Airport
Nashville, Tennessee

Joshua J. Solano, MD
Assistant Program Director
Emergency Medicine
Beth Israel Deaconess Medical Center
Boston, Massachusetts

Philip F. Stahel, MD, FACS
Director of Orthopaedics
Denver Health Medical Center
Professor
Orthopedics and Neurosurgery
University of Colorado School of Medicine
Aurora, Colorado

Andrea Stember, MD
Denver Health Residency in Emergency Medicine
Denver, Colorado

Kelly Stermer, RN, BSN
Clinical Nurse Educator
Denver Emergency Center for Children
Denver Health Medical Center
Denver, Colorado

Robert T. Stovall, MD
Surgeon and Assistant Professor
Department of Surgery
Denver Health Medical Center
Denver, Colorado

W. Gannon Sungar, DO
Residency in Emergency Medicine
Denver Health Medical Center
Denver, Colorado

Rakesh Talati, MD, MBA
Chair of Emergency Medicine
Emergency Department
Baystate Franklin Medical Center
Greenfield, Massachusetts

Molly E.W. Thiessen, MD
Assistant Emergency Ultrasound Director
Emergency Medicine
Denver Health Medical Center
Denver, Colorado
Assistant Professor
Department of Emergency Medicine
University of Colorado School of Medicine
Aurora, Colorado

Ronald R. Townsend, MD, MA, FACR
Medical Director
Radiology
Denver Health Medical Center
Associate Professor of Radiology
University of Colorado School of Medicine
Denver, Colorado

Guy L. Upshaw, MD
Senior Instructor
Departments of Pediatrics and Emergency
    Medicine
University of Colorado School of Medicine
Aurora, Colorado
Attending Physician
Pediatric Emergency Department
Denver Health Medical Center and Children's
    Hospital Colorado
Denver, Colorado

Shawn M. Varney, MD, FACEP, FACMT
Associate Professor
Emergency Medicine
University of Texas Health Science Center San
    Antonio
San Antonio, Texas

Deborah Vinton, MD
Physician
Emergency Medicine
Richmond, Virginia

Alvin Wang, DO, FAAEM
Assistant Professor of Clinical Emergency Medicine
Department of Emergency Medicine
University of Pennsylvania Perelman School of
    Medicine
Philadelphia, Pennsylvania

George Sam Wang, MD
Assistant Professor of Pediatrics
Department of Pediatrics
Section of Emergency Medicine and Medical
    Toxicology
Children's Hospital Colorado
University of Colorado School of Medicine
Aurora, Colorado

Joe Wathen, MD
Associate Professor
Pediatrics, Section of Emergency Medicine
University of Colorado School of Medicine
Aurora, Colorado

Kathryn Wells, MD, FAAP
Associate Professor
Department of Pediatrics
University of Colorado Denver School of Medicine
Attending Physician
Department of Pediatrics
Denver Health Medical Center
Denver, Colorado
Consulting Physician
Department of Pediatrics, Child Protection Team
Children's Hospital Colorado
Clinical Researcher
Child Abuse Pediatrics
Kempe Center
Aurora, Colorado

Andrew M. White, MD, PhD
Assistant Professor
Department of Pediatrics
University of Colorado
Chief

Pediatric Neurology
Pediatrics
Denver Health Medical Center
Denver, Colorado

Jennifer L. Wiler, MD, MBA
Vice Chair
Emergency Medicine
University of Colorado
Aurora, Colorado

Daniel Willner, MD
Harvard Affiliated Emergency Medicine Residency
Beth Israel Deaconess Medical Center
Boston, Massachusetts

Stephen J. Wolf, MD
Associate Professor
Vice Chair for Academic Affairs
Department of Emergency Medicine
University of Virginia School of Medicine
Charlottesville, Virginia

Richard E. Wolfe, MD
Chief of Emergency Medicine
Department of Emergency Medicine
Beth Israel Deaconess Medical Center
Associate Professor of Medicine
Department of Medicine
Harvard Medical School
Boston, Massachusetts

Allan B. Wolfson, MD, FACEP, FACP
Professor of Emergency Medicine
Vice Chair for Education
Department of Emergency Medicine
University of Pittsburgh
Program Director
University of Pittsburgh Emergency Medicine
    Residency
Pittsburgh, Pennsylvania

Richard D. Zane, MD
Professor and Chair
Department of Emergency Medicine
University of Colorado School of Medicine
Aurora, Colorado

目 录

1. 始终首先考虑可能造成患者症状和体征的最严重疾病。

2. 如果已确认心脏停搏，应立即予以除颤以治疗心室颤动（ventricular fibrillation，VF）；如果不确定是否出现心脏停搏，请先进行心肺复苏（cardiopulmonary resuscitation，CPR）治疗，然后进行除颤。

3. 如果心脏停搏是无脉性电活动（pulseless electrical activity，PEA）的结果，请先考虑其常见的可逆性原因（如血容量不足、缺氧、心脏压塞、张力性气胸、体温过低、大面积肺栓塞、药物中毒、电解质紊乱、酸中毒和心肌梗死），根据这些原因进行恰当处理。

4. 在快速顺序插管（rapid-sequence intubation，RSI）期间防止血氧饱和度降低的关键步骤包括：吸入氧浓度（fraction of inspired oxygen，FiO_2）100% 的预充氧 5 分钟或 8 次肺活量呼吸，以及维持被动呼吸氧合。

5. 除非确定患者可以通过袋式阀门面罩或声门外急救设备进行通气，否则不要进行麻醉。

6. 血清乳酸水平是评估全身灌注不足程度和复苏反应的常用指标。

7. 休克患者的主要复苏目标是达到最大氧合，建立足够的通气，改善血流动力学分布，并治疗根本病因。

8. 因严重疾病的非典型表现就诊的情况在老年患者中更常见。

9. 对于进入急诊科的临终患者，需要进行积极、恰当的对症治疗，例如疼痛控制和舒适护理。

10. 接受多次高剂量影像学检查［尤其是计算机断层扫描（computed tomography，CT）］的患者，存在远期辐射后果的风险最高。

11. 在评估研究结果时，采取的治疗越少，干预或治疗就越有效。

12. 在所有快捷可行的方法中，直肠温度可以最准确地提示核心体温。

13. 即使心电图（electrocardiogram，ECG）表现正常，也不能排除急性冠状动脉综合征（acute coronary syndrome，ACS）。

14. 25% 的最终诊断为 ACS 的患者没有胸痛主诉。

15. 当腹痛表现与体格检查不相符时，应考虑肠系膜缺血。

16. 恶心和呕吐的患者需考虑除胃肠道（gastrointestinal，GI）疾病之外的其他原因。

17. 在治疗过敏反应时，低血压是静脉注射（intravenous，IV）肾上腺素的指征。

18. 若要在未出现心脏停搏的情况下注射肾上腺素，请选用静脉滴注，而非快速静脉推注。

19. 当前填塞无法控制鼻出血时，应怀疑蝶腭动脉的后部出血，并放置后填塞。

20. 每个急诊科都应该有一个关于急性脑卒中管理的跨学科循证指南。

21. 脉搏血氧仪测量的是血氧饱和度，而不是通气量。

22. 潮气量和呼吸频率会影响患者的通气和二氧化碳分压（pressure of carbon dioxide，PCO_2）。

23. 处理机械通气的患者的氧合和通气问题时，可断开呼吸机并遵循 DOPE（displacement, obstruction, pneumothorax, equipment；移位、阻塞、气胸、设备）法进行管理。

24. 合理使用持续气道正压通气（continuous positive airway pressure，CPAP）或双水平气道正压通气（bilevel positive airway pressure，BiPAP），将减少急诊科和医院需要气管插管病例的数量。

25. D- 二聚体测定仅用于排除具有低预测概率的患者的血栓栓塞性疾病。

26. 了解何时开始诊断检查以及如何解释检查结果对于确定静脉血栓栓塞（venous thromboembolism，VTE）的预计概率至关重要。

27. 充血性心力衰竭（congestive heart failure，CHF）的主要症状包括疲劳、劳力性呼吸困难、阵发性劳力性呼吸困难和端坐呼吸。

28. 硝酸酯类药是治疗 CHF 的一线药物，而利尿剂则应用于液体超负荷的患者。

29. 无论不稳定的快速心律失常由何种机制引起，都需要对这类患者进行心脏复律。

30. 当不能确定患者是室性心动过速（ventricular tachycardia，VT）还是室上性心动过速（supraventricular tachycardia，SVT）时，应假定为 VT 并进行相应的治疗。

31. 钙通道阻滞剂不应用于治疗宽 -QRS 波心动过速。

32. 腹痛、搏动性肿块和低血压患者需考虑腹主动脉瘤破裂。

33. 对伴有疾病或感染的患者，特别是那些具有机会性感染或常见疾病的极端表现的患者，要考虑获得性免疫缺陷综合征（艾滋病）的风险。

34. 对于有无法明确原因的明显心动过速的患者，或任何同时有病毒感染和心脏疾病症状的患者，应考虑心肌炎。

35. 上腹部疼痛可能是由心肌缺血引起的，因此，有上腹部不适、内脏型疼痛或心脏危险因素的成年患者应完善心电图检查。

36. 对于任何同时存在心房颤动和腹痛的患者，应考虑肠系膜缺血。

37. 如果永久起搏器出现故障，可以使用体外起搏器。

38. 紧急透析的适应证包括急性肺水肿、危及生命的高钾血症，以及危及生命的中毒，或过量服用由肾脏代谢的药物。

39. 血清钾升高在心电图上可见到高尖 T 波、P 波消失和 QRS 波群增宽的改变。

40. 在高钾血症的紧急治疗中，吸入 β 受体激动剂及补充葡萄糖加胰岛素是促进 K^+ 流入细胞内，从而紧急降低血清 K^+ 的最有效方法。此外，静脉推注碳酸氢钠和氯化钙适用于患有代谢性酸中毒和宽 -QRS 波群心律的患者。

41. 原先表现正常的严重低钠血症患者突然出现癫痫发作、昏迷和急性神经系统症状，是其接受高渗盐水治疗的唯一适应证。

42. 阴离子间隙代谢性酸中毒很常见且危及生命；造成宽间隙代谢性酸中毒的 4 个主要原因是乳酸堆积、酮体过多、肾衰竭和毒物摄入。

43. 注意测量易怒、狂躁、发汗或昏迷患者的血糖水平，以排除这些症状是由简单易治疗的低血糖引起的。

44. 在治疗急性尿潴留发作时，不必逐渐排空膀胱。

45. 氯胺酮有镇静、镇痛和导致记忆缺失的作用，同时可稳定心血管状态和气道反应性，是儿童镇静的理想药物。

46. 早期目标导向治疗可以使严重脓毒症的住院患者死亡率降低 25%。

47. 简单的脓肿可直接切开引流治疗，不需要使用抗生素。

48. 坏死性感染是一种外科急症，需要紧急手术清创、静脉补液和应用广谱抗生素。

49. 成人肉毒毒素中毒表现为非特异性抗胆碱症状，伴随对称性脑神经麻痹和下行麻痹。

50. 不建议对血液性腹泻患儿使用抗生素，应注意毒素释放和溶血性尿毒症综合征（hemolytic uremic syndrome，HUS）的发展。

51. 传统的伤员验伤分类规则不适用于雷击伤患者；应调整分诊规则，并专注于心搏呼吸骤停的患者。

52. 疑似阑尾炎患儿的首选影像学检查是超声检查。只有在超声检查结果不明确且临床高度怀疑阑尾炎时才使用 CT 检查。

53. 除非证明由其他原因引起，新生儿呕吐胆汁是外科急症，需要进行上消化道造影或外科会诊。

54. 适当的呼吸支持是新生儿或儿童复苏的最有效介入手段。

55. 患者不能就严重事故给出合逻辑的解释，应考虑自杀未遂。

56. 任何有下腹痛症状的男性患者，应考虑睾丸扭转。

57. 乙酰半胱氨酸是对乙酰氨基酚中毒的解毒剂，无论是口服还是静脉给药，在 10 小时内给药最有效。

58. 检测一氧化碳水平，并使用非呼吸器、高流量、面罩氧气治疗任何在封闭空间吸入烟雾的患者。

59. 阿片类药物中毒的典型三联征是中枢神经系统（central nervous system，CNS）抑制、呼吸抑制和瞳孔缩小。

60. 由于通常难以确定儿童摄入特定药物的剂量，因此，需要长时间观察以排除可能的药物中毒。

61. 妊娠和输卵管结扎都不能排除盆腔炎的诊断。

62. 必须告知性侵犯受害者他们在报案和证据收集方面的选择权。他们可以向执法部门报案并进行证据采集；他们也可以拒绝报案，仅选择治疗。

63. 高血压和癫痫发作的孕妇应该静脉注射硫酸镁治疗，并考虑紧急分娩。

64. 除了极少数病例外，急诊科使用超声辅助处置流程可以减少患者的并发症并获得更好的诊疗效果。

65. 所有创伤患者应该全面脱衣检查，正面和背面都要检查。

66. 使用临床决策规则，如美国全国急诊X线利用研究（National Emergency X-Radiography Utilization Study，NEXUS）标准或加拿大C-脊柱标准，以避免过度使用颈椎X线片。

67. 使用类固醇治疗钝性脊髓损伤不是标准治疗方法。

68. 应维持创伤性脑损伤患者的脑灌注和氧合，并避免低血压。

69. 化学灼伤对视力的损害与从接触到开始眼部冲洗之间的时间长短直接相关；不要等患者到达急诊科再开始眼部冲洗。

70. 向上凝视时复视是眼眶底爆裂性骨折的标志。

71. 钝性或穿透性颈部创伤的住院患者在发生气道扭曲之前，应尽早进行气管内插管。

72. 对于有胸部创伤的患者，在初步检查时，医师必须识别和治疗直接威胁患者生命的情况，包括气道阻塞、张力性气胸、开放性气胸、连枷胸、大面积血胸和心脏压塞。

73. 污染伤口是在受伤时接触了高浓度细菌的伤口，与感染伤口不同含义。

74. 创伤超声重点评估（focused assessment with sonography for trauma，FAST）的单独阴性结果不能可靠地排除显著的腹膜内损伤。

75. 骨盆的机械稳定、休克逆转和凝血功能矫正是避免骨盆骨折患者失血的关键早期步骤。

76. 失血百分比相同时，儿童比成人更晚出现休克，但一旦超过临界容量，儿童会更快地失代偿。

77. 由于儿童韧带结构松弛，颈椎骨折、肋骨骨折和主动脉损伤较少见，但颈椎韧带损伤和肺挫伤常见。

78. 舟状骨骨折在急性环境下可以不进行放射线检查。手部解剖学鼻烟窝区触诊压痛的患者应假定可能存在骨折情况，使用拇指"人"字形固定夹板治疗，1～2周复查。

79. 手背掌指关节（metacarpophalangeal，MCP）上的任何撕裂伤都应怀疑是争斗伤，需要进行细致的检查和伤口护理。如果伤口穿透了伸肌腱帽，则需要彻底进行关节冲洗和静脉注射抗生素。

80. 当受伤模式与发育年龄不相符时，考虑儿童的非意外创伤（虐待），如不会走路婴儿的长骨骨折。

81. 四肢和手指上的创伤可使用止血带控制出血，检查并妥善处理伤口。

82. 灾难和多重伤亡事件（multiple casualty incidents，MCI）发生时，医疗需求常会超出可用资源的响应。

83. 沟通是确保高效和有效的灾害响应的最重要环节。

84. 恐怖袭击者使用的武器常表现为价格低、易制造、易获得，并且易引发大量伤亡（例如，临时或常规的爆炸装置）。

85. 通常可以通过在相对较小的地理区域中，短时间内是否有大量具有类似症状的伤亡患者来识别化学药剂致病。

86. ST 段抬高型心肌梗死（ST-segment elevation myocardial infarction，STEMI）的紧急处理，经皮冠状动脉介入治疗（percutaneous coronary intervention，PCI）优于溶栓剂，除非预期的球囊扩张延迟 90～120 分钟甚至更久。

87. 记录对循证指南的遵守情况有助于医师在医疗事故索赔案件中为自己辩护。

88. 经阴道超声检查未发现宫内妊娠（intrauterine pregnancy，IUP）且定量人绒毛膜促性腺激素（human chorionic gonadotropin，HCG）浓度大于 2000IU/L 时，应怀疑宫外孕。

89. 腹部创伤后持续血流动力学紊乱或腹膜炎的患者需要做紧急开腹手术。

90. 永远不要让患者处于俯卧位，应要求患者侧卧，尽量减少误吸和猝死的风险。

91. 在生物制剂致病的事件中，有症状的患者都应被认为具有传染性，直到确认了病原体为非传染性病原体为止。

92. 医师对有抑郁症、自杀倾向、慢性疼痛、心身疾病或多次急诊科就诊经历的女性患者，要考虑家庭暴力。

93. 吞咽纽扣电池的患者需要紧急消化科或外科会诊，通过内镜或手术取出电池。

94. 只需 2 周的慢性类固醇（泼尼松 20mg/d）使用就可引起肾上腺抑制，患者更容易发生肾上腺危象。

95. 医师在处理任何患有快速进展性休克综合征和弥漫性红斑皮疹的患者时，应考虑中毒休克综合征，并确保没有可生成内毒素的可去除的感染源。

96. 只有当整个阑尾全部可观察到并且正常时，阑尾炎的 CT 检查诊断才可称为阴性。

97. 若患者吸入了燃烧家具面料（如羊毛、丝绸或聚氨酯）产生的烟雾，医师应考虑氰化物中毒。

98. 即使患者只有头部轻微创伤，医师仍应对所有服用华法林的患者进行头部 CT 检查。

99. 事实证明，紧急医疗服务（emergency medical services，EMS）有助于挽救心脏停搏、呼吸窘迫和创伤患者。

100. 对于背痛的免疫功能低下患者、局部脊柱压痛和发热的静脉毒品使用者，医师应该怀疑脊髓硬膜外脓肿。

第一部分

急诊医学临床决策

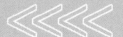

第 1 章　急诊医学临床决策

Vincent J. Markovchick，MD，FAAEM

1. 急诊医学有什么独特之处吗?

尽管急诊医学与其他临床学科之间存在着显著的交叉性，但急诊医学也有其独特之处，如对患者的处理方法和医师制订临床决策的过程。急诊医师必须了解医疗救护的各个方面，重点是识别和处置急危重症。

2. 评估患者的常规方法

全面的病史采集、体格检查、常规实验室检查、特异性诊断检查、以问题为导向的病历和合理的治疗计划，这些是评估患者的理想方法。

3. 为什么常规的诊疗方法在急诊科不适用?

尽管回顾性研究表明，到急诊科就诊的患者中，仅有 10% ～ 20% 确实存在紧急情况，但我们仍必须假设到急诊科就诊的患者均存在紧急情况。因此，首先要明确一个最重要的问题：威胁患者生命的因素是什么? 常规的医学方法无法快速给出答案，时间和医疗资源的限制也不允许医师在急诊科使用常规的诊疗方法。

4. 如何确定患者存在危及生命的情况?

判定患者是否存在危及生命的情况需要以下 3 个必要条件：①主诉和与主诉相关的简明扼要的现病史；②在急诊科或急救现场采集并如实记录的完整、准确的生命体征；③快速、重点突出的体格检查，包括视诊、听诊、触诊等。

5. 主诉的重要性

有时无法从患者那里直接获得主诉，急诊科医师必须询问患者家属、目击者、急救医务人员或其他现场人员。主诉有助于急诊科医师快速判断患者的疾病类型（如心脏病、创伤性疾病、呼吸系统疾病等）。

6. 为什么生命体征如此重要?

生命体征是急诊科医务人员可以快速获得的最可靠的客观数据，前提是这些数据被准确地采集和分析。生命体征和主诉可作为急诊分诊的工具，帮助急诊科医务人员识别大部分危重患者。因此，熟悉各年龄人群的正常生命体征数据是至关重要的。

7. 判断生命体征是否正常的决定性因素

年龄、基础身体状况、既往史（如高血压）及近期用药史（如 β 受体阻滞剂）是确定患者生命体征是否正常的重要因素。例如，一名平素身体状况良好的年轻运动员刚遭受重大外伤，其平卧休息时脉率为 80 次 / 分，但由于其正常脉搏可能在每分钟 40～50 次，因此，他可能存在严重的失血。

8. 急救现场和急诊科中采集的最不准确的生命体征是什么？

在急救现场，最常见的不准确的生命体征是呼吸频率，因为它有时是通过估计而非测量得到的。在急诊科，如果使用鼓膜温度计，或患者在测量口腔温度时呼吸急促或张口呼吸，那么测得的体温可能是不准确的。当怀疑患者发热或体温过低时，应测量直肠温度。

9. 为什么需要比较在现场和急诊科测得的生命体征？

大多数院前急救系统工作人员除了能提供基本的转运服务外，还能对患者进行一定的治疗。因为这些治疗措施通常会使患者的病情得到一定程度的改善，所以当患者到达急诊科时可能看似状态良好。例如，一名 20 岁的女性突发左下腹疼痛，在急救现场表现为皮肤湿冷、多汗，脉率 116 次 / 分，收缩压 78mmHg。在被送往急诊科的途中，她接受了 1500ml 的静脉补液。到达急诊科时，她的生命体征可能正常，皮肤的异常表现可能已经消失。如果没有注意现场急救医务人员对患者当时情况的描述、没有关注患者最初的生命体征，急诊科医务人员可能会误认为该患者情况稳定。

10. 什么情况下生命体征看似正常其实不正常？

有时患者的生命体征虽然在正常范围内，但与患者主诉和临床表现不一致。例如，一名患有严重哮喘的 20 岁男性，表现为呼吸困难和气短数小时，他的呼吸频率是"正常的" 14 次 / 分。但对于该患者，其预期的呼吸频率应为每分钟 20～30 次，因此该患者的呼吸频率是不正常的，提示存在呼吸疲劳，并可能很快发生呼吸衰竭。这是一个生命体征看似正常其实极其异常的典型例子。

11. 为什么需要对患者进行视诊、听诊和触诊？

在许多情况下，这些方法有助于急诊科医务人员判断威胁患者生命的疾病或创伤的部位（如判断是上呼吸道、下呼吸道还是循环系统疾病）。触摸皮肤对于帮助急诊科医务人员明确休克是与血管收缩（如低血容量性或心源性休克）还是血管扩张（如感染性、神经源性或过敏性休克）有关十分重要。听诊能够帮助急诊科医务人员识别与下呼吸道相关的疾病（如支气管收缩、张力性气胸）。

12. 一旦明确了危及患者生命的因素，应做什么？

立即停止其他操作并进行相应干预，以挽救患者生命。例如，如果医师初次接诊患者并明确其存在上呼吸道梗阻，应采取一切必要措施缓解梗阻，如吸痰、保持正确体位或插管。如果患者上呼吸道梗阻是由出血引起的，则建议进行容量复苏并尽可能地控制出血。

13. 明确并稳定或排除了直接威胁患者生命的因素后，还要做何种检查和治疗？

对急诊患者的鉴别诊断必须首先考虑引起患者症状的最严重疾病，然后再考虑其他情况。例如，一名 60 岁男性，表现为恶心、呕吐和上腹部疼痛。诊断时，急诊科医师应首先考虑是否为急性心肌梗死（acute myocardial infarction，AMI），并采取适当的措施（如开放静脉通路、吸氧、心电监护等）来稳定患者的病情，而不应首先考虑胃肠道疾病；然后，进行病史采集、体格检查、心电图和相应的实验室检查以排除 AMI。

14. 为什么鉴别诊断有时会带来一些问题？

进行鉴别诊断时，通常首先考虑最常见的或最有可能的情况以解释患者的初始病情，这种方法可能会忽略一些严重但十分罕见的问题。急诊医学的临床实践中可能会存在一定程度的"偏执性"，即首先应考虑可能引起患者症状的最严重情况。医师在考虑可能性更高的诊断之前，先通过一个合乎逻辑的排除过程，排除危及生命的疾病。

15. 在急诊科，明确诊断总是可能的或必要的吗？

答案是否定的。医师应该告知患者急诊科的诊疗目标。有时候，最重要的事情是确定患者是否存在生命危险，而最终明确诊断往往需要几天、几周甚至几个月。期望每一名患者都应该或者必须在急诊科得到明确的诊断是不合理的。如果一位医师很固执地必须在完全明确诊断后才能对患者采取处置措施以稳定患者病情，那么对这位医师来说，急诊科会是一个令人焦虑的工作场所。

16. 无法明确诊断时该怎么办？

此时医师应告知患者不能明确诊断，并将该情况记录在病历中。急诊科医师的职责是排除和稳定严重危及患者生命的情况，并不总是能够做出最终诊断。例如，一名患者因急性腹痛来急诊科就诊，经过病史采集、体格检查和化验检查后，医师考虑患者暂无生命危险，没有急诊手术指征，患者的出院诊断为不明原因腹痛。在没有临床病例资料支持的情况下，应该避免做出如胃肠炎、胃炎等良性疾病的诊断。更为重要的是，避免让患者认为这是一个完全良性的疾病，以免患者因对疾病掉以轻心，而延误就医治疗，造成不可挽回的后果。

17. 对于患有慢性、反复发作性疾病的急诊患者，问诊时最重要的问题是什么？

对所有因慢性疾病来急诊科就诊的患者，医师均应该询问"现在跟之前有什么不同吗？"。典型的疾病是偏头痛。在接诊慢性、反复发作的偏头痛患者时，医师如果没有问到上述问题，可能会漏诊急性蛛网膜下腔出血。因为除非被问及，否则患者可能不会主动提及本次头痛与以往慢性头痛有何不同。

18. 如何判断患者是否需要住院治疗?

医师首先要考虑的是疾病状况。除此之外,医师需要思考以下问题:是否只有住院才能完成相应的医疗检查和治疗,或者在门/急诊环境中监测患者病情是否安全?比如,患者是否需要吸氧或心电监护?头部外伤的患者在家是否有完善的防护措施?无家可归或独居患者是否需要住院才能得到相应的护理和治疗?患者的经济能力不应该成为医师决定是否进行急诊处理的因素。短期急诊留观有助于解决部分患者的住院需要。

19. 如果患者不需要住院,应如何安排合适的处置措施?

在急诊科就诊的每一名患者都必须被转诊给相应医师,或转回急诊科以进行必要的后续治疗,否则就意味着患者被放弃。所有患者都应得到相应的口头和书面随访指导。

20. 在急诊出院指导中,应该重点考虑和记录的内容

所有的随访指导必须明确指出患者病情最严重的潜在并发症。例如,被诊断为可能患有 $L_4 \sim L_5$ 椎间盘突出的患者,出院前应被告知,如果出现肠道或膀胱功能障碍,应立即返回医院。这是考虑到腰椎间盘突出最严重的并发症(马尾综合征),通常伴有肠道或膀胱功能障碍(尿便失禁或排尿障碍、尿潴留),这也是神经外科急症之一。

21. 在患者出院之前,应该询问的两个问题

(1)患者为什么来急诊科就诊?
(2)患者感觉好些了吗?
一般来说,大部分患者是因为某种生理上或心理上的痛苦才到急诊科就诊的,他们期望这种痛苦能够被承认并被恰当地治疗,这种要求是合乎情理的。如果急诊科医师不能减轻患者的疼痛,应该向患者详细解释不能给予其镇痛药的原因。例如,一名不明原因腹痛的患者,其有可能发展为阑尾炎,应用麻醉性镇痛药可能影响医师对病情恶化症状和局部腹痛的观察,故不应给予镇痛药。对于患有癌症或心脏病等严重疾病的患者来说,有时候,缓解其焦虑所需要的只是安慰。必要时,急诊科可以应用其他对症药物,如镇吐药或抗焦虑药,以减轻患者相应症状。

22. 为什么第 21 条的问题和答案是本章最重要的内容之一?

重视治疗和减轻患者痛苦,可以提高患者的就医体验和生活质量,并能够大大减少引发医疗事故的重要风险因素。这也是大家都希望得到的结果。

23. 关于图表

图表必须能反映对本章前述问题的答案。图表中不需要列出所有的鉴别诊断,但是应体现出对最严重的疾病的鉴别诊断。同时,还必须包含恰当的后续随访指导意见。

（车晶晶　译）

第 2 章　心脏停搏的处理及复苏原则

Jason S. Haukoos，MD，MSc

1. 什么是 ABC 复苏方案?

ABC 即气道（airway）、呼吸（breathing）和循环（circulation）。ABC 复苏方案常用于指导危重患者的复苏，包括所有心脏停搏的患者。

2. 什么是 CAB 方案? 为什么选择 CAB 方案?

2010 年，美国心脏协会建议将对除新生儿外的危重患者的基本生命支持顺序从气道→呼吸→循环（ABC 方案）改为胸外按压（chest compresstion）→气道→呼吸（CAB 方案）。其变化在于优先考虑胸外按压，因为当救援人员试图打开患者的气道并进行人工呼吸时，胸外按压常会被忽视。

3. 按照美国心脏协会的描述，如何进行心肺复苏?

（1）如果心脏停搏发生在院外，请拨打急救电话启动紧急医疗服务；如果发生在医院，则可求助于院内专业人员。

（2）救援人员取得除颤仪。

（3）救援人员立即开始对患者进行心肺复苏，重点是高质量的胸外按压，即按压频率至少每分钟 100 次，保证足够的按压深度（成年患者至少 5cm），并确保在按压过程中患者胸廓充分回弹。

（4）单人施救时，救援人员应在 30 次胸外按压后开放患者气道，并给予 2 次口对口人工呼吸。两人或多人施救时，救援人员也应最先开始胸外按压，与单人施救相比，这样做可大大降低在改善患者氧合和通气方面的延迟。救援人员尽量不要中断胸外按压。

（5）救援人员可通过仰头抬颏法或推举下颌法，使患者下颌上抬，令患者的舌和会厌从声门开口抬起以开放气道；清除口咽异物，插入口咽或鼻咽通气管以改善气道通畅性。

（6）可通过口对口、口对面罩、球囊面罩的方式进行辅助通气。救援人员应根据临床环境、可用设备及救援人员的技能与培训情况，选择恰当的方法。虽然上述方法可以在理想情况下无限制地维持氧合和通气，但在紧急情况下它们可能不是最理想的。面罩周围的空气泄漏可能导致患者通气不足、胃胀气、呕吐和误吸。为了减少此类问题的发生，救援人员应帮助患者进行缓慢、均匀的呼吸，胸外按压可在两次呼吸之间稍做停顿，使患者达到完全放气状态，避免吸气压力峰值过大。救援人员可使用 Sellick 法（用手指持续后压环状软骨）压迫食管，以降低患者呕吐和误吸的风险。

（7）如果患者脉搏消失，救援人员则需要每 2 分钟检查一次患者脉搏，必要时进行除颤。

4. 通气在院外心肺复苏时有多重要？

心脏停搏期间，救援人员积极对患者进行辅助通气可能并不总是有益的，如果通气导致胸外按压中断或胸腔内压力过大，则可能对患者不利。

5. 什么是被动氧气吸入？

被动氧气吸入可通过放置口咽通气管或使用吸氧面罩、鼻导管高流量给氧来实现。初步数据表明，与使用球囊面罩结合其他心肺复苏策略的传统主动通气方法相比，这种方法可能更加有效。

6. 什么是二氧化碳描记图，在复苏期间应该如何使用它？

二氧化碳描记图被用于监测呼出气体中的二氧化碳分压。对于在整个心肺复苏过程中气管内插管的心脏停搏患者，医师可使用连续定量波形二氧化碳描记图确定气管内插管的位置、监测心肺复苏的质量，并检测自主循环恢复情况。

7. 机械通气时的"挤压、释放、释放"方法是什么？

"挤压、释放、释放"方法产生于1997年，是用来为儿科患者提供适当的通气水平的球囊面罩技术。随后，该技术被扩展应用于成年患者，并被改进为以与某人说"挤压、释放、释放"一致的速率为患者进行机械通气，以维持适当的通气率。这种方法可防止过度通气，而过度通气在心脏停搏的急救中可能对患者不利。

8.ABC复苏方案的规则中有哪些例外？

•监测到心脏停搏。当患者在心肺复苏的监测环境中出现突发性的无脉性室性心动过速或心室颤动时，医师应立即停止心肺复苏，进行电除颤。

•创伤性心脏停搏。在创伤性心脏停搏中，闭胸心肺复苏通常无效。此时，心脏停搏的原因可能是张力性气胸、心脏压塞及胸腔或腹腔出血，需要立即行开胸术，而不是心肺复苏。当怀疑患者颈部受伤时，医师应使用推举下颌法（绝不可倾斜患者头部）打开气道。

9. 心肺复苏期间的血流机制

两个基本模型——心脏泵模型和胸腔泵模型，可以解释心肺复苏过程中的血流机制。在心脏泵模型中，心脏受到胸骨和脊柱的挤压。胸外按压可使心室压力增加、房室瓣正常关闭，这样可以确保单向、顺行血流流向肺动脉和主动脉。在心肺复苏的舒张阶段（心脏舒张期），心内压力下降，瓣膜打开，血流通过肺静脉和上下腔静脉回流入心脏。在胸腔泵模型中，心脏被认为是被动的导管。胸外按压可使整个胸腔的压力均匀增加。前向血流是有选择性地实现的，在动脉系统中，因为动脉不塌陷，所以血液由胸腔内流向周围；由于静脉塌陷及单向静脉瓣的阻挡，无血液倒流入静脉内。此外，胸外按压可使胸内负压增加，从而改善心室充盈和冠状动脉血流。这些机制已在动物模型中得到证实，这两个基本模型可能都有助于解释心肺复苏期间的血液流动。

10. 心肺复苏中流向大脑和心脏的血液是否充足？

即使由专业人员实施，心肺复苏也只能为大脑提供大约30%的正常血流，为心脏提供10%～20%的正常血流。在心肺复苏的压缩阶段，血液流向大脑；而在心肺复苏的舒张阶段，血液流向心脏。基于此，美国心脏协会推荐1∶2（压缩阶段时间与舒张阶段时间之比）的心肺复苏周期。

11. 什么是冠状动脉灌注压？

冠状动脉灌注压（coronary perfusion pressure，CPP）是主动脉与舒张期右心房之间的压力差。

12. 心肺复苏、冠状动脉灌注压和自主循环恢复率之间有什么关联？

高质量的心肺复苏可产生更好的冠状动脉灌注压；较高的冠状动脉灌注压可转化为更高的自主循环恢复率。三者之间的关系强调了执行高质量心肺复苏的重要性，并解释了血管升压素（如肾上腺素）是如何通过增加冠状动脉灌注压来影响自主循环恢复率的。

13. 放手式心肺复苏

放手式心肺复苏是医师在心肺复苏的舒张阶段将手从胸壁上抬起，使患者的胸廓充分回弹。在动物模型中，心肺复苏期间不完全的胸廓回弹可导致血流动力学恶化。此外，在一项观察性人体研究中，心肺复苏期间患者常出现不完全的胸廓回弹。

14. 心肺复苏期间药物治疗的作用

药物治疗的直接目标是改善冠状动脉灌注压，从而改善与自主循环恢复率相关的心肌血流量。肾上腺素受体激动剂（如肾上腺素）通过增加全身血管阻力来增强主动脉与右心房的舒张压梯度。文献报道表明，非肾上腺素受体激动剂（如升压素）可能比肾上腺素受体激动剂在改善心肌血流方面更有效。其他临床研究表明，胺碘酮可提高除颤的成功率，并可预防复发性心律失常，其抗纤颤作用可能与心肌血流无关。阿托品不再被推荐用于心脏停搏的常规治疗。

关键点：治疗心脏停搏的药物的成人标准剂量

（1）肾上腺素：1mg 静脉注射（IV）/骨髓腔内注射（intraosseous，IO）（每3～5分钟）。

（2）升压素：40U IV/IO（可替代首剂量或第二次剂量的肾上腺素）。

（3）胺碘酮：300mg IV/IO；如有需要，再次注射150mg IV/IO。

---

15. 在什么情况下应该在除颤前实施心肺复苏？

越来越多的研究表明，长时间未得到治疗的心室颤动患者可能从除颤前2～3分钟的心肺复苏措施中获益。因为大多数心脏停搏患者发病时没有目击者，所以一些社区已在院前环境中采用了这种方法。

16. 开胸心脏按压有哪些适应证？

开胸心脏按压的主要适应证是创伤性心脏停搏。非创伤相关的适应证包括体温过低、肺栓塞、心脏压塞、腹腔出血、妊娠晚期，以及胸壁畸形等应避免胸外按压的情况。

17. 心搏呼吸骤停的最常见原因是什么？

虽然心室颤动的发病率似乎在下降，但它仍然是心脏停搏患者最常见的初始心律。潜在的冠状动脉疾病是心室颤动的主要原因。心室颤动的其他病因包括药物中毒、电解质紊乱（如高钾血症）和长期低氧血症。

第二常见的初始心律是心搏停止，通常见于长时间未得到治疗的心室颤动患者，由严重的缺氧和酸血症引起。心脏停搏的其他原因包括药物中毒、电解质紊乱和体温过低。

无脉性电活动是第三常见的初始心律。与心搏停止一样，无脉性电活动通常是由长时间（通常高于5分钟）未得到治疗的心室颤动或对长时间未得到治疗的心室颤动进行除颤所致。无脉性电活动的其他原因包括血容量不足、缺氧、心脏压塞、张力性气胸、体温过低、大面积肺栓塞、药物中毒、电解质紊乱、酸血症和心肌梗死（myocardial infarction，MI）。

18. 心搏呼吸骤停的其他可逆原因和紧急处理方法有哪些？

- 高钾血症：氯化钙（优于葡萄糖酸钙）、碳酸氢钠、胰岛素与葡萄糖、雾化沙丁胺醇。
- 过敏反应：血管内容量扩张（使用晶体液）和肾上腺素。
- 心脏压塞：心包穿刺术或心包切开术。
- 张力性气胸：胸部减压。
- 血容量不足：使用晶体液补充血容量。对于创伤患者，医师应同时慎重地给予晶体液和血液制品治疗，短时间内需要快速补充大量液体时，应考虑使用Ⅰ级注射。
- 尖端扭转型室性心动过速：除颤，静脉注射硫酸镁、异丙肾上腺素或超速起搏治疗。
- 中毒所致心搏呼吸骤停。
  - 患者长时间暴露于烟雾中并吸入由燃烧不完全而产生的废气后，会发生一氧化碳中毒。高流量、高压氧吸氧及纠正酸中毒是治疗的基础。
  - 患者故意摄入氰化物或暴露于合成材料燃烧产生的废气后，发生氰化物中毒。解毒剂之一为羟钴胺，羟钴胺可与氰化物结合形成氰钴胺素（维生素 B_{12}）。亚硝酸钠和硫代硫酸钠被认为是氰化物中毒的二线治疗方法。
  - 三环类抗抑郁药作为ⅠA类抗心律失常药，可引起心脏传导减慢、室性心律失常、低血压和癫痫发作，使用时需要用碳酸氢钠碱化血液并控制癫痫发作。
- 原发性窒息：除了过敏反应外，异物吸入、下咽部炎症（如会厌炎或咽后脓肿）

及颈部创伤后均可能发生阻塞性窒息。颈部创伤可导致水肿或血肿形成、皮下气肿以及喉或气管破裂，治疗包括通过气管内插管或环甲膜切开术及给予100%氧气吸氧进行辅助通气，以建立通畅气道。

19. 如何治疗心室颤动？

快速鉴别和治疗心室颤动对患者至关重要，因为患者的预后会随着治疗的延迟而越来越差。标准治疗为立即除颤，推荐医师设置除颤能量时从最大能量或接近最大能量开始（例如150～200J，双相波）。抗心律失常药物选择胺碘酮，它可以提高除颤的成功率并降低成功转复后心室颤动复发的可能性。除颤前使用肾上腺素或升压素可以提高除颤成功率，但在药物治疗前不应延迟除颤；此外，除颤前进行心肺复苏（见问题5）也可以提高长时间未得到治疗的心室颤动患者的除颤成功率。

20. 单相波除颤和双相波除颤有什么区别？

单相波和双相波是指除颤设备产生的能量波形。不同能量的单相波，其波形返回到零电压点的速度不同，而双相波释放的电流先在特定时间内向正极方向流动，然后在特定的时间内反向流动。双相波除颤可达到与单相波除颤相同的除颤成功率，但能量水平较低，可以降低复苏后心功能障碍的发生率。

21. 应该施加一次电击还是一系列电击（叠加电击）？

没有研究表明叠加电击可以提高生存率。如果一次电击未能消除心室颤动，再一次电击的效果仍会很差，此时心肺复苏可能比再次电击更具价值。

22. 放置除颤仪电极的最佳位置

为便于放置，建议医师采用患者的前外侧位。该位置与其他3个位置（前后位、前左侧肩胛下或前右侧肩胛下）没有效果差异。

23. 如果在初始治疗后心室颤动依然存在，应该做什么？

（1）医师应继续心肺复苏。

（2）进行气管内插管并确保患者有充分的氧合和通气。

（3）给予患者肾上腺素（1mg IV/IO）或升压素（40U IV/IO），以增加主动脉舒张压，改善心肌灌注。

（4）给予患者胺碘酮（300mg IV/IO），可在3～5分钟后重复注射该药（150mg IV/IO）。

（5）考虑给予患者硫酸镁（1～2g IV）。

24. 心脏停搏的三阶段模型

（1）第一阶段称为电击阶段，在心室颤动发生的4分钟内立即除颤是最有效的治疗方法。

（2）第二阶段称为循环阶段，在第一阶段后，进行一段时间的心肺复苏可最大限度地提高自主循环恢复的成功率和总体存活率。

（3）第三阶段称为代谢阶段，在心脏停搏约10分钟后发生，与全身炎症反应综合征相关，目前尚无任何治疗方法可以改善患者的生存状况。

25. 如何治疗心脏停搏？

（1）医师需要确认患者是否在多个心电图导联中无心脏活动；检查电源和监护连线是否松动或断开，最后增加振幅以检测隐藏的细小心室颤动。

（2）医师应给予患者肾上腺素（1mg IV/IO）或升压素（40U IV/IO）。

关键点：心脏停搏的处理

心肺复苏和除颤是心脏停搏患者的初始治疗的最重要内容。

（1）如果心脏停搏刚刚发生，救援人员应立即针对心室颤动进行除颤；如果心脏停搏已发生一段时间且患者未得到救援，救援人员则应先进行心肺复苏然后除颤。

（2）如果心脏停搏是由无脉性电活动引起的，医师应考虑其常见的可逆性原因（血容量不足、缺氧、心脏压塞、张力性气胸、体温过低、大面积肺栓塞、药物中毒、电解质紊乱、酸中毒或心肌梗死）并进行恰当治疗。

（3）如果心脏停搏是心搏停止的结果，医师应注意排除细小的心室颤动。

---

26. 除颤或起搏治疗对心搏停止有用吗？

除颤仅适用于难以区分心搏停止和细小的心室颤动的情况。患者的情况模棱两可时，医师应在给予肾上腺素后进行除颤。患者心搏停止时医师偶尔可尝试起搏治疗，但该治疗在恢复脉搏方面很少有效，不推荐使用。

27. 恰当的给药途径是什么？

静脉给药是心肺复苏期间药物治疗的首选给药途径。经中心静脉导管途径是较理想的途径，但医师需在良好的心肺复苏和电除颤效果的基础上再考虑建立静脉通路。经外周静脉导管途径会导致药物起效稍微延迟，尽管其药物峰值效应与经中心静脉导管途径相似。医师也可以选择骨髓腔内途径，并且骨髓腔内途径应优先于肌内及气管内途径等其他方法。所有用于复苏的药物均可以使用常规剂量通过骨髓腔内途径给药。开胸心脏按压的病例应保留心内给药。气管内途径应作为备选手段。

28. 为什么在无法建立静脉通路时推荐使用骨髓腔内途径？

骨髓腔内途径是一种可以使药物快速、安全地进入胫骨近端、肱骨近端以及胸骨中非萎缩的静脉丛的方法（心脏停搏时医师应该避免将胸骨作为骨髓腔内途径的部位，因为这样会干扰胸外按压）。骨髓腔内途径适用于所有年龄组，但更提倡用于儿科患者，医师可通过该途径进行有效的液体复苏、药物输注和血液采样（用于实验室检查）。实际上，就快速进入中心循环而言，骨髓腔内途径的功能类似中心静脉导管。

29. 什么时候可以终止院前复苏？

根据最新的美国心脏协会高级心脏生命支持指南，当救援人员对患者进行合乎操作规范的心肺复苏但无效时，或在为患者提供了充分的基础生命支持和高级心脏生命支持后认为患者有明确死亡征象时，紧急医疗服务的主管可以终止院前复苏。基础生命支持和高级心脏生命支持包括成功进行气管内插管、建立静脉通路并给予适当的药物、识别持续的心脏停搏或濒死心律，以及明确心脏停搏不可逆的原因。

30. 患者心脏停搏后，医师应给予哪种血管升压素：肾上腺素、升压素，或两者同时使用？

这个问题的答案仍然存在争议。研究人员在涉及大约 9000 名患者的人体试验中对肾上腺素治疗心脏停搏的效果进行了评估。该试验比较了推荐剂量（1mg，根据动物研究推断）与高剂量方案（0.1 ～ 0.2mg/kg），证明接受高剂量肾上腺素治疗的患者的自主循环恢复率增高。然而，这些研究未显示出对心脏停搏患者的出院生存率的改善或良好的神经系统预后。目前尚不清楚高剂量肾上腺素治疗与高质量的复苏后护理相结合（包括目标体温管理）能否在提高生存率的情况下保证良好的神经功能预后。升压素直接作用于 V_1 受体，与肾上腺素不同，升压素在酸性环境中药效更佳。研究人员在至少 3 项人体试验（共计约 1500 例患者）中对升压素与肾上腺素进行了比较，结果显示患者的生存率无显著差异。最近一项对包括 6120 例患者在内的 10 项随机对照试验的荟萃分析显示，在非选择性的心脏停搏中，肾上腺素与升压素联合使用同单独使用肾上腺素相比治疗效果无显著差异。

31. 患者心脏停搏时是否可使用胺碘酮？

胺碘酮是Ⅲ类抗心律失常药，一定程度上可用于治疗室性心动过速和心室颤动。两项随机临床试验表明，胺碘酮组患者的住院存活率高于安慰剂组和利多卡因组。在大多数情况下，胺碘酮是治疗室性心动过速或心室颤动的一线药物。

32. 应该在复苏期间常规使用碳酸氢钠吗？

患者心脏停搏时，不推荐医师使用碳酸氢钠作为常规治疗。在人体无流量或低流量状态时，二氧化碳和乳酸的堆积可导致进行性呼吸性酸中毒和代谢性酸中毒。如果没有充分的氧合、通气和组织灌注，这两种状态都无法得到纠正。目前，除了高钾血症、三环类抗抑郁药摄入过量或本身存在代谢性酸中毒的情况外，没有临床数据支持在复苏期间常规使用碳酸氢钠可使患者获益。

33. 应该在复苏期间常规补钙吗？

患者心脏停搏时，不建议医师将补充钙离子作为常规治疗。虽然没有数据支持，但补充钙离子可能对于治疗高钾血症（最常见于慢性肾衰竭 / 透析患者）、低钙血症或钙通道阻滞剂毒性是有益的。

34. 患者自主循环恢复后医师应该做什么？

患者自主循环恢复的同时，脆弱且需要高度精细护理的复苏后期就开始了。这一阶段的特征是患者会出现由全身缺血和再灌注引起的严重的全身炎症反应综合征。自主循环恢复后依然死亡的患者通常会经历血流动力学不稳定和多器官功能障碍，最终死亡（数小时至数天后）。要使患者获得最佳的生存率，必须及时识别和治疗突发事件，并提供配备细致监护的重症监护病房支持。在复苏后期维持患者的血流动力学稳定并使用正性肌力药是很重要的。最近有文献报道了一种血流动力学优化方案，其疗效尚不明确。此外，医师应在早期积极对患者进行经皮冠脉介入术和目标体温管理，以提高患者的生存率和神经功能恢复水平。

35. 所有心脏停搏患者中存活至出院者的百分比是多少？

5% ～ 7%。

网址

美国心脏协会：www.americanheart.org/ ; accessed 1-7-15。

（陈　萌　译）

参考文献

1. Aufderheide TP, Pirallo RG, Yannopoulos D, et al: Incomplete chest wall decompression: a clinical evaluation of CPR performance by EMS personnel and assessment of alternative manual chest compression-decompression techniques. *Resuscitation* 64:353–362, 2005.
2. Bobrow BJ, Ewy GA: Ventilation during resuscitation efforts for out-of-hospital primary cardiac arrest. *Curr Opin Crit Care* 15:228–233, 2009.
3. Gaieski DF, Band RA, Abella BS, et al: Early goal-directed hemodynamic optimization combined with therapeutic hypothermia in comatose survivors of out-of-hospital cardiac arrest. *Resuscitation* 80:418–424, 2009.
4. Gausche M, Lewis RJ, Stratton SJ, et al: Effect of out-of-hospital pediatric endotracheal intubation on survival and neurologic outcome: a controlled clinical trial. *JAMA* 283:783–790, 2000.
5. Hypothermia after Cardiac Arrest Study Group: Mild therapeutic hypothermia to improve the neurologic outcome after cardiac arrest. *N Engl J Med* 346:549–556, 2002.
6. Layek A, Maitra S, Pal S, et al: Efficacy of vasopressin during cardio-pulmonary resuscitation in adult patients: a meta-analysis. *Resuscitation* 85:855–863, 2014.
7. Nielsen N, Wetterslev J, Cronbert T, et al: Targeted temperature management at 33°C versus 36°C after cardiac arrest. *N Engl J Med* 369:197–206, 2013.
8. Paradis NA, Martin GB, Rivers EP, et al: Coronary perfusion pressure and the return of spontaneous circulation in human cardiopulmonary resuscitation. *JAMA* 263:1106–1113, 1990.
9. Wik L, Hansen TB, Fylling F, et al: Delaying defibrillation to give basic cardiopulmonary resuscitation to patients with out-of-hospital ventricular fibrillation: a randomized trial. *JAMA* 289:1389–1395, 2003.

第 3 章　气道管理

W. Gannon Sungar，DO; Richard D. Zane，MD

1. 哪些急诊患者需要进行气道评估？

急诊科医师是气道的管理者，急诊科的每位患者都应该接受气道评估。

2. 引起呼吸衰竭的不同机制

患者出现呼吸衰竭有 4 种主要机制。

（1）气道的保护性反射消失：通常是由非呼吸因素（如创伤、中毒）导致的气道解剖结构塌陷和气道通畅性丧失所造成。

（2）低氧血症：由氧合失败引起，表现为发绀和（或）脉搏血氧饱和度读数低。

（3）高碳酸血症：由通气失败引起，表现为二氧化碳分压（pCO_2）升高，可导致酸中毒和精神状态改变。

（4）混合性：氧合和通气均发生障碍。

3. 如何评估患者的呼吸状况？

如果患者能够说话，那么其气道完好。如果患者不能说话，医师需要观察其是否有气道塌陷的表现，包括深大—费力呼吸、分泌物蓄积和无法吞咽。医师可通过观察患者的皮肤颜色、呼吸运动、呼吸频率和精神状态来评估其氧合和通气。

4. 缺乏呕吐反射意味着患者无法保护自己的气道吗？

不，缺乏呕吐反射是气道塌陷的不可靠指征，因为高达 25% 的人群在基线时并不出现呕吐反射。此外，即使存在呕吐反射，也不意味着人体能够保护气道。

5. 什么是人工气道？

人工气道是指经过声带的带套囊的气管导管，若气管插管的操作正确，气管导管的套囊应位于声带下。

6. 气道阻塞的最常见原因是什么？

舌比异物或水肿更常阻塞气道，是导致气道阻塞的最常见原因。患者的意识水平降低，其口腔内的支撑肌肉会失去张力，这可导致舌后坠，阻塞口咽。

7. 如何初步帮助呼吸衰竭患者？

气道调整或气道支架或许可使气道塌陷患者获益，包括以下方法。

• 头部后仰、下巴抬起：医师抬起患者的下颌，使患者的头部略微伸展。

• 抬下颌：医师将患者的双侧下颌角向前抬起，使患者的舌从口咽后部移开。

• 人工气道：医师可将鼻咽或口咽（人工）气道置于患者的鼻孔或口腔内，以支撑舌，使其脱离口咽后部，并保持上呼吸道通畅。

• 球囊面罩（bag-valve mask，BVM）：医师使用上述一个或多个气道调整方法，使患者的气道通畅后，可使用球囊面罩支持患者的氧合和通气。

8. 如何判断患者是否适合使用球囊面罩？

导致面罩通气困难的危险因素通常对面罩密封构成挑战。例如，胡须、气道阻塞或肥胖、缺齿、年龄大于 55 岁、面部创伤和肺部僵硬［慢性阻塞性肺疾病（chronic obstructive pulmonary disease，COPD）、哮喘、胸部创伤］。

9. 什么是快速顺序插管？

快速顺序插管是一种在诱导无意识后诱导短时麻醉辅助气管内插管的方法。由于所有急诊患者都有误吸风险，因此，医师必须尽快保护患者气道，最好是在一段时间的预氧合后，诱导无意识、麻醉，然后插管。患者在插管之前最好不要接受正压通气。

10. 如何评估是否为困难插管？

LEMON 助记符可帮助记忆导致困难插管的相关因素。

• L（look）：观察，医师可通过各种方法观察患者以进行评估，如患者是否有面部创伤，气道中是否有血液，口腔中是否有松动的牙齿或义齿，患者是否佩戴颈托等。

• E（evaluate）：评估，医师可使用 3-3-2 规则评估造成困难插管的气道解剖结构。

  • 如果患者处于无法张口至可使其中切牙之间容纳 3 根手指的状态，则患者接受直接喉镜检查时可能出现张口受限。

  • 如果患者舌骨到下巴尖的距离少于 3 根手指宽度，则患者的前喉可能是造成困难插管的因素。

  • 如果患者舌骨到甲状软骨的距离少于 2 根手指宽度，则患者可能存在短颈，其短颈和头侧喉部可能是造成困难插管的因素。

• M（Mallampati 评分）：Mallampati 评分（图 3-1）是评估基线气道通畅的一个指标，也是喉镜检查的难易程度的良好预测指标。

  • Ⅰ类：悬雍垂和扁桃体柱完全可见。

  • Ⅱ类：整个悬雍垂可见，但扁桃体柱不可见。

  • Ⅲ类：仅悬雍垂的基部可见。

  • Ⅳ类：仅硬腭可见。

• O（obstruction）：阻塞，医师可通过观察是存在异物，听诊患者是否存在喘鸣来评估。

• N（neck mobility）：颈部活动度，由于驼背、颈托或其他情况导致的颈部活动度降低，可能会限制辅助直接喉镜检查的操作技术。

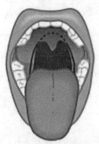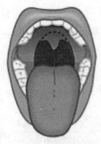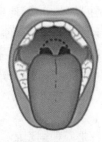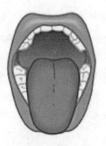

Ⅰ级：软腭、悬雍 垂、咽门、扁桃体 柱可见。没有困难　　Ⅱ级：软腭、悬雍 垂、咽门可见。没 有困难　　Ⅲ级：软腭、悬雍 垂的基部可见。中 等困难　　Ⅳ级：仅硬腭可见。 非常困难

图 3-1　Mallampati 评分

（引自 Brown CA，Walls RM：Airway. In Marx JA，Hockberger RS，editors：Emergency medicine concepts and clinical practice，ed 8，Philadelphia，2014，Saunders，p 5.）

11. 气管内插管需要哪些基本设备?

- 直接可视喉镜（见问题 12），以下是两种常见的可视喉镜片。
  - Macintosh 片（弯曲）通常被放置于会厌的前面，然后进入会厌谷，利用舌会厌正中襞从声带中抬高会厌。
  - Miller 片（直）可向前提升会厌的下侧，露出下方的声带。儿童会厌通常比较脆弱，Miller 片更常用于儿科气管插管。
- 抽吸：医师应该使用 Yankauer 吸引管清除患者气道中的唾液、血液或呕吐物，从而提高声带处的可视性。
- 气管导管：成年男性患者通常使用直径 7.5 ～ 9mm 的气管导管，成年女性患者通常使用直径 7 ～ 8mm 的导管。
- 胶性弹性探条：探条是一种半刚性导引器，带有一个弯曲的尖端，通常用于喉部不完全可见的困难插管。由于无法直接观察，医师可以在患者会厌下放置探条，通过探条弯曲的尖端与气管环产生的弹跳感，确认气管导管插入的情况。然后，医师可将气管导管沿探条插入气管中。

12. 什么是可视喉镜，有哪些类型?

可视喉镜片尖端嵌有摄像头，可将图像传输至显示屏（通常放置在患者床边）。喉镜片有多种形状，从传统的 Macintosh 片到更弯曲的喉镜片。可视喉镜已经成为医师行快速顺序插管（RSI）时的首选技术，因为它已经被证明可以提供声门开口处的优质视野，并减少困难插管的时间。可视喉镜应该用于几乎所有的急诊插管，直接喉镜作为一种陈旧的技术应被淘汰。

13. RSI 的步骤

（1）准备：与所有程序一样，准备是成功的关键。每次尝试 RSI 时，医师都应检查设备，提前计划药物使用方案，并制订应对 RSI 失败的备用计划。

（2）体位：嗅物位（图 3-2），医师使患者的颈部相对躯干弯曲，头部伸展，令患者的口轴、咽轴和喉轴处于最佳位置，以便进行直接喉镜检查。

（3）预氧合：医师用氧气替换患者的肺泡氮（氮气冲洗）以去饱和，充分的预氧合可最大限度地为在去饱和之前进行的插管提供时间。医师令患者使用非再呼吸面罩进行正常通气 3 ~ 5 分钟，或在 100% 吸氧浓度下进行 8 次肺活量呼吸，即可完成适当的预氧合。

（4）预处理：喉镜检查是一种剧烈的刺激，可以激活交感神经系统和副交感神经系统。医师应给予 10 岁以下的儿童患者阿托品预防心动过缓。头部受伤的患者使用利多卡因和（或）芬太尼，或可减少插管期间颅内压的短暂升高，尽管这从未被证明可改善预后。

（5）麻醉（诱导）：医师给予诱导药物后应立即给予麻醉药物（表 3-1）。

（6）插管：医师应保证导管在可视情况下通过患者声带。

（7）插管后管理：在插管并确认置插管位置正确后，应立即给予患者镇静剂，最常见的是异丙酚，或联用阿片类和苯二氮䓬类药物。

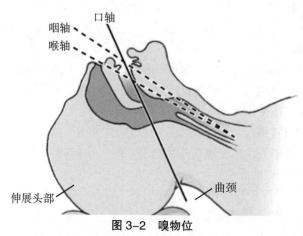

咽轴　口轴
喉轴

伸展头部　　　　曲颈

图 3-2　嗅物位

（引自 Reardon RF，McGill JW，Clinton JE：Tracheal intubation. In Roberts JR，Hedges JR，editors：Clinical procedures in emergency medicine，ed 6，Philadelphia，2014，Saunders，p 69.）

14. 什么是被动呼吸暂停氧合？

被动呼吸暂停氧合是一种在 RSI 期间预防缺氧的技术，在 RSI 的预氧合阶段，医师使用鼻导管，通入高流量氧气，并在整个插管尝试中保留鼻导管。研究表明，尽管麻醉期间患者会出现呼吸暂停，但被动氧合可以大大延长患者对严重缺氧的耐受时间。

15. RSI 时使用哪些药物？

表 3-1 描述了通常用于 RSI 的预处理、诱导和麻醉的药物。

16. 琥珀胆碱有哪些禁忌证？

由于琥珀胆碱可导致肌肉去极化和细胞内钾的释放，某些高危人群使用琥珀胆碱

表 3-1 RSI 的常用药物

类别	预处理			诱导				麻醉	
	阿托品	利多卡因	芬太尼	依托咪酯	氯胺酮	咪达唑仑	异丙酚	琥珀胆碱	罗库溴铵
类别	抗胆碱药	氨基酰胺类镇痛药	阿片类镇痛剂	咪唑衍生物	PCP 衍生物	苯二氮卓类	GABA 激动剂	去极化剂	非去极化剂
剂量	0.02mg/kg	1.5mg/kg	3μg/kg	0.3mg/kg	1～2mg/kg	0.1～0.2mg/kg	1.5～3mg/kg	1.5mg/kg	1mg/kg
应用	插管前 3～5 分钟			麻醉前即刻				起效时间：45～60秒 持续时间：5～9 分钟	起效时间：45～60秒 持续时间：5～9 分钟
效果/效益	减少迷走神经张力增强造成的心动过缓 减少支气管黏液分泌	减轻喉镜检查相关的 ICP 升高 减少支气管痉挛	减轻插管的交感神经反应（ICP、动过速、血压升高）	血流动力学中性 降低 ICP	支气管扩张药（适用于 RAD）保持呼吸驱动（清醒镇痛）眼球震颤 ICP/IOP 升高	抗惊厥作用 降低 ICP	降低 ICP 减少气道阻力 快速开/关	肌束震颤 高钾血症 ICP, IOP 增加	非去极化，因此没有造成肌束震颤或高钾血症的风险 可能会增加 HR、BP、CO
说明	适用于所有 10 岁以下儿童 最大剂量 1mg		适用于疑似头部创伤的患者	提示肾上腺抑制，但用于 RSI 的单剂量应用无临床相关性	适用于有交感神经兴奋失代偿风险的患者（主动脉夹层、ICH）		不利影响：低血压 输液疼痛 过敏反应 大豆/鸡蛋 过敏	不利影响：负性肌力作用 低血压（轻度）支气管黏液分泌 支气管痉挛 心动过速 高血压 出现紧急情况 烧伤、挤压伤、神经肌肉疾病和酸中毒患者使用后有危及生命的高钾血症风险	持续时间过长可能会延误对创伤患者的神经系统检查

注：BP，血压；CO，心输出量；HR，心率；GABA，γ 氨基丁酸；ICH，脑出血；ICP，颅内压；IOP，眼内压；PCP，苯环己哌啶；RAD，反应性气道病；RSI，快速顺序插管。

后可能发生危及生命的高钾血症。以下患者禁用琥珀胆碱：有高钾血症风险的患者，包括终末期肾病和严重酸中毒患者；在过去 3～5 天内有严重烧伤或挤压伤的患者（非急性）；任何导致神经肌肉接头处乙酰胆碱受体上调的疾病，包括神经肌肉疾病、脑卒中和脊髓损伤患者。

17. 气管导管应放置多深？

传统的原则是，气管导管的放置深度应等于管径的 30 倍（例如，8mm 的气管导管，其前端距患者牙齿的距离为 24cm）。根据气道的解剖结构，气管插管较深时，气管导管通常会进入右主支气管中。

18. 如何确定气管导管的放置位置？

气管导管的放置位置最好根据直接观察通过声带的导管来确定。气管导管放置正确的标志包括管中出现雾气、通过导管可闻及双侧呼吸音、上腹部无呼吸音，以及比色二氧化碳测定法见颜色变化。观察二氧化碳描记图（呼气末二氧化碳的连续波形）是确定气管导管是否正确放置的最可靠方法。如果没有二氧化碳描记图，则应使用比色呼气末二氧化碳探测器。

19. RSI 有哪些禁忌证？

任何经评估确定为困难气道的患者都禁忌使用 RSI。基于解剖学特征（异物、过敏反应、气道感染、恶性肿瘤）或创伤性解剖变形（巨大的面部创伤、面部烧伤）预测的困难气道是 RSI 的相对禁忌证。医师处理困难气道的患者时，必须考虑环境、操作人员的技能和可用的设备。

20. 被动呼吸暂停氧合的步骤是什么？

对于有 RSI 禁忌的呼吸系统疾病患者来说，清醒纤维插管是一项很好的选择，最常见的 RSI 禁忌是气道阻塞。医师可以让患者保持垂直坐姿，使用雾化或局部麻醉喷雾麻醉患者口咽，使患者中度镇静，通常使用氯胺酮，同时维持呼吸驱动。医师令穿过气管导管的柔性纤维通过鼻腔或口腔进入口咽，并在可视化操作下将气管导管穿过声带。

21. 什么是延迟顺序插管？

延迟顺序插管可用于传统预氧合技术难以治疗的缺氧患者。延迟顺序插管时，医师可使用氯胺酮进行程序性镇静，其程序为预氧合。患者被给予 1～2mg/kg 氯胺酮，然后接受球囊面罩通气或使用无创呼吸机，直至其氧合作用最大化，此时进行标准 RSI。

22. 什么是声门外气道？

声门外气道是一种放置在喉部上方或后方，无法被直接观察到的装置，通常会阻挡食管，但允许通气和氧合。对难以通过球囊面罩进行通气的患者来说，声门外气道是良好的急救设备，也是气管内插管失败后的临时急救方法。

23. 什么是喉罩气道？

喉罩气道是一种椭圆形面具，其边缘带有套箍。喉罩气道可被插入患者的口咽部，直接在患者的喉部形成密封，允许通气和氧合。气管插管型喉罩气道是具有刚性通道的喉罩气道，气管导管可以通过该通道穿过声带。在无法插管或不能通气的情况下，喉罩气道被认为是首选的急救设备。

24. 什么是大气道？什么是联合导管？

大气道和联合导管（图3-3）都是院前急救常用的其他类型的声门外设备。

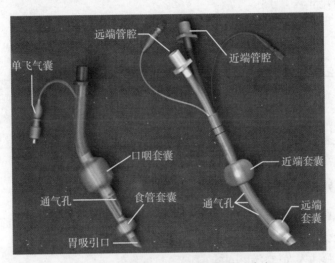

图3-3 大气道（左）和联合导管（右）

（引自 Reardon RF，Mason PE，Clinton JE：Basic airway management and decision making. In Roberts JR，Hedges JR，editors：Clinical procedures in emergency medicine，ed 6，Philadelphia，2014，Saunders，p 57.）

• 大气道：大气道是一种单腔管，带有一个小的远端球囊和一个较大的口咽套囊。使用时，医师将大气道盲插入患者口腔，令尖端伸入食管。然后，医师将两个套囊充满，阻塞食管和口咽，并隔离声门外空间。患者通过两个套囊之间的侧口（通气孔）实现通气。

• 联合导管：联合导管是一种双腔管。使用时，医师将联合导管盲插入患者口中，如果尖端进入食管（95%的概率），医师则将咽部和食管的套囊都充气，并且使用近端管腔，患者可以通过类似于大气道的侧口（通气孔）进行通气；如果尖端进入气管，患者则可以使用远端管腔通过远端尖端进行通气。

25. 外科气道的适应证有哪些？

对于失败气道的患者，环甲膜切开术是急诊科的首选外科气道建立方法。失败气道是指患者无法通过其他方式插管、通气和氧合。行环甲膜切开术时，医师在环甲膜上做一个垂直切口，向下触摸并在膜上做一个水平切口后，插入气管导管。

26. 哪些因素使儿科气道干预更加困难？

由于解剖学差异，直接喉镜检查在儿科患者中可能更具挑战性，困难因素包括儿科患者相对较大的枕骨引起的颈部褶皱、相对靠上且靠前的喉部、相对较大的舌，以及较短且难以控制的会厌。另外，儿科患者具有较高的相对氧耗量和较低的残气量，比成年患者更易缺氧。

27. 如何估算儿科气道干预设备的尺寸？

喉镜片的尺寸见表 3-2，可以使用 Broselow 皮尺或下列公式估算无套囊气管导管的尺寸（套管尺寸减去 0.5）。

$$气管导管尺寸 =（年龄 /4）+ 4$$

表 3-2　用于小儿插管的喉镜片尺寸

年龄	喉镜片尺寸	年龄	喉镜片尺寸
早产儿	0	年龄较大的儿童及青少年	2
足月婴儿	1	成人	3～4

28. 儿科患者外科气道的选择

由于解剖学差异，例如，儿科患者的喉未成熟，没有或仅有较小的环甲膜，故 8 岁以下的儿童禁用外科环甲膜切开术。儿科患者可选择的外科气道是经气管高流量通气，通过环甲膜插入大口径针头并输送高流量的氧气。

关键点：气道管理

（1）在进行初始干预时，医师应制订明确的计划，包括一套完整的备用计划，以防初始尝试失败。

（2）100% FiO$_2$ 预氧合 5 分钟，或 8 次肺活量呼吸和维持被动呼吸暂停氧合，是防止 RSI 期间血氧饱和度降低的关键步骤。

（3）除非确定患者可以使用球囊面罩或声门外急救设备进行通气，否则医师不要麻醉患者。

（4）琥珀胆碱禁止用于有基线高钾血症或有过度钾转移风险的患者，包括终末期肾病、严重酸中毒、神经肌肉疾病和过去 3～5 天内有严重烧伤或挤压伤的患者。

（5）可视喉镜可以帮助医师更好地观察声带，已经被证明可以减少困难气管插管的时间，并且应该成为急诊科几乎所有 RSI 尝试时的首选技术。

致谢

感谢 Barry Simon 博士此前对本章的贡献。

（陈宝龙　译）

参考文献

1. Brown CA, Walls RM: Airway. In Marx JA, Hockberger RS, editors: *Emergency medicine concepts and clinical practice*, ed 8, Philadelphia, 2014, Saunders, pp 3–22.
2. Carlson JN, Brown CA: Does the use of video laryngoscopy improve intubation outcomes? *Ann Emerg Med* 64:165–166, 2014.
3. Herbert RB, Bose S, Mace SE: Cricothyrotomy and percutaneous translaryngeal ventilation. In Roberts JR, Hedges JR, editors: *Clinical procedures in emergency medicine*, ed 6, Philadelphia, 2014, Saunders, pp 107–119.
4. Reardon RF, Mason PE, Clinton JE: Basic airway management and decision making. In Roberts JR, Hedges JR, editors: *Clinical procedures in emergency medicine*, ed 6, Philadelphia, 2014, Saunders, pp 39–62.
5. Reardon RF, McGill JW, Clinton JE: Tracheal intubation. In Roberts JR, Hedges JR, editors: *Clinical procedures in emergency medicine*, ed 6, Philadelphia, 2014, Saunders, pp 62–106.
6. Schartz RB, Shepherd G: Pharmacologic adjuncts to intubation. In Roberts JR, Hedges JR, editors: *Clinical procedures in emergency medicine*, ed 6, Philadelphia, 2014, Saunders, pp 107–119.

第4章 休 克

Jason S. Haukoos，MD，MSc

1. 休克的定义

休克是一种临床综合征，其特征是组织器官广泛的缺氧和营养供应不足，进而导致细胞功能障碍。

2. 休克有多普遍？

虽然精确的发病率尚不清楚，但普遍认为休克患者约占急诊科总病例数的1%。

3. 在进展为休克的患者中，总死亡率是多少？

各种类型休克患者的死亡率都超过20%。

4. 休克的类型及举例

（1）低血容量性休克：如外伤、胃肠出血、宫外孕破裂、腹主动脉瘤破裂、糖尿病酮症酸中毒引起的休克。

（2）心源性休克：如急性心肌梗死、心肌病和瓣膜功能障碍引起的休克。

（3）分布性休克：如败血症、过敏反应和脊髓损伤引起的休克。

（4）阻塞性休克：如肺栓塞（pulmonary embolism，PE）、心脏压塞和张力性气胸引起的休克。

（5）中毒/代谢性休克：如一氧化碳、氰化物、β受体阻滞剂、钙通道阻滞剂中毒，肾上腺皮质功能不全，以及甲状腺危象引起的休克。

5. 如何识别休克患者？

成功治疗高死亡风险的重症患者的关键是早期发现和早期治疗。休克患者一般会表现出不适。休克是一种反映低灌注的临床综合征。简要的病史和有针对性的体检有助于医师确定患者是否存在休克并发现其潜在原因。各系统和器官的症状、体征如下。

• 中枢神经系统：精神状态改变。

• 心血管系统：心输出量（cardiac output，CO）下降、心动过速、低血压和脉搏细速。

• 呼吸系统：呼吸急促和呼吸过度。

• 泌尿系统：尿量减少。

• 皮肤：毛细血管灌注延迟；低血容量休克或心源性休克患者的皮肤湿冷并呈现花斑，分布性休克患者的皮肤温润。

6. 复苏休克患者时，如何利用尿量指标？

休克患者应使用 Foley 导尿管，以便医师准确测量尿量。假设患者基线时的肾功能正常，则尿量是反映器官灌注的一个良好指标，正常尿量大于 1ml/（kg·h），0.5～1ml/（kg·h）时为尿量减少，小于 0.5ml/（kg·h）时为严重尿量减少。在复苏过程中，治疗目标应侧重于尿量的改善或正常化。

7. 代偿性休克和失代偿性休克

休克启动一系列应激反应，目的是保持重要器官的灌注。休克发生后不久，患者即可出现代偿性休克，以维持组织灌注压力为标志。这些患者通常有应激反应表现（如心动过速和呼吸急促），血压和血清乳酸浓度往往正常或轻度升高。如果不进行治疗，代偿性休克可能发展为失代偿性休克，其特点是严重的全身组织灌注不足、血清乳酸浓度升高和血压降低。

8. 应如何制订休克患者的初始管理方案？

休克患者的管理应从气道、呼吸和循环（ABC 复苏方案）开始。由于氧输送和氧摄取不良，所有休克患者都应接受 15L 氧流量的非再呼吸面罩供氧或气管插管。此外，休克患者都应该建立大静脉通路并连接心脏监护仪。

9. 氧输送的定义

$$氧输送 = 动脉氧浓度 \times 心输出量$$

$$动脉氧浓度 = （1.34 \times 血红蛋白水平 \times 动脉血氧饱和度）+（0.003 \times 动脉血氧分压）$$

氧输送取决于心输出量（CO）和动脉氧浓度。动脉氧浓度由血红蛋白水平、动脉血氧饱和度和动脉血氧分压决定。CO、血红蛋白水平、动脉血氧饱和度和动脉血氧分压升高将会使氧输送升高。

10. 生命体征在评估和治疗休克中的作用有多大？

生命体征至关重要。对发生休克或疑似发生休克的患者，医师应密切监测其心率、呼吸频率、血压和脉搏血氧饱和度。代偿性或失代偿性休克（见问题 7）通常会反映在患者的生命体征中。此外，异常生命体征转为正常是反映患者复苏效果的一个指标。

11. 如果患者生命体征正常，可以放心吗？

不，在患有严重疾病的情况下，休克患者的心率和血压可能是"正常"的。在休克状态下，心率和血压与 CO 的相关性较差，往往不能反映全身灌注不足的程度。

12. 直立体位的生命体征是低血容量的敏感指标吗？直立测试为阳性的指标是什么？

要知道什么是异常的，医师首先必须知道什么是正常的。研究表明，血容量正常的健康人直立位较平卧位的脉率高 13～18 次，且标准差很大。因此，将脉率增加 20 次作为低血容量的判断标准是不可靠的，因为许多正常人的脉率变化都在这个范围内。

而直立时心率比平卧时高 30 次则具有一定特异度。要产生心率变化，血容量至少应降低 20%，因此该测试的敏感度较低。直立时症状进展（如站立时头晕）不会发生在血容量正常的健康人中，而休克的患者无法在直立位评估生命体征的变化。

13. 在评估重症患者时，其他体征是否有帮助？

其他体征有帮助。除了生命体征和体格检查（例如，意识水平、毛细血管充盈和尿量），医师应密切关注患者的血清乳酸浓度、中心静脉压（central venous pressure，CVP）、中心静脉血氧饱和度（central venous oxygen saturation，$ScvO_2$）或混合静脉血氧饱和度（mixed venous oxygen saturation，SvO_2）。

14. 血清乳酸浓度的意义是什么？

血清乳酸浓度是一项常用的指标，用于评估患者全身灌注不足的程度和复苏效果。事实上，血清乳酸通常在患者生命体征发生明显变化之前升高，是全身灌注不足的早期指标。因此，这一指标的广泛使用可能有助于医师在病程早期确诊患者。患有血清乳酸浓度大于 5mmol/L 提示死亡风险明显升高。

15. 什么是乳酸清除率？其在休克患者复苏时有何意义？

乳酸清除率根据复苏过程中两次或两次以上血清乳酸浓度的测定值计算而得。如果复苏开始 1 小时后患者的血清乳酸浓度下降不足 50%，医师应采取额外措施改善其全身灌注。

16. 什么是正常的 CVP？它是如何测量的？

正常 CVP 范围为 50 ~ 100mmH$_2$O。CVP 是通过将电子压力传感器或水压计连接到深静脉输液管的末端进行测量的。测量 CVP 时的零点位置在患者仰卧位时第四肋间隙与腋中线的交叉处，对应右心房的位置。

17. 医师在休克患者复苏过程中应如何使用 CVP？

使用 CVP 的指导原则是将其控制在正常范围或略高于正常范围。目标 CVP 应控制在 100 ~ 150mmH$_2$O 范围内，以最大限度地提高心脏前负荷。许多休克患者的心脏变得僵硬，舒张功能低下。因此，保持 CVP 略高于正常值可以改善休克患者的心脏充盈。

18. 什么是静脉血氧饱和度，$ScvO_2$ 和 SvO_2 的区别是什么？

静脉血氧饱和度是一项反映组织氧合情况（即氧输送和氧需求之间的平衡）的指标。SvO_2 是通过测量肺动脉导管采集的由身体和冠状窦返回右心房的静脉血得来的，通常在 65% ~ 75%。$ScvO_2$ 则是用中心静脉导管采集的静脉血测量的，由于这部分静脉血不包括从心脏返回的血液样本，所以 $ScvO_2$ 的数值总是高于（尽管程度较低）静脉血氧饱和度。

19. 在复苏过程中，$ScvO_2$ 或 SvO_2 的意义是什么？

$ScvO_2$ 小于 65% 表明氧气供应减少或氧气需求增加。相应的，可以通过吸氧升高动脉血氧饱和度和（或）动脉血氧分压，通过输血升高血红蛋白浓度和（或）注射强心剂提高 CO 来改善氧输送。

20. 什么是早期目标导向治疗？

早期目标导向治疗是指通过复苏使患者各项生理指标（如平均动脉压、CVP、尿量、血清乳酸浓度、CO、血红蛋白、SvO$_2$）达到既定的目标，若患者的生理指标达到该目标，则提示其全身组织灌注和重要器官功能已经恢复。在急诊科，对由脓毒症引起休克的患者的早期目标导向治疗经过了严谨的研究论证，然而，对由心脏停搏和外伤引起休克的患者，其效果尚在评估中。未来研究人员还可能在其他类型的休克中评估早期目标导向治疗的效果，从而指导急诊医师，帮助他们改善休克患者的复苏终点并提高休克患者的生存率。

21. 休克患者的主要复苏目标

- 氧合最大化。
- 建立充分的通气。
- 清除或减少血流动力学障碍。
- 治疗潜在的致病原因。

22. 什么是头低足高位？该体位有什么作用？

头低足高位是指患者头向下，仰卧于大约 45° 倾斜的床面。据文献报道，这种体位可以暂时升高患者的血压、重新分配循环血容量，方便医师为患者置入中心静脉导管，并可提高腹部超声对腹腔积液的敏感度。虽然这种体位常用于改善血流动力学参数，但研究尚未证明其在改善血压或血容量再分配方面有显著效果。

23. 全身炎症反应综合征

患者符合下列两种或两种以上条件即可判定为全身炎症反应综合征（systemic inflammatory response syndrome，SIRS）。

- 体温高于 38℃或低于 36℃。
- 心率超过 90 次 / 分。
- 呼吸频率大于 20 次 / 分或二氧化碳分压（PCO$_2$）小于 32mmHg。
- 血清白细胞计数大于 12×10^9/L 或小于 4×10^9/L，或约有 10% 的未成熟白细胞。

值得注意的是，此定义虽然是标准化的，但并非专门针对严重疾病。虽然 SIRS 通常与脓毒症有关，但也可由各种非感染性损伤引起，包括创伤、烧伤、胰腺炎或用药过量。

24. 脓毒症、严重脓毒症和脓毒症休克的定义，以及它们的特异性治疗方案

见第 49 章。

25. 如何治疗心源性休克？

心源性休克的治疗应注重提高心肌收缩力和整体泵功能。氧气和通气支持包括肺

水肿时使用无创正压通气。初始强心药物治疗应使用多巴酚丁胺或多巴胺，医师应在确定病因后再进行针对性的治疗（如对急性冠脉综合征患者进行溶栓治疗或经皮冠脉介入术）。对难治性休克患者，医师应考虑主动脉内球囊反搏或心肺转流术。

26. 多巴酚丁胺的作用机制

多巴酚丁胺是一种合成的儿茶酚胺类药物，主要激动 β_1 受体（心脏刺激），对 β_2 受体（血管扩张）的激动作用较弱。

27. 多巴胺的作用机制

多巴胺是一种内源性儿茶酚胺，当静脉注射时，可剂量依赖性地激活肾上腺素能受体和多巴胺受体。多巴胺的作用呈现出剂量依赖性，低剂量给药［如 $5\mu g/$（$kg \cdot min$）］时，多巴胺优先激活多巴胺受体，使肾、肠系膜和大脑循环中的血管扩张；中等剂量给药［如 $5 \sim 10\mu g/$（$kg \cdot min$）］时，多巴胺激活 β 受体，增加 CO；大剂量给药［如 $>10\mu g/$（$kg \cdot min$）］时，多巴胺激活 α 受体，增加血管阻力。需要注意的是，与多巴酚丁胺相比，多巴胺具有中度的正性肌力作用，如果长期使用，可能会导致心动过速。

28. 如何治疗过敏性休克？

见第 20 章。

29. 肾上腺素的作用机制

肾上腺素的作用机制类似多巴胺，在低剂量时主要激活 β 受体，在高剂量时主要激活 α 受体。肾上腺素的作用效果比多巴胺更强。

30. 如何治疗 PE 引起的休克？

大面积 PE 可减小肺动脉的横截面积，引起休克，从而增加右心压力，减少肺静脉回心血量，进而导致血流动力学受损。治疗的中心是提供良好的氧合和通气，必要时医师可使用晶体液和血管升压素维持患者的血流动力学稳定，当发生难治性休克时，医师可进行溶栓或手术治疗去除血栓。

31. 如何治疗心脏压塞造成的休克？

和其他休克一样，治疗心脏压塞造成的休克时应确保足够的氧合和通气。与其他形式的阻塞性休克（如 PE）相似，静脉输液可帮助克服心脏充盈压的升高。心脏压塞的主要治疗方法是心包穿刺术或心包切开术。

32. 什么是神经源性休克？应如何治疗神经源性休克？

神经源性休克是由脊髓损伤引起的一种分布性休克，此类患者的中枢或周围交感神经张力丧失。神经源性休克的患者通常血压较低，而心率往往正常或偏低，应接受静脉输液维持血容量正常。如果患者持续低血压，医师可以给予血管升压素，去氧肾上腺素［0.15 ~ 0.75µg/（kg·min）］被认为是经典的一线药物。

33. 去氧肾上腺素的作用机制

去氧肾上腺素是一种强力的 α 受体激动剂，可引起反应性心动过缓，导致 CO 降低。

关键点：休克

（1）休克是一种临床综合征，其特征是组织和器官广泛缺氧和营养供应不足，进而导致细胞功能障碍。

（2）休克可分为低血容量性、心源性、分布性、阻塞性和中毒 / 代谢性休克。

（3）血清乳酸浓度是一项评估全身灌注不足程度和复苏效果的常用指标。

（4）休克患者的首要复苏目标是最大限度地改善氧合，建立充分的通气，改善血流动力学分布，治疗潜在病因。

（陈　森　译）

参考文献

1. Abramson D, Scalea TM, Hitchcock R, et al: Lactate clearance and survival following injury. *J Trauma* 35:584–588, 1993.
2. Bone R: American College of chest physicians/society of Critical Care Medicine Consensus Conference: definitions for sepsis and organ failure and guidelines for the use of innovative therapies in sepsis. *Crit Care Med* 20:864–874, 1992.
3. Gaieski DF, Band RA, Abella BS, et al: Early goal-directed hemodynamic optimization combined with therapeutic hypothermia in comatose survivors of out-of-hospital cardiac arrest. *Resuscitation* 80:418–424, 2009.
4. Jones AE, Shapiro NI, Trzeciak S, et al: Lactate clearance vs central oxygen saturation as goals of early sepsis therapy: a randomized clinical trial. *JAMA* 303:739–746, 2010.
5. Liao MM, Lezotte D, Lowenstein SR, et al: Sensitivity of systemic inflammatory response syndrome for critical illness among ED patients. *Am J Emerg Med* 32:1319–1325, 2014.
6. Marino PL: *Marino's The ICU book*, ed 4, Philadelphia, 2014, Lippincott Williams & Wilkins.
7. Nguyen HB, Rivers EP, Knoblich BP, et al: Early lactate clearance is associated with improved outcome in severe sepsis and septic shock. *Crit Care Med* 32:1637–1642, 2004.
8. Rivers EP, Amponsah D: Shock. In Wolfson AB, editor: *Harwood-Nuss' clinical practice of emergency medicine*, ed 4, Philadelphia, 2005, Lippincott Williams & Wilkins, pp 36–43.
9. Rivers EP, Nguyen B, Havstad S, et al: Early goal-directed therapy in the treatment of severe sepsis and septic shock. *N Engl J Med* 345:1368–1377, 2001.
10. Shapiro NI, Howell MD, Talmor D, et al: Serum lactate as a predictor of mortality in emergency department patients with infection. *Ann Emerg Med* 45:524–528, 2005.
11. Yealy DM, Kellum JA, Huang DT, et al: A randomized trial of protocol-based care for early septic shock. *N Engl J Med* 370:1683–1693, 2014.

第 5 章　急诊超声检查

Molly E.W. Thiessen，MD

1. 什么是急诊超声检查?

临床医师手中的超声探头被认为是 21 世纪的 "听诊器"，在此观点上进行延伸，超声技术被越来越多的人认为是急诊医师评估和管理患者时不可或缺的技术。

2. 为什么急诊科应进行超声检查?

急诊医师使用超声聚焦检查可以对患者进行更及时、更低创和更安全的评估。急诊超声检查可帮助急诊科医师迅速评估异位妊娠和胆绞痛;医师无须通过侵入性的腹腔灌洗或延迟的计算机断层扫描，就可对腹腔内创伤性出血做出诊断;并且可以快速评估急诊中严重外伤或疑似腹主动脉瘤患者的情况。最新的美国急诊医师学会（American College of Emergency Physicians，ACEP）超声检查指南将软组织 / 肌肉骨骼、尿路、胸部、眼部和深静脉血栓形成（deep venous thrombosis，DVT）的超声检查和超声心动描记术添加到核心的急诊超声检查模式中，它们在急诊科的应用有助于医师快速诊断各种疾病。此外，以超声检查引导诊疗程序已被证明可以提高急诊流程的安全性。

3. 急诊超声检查与影像科超声检查有何区别?

急诊超声检查是一种有指向性、目标明确的检查。检查得到的特异性表现可帮助急诊科医师对有特殊情况的患者做出实时的医疗护理决策。这些特异性表现包括:腹部钝伤患者的腹腔积液，疑似异位妊娠的子宫内妊娠，右上腹疼痛患者的胆结石、厚壁或超声墨菲征，疑似腹主动脉瘤患者的主动脉扩张，心脏压塞患者的心包积液等。与急诊超声检查相反，影像科超声检查更为全面，医师会评估其观察到的所有结构。

4. 基础超声物理学是怎样的?

超声影像是由反射到组织界面不同频率的超声波产生的。超声波的频率越高，分辨率越高，但组织穿透率会降低。致密的结构，如骨骼或胆结石，看起来很明亮，是因为大部分超声波的能量被吸收或反射。实体器官，如肝脏或脾脏，显示出灰色的组织结构。所有的超声波都能够通过液体或血液，呈现黑色（无回声）区域。超声波不能很好地在空气中传播。因此，肺、中空的黏液性结构和软组织内的气体很难被看到。一般来说，腹部和心脏检查使用 3.5MHz ～ 5MHz 探头，经阴道超声检查使用 7.5MHz ～ 10MHz 探头，血管研究使用 10MHz ～ 12MHz 专用探头。

5. 创伤超声检查的基础知识

复查时，创伤超声（也称为创伤超声重点评估）可以在患者床旁快速进行。使用创伤超声的主要目的是检测腹腔内游离液体（腹腔积液），其在腹腔内显示为无回声区。腹部需要被评估的部位是腹膜腔内的潜在空间，包括肝肾隐窝或称莫里森囊（图 5-1）、脾肾隐窝、膀胱后隐窝（女性为道格拉斯陷凹），以及双侧结肠周沟。左、右胸斜位影像可帮助医师确认患者是否存在血胸，剑突下或左胸骨旁心脏影像可定位心包积液（图 5-2）。

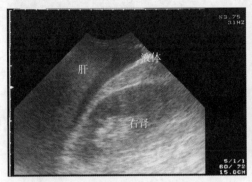

图 5-1　肝肾隐窝显示有腹腔积液

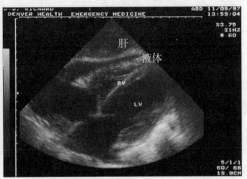

图 5-2　剑突下心脏影像显示心包积液
LV，左心室；RV，右心室

6. 寻找腹腔积液的最佳探查部位是哪里？

探查问题 5 中提到的腹部所有需要被评估的部位。如果只探查 1 个部位，灵敏度约为 60%，如果探查所有部位，灵敏度约为 90%。

7. 超声与传统腹部创伤评估方法的比较

体格检查对诊断钝性创伤后腹部损伤的检测灵敏度只有 50% ～ 60%；诊断性腹腔灌洗对其的灵敏度为 95%，但不特异，且需要进行不必要的开腹手术。CT 对腹部损伤的检测很灵敏（灵敏度 >95%），但成本高、耗时长，并且需要患者离开急诊室。针对超声检查的前瞻性研究显示，检测腹腔积血的灵敏度为 83% ～ 90%，对诊断腹部原因造成低血压的患者的灵敏度接近 100%。超声检查在探查潜在的实质性病变方面的准确性差异很大。

8. 如何用超声来评价钝性创伤患者？

医师应根据以下生命体征和超声提示考虑钝性创伤患者的情况。
- 生命体征平稳，超声检查呈阴性。
- 生命体征平稳，超声检查呈阳性。
- 生命体征不平稳，超声检查呈阴性。
- 生命体征不平稳，超声检查呈阳性。

生命体征平稳、超声检查呈阴性、无其他严重损伤、精神状态正常、无醉酒状的患者，医师可通过观察随访、系列体格检查和系列超声检查来管理。生命体征平稳、超声检查呈阳性的患者需要进行腹部CT检查。如果生命体征不平稳，超声检查呈阴性或不确定，医师应考虑其他造成低血压的原因，如果不能除外腹内损伤，可进行床旁诊断性腹腔灌洗。如果患者生命体征不平稳，超声检查显示可见游离液体，医师应直接行开腹手术。

关键点：急诊超声检查的主要特点

（1）急诊超声检查有明确的指向性。
（2）急诊超声检查突出重点，而非全面的检查。
（3）急诊超声检查容易学习，操作快速。
（4）急诊超声检查指向一个或两个容易识别的发现。
（5）急诊超声检查直接影响临床决策。
（6）急诊超声检查可在床旁进行。

---

9. 医师能够根据超声影像确定患者腹腔积液的量吗？

不能，存在互相矛盾的数据。尚未见文献报道有检查方法可以帮助医师根据声像图表现准确确定患者腹腔积液的量。

10. 医师在使用超声检查腹部创伤时可能遇到的陷阱是什么？

尽管相对罕见，但急诊超声检查更令人关注的一个方面是假阴性结果。就腹部创伤而言，凝结的血块很容易被判断为阴性表现。图5-3中显示了在肝肾隐窝中发现的凝结血块，该血块最初因为相似的回声模式而被解释为肝实质。腹水、膀胱破裂流出的尿液、肠穿孔流出的肠道内容物、肾周脂肪和充满液体的胃或肠在超声下可能出现类似腹腔积血的假阳性表现。

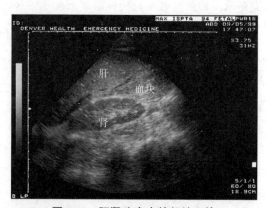

图5-3　肝肾隐窝中的凝结血块

11. 什么是扩展创伤超声重点评估？

扩展创伤超声重点评估（extended focused assessment with sonography for trauma, EFAST）结合胸部超声和标准的创伤超声重点评估（FAST）可以检测气胸。大多数情况下，将高频线性探头置于前胸壁的锁骨中线第 2 肋间隙，若临床医师无法观察到患者正常肺的滑动征和彗尾征，则提示气胸。在腋中线探查常可获得其他影像，也可使用替代探头。虽然 EFAST 和胸部 X 线片检测气胸的特异度都很高（EFAST 为 99.6%，胸部 X 线片为 98.7%），但 EFAST 与胸部 X 线片相比，在检测创伤患者的隐匿性气胸时更灵敏（EFAST 的灵敏度为 48.8%，胸部 X 线片的灵敏度为 20.9%）。

> ### 关键点：EFAST 检测基础
>
> （1）肝肾隐窝（莫里森囊）影像（图 5-1）可检测腹腔积血，结合右胸斜视图可检测血胸。
> （2）脾肾隐窝影像可检测腹腔积血，结合左胸斜视图可检测血胸。
> （3）膀胱后隐窝（女性为道格拉斯陷凹）影像可检测腹腔积血。
> （4）双侧结肠周沟影像可检测腹腔积血。
> （5）剑突下或左胸骨旁心脏影像可检测心包积液。
> （6）双侧前胸壁影像可评估气胸。

12. 胆囊和相关结构的声像图表现是怎样的？

胆囊为囊性器官，在超声下显示为无回声的梨形结构。这个无回声区域周围是一个与胆囊壁相对应的中回声环。通常它的厚度小于 4mm，但在进食后或处于水肿状态（如肝功能衰竭、腹水、充血性心力衰竭、肾病或艾滋病）时，它会立即变厚。典型的结石常为圆形、大小不一，近端明亮或呈现强回声。超声不能穿透结石，所以在结石的远端有一个阴影（图 5-4），也被称为头光灯，表示存在钙化胆结石。胆囊内沉积物是聚集的胆汁沉淀，在胆囊内分层聚集，在超声上表现为轻微的回声物质，没有任何阴影。

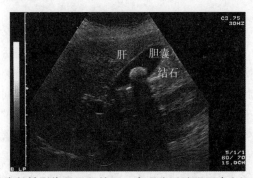

图 5-4　胆囊长轴影像显示胆结石，表现为近端强回声和远端衰减阴影

13. 哪些情况提示急性胆囊炎？

胆囊的急诊超声检查的主要发现是胆结石和超声墨菲征（定义为超声检查时压迫胆囊产生压痛感）。这些主要症状对胆囊炎存在的阳性预测值为 92%、阴性预测值为 95%。其他症状，如胆囊壁增厚（＞4mm）、导管扩张（＞6mm）、胆囊周围积液、胆囊内沉积物及胆囊积气，被认为是次要的发现，其急诊超声检查结果也不太可靠。超声检查对胆总管结石病不敏感。

14. 急诊骨盆超声检查的目的是什么？

骨盆超声检查是评估妊娠早期或中期患者腹痛或出血的影像学方法。急诊骨盆超声检查的目的是确认宫内妊娠的存在，以有效排除异位妊娠。异位妊娠是造成孕产妇死亡的第二大主要原因，也是妊娠前 3 个月孕产妇死亡的最主要原因。

15. 超声检查最早何时可检测到宫内妊娠？此时患者 β- 人绒毛膜促性腺激素的值是多少？

在胎龄 4.5 周时，医师可通过经阴道超声检查检测到宫内妊娠，若使用经腹部超声，则胎龄在 6 周或 6 周以上时才可被检测到。二者均是在已测人绒毛膜促性腺激素（HCG）的情况下通过超声检查检测到宫内妊娠的证据。尽管这取决于患者检查时所在的机构，但宫内妊娠可被经阴道超声检测到时，β- 人绒毛膜促性腺激素（β-HCG）水平通常为 1000 ～ 2000IU/L；可被经腹部超声检测到时，β-HCG 水平通常为 5000IU/L。胎龄 4 ～ 5 周时，超声检查可见妊娠囊；最早在胎龄 6 周时，医师可检测到胎儿心脏活动。

16. 超声检查对异位妊娠诊断的灵敏度如何？

多项研究表明，75% ～ 80% 的妊娠患者（宫内妊娠或明显的异位妊娠患者）可通过超声检查被诊断。在剩余的不能通过超声检查被诊断的患者中，近 1/4 为异位妊娠。β-HCG 水平高于阈值，但超声检测却没有宫内妊娠的证据时，即使急诊超声检查未见异位妊娠的证据，患者仍存在非常高的异位妊娠风险。这类患者需要在急诊科接受妇产科会诊。

17. 急诊骨盆超声检查的误区

对急诊医师来说，急诊骨盆超声检查的目的是确定患者是否存在宫内妊娠。目前尚不清楚急诊科医师如何评估附件、盆腔积液和卵巢。具有破裂和出血危险的宫角妊娠可能被误认为是宫内妊娠。医师必须考虑宫内外复合妊娠（同时存在宫内妊娠和异位妊娠）的情况。没有异位妊娠危险因素的人群，其复合妊娠的风险大约为 1/30000。复合妊娠在既往存在盆腔炎性疾病或瘢痕的患者中，发病率显著增加；在接受辅助生殖技术的患者中发病率最高，据估计，每 100 ～ 400 例中就有 1 例。因此，无论急诊医师是否在床旁超声检查中发现宫内妊娠，必须由经过认证的超声科医师对这些患者进行全面的骨盆超声检查。20% 的异位妊娠可见假囊，它是子宫内膜腔中的单个环状结构，是由于身体对异常妊娠产生的 β-HCG 产生反应而形成的，并且很容易被误认为是两个同心环组成的真正的妊娠囊。

18. 还有哪些腹部结构可以通过急诊超声检查进行评估？

对存在搏动性腹部包块、非创伤性腹痛、腰痛、不明原因低血压的老年患者，或存在无法解释的无脉性电活动的老年患者，急诊超声检查评估其腹主动脉可帮助医师明确诊断。腹主动脉瘤的表现为腹主动脉直径大于 3cm，大部分有症状的腹主动脉瘤患者，其腹主动脉直径大于 5cm（图 5-5）。急诊医师的研究显示，急诊超声检查对于腹主动脉瘤的检测灵敏度为 100%、特异度为 98%。研究表明，超声检查测定的腹主动脉直径与病理标本的一致性达 90%。

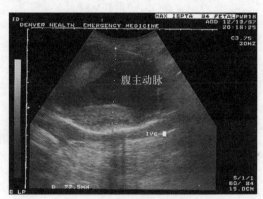

图 5-5　直径 7.75cm 的腹主动脉瘤的长轴影像

IVC，下腔静脉

19. 腹主动脉直径增大有什么意义？

纵向研究表明，腹主动脉瘤患者的主动脉直径每年增加约 0.5cm。腹主动脉直径大于 5cm 的患者，5 年内腹主动脉瘤破裂的可能性为 25%，腹主动脉瘤越大，其破裂的可能性越大。腹主动脉瘤破裂患者的死亡率超过 80%，而超声检查是检测腹主动脉瘤的重要工具。

20. 心脏超声检查在急诊中的应用

以下是心脏超声检查在急诊中的应用（表 5-1）。

· 心脏超声检查可用于创伤检查，检测那些具有心脏压塞或心脏破裂的损伤机制或临床表现的患者是否存在心包积液。

· 心脏超声检查可用于检测非创伤性心包积液（如恶性肿瘤、尿毒症、风湿病）。

· 心脏超声检查可用于检测肺栓塞患者可能出现的右心室劳损。

· 心脏超声检查的另一个重要应用是对心脏停搏患者的评估。当患者存在无脉性电活动时，医师可使用心脏超声检查评估心脏停搏患者的心肌收缩力。如果没有心脏收缩的证据，并且排除了无脉性电活动的其他可逆原因，医师则应慎重考虑终止复苏。

· 紧急超声心动描记术可用于评估不明确原因的低血压患者。

表 5-1 急诊超声核心应用

表 5-1 急诊超声核心应用

核心应用	核心应用
腹部	肌肉骨骼系统
主动脉	脓肿切开引流术
胆	骨折评估
泌尿道	眼部
骨盆	视网膜脱落
宫内妊娠	玻璃体积血
创伤	操作
腹部创伤超声重点评估	中心静脉通路
心脏	心包穿刺术
急诊超声心动描记术	胸腔穿刺术
心包积液	异物探查及去除
心脏压塞	关节穿刺术
心肌收缩力	起搏器放置
胸部深静脉血栓形成评估	
胸腔积液	
气胸	

注：引自 American College of Emergency Physicians：ACEP emergency ultrasound guidelines，2008. Ann Emerg Med 53：550‑570，2009.

21. 急诊医师如何应用超声检查评价患者的心脏舒张功能？

医师可结合急诊超声检查区分急诊患者休克的原因：肋下心脏影像可用于评估心包积液和心脏压塞；下腔静脉（inferior vena cave，IVC）影像显示吸气时下腔静脉塌陷超过50%，提示患者的血容量低；胸骨旁心脏长轴影像可用于评估整个左心室功能；心尖四腔影像学检查可用于评估心脏整体功能和相对腔大小；肝肾隐窝影像可用于评估腹腔积液；骨盆和膀胱后区影像可用于评估腹膜内游离液体；腹主动脉影像可用于评估腹主动脉瘤。对于患有不明原因非创伤性低血压的急诊患者，这一系统的、目标导向的方案可以使医师更快地缩小鉴别诊断范围，最终得到更准确的诊断（表5-2）。

表 5-2 超声在不明原因的休克中的应用

	心脏影像	下腔静脉影像	腹部影像
腹部创伤引起的低血容量	高动力性	吸气时塌陷超过50%	积液（+）
非创伤性低血容量	高动力性	吸气时塌陷超过50%	积液（−）
心脏压塞	肋下心脏影像可见心包积液（+）	吸气时无塌陷	
腹主动脉瘤	高动力性（取决于患者的心脏功能）	吸气时塌陷（±），取决于是否存在腹腔积液	腹主动脉瘤（+）积液（±）

	心脏影像	下腔静脉影像	腹部影像
心源性休克	胸骨旁心腔长轴和心尖四腔影像显示整体低动力性或局部室壁运动异常	吸气时无塌陷	积液（−）
肺栓塞	胸骨旁心脏长轴和心尖四腔影像显示右心劳损	吸气时无塌陷	积液（−）

22. 超声检查在评估疑似肾绞痛患者中有什么作用？

超声检查在诊断肾结石方面的灵敏度仅为 64% ~ 75%，在诊断急性肾积水方面的灵敏度更低。肾、输尿管、膀胱造影和超声检查的联合研究显示，超声检查对检查前饮水充足的患者，诊断肾结石和肾积水的能力有所提高。对疑似肾绞痛的患者来说，非增强螺旋 CT 是一种非常有效的检查方法。如果医师在急诊超声检查中发现未知原因的肾积水，应进行进一步的影像学检查。

23. 急诊医师如何应用下肢静脉超声诊断深静脉血栓？

医师应使用高频线性探头，从腹股沟韧带正下方横切面的股总静脉开始，沿着股静脉探查，每经过 1cm 用探头压迫，直到股静脉潜入收肌管。接下来，医师每经过 1cm 用探头压迫探查腘窝区域。若静脉可被完全压迫至其前后壁接触，则检查被认为是阴性。若静脉的前后壁无法接触，则检查被认为是阳性；凝块的波形可能为回声或无回声，有很大的差异。最近的研究表明，急诊超声诊断深静脉血栓的灵敏度和特异度分别为 70% ~ 95% 和 89% ~ 95%。若要准确诊断深静脉血栓形成，医师可能需要考虑其他要素，如验前概率和 D- 二聚体检测。

24. 软组织 / 肌肉骨骼超声在急诊中的应用

急诊超声检查是评估蜂窝织炎形成脓肿的最常用方法。超声检查对疑似存在脓肿的患者可有 98% 的灵敏度和 88% 的特异度（与针吸活检相比）。研究表明，急诊超声检查已经使 56% 的蜂窝织炎患者的治疗管理方法发生了变化。急诊超声检查还可检测骨折、肌腱损伤和关节积液等。

25. 未来急诊超声检查会有哪些应用？

急诊超声检查的应用范围会持续快速拓展。2018 ACEP 超声临床实践指南扩展了急诊超声检查的核心应用范围。例如，急诊超声检查在指导侵入性操作方面发展十分迅速。这并不局限于血管穿刺，还适用于其他手术，如脓肿的定位和引流、神经传导阻滞、腰椎穿刺、骨折的识别和复位、经静脉起搏器导线的放置，以及耻骨上膀胱吸引术等。急诊超声检查在评估心脏停搏、心脏舒张功能、休克、疑似深静脉血栓形成、睾丸扭转、视网膜脱离和肺部病理改变等患者方面有非常重要的作用。在儿科中，它越来越多地被用于检查阑尾炎、幽门狭窄和肠套叠。

26. 急诊超声检查的应用环境是否发生了变化？

是的，近年来急诊超声检查的应用环境发生了很多变化。对急诊医师来说，急诊超声检查已经从一项新技术发展为医学教育各个层次的医学生和医疗工作者都需要学习的技术。许多医学院正逐步把临床超声纳入他们的基础课程。ACEP 建议所有住院医师在培训早期接受超声检查训练，急诊超声被最近成立的美国研究生医学教育认证委员会（Accreditation Council for Graduate Medical Education，ACGME）列为必要考查内容，并在美国急诊医学专业委员会和美国国家在职考试中进行测试。目前美国全国已设立 90 多个急诊超声技术技术奖学金，超声技术在临床实践中得到了广泛应用。因此，目前的课题已不再是急诊医师是否会使用超声技术，而是如何利用急诊超声检查为患者提供最佳的治疗。

（崔遥盼　译）

参考文献

1. Barkin A, Rosen C: Ultrasound detection of abdominal aortic aneurysm. *Emerg Med Clin N Am* 22:675–682, 2004.
2. Burnside PR, Brown MD, Kline JA: Systematic review of emergency physician-performed ultrasonography for lower-extremity deep vein thrombosis. *Acad Emerg Med* 15:555–557, 2008.
3. Della-Giustina D, Denny M: Ectopic pregnancy. *Emerg Med Clin N Am* 21:565–584, 2003.
4. Emergency Ultrasound Fellowships: Available at http://www.eusfellowships.com/index.php; accessed 9-10-15.
5. Holmes JF, Harris D, Battistella FD: Performance of abdominal ultrasonography in blunt trauma patients with out-of-hospital or emergency department hypotension. *Ann Emerg Med* 43:354–361, 2004.
6. Jeppesen KM, Bahner DP: Teaching bedside sonography using peer mentoring: a prospective randomized trial. *J Ultrasound Med* 31:455–459, 2012.
7. Jones AL, Tayal VS, Sullivan S, et al: Randomized, controlled trial of immediate versus delayed goal-directed ultrasound to identify the cause of nontraumatic hypotension in emergency department patients, *Crit Care Med* 32: 1703–1708, 2004.
8. Kirkpatrick AW, Sirois M, Laupland KB, et al: Hand-held thoracic sonography for detecting post-traumatic pneumothoraces: the extended focused assessment with sonography for trauma (EFAST). *J Trauma* 57:288-295, 2004.
9. Kline JA, Omalley PM, Tayal VS, et al: Emergency clinician-performed compression ultrasonography for deep venous thrombosis of the lower extremity. *Ann Emerg Med* 52:437–445, 2008.
10. Shah K, Wolfe R: Hepatobiliary ultrasound. *Emerg Med Clin N Am* 22:661–673, 2004.
11. Smith-Bindman R, et al: Ultrasonography versus computed tomography for suspected nephrolithiasis. *N Engl J Med* 371:1100–1110, 2014.
12. Williams SR, Perera P, Gharahbaqhian L: The FAST and E-FAST in 2013: trauma ultrasonography, overview, practical techniques, controversies and new frontiers. *Crit Care Clin* 30:119–150, 2014.

第6章 老年急诊医学

Thomas Kelly，MD，FACEP

1. 为何要专门辟出一章介绍老年急诊医学？

老年人在美国总人口中所占的比例迅速增长。根据 2010 年美国的人口普查数据，美国有超过 4000 万的 65 岁以上人口，这比该年龄组在以往任何一次人口普查中的数量都要多。此外，2000—2010 年，美国 65 岁及以上人口的增长速度超过了美国总人口的增长速度。预计到 2030 年，这一数字将翻一番。美国的人口普查数据还显示，美国 85 岁及以上人口的增长率几乎是其他年龄组的 3 倍。老年患者占美国全部急诊患者的 24%、占住院患者的 43%，这其中有 48% 的患者收住在重症监护病房（intensive care unit，ICU）。平均而言，老年患者比年轻患者急诊留观时间更长，需要更多的诊断检查。

老年患者具有独特的医学和社会特征。他们通常有多种并发症、需服用多种药物且生理变化复杂，以上问题对每一位急诊医师来说都是巨大的挑战。老年患者的疾病表现往往不典型，功能储备往往减少，急诊医师在制订治疗措施之前更应仔细评估患者的心理社会环境。

2. 何为老年急诊医学？

老年急诊医学是一门新出现的专业，旨在为老年人提供更好的医疗关怀，筛查常见疾病，并帮助老年人有选择地与社会工作者接触。它是一种专门的、跨学科的急诊医疗模式，可以满足老年人群的不同需求。此医疗模式的内容包括采用针对老年人生理病理特点的技术筛选高风险患者，以及老年患者在急诊科的初始治疗和后期随访。

3. 随着年龄的增长，人体会发生哪些重要的生理变化？

- 心血管系统：随着收缩压和全身血管阻力的增加，心输出量和心血管系统的代偿能力降低。
- 呼吸系统：肺活量下降，肺功能储备减少。
- 骨骼系统：肌肉力量降低、肌肉质量下降、活动能力下降、骨钙化减少。
- 头、眼、耳、鼻、喉：听力和视力下降。
- 泌尿系统：肾血流量和肾小球滤过率降低。
- 免疫系统：细胞免疫力和抗体效价降低。
- 皮肤：体温调节功能降低、皮肤萎缩。

4. 老年人的实验室检查项目的正常值总是与一般人群的不同吗？

不。老年人的大多数实验室检查项目的正常值与一般人群基本一致，医师不应该用患者是老年人这一事实来解释其实验室检查结果的异常。然而，在 65 岁以上的患者中，有些实验室检查项目的正常值与成年人的确实不同。

- 老年人血清碱性磷酸酶的正常值较成年人的高（可能是正常值的 2.5 倍）。
- 老年人空腹血糖的正常值较成年人的高（7.5 ～ 8.3mmol/L）。
- 老年人红细胞沉降率的正常值较成年人的高（40mm/h）。
- 老年人血红蛋白的正常值较成年人的低（女性 110g/L 或者男性 115g/L）。
- 老年人血尿素氮的正常值较成年人的高（10 ～ 12.5mmol/L）。

5. 院前救护人员应如何照顾老年患者？

在通过紧急医疗服务被送往急诊科的患者中，老年患者占 1/3 以上。院前救护人员可在急救现场向家属或护工了解患者的社会环境和身体状况、基线活动能力与精神状态，以及呼叫紧急医疗服务的原因。院前救护人员应取得患者正在使用的药物清单和患者遗嘱或预先指示等相关文件。

6. 跌倒是老年人生活中的正常事件吗？

不。任何跌倒都是对老年人自理能力的严重威胁。跌倒应被认为是一种严重的症状，需要对老年跌倒患者进行全面的急诊评估，因为 10% ～ 15% 的老年跌倒患者存在严重的损伤，而 50% 需要住院治疗的老年跌倒患者在跌倒后 1 年内死亡。跌倒是老年患者入院的重要原因（15% ～ 30%）。

7. 老年跌倒患者的评估有什么特殊之处？

重要的是要评估跌倒的原因及跌倒导致的损伤。跌倒可能由生理或环境因素引起。生理因素包括肌肉无力、步态和平衡障碍、视力障碍、体位性低血压，以及晕厥。环境因素包括光线因素、地面情况和低矮障碍物。近 6% 的跌倒导致骨折。跌倒也可能是其他疾病的主要症状，如急性心肌梗死（AMI）、脓毒症、药物中毒、急腹症和老年虐待。精神药品的使用，如苯二氮䓬类药物、麻醉药和其他镇静药，会增加老年人跌倒的风险。

8. 急诊医师可以帮助老年患者预防反复跌倒吗？

可以。多项研究表明，急诊医师可在急诊识别危险因素（如肌肉无力、关节炎、认知障碍），并将其报告给患者的主治医师，以便预先制订干预措施。服用精神药品的老年跌倒患者可以停药或者减少服用剂量。有研究表明，指导患者改变家庭布置可以帮助减少跌倒的发生。

9. 老年患者的冠状动脉疾病有什么特点？

年龄是冠状动脉疾病的危险因素之一，30% 的 AMI 发生在 75 岁以上的患者中，超过 60% 的不稳定型心绞痛住院患者的年龄在 65 岁以上。在急诊科，大约 20% 的老年患者有呼吸困难或胸痛主诉。冠状动脉疾病的死亡率也很高，由缺血性心脏病引起的死亡有 80% 发生在 60 岁以上的患者中。

10. 是否应该关注老年 AMI 患者的"非典型"性表现？

是。AMI 是老年患者死亡的主要原因，AMI 的"非典型"性表现实际上是老年 AMI 患者的典型表现。近 40% 被诊断为 AMI 的老年患者没有胸痛症状，同样，50% 的老年的 AMI 患者在出现心电图异常时没有缺血或梗死的症状。因此，急诊医师必须了解老年 AMI 患者的"非典型"性表现。助记符"GRANDFATHERS"可帮助记忆老年 AMI 患者的"非典型"性表现。

- 全身乏力（General malaise）。
- 胃肠道不适（Refers to a gastrointestinal complaint）。
- 精神状态改变（Altered mental status）。
- 神经损伤（Neurologic deficits）。
- 呼吸困难（Dyspnea）。
- 跌倒或感冒症状（Falls or Flu symptoms）。
- 非典型的胸痛（Atypical chest pain）。
- 行走困难（Trouble walking）。
- 低血压（Hypotension）。
- 精疲力竭（Exhaustion）。
- 功能状态减退（Reverse in functional status）。
- 晕厥或先兆晕厥（Syncope or presyncope）。

11. 老年人发热的重要性

老年人发热往往提示存在严重细菌感染的风险。相反，由于老年人的发热反应迟缓，老年菌血症患者可能不会发热。不要对处于明显疾病状态但无发热症状的老年患者放松警惕，因为有近一半的严重感染的老年患者不会发热。

12. 老年患者有哪些感染病理学表现？

在急诊科，4% 的老年患者的主要疾病是感染性疾病。常见的感染性疾病包括肺炎（25%）、尿路感染（22%）、脓毒症和菌血症（18%）。老年患者的感染表现通常不典型。跌倒或谵妄可能是老年患者严重感染的唯一临床表现，而更典型的症状，如心动过速和发热可能不存在。因此，老年急性胆囊炎患者表现为无痛性的占 5%，不伴发热的占 56%，血细胞计数完全无异常的占 41%。只有 20% 的老年阑尾炎患者有典型症状，不到一半的老年阑尾炎患者出现发热。

13. 为什么了解老年患者当前的服药情况十分重要？

与药物相关的不良事件和多药联用是老年患者发病的重要原因，此情况占 65 岁以上老年患者急诊就诊原因的 11%，也是老年患者最常见的医源性疾病病因。老年患者平均每天使用 4 种以上的处方药和 2 种以上的非处方药。对于那些住在福利院的老年患者来说，这个数字甚至更高。药物的不良反应与服用药物的数量成正比。最近的研究数据表明，在 65 岁以上的急诊患者中，48% 的药物不良反应由 3 类药物引起：口服的抗凝或抗血小板药物（华法林、阿司匹林、硫酸氢氯吡格雷），治疗糖尿病的药物（胰岛素、二甲双胍、格列本脲、格列吡嗪），以及治疗指数较小的药物（地高辛和苯妥英钠）。

14. 哪些症状提示急诊医师应怀疑患者出现了药物不良反应？

- 意识水平改变。
- 虚弱。
- 头晕。
- 晕厥。

15. 老年患者对创伤的耐受性好吗？

老年患者对创伤的耐受性很差。老年创伤患者具有与其他创伤患者不同的特点。导致老年患者创伤的原因独特，跌倒在严重创伤的原因中占很大比例。老年创伤患者的并发症数量和抗凝剂使用量通常较高，这似乎直接导致不良的预后。尽管老年创伤患者仅占创伤患者的18.6%，但占美国创伤死亡人数的28%，并消耗了大约1/3的用于创伤的医疗费用。

16. 如果一名老年创伤患者生命体征正常，但有明显轻伤，是否应该担心？

是。在病情出现急性恶化前，老年患者的生命体征可能保持正常。老年创伤患者出现心动过速的反应较延迟。120/80mmHg的"正常"血压可能是老年高血压患者的相对低血压。老年患者存在心血管储备减少、更容易骨折以及本身患有冠状动脉疾病等情况，即使是看似轻微的损伤亦有可能导致严重的后果。在所有年龄组中，老年患者的创伤死亡率最高，对于正常的生命体征或较低的损伤严重程度评分，医师也不能放松警惕。

17. 哪几类老年创伤患者存在极高的死亡率？

- 由机动车 – 行人交通事故造成创伤的老年患者（死亡率 >50%）。
- 收缩压小于130mmHg的老年创伤患者。
- 存在酸中毒（pH < 7.35）的老年创伤患者。
- 存在多发性骨折的老年创伤患者。
- 头部损伤的老年创伤患者（有67%的昏迷老年外伤患者死亡）。
- 骨盆骨折的老年创伤患者。

18. 老年患者能否安全地接受程序性镇静？

能，但是医师必须了解老年患者的药代动力学和药效动力学特点。随着年龄的增长，人体的无脂体重和总水分会减少，总脂肪会增加，肾脏和肝脏的血流量也有所下降。这对老年患者的新陈代谢和药物分布有一定影响。老年患者对镇痛药和镇静药的中枢神经系统敏感性较一般成年患者高。请医师记住：从低剂量开始，慢慢来。

19. 应该抢救心脏停搏的老年患者吗？

应该。复苏研究表明，不同年龄组患者复苏的成功率没有差异，存活下来的老年患者较年轻患者更少获得不可逆的脑损伤。除非事先有明确的预先指示，否则在抢救心脏停搏的患者时，不应延后或拒绝救治老年患者。

20. 如何处理老年患者的急性腹痛？

任何老年患者的腹痛，均应严肃对待。老年腹痛患者比年轻患者的死亡率高6～8倍，手术率翻了一番。老年患者的痛觉减退，且当他们存在明显的腹腔内病变时，生命体征往往正常。年龄增长可导致热原反应降低、基础体温降低、热稳态变化，以及热量的产生和保存减少。在一项研究中，30%的老年急腹症患者没有出现发热或白细胞增多的症状。老年患者也不常出现腹膜的相关表现，因为他们缺乏发达的腹部肌肉。这些因素导致老年患者的腹部疾病诊断延迟、穿孔率高、死亡率高。医师鉴别诊断时思维要开阔，在考虑阑尾炎、胆囊炎等常见病时，也要记住老年人特有的疾病，如憩室炎、肠扭转、肠系膜缺血、腹主动脉瘤、恶性肿瘤等。诊断怀疑需要进行外科手术的老年患者可使用CT检查，但不要因为等待影像学或实验室检查结果而延迟外科会诊。

21. 谵妄和痴呆，哪个更严重？

谵妄。谵妄是急症。老年患者可能本身已经有痴呆症状，但精神状态的突然改变可能代表病情的急剧变化，如感染或药物的不良反应。把精神状态的变化归因于痴呆症状的恶化，而不去寻找器质性原因，是一个严重的错误。

22. 如何区分谵妄和痴呆？

见表6-1。

表6-1　谵妄和痴呆的鉴别

谵妄	痴呆
急性发作	逐渐出现
意识水平下降	意识清楚
时好时坏	逐渐恶化
致病因素可逆	通常不可逆转
睡眠模式不规律	睡眠模式规律

23. 虐待老年人的4种类型是什么？

据估计，美国虐待老年人的发生率为11%，并以下列一种或多种形式出现。

• 身体虐待：造成身体伤害或疼痛的非意外的力量［如击打、咬、打耳光、性侵犯、烧伤或不合理的限制（物理、药物）］。

• 精神虐待：以引起情感痛苦或伤害为目的的威胁。

• 剥削：看护人为了金钱或个人利益而使用老年人的资源。

• 忽视：看护人未能提供必要的服务以避免老年人遭受身体伤害、精神痛苦或精神疾病，这种忽视可能是有意的，也可能是无意的。

24. 老年患者的病史中出现哪些危险信号提醒医师应注意其可能受到虐待？

- 老年患者受伤后未能及时就医。
- 受伤的原因模糊或毫无说服力。
- 老年患者多次受伤。
- 老年患者错过预约或不遵医嘱。
- 无护理人员陪同受伤的老年患者前往急诊科。

25. 体格检查中出现哪些危险信号提醒医师应注意老年患者可能受到虐待？

- 老年患者表现得克制、过度安静或退缩。
- 老年患者的外观不整洁或营养不良。
- 老年患者有多处或不明原因的瘀伤、擦伤或割伤。
- 老年患者有烧伤、咬伤或压疮。
- 老年患者有隐匿性骨折。

26. 老年患者出院时的特别注意事项

认知功能：患者是否理解出院说明？患者是否仍能独立生活并自行用药？

身体功能：患者能否进行日常生活活动（洗澡、穿衣、进食）？患者是否需要辅助器械，如助行器或轮椅？

物理环境：患者在目前的认知或功能状态下能否安全出院返家？患者目前的家庭环境是否与患者在急诊科所表现的症状相关？

社会环境：患者的看护人或配偶有能力照顾患者吗？是否有卫生保健部门的监督？

资源：患者有电话吗？患者是否有资金支付医药费或后续的复查费用？患者后续预约复查时有可搭乘的交通工具吗？

关键点：老年急诊医学原则

（1）老年人口（65岁及以上）是总人口中迅速增长的一个部分，预计在今后15年内，其数量将增加一倍。

（2）老年患者存在的生理变化、并发症、独特的医学和社会特征，这给急诊医师带来了巨大的挑战。

（3）跌倒对老年患者来说是一个严重的问题，可能是环境或生理性原因所致，医师应把跌倒看作是一种更严重疾病的初始症状。

（4）严重疾病的非典型表现在老年患者中更为常见。

（陈 森 译）

参考文献

1. Carpenter CR, Stern ME: Emergency orthogeriatrics: concepts and therapeutic alternatives. *Emerg Med Clin North Am* 28:927–949, 2010.
2. Gazmuri RJ: Outcome after cardiopulmonary resuscitation: is age a factor? *Crit Care Med* 27:2295–2296, 1999.
3. Geriatric Emergency Department Guidelines Task Force: Geriatric emergency department guidelines. *Ann Emerg Med* 63:e7–e25, 2014.
4. Gerson LW, Camargo CA, Wilber ST: Home modification to prevent falls in older ED patients. *Am J Emerg Med* 23:295–298, 2005.
5. Norman DC: Fever in the elderly. *Clin Infect Dis* 1:148–151, 2000.
6. Ragsdale L, Sutherland L: Acute abdominal pain in the older patient. *Emerg Med Clin North Am* 29:429–448, 2011.
7. Samaras N, Chevalley T, Samaras D, et al: Older patients in the emergency department: a review. *Ann Emerg Med* 56:261–269, 2010.
8. Vogvar L, Gibbs LM: Care of the victim. *Clin Geriatr Med* 4:869–880, 2014.
9. Werman HA, Erskine T, Caterino J, et al: Development of statewide geriatric patient trauma triage criteria. *Prehosp Disaster Med* 3:170–179, 2011.
10. Wilber ST: Altered mental status in older emergency department patients. *Emerg Med Clin North Am* 24:299–316, 2006.

第 7 章　姑息治疗与预先指示

Cara Bergamo，MD; Jean Abbott，MD，MH

1. 什么是姑息治疗医学?

姑息治疗（palliative care，PC）是一门致力于缓解严重和复杂医学疾病的症状和痛苦的医学专业。姑息治疗的目标是通过满足患者及其家属由于身体、智力问题产生的需求，以及情感、社会和精神需求，以提高患者生活质量和减轻患者痛苦。姑息治疗的跨学科方法可以为患者及其家属提供全面支持，可与治疗或维持生命治疗结合使用。

2. 姑息治疗与临终关怀的差异?

姑息治疗是医疗保健的总称，专注于提高患者舒适度和症状管理（生活质量优先于生命长度），适用于无法治愈的严重疾病患者。在美国，临终关怀医院是一类跨学科服务机构，被医疗保险等主要保险覆盖，服务于如果按照疾病正常发展其预期寿命少于6个月且没有延长生命治疗意愿的患者。临终关怀团队包括护士、医师、助手、社会工作者、神职人员和训练有素的志愿者，他们致力于解决患者临终所需的医疗、精神和心理社会问题。

3. 为什么姑息治疗技能应该被纳入急诊医学的范畴?

越来越多的人患有需要广泛支持服务的慢性复杂疾病。无论是否有延长寿命的干预措施，这种类型的疾病通常都需要紧急症状管理和积极的日常症状管理。急诊科对此类患者的目标是辨别患者的医疗需求，并利用医护人员的专业知识为患者减轻痛苦，提供符合患者意愿的医疗干预措施。

4. 急诊医学如何与姑息治疗和临终关怀相适应?

美国急诊医学委员会是2006年获资助新成立的，包括临终关怀和姑息治疗医学等亚专业在内的10个委员会之一。该机构提出，急诊医师需要在紧急情况下为需要医疗管理，但希望避免在生命结束时进行繁重或侵入性干预的患者进行姑息治疗。急诊医师在取得住院医师资格后可继续接受姑息治疗的医学教育。急诊医师可通过国家促进姑息治疗中心获取相关资源和基本工具（网址为 http://www.capc.org/ipal/ipal-em）。

5. 急诊医师需要掌握的姑息治疗的核心技术是什么?

表7-1列出了急诊医师所需的姑息治疗技术。尽管一些急症护理医院可能会提供姑息治疗专业人员，但这些核心技术应该是最初的急诊医疗护理的一部分。如果治疗的目的是提高生活质量和减轻痛苦，那么很多治疗可以被认为是姑息性干预。以姑息性干预为重点的急诊治疗可能包括液体复苏、给予缓解疼痛或症状的药物、开始使用

抗生素，甚至可能包括一些外科干预措施（例如，减轻肠梗阻或髋部骨折的固定）。必须评估侵入性诊断和治疗措施的后果、获益及其与患者意愿和价值观的整体一致性。

表 7-1　急诊医师姑息治疗核心技术

进行快速姑息治疗评估
建立护理目标
评估疾病发展及预后
了解预先指示
告知患者及其家属最坏结果和死亡预告
症状管理
治疗恶性和非恶性疾病引起的疼痛
精神、心理和社会需求评估
识别并管理临终最后几小时

注：引自 Desandre PL, Quest TE, Portenoy RK, editors: Palliative aspects of emergency care. New York, 2013, Oxford University Press.

6. 为什么临终关怀患者会拨打急救电话？他们难道不应该联系他们的临终关怀提供者吗？

当患者及其家属因患者的疼痛、疲劳或呼吸困难等症状而不知所措时，他们会联系紧急医疗服务。虽然临终关怀组织承诺每周 7 天提供 24 小时服务，但患者及其家属在认为有必要采取更紧急的应对措施时，可能会感到恐慌。急诊科和紧急医疗服务提供者不应该要求患者停止寻求帮助，而应该为越来越多的临终患者和临终关怀患者提供医疗响应。

7. 什么是预先指示？

"预先指示"是多种遗嘱文件中的一种，患者不能自主表达意愿时，医师可以根据患者预先指示中的意愿或指定的代理人的意愿做出医疗决定。表 7-2 列出了在患者进入急诊科时，急诊医师可能遇到的最常见的预先指示形式。

表 7-2　预先指示

类型	定义	优点	缺点	评价
DNAR、DNR 或不进行 CPR 的指示	适用于院外环境，证明患者希望在呼吸停止或心脏停搏时，不对其实施 CPR	被所有的紧急医疗服务和机构承认	没有指示其他治疗前的干预措施，例如，透析、输血和仅用于呼吸窘迫的插管	仅对心肺骤停有效
生前遗嘱	证明患者希望当其缺乏决策能力并处于终末状态或 PVS 时，停止维持生命的治疗	除非 MDPOA 获得了明确的可推翻生前遗嘱的授权，否则必须遵守	只有当患者缺乏决策能力，并且被两名医师确认处于终末状态或 PVS 时才有效	适用面窄，不灵活

类型	定义	优点	缺点	评价
MDPOA	当患者缺乏决策能力时，患者指定的MDPOA可临时或永久地为患者做出决定	根据患者的价值观，具有广泛的权限应对当前的情况	患者必须与MDPOA具有相同的价值观；MDPOA的权限仅限于患者的医疗决策	仅基于永久代理授权书不可做出医疗决策；患者可以取消代理人的资格；MDPOA是患者在没有决策能力时表达自己意愿的最佳途径
POLST标准量表	由患者（或其代理人）与医疗服务提供者签署的合法的州立命令（非指令），用以明确患者的临终治疗意愿	在POLST标准量表所颁布州，所有医疗服务提供者在任何情况下，都要完全遵守表中内容	仅适用于患有慢性、严重疾病，或疾病晚期的患者	是一种新形式，比不进行CPR的指示的覆盖范围更广；可以表达多样化的治疗意愿
医疗保健的代理决策人	当患者缺乏决策能力但未指定MDPOA时，根据所在州的法律规定选出的代理决策人	代表患者同意或拒绝治疗	家人和朋友可能不同意，这会对最终决策的产生造成重大压力；在大多数情况下，代理人不能拒绝为患者补充液体或营养	决策自由较患者为医疗决策指定的代理人（MDPOA）少
五个愿望	由患者签署的法律认可的私人文件，表达其对治疗、死亡和后事的愿望	为患者提供机会表达各种各样的围死亡期愿望	基于程序的医疗意愿；在大多数情况下，该文件作为临床护理指导来说并不十分有用	希望被遵循的愿望，但可能被MDPOA或医疗保健的代理决策人推翻

注：引自 Ballentine J: Advance directive summary and comparison, Colorado Advance Directives Consortium, 2012. Available at http://coloradoadvancedirectives.com/ ; accessed 9–28–15.

CPR，心肺复苏；DNAR，不要尝试复苏；DNR，不要复苏；EMS，紧急医疗服务；MDPOA，医疗决策永久代理人；POLST，生命维持治疗的医师指示；PVS，持续植物人状态。

8. 如果急诊医师可以使用预先指示，应该如何使用？

首先，当患者到达医疗机构时，医师的目标是尝试稳定并缓解患者的痛苦。有一种对待这类患者的方法称为快速姑息治疗评估，可用于进一步检查。

（1）确认/找到任何预先指示。

（2）改善患者的症状。

（3）与可能有助于确定患者所希望的复苏程度的家庭成员或护理提供者交谈。

（4）确定决策能力。

如果不能及时采取这些措施，并且患者需要诸如心肺复苏或插管等挽救生命的治疗，医师应该首选抢救生命。患者生命稳定或被收治入院后，患者、家属和医师可以进一步讨论他们希望的下一步治疗方案。当患者的愿望和情况得到更充分的了解时，患者始终可以在舒适和可控的状态下选择撤销其不希望的治疗。

9. 为什么患者的决策能力很重要？

具有决策能力的患者有权在医疗机构中同意或拒绝治疗，即使是那些可以维持生命的治疗。决策能力不仅仅体现在"警觉和方向感"，甚至是快速精神状态测试中的高分。患者具有决策能力意味着医师可以与患者交流其所面临的治疗方案选择，这些选择可能产生的后果，并可了解其做出选择的原因。如果患者缺乏决策能力，急诊医师必须权衡任何书面的预先指示并寻找能代表患者的人（代理人或指定的代理人）。对于没有决策能力的患者（表7-2），急诊医师需要稳定患者并使患者复苏，直到清楚了解了患者的意愿。

10. 若患者或其家属在患者住院期间改变其护理目标会发生什么？

患者及其家属可以随时撤销或改变他们关于治疗的决定或预先指示，患者的治疗目标在疾病发展过程中通常会发生改变。急诊医师有时可能会感到困惑，医师需要一定的倾听技巧和好奇心才能理解患者改变治疗目的的原因。谈论这些原因可以帮助患者、患者家属及急诊医师充分理解患者先前的治疗愿望或实施改进的护理目标。急诊医师需要向患者家属说明，将治疗重心放在提高患者的舒适度并不是放弃治疗，急诊科也要做好准备，积极地减轻患者痛苦并尊重患者的意愿。

11. 如果急诊医师认为患者会从临终关怀或姑息治疗中获益，那么适当的用语是什么？

对于许多人来说，临终关怀是一个敏感话题。医师与患者及其家属进行有关姑息治疗的交流时应该非常谨慎，常用的对话用语如下。

• 我们今天如何才能最好地帮助您？

• 鉴于您了解自己的情况，您希望得到什么程度的治疗？

• 我知道您的主要目标是保证生存质量和舒适度，什么程度的治疗对您最有帮助？

急诊医师可以在缺少时间与患者及其家属取得指导意见的情况下采取紧急治疗。即使在紧急情况下，医师通常也会进行临时治疗以稳定患者病情并留出交谈时间。

不适宜且应该避免的对话用语如下。

• 您是否希望我们尽我们所能？

• 我们可以为您做什么？

• 如果不进行干预（插管或其他措施），您是否意识到您会死亡？

12. 在管理需要临终关怀或姑息治疗的患者时，若医师需要帮助，应该联系谁？

一些医院有住院姑息治疗团队，为住院医师提供姑息治疗咨询或支持。这可以让医疗机构减少护理成本，节省资源，并允许患者的家属和朋友更多地接触患者。临终关怀医院要求医师在患者入院前通知提供临终关怀服务的机构（患者应该有其联系信息），因为临终关怀服务机构可能能够安排其他安置选项，例如增加家庭服务或安排患者进入临终关怀医疗病房。急诊医师的另一个重要工作是决定是否需要与尚未了解姑息治疗的患者进行关于姑息治疗的讨论；急诊医师可以为患者及其家属和住院部医护"埋下种子"，这是患者住院后可能发生的一项重要咨询。

13. 何时可以拒绝为急诊患者进行复苏？

美国急诊医师协会强调，医师在决定是否开始复苏时需要考虑患者意愿。患者拒绝复苏的意愿可来自有效的预先指示文件或患者的法定代理人的不执行心肺复苏的要求，医师也可以参考法律认可的私人文件。临终关怀和姑息治疗服务都不会要求患者拒绝尝试复苏。

14. 什么是新的预先指示——生命维持治疗的医师指示？

自 1993 年生命维持治疗的医师指示创立以来，美国至少有一半的州批准了生命维持治疗的医师指示标准量表，该表是由紧急医疗服务、医师和护士执行的直接医嘱（包括复苏意愿）。这些表单不同于标准的预先指示，因为它们是由医疗服务提供者和患者或其代理人签署的文件。生命维持治疗的医师指示标准量表用于重病患者，可传达患者对更广泛的临终关怀的需求，并作为受法律保护的文件，应在所有住院、急诊和门诊环境中被遵守。在急诊科中，如果患者有决策能力，医师应向患者确认其治疗决定的持续有效性，如果患者丧失决策能力，医师应向患者的代理人或家属确认患者的治疗决定的持续有效性。如果不能确认患者的治疗决定持续有效，则在保证患者的舒适度的前提下，尊重有效的生命维持治疗的医师指示标准量表。

15. 撤销或停止复苏似乎比不开始复苏更糟糕。二者哪个更符合伦理道德？

撤销和保留不必要的治疗在道德上都是可以接受的。事实上，在急诊科，患者先前表达的治疗意愿（口头或书面）的完整信息往往是未知的。医师启动复苏措施稳定患者的病情和延长患者的生存时间。如果患者或其代理人明确地要求不进行复苏，则医师可以撤销不需要的干预，而且在伦理道德上是合适的。

（邓彦俊　译）

参考文献

1. ACEP Board of Directors: Ethical issues of resuscitation. *Ann Emerg Med* 52:593, 2008.
2. Barbera L, Taylor C, Dudgeon D: Why do patients with cancer visit the emergency department near the end of life? *CMAJ* 182:563–568, 2010.
3. Bookman K, Abbott J: Ethics seminars: withdrawal of treatment in the emergency department—when and how? *Acad Emerg Med* 13:1328–1332, 2006.
4. DeVader TE, Albrecht R, Reiter M: Initiating palliative care in the emergency department. *J Emerg Med* 43:803–810, 2012.
5. Grudzen DR, Richardson LD, Morrison M, et al: Palliative care needs of seriously ill, older adults presenting to the emergency department. *Acad Emerg Med* 17:1253–1257, 2010.
6. Jesus FE, Geiderman JM, Venkat A, et al: Physician orders for life-sustaining treatment and emergency medicine: ethical considerations, legal issues, and emerging trends. *Ann Emerg Med* 64:140–144, 2014.
7. National Hospice and Palliative Care Organization: Available at www.nhpco.org; accessed 05-15-15.
8. National Hospice and Palliative Care Organization: Palliative care: an explanation of palliative care. Available at www.nhpco.org/palliative-care-4; accessed 09-11-14.
9. Quest TE, Marco CA, Derse AR: Hospice and palliative medicine: new subspecialty, new opportunities. *Ann Emerg Med* 54:94–102, 2009.

第 8 章　如何针对性地查阅医学文献

Debra E. Houry, MD, MPH

1. 如果我不准备从事研究工作，能否跳过本章节？

不能！对于每一位医师，仔细阅读医学文献并整合到临床实践中是非常重要的。

2. 为什么必须阅读医学期刊？

- 在实际工作中，阅读医学期刊有助于医师识别临床表现和管理疾病表征。
- 阅读医学期刊有助于医师判断一种新的或已有的诊断检测或治疗是否对患者有利。
- 阅读医学期刊有助于医师紧跟最新的医学前沿和焦点问题。

3. 哪种研究设计最好？

被普遍认为的最优的研究设计是随机对照试验。患者被随机分配入治疗小组，避免选择性偏倚。由于需要大量的研究对象参与，这种研究在急诊医学文献中并不常见。其他的研究设计可能更适合急诊医学，比如在实践中，有时执行随机试验可能是不道德的（阻止一项挽救生命的治疗，或者有意地将患者暴露在风险中）。

4. 急诊医师还应该熟悉哪些类型的研究设计？

- 队列研究，是指将研究对象按暴露状态进行分组，并持续对这些群组进行前瞻性观察，直到判断出哪些状态发展为疾病。这些研究经常用来计算各种暴露因素的相对风险。
- 病例对照研究，是指回顾性地对比对照病例（未患病者）和病例（患病者），来判断各种暴露因素的发病率。这类研究受限于回忆偏倚，但可以用来判断优势比。
- 病例分析研究，是指记录患有某个特殊疾病的患者特征，并且该特征是在确认罕见疾病或某种治疗方法的疗效时的重要依据（艾滋病最早在同性恋人群中被当作肺孢子菌肺炎的病例分析）。

5. 什么是盲法？为什么盲法很重要？

盲法是全体患者、医师、研究人员和其他任何与该研究相关的人员都不知道患者分组的一种试验方法。盲法有利于消除潜在偏倚。减少小组分配不平衡、避免干预措施的差别管理、排除失真数据，适用于疗效评估。

6. 样本量和样本效力重要吗？

样本效力决定了一项研究发现两组患者治疗效果差距的概率。所研究的治疗效果差距越小，样本量应该越大。很多研究没有足够大的样本量来发现显著的统计学差异，而无法给出肯定的结论；如果有合适的样本量，研究很可能会发现显著的差异。如果没有足够的样本量，研究结果可能是不可靠的。

7. 需要治疗的数量是什么意思？

需要治疗的数量（number need to treat，NNT）是指每当1例患者从治疗方案中获益时，应接受该治疗方案的患者数量。例如，如果NNT是100，那么必须为100例患者提供治疗，才有1例患者从中获益。很显然，NNT数量越小越好，但如果该治疗方案对降低死亡率有利，较大的NNT数量也是可以接受的。可以通过将1除以绝对风险降低比率来计算NNT。

8. 评价某个病历回顾研究时，应该关注什么？

- 有经验的病历摘录者。
- 病例选择和排除的明确标准。
- 研究变量的定义。
- 用来收集数据的标准摘录表格。
- 研究者之间解决摘录入组争议的定期会议。
- 监督摘录人的表现。
- 病历回顾要采用盲法。
- 计算评测的一致性。

9. P 值指的是什么？

P值反映了某项研究成果或研究子集之间因偶然出现差异的概率。最常用的值是$P < 0.05$，表示研究结果是因偶然而出现的概率小于5%。这是统计显著性而不是必需的临床显著性。所有的急诊患者的住院时间减少1分钟可能在统计学上具有显著差异（$P < 0.05$），但所有患者的住院时间减少1分钟对医师和患者而言没有任何临床相关性。

10. 如何解释置信区间？

置信区间（confidence intervals，CI）是指在研究人群中期望的值的范围。95%置信区间表示预计有95%的研究结果都进入特定区间。较大的样本量可产生较小的置信区间或更小的方差。过宽的置信区间往往意味着部分实验结果不具有临床意义。医师阅读文献时需要检查置信区间的上下边界，判断两个值是否具有临床显著性。如果只有置信区间上边界的值具有临床显著性，则该研究可能不存在整体临床获益。

11. 研究的赞助者是否重要？

重要。对研究存在任何直接介入的赞助者，特别是研究成果有商业利益的赞助者（如医药产业），都会对研究造成潜在影响。赞助者不应在研究设计、数据收集、医疗结果的统计方法等方面影响研究。不幸的是，很多研究都没有坚持这一原则。披露某项研究的财务支持非常重要，这可以提醒读者研究中可能存在潜在的偏倚。医药产业赞助的研究可能提供非常有价值的信息，但这些信息必须被仔细评价。

关键点：急诊医学文献的关键评论

（1）虽然随机对照试验是最好的研究方法，但是其他研究方法也是有效的。
（2）$P < 0.05$ 才具有统计显著性。
（3）置信区间越小越好。
（4）赞助会影响研究结果的呈现方式。

---

12. 急诊医师是否应该阅读临床专题综述？

这取决于很多因素，例如下列要点。

•急诊医师是否正在学习基础知识或了解某个疾病的发病过程？如果是，临床综述可能就足以为急诊医师提供基础知识以阅读这个主题。

•急诊医师是否正在寻找最新的信息？由于临床综述所基于的文献在该综述的作者撰写这篇综述前就已存在，所以这些临床综述中的信息也许在该综述出版时就过时了。

•什么是叙述性综述和系统性综述？在叙述性综述中，作者有选择性地引用文章，并部分基于他或她的经验来总结主题。在系统性综述中，作者通过检索数据库而确定与某项研究相关的文章，使用预设的标准来采用或排除文章，最后基于所有已采用文章中的证据可靠性来总结主题。

13. 应该如何实践循证医学？

循证医学是指医师针对性地查阅急诊文献并且将最优的经验应用到医疗实践中。阅读完本章内容后，读者应该有能力阅读论述某些研究的文献并判断研究的成果和发现的可靠性。

14. 在临床医学中，是否应该参考博客文章或其他网络评价？

尽管这些评价经常是急诊临床医师写的，但这些网络内容通常没有经过同行评议。这些内容可能包含有用的信息，但除非文章中具有关于严谨研究成果的清晰引用，否则必须慎重地对待这些网络内容。

15. 应该熟悉哪些统计学术语？

•相对风险率：暴露在致病因素下的个体相对于不暴露的个体所增加的患病风险（图 8-1），$A/(A+B) \div C/(C+D)$。

•优势比：暴露在致病因素下的个体相对于不暴露的个体的患病比例，$(AD)/(BC)$。

•灵敏度：测试结果为阳性的对象中，真实患病的患者数的比例，$A/(A+C)$。

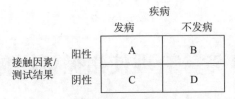

图 8-1　疾病与接触因素关系矩阵

- 特异度：测试结果为阴性的对象中，没有患病的患者数的比例，D/（B + D）。
- 阳性预测值：某阳性测试对象真实发病的可能性，A/（A + B）。
- 阴性预测值：某阴性测试对象没有发病的可能性，D/（C + D）。

（曹云霞　译）

参考文献

1. Barratt A, Wyer PC, Hatala R, et al: Tips for learners of evidence-based medicine. 1. Relative risk reduction, absolute risk reduction, and number needed to treat. *Can Med Assoc J* 171:353–358, 2004.
2. Davidoff F, DeAngelis CD, Drazen JM, et al: Sponsorship, authorship, and accountability. *JAMA* 286:1232–1234, 2001.
3. Gallagher EJ: P < 0.05: threshold for decerebrate genuflection. *Acad Emerg Med* 6:1084–1087, 1999.
4. Gilbert EH, Lowenstein SR, Koziol-McLain J, et al: Chart reviews in emergency medicine: where are the methods? *Ann Emerg Med* 27:305–308, 1996.
5. Jones JB: Research fundamentals: statistical considerations in research design: a simple person's approach. *Acad Emerg Med* 7:194–199, 2000.
6. Sackett DL: How to read clinical journals: why to read them and how to start reading them critically. *Can Med Assoc J* 124:555–558, 1981.

第 9 章　合理使用循证影像学

Ronald R. Townsend, MD, MA, FACR;
Stephen V. Cantrill, MD, FACEP

1. 循证影像学是什么？

循证影像学是循证医学方法论在诊断影像学或介入引导影像学的决策中的应用。医师根据已发表的关于使用影像技术解决临床问题的研究结果、医务人员的临床实践以及患者的价值观和偏好的研究，对在特定临床情况下使用影像技术做出合理决策。这样的分析可能会影响医师关于是否进行特定的成像研究的决定。使用循证影像的目的是为患者提供最佳的治疗，并降低患者的检查相关成本和辐射暴露。

2. 循证方法概述

在处理一个病例时，循证医学方法包括以下 5 个步骤。

（1）找一个文献可给出答案的问题。

（2）在文献中寻找目前最优的方法及相关证据。

（3）评估检索到的方法及相关证据。

（4）应用研究结果。

（5）用这个过程来评估该研究的成果。

循证方法的 5 个步骤中至关重要的是对问题的精确定义、对现有文献的完整检索以及对现有研究的有效性和相关性的批判性分析。

3. 临床医师如何使用循证证据？

临床医师必须根据患者的病史、症状和体征的细节，结合现有循证证据，决定合适的影像学检查。患者病例的独特性可能使某项检查不适于该患者，即使这项检查的应用通常有循证证据支持。

4. 在预约影像学检查前，急诊医师应于何时咨询影像科医师？

对于许多临床问题，临床医师熟知如何运用适当的循证影像学检查。特别是处理复杂的问题或反复到急诊科就诊的患者时，急诊医师在进行任何影像学检查前咨询影像科医师可能有助于优化对患者的管理。

5. 如何将循证影像学应用于临床实践？

尽管在医学院校、住院医师实习期和研究生学习中关于使用循证医学（及其在影像学上的应用）的教育正在增加，但大多数使用者被完整分析的概念搞得不知所措。幸运的是，许多资源可以帮助医师确定哪些循证证据提示该影像将对一些常见临床问题有用。

许多专业协会已经制定了指导方针或适宜性标准，其中包括在许多紧急情况下如何选择影像的分析（例如，美国放射学会编写的适宜性标准）。这些方针和标准包含的内容从经验之谈（不是基于证据的）到严谨的基于证据分析的临床实践。

6. 临床预测规则有用处吗？

基于循证的临床预测规则是一种广泛可用的、经过验证的工具，可以指导许多医疗情况中的紧急影像检查。它们通常可以提供准确的特定病史、体征和（或）实验室参数，预测特定影像检查的效用。

7. 急诊患者接受 X 线及 CT 检查是否危险？

当进行循证影像检查时，医师获得诊断信息带来的患者获益通常远远大于与患者辐射暴露有关的任何小风险。例如，不应拒绝对可能处于妊娠期的严重创伤患者进行 CT 检查和影像引导的抢救治疗。

截至 2007 年，医疗辐射是美国人口最大的辐射暴露源，超过了背景辐射。近年来，美国人口的医疗相关辐射暴露显著增加，主要与新诊断方法（尤其是 CT、介入治疗和核医学）的使用量增多有关。影像学（平面影像）诊断有相对较低的相关辐射，因此风险较小。表 9-1 列举了一些成人平均有效放射剂量。较新的 CT 检查技术可以帮助医师获得诊断影像，大大降低了许多检查的辐射剂量，这有助于降低辐射风险。

表 9-1　成人影像检查的有效放射剂量

检查	平均有效剂量（mSv）	报告值范围（mSv）
PA 胸部 X 线检查	0.02	0.007～0.05
骨盆 X 线检查	0.6	0.2～1.2
头部 CT	2	0.9～4
胸部 CT 检查肺栓塞	15	13～40
腹部 CT	8	3.5～25
骨盆 CT	6	3.3～10
IR 盆腔静脉栓塞检查	60	44～78
背景辐射（每年）	3	依据地理位置而不同

注：引自 Mettler FA, Huda W, Yoshizumi TT, et al. Effective doses in radiology and diagnostic nuclear medicine: a catalog. Radiology, 248:254－263, 2008.

CT，计算机断层扫描；IR，介入放射学；mSv，1mSv=100mrem；PA，后前位的。

对于使用最近可用的放射剂量减少技术进行的一些检查，CT 剂量可能低于表中范围的下限。

8. 哪些患者的影像相关辐射暴露风险最高？

年轻患者和接受多次 CT 检查的患者风险最高。患者对辐射暴露有关的主要担忧是肿瘤的发生风险。各年龄段人群中，儿童的风险最高。因影像学检查而处于最高风险的患者是那些接受多次高剂量检查（例如，对身体多个部位进行 CT 检查）的患者，尤其是在数月至数年间反复检查的患者。对于有明确检查指征的患者来说，获益可能大大超过风险。医师在进行任何检查之前，谨慎的做法是仔细询问患者的病史，尤其是那些经常因反复发作的症状（如胸痛、腹痛或肾绞痛）前往急诊科的患者。例如，一名年轻女性患有复发性肾结石，她的结石是否需要 CT 检查来评估，可以被超声检查有效地评估吗，或者不进行额外的检查她的结石可以被评估吗？

关键点：与影像相关的辐射风险

（1）风险—获益分析显示，在急诊科中，循证影像学为患者带来的获益大于风险。
（2）接受多次高剂量影像学检查（尤其是 CT）的患者，存在远期辐射后果的风险较高。
（3）年轻患者的辐射风险高于老年患者。

---

9. 在对年轻患者进行诊断性影像学检查时涉及什么问题？

医师处理患有慢性疾病的年轻患者时，需要考虑的一个重要问题是，是否有一种基于证据的影像学方法可以在避免电离辐射的情况下满足医师诊治患者的需求？这通常涉及超声检查或磁共振成像（magnetic resonance imaging，MRI）的使用。在规划这类患者的治疗方案时，急诊医师应考虑咨询影像科医师。

10. 急诊医师预约影像学检查时还应该考虑什么？

不必要的影像学检查会提高医疗成本，最终加重社会的负担。例如，在美国，一次对胸部、腹部和骨盆的 CT 检查可能到要花费 5000 美元（约合人民币 32000 元）。对部分患者来说，偶然的影像学发现可能意味着他们需要花费时间和金钱以得到诊断，而这一发现通常被证明是不重要的。但如果某一发现提示需要活检或手术，则这一发现可能有较高的发病率甚至死亡率；如果最初的影像明确指出了这一发现，这可以被看作是不可避免的，但如果没有明确指出，则可能导致遗憾的结局。

11. 所有外伤患者是否都应该接受颈椎 CT 检查？

不。许多外伤患者在临床上没有明显的颈椎损伤表现。一种循证的方法是使用某一已发表的临床预测规则来确定哪些患者应该进行影像学检查。例如，NEXUS 标准和加拿大 C- 脊柱标准确定了哪些患者不需要影像学检查（见第 83 章）。没有明确的证据指出哪一种规则最优，也没有足够的数据证明这些规则在儿童中的有效性。在颈椎损伤的高危人群中，CT 比普通 X 线的灵敏度和特异度更高。

12. 哪些患者应该在没有颈椎 X 线检查的情况下接受颈椎 CT 检查？

一个有效的规则（称为 Harborview 高危颈椎标准）可明确筛选出一组符合 NEXUS

或加拿大 C– 脊柱标准的患者，这些患者可以使用 CT 作为初始的颈椎影像学检查。这些患者包括具有以下任何一个参数的成年人（他们通常会同时接受头部 CT 检查）。

- 损伤机制参数。
  - 高速（ > 56km/h，混合冲击）机动车事故。
  - 有死亡的机动车事故。
  - 从高于 3m 的地方坠落。
- 临床参数。
  - 明显不能封闭的头部创伤（或从 CT 上看到的脑出血）。
  - 涉及颈椎的神经症状或体征。
  - 骨盆或多处肢体骨折。

13. 胸痛患者都应该接受 CT 检查排除肺栓塞吗？

不，若所有胸痛患者都接受 CT 检查，那么许多患者将遭受不必要的辐射，并且一些 CT 上不明显的病理表现可能被漏诊。临床预测规则可用于区分哪些患者在肺栓塞的影像学检查中可能获益，哪些患者不太可能发生肺栓塞（见第 29 章）。

14. 临床怀疑肾结石的患者何时应进行腹部和骨盆的无对比 CT 检查（CT– 腹部平扫）？

有证据支持 CT 是诊断泌尿系统结石最准确的检查方法。在所有输尿管结石的影像学检查方法中，CT 显然具有最高的灵敏度和特异度。医师准确评估输尿管扩张程度、结石大小、结石数量，有助于其治疗方案的制订。许多既往有尿路结石 CT 记录的患者可能多次就诊于急诊科，因此，每次就诊时再次行 CT– 腹部平扫检查可能是不必要或不谨慎的。

15. 对复发性尿路结石患者，除了进行 CT– 腹部平扫外，医师还应该考虑哪些影像学检查？

医师可对许多复发性尿路结石患者进行对症治疗。如果影像学检查对治疗决策有意义，超声检查可提供必要的信息。超声检查下发现肾积水是泌尿系统梗阻的标志。超声对输尿管结石的低灵敏度限制了其在对疑似结石患者的初步评估中的应用。

16. CT 或 MRI 是否适合用于评估肢体创伤？

在绝大多数的临床情况下，不论有无平片检查，肢体骨折的存在与否是通过物理检查准确判断的。循证规则可以帮助医师确定哪些创伤患者需要 X 线检查，哪些不需要；这些规则在对某些身体部位是否需要影像学检查的评估实践中得到了很好的验证（例如，渥太华足踝、足和膝盖规则）。

有些患者可能有持续的症状，但没有骨折的影像学表现。对这些患者来说，合适的影像学方法取决于其所涉及的解剖部位和具体的症状与体征。在某些情况下，额外的放射线检查（如斜位）可能对患者造成伤害。这些情况通常非常罕见，因此指导实践的有力证据是有限的。对许多非负重骨来说，若临床怀疑非移位性骨折，医师可以进行 10 天的追踪 X 线来检查，在此期间愈合性骨折可能变得明显。

对于无法行走的患者，特别是伴有髋关节相关症状的患者，医师需要评估其下肢是否存在隐匿性骨折，可能进行额外的紧急影像学检查。CT、MRI 和骨扫描均被用于诊断隐匿性髋部骨折。多平面重建的 CT 最适合诊断轻微的骨皮质破坏，MRI 的优点则是可以更好地评估软组织（如软骨）。

有强有力的证据支持 MRI 在膝关节软组织损伤评估中的作用，但 MRI 很少在急诊中被使用。急诊 CT 可进一步明确哪一些骨折可能需要医师制订治疗计划。在所有骨折病例中，后足、中足、足踝、膝盖和肘关节骨折较为常见。当临床上怀疑血管损伤伴随肢体骨折或骨折脱位时，可以采用导管血管造影或 CT 血管造影进一步评估。

17. 是否有证据支持医师使用 CT 或 X 线平片进行面部骨折成像？

CT，尤其是多平面重建的薄层多层螺旋 CT，在诊断多种类型的面部骨折方面比普通 X 线平片具有更高的灵敏度和特异度。复杂的面部骨折几乎都是由医师基于 CT 图像来处理的。在全科临床实践中，大多数医师评价骨折患者和有较高骨折风险的患者时，都将 CT 作为首选和唯一的检查手段（鼻骨骨折除外，通常不需要影像学诊断或治疗）。

18. 急诊 MRI 的适应证是什么？

MRI 通常是急性非创伤性脊髓病的最佳检查方法，这类疾病的患者可能存在由肿瘤、脓肿或血肿压迫脊髓导致的进行性神经功能损坏的危险。检查的紧迫性不能完全由原则来确定，需要依靠医师的临床判断。处理急性局灶性神经系统疾病的患者时，医师可参考患者的颅内病理，这类患者往往需要紧急成像。在某些情况下，CT 或 MRI（这两种检查通常需要造影剂）的使用都可能有原则支持。患者的特异性因素（即，病史、病史细节、疾病进程）和局部成像设备的能力/可用性可能是决定使用 CT 或 MRI 的重要因素，急诊医师应考虑请影像科医师会诊。

有证据支持，临床怀疑主动脉夹层的患者应使用对比增强 CT。严重过敏或急性肾衰竭是静脉注射造影剂的禁忌证。一些患者可选择 MRI，造影（肾衰竭禁忌）或不造影。经食管超声可能是另一种选择。

19. 临床上怀疑阑尾炎时应进行什么影像学检查？

医师如果不改变诊断，则不应进行影像学检查（例如，外科医师在临床上确信患者患有阑尾炎，无论影像学检查结果如何，他都将进行手术）。腹部及骨盆 CT 对阑尾炎的诊断，以及右下腹疼痛的其他病因的鉴别诊断的准确性最高。医师使用经口腔和（或）直肠造影剂检查，在很大程度上是习惯上的经验或偏好的问题。造影在大多数评价 CT 诊断阑尾炎的研究中都有应用，但与没有使用 CT 的其他研究相比，这些研究的准确性是相似的。静脉造影剂的使用有助于医师明确脓肿或其他引起右下腹疼痛的病理改变的存在。

加压超声对阑尾炎的灵敏度不如 CT，但加压超声不会产生电离辐射，对妊娠患者及其他辐射暴露的高危人群（包括儿童）来说更合适。MRI 或可用于诊断妊娠患者的阑尾炎，但关于其准确性的证据有限。急诊医师如果考虑使用超声或 MRI 检查诊断阑尾炎，应考虑向影像科医师咨询超声或 MRI 经验。

20. 临床诊断急性胰腺炎时，医师应进行哪些影像学检查？

患者被首次诊断为急性胰腺炎后，医师可使用超声评估导致胰腺炎的胆结石。患者如果在检查中被发现胆管扩张，可能需要接受进一步检查。CT 造影是评价胰腺炎并发症（如坏死、假性囊肿）最有效的方法，但通常不适用于此病的初始诊断。

21. 对于可触及的腹部或盆腔肿块，应进行何种影像学检查？

患者的人口统计学特征（如性别、年龄）和可触及肿块的位置决定了医师的影像学选择。

女性患者存在可触及的盆腔肿块，通常与子宫或卵巢病理有关，最好使用骨盆超声（经腹部和经阴道），包括多普勒超声。

老年患者的腹部中线搏动性肿块可通过腹主动脉超声进行良好的评估，腹主动脉超声可以帮助医师确定动脉瘤的大小和范围。如果超声技术受限（如患者肥胖），医师可使用 CT 评估动脉瘤或导致肿块的其他原因。对超声检查发现的疑似动脉瘤破裂的急症患者，医师进行干预前应根据患者自身情况判断影像学检查是否可行，但超声不能准确判断是否存在动脉瘤出血。CT 静脉造影是最好的评估方法。

成年患者的可触及的腹部肿块，如果经检查与任何器官均无明显关系，使用 CT 评估最佳。然而，对于腹部肿块的不同影像学方法的比较数据还很缺乏。当一个可触及的肿块可能是一个增大的器官（如肝脏或脾脏）时，超声可以在不造成电离辐射的情况下进行诊断。

婴儿患者的可触及的肿块通常与肾脏或胆道系统有关，最好的初步评估方法是超声。

22. 右上腹疼痛的适当循证影像学检查是什么？

腹部超声对胆石症的诊断具有较高的准确率，应作为胆石症的首选影像学检查方法。将超声与临床和（或）实验室指标结合，医师可以在不需要额外影像学检查的情况下准确诊断急性胆囊炎。在医师处理疑难病例（尤其是可能发生的非结石性胆囊炎）时，胆道造影（胆囊影像学检查）可能有助于诊断急性胆囊炎，但在急诊者的管理中并不常用。胆道造影在诊断急性胆囊炎方面的灵敏度确实高于超声。超声的一个优点是它能够识别患者右上腹疼痛的非胆道原因（例如，肝脏或右肾疾病）。

关键点：循证影像检查

（1）医师应根据患者的症状和体征选择影像检查方法，避免"撒网式检查"。

（2）医师应只进行可能影响治疗方案的影像学检查。如果医师不考虑 X 线平片提供的信息而进行 CT 或超声检查，那么腹部 X 线平片检查是浪费的。

23. 患者疑似肠梗阻时应进行什么影像学检查？

腹部 X 线平片对小肠梗阻检测的灵敏度有限，对医师判断梗阻原因的帮助也有限。医师如果不打算根据该的结果做出治疗决策，则不应进行 X 线检查（例如，如果患者将接受 CT 检查，则无论 X 线平片是阳性还是阴性，医师均应根据 CT 结果做出决策）。与静脉造影（但不是口腔或直肠造影）相比，腹部和骨盆 CT 能更好地帮助医师确定是否存在梗阻、梗阻的原因以及发现肠的继发性损害的任何证据。超声检查也可以识别小肠梗阻的征象，但可能不如 CT 灵敏。

24. 对左下腹疼痛的患者来说，合适的循证影像学检查是什么？

当憩室炎是医师主要关注的问题时，腹部与骨盆 CT 联合静脉造影和口腔［和（或）直肠］造影最能清楚地显示憩室炎的存在和程度。它能确定患者有无并发症，如穿孔或脓肿形成，这在患者的治疗中十分重要。其他临床上类似憩室炎的情况（如肠脂垂炎）可通过 CT 检查被诊断。加压超声也可用于憩室炎的诊断，但其准确率不如 CT。

25. 患者疑似腹腔脓肿时应进行何种影像学检查？

腹部和骨盆 CT 联合静脉及肠内［口腔和（或）直肠］造影可有效评价腹痛发热患者的腹腔脓肿，或其他怀疑有脓肿病史、症状及体征的患者。如果患者有局部症状和体征，靶向超声可能是有效的（例如，临床上的胆囊周围脓肿或沿着手术伤口的腹壁脓肿），但在这方面很少有将靶向超声与其他影像学方法相比较的数据。对可能与妇科感染相关的盆腔脓肿，医师应考虑经腹及经阴道骨盆超声多普勒检查。

26. 阴囊疼痛患者何时接受影像学检查合适？

临床上急性阴囊疼痛的病因不明显时，能探测睾丸血流量的多普勒超声是最准确的检查方法。多普勒超声不仅能帮助医师诊断睾丸扭转，还有助于医师鉴别睾丸扭转与其他疾病。如果患者出现睾丸扭转，应立即进行手术，以争取抢救睾丸的机会。

27. 外伤患者都应该接受头部 CT 检查吗？

不。许多外伤患者不能从头部 CT 中获益。病史、症状和体征可被用于确定创伤后颅内损伤的高危患者（见第 84 章）。新奥尔良标准是医师评估这些高危患者的工具之一，从头部轻微受伤的患者，到格拉斯哥昏迷评分 15 以内的患者，再到那些有七大临床特征之一的患者，均可使用该标准评估。七大临床特征为：头痛、呕吐、年龄超过 60 岁、药物滥用或酒精中毒、短期记忆不全、锁骨以上创伤、癫痫。

28. 正在接受抗凝治疗的外伤患者可以进行头部 CT 检查吗？

数据表明，接受抗凝治疗的创伤患者发生外伤性脑损伤的风险更大，损伤更严重，病死率更高。因此，这类患者进行头部 CT 检查的门槛应该非常低。这类患者可能还需要接受更密切的监测和可能的重复头部 CT 检查，因为他们可能发展为迟发性急性硬脑膜下血肿。

29. 头部闭合性损伤患者除了接受头部 CT 检查，是否还应接受腹部和骨盆 CT 检查？

在许多急救中心，头部受伤的患者接受腹部和骨盆 CT 的临床门槛降低了。很明显，这类患者可能存在隐匿性损伤。然而，没有强有力的证据表明哪些患者可在这种方法中获益。

30. 当患者被从其他机构转到急诊科时，急诊医师是否应该重复进行影像学检查？

这通常是不必要的，会增加医疗成本、辐射暴露，且会延误治疗。图像的电子传输可能有助于急诊科的影像学检查，图像甚至可在患者到达之前被传输至急诊科。在对患者进行复查和检查后，医师可以确定是否需要额外的影像学检查以制订治疗方案。在进行额外的诊断性检查之前，医师应审查患者之前的评估（影像学或其他）内容，这对避免医疗资源浪费至关重要。

（丁　宁　译）

参考文献

1. Christopher Study Investigators: Effectiveness of managing suspected pulmonary embolism using an algorithm combining clinical probability, d-dimer testing, and computed tomography. *JAMA* 295:172–179, 2006.
2. Fesmire FM, Brown MD, Espinosa JA, et al: Critical issues in the evaluation and management of adult patients presenting to the emergency department with suspected pulmonary embolism. *Ann Emerg Med* 57:628–652, 2011.
3. Hanson JA, Blackmore CC, Mann FA, et al: Cervical spine injury: a clinical decision rule to identify high-risk patients for helical CT screening. *AJR* 174:713–717, 2000.
4. Haydel MJ, Preston CA, Mills TJ, et al: Indications for computed tomography in patients with minor head injury. *N Engl J Med* 343:100–105, 2000.
5. Jagoda AS, Bazarian JJ, Bruns JJ, et al: Clinical policy: neuroimaging and decision making in adult mild traumatic brain injury in the acute setting. *Ann Emerg Med* 52:714–748, 2008.
6. Medina LS, Blakemore CC: *Evidence-based imaging: optimizing imaging in patient care*, New York, 2006, Springer, pp 1–569.
7. Mettler FA, Huda W, Yoshizumi TT, et al: Effective doses in radiology and diagnostic nuclear medicine: a catalog. *Radiology* 248:254–263, 2008.
8. Self MA, Blake A-M, Whitley M, et al: The benefit of routine thoracic, abdominal, and pelvic computed tomography to evaluate trauma patients with closed head injuries. *Am J Surg* 186:609–614, 2003.
9. Smits M, Dippel DWJ, de Hann GG, et al: External validation of the Canadian CT head rule and the New Orleans Criteria for CT scanning in patients with minor head injury. *JAMA* 294:1519–1525, 2005.
10. Staunton M: Evidence-based radiology: steps 1 and 2. Asking answerable questions and searching for evidence. *Radiology* 242:23–31, 2007.

第10章 美国《紧急医疗护理与劳动法》、联合委员会及《健康保险携带和责任法案》

Andrew J. French, MD; Kendra L. Moldenhauer, BSN, RN, CPHQ

《紧急医疗护理与劳动法》

1.《紧急医疗护理与劳动法》简介

1986年，美国国会为使公众在任何情况下都能够得到紧急医疗服务，在《合并总括预算平衡法案》的基础上颁布了《紧急医疗护理与劳动法》(Emergency Medical Treatment and Labor Act，EMTALA)。该法案的目的是防止医院为了自身经济利益而终止患者所需的必要医疗措施。简而言之，EMTALA 要求所有参加医疗保险的医院必须对任何需要紧急医疗救助的患者进行必要的医学筛查检查（medical screening examination，MSE）和医疗救助，直至该患者情况好转或可以转至其他医疗机构。由于美国 98% 以上的医院都参加了医疗保险，因此，该法案的实施对紧急医疗服务的影响意义深远。不遵守该法案的医疗机构可能面临着刑事制裁、严厉的经济处罚，以及被排除在诸如医疗保险和医疗补助等政府项目之外。

2. 紧急医疗的定义

紧急医疗是指在任何状况下（包括精神障碍或药物滥用），如患者不立即就医，其可能面临生命安全受到威胁、身体功能严重受损、器官或组织出现严重功能障碍、忍受剧烈疼痛的情况，或患者分娩时可能导致其或未出生的婴儿死亡或残疾的情况。

3. 实施 EMTALA 的原因

在美国，获得医疗服务曾经并不是公众的基本权利。在 20 世纪的大部分时间里，私立医院没有义务向未购买保险的人提供紧急医疗服务。因此，贫穷或不受欢迎的患者往往得不到紧急医疗救助。至 20 世纪中叶，美国社会存在着一种"两极分化"的紧急医疗保健系统，经济条件较好的患者才可以得到更好的医疗服务。为了缓解这种状况，美国国会于 1946 年颁布了《希尔－伯顿法案》，要求任何接受联邦政府资金进行建设或支付其他费用的医疗机构，应向所有人开放；但该法案缺乏强制执行手段，故执行不力。

在 20 世纪 60—70 年代，涉及医疗机构拒绝向贫困患者提供紧急医疗服务的民事诉讼案件急剧增长。因此，关于医疗机构在何种情况下应该提供怎样的医疗服务并承担怎样的法律责任的法案应运而生。这些法案规定，任何一家医疗机构作为一个能够提供紧急医疗救助的地方，都必须向任何一个需要紧急医疗救助的人提供全方位、及时的服务。换而言之，任何通过医疗保险和医疗补助等项目获得公款的医院，都有义务为公众提供平等的服务。这些观念最终促成了 1986 年 EMTALA 的颁布。这些年来，许多修正案不断突出 EMTALA 的重点，并扩大了其范围和强制执行权力。

4. 作为一名医师，其个人是否会因违反 EMTALA 而受到惩罚?

会受到惩罚。EMTALA 的大部分规定是针对医院的。一家拥有 100 张以上床位的医院，每次违规最多可被罚款 5 万美元（约合人民币 32 万元），少于 100 张床位的医院最多可被罚款 2.5 万美元（约合人民币 16 万元）。EMTALA 中也有一些针对医师的规定。例如，值班医师未对紧急情况做出反应，可能会受到惩罚，此时医师需要自己承担罚款。

5. 医疗事故保险会为医师提供 EMTALA 违规保险吗?

不会。医疗事故保险不包含违规保险，因此，违反 EMTALA 而产生的罚款绝大多部分由医师自己承担。而 EMTALA 的与众不同之处在于，其并不是监督医疗服务的"标准"，而是为了确保公众可以在不考虑经济因素的前提下，得到平等的医疗服务。患者不必因未得到及时有效的医疗救助而遭受身体或精神的损伤，或得到不佳的治疗效果，医师也会避免消极救治这种违反 EMTALA 的行为。如果治疗结果不佳并且患者认为当地医院存在不当行为，那么只有当可以证明为该患者提供的医疗服务与医院对类似患者提供的治疗有很大不同时，法院才会援引 EMTALA。

6. 若患者在非紧急情况下来到医院的任何一个科室，EMTALA 是否适用?

不适用。EMTALA 只适用于患者需要紧急医疗救护的情况。医院是指医疗机构的整个院区，包括停车场、人行道、车道、医院各部门，以及医院周边 230m 范围内的建筑物。患者必须在医院内得到适当的 MSE。

7. 什么是有资质的急诊科?

医院的独立急诊科必须满足以下 3 个条件之一：①作为急诊科，有国家认可的资质；②可在紧急情况下，向公众提供医疗救护，而无须提前预约；③前一年有代表性的患者样本显示，至少 1/3 的门诊患者为不需预约的急诊患者。急诊科有的被划分在门诊部之下，有的则成为独立的急诊科。最近，独立急诊科的数量越来越多。门诊部是由医疗中心或医院系统拥有和运营的，这意味着它们按照与医院相同的医疗保险和医疗补助服务规则和条例运作。独立的急诊科不被医疗保险机构认可，因此，不适用相同的联邦法规。

8. 美国的医院是否有义务根据 EMTALA 对其运营的急救车上的患者进行救助？

没有义务。美国医院的救护车只需按照社区紧急医疗服务协议或各州法律规定的紧急医疗服务协议运行，该协议要求救护车将患者运送到最近的医疗机构。

9. 根据 EMTALA，如何合理进行 MSE？

MSE 不是孤立的事件，它是一个由合格医务人员进行的持续的诊疗过程，通常从分诊开始，但可涉及广泛的行动，包含从简短的病史和体格检查到初步诊断，以及值班医师的进一步诊疗。专业的医务人员根据检查结果结合患者情况的轻重缓急进行分诊。MSE 必须与患者的症状、体征以及医院的能力相符。复杂的现实是，我们可以通过病史和体征迅速明确患者存在上呼吸道感染，但完整的 MSE 却包括多项检查、诊断程序、专家咨询、入院进一步评估和治疗等复杂程序。

10. 哪些人员可以进行 MSE？

EMTALA 规定合格的医务人员可以进行 MSE。根据医学管理委员会的规定，护士或者具有中级职称的医务人员可以进行 MSE。合格的医务人员必须具有相关的资质和能力。

11.EMTALA 规定怎样才算完成 MSE?

经治医师认为患者病情稳定，且有相关临床证据证明患者病情稳定的情况下，可以结束紧急医疗救助。一旦紧急医疗救助结束，患者可回家继续治疗，或转诊至其他医疗单元继续治疗。需要精神治疗的患者在被保护和防止自我伤害或伤害他人时，被认为是病情稳定的。一旦患者住院治疗，EMTALA 将停止发挥作用。但这只针对正式住院的患者，而不包含在急诊科待床的患者。

12. 如果患者在 MSE 完成前不顾医嘱决定离开，是否违反了 EMTALA？

这取决于在分类和评估过程中，患者何时决定拒绝治疗，以及其做出医疗决定的能力。如果在 MSE 过程中，患者在讨论了该决定的潜在风险后拒绝进一步评估和治疗，则该患者被视为撤回了最初的评估请求，EMTALA 不再适用。然而，医师必须证明已全力说服患者进行检查，并且没有暗示或说明继续治疗的费用可能高得令人望而却步。在医疗记录上签字是必要的。医疗记录应当反映患者拒绝前，医院为其进行的筛查、检查或治疗情况。

如果患者被分流到候诊室，然后决定在急诊医务人员进行正式评估之前离开，就会出现更困难的情况。从表面上看，这种情况可以解释为患者撤回了最初的医疗评估请求。EMTALA 和法院已经将相当多的注意力集中在分流操作中潜在的不公平上，例如，没有保险或不受欢迎的患者被要求等待很长时间，医务人员希望其能直接离开。在这种情况下，医院必须能够证明没有使用不同的分流标准，并努力将患者召回急诊科，以解决最初的投诉。

13. 根据 EMTALA 的规定，如何转诊患者？

根据 EMTALA，不能简单随意地转诊患者。EMTALA 将转诊定义为患者离开医院的过程，而不是简单地把患者转移到另一家医院的过程。根据这项陈述，即使是从急诊科送回家的患者也被认为是转诊。如果后来发现该患者在不稳定的情况下出院，患者可以根据 EMTALA 提出索赔。

14. 根据 EMTALA，什么时候可以转诊患者？

如果患者的病情是稳定的（即已不需要紧急医疗救助，且在转诊过程中或转诊后不可能出现明显的病情恶化），转诊可在不适用法规的情况下进行。EMTALA 仅适用于病情不稳定的患者的转诊，可在下列情况下转诊病情不稳定的患者。

• 患者要求转诊。在这种情况下，转院的知情请求必须由患者签署，对于医院和治疗医师十分重要的是，要证明医疗费用并没有影响患者要求转诊的决定。

• 当医疗机构没有能力处理患者病情时，不稳定病情的患者可以被转诊。例如，有多处创伤的患者来到一个小的农村医疗机构，需要转到一级创伤中心接受适当的治疗。同样的，一个手部受伤的患者就诊于没有手外科专业医师的医疗机构时，可以被转诊到能够提供相应服务的医疗机构。转诊的预期获益应大于转诊的风险。

15. 转诊病情不稳定的患者的要求

• 医师必须证明，转诊后的获益大于风险，并在可能的情况下与患者或相关方进行了讨论。

• 在患者离开之前，医师必须尽一切努力将转诊所涉及的风险降到最低，并给予适当的治疗。

• 被转诊机构已同意接收该患者，并具备相应的治疗能力。

• 转诊机构提供了所有与患者紧急情况相关的医疗记录。

• 转诊由合格的医务人员和适当的运输设施进行，包括使用必要的生命支持措施。

16. 住院医师可否拒绝诊治病情不稳定的患者？

不能。如果住院医师未能或拒绝及时响应或及时到达医院（即在医院医务人员细则规定的合理时间内，或在医院医务人员细则规定的合理时间内），医院和住院医师可能违反 EMTALA。如果住院医师没有响应，治疗患者的急诊科医师必须决定在什么时候将患者转诊到具有治疗能力的合适的医疗机构。在这种情况下，急诊科医师可在不违反 EMTALA 的前提下转诊患者。每所医院必须有书面的政策和规定，以应对特定的专科医师无法提供医疗服务的情况，急诊医师必须在转诊单上记录该专科医师的姓名和住址。

17. 医院的住院医师名单是如何确定的？

医院在决定其住院医师方面具有灵活性。但是，医师必须确保随叫随到以满足社区需要。在最初的紧急医疗情况下，医院必须具有一份随时待命的医师名单，以确保患者能够及时得到救治。医院必须制定书面政策和规定，明确住院医师应对、检查和治疗急诊患者的责任。

18. 在 EMTALA 的规定中，医院是否可以拒诊转院的患者？

在全美国范围内，如果医院具有相应的医疗能力和条件，就不能拒绝转院的患者。

19. 如果医院接收了不适当的转诊，是否有义务报告该违规行为？

EMTALA 声明，任何接收了不适当转诊的医院，必须在 72 小时内报告可疑的违规行为，否则将面临处罚。然而，这是医院的义务，而不是医师的义务。

关键点：转诊不稳定患者时的要求

（1）医师明确患者转诊后的获益大于转诊时的风险。
（2）协调之后再转诊，转诊时将患者的风险降至最低。
（3）已联系好转诊的医院，且该医院具有诊治患者的能力。
（4）将患者在急诊科的就诊记录一起转交给转诊后的医院（包括影像学资料）。
（5）由合格的医务人员转诊患者，并且在转诊途中配备必要的抢救器械。

联合委员会

20. 什么是联合委员会？

联合委员会是一个独立的、非营利性的组织，负责评估和认证医疗卫生机构和项目。联合委员会的起源可以追溯到 1917 年美国外科医师学会制定的、要求每家医院必须达到的国家基本标准——《医院最低标准》。1918 年，美国外科医师学会开始进行现场检查，以确保医院达到最低标准。几十年后，美国外科医师学会、美国内科医师学会、美国医院协会、美国医学会和加拿大医学会建立了联合委员会，并成立了医院认证联合委员会，该委员会致力于进一步制定一套适用于美国各家医院、能够为医疗安全提供保障的有效标准。

1965 年，美国国会通过了《社会保障修正案》，该修正案授予医院认证联合委员会认证的医院参与医疗保险计划的资质的权力。美国医疗保险和医疗补助服务中心进一步明确了有资质的私营组织有权对医疗保险机构进行评估。多年以来，这些评估标准不断发生变化，逐渐成为可实现的医疗服务的最佳水平，而非最基本水平。医院认证联合委员会的评估范围不断扩大，涉及了临床实验室、门诊护理中心、家庭医疗网点，以及管理式医疗组织，因此医院认证联合委员会更名为医疗机构认证委员会，并于 2017 年 1 月 1 日更名为联合委员会。联合委员会的任务是通过评估医疗组织并鼓励他们提供高质量、高价值的安全有效的医疗保健服务，不断改善公众的医疗环境。目前，联合委员会对美国 20500 多个医疗保险机构和项目进行评估和认证。

21. 联合委员会要求的标准和业绩衡量标准是什么？

联合委员会与医疗卫生专家、研究和质量组织、供应商、业绩改善专家、患者共同合作，制定医院认证标准，专注于不断提高医院的医疗水平。《综合认证手册》包括应急管理、患者护理、药物管理、感染预防、医疗记录、领导团队、医务人员规范和患者安全目标（the National Patient Safety Goals，NPSG）。

NPSG 于 2003 年生效，旨在帮助医疗机构解决特定领域的患者安全问题。NPSG 突出了医疗保健方面的问题并专注于如何在医院外提高医疗安全性和预防患者的不良结局。年度审查和目标更新由一个专家小组监督，该小组成员具有在各种医疗环境中解决患者安全问题的经验。NPSG 经常涉及媒体报道的问题，例如医院内感染、患者在医院自杀和手术开错部位。该目标内容包括：通过两个患者身份标识以提高识别患者的正确性，并明确患者所需的医疗措施；沟通标准化（沟通不足是造成敏感事件的主要原因）；药物安全；减少医疗相关感染。NPSG 在不断地发展，需要得到更多的关注和资源。它们对于患者安全越来越重要，也是医疗组织资质认证的重点审查之处。

22. 如何评估标准的执行情况？

联合委员会进行随机的现场调查，这种调查是突击性的，往往在上一次突击调查 18 ～ 36 个月之后进行。调查员接受过质量相关业绩改善培训，他们通过跟踪法评估医院的表现和实际护理情况。追踪法同样适用于评估患者的就医体验，他们利用患者的就医记录跟踪其在医院的活动。除了观察和评估直接为患者提供的医疗服务外，调查员还要仔细检查医院所有关系到患者医疗安全和质量的操作系统。图表审查，采访员工、患者和家属，观察护理过程，遵守患者安全目标，以及系统跟踪法是调查的核心。

为了获得并保持联合委员会的认证，医院必须始终符合联合委员会的要求。在当前复杂的医疗环境中，医院必须满足各种认证、监管和许可要求。这种责任很重，需要组织性的承诺。只要情况允许，医院应该将最佳实践融入日常工作中以确保合规性。努力改进操作系统、标准化工作、计算机化办公、个人数字终端、患者腕带、"智能"监视器、计算机化决策支持和电子病历，都可作为提高医疗安全的工具。

23. 什么是敏感事件？

联合委员会将敏感事件定义为"意外死亡或带来严重的身体或心理伤害的意外事件"。敏感事件需要立即关注、进行调查并及时做出回应。不是所有的敏感事件都是医疗错误引起的。对于敏感事件应该做出及时、准确、彻底的分析。彻底的分析由联合委员会进行调查，这有助于评估和确定导致敏感事件的根本原因。而彻底分析的目的在于实施改进和降低医疗风险。

24. 联合委员会的标准是如何影响急诊医学的？

随着患者数量增加，医疗机构人满为患，患者就诊情况愈加复杂，而医疗资源是有限的，这给急诊科提供安全、高质量的医疗服务带来了极大的挑战。联合委员会制定的关于急诊医疗方面的标准有 50% 以上是与患者安全息息相关的。评估和治疗疼痛、应急准备、感染的控制和预防、安全用药、合理镇静、约束性监护的使用、患者权利、员工能力、急诊安全、医疗保健知识，以及标准化沟通，都是联合委员会关注的重点领域。人们期望医疗记录（患者图表）既可以作为患者的医疗事件的历史记录，亦能成为医患之间沟通的桥梁。医疗记录应该能够讲明每一个医疗决策的制定原因。

自 2005 年以来，为了应对当前医疗方面的挑战，联合委员会为减少急诊科就诊的患者数量，避免就医过度拥挤，制定了一项总方针。自 2014 年 1 月起，医院必须制定目标以控制急诊就诊患者人数。领导层必须计划、衡量和指导改善患者就诊流程，必须制定计划以照顾急诊患者。

《健康保险可携带性和责任法案》

25. 什么是《健康保险可携带性和责任法案》？

《健康保险可携带性和责任法案》(Health Insurance Portability and Accountability Act，HIPAA) 是《隐私规则》。《健康保险可携带性和责任法案》1996 年由美国国会颁布，旨在保护个人不被未经授权或不适当地使用其健康信息。该法案的隐私条例于 2004 年 4 月 14 日全面生效。HIPAA 适用于所有创建、存储或传输与个人健康信息相关的公共设施和私人设施，包括口头、书面或电子形式的信息。HIPAA 不仅详细说明了何时以及如何访问和共享个人健康数据，而且描述了标准传输格式，以及在传输此类信息时必须使用的数据代码集。

26.《隐私规则》来自何处？

1996 年，根据 HIPAA 的要求，美国卫生与公众服务部发布了《隐私规则》。美国国会用了 3 年时间为隐私立法，而美国卫生与公众服务部则制定了《隐私规则》，该规则于 2000 年末发布。

《隐私规则》旨在保护患者的医疗记录不在未经本人同意情况下被随意查看，但允许这些记录在患者就诊的医疗机构之间流通。民权办公室负责实施和执行《隐私规则》。在民权办公室颁布的标题为"HIPAA 隐私规则摘要"的 23 页文件中，民权办公室明确指出，"这是对《隐私规则》关键要素的概述，而不是一份完整或全面的遵守指南。受《隐私规则》管制的实体有义务遵守其所有适用的规则，而不应将本摘要作为法律信息或咨询的来源。"

27. 为何制定 HIPAA 这样的法规？

自希波克拉底时代以来，患者隐私和医患关系的私密性被公认为医学界的基本伦理和道德义务。随着信息学的崛起和医疗卫生的发展，众多从业人员、质量保证审计师、计费编码员和第三方付款人之间经常需要沟通和使用患者的个人信息。因此，未经授权或不适当地获取患者个人信息的可能性呈指数级上升。《健康保险可携带性和责任法案》旨在规定获取个人健康数据的方式、资格以及原因。

28. 什么是受保护的健康信息？

受保护的健康信息（protected health information，PHI）是指与个人的医疗或精神状况、治疗或治疗费用相关的所有信息。受保护的健康信息通过可单独识别的个人信息与特定的患者相关联，例如，个人姓名、指定的联系信息、居住地点（小于州的地理分区）、社会保险号、医疗记录或指定账号、照片、生物识别信息（指纹或语音，或任何其他唯一识别的特性或代码）。

29. 受保护的健康信息的正常使用和泄露的区别是什么？

HIPAA 规定，受保护的健康信息的正常使用为在受 HIPAA 约束的机构内对受保护的健康信息的共享、使用、检查和分析。一般来说，HIPAA 允许未经个人同意而使用受保护的健康信息进行治疗、支付和正常医疗诊治。在医师、护士或其他参与诊疗的医务人员之间共享受保护的健康信息被认为是正常使用，而不受 HIPAA 的限制。泄露是将受保护的健康信息发布给直接参与诊疗行为以外的人，如新闻、执法或营销人员，此时 HIPAA 限制受保护的健康信息的披露。

30. 据 HIPAA 的规定，什么情况下可以透露受保护的健康信息？

如有需要，受保护的健康信息可以在患者转诊或接受精神健康治疗时被透露给其他医护人员。

除医护人员外，在其他情况下，透露受保护的健康信息需要经过民权办公室的同意，以下 12 种情况除外。

（1）公共卫生活动。

（2）法律要求。

（3）虐待、忽视或家庭暴力的受害者。

（4）卫生监督活动。

（5）司法和行政诉讼。

（6）执法目的［仅限于以下第（7）～（12）条的情况］。

（7）死者。

（8）器官捐赠。

（9）监狱。

（10）对健康或安全的严重威胁。

（11）基本政府职能。

（12）工人赔偿。

31.HIPAA 是如何执行的？违规将受到何种处罚？

民权办公室监督 HIPAA 隐私规则的执行。个人可根据 HIPAA 向联邦政府进行申诉。对已确定的违规行为，个人的处罚包括罚款和监禁。无意中违规行为需要罚款 100 美元（约合人民币 650 元），但每年累计罚款不超过 2.5 万美元（约合人民币 16 万元）。如果恶意违法，处罚包括高达 5 万美元（约合人民币 32 万元）的罚金和最高 1 年的监禁。如果违规是以虚假借口明知故犯，处罚包括高达 10 万美元（约合人民币 64 万元）的罚款和最高 5 年的监禁。意图出售或从披露受保护的健康信息中获利的违规行为，最高可处罚 25 万美元（约合人民币 160 万元），并判处 10 年监禁。

32. 哪些措施可以防止急诊科泄露受保护的健康信息？

在繁忙、拥挤的急诊科，维持患者隐私面临着巨大挑战。患者和访客经常无意识地讨论涉及他们隐私的信息。HIPAA 允许这种无意的披露，只要急诊科采取措施尽力减少这种披露即可。例如，可以采取以下措施。
- 尽可能在单独的诊室进行患者访谈和检查。
- 张贴标志，提醒员工维护患者隐私的重要性。
- 删除电子跟踪板和计算机屏幕上容易识别的患者信息。
- 进行有关 HIPAA 问题的员工培训。

关键点：急诊科执行 HIPAA 的基本方法

（1）尽可能在独立的区域进行问诊和检查。
（2）删除公共区域中患者的身份识别信息。
（3）按照 HIPAA 规则培训员工。

网址

（1）The Joint Commission Sentinel Event Policy and Procedure：www.jointcommission.org?SentinelEvents/policyandprocedure；accessed 1−30−15.
（2）Journey through the History of the Joint Commission：www.jointcommission.org/AboutUs/joint_commission_history.htm.
（3）Privacy Rule：www.hhs.gov/ocr/privacy/ ； accessed 1−30−15.

风险管理

33. 什么是风险管理？

风险管理是一项努力识别（在可能的情况下，改进或纠正）服务提供者可能存在的危险环境的工作。良好的风险管理不仅能处理各种情况（例如，适当地处理患者关于护理的投诉），也能预测可能出现的健康问题（例如，预先建立程序处理不遵医嘱而离开的患者）。

34. 为什么急诊医师有很高的医疗事故诉讼风险？

主要原因是缺乏既定的医患关系和有效的沟通。在前往急诊科之前，患者常常感到与不熟悉的医师关系不够融洽。此次就医过程通常不是出于患者的意愿，而是计划外的情况，且患者此时倍感压力，有时还会忍受疼痛。所有这些因素都可能导致愤怒和敌意，造成患者的不满情绪。另一个主要原因是在急诊科，医疗决策是不可改变的。对于住院患者，误诊或误判通常会有第二次机会进行纠正，但对于急诊患者而言，往往不存在这样的机会。

35. 在医疗事故案件中必须证明什么？

• 治疗义务。医师是否有义务治疗患者？在急诊科，这个答案几乎总是肯定的。在急诊科工作，紧急情况下，医师自动承担救治前来就诊的患者的义务。EMTALA 要求，所有前来急诊科就诊的患者都要接受 MSE。

• 实际过失。提供的医疗救治是否真正存在过失？这通常涉及向陪审团证明所提供的医疗措施不足以达到应有的标准。这一点是对方在医疗事故诉讼中最常提出争议的一点。过失可能是由行为不当或不作为造成的。

• 损害赔偿。患者是否遭受了实际损害？这可能包括难以表述的疼痛和痛苦。

• 疏忽。疏忽是否造成损害？必须向陪审团表明损害确实是由疏忽而造成的。

36. 当医务人员面对以下患者时，可能面临较高的医疗事故诉讼风险

• 敌对或暴躁的患者。这些患者很难处理，有时不得不进行大致评估。醉酒患者是这类患者的典型代表，过于严厉的患者也属于这一类。当面对这种类型的患者时，请记住，必须关爱他们并给予他们恰当的护理。

• 可能存在潜在生命危险的患者。处理这些患者时，医务人员面临的挑战是发现和解决威胁生命的问题（见第1章）。贸然让这些患者出院经常导致医疗诉讼问题。

• 返回的患者。对于不定期返回急诊科就诊的患者，应该引起注意。应考虑是否遗漏了什么问题。对这些患者，应该进行重新评估并给予高度重视。对于不定期返回急诊科就诊的患者，接收的门槛应该很低。

• 私人患者。患者可能会被私人医师送到急诊科进行诊断或者治疗，但不由急诊科医师查看和评估。一般来说，任何前来急诊科就诊的患者都由急诊医师负责。如果

对这些患者的治疗有误，急诊医师很可能被追究责任。明智的做法是在急诊科制定有关私人患者的明确规定。如果私人医师未及时到达，而患者又有需求，那么值班的急诊医师就要承担诊疗责任。

关键点：风险管理

（1）像对待母亲一样对待每一位患者。
（2）如果可能，避免开住院单。
（3）始终根据患者的病情处理潜在的生命威胁。
（4）检查医疗记录的一致性，查看记录是否存在差异。
（5）与患者、家属和其他工作人员明确沟通。

---

37. 哪些临床问题往往会使急诊医师陷入医疗事故的困境？

临床问题存在区域性差异，这些问题往往会导致医疗事故，但以下病种一般是主要原因。
- 急性冠脉综合征。
- 脑膜炎 / 脓毒症（尤其是幼儿）。
- 漏诊的骨折（包括脊柱和骨盆）。
- 阑尾炎。
- 脑卒中。
- 体内异物。
- 主动脉瘤。
- 与创伤相关的肌腱 / 神经损伤。
- 脑出血（硬膜下、硬膜外和蛛网膜下腔出血）。
- 伤口感染。

38. 急诊医师在医疗事故保险政策方面最常见的错误是什么？

最常见的错误是未仔细阅读并理解政策的适用条件（即，涵盖的内容、未涵盖的内容，涵盖了哪些医疗事故，有哪些解决方案，以及当现行政策不再有效时的规定）。

39. 医疗记录中哪些常见的疏忽会增加急诊医师面临的医疗事故问题？

在医疗事故中，医疗记录可能是医师最好的朋友，也可能是最坏的敌人。
出现以下问题时将有利于对方。
- 难以辨认的医疗记录。想想看，如果原告的律师把医疗记录扩大到 $120cm \times 120cm$，然后向陪审团展示，记录会是什么样子。电子记录、口述记录或打字记录应避免此问题。
- 无主诉或医务人员的记录。确保评估中说明了患者至急诊科就诊的原因，以及其他人对患者的观察和记录。

• 未处理异常的生命体征。一般情况下，患者生命体征异常时不得从急诊科出院。无论何时，医疗记录中必须有对异常生命体征的处理及处理的原因。

• 不完整的既往史。与医疗记录的所有其他部分一样，陪审团相信未完成记录等于没有记录。既往史必须包括与患者当前的情况相一致的所有潜在严重问题的信息，还应记录其显著的负面影响。

• 无法通过其他记录证实的诊断。如果医师的猜测是错误的，那么不仅可能导致诊断困难，而且还会导致下一位医师尽早结束对患者的治疗。如果患者由于症状没有改善而返回急诊科，那么纠正错误诊断的机会也很小。

• 患者在急诊科的病程记录不充分，未充分关注患者出院时的病情。通常情况下患者的病情显著改善，证明治疗是合理的，但这一事实并没有在医疗记录中得到反映。如果这种情况下患者出院并出现医疗事故，那么患者似乎是在病情未改善的情况下出院的。

• 出院（随访、后续护理）说明不充分。处理患者最大的风险是判断错误。最好的保险是详细和完整的患者出院说明，包括何时何地寻求后续护理，以及在何种条件下需要回到急诊科。令人惊讶的是，急诊医师很少仔细记录这部分内容。在完成对患者的评估和治疗后，问问自己，"如果我错了怎么办？""可能发生的最严重并发症是什么？"。在出院说明中完全解决这些可能性，并在病历中仔细记录。

40. 哪些系统问题经常导致诉讼？

系统问题不是急诊医师能够控制的，这可能会导致一些问题，举例如下。
• 对 X 线片的读片结果审查不充分。
• 对心电图的读图结果审核不充分。
• 对延迟的临床实验室结果（例如培养）的后续审查不够充分。
• 缺乏过去的医疗记录。
• 对患者投诉的处理不当（您有机会避免医疗事故诉讼）。
• 医师和急救人员不足（导致患者等待时间过长，随后患者出现敌意）。

41. 患者拒绝接受治疗时，必须满足的两条标准是什么？

如患者希望离开急诊科而拒绝接受治疗，必须满足以下两条标准。
• 患者具有医疗决策能力。
• 患者了解拒绝诊疗可能导致的不良后果。
如果符合这两个标准，患者就有权拒绝诊疗。常识（和大多数风险管理人员）会告诉你，在治疗患者方面如有任何疑问，都有犯错误的可能。

42. 什么样的临床解决问题方法最有助于避免诉讼？

在与任何患者打交道时，请确保您已解决威胁患者生命的问题；可根据患者的表现寻找可能存在的问题。安全的方法是假设威胁生命的问题全部存在，然后着手解决它们（见第 1 章）。

43. 如何避免诉讼？

- 对患者和患者家属保持礼貌和善意。
- 花时间与患者沟通。只需几秒钟就能告诉患者发生了什么、诊断结果如何，以及您对他或她病情的看法。确保解决患者所有问题和疑虑。
- 穿着得体。
- 为延误诊疗解释并道歉。
- 确保医疗记录准确地反映诊疗过程及处置思路。

这种方法可以简单概括为尽可能地对待每一位患者像对待自己的母亲一样。

44. 为何为患者填写住院单可能会给急诊医师带来麻烦？

在许多情况下，急诊医师为患者开具住院单会使急诊医师为患者的私人医师到达之前发生的不良事件承担责任，这种行为也会使急诊医师面临巨大的同行压力，更重要的是，这种做法具有潜在的危险性，因此必须避免。

45. 向国家医管局提供医师信息的标准是什么？

美国国家医管局是美国联邦政府在 1989 年建立的，目的是追踪有潜在问题的医师。

向国家医管局提供医师信息的标准如下。
- 针对医师的索赔或判决。
- 州医疗许可委员会对医师采取的行动。
- 团体或机构对医师持续 30 天以上的纪律处分。

医院必须向国家医管局提供任何申请医护人员特权的医师的资料，以及在重新聘用医师时的资料。

46. 临床指南（基于证据的实践指南）如何降低急诊医师的医疗事故风险？

许多团体和组织正在制定基于临床证据的实践指南。如果能证明医疗行为与这些指导方针相一致，也许能帮助证明一些医疗行为的适当性。

47. 临床指南何时会增加急诊科医师的医疗事故风险？

如果急诊医师没有意识到，或者选择不遵循这些指南且没有仔细记录不遵守的原因，那么可适用的基于证据的实践指南会增加医疗事故风险。

48. 参加急诊住院医师培训能降低急诊科医师的医疗事故风险吗？

一项研究表明，接受过急诊住院医师培训的医师，其医疗事故赔偿明显少于没有接受过培训的医师。这种差异并非来自平均赔偿的差异，而是由于针对接受过急诊住院医师培训的急诊医师提出索赔并获得赔偿金的案件明显减少。未接受急诊住院医师培训的医师每年的医疗事故赔偿费用是接受过急诊住院医师培训的医师的两倍多。

网址

（1）Center for Medicare and Medicaid Services：www.cms.hhs.gov；accessed 1−30−15.

（2）National Quality Forum：www.qualityforum.org；accessed 1−30−15.

（封欣婵　译）

参考文献

1. Branney SW, Pons PT, Markovchick VJ, et al: Malpractice occurrence in emergency medicine: does residency training make a difference? *J Emerg Med* 19:99–105, 2000.
2. Cantrill SV, Karas S: *Cost-effective diagnostic testing in emergency medicine: guidelines for appropriate utilization of clinical laboratory radiology studies*, ed 2, Dallas, 2000, American College of Emergency Physicians, 2000, pp 2–5, 25–26.
3. Centers for Medicare and Medicaid Services revisions to appendix v, Emergency Medical Treatment and Labor Act Interpretive Guidelines § 489.24(d)(1)(i) 5/29/09.
4. Correa v. Hospital San Francisco, 69 F.3d 1184. (1st) Cir. 1995), cert. denied, 116 S. Ct. 1423, 517 U.S. 1136, 134 L.Ed. 2d 547.
5. Emergency medical treatment and active labor act 42 USC § 1395dd.
6. Freestanding emergency departments: an information paper. July 2013. Available at www.acep.org; accessed 12-10-14.
7. Gerber v. Northwest Hosp. Center Inc., 943 F. Supp. 571 (D. Md. 1996).
8. Guterman SJ, VanRooyan MJ: Cost-effective medicine: the financial impact that practice guidelines have on outpatient hospital charges in the emergency department. *J Emerg Med* 16:215–219, 1998.
9. Hampers LC, Cha S, Gutglass DJ, et al: The effect of price information on test-ordering behavior and patient outcomes in a pediatric emergency department. *Pediatrics* 103:877–882, 1999.
10. Henry GL, Sullivan DJ: *Emergency medicine risk management: a comprehensive review*, ed 2, Dallas, 1997, American College of Emergency Physicians.
11. Kamoie B: EMTALA: dedicating an ED near you. *J Health Law* 37:41–79, 2004.
12. Leddy JJ, Kesari A, Smolinski RJ: Implementation of the Ottawa ankle rule in a university sports medicine center. *Med Sci Sports Exerc* 34:57–62, 2002.
13. Martinez JA: Regulatory issues. In Harwood-Nuss A, editor: *The clinical practice of emergency medicine*, ed 4, Philadelphia, 2005, Lippincott Williams & Wilkins, pp 1818–1822.
14. McDonnell WM: Will EMTALA changes leave emergency patients dying on the hospital doorstep? *J Health Law* 38:77–93, 2005.
15. Public Law 104-191. August 21, 1996. Health Insurance Portability and Accountability Act.
16. Winslow CM, Solomon DH, Chassin MR, et al: The appropriateness of carotid endarterectomy. *N Engl J Med* 318:721–727, 1988.

第11章 美国急诊留院观察政策

Jennifer L. Wiler，MD，MBA

1. 什么是留院观察？

留院观察（简称留观）是计费代码的集合，既是指进行一系列临床工作及服务的场所，也是指医疗保险和医疗保险服务中心（Center for Medicare and Medicare Services，CMS）所描述的医疗服务，具体如下。

留观是一套完善的、符合临床需要的特殊服务，包括正在进行的短期治疗、评估和再评估，留观结束后医师才能决定患者是否需要住院接受进一步治疗。急诊留观服务通常是为那些需要一段时间治疗或监护以确定是否需要住院的急诊患者而提供的。

留观需要提供证明留观必要性的文件和医嘱。留观患者可以在传统的急诊室或病床，医师也可以对患者进行分组，将其安排在根据治疗条件和治疗专长命名的观察室〔例如，急诊观察室（emergency department observation unit，EDOU）、临床处置室、短期留观室、胸痛部或快速诊疗室〕。虽然被称为23小时危重监护，但EDOU的平均留观时间是15小时。

2. 什么类型的患者应当被留观？

留观适用于需要一定治疗但无须住院的患者（例如，哮喘急性发作的患者），或需要更多评估以确定是否需要住院的诊断不明确的患者。

3. EDOU有多常见？

在过去十几年中，EDOU的数量持续增加。根据2003年的一项调查，估计有19%的美国医院报告有EDOU，另有12%的医院计划建立。随后，在2007年对全美国医院门诊医疗调查数据的分析显示，拥有EDOU的美国医院的比例上升到了36%，其中超过50%的医院的EDOU由急诊科管理。在设有急诊医学住院医师项目的学术中心里，36%的中心有EDOU，另外45%的中心计划建立。在国际上，加拿大、整个欧洲、澳大利亚、印度、中国、新加坡和南美洲等国家和地区均设置了急诊留观服务。

4. 急诊留观的适应证

急诊留观的适应证包括：急诊诊断需要评估确定是否为急性冠状动脉缺血的胸痛；哮喘、慢性阻塞性肺疾病/反应性气道疾病加重；晕厥；短暂性脑缺血发作（transient ischemic attack，TIA）；深静脉血栓形成；突发心房颤动；腹痛；精神疾病；急性充血性心力衰竭；头外伤；单纯性肾盂肾炎；蜂窝织炎、软组织感染；上消化道出血；腹部外伤；中毒 / 药物滥用；肺炎；脱水、呕吐、腹泻；社会福利机构的患者；肾绞痛、肾结石；肢体疼痛、损伤和难治性背痛；眩晕，耳、鼻、喉问题；输注血液制品；酒精中毒；难治性头痛。

5.EDOU 能否为儿科患者提供诊疗服务？

在美国的所有急诊就诊患者中，近 1/3 是儿科患者，其中约有 4% 被留观。

6.EDOU 的儿科适应证

哮喘或反应性气道疾病、脱水、胃肠炎、肺炎、腹痛、癫痫发作、发热、细支气管炎、喉炎、中毒、误食和创伤。

7. 在相同情况下，EDOU 提供的治疗及护理与住院治疗及护理有何不同？

大量前瞻性随机对照研究表明，在 EDOU 治疗的胸痛、TIA、晕厥、哮喘和心房颤动患者与因相同疾病住院的患者对比，花费时间较短、成本较低，临床疗效相似或较好，并且满意度较高。

8. 为什么留观时间非常重要，应如何计算？

医疗保险和一些保险公司（支付方）规定，患者留观至少 8 小时才可以提供报销服务。留观时间从写下"准许收入留观"指令开始，并以最终患者得到诊治的时间结束。

9. 急诊就诊的时间是否计入留观时间？

否。在大多数情况下，急诊科提供急诊医疗和留观诊疗。大多数支付方仅报销急诊医疗或留观治疗的费用。

10. 留观治疗必须在观察区进行么？

答案是肯定的。急诊医师可以在观察床旁进行留观治疗并收取相应的费用。然而，美国急诊医师学会认为，实践证明留观治疗的最佳的方案是在有专业工作人员及相关资源的急诊留观区进行治疗。

11. 对医院而言，急诊留观的优势是什么？

研究表明，EDOU 可以提供高质量的诊疗，并且比住院治疗更加经济。一项研究还发现，设立 EDOU 可以减少派遣救护车和患者流失的情况。EDOU 可减少短期住院患者的数量。假设对医院和急诊服务的需求量持续增加，EDOU 也有助于提高医院可提供的急诊服务的量。

12. 美国的留观计账代码有哪些类型？

美国目前有 3 套现行程序术语（current procedural terminology，CPT）代码：①在同一日历日进入和退出留观状态（CPT 99234-99236）；②在一个日历日进入 EDOU，并在下一个日历日退出留观状态（CPT 99218-99220 和退出代码 99217）；③在起算日或出院日期以外的日期进行留观治疗（CPT 99224-99226）。

详细信息网址如下。

http://ctxapps.uch.edu/cvpn/aHR0cDovLzEy4wLjAuMQ/vpns/portal/homepage.html.

13. 从花费和报销的角度来看，急诊就诊和留观有什么区别？

二者用于医师报销的相对价值单位不同。表 11-1 显示了 2014 年急诊治疗管理与留观治疗的相对价值单位。

表 11-1 急诊医学评价与管理和留观计费代码

急诊代码		初始留观状态代码		后续留观状态		进入和退出留观代码	
CPT 代码	RVU	CPT 代码	RVU	CPT 代码	RVU	CPT 代码	RVU
99283	1.73	99218	2.78	99224	1.12	99234	3.79
99284	3.30	99219	3.80	99225	2.03	99235	4.74
99285	4.85	99220	5.20	99226	2.93	99236	6.12
				99217	2.03		

注：CPT，现行程序术语；RVU，相对价值单位。

14. 留观和住院有何区别？

对购买了医疗保险的患者来说，差别在于费用。相较于住院（由医疗保险 A 和 B 部分报销），门诊治疗（包括急诊和留观治疗）的患者需要支付更多的自付费用（仅由医疗保险 B 部分承担）。治疗强度和预期时间（即治疗时间）可影响患者住院或留观的决定。CMS 提示保险受益人以下信息。

是否住院是一个复杂的医疗决定，基于医师的判断和患者对医院医疗护理的需要。当主管医师预计患者需要至少 2 个必要的医学治疗，并认为患者必须住院且住院部必须正式接纳时，患者才可以住院。

15. 急诊科和非急诊科（以医院为基础）的留观治疗有何不同？

从计费的角度看，没有明显的差异，二者使用相同的 CPT 代码系列（见问题 12）。然而，EDOU 最理想的治疗对象是 24 小时内极有可能出院的患者（约占所有 EDOU 患者的 70%）。这些患者通常没有明显并发症，且有明确主诉或症状，医师可以进行简单治疗。

16. 患者只能被留观 24 小时吗？

不是。CPT 代码（99224-6）描述了超过 24 小时的留观治疗。CMS 提示以下信息。

大多数情况下，在留观治疗结束后，医师可以在 48 小时内（通常是在 24 小时内）决定患者是否可以出院。只有在极少数及例外情况下，合理且必要的门诊留观治疗会超过 48 小时。

17. 结算留观费用时需要什么？

医师必须确定患者是否仍需要留观治疗，方可收取留观治疗费用。此外，医师还需提供一份记录留观时间和日期的诊疗记录。诊疗记录应描述患者在留观室的治疗及护理情况，并附有医师和护士的工作记录。此工作记录必须有完整的急诊诊疗过程。

18. 最近有一些关于购买了医疗保险的患者接受留观治疗的争议，具体是什么？

留观状态被认为是门诊状态，这些费用不包括在医疗保险 A 部分（包括医院费用）报销范围内，而是由医疗保险 B 部分报销的。B 部分不仅要求受益人支付 20% 的费用（无总开支上限），还要求受益人自费留观期间产生的药物费用。有医疗保险 D 部分处方药保险的受益人，可以根据医疗保险覆盖的药品类型报销药物费用。

（陈　萌　译）

参考文献

1. Medicare Benefit Policy Manual. Chapter 6—Hospital services covered under Part B. 20.6—Outpatient Observation Services. Available at www.cms.gov/Regulations-and-Guidance/Guidance/Manuals/downloads/bp102c06.pdf; accessed 10-20-15.
2. July 2009 Update of the Hospital Outpatient Prospective Payment System (OPPS), CMS Manual System, Pub 100-02 Medicare Benefit Policy, Transmittal 10, Change Request 6492. Department of Health & Human Services (DHHS), Centers for Medicare & Medicaid Services (CMS). Available at www.cms.gov/transmittals/downloads/R107BP.pdf; accessed 9-8-10 ed; 2009.
3. Ross MA, Compton S, Richardson D, et al: The use and effectiveness of an emergency department observation unit for elderly patients. *Ann Emerg Med* 41:668–677, 2003.
4. College of Emergency Physicians: State of the art: observation units in the emergency department policy resource and education paper. Available at http://www.acep.org/workarea/DownloadAsset.aspx?id=82396; accessed 10-20-15.
5. Yealy DM, De Hart DA, Ellis G, et al: A survey of observation units in the United States. *Am J Emerg Med* 7:576–580, 1989.
6. Wiler JL, Ginde AA: 440: National study of emergency department observation services. *Ann Emerg Med* 56:S142, 2010.
7. Mace SE, Graff L, Mikhail M, et al: A national survey of observation units in the United States. *Am J Emerg Med* 21:529–533, 2003.
8. McCaig LF, Nawar EW: National Hospital Ambulatory Medical Care Survey: 2004 emergency department summary. *Adv Data* 372:1–29, 2006.
9. Roberts RR, Zalenski RJ, Mensah EK, et al: Costs of an emergency department-based accelerated diagnostic protocol vs hospitalization in patients with chest pain: a randomized controlled trial. *JAMA* 278:1670–1676, 1997.
10. McDermott MF, Murphy DG, Zalenski RJ, et al: A comparison between emergency diagnostic and treatment unit and inpatient care in the management of acute asthma. *Arch Intern Med* 157:2055–2062, 1997.
11. Shen WK, Decker WW, Smars PA, et al: Syncope Evaluation in the Emergency Department Study (SEEDS): a multidisciplinary approach to syncope management. *Circulation* 110:3636–3645, 2004.
12. Emergency Department Observation Services—ACEP Policy Statement. Available at www.acep.org/Clinical—Practice-Management/Emergency-Department-Observation-Services/; accessed 10-20-15.
13. Baugh CW, Bohan JS: Estimating observation unit profitability with options modeling. *Acad Emerg Med* 15:445–452, 2008.
14. Zalenski RJ, Rydman RJ, McCarren M, et al: Feasibility of a rapid diagnostic protocol for an emergency department chest pain unit. *Ann Emerg Med* 29:99–108, 1997.
15. Are you a hospital inpatient or outpatient? If you have Medicare—ask! May 2014; Centers for Medicare and Medicaid Services website. Available at www.medicare.gov/Pubs/pdf/11435.pdf; accessed 10-20-15.

第 12 章　美国急诊医师的绩效评估政策及其发展

Stephen V. Cantrill，MD，FACEP

1. 为什么医师应该关心自己的绩效?

医师有明显的道德义务以合理的价格提供高质量的医疗服务，使患者得到最好的治疗。遗憾的是，尽管美国的医疗卫生支出不断增长，仍然没有足够的数据显示医师已经达到这个常规的目标。这令美国的医疗卫生机构、政府和非政府机构、医药协会、鉴定委员会等机构对医师绩效的评定和报道方面的关注持续增加，进而促进了美国国家质量战略（National Quality Strategy，NQS）的发展。（NQS 是美国联邦政府鼓励和提升高价值和高质量的医疗卫生体系的纲领性文件。）

2. NQS 的长远目标是什么?

- 提高医疗服务质量，为患者提供更优质的医疗服务。
- 提高美国人民和全社会的健康水平。
- 使患者得到更平价的医疗服务。

3. NQS 描述了哪些需要优先发展的方面?

- 减少医疗过程中造成的伤害，促进医疗安全。
- 保证每个人和家庭都加入医疗保健体系中。
- 促进医疗过程中的有效交流和合作。
- 提高对心血管疾病的预防和治疗水平，以减少其带来的死亡。
- 与公众团体广泛合作，促进健康生活。
- 发展新的医疗卫生保健提供模式，为个人、家庭、雇主和政府机构带来更平价的高质量医疗服务。

4. NQS 将对医师和医师的实践工作产生什么影响?

美国联邦政府的 CMS 已经表明，将通过质量评定和报道计划、激励性薪酬措施，以及制定规则来支持 NQS，这些措施将强调医疗护理的有效性、协调性、安全性，改善患者的体验和医疗护理的可负担性，建设健康社区。这些举措将包含针对急救服务供给者和机构组织的工作指标，对补助将产生直接影响。

注意：本章内容为美国急诊医师的绩效评估政策，与我国存在不少差异，仅供读者了解，不作为临床指导策略。

5. 除了医疗保险和医疗保险服务中心以外，谁是绩效衡量的其他主要参与者？

美国国家质量论坛（National Quality Forum，NQF）是非营利性的非政府组织，于1999 年由美国联邦政府和公共及私营机构的领导者创建。NQF 的建立是为了鼓励绩效改进，支持国家共识措施，以评估并公开地报道医疗服务提供者和团体机构的表现。医疗保险和医疗保险服务中心（CMS）有义务公布 NQF 支持的任何工作指标。另一个重要的绩效衡量参与者是美国医学协会下属绩效改进医师联盟，它的任务是协调以患者为中心的护理、绩效评定和质量改进。绩效改进医师联盟发展了覆盖各专业领域的多达 250 多项的临床工作指标。这些已被用于国家报告和质量改进计划。医疗研究和质量机构在绩效衡量领域也很活跃，其隶属于致力于研究如何改善医疗安全和质量的卫生与公众服务部。美国医学专业委员会和大多数专业委员会，包括美国急救医学委员会（ABEM），也从医师资格证书的维护角度参与了绩效衡量。

6. 影响补助的因素

CMS 有两个项目对于急诊医学补助有特别的影响。第一个是医师质量报告系统（Physician Quality Reporting System，PQRS），要求医师报告绩效指标。例如，医疗服务的提供者如果达到了 2014 年的工作指标，那么将在 2015 年获得其医疗保险患者 0.5% 的收入鼓励。不能满足其报告的指标要求者将在 2016 年为医疗补助接受 2% 的支付惩罚。PQRS 数据是公开报道的。例如，发布 2016 年的计划时，2015 年的 PQRS 已经终止了，而绩效正影响 2017 年的补助方案。第二个相关项目是基于价值的收入修改程序（Value-Based Payment Modifier，VBPM）。VBPM 是基于《患者保护和平价医疗法案》制订的，并明确要求，到 2015 年，CMS 应该开始以个人执业的成本和质量数据为基础计算医师的收入。这些最初仅适用于医师群体。例如，医师若未满足 VBPM 要求，将会为 2014 年的绩效受到 2% 收入的惩罚（适用于 2016 年的补助），为 2015 年的绩效受到 4% 收入的惩罚（适用于 2017 年的补助）。这还能导致每位医师最多 6% 收入的惩罚，或在 2015 年及 2015 年以外每个急诊医师平均 3336 美元（约合人民币 22000 元）的惩罚。PQRS 在 2018 年被基于绩效的收入激励制度（Merit-Based Incentive Payment System，MIPS）所替代，该制度是基于《2015 年医疗保险准入和芯片再授权法案》而建立的。

7. 目前生效的急诊医疗提供者的工作指标举例

- 对非创伤性胸痛的 12 导联心电图检查。
- 对腹痛孕妇的超声检查以确定妊娠位置。
- 向有母胎血型不合风险的 Rh 阴性血型孕妇注射抗 Rhγ 球蛋白。

8. 还有其他的与急诊医学相关的工作指标吗？

有，在急诊医学领域有相关制度性的工作指标，包括从进入急诊科到接受治疗的时间、到达急诊科后未见到急诊医师就离开的患者比例，以及到达急诊科至离开急诊科的中位时间。对这些指标的详细说明由急诊科标杆联盟制定。

9. 谁能制定这些工作指标?

任何团队都可以向 NQF 呈送工作指标,如果要在美国全国范围内的联邦计划中实施,需要得到批准。但是,如果某个领域没有 NQF 支持的指标,CMS 可以自行批准。如果在某项指标覆盖的领域中提供者之间不再存在绩效差距,NQF 也可以根据指标发展者对数据的分析决定何时废除该指标。个人支付医疗费用者可自由地使用他们喜欢的任何指标。

10. 在工作指标的发展和使用过程中存在哪些问题?

工作指标的制定是一项非常困难任务。很多问题已经暴露出来,包括缺乏良好的诊疗依据(如所有确诊肺癌患者的血培养)。当更多的信息仅仅来自患者的病历时,只考虑基于索赔的数据存在偏倚。在实际使用中,在一个工作地点(如私人诊所)的工作指标应在其他工作地点(如急诊科)同样有效。

11.CMS 在制定工作指标方面还有其他显著变化吗?

有,CMS 计划摒弃基于索赔的报告指标,而仅允许通过有资质的临床数据注册中心进行报告。这将在操作方面对所有急诊医务人员有重大的影响。

12. 护理成本是如何影响工作指标的?

有关机构正在考虑制定几项措施来处理这些效率领域的问题。例如,作为医师,是否在患者没有指征的情况下开具了辅助检查单?许多工作指标对 CT 和 MRI 的使用提出了基于证据的标准。效率领域的其他重要方面包括每个受益人的总成本和每个受益人的医疗保险支出,这些都影响着医院的收支。

13. 在解决日益上升的医疗保健成本问题的方面,还有哪些进展?

一项进展是"明智选择"活动的出现。这是一项以减少价值检查和治疗问题为目的的尝试。它于 2012 年由美国内科学基金会发起,目标是鼓励临床医师通过与患者讨论检查和治疗方面的问题,来确定对于每个患者的恰当护理。截至 2014 年 7 月,包括 ACEP 在内的 55 个专业机构,加入了这项计划。

14. 美国急诊医师学会推荐的"明智选择"建议是什么?

美国急诊医师学会(ACEP)推荐的 10 条"明智选择"建议如下(引自 www.ChoosingWisely.org/clinician-lists)。

(1)头部损伤较轻的急诊科患者应避免 CT 检查,因为他们属于判断规则中的低风险人群。轻微头部损伤是急诊科患者常见的就诊原因。大多数的轻微头部损伤不会导致需要通过 CT 检查来诊断的颅骨骨折或脑部出血。

(2)在急诊科,应避免给任何一个能自主排尿的稳定患者或为了方便而给患者放置留置导尿管。这类导尿管可帮助无法自行排尿的患者,并可监测他们的尿量,有时为了患者舒适,这些导管可起到辅助作用。

（3）在急诊科，不要推迟使用可能使患者获益的有效姑息治疗和临终关怀措施。姑息治疗和临终关怀是为患有慢性疾病或不可治愈疾病的患者提供的舒适和缓解痛苦的医疗关怀。尽早将此类患者从急诊科转入姑息治疗和临终关怀服务中心，可以使患者获益，还可以改善患者的生活质量。

（4）在成功切开引流和适当的后续医疗护理后，医师应避免对不复杂的皮肤和软组织损伤的急诊患者使用抗生素和伤口培养。皮肤和软组织感染是患者就诊的常见原因。例如，脓肿是被隔离在皮肤下的感染，切开和引流脓肿才是正确的治疗方案，而非使用抗生素。

（5）无并发症的轻度至中度脱水患儿在进行口腔水化试验之前，应避免静脉注射（Ⅳ）液体。许多因脱水而至急诊科的患者需要补充水分，为了避免痛苦和潜在的并发症，口服补液比静脉输液更合适。

（6）在急诊科，无症状的晕厥、轻微创伤和神经学评估正常的成年患者应避免进行头部 CT 检查。晕厥或接近晕厥（或头晕）是患者去急诊科就诊的常见原因，这些患者大多并不严重，医师可能需要进行许多测试来判断这些问题的原因。但是，这些测试不能被常规地使用，应根据患者的既往病史和体格检查数据决定是否进行这些测试。

（7）发生肺栓塞的可能性较低的患者、不符合肺栓塞诊断标准的患者，或者 D-二聚体为阴性的患者，应避免使用 CT 肺动脉造影。医疗技术的进步增强了医师诊断肺部血栓（即使是 1 个小血栓）的能力。现在，最常用的检查是 CT 肺血管造影术，但是该技术存在使患者暴露于射线中、造影剂可造成肾损害和检查成本较高的缺点。

（8）在急诊科，应避免对非外伤性背部疼痛的成年患者进行腰椎影像学检查，除非患者有严重的或进行性的神经系统症状，或者疑似有严重的潜在问题（例如，脊柱感染或转移性骨肿瘤）。无外伤的轻微背部疼痛是急诊科的常见主诉之一。大多数时候，这些疼痛是由肌肉劳损或 X 线平片及 CT 检查无法鉴定的椎间盘突出引起的。

（9）在急诊科，应避免给无并发症的鼻炎患者开抗生素处方。鼻炎也是患者前往急诊科就诊的常见原因。大多数急性鼻炎的患者不需要抗生素治疗，因为 98% 的急性鼻炎由病毒感染引起，10～14 天可自愈。

（10）年轻患者和有输尿管结石病史且症状与单纯肾结石症状一致的健康患者，应避免腹部和骨盆 CT 检查。在急诊科，许多 50 岁以下且既往有肾结石症状的患者不需要进行 CT 检查，除非这些症状持续且未好转，或发生恶化、发热，或患者既往有严重结石梗阻的病史。

15. 还有其他应该考虑的项目吗？

有，一种改进的德尔菲共识技术已被应用于 6 个急诊部门的 283 个急诊病例提供者，目的是列出一个提供微小价值的特殊研究的补充情境清单。

• 不满足 NEXUS 低风险标准或加拿大脊柱规则的外伤患者，应避免进行颈椎 CT 检查。

• 没有出血或疑似存在凝血障碍的患者（例如，正在接受抗凝治疗的患者、临床凝血病患者），应避免进行凝血功能检查。

16. 还有其他专业机构制定的"明智选择"建议可能应用于急诊医学吗？

有，所有的建议都能在"明智选择"活动的网站上获取，这里列举几条。

• 无并发症的急性鼻炎患者应避免进行鼻窦 CT 检查，或不加选择地使用抗生素。（美国过敏、哮喘和免疫学学会）

• 2～12 岁无严重症状的中耳炎患儿，在观察选择合理的情况下，应避免使用抗生素。（美国家庭医师学会）

• 无并发症的支气管哮喘或细支气管炎的患儿，应避免进行胸部 X 线检查。（医院医学学会 – 儿科医院医学分会）

17. 问题 16 列举了对特定学科的建议。有没有一个总体的原则，可以指导我恰当地安排诊断检查？

有，在安排任何检查之前，先问自己"这项检查对确定诊断或辅助治疗有多大帮助？"。同样，尽量不要因为错误的原因而进行诊断性检查，例如好奇、防御性医疗、不切实际的患者期望或者同行（顾问）压力。

18. 可以利用检查为自己开脱责任吗？

不，良好的医学行为应如法律一样严格。是否进行检查应该基于严格的医学标准，而不能基于医师的主观概念，例如，什么行为在法庭上是对自己有利的。实验室检查或放射性检查不能替代恰当的病史或体格检查。

19. 在不影响患者的护理质量的前提下可以节省多少费用？

在一项对 20 家医院急诊科（教学和非教学）的多中心研究中，研究者开发了一个辅助的研究排序教育计划，以解决诊断学检查的恰当使用问题。在 17 项单独测试、测试组或研究中，在护理质量没有可见的下降的情况下，医疗相关费用下降了 12.5%。在急诊科，医学检查的费用可以通过医师谨慎、周到的安排来控制，而不需要牺牲患者的护理质量。

关键点

（1）未参与 CMS、PQRS 和 VBPM 计划有可能导致 2016 年 4% 和 2017 年 6% 的 CMS 收入惩罚。

（2）含有急诊医学相关内容的"明智选择"活动，是解决低价值检查和治疗的一种尝试。

（3）CMS 在其质量和绩效报告计划中，接受 NQS 的指导。

网址

（1）CMS Physician Quality Reporting System：www.cms.gov/Medicare/Quality-Initiatives-Patient-Assessment-Instruments/PQRS/index.html ？ redirect = /PQRS/；accessed 3-19-15.

（2）CMS Value-Based Payment Modifier：www.cms.gov/Medicare/Medicare-Fee-for-Service-Payment/PhysicianFeedbackProgram/ValueBasedPaymentModifier.html；accessed 3-19-15.

（3）Choosing Wisely：www.choosingwisely.org；accessed 3-19-15.

（4）ACEP，quality related：www.acep.org/quality；accessed 3-19-15.

（葛　旭　译）

参考文献

1. ACEP Now: ACEP joins Choosing Wisely campaign. Available at www.acepnow.com/article/acep-joins-choosing-wisely-campaign/; accessed 9-10-15.
2. ACEP Now: ACEP releases second Choosing Wisely list of tests, procedures emergency physicians should question. Available at www.acepnow.com/article/acep-releases-second-choosing-wisely-list-tests-procedures-emergency-physicians-question/; accessed 9-10-15.
3. Cantrill SV, Karas S, editors: *Cost-effective diagnostic testing in emergency medicine: guidelines for appropriate utilization of clinical laboratory and radiology studies*, ed 2, Dallas, 2000, American College of Emergency Physicians.
4. Radecki RP: Choosing Wisely recommendations from medical specialties beyond emergency medicine. Available at www.acepnow.com/article/choosing-wisely-recommendations-medical-specialties-beyond-emergency-medicine/; accessed 9-10-15.
5. Schuur JD, Carney DP, Lyn ET, et al: A top five list for emergency medicine. *JAMA Intern Med* 174:509–515, 2014.
6. Schuur JD, Hsia RY, Burstin H, et al: Quality measurement in the emergency department: past and future. *Health Aff* 32:2129–2138, 2013.
7. U.S. Department of Health and Human Services: 2011 Report to Congress: national strategy for quality improvement in health care. Available at www.ahrq.gov/workingforquality/nqs/nqs2011annlrpt.htm; accessed 9-10-15.
8. Venkatesh AK, Goodrich K: Emergency care and the National Quality Strategy: highlights from the Centers for Medicare & Medicaid Services. *Ann Emerg Med* 65:396–399, 2015.
9. Welch SJ, Asplin BR, Stone-Griffith S, et al: Emergency department operational metrics, measures and definitions: results of the second Performance Measures and Benchmarking Summit. *Ann Emerg Med* 58:33–40, 2011.

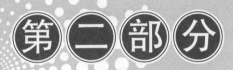

第二部分

基本症状

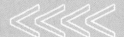

第13章　意识状态改变与昏迷

Kenneth C. Jackimczyk，Jr.，MD，FACEP

1. 什么是昏迷？应该用什么术语来描述感觉器官的改变？

昏迷是一种语言和行为刺激不能引出有效应答的受抑制的精神状态。"昏迷"一词不能与其他术语如嗜睡、昏睡或反应迟钝等混用，因为对于不同的观察者，这些词有不同的意义，读者在阅读本章时，即使很认真也可能感到困惑。最好是用患者所能做出的行为来描述他们的精神状态（例如，患者能够认出他人、知道位置和时间以及可以从 10 开始倒数等）。

2. 引起昏迷的原因

觉醒状态由网状激活系统及与之相连接的大脑半球来维持。昏迷的原因包括：双侧大脑半球弥漫性疾病（通常是代谢问题）、破坏网状激活系统的脑干疾病或抑制网状激活系统的中枢神经系统结构性损伤。30% 以下的昏迷是由器质性原因引起的。

3. 怎样记住昏迷和意识状态改变的原因？

记住 TIPS 和元音字母（AEIOU）。

TIPS

T：外伤（Trauma）、体温（Temperature）。

I：感染（中枢神经系统和全身）(Infection)。

P：精神疾病（Psychiatric）。

S：占位性病变（Space-occupying lesion）、脑卒中（Stroke）、蛛网膜下腔出血（Subarachnoid hemorrhage）、休克（Shock）。

元音字母（AEIOU）

A：酒精（Alcohol）或药物。

E：癫痫（Epilepsy）、电解质紊乱（Electrolyte）、脑病（Encephalopathy）。

I：胰岛素（Insulin）相关疾病［糖尿病、糖尿病酮症酸中毒（diabetic ketoacidosis, DKA）］。

O：氧气（Oxygen）供应不足（缺氧）、阿片类药物（Opiates）过量。

U：尿毒症（Uremia）。

4. 应该从意识状态改变或昏迷的患者身上获取什么重要的既往史？

这看起来是一个愚蠢的问题，因为意识状态改变的患者无法提供可靠的既往史，并且昏迷的患者根本不能提供病史。问诊应包括起始症状（急性的或渐进的），近来的神经症状（如头痛、癫痫发作、局灶性神经系统异常），是否有药物或酒精滥用，新近的外伤，既往精神问题和既往服药史（例如，神经紊乱、糖尿病、肾衰竭、癌症或肝衰竭的用药情况）。如果不能获取既往史，可以寻找患者的药瓶，检查医疗警示腕带，从患者的钱包里寻找患者朋友的联系方式或电话号码，并回顾既往病历记录。

5. 如何对意识状态改变的患者实施一个简要、直接的体格检查？

体格检查的目的是区分结构性局灶性中枢神经系统病变和弥漫性代谢性病变。要特别注意患者的生命体征、全身状况、精神状态、眼部表现和肢体活动情况。生命体征和眼部表现将在本章其他问题中讨论。

在检查患者之前应该注意患者的全身状况：是否有外伤的迹象；是否有自主运动的对称性表现。

运动检查的目的是确定肌张力和肌力的对称性和深部腱反射的情况。

6. 怎样评估患者的意识状态？

可以通过以下 3 个难度递增的问题迅速评估意识状态。

（1）是否具有人物、地点、时间定向力。

（2）是否可以从 10 开始倒数（如果可以，提问一系列 3 的倍数或 7 的倍数的问题）。

（3）是否可以回忆近期的 3 件互不相关的事物。

7. 什么是格拉斯哥昏迷评分？

格拉斯哥昏迷评分是描述外伤患者的意识水平的一个简单评分系统，可使观察者的评估标准化，并可提示患者昏迷程度的改变。其分值取决于从患者身上观察所得的 3 种表现（表 13-1）。格拉斯哥昏迷评分在检测昏迷患者微弱的意识改变时灵敏度较低。

表 13-1　格拉斯哥昏迷评分

观察项目		分数
睁眼能力	自发睁眼	4
	语言呼唤睁眼	3
	有刺激或痛楚时睁眼	2
	对刺激无反应	1
肢体运动	可依指令运动	6
	可定位疼痛位置	5
	对疼痛有反应，肢体会躲避	4
	对疼痛有反应，肢体会弯曲	3
	对疼痛有反应，肢体会伸直	2
	无任何反应	1
语言反应	说话有条理	5
	可应答，有答非所问的情形	4

观察项目		分数
语言反应	可说出单字	3
	可发出声音	2
	无任何反应	1
总分		3～15

8. 测量昏迷患者的体温有多重要？

生命体征检查通常能提供引起昏迷的重要线索。应该测量核心体温，若患者的体温升高，应考虑脑膜炎、脓毒症、中暑或甲状腺功能亢进等疾病的可能性。低体温可由环境暴露、低血糖或很少见的艾迪生病危象引起。除非排除了其他原因，否则不要假设体温异常的患者有神经方面的疾病。

9. 还应检查哪些重要的生命体征？

- 心电图。心动过缓或心律失常可改变脑灌注，造成感觉中枢变化。
- 呼吸频率。呼吸急促可能提示低氧血症或代谢性酸中毒，患者呼吸作用减弱时可能需要辅助通气。
- 血压。不要首先假设低血压是由与中枢神经系统相关的疾病引起的，在此之前先考虑血容量不足和脓毒症的可能性。高血压可能是由于颅内压升高，不控制高血压可能引起脑病或昏迷。
- 不要忘记测量血氧饱和度。

10. 什么是库欣反射？

库欣反射是由颅内压升高引起的生命体征（血压升高或脉搏减少）的改变。

11. 去皮质强直和去大脑强直的定义

在大脑受到严重损伤的昏迷患者身上，可以看到因伤害性刺激引起的姿势反应。

- 去皮质强直是下肢过度伸直而上肢屈曲的状态。去皮质强直由中脑水平以上的下行运动传导通路损伤引起。可以通过双手捂在心脏（词根为 cor）上方时上肢屈曲，来记住去皮质（de-cor-ticate）强直。
- 去大脑强直是上肢和下肢的过度伸直，这是一种更严重的表现。去大脑强直通常反映中脑和脑桥的损伤。

12. 应该对昏迷患者进行哪些眼部检查，可以获得什么信息？

应该检查昏迷患者眼球的位置和反射。掀起患者的眼睑，注意眼球的位置。如果眼球上翻，仅可见巩膜，则可怀疑精神性昏迷。如果眼球有双向的通过中线运动，则提示脑干未受损。瞳孔反射通常不出现在结构性损伤造成的昏迷中，因此是鉴别代谢性昏迷和结构性损伤造成的昏迷的最佳方法。瞳孔反射可能很细微，在黑暗的房间里才能观察到。

13. 作为一名实习医师，在对患者进行体格检查时，有什么办法可以让我成为一名"明星学生"？

· 如果怀疑一名精神错乱的患者经历了癫痫发作，检查其口腔，舌头的撕裂伤，以支持癫痫的诊断。

· 戴上手套检查患者的头皮。头发下隐藏的创伤经常被忽略，你有可能找到撕裂伤或干涸的血迹。头皮上的陈旧瘢痕可能提示创伤后癫痫。

· 不要被疑似精神性昏迷患者瞬目反射检测的阳性结果所欺骗。快速轻拍睁着眼睛的昏迷患者时，空气的流动可能刺激一名真正昏迷患者产生角膜反射。

· 不要被酒精味误导。一些酒精饮料几乎没有可被察觉的气味，这正是嗜酒者在工作中喝伏特加的原因。但有的烈酒如白兰地则有很强的气味。某些昏迷患者闻起来像醉酒者，但可能是突发性蛛网膜下腔出血，医师可通过其衣服上是否有酒渍进行判断。

· 脱下患者的所有衣物，以确保不错过微小的伤痕。

14. 对意识状态明显改变的患者，需要进行哪些诊断性检查？

快速血糖测定有助于快速诊断低血糖症。测量所有患者的脉搏血氧饱和度以诊断低氧血症。如果怀疑患者酒精中毒，应检测血液内酒精浓度。患者瞳孔缩小或怀疑摄入麻醉剂，应该静脉给予纳洛酮。如果确定了患者意识状态的改变不是因为低血糖或酒精中毒，那么需要进行更多的检查，需检查血常规和电解质、肌酐、血尿素氮及血糖水平。疑似摄入毒物的患者应行毒理学筛查，但筛查较昂贵并且不能检测出每一种可能被摄入的毒物。肝功能水平、血氨水平、钙离子水平、碳氧血红蛋白水平和甲状腺功能检查对部分患者来说也是有用的。

15. 应该对昏迷患者进行什么影像学检查？

应该对任何一个面部或头部创伤的患者行头颈部 CT 检查。胸部 X 线检查对低氧血症、肺部感染或怀疑误吸的患者是有帮助的。

16. 什么时候应该安排头部 CT 检查？

头部 CT 检查不是对每一个昏迷患者的诊断都有提示性作用。在许多急诊案例中，病史、体格检查和一些简单的实验室检查就足够了，因为药物和酒精滥用造成的昏迷是很常见的。如果怀疑结构性损伤（如局灶性神经病灶、头部外伤、肿瘤），应该立即行非增强 CT 检查。如果怀疑代谢性昏迷，且患者情况恶化或一段时间未改善，应该行 CT 检查。

17. 什么时候应该进行腰椎穿刺检查？

是否进行腰椎穿刺（lumbar puncture，LP）检查取决于以下两个问题（图 13-1）。

（1）是否怀疑中枢神经系统感染？

（2）是否怀疑结构性损伤由颅内压升高引起？

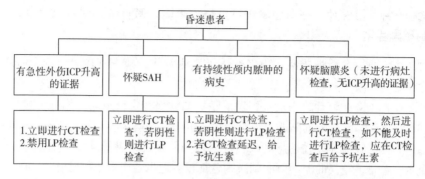

图 13-1　LP 检查的适应证和时间

CT，计算机断层扫描；ICP，颅内压；LP，腰椎穿刺；SAH，蛛网膜下腔出血

18. 对于诊断为昏迷的患者，初始的治疗重点是什么？

急诊医师需要同时进行诊断和治疗。单单一个完美的诊断在死亡患者身上是无用的。从 ABCs 开始：开放气道、维持呼吸与循环，并保护颈椎。对呼吸暂停或呼吸困难、怀疑误吸或任何怀疑颅内压升高的患者行气管插管术。在排除外伤前维持对颈椎的保护。应该纠正低血压以维持大脑灌注压。

关键点：意识状态改变与昏迷

（1）体格检查的目的是鉴别结构性和代谢性昏迷。

（2）关注生命体征、意识状态和运动检查结果。

（3）为每一个昏迷患者进行快速血糖测定。

---

19. 已进行了 ABCs，下一步应该做什么？

下一步应进行快速血糖测定；如果存在低血糖症，则给予 50% 的葡萄糖（高张糖治疗）。最好先进行快速血糖测定而不是直接经验性地给予葡萄糖。如果怀疑患者使用了阿片类药物，应静脉给予 2mg 纳洛酮。应给营养不良或有酒精滥用史的患者使用 100mg 的维生素 B_1。医师对所有不明原因昏迷的发热患者应考虑使用抗生素。缺氧患者和不能保证气道开放的患者应该进行气管插管术。若要获得最佳治疗效果，应避免低血压和缺氧。

20. 若认为患者是假性昏迷，应如何告知患者家属这是精神性昏迷？

精神性昏迷患者比发怒的或有攻击性的患者更易接近，但不正确地接近患者可能惊醒患者并使患者处于敌对且警觉的状态。

• 仔细的神经系统检查。掀起患者眼睑，如果眼球上翻仅可见巩膜（贝尔现象），应该怀疑精神性昏迷。当掀起真性昏迷患者的眼睑时，其眼睑会缓慢且不完全地闭合。

模拟这种运动是困难的。

· 抬起患者的胳膊并将之放在患者的脸上，如果患者的脸躲闪，则可能是精神性昏迷。如果患者未躲闪，进行其他简单的实验室检查，包括血糖检测。

· 如果患者仍然处于昏迷状态，进行一些没有疼痛的刺激，例如用棉棒划几下足部，可能引出跖反射。请记住，这不是医师和患者之间的主观意愿检测。不要进行暗示性的或重复的有痛苦的刺激，因为这种刺激可能会使患者发怒并破坏后续的治疗尝试。

21. 若患者有癫痫病史，需要考虑进行特殊诊断吗？

需要，应考虑无抽搐性癫痫持续状态。持续癫痫状态的症状可能很微小或没有动作表现。仔细检查患者眼部、面部或手指肌肉是否存在微弱的节律性抽动。需要行脑电图检查以确定患者无抽搐性癫痫持续状态。

22. 什么是闭锁综合征？

闭锁综合征的表现是四肢瘫痪并且不能说话，因为损伤发生在运动神经束，但是患者可保持完全清醒和警觉。部分患者能保持有限的眼部运动。

（葛　旭　译）

参考文献

1. Cooke JL: Depressed consciousness and coma. In Marx J, editor: *Emergency medicine: concepts and clinical practice*, ed 7, Philadelphia, 2010, Mosby, pp 106–112.
2. Huff JS: Altered mental status and coma. In Tintinalli JE, Stapczynski JS, Ma OJ, et al, editors: *Tintinalli's emergency medicine: a comprehensive study guide*, ed 7, New York, 2011, McGraw-Hill, pp 1135–1142.
3. Koita J, Riggio S, Jagod A: The mental status examination in emergency practice. *Emerg Med Clin North Am* 28:439–451, 2010.
4. Posner JB, Saper CB, Schiff NF, et al: *The diagnosis of stupor and coma*, ed 4, Oxford, 2007, Oxford Press.
5. Young JL, Rund D: Psychiatric considerations in patients with decreased levels of consciousness. *Emerg Med Clin North Am* 28:595–609, 2010.

第 14 章　发热

Lori A. Montagna, MD

1. 体温达到多少摄氏度可以定义为发热?

文献描述了发热的体温为38℃或38.3℃及以上。新生儿发热时体温为38℃及以上。然而,对存在免疫功能受损或免疫功能缺陷的患者来说,发热时体温可能无法上升到上述定义描述的温度水平。应谨慎处理这类低热患者,临床医师应该对这些"非显性发热"保持高度的临床警惕。这类人群主要包括:老年人、新生儿、糖尿病患者、慢性酒精中毒患者、艾滋病患者、中性粒细胞减少症患者和那些应用静脉注射药物或服用类固醇或免疫调节药物的患者。体温超过41.5℃称为超高热,可见于严重感染,而更常见的原因为中枢神经系统出血。

2. 所有测量体温的方法都是等效的吗?

在使用不同测量方法所得的温度中,直肠温度能最准确地反映核心体温,而口腔、腋窝、颞动脉、鼓室温度在反映核心体温方面的敏感度较低。因此,当应用这些方法测量体温时,体温不高并不能排除发热。此外,这些替代方式并没有可靠的校正因子,当需要精确测量患者的体温时,就必须测量直肠温度。

3. 发热是怎样发生的?

人体的核心体温由下丘脑控制,发热是由下丘脑的体温调定点上调导致的。炎症组织或病原体释放致热原,进而激活前列腺素 E_2(PGE_2), PGE_2 会刺激下丘脑体温中枢提高调定点。人体会反应性地保持和产生热量(主要通过收缩血管、增加骨骼肌张力、寒战和提高基础代谢率)来提高核心体温。

4. 发热和超高热有什么区别?

与发热不同,超高热由散热障碍或产热过多引起,一般与体温调节中枢无关。常见于中暑、甲状腺危象、烧伤、中毒、神经阻滞剂恶性综合征、血清素综合征和恶性高热。鉴别发热和超高热至关重要,因为超高热可迅速致死,且解热药对其无效。医师通常可基于体温升高之前发生的事件(例如,暴露在高温下、药物应用情况、毒物暴露等)来区分发热和超高热。严重的超高热患者必须接受快速冷却治疗。

5. 如果患者在家时发热,而来诊时却不发热该如何处理?

这种情况最常见于儿科,父母的触诊往往高估了患儿的体温。结合体温计测量可提高判断发热的准确性。一般来说,父母向医师报告儿童未见发热时,其正确率更高。

大多数专家认为，医师仍应认真对待触诊感知的发热，并采取适当的措施对患者进行评估。

6. 发热的程度与病情的严重程度成正比吗？

一般来说，是不成正比的。曾有专业的发热相关参数评估儿童患严重细菌性疾病的可能性，但在 20 世纪 90 年代初期的流感嗜血杆菌疫苗及 21 世纪初的肺炎球菌联合疫苗问世之后，受群体免疫的影响，这些病原体相关疾病的患病率急剧下降，甚至在未接种疫苗的儿童中也是如此。除了新生儿，医师们普遍认为，临床表现比发热更重要。虽然如此，若体温超过 41.5℃则为超高热，诊治不论哪个年龄段的超高热患者时，医师都应该考虑严重感染、中枢神经系统异常和中暑等因素。

7. 最好的退热方法是什么？

大多数临床医师会应用解热药提高发热患者的舒适度，特别是对那些不能忍受发热带来的代谢需求增加的患者。对乙酰氨基酚和布洛芬是最常用的解热药，布洛芬已经被证明更为有效。其他非甾体抗炎药和阿司匹林也是不错的选择。但通常不建议儿童使用阿司匹林，因为阿司匹林及含阿司匹林的药物有引发 Reye 综合征的风险。其他退热方法，包括脱掉衣物及冷水浴等，通常不会明显地降低体温。如果体温超过 41.5℃，要使用快速冷却措施来应对可能存在的超高热（见第 59 章）。

8. 发热的原因有哪些？

最重要的是感染因素（包括细菌感染与病毒感染），大多数的发热都是由感染引起的，此外，也包括以下因素，需要加以鉴别。
• 恶性肿瘤（如白血病、淋巴瘤和实体肿瘤）。
• 风湿性疾病（如巨细胞性动脉炎、结节性多动脉炎、系统性红斑狼疮和类风湿关节炎等）。
• 中枢神经系统损伤（如脑卒中、脑出血或外伤）。
• 毒品 [如可卡因、3，4- 甲二氧基苯丙胺（MDMA，俗称摇头丸）和其他甲基苯丙胺类]。
• 戒断综合征（如震颤性谵妄和苯二氮䓬类药物戒断）。
• 医源性发热。
• 药物因素。

9. 什么药物会引起发热？

任何药物都有引起药物热的可能性，最常见的是抗生素类药物，约占药物热的 1/3（表 14-1）。发热通常在开始药物治疗后 7 ～ 10 天出现，相关的症状包括寒战（53%）、肌痛（25%）、嗜酸性粒细胞增多（22%）和皮疹（18%）。诊断药物热往往需要排除其他因素。

表 14-1 引发药物热的常见药物

抗生素类药物	作用于中枢神经系统的药物
青霉素	苯妥英钠
头孢菌素	苯巴比妥
异烟肼	卡马西平
呋喃妥英	甲硫哒嗪
利福平	非甾体抗炎药
磺胺类药	布洛芬
四环素类	水杨酸类
抗肿瘤药	其他
博来霉素	西咪替丁
链佐星	碘化物
强心药	别嘌呤醇
普鲁卡因胺	前列腺素 E_2
奎尼丁	干扰素

10. 发热患者的病史采集和体格检查有哪些要点？

需要特别注意相关症状（如咳嗽、排尿困难、腹泻和头痛等），要注意询问患者发热的持续时间、疾病接触史、可能造成免疫功能受损的危险因素、旅行史、用药史，尤其是并发症。当患者脱下衣物接受检查时，应进行详细的全身性体格检查。要充分考虑隐蔽性部位的感染，如耳朵、鼻子和鼻窦、脚、直肠和骨盆区域。仔细观察皮肤有无瘀点、紫癜、蜂窝织炎或其他相关皮疹来寻找相关证据。

11. 发热与心动过速之间的关系是什么？

正常时，体温每增加1℃，脉率相应增加8次（Liebermeister 原则）。当患者体温升高但脉率增加未达到相应值时，则出现体温-脉搏分离（法盖征），常见于伤寒、疟疾、军团菌感染、黄热病、兔热病、布鲁菌病和支原体感染等。在脓毒症早期，这种现象也很常见，如果患者同时伴有低血压，则更应该考虑脓毒症。与发热不成比例的呼吸急促是肺炎和革兰阴性菌败血症的特征。

12. 所有的脓毒症患者都会发热吗？

不是的，事实上，请记住，全身炎症反应综合征（SIRS）的诊断标准包括体温高于38℃或低于36℃。所以并不是所有的发热都由感染引起，也不是所有的感染患者都会发热。

13. 发热患者都应该应用抗生素吗？

显然不是。抗生素的应用应根据由患者的特征性临床表现、详细的病史、全面的体格检查、相关的实验室检查及辅助检查结果得出的诊断。对中毒、疑似细菌性脑膜炎，以及高危人群（如老年人、新生儿、肿瘤患者，以及镰状细胞病和其他免疫缺陷患者），医师应考虑立即应用抗生素。

14. 什么是中性粒细胞减少性发热?

患者口腔温度大于等于38.3℃或体温大于等于38℃持续超过1小时,应考虑中性粒细胞减少性发热。中性粒细胞减少性发热的患者,首选口腔测温。因为直肠测温(或检查)可造成肠道微生物定植,进而增加局部或全身感染的风险。中性粒细胞减少症的定义是中性粒细胞绝对值小于5×10^5/ml,或在未来48小时内,患者的中性粒细胞绝对值预计会更低。

15. 什么是不明原因发热?

彼得斯多夫等人于1961年提出了一个经典理论,将不明原因发热描述为:通过多次记录,体温高于38.3℃超过3周,且住院1周后仍无明确病因。现代观点对这个描述进行了一些修正,认为可以使用在门诊进行的检查替代以往为期1周的住院,这些检查包括实验室检查及胸部与腹部影像学检查。不明原因发热通常是由隐匿性感染、肿瘤性疾病和非感染性炎性疾病导致的,但在更多的情况中,患者发热原因不明。

16. 老年患者发热有什么特别之处吗?

相较于年轻患者,老年患者出现发热更可能存在严重的细菌或病毒感染。此外,20%～30%严重感染的老年患者可能表现出发热迟缓或无发热反应,有些还可能表现出延迟发热的现象。这些因素及老年人感染的非典型性表现可能会延误诊断。在年轻患者出现不明原因发热的病例中,大多数患者(87%～95%)可以找到发热来源,而老年患者则不同。老年患者不明原因发热更可能发生隐匿性感染(老年患者35%,年轻患者21%)、结核、脓肿和心内膜炎。与年轻患者相比,老年患者更可能患有结缔组织疾病,如颞动脉炎、风湿性多肌痛等,以及恶性肿瘤。

17. 典型的发热性疾病,发热会持续多久?

在大多数情况下,发热会在3～7天内消退。

争 议

18. 发热是"朋友"还是"敌人"?

几个世纪以来,这个问题一直存在争议。尽管发热往往是自限性的,而且很少导致严重的后果,但它经常被患者、家属和医师认为是严重疾病的征兆。越来越多的研究表明,发热在人体对抗某些感染时可能是有益的。发热会增加中性粒细胞及淋巴细胞活性,降低血清铁水平,血清铁是许多细菌繁殖需要的底物。发热可强化免疫过程,包括增强白细胞介素-1(IL-1)、T辅助细胞和溶细胞性T细胞的活性以及促进B细胞与免疫球蛋白的合成。

19. 许多临床医师推荐交替或联合使用对乙酰氨基酚及布洛芬来退热，这样有效吗？

最近的一篇 Cochrane 综述表明，有证据显示交替或联合应用解热药在降低儿童体温上会比单一用药更为有效。目前还没有明确的证据表明联合治疗是否能改善患者的舒适度。总体来说，目前还没有足够的证据证明联合治疗是否有益。许多文献作者对由护理人员管理的交替及联合治疗中不恰当的剂量和剂量间隔表达了关注。

20. 儿童预防接种后应常规给予解热药来预防发热吗？

不，欧洲一项针对 459 名婴儿的研究表明，尽管预防性应用对乙酰氨基酚能够降低发热反应，但受试者对多种疫苗抗原的抗体应答也随之降低。

21. 是否需要应用解热药来预防高热惊厥？

不需要，没有证据表明解热药可以预防高热惊厥。

关键点：发热

（1）体温升高是由某种原因引起的发热或超高热。
（2）在现有的测量体温的方法中，测量直肠温度可最准确地反映核心体温。
（3）体温升高的程度并不能预示疾病的严重程度。

致谢

感谢 Diane M. Birmbaumer 和 Sarah M. 两位医师对本章的贡献。

（郭　杰　译）

参考文献

1. Bleeker-Rovers CP, Vos FJ, de Kleijn EM, et al: A prospective multicenter study on fever of unknown origin: the yield of a structured diagnostic protocol. *Medicine (Baltimore)* 86:26–38, 2007.
2. Craig JV, Lancaster GA, Taylor S, et al: Infrared ear thermometry compared with rectal thermometry in children: a systemic review. *Lancet* 360:603–609, 2002.
3. Craig JV, Lancaster GA, Williamson PR, et al: Temperature measured at the axilla compared with rectum in children and young people: a systematic review. *BMJ* 320:1174–1178, 2000.
4. Dinarello CA, Porat R: Fever and hyperthermia. In Longo DL, Fauci AS, Kasper DL, et al, editors: *Harrison's principles of internal medicine*, ed 18, New York, 2012, McGraw-Hill.
5. El-Radhi AS: Why is the evidence not affecting the practice of fever management? *Arch Dis Child* 93:918–920, 2008.
6. El-Radhi AS, Barry W: Do antipyretics prevent febrile convulsions? *Arch Dis Child* 88:641–642, 2003.
7. Freifeld AG, Bow EJ, Sepkowitz KA, et al: Clinical practice guideline for the use of antimicrobial agents in neutropenic patients with cancer: 2010 update by the Infectious Diseases Society of America. *Clin Infect Dis* 52:e56–e93, 2011.
8. Greenes DS, Fleisher GR: Accuracy of a noninvasive temporal artery thermometer for use in infants. *Arch Pediatr Adolesc Med* 155:376–381, 2001.

9. Katz-Sidlow RJ, Rowberry JP, Ho M: Fever determination in young infants: prevalence and accuracy of parental palpation. *Pediatr Emerg Care* 25:12–14, 2009.
10. Norman DC: Fever in the elderly. *Clin Infect Dis* 31:148–151, 2000.
11. Offringa M, Newton R: Prophylactic drug management for febrile seizures in children. *Cochrane Database Syst Rev* CD003031, 2012.
13. Prymula R, Siegrist CA, Chlibek R, et al: Effect of prophylactic paracetamol administration at time of vaccination on febrile reactions and antibody responses in children: two open-label, randomized controlled trials. *Lancet* 374(9698):1339–1350, 2009.
14. Purssell E: Physical treatment of fever. *Arch Dis Child* 82:238–239, 2000.
15. Walson PD, Galletta G, Braden NJ, et al: Ibuprofen, acetaminophen, and placebo treatment of febrile children. *Clin Pharmacol Ther* 46:9–17, 1989.
16. Wong T, Stang AS, Ganshorn H, et al: Combined and alternating paracetamol and ibuprofen therapy for febrile children. *Cochrane Database Syst Rev* (10):CD009572, 2013.

第 15 章　胸痛

Lee S. Jacobson，MD，PhD；
Shamai A. Grossman，MD，MS

1. 为什么在急诊科，胸痛的原因很难确定？

- 多种器官的许多疾病过程都可能造成胸痛。
- 可能同时存在许多个疾病过程。
- 急性胸痛的原因往往是一个动态过程。
- 胸痛的严重程度往往与其潜在的生命威胁无关。
- 患者感到疼痛的位置往往与疼痛的来源不一致。
- 重复性的胸痛可能有心源性因素。
- 体格检查、实验室检查和影像学检查在急诊科中往往是非诊断性的。

2. 在评估急诊患者时必须首先考虑哪些可能危及生命的急性胸痛

- 心肌梗死。
- 主动脉夹层。
- 不稳定型心绞痛。
- 肺栓塞。
- 气胸。
- 心内膜炎。
- 心包炎。
- 心肌炎。
- 心脏压塞。
- 纵隔炎 / 食管破裂。
- 外伤。

3. 其他可能有胸痛症状的情况有哪些？

- 稳定型心绞痛。
- 瓣膜性心脏病。
- 肺炎。
- 胃食管反流（gastroesophageal reflux，GER）。
- 食管痉挛。
- 胸廓出口综合征。
- 肌肉骨骼痛。

- 消化性溃疡。
- 胆囊炎。
- 胰腺炎。
- 带状疱疹。
- 有症状的贫血。
- 镰状细胞贫血。
- 血管活性药的使用。
- 焦虑症。

4. 为什么通过胸痛的部位不能诊断其病因？

因为来自真皮的躯体神经纤维数量众多，并以单一水平进入脊髓，导致剧烈的局部疼痛。来自胸部和上腹部的内脏传入神经纤维较少，它们以多水平进入脊髓，导致钝性、定位不明的疼痛。内脏神经纤维和躯体神经纤维之间的联系可能导致内脏疼痛被误认为起源于躯体部位，不仅包括胸部，还包括肩、手臂、颈部、下颌、腹部和背部。

5. 胸痛患者的最佳初始治疗方案是什么？

所有急性胸痛患者应被假定可能存在危及生命的病因。除了少数例外情况，如果患者状态稳定，在开始任何诊断性检查之前，应先补充氧气、开放静脉通路，进行心脏监测（图 15-1）。

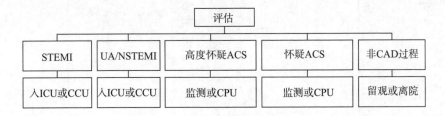

图 15-1 胸痛的评估

ACS，急性冠脉综合征；CAD，冠心病；CCU，冠心病监护治疗病房；CPU，胸痛观察病房；ICU，重症监护室；NSTEMI，非 ST 段抬高型心肌梗死；STEMI，ST 段抬高型心肌梗死；UA，不稳定型心绞痛

6. 如何初步评估胸痛患者？

最重要的是准确的病史。病史可以指导体格检查和进一步的检查。

- 需要考虑的因素包括发病情况、疼痛的特征、严重程度、位置、辐射方式、疼痛持续时间和相关症状。
- 诱发因素（如用力、运动或吸气）和缓解因素（如休息或身体姿势）可提供疼痛来源的线索（表 15-1）。
- 用硝酸甘油或胃肠鸡尾酒疗法缓解胸痛，对确定是否为心脏原因引起的胸痛没有帮助。

表 15-1 典型的胸痛

病因	特征	位置	放射位置	持续时间	相关症状	发作特征
心肌梗死	内脏性	胸骨后	颈部、下颌、肩、手臂	> 15 分钟	恶心、呕吐、出汗、呼吸困难	多变
心绞痛	内脏性	胸骨后	颈部、下颌、肩、手臂	5 ~ 15 分钟	恶心、出汗、呼吸困难	逐渐
主动脉夹层	剧烈的、撕裂的	胸骨后	肩胛间	持续的	恶心、呼吸困难、出汗	突然
肺栓塞	胸部	病侧胸部		持续的	呼吸困难、恐惧感	突然
气胸	胸部	病侧胸部	颈部、背部	持续的	呼吸困难	突然
心包炎	急剧的、尖锐的	胸骨后	颈部、背部、肩、手臂	持续的	呼吸困难、吞咽困难	多变
食管破裂	钻痛	胸骨后、上腹部	背部	持续的	出汗、呼吸困难（迟发）	突然
食管炎	钻痛	胸骨后	肩胛间	几分钟到几小时	吞咽困难	多变
食管痉挛	内脏性	胸骨后	肩胛间	几分钟到几小时	吞咽困难	多变
肌肉骨骼疾病	急剧的、表面的	局部		不定	呼吸困难	多变

7. 与缺血性心脏病、PE 和主动脉夹层有关的主要危险因素是什么？

见第 29、31 和 33 章。

8. 了解心脏缺血的危险因素对急诊医师有用吗？

虽然已知的典型的心脏缺血危险因素在确定患者发生冠心病的长期风险方面是有用的，但在急诊科，危险因素在确定急性冠脉综合征的即时风险时，效用非常有限。最近美国心脏病学会基金会／美国心脏协会的指南表明，预测胸痛患者 ACS 最重要的因素是目前的病史，而不是心脏缺血的危险因素。最近的研究表明，结合心脏缺血的危险因素、病史、心电图和实验室检查结果，可以对处于极低风险的患者进行早期诊断。

9. 是否存在有用的、可根据疑似 PE 患者的风险水平进行分级的临床预测规则？

存在，见第 29 章。

10. 放射性胸痛是否有意义？

放射性胸痛具有提示性，但并不能单纯根据放射性胸痛诊断为心肌缺血。内脏疼痛（包括心脏、主动脉、食管、胃和肺的疼痛）可能伴随着颈部、肩部或手臂的放射痛。如果胸痛放射到手臂，提示了更高的急性心肌梗死的可能性。有趣的是，尽管"典型的"心源性胸痛传统上被认为向左臂放射，但最近的证据表明，向右臂放射的胸痛比向双臂或仅向左臂放射的疼痛更可能是心源性胸痛。

11. 患者的表现与胸痛的来源有何关系？

• 重大疾病往往导致焦虑、多汗和病态。
• 肌肉僵直可能由 PE、胸膜炎、胸膜刺激、气胸、肺炎和肌肉骨骼疼痛引起。
• Levine 征的表现是患者描述疼痛时将紧握的拳头放在胸骨上，这通常与缺血性心脏病有关。
• Kussmaul 征是吸气时颈部静脉反常充盈，提示右心室梗死、PE 或心包炎合并心脏压塞。

12. 生命体征有什么意义？

• 上肢之间的血压差超过 20mmHg，或下肢动脉搏动缺失或减少，提示患者可能存在主动脉夹层。
• 低血压是一种不乐观但非特异性的症状，通常提示更严重的病理状况，可能是心源性疾病（如 MI）或梗阻性疾病（如肺栓塞、张力性气胸和心脏压塞）。
• 若出现心动过速，应引起对严重疾病的怀疑，并以严重的疼痛或焦虑作为排除诊断的证据。
• 呼吸暂停可能由 PE、肺炎和气胸引起，也可能继发于疼痛。
• 发热通常提示存在炎症或感染性疾病，如心包炎或肺炎。
• 缺氧是一种敏感但不具有特异性的不乐观的病理表现，可能由多种心肺病理过程引起，应根据临床表现，给予吸氧或正压通气治疗。没有明确原因的缺氧可能需要全面的检查。

13. 哪些体格检查结果有助于鉴别急性胸痛的病因？

单纯的体格检查很少能诊断胸痛的来源，但是当与病史结合时，它们可能非常有价值。触诊可提示局部压痛和肌肉骨骼疼痛，5% ~ 10% 的 ACS 患者有胸痛和相关的胸部触痛。心脏听诊可提示主动脉不全或主动脉夹层的新杂音，或由 ACS 引起的乳头肌功能不良导致的二尖瓣反流的新杂音。第三或第四心音提示患者有更高的发生心包炎的可能性。心包摩擦声与心包炎有关。心音遥远可提示心脏压塞。来自食管破裂或支气管破裂的纵隔空气会产生一种叫 Hamman 征的嘎吱声。呼吸音减弱、局限性皮下肺气肿或过度共振提示可能存在气胸。局限性啰音提示肺部疾病是引起胸痛的原因。单侧腿部肿胀、单腿点状水肿、深静脉系统压痛或小腿肿胀可能与下肢深静脉血栓形成后引起的肺栓塞有关。

14. 心电图对胸痛的评估有何帮助？

心电图是一种优秀的快速筛选评估手段，它可以提供许多有助于医师诊断胸痛来源的线索。

- 与 ACS 相关的心电图表现为 ST 段抬高、ST 段压低、T 波倒置和新的束支传导阻滞。然而，20% ~ 50% 的急诊患者最初的心电图可能是正常的，他们后来才被诊断为急性心肌梗死。

- ST 段抬高型心肌梗死应单独由心电图诊断（见第 31 章），除 ST 段抬高型心肌梗死的同类型表型（如主动脉夹层）的排除性检查外，不需要进一步的检查。

- 心包炎早期心电图改变可包括弥漫性 ST 段抬高伴 PR 段压低。电交替也可以在有严重心包积液或心脏压塞的心包炎患者中出现。

- 与 PE 相关的心电图最常显示正常的窦性心律。常见的与急性 PE 相关的心电图表现为窦性心动过速或右胸前导联的非特异性 ST-T 波异常。继发于 PE 的右心应变也可能导致 P 波峰值、电轴右偏移或导联 S 波突出，或Ⅲ导联出现 Q 波，或Ⅲ导联出现新的 T 波倒置（S1 型、Q3 型、T3 型）；然而，与 PE 相关的 S1 型、Q3 型、T3 型很少发生，即使发生也不是病理型。

- 如果可以的话，与患者以前的心电图进行比较，这是至关重要的。

15. 在引起胸痛的疾病中，胸部 X 线片可能出现什么异常？

胸痛患者的胸部 X 线片通常是正常的，但可提供几种情况的快速诊断，举例如下。

- 气胸常在立位胸片上显示内脏胸膜线，侧位胸片显示凹陷征。如果存在张力，纵隔将偏向健侧。

- 主动脉夹层可能表现为纵隔增宽、左主支气管凹陷、气管旁条纹消失，以及钙化动脉内膜与主动脉结外侧缘之间存在 4 ~ 5mm 或更大的分离。

- PE 通常表现为非特异性体征，如肺不张或膈肌抬高。罕见的 PE 症状包括汉普顿隆起（一个楔形胸膜浸润，代表梗死区域）和汉普顿驼峰征（即中央栓塞，远端没有肺阴影）。

- 肺炎通常会产生一个或多个肺实变、胸腔积液或空洞。
- 食管破裂通常会出现皮下气肿、纵隔气肿、左侧胸腔积液或左侧气胸。

16. 心肌酶在评价急诊患者胸痛方面是否有价值？

有价值，见第 31 章。

17. 床旁超声检查对诊断急性胸痛有帮助吗？

近年来，急诊医师对床旁超声的应用越来越关注。多项研究表明，经过适当的训练，急诊医师可以非常熟练地使用床旁超声解决许多临床问题。床旁超声能帮助医师快速、准确地诊断引起突发胸痛的多种疾病，包括心包积液、胸腔积液、气胸和严重心脏功能障碍。超声检查能够检测到更微妙的发现，如心脏压塞、MI 时心脏收缩力异常和 PE 患者的右心变化。在许多情况下，超声检查比 X 线检查更准确和快速。虽然这些发现是对临床诊断的重要补充，但更重要的是，要认识到床旁超声的局限性，例如，使用者的经验（包括床旁超声的获取和解释）、床旁超声仪器的图像质量以及可能混淆成像的因素等，这些都可能影响临床诊断。

18. 是否还有其他的床旁检查或药物，可以帮助医师确定急性胸痛的来源？

有几种床旁检查可能有帮助，但它们本身很少具有诊断意义。

- 虽然硝酸甘油可缓解心绞痛和食管痉挛，但是急性心肌梗死和不稳定型心绞痛可能仍未缓解。因此，应避免使用硝酸甘油作为诊断试验。
- 由黏性利多卡因和一种抗酸药组成的抗酸或 GI 鸡尾酒疗法通常能缓解食管疼痛，也能缓解 7% 的心绞痛患者的疼痛。应避免使用抗酸药作为诊断试验。
- 心包炎引起的疼痛通常在仰卧位更严重，当身体前倾时疼痛减轻。
- 食管疾病引起的疼痛会随着体位的改变而加重，例如，前倾或躺下。
- 肌肉骨骼疼痛随着运动和触诊而加重。

19. 是否有其他诊断性影像学检查有助于确定胸痛的原因？

- 对危险分级为低至中度风险的 ACS 患者采用冠状动脉 CT 血管造影。
- 主动脉夹层可以通过胸部动脉造影、快速 CT 检查、MRI 或经食管超声心动图来诊断。
- 怀疑 PE 的患者可以通过通气灌注扫描、胸部螺旋 CT 或常规肺动脉造影检查来诊断。
- 食管破裂的患者可以用水溶性造影剂进行食管造影来诊断。

20. 在评估老年患者、糖尿病患者和女性患者的胸痛时，必须考虑哪些特殊因素？

- 虽然老年人胸痛的来源与普通人群并无明显差异，但他们的症状往往是不典型的。缺血性心脏病可表现为突发性呼吸困难、腹部或上腹部饱满、极度疲劳、意识模糊或晕厥，而非胸痛。

- 糖尿病患者对疼痛的感知能力可能会发生变化，导致类似老年人的不典型表现。女性患冠心病的风险随着绝经期的到来而增加。
- 患有缺血性心脏病的女性比男性更常表现出不典型的症状。这可能是因为女性有较高的不常见的缺血因素的患病率，如血管痉挛和微血管心绞痛。

21. 激发性压力测试在胸痛的紧急评估中有用吗？

目前的治疗原则是，不仅要排除进行中的心脏紧急情况，还要区分患者的风险分级，鉴别迫在眉睫的重大不良心脏事件。激发性压力测试是实现这一目的的重要工具。它是一种非侵入性的检查工具，用于筛选急诊科的胸痛患者是否有可干预的、会使他们在未来发生心脏不良事件的冠状动脉血管病变。需要注意的是，激发性压力测试不适合疾病预测概率很低的患者，因为激发性压力测试更有可能引发假阳性结果，且医师不会因此改变治疗方案，故这类患者使用激发性压力测试可能导致不必要地使用宝贵的急诊资源。冠状动脉病变的预测概率极高的患者的激发性压力测试也可能出现假阴性，医师应结合心脏病学检查。医师需要良好的判断力来确定适合激发性压力测试的急诊患者。负荷显像测试，如压力超声心动图和心肌灌注研究，可能有较低的假阳性和假阴性率。并非所有的激发性压力测试都必须紧急进行。如果患者有较低的冠状动脉病变风险，并有机会获得良好的后续治疗，将他们作为门诊患者进行激发性压力测试可能是合理的。

22. 2% ~ 4% 的由急性心肌梗死所致胸痛的患者没有得到有效治疗而回家诊断失误与哪些因素有关？

- 因患者为年轻人而掉以轻心。
- 未能获得准确的病史。
- 未能正确解读心电图。
- 未能识别不典型表现。
- 不愿收治症状不典型的患者。
- 依赖实验室检查，如心肌酶。
- 缺乏相关经验及培训。

网址

American Heart Association：www.americanheart.org；accessed 1−14−15.

致谢

特别感谢 Eric Wong 对本章的贡献。

（郭利莉　译）

参考文献

1. Anderson JL, Adams CD, Antman EM, et al: ACC/AHA 2007 guidelines for the management of patients with unstable angina/non−ST-elevation myocardial infarction: executive summary. *Circulation* 116:803–877, 2007.
2. Gibler WB, Cannon CP, Blomkalns AL, et al: Practical implementation of the guidelines for unstable angina/non−ST-segment elevation myocardial infarction in the ED. *Circulation* 111:2699–2710, 2005.
3. Goodacre S, Angelini K, Arnold J, et al: Clinical predictors of acute coronary syndromes in patients with undifferentiated chest pain. *QJM* 96:893–898, 2003.
4. Goodacre S, Locker T, Morris F, et al: How useful are clinical features in the diagnosis of acute, undifferentiated chest pain? *Acad Emerg Med* 9:203–208, 2002.
5. Hamilton GC, Malone S, Janz TG: Chest pain. In Hamilton GC, Sanders AB, Strange GR, et al, editors: *Emergency medicine an approach to clinical problem-solving*, ed 2, Philadelphia, 2003, Saunders, pp 131–153.
6. Hwang JQ, Kimberly HH, Liteplo AS, et al: An evidence-based approach to emergency ultrasound. *Emerg Med Pract* 13:1–27, 2011.
7. Ioaunides JP, Salem D, Chew PW, et al: Accuracy of imaging technologies in the diagnosis of acute cardiac ischemia in the emergency department. *Ann Emerg Med* 37:471–477, 2001.
8. Jneid H, Anderson JL, Wright RS, et al: 2012 ACCF/AHA focused update of the guideline for the management of patients with unstable angina/non−ST-elevation myocardial infarction (updating the 2007 guideline and replacing the 2011 focused update). *Circulation* 126:875–910, 2012.
9. Jones ID, Slovis CM: Emergency department evaluation for the chest pain patient. *Emerg Med Clin North Am* 19:269–282, 2001.
10. Lee PY, Alexander KP, Hammill BG, et al: Representation of elderly persons and women in published randomized trials of acute coronary syndromes. *JAMA* 286:708–713, 2001.
11. Lee TH, Goldman L: Evaluation of the patient with acute chest pain. *N Engl J Med* 342:1187–1195, 2000.
12. Mahler SA, Miller CD, Hollander JE, et al: Identifying patients for early discharge: performance of decision rules among patients with acute chest pain. *Int J Cardiol* 168:795–802, 2013.
13. Marx JA, Hockberger RS, Walls RM, et al, editors: *Rosen's emergency medicine: concepts and clinical practice*, ed 8, St. Louis, 2013, Brown, pp 214–222.

14. Panju AA, Hemmelgarn BR, Guyatt GH, et al: The rational clinical examination: is this patient having a myocardial infarction? *JAMA* 280:1256–1263, 1998.
15. Pope JH, Aufderheide TP, Ruthazer R, et al: Missed diagnosis of acute cardiac ischemia in the emergency department. *N Engl J Med* 342:1163–1170, 2000.
16. Ringstrom E, Freedman J: Approach to undifferentiated chest pain in the emergency department: a review of recent medical literature and published practice guidelines. *Mt Sinai J Med* 73:499–505, 2006.
17. Rusnak RA, Stair TO, Hansen K, et al: Litigation against the emergency physician: common features in cases of missed myocardial infarction. *Ann Emerg Med* 18:1029–1034, 1989.
18. Savonitto S, Ardissino D, Grauger CB, et al: Prognostic value of the admission electrocardiogram in acute coronary syndromes. *JAMA* 281:707–713, 1999.
19. Smith SW, Whitman W: Acute coronary syndromes: acute myocardial infarction and ischemia. In Chan TC, Brady WJ, Harrigan RA, et al, editors: *ECG in emergency medicine and acute care,* Philadelphia, 2005, Elsevier, pp 151–172.
20. Steele R, McNaughton T, McConahy M, et al: Chest pain in emergency department patients: if the pain is relieved by nitroglycerin, is it more likely to be cardiac chest pain? *CJEM* 8:164–169, 2006.
21. Swap CJ, Nagurney JT: Value and limitations of chest pain history in evaluation of patients with suspected acute coronary syndromes. *JAMA* 294:2623–2629, 2005.
22. Takakuwa KM, Halpern EJ: Evaluation of a triple rule-out coronary CT angiography protocol: use of 64-section CT in low-to-moderate risk emergency department patients suspected of having acute coronary syndrome. *Radiology* 248:438–446, 2008.
23. Turnipseed ST, Trythall WS, Diercks DB, et al: Frequency of acute coronary syndrome in patients with normal electrocardiogram performed during presence or absence of chest pain. *Acad Emerg Med* 16:495–499, 2009.

第 16 章　腹痛、恶心和呕吐

Rick A. McPheeters，DO，FAAEM; Juliana Karp，MD

腹痛

1. 内脏疼痛和躯体疼痛有什么区别？这些区别有什么实际意义？

　　不断变化的疼痛形式通常揭示了疼痛的来源，并有助于医师了解疼痛的进展程度。早期，患者可能将疼痛描述为一种由空腔脏器或实质器官包膜发出的深层隐痛（内脏痛）。这种疼痛通常不易定位，一般沿着腹部的中线下降。之后，疼痛进展到壁腹膜，疼痛变得更加局部，在疼痛涉及的器官的侧面，强度更加剧烈（躯体或腔壁疼痛），并一直持续。若内脏疼痛被躯体疼痛所取代，则通常意味着需进行手术治疗。

2. 局限性腹膜炎与全身性腹膜炎有什么区别？

　　当靠近患病器官的腹膜发炎时，触诊或任何腹部运动都会引起腹膜对牵拉敏感，从而导致局部疼痛（局限性腹膜炎）。如果刺激性物质（如脓液、血液或胃内容物）溢出腹腔，则整个腹膜表面都可能会对拉伸或运动敏感，任何运动或触诊都可能引起腹腔内的疼痛（全身性腹膜炎）。

> **关键点：肠系膜缺血**
>
> （1）腹痛与体格检查结果不相称。
> （2）弥漫性腹部压痛、反跳痛和强直都提示疾病严重。
> （3）通过肠系膜动脉造影或手术探查确诊。

3. 有哪些有效的腹膜刺激测试？

　　体格检查时的反跳痛是腹膜炎的典型表现。对疑似全身性腹膜炎的患者（例如，明显的疼痛，按压任意一个肿块都会使患者感到难以忍受的疼痛），反跳痛的标准测试不必太苛刻。一般情况下，让患者咳嗽可以得到足以产生阳性检查结果的腹膜运动。当各方面检查都正常时，可进行足跟试验（Markle 试验）和单足跳试验，二者都是对腹膜刺激高度敏感的试验。对患有阑尾炎的患者来说，这些测试具有一定的敏感度并且其敏感度通常优于标准反跳试验。

4. 为什么疼痛与呕吐的时间关系很重要？

一般来说，呕吐前的疼痛暗示着需要进行手术，而疼痛发作前呕吐则是一种典型的非手术指征。若呕吐可缓解上腹部疼痛，则提示胃内病变或恶性胃出口梗阻。

5. 腹膜刺激与食欲不振有什么关系？

厌食、恶心和呕吐与腹膜刺激的严重程度和范围成正比。然而，食欲正常并不能排除重要的外科炎症，如阑尾炎。盲肠后阑尾炎伴有有限的腹膜刺激症状的患者可存在轻微的胃肠不适，并且 1/3 的急性阑尾炎患者没有食欲不振的首发症状。

6. 评估老年急性腹痛患者时的陷阱

高龄因素经常会减轻急性腹部疾病的表现：疼痛可能不那么严重；发热通常不那么明显；腹膜炎的迹象，如肌肉保护和反跳痛可能会减少或消失；白细胞计数的升高也不太明显。胆囊炎、肠梗阻和阑尾炎是老年人急腹症的最常见原因。由于非典型的临床表现，接诊老年患者时，医师需要谨慎地进行额外的筛查测试（如脂肪酶、肝功能和碱性磷酸酶检查），以及超声或 CT 检查。

7. 还有哪些因素可能显著改变腹痛患者的症状？

精神分裂症和糖尿病患者的腹痛症状和体征可能明显减弱。先前使用类固醇或抗生素可能会显著改变腹痛患者的体征和检查结果。

关键点：阑尾炎

（1）阑尾炎最明显的表现是右下腹压痛、恶心和食欲不振。

（2）临床评分系统可用于风险分级，但不能用于排除诊断。

（3）先进的影像学检查（主要是 CT 检查）对降低阴性开腹率的影响最大。

---

8. 便秘意味着什么？

便秘是指：尽管有欲排便的感觉但是仍无法排便，或胀气 8 小时以上。在一些情况下，便秘也高度提示肠梗阻。

9. 什么生命体征与腹膜炎的程度密切相关？

心动过速是进展性腹膜炎的普遍表现。连续观测脉率要比初始脉率更加重要。不明原因的脉率上升可能是手术探查的早期指征。这种反应可能在老年患者中减弱或消失。

10. 腹痛的持续时间是否有助于对病因进行分类？

持续 6 小时或更长时间的严重腹痛很可能需要手术矫正。疼痛持续时间超过 48 小时的患者，外科疾病发生率显著低于疼痛持续时间较短的患者。

11. 两种常见的因腹痛而需手术的情况

阑尾炎和急性肠梗阻。

12. 在不明原因的急性腹痛的治疗中，麻醉性镇痛药有一席之地吗？

为避免掩盖重要的症状或身体表现，传统上禁止使用麻醉性镇痛药，直到有确切的诊断。在一篇综述中，Ranji 及其同事发现用阿片类药物控制疼痛可能会改变体格检查结果，但这些变化不会导致诊疗错误的显著增加。越来越多的数据表明，控制严重的疼痛可以使患者更好地配合治疗，可能有助于急性腹部疾病的评估。

13. 哪些是最有用的初步实验室检查？

一般建议进行全血细胞计数并进行鉴别，以及尿常规检查。最初的血细胞比容水平有助于确定是否存在贫血。白细胞计数升高提示有显著的病理变化，但无特异性。尿比重升高反映脱水，尿胆红素水平升高（无尿胆红素原）表明胆总管梗阻。尿量过多、血尿、尿糖和酮体阳性可能提示腹痛的非外科原因。对于上腹部或右上腹部疼痛的患者，建议检查脂肪酶和肝功能。任何有生育能力的妇女都应接受妊娠试验。如果出现临床脱水或其他值得怀疑的病因，例如，肾衰竭、糖尿病或代谢性酸中毒，则需要检查血清电解质、血糖、血尿素氮和肌酐。

14. 在初步诊断怀疑小肠梗阻时，是否需要 X 线片检查？

不需要。腹部 CT 已被证明在诊断准确性和确定肠梗阻的级别及原因方面明显优于 X 线片检查。例外情况包括无法进行 CT 检查、获得 CT 检查结果的时间过长、患者处于极端情况以及患者的情况不稳定无法转移到 CT 室。

15. 疑似阑尾炎患者进行 CT 检查时是否需要口服造影剂？

不需要。在急诊科，急性腹痛和疑似阑尾炎患者口服造影剂不能提高 CT 的诊断准确性，只会延误诊断时间。

16. 所有具有并发症的阑尾炎患者都需要手术治疗吗？

紧急阑尾切除术是标准的治疗方法。但是，Minneci 等的研究显示，使用抗生素进行非手术治疗可能是一个可行的选择。医师必须进行进一步检查以更好地确定患者是否需要手术、预后情况、手术安全性和治疗成本。

17. 一名 7 岁的儿童在过去 5 个月内因急性腹痛和几次腹痛相关的主诉来到急诊科，体格检查无明显体征，最有可能的原因是什么？

至少 95% 的 5 岁以上的儿童患者会出现不明原因的间歇性腹痛，持续时间超过 3 个月，特别是在没有客观发现的情况下，如发热、生长迟缓、贫血、胃肠道出血、疼痛和压痛。

（1）糖尿病酮症酸中毒（DKA）。

（2）食物中毒。

（3）肺炎。

（4）盆腔炎。

18. 一名严重腹痛的患者被发现患有 DKA，如何判断腹痛是 DKA 的表现，以及是否是手术引起了 DKA？

DKA 患者经常会出现严重的腹痛。虽然 DKA 患者腹痛和肠梗阻的确切原因尚不明确，但很可能是低血容量、低血压和全身钾缺乏造成的。急性手术病变可能引发DKA；然而，大多数 DKA 患者没有这种病理发现。通过药物治疗使患者恢复生化稳态，腹部症状通常会缓解。在进行任何外科手术之前，必须对 DKA 进行治疗，因为病情不稳定的患者术中死亡率极高。如果适当治疗了 DKA 但症状仍然存在，那么 DKA是由外科潜在原因引起的概率就更高了。

19. 疑似急性阑尾炎的患者是否需要进行直肠检查？

文献对急性阑尾炎的辅助诊断的有效性有不同的看法，在医疗事故索赔中，曾提及未进行直肠检查。只有通过直肠检查才能有效地诊断某些其他疾病（如前列腺炎或隐性胃肠出血）。

20. 是否有可靠的诊断性检查可以排除阑尾炎？

至少目前为止还没有。Kentsis 等已经证明，高精度质谱尿液蛋白质组学分析可以识别急性阑尾炎的诊断标志物。这些诊断标志物可能在不久的将来会显著提高阑尾炎的诊断准确性。

恶心和呕吐

21. 呕吐？本书中有这么多有趣的主题，这一部分有必要阅读吗？

有必要。在急诊科中最常见和最有害的错误之一，就是假设恶心和呕吐是由胃肠炎引起，而没有考虑和排除更严重的病因。此外，呕吐是急诊科中最常见的症状之一。

22. 什么引起了呕吐？

呕吐的原因是十分复杂的，涉及髓质中的呕吐中枢。这个中枢有 4 种兴奋的方式。

（1）通过腹膜的迷走神经和交感神经、胃肠道、胆道和泌尿生殖道、盆腔器官、心脏、咽、头以及前庭器官综合控制。

（2）呕吐可通过汇聚在髓质的孤束核中的冲动引发。

（3）呕吐可通过位于第四脑室底部的化学感受器触发区引发。

（4）呕吐可通过前庭或前庭小脑系统引发（晕动病和一些药物诱导的呕吐）。

23. 呕吐本身会导致潜在的并发症吗?

会。其中一些是危及生命的。

- 食管穿孔或 Mallory-Weiss 撕裂。
- 严重脱水。
- 代谢性碱中毒。
- 严重的电解质紊乱（特别是 Na^+、K^+、Cl^-）。
- 误吸。
- 食管或胃出血。

关键点：胃肠炎的特点

（1）胃肠炎通常不存在真正的腹部或盆腔压痛。

（2）胃肠炎通常伴随呕吐和腹泻。

（3）胃肠炎通常是自限性疾病，但可能需要静脉补液和补充电解质。

---

24. 呕吐的常见原因

见表 16-1。

表 16-1　呕吐的常见原因

	胃肠道	非胃肠道
功能性	胃轻瘫、肠易激综合征	妊娠
感染 / 炎症	胃肠炎、肝炎、阑尾炎、胆囊炎、胰腺炎	肺炎、脑膜炎、脓毒症
机械因素	小肠梗阻、肠梗阻、胃出口梗阻	肾结石、卵巢扭转、睾丸扭转
药物副作用	NSAID 引起的胃炎、地达诺苷引起的胰腺炎、丙戊酸引起的胰腺炎	地高辛、茶碱、阿司匹林、铁、阿片类药物、抗生素、化学治疗、放射治疗
神经 / 精神	N/A	颅内压升高、前庭障碍、神经性贪食症和暴饮暴食
中毒 / 代谢	酒精性胃炎和胰腺炎、对乙酰氨基酚诱导的肝炎、长期使用大麻	DKA、尿毒症、高钙血症

注：N/A，不适用；NSAID，非甾体抗炎药。

25. 儿童呕吐有特殊的胃肠道原因吗?

有，尤其是在 1 岁以内，原因包括胃肠道闭锁、肠旋转不良、肠扭转、先天性巨结肠、胃食管反流、幽门狭窄、肠套叠和腹股沟疝（儿童呕吐见第64章）。

26. 呕吐物的特征能帮助诊断吗？

有些时候可以，特别是对于胃肠道疾病。急性胃炎的呕吐物通常是胃内容物混合少量胆汁。胆道或输尿管绞痛患者，呕吐物通常是胆汁状物质。交感神经休克（腹部或盆腔器官的急性扭转）的患者经常会呕吐，但呕吐物很少。肠梗阻患者呕吐物的特征变化：最初是胃内容物；然后进展为胆汁状物质；最后进展为褐色多汁物质，这是远端小肠或大肠梗阻的特征。吐血是完全不同的情况（见第35章）。

27. 医师还需要询问患者什么信息？

• 相关的症状和体征，如疼痛、发热、黄疸和排便习惯，再结合肝炎或胆道梗阻伴黄疸而综合考量。永远记住，没有腹泻症状的胃肠炎并不罕见。

• 呕吐与饮食的关系。餐后呕吐常见于消化性溃疡引起的流出道梗阻。高脂肪饮食后呕吐是胆囊炎的常见症状。呕吐6小时前进食的食物则考虑胃潴留。

• 不要总是关注胃肠道。询问药物和可能的药物使用、头痛和其他神经系统症状、最后一次月经的时间，考虑妊娠的可能性。询问心脏病的危险因素，尤其是接诊老年患者时。

28. 体格检查时应该注意什么？

体格检查是有帮助的，但也有可能是不可靠的。要注意观察脱水的迹象，尤其是儿童患者。检查肠鸣音，肠鸣音在胃肠炎时增强，在肠梗阻或严重腹部感染时消失。腹部压痛可能出现在多种疾病中，但腹部僵硬提示腹膜炎，这是一种外科急症。有呕吐、腹痛或盆腔疼痛的育龄妇女需要进行盆腔检查和妊娠检查。如果有任何相关的神经系统症状，如头痛或眩晕，一定要进行神经系统检查。

29. 是否需要进行实验室检查？

这个问题因人而异。一般情况下，应根据病史和体格检查情况而定。糖尿病患者和老年患者可能存在严重的感染和代谢紊乱，要小心对待此类患者。

30. 什么时候应该进行影像学检查？

这个问题因人而异。腹部X线片通常是非特异性的，但可能显示腹部内脏穿孔的空气或扩张的肠梗阻。胸片对于长期呕吐的患者是有用的，可以排除误吸或纵隔气肿。伴膈肌刺激的肺叶肺炎可引起呕吐，并伴有腹痛和呼吸道的症状。

（1）除胃肠道疾病外，始终要考虑其他病因。

（2）要详细了解患者的病史，尤其是儿童和老年患者。

（3）始终考虑儿童患者的意外药物摄入和成年患者的药物副作用或药物毒性。

（4）实验室检查和 X 线片很少用于胃肠炎，但可能有助于确定呕吐的其他原因。

31. 应该如何治疗呕吐患者？

· 始终记得保持呼吸道畅通。精神状态不稳定的患者应侧卧以防止误吸，必要时尽早行气管插管。

· 静脉输液通常用于补液。建议使用生理盐水或乳酸林格液，对一些患者来说，尤其是儿童，口服补液可能是首选。

· 鼻胃吸引可用于治疗和诊断，可在怀疑有胃肠出血或小肠梗阻时提供诊断依据。

· 必须谨慎使用缓解恶心和呕吐的药物，尤其是治疗精神状态不稳定、低血压或诊断不明确的患者时。

· 确定并尽可能治疗潜在原因。

32. 应该用什么药治疗呕吐？

见表 16-2。

表 16-2　镇吐药

通用名称	商品名称或别称	说明	剂量
帕洛诺思琼	盐酸帕洛诺思琼注射液	与化学治疗有关的呕吐	化学治疗前 0.25mg 静脉注射
美克洛嗪	氯苯甲嗪、敏克嗪	眩晕、运动病	25mg 口服，一天 4 次
多拉司琼	立必复	与麻醉或化学治疗有关的呕吐	12.5mg 静脉注射或至多 100mg 口服
羟嗪	安太乐、盐酸羟嗪	恶心、呕吐、焦虑	25 ～ 100mg 口服或肌内注射，一天 3 ～ 4 次
苯海拉明	苯海拉明	运动病	25 ～ 50mg 口服或静脉注射，一天 4 次
纳比隆；纳必隆；纳麻隆	大麻隆	与化学治疗有关的恶心、呕吐	1 ～ 2mg 口服，一天 2 次
丙氯拉嗪	哌嗪	恶心、呕吐、焦虑	10mg 口服、肌内注射或静脉注射，一天 4 次；25mg 灌肠，一天 2 次（黑框警告：帕金森病相关精神病患者[†]）

通用名称	商品名称或别称	说明	剂量
多西拉敏＋吡哆醛*	Diclegis	妊娠引起的恶心、呕吐	剂量不同，分2～4个标签剂量，一天4次
茶苯海明	贻晗柠	恶心、运动病	50～100mg 口服、肌内注射或静脉注射，一天4次
阿匹坦	阿瑞吡坦胶囊	化学治疗引起的恶心、呕吐	第一天125mg口服，第二天和第三天80mg口服
磷化碳水化合物	依米醇	恶心、呕吐	15～30ml 每15分钟（不超过5剂）
氟哌利多	氟哌利多注射剂	恶心、呕吐	0.625～2.5mg静脉注射或2.5mg肌内注射（黑框警告：QT间期延长†）
格雷司琼	凯特瑞、康泉	化学治疗引起的恶心、呕吐	10mg/kg静脉注射或1mg口服，一天2次（仅在化学治疗当天），也有贴剂
屈大麻酚	Marinol	化学治疗引起的顽固性恶心、呕吐	剂量不定
异丙嗪		恶心、呕吐、运动病、焦虑	12.5～25mg口服、灌肠或静脉注射，一天4次（黑框警告：2岁以下儿童；严重组织损伤、坏疽†）
甲氧氯普胺	灭吐灵	恶心、呕吐、胃食管反流、胃轻瘫	5～10mg口服；或静脉注射剂量不定（黑框警告：迟发性运动障碍†）
氯丙嗪	氯丙嗪	恶心、呕吐、焦虑	10～25mg口服，一天4次；或25mg肌内注射（黑框警告：帕金森病相关精神病患者†）
曲美苄胺	盐酸曲美苄胺制剂	恶心、呕吐	300mg口服，一天3～4次；或200mg肌内注射，一天3～4次
东莨菪碱	可弥特	恶心、呕吐、运动病	每3天一次
羟嗪双羟萘酸盐	羟嗪口服剂	恶心、呕吐、焦虑	25～100mg口服或肌内注射，一天3～4次

通用名称	商品名称或别称	说明	剂量
昂丹司琼	枢复宁	恶心、呕吐	4～8mg 口服、静脉注射，也有口腔速溶片形式（黑框警告：QT 延长[†]）；有新的对于妊娠患者的警告，数据尚不明确

注：[*] 引自 Koren G，Clark S，Hankins GD，et al：Effectiveness of delayed-release doxylamine and pyridoxine for nausea and vomiting of pregnancy：a randomized placebo controlled trial. Am J Obstet Gynecol 203：571.e1‐571.e7，2010.

[†] 引自美国食品药品监督管理局：MedWatch：The FDA safety information and adverse event reporting program. 网址：www.fda.gov/safety/medwatch；accessed 1-14-15.

网址

（1）Acute appendicitis：http://emedicine.medscape.com/article/773895-overview；accessed 5-22-15.

（2）Abdominal pain in elderly persons：http://emedicine.medscape.com/article/776663-overview；accessed 5-22-15.

（3）www.fda.gov/safety/medwatch；accessed 1-14-15.

（4）www.uptodate.com/contents/search?search=cyclic+vomiting+syndrome；accessed 1-14-15.

（何　畔　译）

参考文献

1. American College of Emergency Physicians (ACEP): Clinical policy: critical issues in the evaluation and management of emergency department patients with suspected appendicitis. *Ann Emerg Med* 55:71–116, 2010.
2. Anderson SW, Soto JA, Lucey BC, et al: Abdominal 64-MDCT for suspected appendicitis: the use of oral and IV contrast material versus IV contrast material only. *AJR Am J Roentgenol* 193:1282–1288, 2009.
3. Bhatt M, Joseph L, Ducharme FM, et al: Prospective validation of the pediatric appendicitis score in a Canadian pediatric emergency department. *Acad Emerg Med* 16:591–596, 2009.
4. Budhram GR, Bengiamin RN: Abdominal pain. In Marx JA, Hockberger RS, Walls RM, et al, editors: *Rosen's emergency medicine: concepts and clinical practice*, ed 8, Philadelphia, 2014, Saunders, pp 223–231.
5. Jackson K, Taylor D, Judkins S: Emergency department abdominal X-rays have a poor diagnostic yield and their usefulness is questionable. *Emerg Med J* 28:745–749, 2011.
6. Kentsis A, Lin YY, Kurek K, et al: Discovery and validation of urine markers of acute pediatric appendicitis using high-accuracy mass spectrometry. *Ann Emerg Med* 55:62–70, 2010.
7. Minneci PC, Sulkowski JP, Nacion KM, et al: Feasibility of a nonoperative management strategy for uncomplicated acute appendicitis in children. *J Am Coll Surg* 219:272–279, 2014.
8. Ranji SR, Goldman LE, Simel DL, et al: Do opiates affect the clinical evaluation of patients with acute abdominal pain? *JAMA* 296:1764–1774, 2006.
9. Silen W, editor: *Cope's early diagnosis of the acute abdomen*, ed 22, New York, 2010, Oxford University Press.
10. Koren G, Clark S, Hankins GD, et al: Effectiveness of delayed-release doxylamine and pyridoxine for nausea and vomiting of pregnancy: a randomized placebo controlled trial. *Am J Obstet Gynecol* 203:571.e1–571.e7, 2010.
11. Marx JA, Hockberger RS, Walls RM, editors: *Rosen's emergency medicine: concepts and clinical practice*, ed 8, Philadelphia, 2014, Saunders.
12. Silen W, editor: *Cope's early diagnosis of the acute abdomen*, ed 22, New York, 2010, Oxford University Press.
13. Wolfson AB, Hendey GW, et al, editors: *Harwood-Nuss' clinical practice of emergency medicine*, ed 5, Philadelphia, 2010, Lippincott Williams & Wilkins.

第 17 章 头痛

Nicole M. Dubosh, MD; Jonathan A. Edlow, MD, FACEP

1. 头痛有多常见？急诊科把头疼作为主诉的患者占多少比例？

几乎每个人在生活中的某个时候都会头痛。在美国，偏头痛患者大约占急诊科总就诊人数的 12%，大多数头痛患者不会寻求医疗诊治，即使会也不是在急诊科。总体来说，美国大约有 2% 的急诊患者因头痛就诊，其中仅有 5% 的头痛患者有严重的病因。

2. 当患者头痛时，准确的病因是什么？

大脑、软脑膜、蛛网膜、颅骨和脉络丛不是引起头痛的结构。头部对疼痛敏感的结构包括皮肤、血管、头皮肌肉、部分硬脑膜、硬脑膜动脉、脑内动脉、三叉神经、外展神经、面神经以及颈神经。刺激、炎症、肿胀或牵引均可能导致头痛。

3. 患者寻求治疗时最常见的头痛病因

肌肉收缩（或肌肉紧张）和血管性原因（如偏头痛）是迄今为止最常见的头痛病因，这两种原因引起的头痛通常被称为原发性头痛。尽管有疼痛，但这些疾病大多不会有危及生命的后遗症。急诊科有很多不能遗漏病因的头痛，虽然不太常见，但要求急诊医师能够及时、正确诊断。

4. 哪些头痛的病因不能遗漏？

真正的紧急情况（不能遗漏病因的头痛），是威胁生命、肢体、大脑或眼睛的情况，这些情况是可治疗的（表 17-1）。真正紧急的头痛包括下列情况。
- 颅内出血［蛛网膜下腔出血（subarachnoid hemorrhage，SAH）］。
- 硬脑膜下或硬脑膜外血肿。
- 脑实质内出血。
- 缺血性脑血管意外。
- 颈动脉或椎动脉夹层。
- 高血压脑病。
- 脑肿瘤。
- 巨细胞性动脉炎（颞动脉炎）和其他血管炎。
- 中枢神经系统感染（脑膜炎和脑脓肿）。
- 假性脑瘤。
- 脑静脉窦血栓形成。
- 闭角型青光眼。
- 自发性颅内低压。

表 17-1 头痛患者的危险信号

头痛特点	鉴别诊断	可能的辅助检查（除病史和体格检查外）
50 岁以上新发头痛	肿块、颞动脉炎、脑卒中	ESR、神经影像学检查
突然发作的头痛	SAH、垂体卒中、大面积出血或血管畸形、肿块（特别是颅后窝）、血管夹层和 CVST	神经影像学检查，如果 CT 检查阴性，需行 LP 检查
发作频率和严重程度增加的头痛	肿块、硬脑膜下血肿、药物滥用	神经影像学检查、药物筛选
合并有艾滋病、肿瘤危险因素的新发头痛	脑膜炎（慢性或癌性）、脑脓肿（包括弓形体病）、肿瘤转移	神经影像学检查，如果 CT 检查阴性，需行 LP 检查
伴随发热、脑膜炎、皮疹或精神状态改变的头痛	脑膜炎、脑炎、莱姆病、全身感染、胶原血管病	神经影像学检查、LP 检查、血清学检查
局灶性神经系统症状或明确的疾病体征	肿块、血管畸形、脑卒中	神经影像学检查
视神经盘水肿	肿块、假性脑瘤、脑膜炎	神经影像学检查、LP 检查
低颅压性头痛	自发性颅内低压、硬膜穿刺后头痛（腰椎穿刺后）	前者：LP 行压力检测；MRI
合并眼部或视觉症状的头痛	假性脑瘤、急性闭角型青光眼、颞动脉炎	假性脑瘤行 LP 检查，青光眼测量眼压，动脉炎行 ESR 和活体组织检查
头部创伤所致头痛	颅内出血、硬脑膜下血肿、硬脑膜外血肿、创伤后头痛	脑及颈椎的神经影像学检查

注：CT，计算机断层扫描；CVST，脑静脉窦血栓形成；ESR，红细胞沉降率；LP，腰椎穿刺；MRI，磁共振成像；SAH，蛛网膜下腔出血。

5. 有什么临床线索可以区分原发性头痛和不能漏诊病因的头痛？

根据定义，紧张性头痛和偏头痛可反复发作；通常在大多数患者身上都有类似的发作症状。因此，任何第一次严重的头痛永远不能最终诊断为紧张性头痛或偏头痛。首次发作的头痛或者加重的头痛，以及发作症状与之前头痛发作时症状大不相同的头痛，都需要进一步评估。患者通常描述突然发作的或者症状严重的头痛为"我从没有过如此严重的头痛"。这是典型的蛛网膜下腔出血症状。头痛伴随发热需要对感染、肿瘤和药物使用进行进一步评估。除了体格检查，详细的病史询问是诊断的基础，通常有助于评估头痛的类别。任何与新的局灶性神经症状相关的头痛都应进行进一步检查。

6. 为什么头痛患者病史中的发病年龄和既往史非常重要？

偏头痛通常发生在 30 岁之前，紧张性头痛通常发生在 50 岁之前。55 岁以后开始的头痛更有可能存在严重的病因，例如，肿块、巨细胞性动脉炎或脑血管疾病。围产期头痛可能源于皮质静脉或脑静脉窦血栓形成。一般来说，如果患者有长期相似的头痛症状，不太可能有严重的头痛病因。如果患者在家里发作多次相似症状，需了解为何选择这一特定时间来急诊科就诊。

7. 在评估头痛患者时，病史询问中最重要的问题是什么？

- "你经常头痛吗？""你是否曾因头痛就诊于急诊科？""当前的头痛症状和以前一样吗？如果不一样，有什么区别？"这些问题旨在评估疼痛的性质。
- "头痛有多严重？""以前的头痛有这么严重吗？"这些问题旨在评估严重性。
- "头痛是突然发作还是逐渐发作？如果是突然发作，头痛开始时你在做什么？"接着，向患者提出这些问题。
- "头痛伴随什么症状？有呕吐吗？有没有晕厥、抽搐、畏光或复视？""以前是否有过同样的症状（对于有头痛病史的患者）？"这些相关症状可以提示可能的病因。例如，偏头痛患者以前从未出现过畏光或呕吐，然而现在出现了，应该进行进一步的评估。另外，如果这种头痛与以前的发作相似，则很可能是同一病因造成的。
- "最近有头部外伤吗？"值得注意的是，这包括老年患者的轻微创伤，他们更容易受到慢性或迟发性硬脑膜下血肿的影响。
- "在家里采取过什么治疗方法，对缓解头痛有帮助吗？"如果过去的治疗有效果，它也有助于此次就诊，但是必须谨慎对待，见问题 13。

8. 有没有需要补充的有助于诊断的体格检查相关信息？

现病史往往有助于正确的诊断，或者至少有助于医师得出相关的疑似诊断。体格检查可能支持（或反驳）这些诊断，或改变各种诊断的可能性。发热可能提示感染；高血压可能引起头痛，这是颅内压升高的一种表现，或者头痛仅仅是由急诊就诊时的焦虑引起的。头痛伴异常的体温、脉搏或呼吸，则可能由感染或毒素引起。

- 触诊颞动脉、窦道（见问题 21）、颞下颌关节和头皮是否有压痛感。
- 检查眼底有无视神经盘水肿和自发性静脉搏动。
- 检查是否存在颈部僵硬和畏光。
- 根据患者的病史和一般体格检查进行相关的神经系统检查。

9. 非增强头部 CT 确诊 SAH 的灵敏度是多少？

随着影像学技术的进步，90%～95% 的蛛网膜下腔出血可通过头部 CT 检测出来。研究表明，如果头痛发作 6 小时内进行头部 CT 检查，并由神经放射科医师分析检查结果，其诊断准确性接近 100%。由于脑脊液循环，头痛发生后随着时间的推移，CT 检查的灵敏度迅速下降。常规 CT 检查的同时进行腰椎穿刺和脑脊液分析，其诊断 SAH 的灵敏度接近 100%。在早期 CT 阴性的患者中进行腰椎穿刺以排除 SAH 是一个有争议和正待研究的领域。

10. SAH 患者脑脊液检测提示什么？

和 CT 一样，腰椎穿刺的结果也随着时间的推移而改变。在 SAH 后的最初几个小时，大量的红细胞就可在腰椎膜内被发现。经过数天，随着脑脊液循环，以及红细胞和血红蛋白的分解，脑脊液中红细胞数量明显下降。脑脊液中红细胞下降几乎总是最早出现，黄褐变（由血红蛋白分解代谢引起）几乎总是在晚些时候出现（直到 SAH 后 2 周左右，这取决于检测方法）。测量脑脊液压力也有帮助，因为它经常在 SAH 中升高。

11. 如何区分穿刺损伤和 SAH？

有很多测试检测方法，但没有一个是完美的。通常使用从较早及较晚收集的血液中清除血细胞的方法。但是，除非最后一根试管里没有任何细胞，否则仍有 SAH 的可能。在第一管和最后一管之间浪费几毫升脑脊液有助于诊断。脑脊液压力升高提示是 SAH 而不是穿刺损伤。如果血液在脑脊液中停留 12 小时或更长时间，黄褐变几乎肯定存在，同时可以明确颅内出血。与 CT 一样，在解释腰椎穿刺结果时，必须考虑腰椎穿刺的时间因素（包括头痛的开始时间）。

12. 如果 CT 和腰椎穿刺结果均正常，是否需要进行血管造影以继续排除 SAH？

临床数据有力地支持了美国急诊医师学会的临床策略。建议在两个检查结果均为阴性时停止检查。然而，这项假设基于 SAH 为主要的考虑因素。偶尔，急剧扩张的未破裂的动脉瘤、动脉夹层或者血栓形成会引起急性头痛。此外，还有其他急性的原因导致严重的突发性头痛时，CT 和腰椎穿刺检查都正常，包括以下内容（表 17-2）。

- 垂体卒中。
- 颈动脉夹层。
- 脑静脉窦血栓形成。
- 可逆性后部脑病综合征 [（posterior reversible encephalopathy syndrome，PRES），与子痫相关]。
- 急性脑卒中（尤其是颅后窝）。

表 17-2　急性、重度头痛的鉴别诊断及检查

疾病	临床特点	检查
SAH	突发、严重头痛 神经系统检查正常、局灶性神经症状或昏迷	CT；如果 CT 检查阴性，需行 LP 检查
颈动脉夹层	创伤史、马方综合征、胶原蛋白紊乱 头痛累及同侧颈动脉：颈部或头部疼痛、霍纳综合征、脑卒中 脊椎源性：枕颈部疼痛和后循环卒中	MRI 或 CT 血管造影 血管超声与常规血管造影

疾病	临床特点	检查
脑出血	高血压史 脑肿瘤史 严重头痛伴随颅内压升高和抑郁心理状态	CT
脑静脉窦血栓形成（上矢状窦或横窦）	产后，高凝状态，突然性、钝性、持续性头痛	MRI 静脉造影或常规血管造影
	外展神经麻痹癫痫发作、颅内压升高的症状	CT 血管造影
垂体卒中	突然剧烈头痛、进行性视力丧失伴随垂体功能不全	垂体冠状位 CT 或 MRI

注：CT，计算机断层扫描；LP，腰椎穿刺；MRI，磁共振成像。

13. 什么是偏头痛？

尽管人们可能将任何严重的头痛统称为偏头痛，但偏头痛是一种特殊类型的头痛。偏头痛往往是家族性的，受影响的女性人数是男性的两倍。血管性炎症被认为是潜在的病理生理原因。第一次头痛发作的年龄通常为十几或二十几岁。患者对头痛的描述通常是单侧、严重及有搏动感，患者通常伴随畏光和恶心。头痛也可能没有搏动感。所有症状都会发生变化，但每个患者都会经历上述相似的头痛组合症状。有先兆的头痛患者经常出现阳性的症状（如视觉上出现闪烁或锯齿形图案，面部或手臂有刺痛感，或肢体颤抖），而不是阴性的症状（如视力丧失、感觉缺失或偏瘫），阴性症状更常见于脑缺血或脑梗死。偶然发作的偏头痛患者会感觉虚弱。患者经常使用"偏头痛"描述任何严重的头痛，所以如果患者说他们有偏头痛史，需要了解患者头痛的持续时间、频率，以及既往检查的详细信息，确保他们头痛的病因是偏头痛。

14. 如果患者在使用舒马曲坦或者酮咯酸后头痛好转或完全缓解，这是否意味着可以诊断为偏头痛（或者其他病因的原发性头痛）？

答案是否定的。因为对于大多数患者，头痛的最终病因解释有限，血管性炎症可能在头痛的发病原因中占有一定比例，任何止痛药或抗偏头痛药物的使用都没有病因学意义。这其中包括已经明确证实可以改善 SAH 和颈动脉夹层患者头痛的曲普坦。

15. 有癌症病史或免疫抑制药物使用史的头痛患者须考虑哪些特别的内容？

有癌症病史的患者需考虑脑转移与免疫抑制相关的感染。人类免疫缺陷病毒（human immunodeficiency virus，HIV）阳性的患者，尤其是 CD4 计数低或病毒载量高的患者，应考虑机会性感染，如隐球菌性脑膜炎、弓形体病、脑脓肿和原发性中枢神经系统淋巴瘤。

16. 老年患者有新发头痛、全身不适或其他全身症状，应考虑哪些特殊诊断？

颞动脉炎是一种系统性的动脉血管炎，罕发于 50 岁以下人群，50 岁以上者发病率增加。颞动脉炎也被称为巨细胞性动脉炎。对于 50 岁以上的新发头痛或既往头痛性质发生改变的患者，应怀疑颞动脉炎，它与局部头皮压痛（头皮任何部位）、萎靡不振、肌痛、关节痛、多发性风湿、低热或其他体质症状有关。未经治疗的颞动脉炎可导致失明或脑卒中。颞动脉炎患者的红细胞沉降率（erythrocyte sedimentation rate，ESR）通常大于 50mm/h，该病需要活检来明确诊断。一旦怀疑颞动脉炎，应根据临床假设和 ESR 结果在急诊科开始相关治疗，不得因等待活检结果而延迟治疗。泼尼松的初始剂量为每天 40 ~ 60mg。由于 50 岁以后开始出现的原发性头痛不太常见，许多其他严重的病因，包括脑卒中和肿瘤，在这个年龄组更为常见。

17. 什么是前哨出血？

在 SAH 患者发生灾难性出血之前，高达 50% 的动脉瘤性 SAH 患者会经历前哨出血。这些小出血发生在大出血事件前几天到几个月，其特点仍然是突然出现严重的、不寻常的头痛，如果 CT 和腰椎穿刺联合检查，绝大多数病例应当可以明确诊断。应该注意，由于前面提到的脑脊液循环，这些头痛会在几天到几周内消失。不幸的是，这些症状往往没有得到注意，而被误诊为偏头痛、鼻窦炎或紧张性头痛，导致患者未得到及时诊治而离院。

18. 如何合理有效治疗偏头痛？

在家里不能控制头痛的患者经常到急诊科寻求更好的疼痛控制或支持疗法。治疗的选择应基于症状描述、既往服用的药物、头痛开始后持续时间、之前治疗的疗效、是否存在共病，以及目前症状的严重程度。麻醉药应该作为万不得已的治疗手段（表 17-3）。

表 17-3　急性偏头痛发作的药物选择

药物	用药剂量和用药途径	注意事项
轻度到中度		
对乙酰氨基酚	500 ~ 1000mg	肝病患者避免使用
阿司匹林	650 ~ 1000mg	胃肠道反应
布洛芬	600 ~ 800mg	胃肠道反应
萘普生	275 ~ 550mg	胃肠道反应
吲哚美辛	50mg 直肠给药	
中度到重度		
双氢麦角碱	1mg IV 或 IM	1 小时内可重复使用，除非已经使用曲普坦
		PVD、冠心病、高血压、妊娠患者禁用

药物	用药剂量和用药途径	注意事项
舒马曲坦	6mg SQ	1 小时内可重复使用，除非已经使用曲普坦 PVD、冠心病、高血压、妊娠患者禁用
甲氧氯普胺	10mg IV 或 IM	镇静和反张力反应
氯丙嗪	10mg IV 或 IM	镇静和反张力反应
酮咯酸	30～60mg IM 或 15～30mg IV	胃肠道反应，老年人及有肾衰竭风险的患者谨慎使用
吗啡	0.1mg/kg	阿片类药物应作为最后的治疗手段
氢吗啡酮	0.5～2mg IV（1mg 氢吗啡酮 =8～10mg 吗啡）	阿片类药物应作为最后的治疗手段
布托啡诺	2mg IV	阿片类药物疗效不低于其他药物
难治性发作、偏头痛状态		
双氢麦角碱	1mg IV	与镇吐药联合使用
地塞米松	10～25mg IV	仅静脉给药，可减轻偏头痛的复发

注：IM，肌内注射；IV，静脉注射；PVD，周围血管疾病；SQ，皮下注射。

19. 丛集性头痛与偏头痛有何不同？需要如何治疗？

丛集性头痛为非家族性头痛，主要影响男性。疼痛难忍、单侧疼痛持续 30～90 分钟、一天数次、持续数周，然后出现无痛间歇。发作期间，流涕和流泪的自主症状通常发生在头痛的同侧。症状可能是由吸烟或饮酒引起的。吸氧有时能在 15 分钟内缓解 90% 的丛集性头痛。其他治疗包括皮质类固醇、钙通道阻滞剂、锂剂、鼻内给予利多卡因和美西麦角。

20. 如何治疗紧张性头痛？

如果紧张性头痛诊断明确，治疗可从心理安慰和教育开始。这些头痛通常是慢性的，应该用非成瘾性镇痛剂治疗，避免过度使用或者长期使用非处方镇痛剂，因为这些会导致"药物滥用性头痛"，生物反馈和针灸可能有效。所有被诊断为紧张性头痛的患者应该进行精神障碍的筛查，因为抑郁症是紧张性头痛的常见病因。

21. 哪种有毒物质可以让整个家庭都出现头痛的主诉？

一氧化碳中毒，见第 73 章。

22. 鼻窦炎通常会引起头痛吗？如果 CT 检查显示鼻窦炎，这可能是患者头痛的原因吗？

急性细菌性鼻窦炎当然会引起头痛，但鼻窦炎引起的头痛并不像一些患者和医师认为的那样常见。患者经常使用"窦性头痛"这个名词，就像他们不准确地使用"偏头痛"这个术语。当鼻窦炎引起头痛时，一般有鼻窦炎的其他症状和体征（如鼻塞、发热、鼻腔黏膜潮湿），疼痛通常是单侧的。鼻窦的压痛是非特异性的。最后也是非常重要的一点，即使 CT 发现慢性鼻窦炎，如黏膜增厚、囊肿或开口狭窄，也不应该武断地将此诊断为患者急性头痛的病因。

23. 对合并艾滋病的头痛患者，必须考虑哪些特殊的诊断因素？

头痛是艾滋病患者常见的一种症状，发生率为 11%～55%，也可能发生在许多与艾滋病相关的疾病中。急性淋巴细胞性脑膜炎可见于急性艾滋病病毒感染的患者，有时伴随发热、淋巴结病、喉咙痛和肌痛。弓形虫可引起多发性脑脓肿和双侧持续性头痛，可利用 CT、MRI 或者脑活检可对弓形虫病进行诊断。其他中枢神经系统病变包括 B 细胞淋巴瘤和进行性多灶性白质脑病。隐球菌性脑膜炎是艾滋病患者头痛的常见病因，发生率为 10%。脑膜炎的特征包括发热、头痛和恶心。脑膜炎或精神状态改变一般不常见。头痛的 HIV 感染患者和急诊科的持续性头痛患者通常需要进行神经影像学检查，如果结果正常，仍应进行腰椎穿刺进一步检查。

24. 哪些迅速发展的传染性疾病表现为头痛、发热和精神状态改变？

单纯疱疹性脑炎是散发性脑炎的最常见形式，是一种坏死性脑炎。导致大脑破坏的出血性感染需要早期进行抗病毒治疗。腰椎穿刺同时行脑脊液 PCR 检测和钆增强 MRI 是可选择的诊断方法。在影像学上，颞叶易受累。应注意，还有其他病毒性脑炎（如西尼罗脑炎、东方马脑炎），但目前没有针对它们的特殊治疗方法。

25. 什么是特发性颅内高压，如果没有恰当的治疗，其并发症有哪些？

特发性颅内高压也被称为良性颅内高压或假性脑瘤，经常出现在肥胖的年轻女性身上，并存在持续或间歇性反复发作的头痛。头痛发作可伴有双侧视神经盘水肿和自发性静脉搏动消失。短暂脉动性耳鸣和视觉症状也很常见，偶尔可出现外展神经麻痹。需要注意的是，外展神经麻痹没有定位价值，它是最长的脑神经，因此对压力和炎症很敏感。应该行脑部影像排除占位性病变，如为阴性结果，则行腰椎穿刺检查，这不仅是诊断性的检查，而且也是常规治疗。高脑脊液开放压力（250～400mmH$_2$O）和某些临床症状有诊断意义。将特发性颅内高压与脑静脉窦血栓形成进行鉴别有其重要意义，因为这两个疾病临床症状相似。如果不对特发性颅内高对进行治疗，患者会有视力丧失的风险。治疗方法包括连续使用腰椎穿刺、乙酰唑胺和利尿剂（如呋塞米等）。难治性病例需行视神经开窗术。

26. 哪几对脑神经穿过海绵窦？

动眼神经、滑车神经、外展神经和三叉神经第 1、2 支穿过海绵窦。海绵窦疾病可能只表现为眶后头痛。通过海绵窦的脑神经受累出现的相关并发症都暗示着海绵窦疾病，需要进一步评估。肿瘤、血管疾病，如动脉瘤或颈动脉海绵窦瘘以及血栓（无论是轻微还是感染相关），是更常见的头痛原因。脑静脉窦血栓形成患者会经常出现孤立性头痛、癫痫和颅内压升高。

27. 儿童头痛有多常见？

和成人一样，头痛在儿童中也很常见。病史和体格检查对筛查需要进行检查的患儿至关重要。儿童头痛的药物治疗可以从对乙酰氨基酚或布洛芬开始。排除有意义的异常状态对诊断儿童头痛至关重要。SAH、原发性脑肿瘤、脑卒中、代谢状况和毒物摄入应在适当的时候被考虑。

28. 什么是血液补片？

1/3 的患者在诊断性腰椎穿刺后数小时内会出现头痛。这是硬膜撕裂导致持续性脑脊液渗漏的结果，最终导致脑脊液压力低、颅内血管扩张和颅内内容物受牵拉。当患者坐着或站起时，这种硬膜穿刺后头痛更严重。症状可随着卧床休息而改善，治疗包括卧床休息、补液和镇痛。有些医师使用静脉注射咖啡碱。如果保守治疗失败，可以使用自体血凝块，即所谓的血液补片。从患者身上抽取血液并注射到腰椎穿刺部位的软组织。在大多数医疗机构，这项操作由麻醉医师进行。数据表明，使用小口径腰椎穿刺针和无切口尖端可以降低硬膜穿刺后头痛的发生率。

29. 还有其他形式的低颅压性头痛吗？

在未进行腰椎穿刺的情况下，患者仍然会出现低颅压性头痛，这种情况是由自发性颅内低压引起的。此类头痛随体位改变而变化（患者站立时加重，躺下时缓解），类似硬膜穿刺后头痛。患者偶尔也会出现神经功能缺损，诊断包括影像学检查和腰椎穿刺。这是一种不常见的疾病，在行腰椎穿刺检查时测量脑脊液开放压力有助于诊断。

30. 妊娠期（或最近产后）女性，出现头痛有什么特别的病因需要担心吗？

妊娠期女性可能会患上任何一种非妊娠期女性可能患上的头痛；然而，在妊娠期更常见的头痛原因是脑静脉窦血栓、子痫、垂体卒中、SAH 和 PRES。曾进行硬脑膜外麻醉的产后患者，硬脑膜外穿刺头痛和产后硬脑膜下血肿的额外并发症增加。在影像学检查方面，MRI 在妊娠期女性的检查中有明显的优势，但是仍应该进行其他必要的检查，医师需要权衡辐射暴露与明确诊断之间的风险获益比。

31. 高血压会引起患者的头痛吗？

对于高血压患者的头痛，一个潜在的错误是首先诊断高血压急症。患者同时存在头痛和高血压的原因有很多。第一个原因也是最常见的，可能是疼痛和焦虑使血压升高。第二个原因是引起头痛的问题也引起了一定程度的颅内压升高，人体通过升高动脉血压以保持脑灌注压。如果高血压是导致这些症状的主要原因（第三种可能的原因），那么患者最终就会发生器官功能紊乱（最终受影响的器官是大脑）。在这种情况下，使用快速起效的可滴定药物，将血压降低到峰值以下约 25%，头痛应该可得到显著缓解，这样既可以治疗又有助于明确诊断。对合并急性缺血性脑卒中和头痛的患者进行药物治疗高血压时应谨慎，因为高血压很可能只是大脑自我调节的结果。

32. 什么时候应该担心脑肿瘤？

孤立性头痛很少由脑肿瘤引起。只有大约 50% 的脑肿瘤患者存在头痛，并且疼痛特征不明确。典型的清晨头痛不常见。脑肿瘤通常不会有明确的定位体征（颈痛伴颅后窝肿瘤除外）。如果脑肿瘤患者头痛与既往头痛性质不一样，那么需要高度注意。因此，仔细的病史和体格检查对于决定哪些患者需要进行肿瘤检查是非常重要的，因为肿瘤是其他继发性头痛的原因。

关键点：头痛

（1）镇痛药有效，但并不能排除存在危及生命的头痛病因。
（2）CT 检查可能会漏诊 5%～10% 的 SAH，但如果在头痛发作的 6 小时内进行影像学检查，CT 的灵敏度会显著提高。如果 SAH 是首要考虑的疑似诊断，则需要进行腰椎穿刺进一步明确诊断，尽管这样做一直存在争议。
（3）HIV 阳性的患者头痛应进行头部 CT 检查以排除机会性感染，如弓形虫病。
（4）仔细询问病史并进行体格检查，包括神经系统检查，将明确大多数患者是否需要进一步评估。

（何　勇　译）

参考文献

1. Arnold M, Bousser MG, Fahrni G, et al: Vertebral artery dissection: presenting findings and predictors of outcome. *Stroke* 37:2499–2503, 2006.
2. Bendtsen L, Jensen R: Tension-type headache. *Neurol Clin* 27:525–535, 2009.
3. Cumurciuc R, Crassard I, Sarov M, et al: Headache as the only neurological sign of cerebral venous thrombosis: a series of 17 cases. *J Neurol Neurosurg Psychiatry* 76:1084–1087, 2005.
4. Edlow JA, Caplan LR: Avoiding pitfalls in the diagnosis of subarachnoid hemorrhage. *N Engl J Med* 342:29–36, 2000.
5. Edlow JA, Malek AM, Ogilvy CS: Aneurysmal subarachnoid hemorrhage: update for emergency physicians. *J Emerg Med* 34:237–251, 2008.
6. Edlow JA, Panagos PD, Godwin SA, et al: Clinical policy: critical issues in the evaluation and management of adult patients presenting to the emergency department with acute headache. *Ann Emerg Med* 52:407–436, 2008.
7. Goldstein JN, Camargo CA Jr, Pelletier AJ, et al: Headache in United States emergency departments: demographics, work-up and frequency of pathological diagnoses. *Cephalalgia* 26:684–690, 2006.
8. Jordan YJ, Lightfoote JB, Jordan JE: Computed tomography imaging in the management of headache in the emergency department: cost efficacy and policy implications. *J Natl Med Assoc* 101:331–335, 2009.
9. Lewis DW: Pediatric migraine. *Neurol Clin* 27:481–501, 2009.
10. Loder E, Weizenbaum E, Frishberg B, et al: Choosing wisely in headache medicine: the American Headache Society's list of five things physicians and patients should question. *Headache* 53:1651–1659, 2013.

11. Perry JJ, Stiell IG, Sivilotti ML, et al: Sensitivity of computed tomography performed within six hours of onset of headache for diagnosis of subarachnoid haemorrhage: prospective cohort study. *BMJ* 343:d4277, 2011.
12. Pope JV, Edlow JA: Favorable response to analgesics does not predict a benign etiology of headache. *Headache* 48:944–950, 2008.
13. Schankin CJ, Ferrari U, Reinisch VM, et al: Characteristics of brain tumour-associated headache. *Cephalalgia* 27:904–911, 2007.
14. Singh A, Alter HJ, Zaia B: Does the addition of dexamethasone to standard therapy for acute migraine headache decrease the incidence of recurrent headache for patients treated in the emergency department? A meta-analysis and systematic review of the literature. *Acad Emerg Med* 15:1223–1233, 2008.
15. Vertinsky AT, Schwartz NE, Fischbein NJ, et al: Comparison of multidetector CT angiography and MR imaging of cervical artery dissection. *AJNR Am J Neuroradiol* 29:1753–1760, 2008.

第 18 章　晕厥、眩晕和头晕

Katherine M. Bakes，MD

1. 需要担心患者的头晕症状吗？

需要。大约有 5% 的头晕患者患有严重的神经疾病，例如，缺血性脑卒中、脑出血、脑肿瘤、脱髓鞘性病变和颅内感染。严重神经疾病的危险因素包括年龄（60 岁及以上）、脑卒中的危险因素（例如，心房颤动、高血压和糖尿病）、难以保持平衡的症状和任何局灶性神经异常（眼球震颤除外）。

2. 如何处理不太明确的但像是疾病的头晕主诉？

以一个开放式的问题开始病史采集。应该令患者在不受提示的情况下描述他们的症状，这样医师就能理解他们所说的头晕的具体情况。头晕可被用以描述眩晕（运动的错觉）、头昏眼花（晕厥前或直接晕厥）或者平衡障碍（不平衡），这些症状各有不同的原因。

3. 什么导致了头晕？

视觉线索和前庭输入共同决定了人体的空间定向。当它们不协调或不对称时，人体会感觉头晕。

4. 前庭系统是如何发挥作用的？

前庭系统位于颞骨岩部，由一个充满液体（内淋巴）的半膜迷路组成，包含椭圆囊、球囊和 3 个半规管。椭圆囊和球囊可以感受重力和直线运动的刺激，而半规管则可以感受在空间的 3 个平面上旋转运动的刺激。耳石位于椭圆囊和球囊的毛细胞上。毛细胞受到刺激从而感受重力。当头部转动时，内淋巴会移动并刺激半规管内的毛细胞，来自毛细胞的脉冲通过前庭蜗神经传送到大脑。蜗神经核与其他脑神经、小脑，以及感觉与运动束相互连接，以协调视觉和运动反应。

5. 如何区分中枢性眩晕和周围性眩晕？

二者具有解剖学上的区别。周围性眩晕是由内耳或前庭蜗神经功能障碍引起的，而中枢性眩晕是由大脑或脑干的病因引起的。良性阵发性位置性眩晕（BPPV）、前庭神经炎和梅尼埃病是周围性眩晕的常见原因；而椎基底动脉供血不足、多发性硬化、小脑梗死或小脑出血，以及基底动脉型偏头痛是中枢性眩晕的原因。

6. 周围性眩晕的常见特征是什么？

通过 Epley 复位法（图 18-1）反转患者有助于治疗 BPPV。周围性眩晕的常见特征可通过助记符 DRFLIP 记忆。

　　D 代表耳聋（deafness，单侧，最好用韦伯试验检测）。

　　R 代表耳鸣（ringing in the ears）。

　　F 代表重复测试后的疲劳（fatigable，中枢抑制机制仍起作用）。

　　L 代表 Dix-Hallpike 诱发试验后的延迟（latency）。

　　I 代表剧烈症状（intense symptoms，头偏向一侧）。

　　P 代表生理位置（positional in nature）。

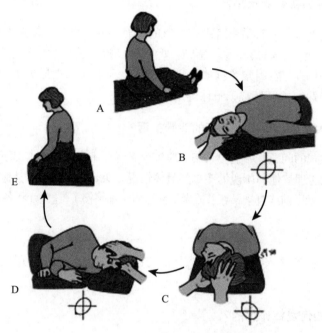

图 18-1　Epley 复位法

7. 中枢性眩晕的特点是什么？

- 脑神经缺损（和其他神经症状）。
- 垂直眼球震颤（不见于周围性眩晕）。
- 共济失调（步态障碍，不仅仅是头部转动）。

8. 引起周围性眩晕的主要原因是什么？

见表 18-1。

表 18-1　周围性眩晕主要原因的分析要点

良性阵发性位置性眩晕
最常见原因（50%）
听力未受影响
反复发作；头部转动引起小于 1 分钟的阵发性发作

短暂发作间期是正常的

耳石移动至半规管的结果

Epley 复位法可缓解

前庭神经炎

少见原因（20%）

可能是病毒感染所致

不对称甩头试验阳性

类固醇有反应

梅尼埃病

少见原因（10%）

很少出现急性发作，一次可持续数周

伴随听力丧失、耳鸣

由膜迷路肿胀引起（前庭和耳蜗）

利尿剂或液体限制有反应

可能导致永久性听力丧失

9. 眩晕患者体格检查应包括哪些内容？

检查眼睛，确认是否有神经性病变（中枢性病因），并记录是否存在眼球震颤及其特征。检查耳内是否有异物、感染、穿孔和胆脂瘤。与单侧听力受损相关的眩晕（在没有其他神经系统症状的情况下）考虑周围性病因，这些功能的解剖位置非常接近。因为患者通常区分不出听觉的细微变化，所以，应使用韦伯和瑞恩试验，得到更客观和敏感的评估信息。应进行全面的神经检查，包括脑神经、步态、姿势和小脑功能。Dix–Hallpike 诱发试验可以诊断 BPPV，而 Epley 复位法可以有效地治疗 BPPV。

10. 如何通过眼球震颤检查眩晕？

眼球震颤的存在表明眩晕是"头晕"的原因。水平或旋转性眼球震颤可在周围性或中枢性病因中发现，因此，不排除大脑或脑干病理异常。垂直、改变方向和不可抑制的眼球震颤是中枢性病因的病理学特征。因为大脑的中枢抑制机制是完整的，周围性病因的患者可以通过将视线固定在静止物体上来抑制眼球震颤（和眩晕感）。对于有非常活跃的眼球震颤并且更喜欢闭上眼睛的患者，应怀疑中枢性病因。

11. 什么是甩头试验？它有什么意义？

检查者站在患者面前，双手抱着患者的头，指导患者注视检查者的鼻子。将患者的头部迅速向一侧转动 5°～10°，并注意患者眼睛的反应。正常情况下，患者的视线继续固定在检查者的鼻子上（前庭反射完整），但如果有单侧损伤，如前庭神经炎，则视线不能固定在目标上，头部移动后需要矫正视线重新聚焦目标。反向转动头部可起到控制作用。虽然这不是病理性的，但具有单向水平眼球震颤（甩头试验阳性）和其他神经系统症状的患者更有可能患有周围性眩晕，甩头试验阴性则应考虑中枢性眩晕的可能。

12. 什么是 Dix-Hallpike 诱发试验？

这项诊断性操作测试用于诊断 BPPV。患者取坐位，同时头部向一侧转动 45°，然后迅速变换为仰卧位，头向后仰 30°。眼球震颤通常朝向非主导眼或前额，其特征是有几秒钟的延迟（耳石穿过内淋巴）和重复性眩晕的疲劳症状（完整的中枢抑制机制）。

13. 什么是 Epley 复位法？

Epley 复位法被用于治疗 BPPV，可将耳石（最常见于后半规管）物理移动到椭圆囊。第一次成功率约为 75%，两次成功率高达 98%。操作时，先进行 Dix-Hallpike 诱发试验，在患者仍仰卧时将其头部转向另一侧，然后在要求患者起身前将患者朝同一方向翻转。重要的是要留出足够的时间让耳石在每次位置变化后稳定下来。由于这种症状会产生疲劳，因此，不能依靠患者的感觉来指导在每个体位上停留的时间。检查者应注意患者在 Dix-Hallpike 诱发试验中症状和眼球震颤减轻所需的时间，并将该时间应用于 Epley 复位法的每个位置。

14. 如何治疗周围性和中枢性眩晕？

对于梅尼埃病，治疗可使用利尿剂或盐 / 液限制；对于 BPPV，可使用 Epley 复位法。非特异性前庭抑制药包括以下几种。
- 抗胆碱药（如东莨菪碱外敷）。
- 抗组胺药（美克洛嗪 25mg 口服，每 6 小时一次；苯海拉明 25 ~ 50mg 口服，每 4 ~ 6 小时一次）。
- 苯二氮䓬类（地西泮 5 ~ 10mg 口服，每 6 小时一次）。

周围性眩晕不适合重新定位操作，最好在耳鼻喉科医师指导下进行操作，耳鼻喉科医师可以进行更专业的前庭检查来定位病变。

中枢性眩晕需要神经学专家或神经外科医师进行评估，建议使用 MRI 检查颅后窝和脑干。

15. 什么是晕厥？

晕厥是一种突然的暂时性意识丧失，患者无法保持姿势。晕厥是一种症状，而不是一种疾病，有各种各样的良性和危及生命的原因。癫痫发作可能类似晕厥。

16. 确定晕厥发作原因的概率有多大？

尽管进行了大量昂贵的急诊检查，但有大约 50% 的晕厥病例找不到病因。因此，应该提前与患者及其家属沟通，以免他们产生不切实际的期望。

（1）头部（低氧血症、癫痫、焦虑、大脑功能紊乱）。

（2）心脏（心脏病发作、肺动脉栓塞、主动脉阻塞、心律失常、快速心律失常）。

（3）血管（血管迷走神经性晕厥、异位妊娠、情景性厥晕、锁骨下动脉盗血综合征、耳鼻喉科原因、全身血管阻力低、颈动脉窦敏感）。

17. 与头部原因有关的晕厥

这类晕厥是由缺乏重要营养物质如氧气（低氧血症）或葡萄糖（低血糖症），而引起的弥漫性脑功能紊乱，通常是可以纠正的，但容易被忽视。癫痫发作不会导致晕厥，但其表现可能类似晕厥。椎基底动脉供血不足和 SAH 提示大脑功能紊乱。

18. 晕厥的心脏原因

心源性晕厥患者是风险最高的一类患者，包括急性冠脉综合征、肺栓塞、物理性主动脉流出道阻塞（由梗阻性肥厚型心肌病、主动脉瓣狭窄和心房黏液瘤引起），以及缓慢性心律失常（如病态窦房结综合征）和快速心律失常患者。Brugada 综合征、预激和长 QT 综合征可诱发致命的心律失常。

19. 晕厥的血管原因有什么？

晕厥的血管相关原因包括以下几点。

- 常见的晕厥（血管迷走神经性）。
- 血容量不足。
- 情境性晕厥（如排尿、排便、咳嗽或瓦尔萨尔瓦动作）。
- 锁骨下动脉盗血综合征。
- 耳鼻喉科原因（如舌咽和三叉神经痛）。
- 全身血管阻力低（如药物和自主神经功能不全）。
- 颈动脉窦敏感（仅占晕厥病例的 4%）。

20. 治疗晕厥患者时最先考虑的问题

大多数晕厥患者能迅速恢复正常精神状态，生命体征平稳。治疗应有先后顺序。

- 获取生命体征，评估和治疗威胁生命的症状。
- 床旁检查血糖水平，并考虑纳洛酮治疗任何有持续性意识水平改变的患者。
- 生命体征异常、持续性意识水平改变、胸痛、呼吸困难、腹痛或有明确心脏病病史的患者，应吸氧，建立静脉通路，进行循环和血压监测。
- 评估是否有跌倒造成的创伤。老年患者更容易因晕厥而遭受头部创伤，这可能造成更大的生命威胁，尤其是正在服用抗凝剂的患者。

21. 排除了直接的生命威胁后，该怎么办？

获取详细的病史，进行有针对性的体格检查，并进行心电图检查。然后，进行风险评估，以确定是否需要进一步检查或住院治疗。

22. 病史中哪些信息是最重要的？

最重要的病史线索是患者对晕厥前事件的回忆。突然出现意识丧失、前驱症状短暂（＜5秒），表明是心脏原因，特别是当患者没有时间保护自己免受伤害（如面部创伤）时。同样，与运动相关的晕厥，或患者斜靠或平卧时发生的晕厥，与心脏传导阻滞或心律失常有关。患有血管迷走神经性晕厥的患者通常有头晕、打哈欠、恶心和出汗的先兆症状，并且常发生在有心理压力时。血容量不足的线索包括口渴、体位性头晕、纳差、黑便或异常严重的阴道出血。排尿、咳嗽、转头、排便、吞咽或进食后晕厥提示情景性晕厥。注意既往的晕厥发作、与上肢用力相关的晕厥（如锁骨下动脉盗血综合征），以及心脏危险因素的存在。猝死家族史可能提示 Brugada 综合征、预激和长 QT 综合征。许多药物间相互作用会导致晕厥，所以要确定患者目前使用的所有药物，尤其是在治疗老年患者时。

23. 如何确定患者是否为癫痫发作？

心律失常和血管迷走神经性晕厥的患者经常表现出类似癫痫发作的肌阵挛。晕厥后恢复的通常很快，而全身性发作的患者则会苏醒缓慢，伴随长期的意识错乱（或发作后混乱）。两者都可能有外伤。丹佛癫痫发作评分，或 Δ 碳酸氢盐水平加上两倍的 Δ 阴离子间隙 [anion gap，AG；AG=（24- 碳酸氢盐）+ [2×（AG–12）]，可用于区分无目击者的意识丧失患者是晕厥还是癫痫。如果在事件发生 30 分钟内采集血液，得分超过 20 分的患者很可能是癫痫发作。舌咬伤对诊断癫痫发作有帮助，但并不具特异性。

24. 什么是直接体检？

可以将头部、心脏、血管检查作为诊断依据。突然用力后晕厥和运动性晕厥患者可能患有主动脉瓣狭窄或肥厚型心肌病，检查有无脉压缩小、收缩期杂音或瓦尔萨尔瓦动作时杂音改变。存在充血性心力衰竭体征的患者处于高危状态。仔细检查患者头部有无外伤，是否存在杂音和局灶性神经症状。检查双上肢血压，注意有无锁骨下动脉盗血综合征。注意检查患者是否存在隐性失血或自主神经功能不全的情况。

25. 需要哪些检查以辅助诊断？

除了女性的尿妊娠试验，详细的病史、体格检查和心电图通常是必需的。自行恢复正常意识状态的患者不太可能是因低血糖造成的晕厥。如果临床检查怀疑贫血（皮肤、结膜苍白），则需要进行床旁血细胞比容或血红蛋白检测。对于疑似心肌病的患者，建议增加特定的验证性试验（如超声心动图）。

26. 哪些患者需要进行心电图检查？医师可以从中得到什么信息？

几乎所有晕厥患者都应该进行心电图检查，因为这不是侵入性检查，并且可能直接诊断如 Brugada 综合征或长 QT 综合征等问题，有助于帮助医师判断 ACS 的风险分层，并检查心脏病相关的特征，如缺血、梗死形成、心律失常、预激、长 QT 间期和传导异常。左心室肥大可能是主动脉瓣狭窄、高血压或心肌病的线索。

27. 如果基础评估不能确诊，哪些患者应该接受进一步的检查？

充血性心力衰竭患者、65 岁以上老年患者、心电图异常的患者、不明原因晕厥的患者以及怀疑有心脏病的患者，应住院并进行 ACS 评估。在住院期间，超声心动图、踏板运动试验、动态心电图监测和电生理检查可能有用。

28. 如何分辨患者属于高风险还是低风险人群？

试图确定高度敏感危险因素的研究的结果参差不齐，但确实有助于确定严重情况下的危险因素（表 18-2）。旧金山晕厥指南指出，有下列症状的患者可能短期内会出现不良事件：心电图结果异常、呼吸短促、收缩压小于 90mmHg、血细胞比容小于0.3、有充血性心力衰竭（CHF）病史或进行过 CHF 相关检查。遗憾的是，这个指南的外部验证只有 75% 的灵敏度。波士顿晕厥指南有较高的灵敏度，但仍需要临床验证。该指南建议，有 ACS、传导阻滞疾病、令人担忧的心脏病史（如心律失常或植入了起搏器）、瓣膜性心脏病、猝死或传导异常家族史、血容量减少（如胃肠道出血、血细胞比容小于 0.3）、急诊科中持续性的异常生命体征或原发性中枢神经系统疾病的患者，均应入院。

表 18-2　心脏疾病引发的高危晕厥

病史	急诊科评估
年龄 >65 岁	异常的生命体征
心血管疾病史（特别是心力衰竭）	收缩压 <90mmHg
缺乏前驱症状	充血性心力衰竭的证据
劳累	异常心电图
胸痛	血细胞比容 <0.3
心悸	
猝死的家族史	

致谢

本章的编辑和作者感谢 William F. Young, Jr. 博士对本章的贡献。

（李　丹　译）

参考文献

· 1. Bakes KM, Faragher J, Markovchick VJ, et al: The Denver Seizure Score: anion gap metabolic acidosis predicts generalized seizure. *Am J Emerg Med* 29:1097–1102, 2011.
2. Birnbaum A, Esses D, Bijur P, et al: Failure to validate the San Francisco syncope rule in an independent emergency department population. *Ann Emerg Med* 52:151–159, 2008.
3. Casani AP, Dallan I, Cerchiai N, et al: Cerebellar infarctions mimicking acute peripheral vertigo: how to avoid misdiagnosis? *Otolaryngology* 148:475–481, 2013.
4. Chan Y: Differential diagnosis of dizziness. *Curr Opin Otolaryngol Head Neck Surg* 17:200–203, 2009.
5. Costantino G, Perego F, Dipaola F, et al: Short and long term prognosis of syncope, risk factors and role of hospital admission. *J Am Coll Cardiol* 51:276–283, 2008.
6. Gold DR, Morris L, Schubert MC, et al: Repositioning maneuvers for benign paroxysmal positional vertigo. *Curr Treat Options Neurol* 16:307, 2014.
7. Grossman SA, Bar J, Fischer C, et al: Reducing admissions utilizing the Boston syncope criteria. *J Emerg Med* 42:345–352, 2012.
8. Kerber KA: Vertigo and dizziness in the emergency department. *Emerg Med Clin North Am* 27:39–50, 2009.
9. Navi BB, Kamel H, Shah MP, et al: Rate and predictors of serious neurologic causes of dizziness in the emergency department. *Mayo Clin Proc* 87:1080–1088, 2012.
10. Ozono Y, Kitahara T, Fukushima M, et al: Differential diagnosis of vertigo and dizziness in the emergency department. *Acta Otolaryngol* 134:140–145, 2014.

第 19 章　癫痫发作

Shawn M. Varney, MD, FACEP, FACMT

1. 什么是癫痫发作?

癫痫发作是由大脑神经元过量和异常的放电造成的,它可能会产生一些特征性癫痫发作性动作。除了强直 – 阵挛性肌肉活动(强直指肌肉僵硬,阵挛指肌肉抽搐),全身性癫痫发作也可表现为凝视发作、咂嘴或其他轻微运动,或肌张力完全破坏(跌落发作)。癫痫全身性发作后常伴有意识混乱或嗜睡,这个阶段通常持续 5 ~ 15 分钟或更长时间。

掌握癫痫发作和对癫痫发作的恰当处理的相关知识对急诊医师来说至关重要,因为癫痫发作是急诊科的常见情况。大脑中长期过量的电活动会直接导致神经元的破坏,特别是海马中的神经元。

2. 癫痫发作的分类

一般而言,癫痫发作分为两种:全面性发作和部分 / 局灶性发作(表 19–1)。全面性癫痫发作是指异常电活动影响了大量脑组织,而部分 / 局灶性癫痫发作指异常电活动仅影响特定脑区。部分 / 局灶性癫痫发作,无论是简单还是复杂,都可能会导致怪异表现,包括幻觉、记忆障碍、内脏症状(腹部症状)和知觉歪曲等,患者可能因这些表现而被误诊为精神疾病。

表 19–1　癫痫发作的分类

全面性发作
强直 – 阵挛发作(大发作)
失神发作(小发作)
失张力性发作(跌倒发作)
强直发作
阵挛发作
部分 / 局灶性发作
简单部分发作
复杂部分发作
由局部继发于全身

3. 癫痫发作的原因是什么？

原发性癫痫发作没有公认的潜在病因，是一种反复发作的异常脑电活动，通常被称为癫痫。继发性癫痫发作（也称症状性癫痫发作），通常具有非神经性潜在病因。继发性癫痫发作的常见病因见表19-2。

表 19-2　继发性癫痫发作的常见病因

分类	举例
药物性 / 毒性（多种）	抗胆碱药 / 抗组胺药
	抗惊厥药（卡马西平、丙戊酸）
	抗抑郁药（安非他酮、三环类）
	樟脑
	一氧化碳、氰化物、硫化氢、叠氮化物
	γ- 羟基丁酸
	鹿花菌属（蘑菇）、肼
	铁
	异烟肼
	利多卡因
	锂
	四聚乙醛
	阿片类药物（哌替啶、丙氧芬、曲马多）
	有机磷酸酯 / 氨基甲酸酯
	水杨酸盐
	拟交感神经药（苯丙胺及其衍生物、可卡因）
	合成大麻素
	茶碱
中枢神经系统病变	高血压脑病
	颅内出血
	占位性病变
	结构异常
	创伤（近期和陈旧性）
	血管病变
传染性疾病	脑脓肿
	脑寄生虫病
	脑炎
	HIV
	脑膜炎

分类	举例
代谢性疾病	发热（"高热惊厥"）
	肝性脑病
	高阴离子隙性酸中毒
	低钙血症
	低血糖症、高血糖症
	低镁血症
	低钠血症、高钠血症
	甲状腺功能减退症、甲状腺功能亢进症
	尿毒症
其他	亚治疗性抗癫痫药物
	药物戒断（巴比妥类、乙醇、镇静催眠药）
	子痫

4. 癫痫发作的鉴别诊断包括哪些？

任何可能导致神经功能突然紊乱的情况都可能被误认为是癫痫发作。常见的类似癫痫发作的症状包括晕厥、过度换气综合征、偏头痛、运动障碍、发作性睡病和心理障碍等。假性癫痫发作是一种特殊类别，这一点稍后讨论（见问题 16）。

5. 对于正在经历癫痫发作的患者，需要优先注意哪些事项？

临床处理方面需要优先注意其气道、呼吸和循环并保护颈椎（ABCs）。首先要注意保持气道的通畅，尽管癫痫患者需要气管插管的情况很少。注意吸出口腔分泌物以防止误吸，并使患者侧卧。注意补氧以应对因全身肌肉活动引起的氧气需求量增加。球囊面罩很少使用。不要将易断的物体放入患者口腔或手中，避免造成异物吸入。鼻咽通气管有助于保持气道通畅并改善通气。注意患者的血压、脉率和毛细血管充盈情况。监测患者体温并在必要时给予适量的退热药。轻轻地束缚患者，在其头部下方放置毯子或床单，以避免其自残和误吸。

诊断方面需要优先关注癫痫发作的可能可逆原因，如低血糖、代谢紊乱和潜在的有毒物质暴露。

6. 如果癫痫发作没有停止，应做什么？

静脉注射苯二氮䓬类药物是首选治疗。应立即准备并对患者进行管理。大多数癫痫发作症状持续 1 ～ 2 分钟。劳拉西泮（2 ～ 4mg IV）是常规的首选药，因为其作用持续时间较长。然而，与地西泮（5 ～ 10mg IV）相比，它可能起效较慢。地西泮也可以通过骨内和直肠途径给药，但不推荐肌内注射，因为肌内注射吸收不均。

癫痫发作停止后，可使用抗惊厥药预防复发。虽然苯妥英和磷苯妥英是首选的药物，但它们并不总是起效，而且快速输注时可能会导致心血管损害，对毒素诱发的癫痫发作亦无效。表 19-3 列出了可用的药物、药物剂量和给药途径。

表 19-3　抗惊厥药

药物	成人使用剂量
苯妥英	50 分钟内输注完成，15 ～ 20mg/kg IV
磷苯妥英	100 ～ 150mg PE/min，15 ～ 20mg PE/kg IV；也可以 IM
苯巴比妥	50mg/min，20mg/kg IV；也可以 IM；可在 10 分钟后再次给药
丙戊酸	1 小时以上输注完成，20 ～ 40mg/kg IV
左乙拉西坦	100mg/min，1500mg IV
戊巴比妥	25mg/min，5mg/kg IV，然后检查 EEG；需要插管
异氟醚	一般通过气管内麻醉

注：IM，肌内注射；IV，静脉注射；PE，苯妥英当量；EEG，脑电图。

7. 什么是癫痫持续状态？应如何管理？

癫痫持续状态是指：使用了急性药物干预但癫痫发作持续时间超过 5 分钟，或癫痫发作频繁以至于两次发作之间不能恢复正常的意识状态。癫痫持续状态的处理包括立即使用苯二氮䓬类药物、注意 ABCs 的原则、筛查潜在病因，以及立即治疗危及生命的致病因素等。表 19-4 列出了管理癫痫持续状态患者的流程。

表 19-4　癫痫持续状态患者的管理流程

时间范围	措施
	建立 / 维护气道
	IV/ 供氧 / 监护器
0 ～ 5 分钟	如果有指征的话：葡萄糖，0.5g/kg IV
	考虑使用维生素 B₁，100mg IV
	劳拉西泮，2mg/min，0.1mg/kg IV，最多 4mg，可在 5 分钟内再次给药；或地西泮，0.15mg/kg IV，最多 10mg，可在 5 分钟内再次给药；或咪达唑仑 0.2mg/kg IM，最多 10mg，或 0.2mg/kg IV 负荷剂量，然后输注 0.05 ～ 0.2mg/（kg·h）
10 ～ 20 分钟	苯妥英，50mg/min，20mg/kg IV（如果癫痫发作继续，则调整为 30mg/kg）；或磷苯妥英，150mg/min，20mg PE/kg IV
	丙戊酸，3 ～ 6mg/（kg·min），20 ～ 40mg/kg IV；10 分钟后可给予额外的 20mg/kg
	左乙拉西坦，2 ～ 5mg/（kg·min），1000 ～ 3000mg IV 负荷剂量
30 分钟	咪达唑仑，全身麻醉下，初始 2mg/min，0.2mg/kg，然后连续输注 0.05 ～ 2mg/（kg·h）
	异丙酚，2mg/kg IV，然后 5mg/（kg·h）；可在 5 分钟内再次给药 2mg/kg
	苯巴比妥，50mg/min，最高 20mg/kg IV；可能需要在 10 分钟内再次给药
	戊巴比妥，50mg/min，5 ～ 15mg/kg，然后 0.5 ～ 5mg/（kg·h）*

注：IV，静脉注射；IM，肌内注射；PE，苯妥英当量。

* 此时需有重症监护医师参与。

8. 哪些病史和体格检查结果提示癫痫发作？

病史包括癫痫发作史或脑肿瘤病史、先兆症状（预警即将出现癫痫发作的症状和征兆）、已知的刺激（情绪激动、闪烁的灯光、压力、睡眠不足），以及其他情况（药物治疗依从性、药物/酒精使用或戒断症状、头部创伤、感染）。与癫痫发作相关的证据包括舌部咬伤，大便失禁或小便失禁，有目击者目击到患者癫痫发作，癫痫发作造成的创伤、偏侧异常、意识丧失，以及发作后混乱或嗜睡等。

9. 除神经系统检查外，其他系统的检查是否重要？

从头到脚完整的检查可以揭示癫痫发作的原因并发现其造成的创伤。具体应检查皮肤（脑膜炎球菌败血症和肝衰竭可出现皮肤红斑）、头部（外伤）和颈部（颈强直可能提示脑膜炎或蛛网膜下腔出血）。神经系统检查是最重要的。癫痫发作后的局部虚弱状态（托德瘫痪）等局灶性神经系统发现可能提示局灶性脑损伤（例如，脑肿瘤、脑脓肿或脑挫伤）。评估脑神经和眼底可以发现颅内压增高。

10. 有癫痫病史的患者应该进行哪些辅助检查？

新发癫痫患者没必要进行特别全面的检查。而对有癫痫发作史的患者来说，测量血清抗惊厥水平的指标是有必要的。是否要进一步检测取决于患者的病史、症状和体征的情况。没有一个测试可以非常准确地确定是否发生了严重的运动性癫痫发作，但是一些测试还是有帮助的，例如，肌酸激酶（保持升高，至发作后 24 小时）、阴离子隙（发作后 1 小时内即升高）或催乳素（癫痫发作后 20 分钟内的水平与 6 小时的水平相比）的测定。

11. 如果患者没有癫痫病史，应该如何处理？

对于已经恢复正常的新发癫痫患者而言，进行常规的实验室检查意义不大。然而，检查血清电解质（钠、钙、镁）水平、血糖水平、肝肾功能、毒理学筛查和全血细胞计数等是合理的。对育龄妇女进行妊娠试验可能会影响抗癫痫治疗或处理的选择。心电图可以排除假性癫痫发作。新发癫痫患者没有进行腰椎穿刺检查的必要。

12. 应该进行哪些影像学检查？

对于新发癫痫发作，建议在怀疑器质性病变（脑出血、脑肿瘤、严重脑卒中或创伤）时进行非对比性头部 CT 检查。这类患者包括有新的局灶性缺陷、持续性意识状态改变、发热、近期头部创伤、持续性头痛的患者，有癌症病史的患者，存在凝血相关疾病或血小板相关疾病的患者，接受抗凝治疗的患者，免疫抑制和 HIV 阳性的患者。年龄超过 40 岁的新发癫痫患者应考虑紧急进行神经系统的影像学检查。此外，具有癫痫发作史且具有新的或不同癫痫发作模式的患者，也应进行影像学检查。

13. 如何管理癫痫患者？

有以下任何一种情况的急诊患者，应考虑住院接受评估和治疗：持续性精神状态改变、中枢神经系统感染、新的局灶性异常、新的颅内病变、潜在的可纠正的情况（如严重缺氧、低血糖症、低钠血症、节律障碍和酒精戒断症状）、急性头部创伤、癫痫持续状态和子痫。有癫痫发作史且为简单发作并具有亚治疗的抗惊厥药物水平的患者，应在出院前纠正其抗惊厥药物水平。在急诊科进行正常检查并且病情稳定的新发癫痫患者可考虑出院。

14. 患者应该接受哪些出院指导？

应安排患者与其主治医师或神经科医师进行后续咨询。告知患者可能再次发作，如果再次癫痫发作，应避免操作危险机器或驾驶，避免进行其他可能导致严重伤害的活动。此外，如果患者持有驾驶执照，美国大多数州的法律都强制要求向车辆管理部门进行申报。

15. 新发癫痫患者是否应在出院前开始使用抗癫痫药物？

一般来说不需要，但最好与患者的主治医师或神经科医师协商后决定。对于大多数新发癫痫患者，直到下一次随访或检查（例如脑电图检查）前，没必要使用抗惊厥药。

16. 什么是假性癫痫发作？

假性癫痫发作［心因性非癫痫性发作（psychogenic nonepileptic seizure，PNES）］是指类似癫痫发作的活动或行为，是一种功能性异常，但不是由大脑异常放电引起的。一般而言，PNES 患者存在潜在的焦虑或癔症型 / 表演型人格障碍。PNES 难以在急诊科诊断，提示患者癫痫发作将很快停止，或试图在癫痫发作期间分散患者的注意力可帮助鉴别。非同步肢体运动、骨盆向前推进运动、视线向地面偏离（无论头部位置如何）的患者，更可能是 PNES。同步视频脑电监测有助于区分真正的癫痫发作和 PNES。在诊断 PNES 时要谨慎，因为 5%～50% 的 PNES 患者也有癫痫。

17. 列举一些使用常用药物无效的癫痫发作病因，以及一些"解药"（成人剂量）

- 子痫：硫酸镁 6g IV 15 分钟以上，然后 2g/h。对于妊娠 20 周至产后 6 周的女性，应考虑子痫。
- 低血糖症：葡萄糖 0.5～1g/kg IV。
- 低钠血症：3% 高渗生理盐水 100～200ml 1 小时以上。
- 异烟肼（isoniazid，INH）摄入：吡哆醇（维生素 B_6）5g IV 10 分钟以上，或每摄入 1g INH 给予 1g 维生素 B_6。

18. 什么是单纯的热性惊厥？

见第 62 章，婴儿期和儿童期的癫痫发作。

（1）无论选择何种药物，主要目标是尽快停止癫痫发作。

（2）在癫痫发作患者的复苏过程中，及时检查其血糖水平。

（3）治疗癫痫持续状态的首选药物是苯二氮䓬类药物（一线治疗），其次是苯妥英 / 磷苯妥英或丙戊酸盐，最后是左乙拉西坦、异丙酚或巴比妥类药物。

（4）合并局灶性神经功能受损、持续性意识状态改变、发热、近期创伤、持续性头痛、癌症病史、抗凝史、HIV、后续护理无法被保障的癫痫患者，应进行影像学检查。

感谢

本章的编辑和作者要感谢 Kent Hall 博士的贡献。

（李　科　译）

参考文献

1. Brophy GM, Bell R, Claassen J, et al: Guidelines for the evaluation and management of status epilepticus. *Neurocrit Care* 17:3–23, 2012.
2. Fishman MA: Febrile seizures. In UpToDate, Nordli DR Jr, editor: Waltham, MA, 2014, UpToDate; accessed 8-28-14.
3. Huff JS, Melnick ER, Tomaszewski CA, et al: Clinical policy: critical issues in the evaluation and management of adult patients presenting to the emergency department with seizures. *Ann Emerg Med* 63:437–447.e15, 2014.
4. McMullan JT, Davitt AM, Pollack CV: Seizures. In Marx JA, Hockberger RS, Walls RM, et al, editors: *Rosen's emergency medicine: concepts and clinical practice*, ed 8, Philadelphia, 2014, Saunders.
5. Millikan D, Rice B, Silbergleit R: Emergency treatment of status epilepticus: current thinking. *Emerg Med Clin North Am* 27:101–110, 2009.
6. Russell AJ: The diagnosis and management of pseudoseizures or psychogenic non-epileptic events. *Ann Indian Acad Neurol [serial online]* 9:60–71, 2006 (cited 8-13-14). Available at www.annalsofian.org/article.asp?issn=0972-2327;year=2006;volume=9;issue=2;spage=60;epage=71;aulast=Russell; accessed 10-20-15.
7. Schachter SC: Evaluation of the first seizure in adults. In UpToDate, Pedley TA, editor: Waltham, MA, 2014, UpToDate; accessed 7-23-14.
8. Trescher WH, Lesser RP: The epilepsies. In Bradley WG, Daroff RB, Fenichel GM, et al, editors: *Neurology in clinical practice*, ed 5, Philadelphia, 2008, Butterworth Heinemann.

第 20 章　过敏反应

Nadia S. Markovchick，MD，and　Vincent J. Markovchick，
MD，FAAEM

1. 过敏反应的定义

过敏反应是一种由免疫球蛋白 E（IgE）介导的，起病迅速、严重的反应，患者可能会在再次接触变应原后几分钟至几小时内死亡。诊断标准包括：皮肤和黏膜水肿、呼吸系统受损、低血压和（或）胃肠道症状。

2. 什么是类过敏反应？

类过敏反应是一种有潜在致命危害的综合征，临床上与过敏反应相似，但不是 IgE 介导的反应，可能会在第一次暴露于某些药物后发生，例如，不透射线的造影剂、水杨酸盐和阿片类药物。

3. 过敏反应最常见的原因

过敏反应是由摄入、吸入或注射易感个体的致敏抗原引起的。常见的抗原包括以下几种。

- 药物（如青霉素）。
- 食物（如贝类海鲜、坚果或鸡蛋白）。
- 昆虫叮咬（膜翅目）和动物咬伤（蛇）。
- 诊断用药（离子造影剂）。
- 物理和环境因素（如乳胶、运动和冷空气）。

特发性过敏反应是在无法确定病因时的诊断。

4. 诊断标准

必须至少有以下中的两项表现。

- 皮肤表现（荨麻疹或皮疹）。
- 黏膜（血管性水肿）。
- 上呼吸道（水肿和分泌物过多）。
- 下呼吸道（支气管收缩）。
- 胃肠道症状（恶心、呕吐或腹部绞痛）。
- 心血管系统（血管舒张和心血管性虚脱）。

5. 常见的症状和体征

临床表现有轻有重，有的患者仅有轻度表现而有的患者则会危及生命。轻度表现包括荨麻疹和黏膜血管性水肿。危及生命的表现涉及呼吸系统和心血管系统。呼吸道症状和体征包括急性上呼吸道梗阻，伴有哮鸣音，或支气管痉挛伴有弥漫性喘息的下呼吸道表现。心血管性虚脱表现为晕厥、低血压、心动过速和节律障碍。

6. 没有已知的过敏史的患者在有过敏反应的急诊患者中所占的百分比

25%。

7. 诊断性检查的作用是什么？

在急诊中诊断性检查没有直接的作用，因为过敏反应的诊断和治疗仅仅基于临床症状和体征。对于诊断来说，血清类胰蛋白酶、血浆和尿液组胺水平升高可持续至过敏反应后 6 小时，并且可以在急诊中测定。也可在接触抗原之前或在随后转诊中进行皮肤测试，以确定所涉及的确切变应原。

8. 鉴别诊断

鉴别诊断包括遗传性血管性水肿（hereditary angioedema，HAE）、脓毒性和心源性休克、支气管哮喘、哮吼和急性会厌炎、血管迷走神经性晕厥，以及任何不明原因的急性心血管疾病或呼吸衰竭。

9. 最常见的过敏反应形式是什么，应如何治疗？

单纯性或融合性荨麻疹是最轻的和最常见的过敏反应形式。这是由组胺介导的毛细血管渗漏造成的。可以通过给予抗组胺药（口服、肌内注射或静脉注射）或肾上腺素（皮下或肌内注射）来治疗。

10. 什么是 HAE？它与过敏反应有什么关系？

遗传性血管性水肿是皮下组织的水肿，最常见于面部、舌、唇、喉部、胃肠道，以及男性的生殖器。当血管性水肿伴随荨麻疹时，可能是过敏反应；如果血管性水肿未见荨麻疹，可能是 HAE。

11. HAE 的治疗方法与过敏反应的治疗方法有何不同？

HAE 是一种遗传性疾病，通常在青春期出现，病因是缺乏 C1 酯酶抑制因子。在成人中，可表现为获得性 C1 抑制因子缺乏症。血管紧张素转换酶（angiotensin-converting enzyme，ACE）抑制剂被认为是触发因素。HAE 不是 IgE 介导的；抗组胺药和类固醇对其不如对过敏反应有效。因为在急诊科无法对 C1 抑制因子缺乏症进行检查，所以对患者的治疗可类似治疗过敏反应。如果治疗效果不佳，可考虑使用含有 C1 酯酶抑制因子或含有 C1 酯酶抑制因子浓缩物的新鲜冰冻血浆（fresh frozen plasma，FFP）。

12. 对于 HAE 和药物引起的血管性水肿应该以同样的方式治疗吗？

目前对获得性 C1 抑制因子缺乏症患者来说，C1 酯酶抑制因子浓缩物是最好的治疗选择，而不是 FFP。从理论上讲，FFP 可能会使症状恶化，因为 HAE 是一种补体介导的疾病。如果血管性水肿的原因未知或被认为是药物诱导且 C1 酯酶抑制因子浓缩物不可用时，则可给予 2～4 单位的 FFP。另外，还有其他最近批准的药物可以治疗 HAE，例如，艾卡拉肽和艾替班特，尽管在急诊科中的可用性有限。

13. 危及生命的过敏反应的初步治疗

- 使用高流量雾化吸入氧气和外消旋肾上腺素，以及静脉注射肾上腺素治疗上呼吸道梗阻伴喘鸣和水肿。如果气道梗阻严重或加重，则进行气管插管术或环甲膜切开术。
- 急性支气管痉挛可予肾上腺素治疗。对于血压正常的患者，有轻至中度哮鸣音可予 0.01mg/kg 1：1000 的肾上腺素，肌内注射。如果患者有严重的呼吸窘迫，可静脉滴注肾上腺素：1mg 肾上腺素溶于 250ml 5% 葡萄糖水溶液（D_5W）中，初始滴注速率为 1μg/min，直至所需效果。对于肾上腺素难治的支气管痉挛，雾化的 β 受体激动剂可能对其有效，如沙丁胺醇或奥西那林。
- 出现心血管性虚脱伴有低血压时可持续输注肾上腺素，以达到 100mmHg 以上的收缩压或 80mmHg 的平均动脉压。
- 对于完全心脏停搏的患者，给予 1：10000 肾上腺素，1mg 慢速静脉推注，或 2～2.5mg 肾上腺素稀释于 10ml 生理盐水，通过气管导管给药。应立即进行气管插管术或环甲膜切开术。

关键点

（1）上呼吸道黏膜、细支气管平滑肌和心血管系统受损都可能危及生命。
（2）低血压是静脉注射肾上腺素的适应证。
（3）在非心脏停搏的情况下，应静脉滴注肾上腺素，不使用推注方式。

14. 除肾上腺素和气道管理外还有哪些辅助手段？

如果气管插管不成功且无法进行环甲膜切开术，尤其是低龄儿童，应考虑通过针刺环甲膜进行经皮经气管通气，并给予所有此类患者静脉注射苯海拉明（1mg/kg，最多 50mg）。同时予 H_2 受体阻断剂，例如，西咪替丁 300mg 静脉注射。如果存在支气管痉挛，应予雾化的支气管扩张剂，例如，奥西那林。对于难治性低血压，可以给予升压剂，例如，去甲肾上腺素或多巴胺。另外，胰高血糖素可能对长期使用 β 受体阻滞剂（如普萘洛尔）导致肾上腺素耐药的患者有所帮助，用法：50～150μg/kg 静脉注射 1 分钟，然后 1～5mg/h 静脉滴注。由于延迟起效（4～6 小时），皮质类固醇的益处有限，但对于长期支气管痉挛或低血压的患者可能是有益的。

15. 需要肌内注射肾上腺素的儿童中，需要第二次注射的百分比是多少？

20%。

16. 静脉推注肾上腺素的并发症有哪些？

当患者血压或脉搏可以测出时，静脉推注肾上腺素（1:10000）有极大的过度治疗的可能性，并可能会引起高血压、心动过速、缺血性胸痛、急性心肌梗死和室性心律失常。诊治老年患者和患有冠状动脉疾病的患者时必须特别小心。静脉滴注时控制好滴注速度会更加安全，同时需持续监测心律和血压。

17. 什么是双相过敏反应？有多常见？

双相过敏反应是在初始症状消退后过敏反应症状复发。这可能发生在初始症状消退几个小时后的任何时间。双相过敏反应可能是由于变应原或免疫介质相对于治疗持续时间的持续存在引起的。报道的发病率占所有过敏反应的1%～23%。可能引起双相过敏反应的一些风险因素如下。
- 双相过敏反应的病史。
- 初始症状发作延迟，通过初步治疗或适当治疗可解决症状。
- 严重的过敏反应，包括低血压或喉头水肿。
- 服用β受体阻滞剂。

18. 在过敏反应中预防性治疗有作用吗？如何实现？

当治疗或诊断的潜在益处超过风险时（例如，使用抗蛇毒血清治疗危及生命或威胁肢体的蛇咬伤），如果患者有决策能力，则应使患者知情并获得患者的同意。静脉注射苯海拉明和皮质类固醇，并准备静脉滴注肾上腺素。患者应该在重症监护室（ICU）接受治疗，医师应持续监测其血压、心律和血氧饱和度；患者床边应有完整的气管插管术和环甲膜切开术设备。在能够立即给予静脉注射肾上腺素和管理气道的医师的监督下，再开始施用药物（例如抗蛇毒血清）。在进行诊断性影像学检查时，对于有离子型造影剂过敏史的患者，应给予非离子型造影剂。

19. 皮质类固醇

因为皮质类固醇在给药后4～6小时起作用，所以在急性过敏反应的初始治疗中，它们的作用有限。应给予单剂量的氢化可的松（250～1000mg IV）或甲泼尼龙（125～250mg IV）。

20. 应如何处理对初始治疗有反应的患者？

尽管大多数患者在早期积极治疗后症状消失，但所有存在过敏反应的患者应进入急诊或医院留观室观察2～4小时。症状反复或危及生命的症状（如支气管痉挛、低血压或上呼吸道梗阻）持续存在的患者应入住院。

21. 对接受过敏反应治疗的患者应给予哪些后续治疗?

对于出现中度至重度过敏反应(除孤立性荨麻疹外)的患者,应给予肾上腺素,并在第一次出现过敏症状时,用自动注射器将肾上腺素注射到患者的大腿肌肉中。口服苯海拉明治疗轻微反应(如荨麻疹)应与肌内注射肾上腺素同时使用。

22. 肌内注射肾上腺素比皮下注射更有优势吗?

如果注射到大腿部位的话是这样的。最近的一项研究表明,与皮下注射或三角肌注射相比,在大腿外侧肌肉处注射肾上腺素时,肾上腺素的血浆峰值水平更高。

（邓彦俊　译）

参考文献

1. Chipps B: Update in pediatric anaphylaxis: a systematic review. *Clin Pediatr (Phila)* 52:451–461, 2013.
2. Cuniowski PA, Hunter CJ: Would you recognize this patient's biphasic anaphylaxis? *Emerg Med* 41:30–34, 2009.
3. Dhami S, Panesar S, et al: Management of anaphylaxis: a systematic review. *Allergy* 69:168–175, 2013.
4. Hassen G, Hossein K, et al: Fresh frozen plasma for progressive and refractory angiotensin converting enzyme inhibitor induced angioedema. *J Emerg Med* 44:764–772, 2013.
5. Horak A, Raine R, Opie LH, et al: Severe myocardial ischemia induced by intravenous adrenaline. *BMJ* 286:519, 1983.
6. Peavy R, Metcalfe D: Understanding the mechanisms of anaphylaxis. *Curr Opin Allergy Clin Immunol* 8:310–314, 2008.
7. Runge JW, Martinez JC, Cavuti EM: Histamine antagonists in the treatment of acute allergic reactions. *Ann Emerg Med* 21:237–242, 1992.
8. Simons FER, Gu X, Simons KJ: Epinephrine absorption in adults: intramuscular versus subcutaneous injection. *J Allergy Clin Immunol* 108:871–873, 2001.
9. Smit DV, Cameron PA, Rainer TH: Anaphylaxis presentations to an emergency department in Hong Kong: incidence and predictors of biphasic reactions. *J Emerg Med* 28:381–388, 2005.
10. Tran PT, Muelleman RL: Allergies, allergic disease and anaphylaxis. In Adams JG, Barton E, Collings J, et al, editors: *Emergency medicine*, Philadelphia, 2008, Saunders, pp 1142–1147.
11. Tran PT, Muellman RL: Allergy, hypersensitivity and anaphylaxis. In Marx JA, Hockberger RS, Walls RM, et al, editors: *Rosen's emergency medicine: concepts and clinical practice*, ed 7, Philadelphia, 2010, Mosby, pp 1511–1528.
12. Volcheck GW, Li JT: Exercise-induced urticaria and anaphylaxis. *Mayo Clin Proc* 72:140–147, 1997.

第 21 章　腰痛

Ryan A. Pedigo，MD；Robert S. Hockberger，MD

1. 可以跳过本章吗？

如果读者的职业期望是给成年患者看病，请不要跳过本章。腰痛（low back pain，LBP）是急诊科肌肉骨骼疾病最常见的主诉。绝大多数（高达 85%）个体在生命的某个阶段会出现 LBP；1/4 的成人在过去 3 个月中曾有过 LBP。LBP 是导致 45 岁以下人群活动受限的最常见原因，也是 45 岁以上人群活动受限的第三大常见病因（仅次于心脏病和关节炎）。在美国，每年由 LBP 导致的诊断、治疗、残疾、生产力损失和诉讼费用超过 500 亿美元（约合人民币 3266 亿元），这使腰痛成为在美国医疗支出中，仅次于心脏病及癌症的第三昂贵的疾病。

2. 哪些是 LBP 的常见原因？

特发性背痛也称肌肉骨骼性背痛、急性腰骶扭伤等；重要的是，当患者得到这些诊断时，并没有特殊的可识别的解剖学损伤。尽管大多数患者在 4 周内会感觉症状缓解，但多在一年内复发。特发性背痛患者的腰椎旁肌肉的不对称性疼痛会随着活动而加重。

腰椎间盘突出症导致的 LBP 沿着受突出的腰椎间盘压迫和刺激的神经向下肢放射。发生在 L4～L5 或 L5～S1 部位的椎间盘突出会分别引起沿下肢外侧和后部的放射性疼痛，称为坐骨神经痛。神经根压迫也可能是其他病因的结果：椎管狭窄或更加威胁生命的病因如恶性肿瘤或脓肿（见问题 3）。对急诊医师的挑战：发现每 100 个患者中的 3～4 例由于紧急病因导致的 LBP 患者，并积极治疗；同时，避免对那些不存在严重病因的患者进行过度的影像学检查和体格检查。

3. 哪些是 LBP 的紧急病因？

尽管几乎所有引起急性背痛的原因都是自限性和良性的，但也有一些危及生命的病因，所以要通过详细的病史询问及体格检查来进行诊断和排除（表 21-1）。

存在背痛和发热的高危患者应当考虑硬膜外脓肿（或其他脊柱感染，如脊髓炎）。危险因素包括免疫缺陷状态（如艾滋病）、酗酒、糖尿病、老年人（最常见的年龄为 60～70 岁）、静脉注射毒品和近期的脊柱手术史。MRI 可以作为诊断性检查。

表 21-1 LBP 的鉴别诊断

机械性脊柱疾病	非机械性脊柱疾病	内脏疾病
腰部扭伤	恶性肿瘤	腹主动脉瘤
退行性椎间盘 / 关节面疾病	多发性骨髓瘤	盆腔器官的疾病
椎间盘突出症	转移癌	盆腔炎性疾病
椎管狭窄	脊柱或脊髓癌症	前列腺炎
脊椎滑脱	淋巴瘤	肾脏疾病
脊椎前移	感染	肾盂肾炎
先天性脊柱疾病	感染性椎间盘炎	肾结石
创伤性骨折	骨髓炎	消化道疾病
骨质疏松性压缩性骨折	硬膜外脓肿	胰腺炎
	带状疱疹	穿透性溃疡
	炎性关节炎	胆囊炎

接诊存在与动脉粥样硬化相关危险因素的老年 LBP 患者时，医师应考虑腹主动脉瘤（AAA）破裂的可能性。包裹性 AAA 破裂会引起明显的腰痛并且是致命破裂的前哨事件。AAA 的定义是腹主动脉直径超过 3cm，破裂风险随瘤体直径的增加而增加。急诊床旁超声能快速、准确地对其进行评估。

马尾综合征是由于马尾神经受到压迫导致的，典型的成人发作部位是 L1 周围区域。通常由椎间盘突出引起，但也可以由任何压迫远端椎管的因素（如转移性疾病、硬膜外脓肿、血肿）造成。马尾综合征典型的表现为严重腰痛伴有鞍区感觉缺失、双下肢无力、尿失禁或尿潴留。最敏感的临床表现是尿潴留，所以当考虑患者存在马尾综合征时，应进行残余尿量测定（可以通过导尿术或泌尿系统超声检查）。残余尿量超过 100ml 则为异常，300ml 以上为显著异常。残余尿量正常对于排除马尾综合征的阴性预测值接近 100%。急诊 MRI 可以作为诊断性检查的选择。

在疼痛发作前有过钝伤史的患者应该考虑脊柱骨折。对于严重钝伤后出现 LBP 的患者，应第一时间行影像学检查（X 线或 CT 检查）。存在骨质疏松症的危险因素（例如，老年人、卧床、长期使用皮质类固醇药物）的人群，骨折风险比其他人群大得多；长期应用皮质类固醇药物的人群，骨折的风险比其他人群高 10 倍。

患有癌症或严重背痛持续超过 4 周的患者，若疼痛通常在夜间加重，对常规的镇痛药物反应不佳，并伴随着近期体重减轻，应当怀疑骨骼恶性肿瘤的可能。进一步的检查主要是为了确定肿瘤的原发部位，常见的出现骨转移的恶性肿瘤原发部位主要包括前列腺、乳房、肾脏、甲状腺和肺。

4. 病史询问应该聚焦哪些内容？

以下这些病史特征（被称为红旗征）对于所有以 LBP 为主诉的患者应常规进行询问，以排除可能危及生命的情况（表 21-2）。

表 21-2 LBP 的红旗征

红旗征	可能的 LBP 原因	影像学检查
年龄大于 50 岁	骨折、恶性肿瘤	LS 脊柱 X 线片
外伤	骨折	LS 脊柱 X 线片
发热、静脉注射毒品、近期感染史	感染	MRI
不能解释的体重减轻、癌症病史	癌症转移	LS 脊柱 X 线片
尿潴留、多层级运动障碍、大便失禁、鞍区感觉缺失	马尾综合征	MRI
进行性运动无力		
LBP 持续 1 个月未改善	骨髓病	MRI
应用免疫抑制剂或类固醇药物	骨折、恶性肿瘤	LS 脊柱 X 线片
脊柱中线压痛	骨折、感染	LS 脊柱 X 线片、MRI 或 CT
		LS 脊柱 X 线片
	骨折、感染、恶性肿瘤	

注：CT，计算机断层扫描；LBP，腰痛；LS，腰骶部；MRI，磁共振成像。

- 放射性疼痛往往提示着椎间盘突出或软组织肿块压迫神经根引起的神经根病。
- 行走时背部及小腿疼痛加重（称为假性跛行），而身体前屈时疼痛缓解，常提示椎管狭窄。椎管狭窄与血管性疾病的鉴别：椎管狭窄患者身体前屈时疼痛缓解（椎管变宽使狭窄缓解）且休息后疼痛持续时间更长（如椎管狭窄患者疼痛持续约 15 分钟，而血管性疾病患者疼痛持续 5 分钟）。
- 若患者有近期外伤史，则应考虑脊柱骨折的可能性。
- 若患者有恶性肿瘤病史或与恶性肿瘤相一致的症状（如夜间疼痛、持续性进行性加重的慢性疼痛、不明原因的体重减轻），则其恶性肿瘤骨转移的可能性更高。
- 免疫缺陷患者（糖尿病患者、HIV 感染患者和长期使用类固醇药物的患者）同时伴有发热，应考虑硬膜外脓肿的危险。
- 老年患者和长期服用类固醇药物的患者骨折风险较高，即使只有轻微的创伤也可能出现骨折。
- 神经系统症状，如尿潴留、鞍区感觉缺失或双下肢麻木，应考虑马尾综合征。

5. 体格检查应注意哪些内容？

所有的 LBP 患者应当接受完整的神经系统检查，重点是下肢的力量、感觉及反射（表 21-3）。除了腰椎间盘突出症或是严重的腰椎滑脱外，机械性脊柱疾病不会损害神经功能。体格检查的红旗征主要包括发热、脊柱中线压痛和明显的神经系统障碍，包括鞍区感觉缺失（表 21-2）。坐骨神经痛的患者应进行直腿抬高试验，但阳性结果不一定是危险信号。腹部检查对于评估内脏疾病（包括腹主动脉瘤）非常重要，如果担心脊髓受压，应评估患者直肠的张力和感觉。

表 21-3　腰椎间盘突出症的临床特点

表现	L4	L5	S1 ～ S2
疼痛	下肢前侧	下肢侧面	下肢后侧
无力	膝关节伸直	踇趾背屈	足跖屈
感觉缺失	膝关节和足内侧	小腿的一侧，踇趾周围	小腿后侧和足外侧
反射障碍	膝跳反射	无	跟腱反射

6.LBP 患者同时伴有下肢疼痛意味着什么？

LBP 患者伴有的下肢疼痛（坐骨神经痛）可能为以下两种之一。

• 牵涉痛，是由坐骨神经炎症引起的，通常不敏感而且定位不准确，并不放射到膝关节，直腿抬高试验常阴性，且不存在神经系统损害。

• 脊神经根痛，通常由于腰椎间盘突出或腰椎管狭窄导致椎孔变窄，进而引起神经根压迫。但对于高危患者来说，也可能由硬膜外转移瘤或脓肿导致。这种疼痛通常是尖锐的，定位比较准确，通常（但不总是）放射到膝关节，直腿抬高试验常常阳性，并且伴有神经系统损害。

7. 该如何进行直腿抬高试验？怎样解释试验结果？

进行直腿抬高试验时，让患者仰卧，缓慢抬起受累的下肢（髋关节屈曲同时保持膝关节伸直）直到患者感觉不适为止。当下肢抬高引起疼痛，并且疼痛沿受累的下肢放射至膝关节以下时，则为直腿抬高试验阳性；仅仅引起腰背部或股后肌群的疼痛并不算阳性。直腿抬高试验对于腰椎间盘突出症的敏感度为 91%，但特异度仅为 26%。而交叉直腿抬高试验阳性（也就是抬高未受累侧下肢会引起疼痛放射到受累侧下肢），对于诊断腰椎间盘突出症只有 29% 的敏感度，却有 88% 的特异度。足背屈会使疼痛加重，而跖屈会使疼痛缓解。

8. 应常规进行哪些影像学或实验室检查？

无。除常见的 LBP 的红旗征（表 21-2），进行影像学检查时，预计每 2500 例检查，只能改变 1 例临床决策。人们普遍认为，常规影像学检查并不能增加患者的信心或减少焦虑，但却会增加患者的辐射暴露、急诊就诊时间和医疗费用。如果存在相关特征性临床表现，则应进行适当的影像学检查（例如，行 MRI 检查排除脊髓受压、马尾综合征或硬膜外脓肿；通过 X 线或 CT 检查排除骨折等骨性疾病）。当怀疑存在脊柱感染或恶性肿瘤时，则应当检测红细胞沉降率（ESR）。ESR 升高（通常 60 ～ 80mm/h）应当进行进一步检查，通常要结合脊柱 CT 或 MRI。不论何时，患者存在急性神经系统损害的表现（如大小便失禁、运动无力或感官的变化），都应当马上进行检查。来急诊科就诊的患者往往希望进行影像学检查，所以要尽早向患者解释：对于简单的背痛，往往不需要进行影像学检查，而且这些检查会增加患者的费用及辐射暴露。重要的是，确保让患者理解为何不需要进行影像学检查。

9. 接诊因为 LBP 至急诊科就诊的儿童患者时，医师应该注意些什么呢？

LBP 在儿童中非常常见，若 LBP 干扰了儿童的活动，则预示着存在比较严重的潜在病理状态。运动造成的脊椎滑脱与滑椎症是造成儿童 LBP 的最常见原因（见问题 10）。脊柱侧凸本身往往不会引起 LBP，但引起脊柱侧凸的一些病理状态（如癌症、骨折、肢体长度差异、感染或肿瘤）会造成 LBP。尽管应尽可能避免儿科患者的性腺接受辐射，但应对有明显机械性损伤性质的 LBP 患儿进行影像学检查。如果怀疑存在感染或肿瘤，检测 ESR 可能有所帮助。

10. 脊椎强直、脊椎滑脱及脊椎前移之间有什么区别吗？

当然有区别。这些专业术语比较令人费解，它们有共同的前缀 "脊椎"（spondylo）。
- 脊椎强直是脊椎退行性病变的一个非专业性术语。
- 脊椎滑脱意味着严重的退行性病变，常常伴有脊椎峡部的骨折，脊椎峡部是位于上关节突与下关节突之间的脊椎侧块的一部分。
- 当发生双侧脊椎滑脱时，一个椎体向前滑脱会导致另一个椎体前移，即脊椎前移，严重的脊椎前移会造成神经系统损害。

11. 应该如何处理急诊科的 LBP 患者？

应快速处理。在为患者缓解疼痛之前，无须等待明确的诊断。口服或肠外应用非甾体抗炎药（nonsteroidal anti-inflammatory drug，NSAID）和浅层热疗是最主要的治疗手段。严重不适的患者可能需要应用肠外麻醉以充分镇痛。

12. 哪些患者需要住院治疗？

当医师怀疑患者出现导致 LBP 的紧急原因（如硬膜外脓肿、马尾综合征）时，或疼痛严重需要持续使用肠外镇痛治疗时，患者可能需要住院以进行更加全面的病情评估和治疗。

13. 应该如何治疗门诊的肌肉骨骼性 LBP 患者？

对于不伴有严重疼痛的急性腰椎间盘突出症的 LBP 患者，并不建议卧床休息。总体来说，保持适当活动的 LBP 患者比卧床休息的患者恢复得更快，造成残疾的可能性更低。口服 NSAID 可以使大多数患者受益，但是有些患者需要在最初几天应用阿片类药物以保证足够的镇痛效果。镇静药和肌肉松弛药在治疗腰痛方面可能是有效的，但考虑到其成本和副作用（如困倦和头晕），以及长期依赖的风险，不应作为一线用药。

14. 应该给患者怎样的治疗后指导呢？

对于怀疑存在椎间盘相关疾病的患者以及在 1～2 周内症状改善不明显的患者，应给予后续评估。所有患者应该得到的指导是：如果症状逐渐加重，或出现了前文提到的危险信号（红旗征），应当立即返回急诊科就诊。

15.LBP 患者离开急诊科后会发生什么?

首次发作的特发性或机械性 LBP 患者预后良好,症状缓解率在 1 周、2 周及 1 个月内分别可以达到 70%、80% 及 90%。大多数比较了医学管理、脊柱推拿治疗及其他治疗方法的研究发现,在远期治疗效果方面,这些治疗方法并没有显著的差异,因为无论医师如何处理,几乎每位患者的情况都会好转。保守治疗没有改善的患者,可能存在严重的潜在疾病(如炎症性疾病、恶性肿瘤、感染或椎间盘疾病),这些情况在最初评估时没有出现,或者患者可能患有精神障碍、药物依赖,或对工作不满。然而,患者应该知道,在未来的生活中,LBP 的复发率也很高,可能会成为一个需要持续关注的问题。加强腹部和腰部肌肉的锻炼(在急性疼痛消失后)、避免弯曲及扭转腰部的活动、保持心血管健康,可能降低 LBP 复发的风险和严重程度。

关键点:具有医学意义的引起 LBP 的原因

(1)腹主动脉瘤。
(2)马尾综合征。
(3)腰椎间盘突出症伴有严重的神经系统损害。
(4)脊柱恶性肿瘤。
(5)脊柱感染(如椎体骨髓炎、硬膜外脓肿)。

(郭 杰 译)

参考文献

1. Borenstein D: Mechanical back pain: a rheumatologist's view. *Nat Rev Rheumatol* 9:643–653, 2013.
2. Chou R, et al: Diagnostic imaging for low back pain. *Ann Intern Med* 154:181–189, 2011.
3. Chou R, Huffman LH: Nonpharmacologic therapies for acute and chronic low back pain: a review of the evidence for an American Pain Society/American College of Physicians clinical practice guideline. *Ann Intern Med* 147:492–504, 2007.
4. Chou R, Qaseem A, Snow V, et al: Diagnosis and treatment of low back pain: a joint clinical practice guideline from the American College of Physicians and the American Pain Society. *Ann Intern Med* 147:478–491, 2007.
5. Cohen SP, Argoff CE, Carragee EJ: Management of low back pain. *BMJ* 338:100–106, 2009.
6. Hagen KB, Hilde G, Jamtvedt G, et al: Bed rest for acute low-back pain and sciatica. *Cochrane Database Syst Rev* (4):CD001254, 2004.
7. King HA: Back pain in children. *Orthop Clin North Am* 30:467–474, 1999.
8. Miller SM: Low back pain: pharmacologic management. *Prim Care* 39:499–510, 2012.
9. Patrick N, Emanski E, Knaub MA: Acute and chronic low back pain. *Med Clin North Am* 98:777–789, 2014.
10. Srinivas SV, Deyo RA, Berger ZD: Application of "less is more" to low back pain. *Arch Intern Med* 172:1016–1020, 2012.

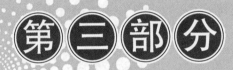

第三部分

非创伤性疾病

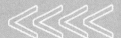

第22章　非创伤性眼病

Martin R. Huecher, MD; Daniel F. Danzl, MD

1. 评估红眼的技巧有哪些?

持续记录双眼的近视力及远视力。局部应用麻醉滴剂一般可以减轻或消除由磨损或结膜炎(不包括虹膜炎及青光眼)引发的疼痛。角膜和巩膜接合处的红肿(角膜缘周围发红)提示虹膜炎或青光眼。虹膜炎患者正常侧眼睛被光照射可导致对侧眼不适(由于炎症影响对侧虹膜关节导致虹膜运动)。除交叉性瞳孔反射试验之外,推荐应用阳性调节试验,即令患者先看远处的物体,检查者再迅速将手放在其面前几十厘米处,使患者迅速聚焦,若过程中引发疼痛,提示睫状肌痉挛。

2. 哪些典型发现有助于鉴别红眼?

见表 22-1。

表 22-1　红眼的鉴别诊断

	结膜炎	急性虹膜炎	闭角型青光眼
发病率	极为常见	常见	不常见
分泌物	中至大量	反射性溢泪	无
视力	正常	轻度模糊	非常模糊(光晕)
疼痛	磨砂感	中度	重度
结膜充血	弥漫性,边缘扩散	角膜缘周围发红	角膜缘周围发红
角膜	透明	角膜后沉着物	混浊
瞳孔大小	正常	缩小或散大	散大且固定
瞳孔对光反射	正常	弱和疼痛(+交叉畏光)	弱或无(如果瞳孔固定)
眼压	正常	正常	升高

3. 什么是结膜炎?

结膜炎是球结膜及睑结膜的炎症。病毒性结膜炎通常发生于双侧,伴有明显的眼泪,并可能与上呼吸道感染有关。耳前淋巴结肿大提示流行性角膜结膜炎(腺病毒)。两种常见的病毒病原体是伴有树枝状溃疡的单纯疱疹病毒及累及三叉神经的带状疱疹病毒。累及三叉神经眼支(V_1)的鼻睫支的症状,如鼻尖的损伤(Hutchinson征)(图 22-1),提示眼部带状疱疹。

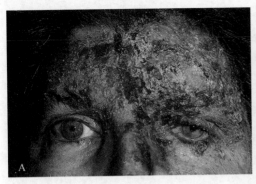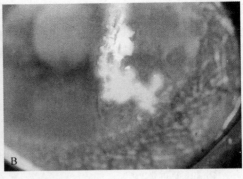

图 22-1　常见的两种疱疹

A. 累及 V_1 的鼻睫支提示眼部带状疱疹，由鼻尖的损伤确诊（哈钡森征），引自 Kanski JJ：Clinical ophthalmology：a synopsis，New York，2004，Butterworth-Heinemann；B. 荧光染色发亮的典型单纯疱疹病毒的树枝状溃疡，引自 Reeves SW，et al：Corneal infections. In Vander JF，editor：Ophthalmology secrets，ed 3，St. Louis，2007，Elsevier Mosby，Fig. 8–11，p 97.

细菌性结膜炎最初可能有单侧脓性渗出物。要多考虑发生于单侧结膜的不明异物。对于患有性传播疾病的新生儿或成人，应考虑衣原体和淋病奈瑟球菌。变态反应可导致睑下凸起、结膜水肿及瘙痒。

4. 如何治疗结膜炎？

常用药包括磺胺醋酰滴剂单用或与甲氧苄啶联合使用（红霉素 0.5%，仅软膏剂有效）。对于感染更严重的患者及有假单胞菌感染风险的隐形眼镜佩戴者，应局部外用氟喹诺酮类药物。避免使用新霉素，因为常发生过敏反应。

5. 什么是眼内炎？

眼内炎是眼球的感染或者炎症，通常表现为前房积脓，和前房积血相似，类似附着的新月面。前期病因包括角膜溃疡、病菌直接进入眼内或血源性扩散，以及可穿透角膜的结膜炎病原体（如淋病奈瑟球菌、棒状杆菌、李斯特菌或埃及嗜血杆菌）。

6. 眶周蜂窝织炎和眼眶蜂窝织炎的区别是什么？

眶周（眶隔前）蜂窝织炎是睑板前方结构的软组织感染，一般集中在眼睑和结膜。眼眶（眶隔后）蜂窝织炎是更为严重的累及眼后结构的感染。两者都倾向于单侧感染。眼眶（眶隔后）蜂窝织炎最常由鼻窦炎或全鼻窦炎经筛骨直接扩散而来，而眶周（眶隔前）蜂窝织炎一般继发于创伤、咬伤或异物。

7. 如何在临床上鉴别眶周蜂窝织炎及眼眶蜂窝织炎？

两者在临床上可能难以鉴别，尤其是儿童患者。眶周（眶隔前）蜂窝织炎往往导致局部眼睑症状及偶发的眼部分泌物增多，并可能伴有发热或白细胞增多，患者的视力及调节性瞳孔反射正常。

眼眶（眶隔后）蜂窝织炎可能表现为上述全部症状外加突眼、发热，以及眼外肌活动时的疼痛。视力下降，三叉神经眼支（V_1）和三叉神经上颌支（V_2）感知缺失，以及眼压升高都很常见。当怀疑眶隔后感染时，眶周水肿患者推荐行眼眶增强CT检查。

8. 海绵窦血栓形成的常见临床表现有哪些？

患者通常有发热、头痛、眼肌麻痹（由球结膜水肿发展而来）、眼球突出以及精神状态改变。可通过助记符 POTOMAC 记忆以下横贯海绵窦的结构。

Pituitary 垂体

Ophthalmic branch of the trigeminal nerve 三叉神经眼支（V_1）

Trochlear nerve（Ⅳ）滑车神经

Oculomotor nerve（Ⅲ）动眼神经

Maxillary branch of the trigeminal nerve 三叉神经上颌支（V_2）

Abducent nerve（Ⅵ）外展神经

Carotid artery 颈动脉

在血栓形成中，第Ⅲ、Ⅳ、Ⅵ对脑神经麻痹的表现通常较为明显。眼球突出时，角膜上方或者下方可见巩膜。磁共振成像是可行的检查手段。

9. 虹膜炎的临床表现

患者经常表现出外周膜充血或发红、睫状肌痉挛和瞳孔缩小。交叉畏光是虹膜炎的线索，结膜炎仅引起直接畏光。由于两者都可表现为畏光，双侧虹膜炎可被误诊为结膜炎。行前房裂隙灯检查可观察角膜背面的细胞、光斑、角膜后沉着物（白细胞）。

10. 如何治疗虹膜炎？

治疗虹膜炎应进行系统麻醉和局部睫状肌麻痹，而不是简单的散瞳。应麻痹调节反射并舒展虹膜，以预防虹膜和晶状体粘连（虹膜后粘连）。可请眼科医师会诊后考虑使用类固醇治疗。

11. 什么是急性闭角型青光眼？

青光眼是眼压升高导致的视神经损害。前房角狭窄的患者，瞳孔散大或扩大（如由于环境过暗）时，会导致增厚的虹膜靠近晶状体，使房水流出困难。眼压升高到一定程度，房水流出的通道（巩膜静脉窦）会变得狭窄，阻碍房水流出并迅速升高眼压（图 22-2）。眼压迅速升高可导致角膜混浊、睫状体充血和瞳孔固定，如不及时治疗可导致视神经受损。全身性症状的主诉如恶心、呕吐及头痛可能误导医师进而延误诊断。

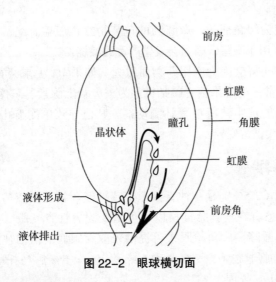

图 22-2　眼球横切面

12. 如何治疗急性闭角型青光眼？

可通过如下方法治疗：静脉使用甘露醇或甘油，通过其渗透性利尿作用来降低眼压，若无缩瞳及增加房水流出道的禁忌证，可局部使用缩瞳药（如 2% 毛果芸香碱或 0.5% 噻吗洛尔），可静脉用乙酰唑胺以减少房水生成。拟交感神经药如阿可乐定亦可减少房水生成。必须进行眼科急诊会诊。终极治疗方案是在角膜建立一个孔道或旁路引流房水（激光虹膜切开术）。

13. 什么是结膜下出血？

结膜下的血管破裂时会发生结膜下出血。除创伤外，结膜下出血常发生于咳嗽或呕吐时的瓦尔萨尔瓦动作。可告知患者视力不会受损并且出血将在 10 ～ 14 天内被吸收。对于口服抗凝药物的患者，必须监测其国际标准化比值（international normalized ratio，INR）。

14. 有哪些角膜相关的常见病？

角膜溃疡，常见白色云雾状浸润。眼科急诊会诊通常推荐局部使用氟喹诺酮类药物治疗，如莫西沙星。

翼状胬肉，是向角膜生长的与结膜相连的纤维血管样组织。

睑裂斑，不会穿越角膜边缘。翼状胬肉与睑裂斑都是良性病变且能被切除。

15. 眼科药理学的相关问题有哪些？

局部用药可出现全身性作用，同样，也需谨慎应用 β 受体阻滞剂、血管收缩药及抗胆碱药。软膏作用时间较长，但影响视线。一般给予不同滴剂时需间隔 10 分钟。

诊断性药物应用包括染色剂如荧光素，可用于辨别角膜及结膜异常；亦包括局部麻醉剂，曾经不推荐将局部麻醉剂用于门诊治疗。关于单纯性角膜擦伤的短程治疗的专家意见正在改进。非甾体抗炎药，如酮咯酸或双氯芬酸，均有助于缓解疼痛。使用局部皮质类固醇前一般应先进行眼科会诊。

缩瞳药的包装为绿色瓶盖，散瞳药的包装是红色瓶盖。绝不允许将潜血检测剂（黄色或蓝色瓶盖）用于眼室，因为会发生严重的碱烧伤。

一些患者的瞳孔将会因为应用药物而散大。如果 1% 毛果芸香碱无法缩小瞳孔，则为药物拮抗，最常见的毛果芸香碱拮抗剂为去氧肾上腺素、东莨菪碱贴片（如果已处理好）以及雾化的抗胆碱药 /β 受体激动剂。其他导致单侧瞳孔散大的原因包括外伤、动眼神经麻痹或正常变异。

16. 散瞳治疗的注意事项

去氧肾上腺素（2.5%）是一种直接拟交感神经药物及散瞳药。散瞳效果可持续 4 小时，前房浅的患者在离开急诊科以后可演变为急性青光眼。在急诊科内，瞳孔一般不需要使患者散瞳。广角检眼镜可提供未散瞳眼底 5 倍的视野。对短期睫状肌麻痹，考虑应用托吡卡胺（1～6 小时）或者 2%～5% 后马托品（1～2 天），绝不能使用阿托品（1～3 周）。

17. 瞳孔传入障碍的瞳孔表现是什么？

如果患者患有瞳孔传入障碍（Marcus Gunn 瞳孔），即证实了存在视网膜或视神经损害。行摆动闪光试验，将一束光照向正常侧眼睛，数秒钟后切换至患侧。患侧眼睛的瞳孔短暂缩小后，其对光反射的再扩张反映了传入剥夺；只有在黑暗的房间里才能出现反射。

关键点：瞳孔传入障碍的常见病因

（1）视网膜中央动脉阻塞。　　（4）球后视神经炎。
（2）视网膜中央静脉阻塞。　　（5）视网膜脱离。
（3）视神经炎。

18. 对于瞳孔不等的患者，如何确定患侧？

在黑暗的房间里进行检查，如果光照下瞳孔不等更明显，则提示较大的瞳孔无法收缩，为异常。如进入黑暗的房间时瞳孔不等更明显，则提示缩小的瞳孔无法散大。绝不要仅假设较大的瞳孔是异常的。

关键点：瞳孔不等的常见原因

（1）霍纳综合征。　　（4）创伤或药物导致的瞳孔散大。
（2）阿·罗瞳孔。　　（5）动眼神经麻痹。
（3）埃迪瞳孔。

19. 瞳孔缩小的常见原因是什么？

瞳孔缩小的两大常见原因是霍纳综合征和阿·罗瞳孔。霍纳综合征的临床表现包括上睑下垂、瞳孔缩小和无汗（在寒冷的急诊室，检查结膜血管是否扩张）。支气管肺癌、脑卒中和臂丛神经病变可表现为霍纳综合征。

阿·罗瞳孔可表现为瞳孔缩小且不规则，光接近解离。瞳孔调节反射存在，但对光反射消失。这一现象常见于糖尿病和梅毒患者。一个常见的检查错误是拿一支笔灯直接靠近眼前照射，这可导致瞳孔调节性缩小，而非对光反射。

20. 还有其他导致光接近解离的原因吗？

唯一的其他原因是埃迪瞳孔，由睫状神经节的特发性副交感神经失神经支配导致。患者通常为年轻女性，表现为瞳孔散大，调节反射存在，但对光反射消失。带状疱疹是导致埃迪瞳孔的原因之一。没有一种疾病会导致瞳孔对光反射存在，而调节反射消失。

21. 非创伤性失明的常见原因有哪些？

见表 22-2。

表 22-2　非创伤性失明的常见原因

短暂性单目失明	视神经炎或球后神经炎
一过性黑矇	黄斑变性
颞动脉炎	**急性双目失明**
偏头痛	偏头痛
永久性单目或双目失明	椎基底动脉供血不足
视网膜中央动脉阻塞	脑血管疾病
视网膜中央静脉阻塞	中毒（如甲醇、水杨酸、奎宁）
视网膜脱离或出血	癔症
玻璃体积血或黄斑出血	诈病

22. 视网膜中央动脉及中央静脉阻塞的临床表现和治疗方法

两者出现于中年动脉粥样硬化患者或老年高血压患者，表现为突然无痛性视力丧失。视网膜动脉或其分支栓塞性阻塞可造成受累侧瞳孔散大、对光反射消失，以及瞳孔传入障碍。可见视网膜苍白伴黄斑处樱桃红色点（黄斑血供来自脉络膜循环）。视网膜中央动脉阻塞前偶有一过性黑矇。眼底检查缺血性视网膜中央静脉阻塞可见眼底出血，因为存在多处大出血。通过升高二氧化碳分压（如用纸袋，或95%氧气、5%二氧化碳混合器）降低眼压以及张视网膜血管。眼球按摩很少对急性动脉阻塞有效。两者预后都很差。

23. 突然无痛性单目失明还有哪些原因？

红色反射和视网膜细节模糊的糖尿病患者可怀疑玻璃体积血。非创伤性视网膜脱离在高度近视患者中更常见。患者经常看到闪光或坠落的帐幕。最常见的情况是，患者自述眼前有暗浮点或飘浮物，这提示玻璃体脱离而非视网膜脱离。

24. 如何鉴别视神经炎和视神经盘水肿？

两者在眼底检查中表现相似。视神经炎涉及视神经局灶性脱髓鞘，导致充血的视神经头在数小时至数天内形成，平均发病年龄约为 30 岁，与目前或将来诊断多发性硬化症的相关性为 40%。

视神经盘水肿是由颅内压升高引起的视神经盘肿胀。它通常是双侧的，也可能是单侧的，可能是脑脓肿或肿瘤、脑出血、脑膜炎或脑炎、脑积水、严重高血压，或大脑假性肿瘤的结果。75% 视神经盘水肿患者最早的症状是自发性静脉搏动消失。当难以识别这种现象时，可通过同侧颈静脉压迫诱发（表 22-3）。床旁眼部超声检查可以帮助诊断玻璃体积血、视网膜脱离和颅内压升高（视神经鞘直径）。

表 22-3　视神经炎与视神经盘水肿的比较

	视神经炎	视神经盘水肿
瞳孔对光反射	慢	正常
视力	减弱	正常
眼痛	有	无
常规定位	单侧	双侧
眼底	视神经盘边缘模糊	视神经盘边缘模糊

25. 接诊患者时，证明该患者能看见的几个窍门是什么？

通过旋转视动鼓来诱导眼球震颤，简单做法是把一面镜子放在患者眼前，然后慢慢地移动它，视线追踪需要视觉。

（王斯佳　译）

参考文献

1. Gerstenblith A, Rabinowitz M: *The Wills eye manual: office and emergency room diagnosis and treatment of eye disease*, ed 6, Philadelphia, 2012, Lippincott Williams & Wilkins.
2. Kanski JJ, Bowling B: *Clinical ophthalmology: a systematic approach*, ed 7, Edinburgh, 2011, Elsevier.
3. Marx J, Hockberger R, Walls R: *Rosen's emergency medicine*, ed 8, St. Louis, 2013, Mosby.
4. Waldman N, Densie IK, Herbison P: Topical tetracaine used for 24 hours is safe and rated highly effective by patients for the treatment of pain caused by corneal abrasions: a double-blind, randomized clinical trial. *Acad Emerg Med* 21:374–382, 2014.

第 23 章　非创伤性耳鼻喉疾病

Dowin Boatright，MD，MBA；Christopher Davis，MD

鼻出血

1. 鼻出血最常见的原因是什么？

鼻出血通常是自发的，主要由于鼻黏膜干燥或感染。最常见的感染原因是病毒性或细菌性鼻炎。挖鼻造成的局部创伤和对鼻子的击打也是常见原因。不常见原因包括异物，肿瘤，凝血障碍，使用阿司匹林、氯吡格雷或华法林等抗凝药物，以及接触可卡因等有毒或腐蚀性物质。大约 60% 的人一生中经历过一次以上鼻出血，6% 的人为此寻求医疗救助。

2. 高血压会引起鼻出血吗？

会，可能不是很急剧。血压高的鼻出血患者通常有慢性高血压，并发展为动脉粥样硬化，这使得血管相对脆弱并更容易出血。最近的研究表明，高血压和鼻出血之间有联系，但尚无可确定因果关系的证据。

3. 出血是否有特定来源？

约 90% 的鼻出血源于鼻前部，在鼻中隔前下部有一个血管网，称为克氏静脉丛或利特尔区。该区域大部分的血液供应来自颈外动脉系统。从实践的角度来看，可以直接看到的鼻出血，或在前鼻适当放置填塞物后可控制的鼻出血，为鼻腔前部出血。鼻腔后部出血是由蝶腭动脉的一个分支破裂引起的，往往更难控制。鼻腔后部出血通常发生于 50 岁以上患者。出血严重的患者经常吞咽大量血液。

4. 询问患者的关键问题

- 既往有鼻出血病史吗？
- 是否酗酒或有失血过多的病史？
- 是否有外伤？是否挖鼻？
- 出血从哪一侧开始？
- 最近有鼻窦感染或做过手术吗？
- 是否使用过华法林、氯吡格雷、直接凝血酶抑制剂、阿司匹林？

5. 成功处理鼻出血的要点

应考虑两个关键点。首先是准备，由于鼻出血很少出现危及生命的情况，因此有时间安装必要的治疗设备和用品（表23-1）。在获得病史并快速评估气道、呼吸和循环（ABC复苏方案）的同时，让患者牢牢捏住鼻子（双侧鼻翼，紧压鼻中隔），或在患者鼻中隔上使用鼻夹以施加牢固压力。检查人员应佩戴一次性手套、口罩和护目镜。其次是确定出血的来源。

表23-1　鼻出血的治疗设备和用品

检查	稳定	治疗
防护服	枪状镊	硝酸银烧灼
头灯或照明灯	棉拭子	电灼器（如果有）
鼻镜	4% 利多卡因	明胶海绵（或相似材料）
棉签	1∶1000 肾上腺素	高膨胀止血海绵或鼻塞
Fraser 头吸引器	0.5% 丁卡因	1.3cm 油纱
呕吐盆	羟甲唑啉	抗生素软膏
10cm×10cm 纱布	0.25% 去氧肾上腺素	Foley 导管或球囊
		10cm×10cm 丝线纱布卷

注：引自 Lucente F，Har–EI G，editors：Essentials of otolaryngology，ed 4，New York，1999，Lippincott Williams & Wilkins；Kucik CJ，Clenney T：Management of epistaxis. Am Fam Physician 7：305 - 311，2005.

6. 应该如何治疗鼻出血？

使用鼻镜、吸引器和浸湿的棉签，去除现存的血凝块，以确定出血部位。可以让患者用力呼气，有助于清除血凝块。在鼻孔中插入浸有局部麻醉药和血管收缩药的纱布（例如，4% 利多卡因和去氧肾上腺素），5 ~ 10 分钟后，取出纱布并尝试确定出血部位。如果出血源在克氏静脉丛且小于 1cm^2，则使用硝酸银或电灼器。亦可用血管收缩剂湿润一小块吸收性明胶海绵（凝胶泡沫）、吸收性氧化纤维素或类似物质，并将其涂抹在出血部位。

如果这些方法无法止血，应插入前鼻腔填塞物。在干的高膨胀止血海绵或鼻塞表面涂抹抗生素软膏，沿鼻腔底部水平插入鼻孔。一旦就位，用生理盐水或去氧肾上腺素湿润填料，直至其膨胀至塞满鼻腔。如果检查发现咽后部在血管收缩药失效后（约30 分钟）无持续性出血，那么患者可以离院。文献表明，化学烧灼和不溶填塞物的初始失效率（定义为 7 天内症状复发）分别为 20% 和 23%。

一项小的随机对照试验，比较了局部氨甲环酸用于控制鼻出血与前鼻腔填塞的疗效。在这项研究中，500mg 氨甲环酸溶于 5ml 盐水中，局部应用于鼻黏膜。这种方法可加快止血速度，缩短就诊时间，提高患者满意度。尽管这项技术很有前景，但需要进一步的外部验证。

7. 有关于硝酸银治疗的有价值的建议吗?

• 硝酸银只在出血缓慢或轻微时才有用,对于大量出血的情况无作用。

• 只能将硝酸银放在鼻中隔上 5 ~ 10 秒,并且只能在鼻中隔一侧使用电灼或化学烧灼(硝酸银)。烧灼时间过长或在鼻中隔两侧烧灼可能导致穿孔或对该区域的血液供应造成永久性损害。

8. 重要的出院指示是什么?

• 填塞物(任何类型)必须保留 2 ~ 3 天。

• 治疗每一位患者时,应预防性使用抗葡萄球菌抗生素(头孢氨苄或甲氧苄啶 – 磺胺甲噁唑)联合填塞物以防止鼻窦炎或中毒休克综合征。填塞部位的鼻旁窦无法正常引流可能引发鼻窦炎。

• 对 10 分钟直接稳定压力无反应的反复发作的鼻出血患者,应到急诊科就诊。

• 定期使用凡士林或抗生素软膏,以及室内加湿器,可防止鼻黏膜干燥出血。

> **关键点:前鼻腔填塞须知**
>
> (1)填塞物应保留 2 ~ 3 天。
>
> (2)所有患者预防性使用抗葡萄球菌抗生素填塞物治疗。
>
> (3)如果鼻出血复发 10 分钟后仍对直接稳定压力无反应,患者应就医。
>
> (4)定期使用凡士林或抗生素软膏,以及室内加湿器,可防止鼻黏膜干燥出血。

9. 如何诊断鼻腔后部出血?

如果在鼻腔前部正确放置填塞物后仍无法止血,那么患者可能存在鼻腔后部出血,需要更积极的治疗。鼻腔后部填塞物是用 10cm×10cm 纱布卷、Foley 导管(F16 或 F18)或其他商业可得的气球产品完成的。取一根 Foley 导管放入鼻腔,直到能在口咽处看到它。向球囊内注入 10 ~ 15ml 生理盐水,轻轻用力拉,直到球囊卡住后鼻腔。用脐带夹夹住鼻腔外的导管。因为导管会有点拉伸,所以应在鼻和夹子之间放置纱布,以免造成鼻受压迫而坏死。

10. 是否可以让患者带着后部填塞物出院?

不可以。所有接受了后部填塞的患者都需要住院并接受耳鼻喉科会诊。虽然其机制尚不清楚,但鼻腔后部填塞会引起鼻肺反射,从而导致缺氧和呼吸暂停。应为患者补充氧气并进行连续脉搏血氧测定。应该注意的是,10% 的鼻腔后部出血无法由后部填塞物控制。

（1）当鼻腔前部填塞物不能控制鼻出血时，应怀疑存在来源于蝶腭动脉的鼻腔后部出血。

（2）治疗包括耳鼻喉科会诊、鼻腔后部填塞，以及入院监测由鼻肺反射继发的缺氧和呼吸暂停。

11. 何时应咨询耳鼻喉科专家？

如果不能通过适当的双侧鼻腔填塞来控制鼻腔前部出血，就需要转诊至耳鼻喉科，并怀疑鼻腔后部出血。患者可能需要接受内镜烧灼、蝶腭动脉结扎、栓塞术或鼻间隔手术治疗。对于复发性鼻腔前部出血的患者，可以进行门诊转诊。

12. 介入放射技术的作用是什么？

较为传统的填塞方法可能难以治疗严重的鼻出血，可能需要外科结扎或动脉栓塞治疗。介入放射技术是针对手术结扎失败率接近15%的情况而开发的，其主要目的是栓塞蝶腭动脉。然而，何时使用何种技术仍然存在争议。筛窦系统的严重鼻出血可通过外科结扎治疗，因为不治疗会有与颈内动脉系统栓塞有关的失明和脑卒中的风险。相比之下，处于危重状态的患者可能不足以进行全身麻醉。在最近一项对近10000名入院诊断为鼻出血的患者的研究中，没有发现接受填塞、结扎或栓塞治疗患者的转诊率和住院时间存在差异。然而，栓塞治疗的医疗成本更高。

13. 本节忘记提到实验室检查了吗？

大多数鼻出血患者不需要进行实验室检查，除非患者服用华法林或血流动力学不稳定。在这种情况下，应进行完整的血细胞计数、凝血试验，以及血型检查和筛查。

异 物

14. 应该怎样从耳道取出异物？

可使用鳄牙钳、直角探针、组织钳、氰基丙烯酸酯胶、Fraser 尖端吸引器、冲洗注射器、Adson 钳、Fogarty 胆道导管、耳刮匙、皮肤钩和日钩协助取出异物。

如果一只活的昆虫在外耳道（external auditory canal，EAC）中，应首先滴入2%利多卡因（比矿物油更快，也不那么脏）使其死亡，然后取出。如果鼓膜完好无损，且外耳道和物体之间存在空间，可以将液体流引导到异物后面，将其挤出。使用水和异丙醇的混合物作为冲洗溶液，可减少有机物的膨胀，且蒸发得更快。直接使用仪器或抽吸可去除大部分异物，在拭子或小气球尖导管的末端蘸取氰基丙烯酸酯胶也可以取出异物。在引导拭子时使用耳镜可防止胶水黏附到外部听觉结构上。

15. 鼻腔异物患者有哪些症状?

有鼻腔异物的患者如果是在无意识中吸入或忘记曾吸入异物,其主诉通常是单侧、恶臭的鼻腔分泌物。分泌物可能是黏液性或血性的,但更常见的是脓性的。

16. 可以去除鼻腔异物的方法有哪些?

一个小的 Foley 导管(或市面上可买到的 katz 拔出器)可以进入受累的鼻腔。将其伸入鼻腔至异物后面,使气囊充气,然后将其拉出,带走异物。另外,可以制备局部血管收缩药和 4% 的局部利多卡因 50/50 的混合制剂,并用雾化器或喷雾瓶将其喷入受累的鼻腔内。雾化肾上腺素也有良好的效果,可麻醉鼻黏膜、减少充血,便于清除异物。操作时,患者可以堵住未受影响的鼻孔,闭上嘴巴用力呼气,通常可以将异物排出。

如果患者不能或不愿意进行此操作,可尝试正压通气。堵住未受影响的鼻孔,通过连接到急救包的面罩快速通气。父母或护理者可以直接用口对口的方式来做到这一点。如果充气操作不成功,应尝试用抽吸器或镊子去除异物。前文列举的去除耳道异物的技术可以应用于去除鼻腔异物。

17. 应怎样处理喉中异物?

患者能说话是个好兆头。必须立即解决呼吸道问题。应询问患者异物的性质、感觉持续时间、吞咽液体或固体的能力以及对物体的感知位置。患者对位置的估计通常惊人地准确。

直接可视化技术可以识别尖锐的异物,如鱼刺,尖锐的异物可能刺入后咽或舌根。间接或纤维喉镜检查结合局部麻醉(如雾化利多卡因)可能有助于定位卡在、会厌或梨状隐窝中的异物。

值得注意的是,心肌缺血的疼痛可能表现为喉中异物感。如果病史和身体状况提示患者可能存在急性冠脉综合征,应考虑进行心电图(ECG)和血肌钙蛋白检查。

18. 如果体格检查没有发现异物,接下来该怎么办?

应进行颈部或胸部软组织密度横向射线检查。大的、尖锐的、有角的异物往往停留在食管。如果射线检查不能定位异物,可以使用水溶性造影剂,如泛影葡胺(Gastrografin),在荧光镜下(通过放射学技术)进行食管造影。应避免过早使用钡,因为它会干扰内镜检查时的影像。有持续症状或诊断不清的患者应考虑食管镜检查。

19. 如果能看到异物,该如何取出它?

局部喷洒麻醉药,如苯佐卡因或雾化 4% 利多卡因。可以用卡口钳或 Kelly 钳移除可见的异物。采用头低脚高位,将 Foley 导管穿过物体,扩张气囊,拉出导管,可以去除进入食管不到 24 小时的光滑异物,如硬币。为避免潜在的并发症,最好由经验丰富的放射科医师使用荧光镜进行此手术。

用于食管异物的药物,治疗效果各不相同。舌下含服硝酸甘油能放松食管下括约肌，偶尔能成功缓解远端梗阻，如食物团。虽然静脉注射胰高血糖素（0.5～2mg）也能放松食管下括约肌，使远端梗阻通过，但是胰高血糖素通常会引起呕吐，可能导致食管穿孔，故不应使用。苯二氮䓬类药物也可能有效。不要使用含有木瓜蛋白酶的药物，它们会溶解黏膜，而且会产生气体，导致食管穿孔。尖锐异物应使用内镜取出。

关键点：食管异物

（1）若患者对食管异物有感觉，且有持续症状或医师不能明确诊断，应考虑食管镜检查。

（2）由于胰高血糖素通常会引起呕吐，可能导致食管穿孔，因此不应使用。

---

20. 其他有价值的问题

80%～90% 的食管异物在通过胃肠道时不会引发明显问题，其余的需要手术移除。尖锐或较长（>6.5cm）的异物，属于造成穿孔的那 1%。纽扣电池属于特殊情况，因为大多容易渗漏，所以当它们位于食管时，应尽一切努力立即将其移除。否则，应使用连续射线照相术监测异物位置，直到确认去除为止。

关键点：异物的自然历程

（1）80%～90% 的异物通过胃肠道不会引起明显问题。

（2）以下异物通常需要手术移除：尖锐或较长（>6.5cm）的异物、纽扣电池，以及连续射线照相术显示未迁移的异物。

鼻窦炎

21. 什么是鼻窦炎？常见的原因是什么？

鼻窦炎是鼻旁窦的炎症，鼻旁窦包括上颌窦、筛窦、额窦和蝶窦。鼻窦炎是窦口阻塞的结果，最常见的是由病毒性上呼吸道感染引起的局部黏膜肿胀。过敏、外伤，以及肿瘤、异物或解剖异常造成的机械性阻塞，也可能导致细菌过度生长和黏液分泌过多。在所有病毒性上呼吸道感染中，有 0.5%～5% 并发细菌性鼻窦炎。若鼻窦炎症状持续少于 3 周，为急性过程。

22. 应该怎么诊断细菌性鼻窦炎？

在诊断细菌性鼻窦炎时，4 个典型体征和症状是：脓性鼻涕、上齿或面部疼痛（尤其是单侧）、上颌窦压痛（单侧）以及症状改善后又恶化。体格检查往往没有有价值的结果。用头灯和鼻镜进行前鼻检查可能会发现脓液、异物、肿块或解剖异常。

23. 还应该进行哪些诊断性检查？

X 线平片和 CT 不建议用于初步诊断，但可用于复发或慢性疾病。单一的上颌窦 X 线检查和完整的鼻窦系列 X 线检查一样敏感。影像学检查结果可能包括黏膜增厚（>6mm）、气液平和浑浊。CT 检查对于单纯性鼻窦炎的特异度不高，因为 40% 的无症状患者和 87% 的近期上呼吸道感染患者的 CT 检查也可发现异常。CT 检查可以用来诊断面部或颅内受累情况。鼻镜检查是一种很好的疾病识别方法，但仅可由耳鼻喉科医师完成，且很少用于紧急情况。

24. 鼻窦炎应如何治疗？

约 65% 的成人和 65% 的儿童患者的急性鼻窦炎会自行消退。多数伴有病毒性上呼吸道感染的患者在 7 天内好转。因此，符合上述临床标准且症状持续 7 天以上的患者应使用抗生素。常见的病原微生物是肺炎链球菌、非典型流感嗜血杆菌、卡他莫拉菌，以及其他链球菌和厌氧菌。

初始抗生素治疗可使用阿莫西林、甲氧苄啶－磺胺甲噁唑、阿莫西林－克拉维酸盐、多西环素或阿奇霉素。对于儿童患者，考虑使用阿莫西林、阿莫西林－克拉维酸盐、头孢泊肟或头孢呋辛。尚无标准疗程，通常是 10 天。使用血管收缩药喷雾剂，如去氧肾上腺素或羟甲唑啉可以缓解症状，但由于有反跳性水肿的倾向，使用时间不应超过 3 天。应避免使用抗组胺药，因为它们与黏膜结痂和窦口阻塞有关。在使用抗生素之前，应鼓励患者每天使用盐水进行鼻冲洗并在鼻腔局部使用类固醇药物。

25. 哪些鼻窦炎患者需要转诊和住院？鼻窦炎的并发症是什么？

如果两个完整疗程抗生素治疗后没有改善，鼻窦炎患者应转诊至耳鼻喉科。治疗过程中出现的并发症可分为局部并发症、眼眶并发症和颅内并发症。有眼眶或中枢神经系统受累迹象的鼻窦炎患者应作为医疗急救患者进行治疗。

局部并发症可见黏液囊肿和骨髓炎。眼眶并发症最为常见，尤其是儿童，范围从蜂窝织炎到脓肿的形成。海绵窦血栓形成是由于感染通过无瓣膜静脉直接传播引起的，可危及生命。其症状为中毒表现、高热、脑神经麻痹、视网膜充血、双侧结膜水肿和眼球突出。其他需要积极强化治疗的颅内并发症包括脑膜炎、硬膜下积脓和脑脓肿。这些并发症大多数可以通过 CT 诊断。

26. 其他关于鼻窦炎的有价值的问题

检查鼻窦炎患者的手指血糖水平。糖尿病患者感染毛霉菌，免疫缺陷患者感染曲霉菌，都可能危及生命。这些鼻窦炎患者需要住院并接受专家会诊。

（1）在诊断细菌性鼻窦炎时,4个典型体征和症状是：脓性鼻涕、上齿或面部疼痛(尤其是单侧)、上颌窦压痛，以及症状改善后恶化。

（2）单一的上颌窦 X 线检查和完整的鼻窦系列 X 线检查一样敏感。检查结果可能包括黏膜增厚（>6mm）、气液平和混浊。

（3）对于单纯的鼻窦炎，CT 检查的特异度不高，因为 40% 无症状患者和 87% 近期上呼吸道感染患者的 CT 检查也可发现异常。

（4）由鼻窦炎引起的海绵窦血栓形成症状为中毒表现、高热、脑神经麻痹、视网膜充血、双侧结膜水肿和眼球突出。

（5）糖尿病患者感染毛霉菌，免疫缺陷患者感染曲霉菌，都可能危及生命，这类鼻窦炎患者需要住院并接受专家会诊。

会厌炎

27. 乔治·华盛顿的死因?

乔治·华盛顿被认为死于会厌炎。据记载，1799 年 12 月 14 日，在他去世的那天早晨，他咽喉疼痛严重、喘鸣、声音嘶哑、无法仰卧。

28. 成人会厌炎的症状和体征

症状。
- 咽喉痛（100%）。
- 吞咽痛 / 吞咽困难（76%）。
- 发热（88%）。
- 气短（78%）。
- 颈前疼痛。
- 声音嘶哑或低沉。

体征。
- 淋巴结病。
- 流涎。
- 呼吸窘迫。
- 喉部触诊极度疼痛。

29. 拇纹征是什么?

拇纹征是由会厌水肿引起的颈侧位影像学表现。颈侧位平片的灵敏度仅为 38%，特异度为 76%，使用范围有限。

30. 引起成人会厌炎最常见的病原微生物

最常见的两种病原微生物是流感嗜血杆菌和β－溶血性链球菌。在大多数情况下，若未发现病原菌，则提示会厌炎为病毒导致。由于 B 型流感嗜血杆菌疫苗在儿童中的应用，会厌炎在成人中更加常见。

31. 如何治疗会厌炎？气道干预的指征是什么？

应立即开始使用抗生素。使用对流感嗜血杆菌和β－溶血性链球菌（如头孢替坦或头孢西丁）有效的第二代或第三代头孢菌素。类固醇药亦经常使用，但仍有争议，并未显示出任何获益。传统上认为应该避免使用外消旋肾上腺素，因为它有可能引起反弹性水肿，但几乎没有数据支持这一观点。患者存在有症状的呼吸窘迫、喘鸣、流涎、症状持续时间短和流感杆菌血症的情况时，气道阻塞的风险较高。呼吸频率低于 20 次 / 分但无呼吸窘迫的患者应在重症监护室密切观察。若患者呼吸频率大于 30 次 / 分、中度至重度呼吸窘迫、血二氧化碳分压（pCO_2）大于 45mmHg 或发绀，应考虑立即主动气道干预。

32. 会厌炎确诊的标准是什么？

成人会厌炎确诊的金标准是直接喉镜检查见会厌发炎或水肿。在儿童中，直接可视化检查的恰当性存在争议。一些人认为，任何观察会厌的尝试都应该在一个可控制的环境中进行，比如手术室。其他人认为，让儿童坐在父母膝上，用压舌器或喉镜片压舌观察其会厌是合适的。在其他情况下，可视化检查只能由有儿科气道管理经验的专业人员进行。

外耳炎

33. 外耳炎的症状和体征是什么？

外耳炎典型的表现是触碰外耳时有疼痛，主要症状是瘙痒、疼痛和触痛。常见的体征是耳道红斑和水肿，伴有结痂、脓液或分泌物流出。外耳炎（也称游泳性耳炎）的诱发因素是耳道过度潮湿和外伤（通常是因为过度清洁）。

34. 通常是由什么细菌引起的？

铜绿假单胞菌和金黄色葡萄球菌。

35. 如何治疗外耳炎？

治疗目标有二：避免诱因和消除感染。治疗感染可用纱布条蘸取 2% 乙酸（用于干燥）联合氢化可的松（用于炎症），放置在耳道内，亦可以使用局部抗生素滴剂。使用多黏菌素 B、硫酸新霉素和氢化可的松的混悬液（Cortisporin 混悬液）滴耳效果很好，因其具有抗菌、抗炎、干燥以及酸碱度适宜的特性。

此外，与 Cortisporin 溶液不同，Cortisporin 混悬液可在鼓膜穿孔的情况下使用。如果外耳道发炎严重且变窄，可以放一个纱布条，以方便给药。如果患者同时存在中耳炎，一定要行全身抗生素治疗。局部应用环丙沙星（第二代氟喹诺酮抗生素）用于治疗外耳炎亦有效。环丙沙星具有良好的安全性，无耳毒性，研究表明，95%的病例在局部用药时具有临床疗效。此外，环丙沙星与皮质类固醇氟轻松联合治疗外耳炎，比单独使用环丙沙星或联合使用氢化可的松与氟轻松治疗外耳炎的效果更好。

36. 什么是恶性外耳炎？

恶性外耳炎是一种潜在的致命性外耳道感染，累及乳突或颞骨。最常见的病原菌是铜绿假单胞菌，见于糖尿病患者和其他免疫功能低下的患者。恶性外耳炎的死亡率接近50%。在给予足够的治疗，而头痛和耳痛持续时，应考虑恶性外耳炎。CT或MRI可明确诊断。治疗包括住院、静脉注射抗假单胞菌抗生素，以及可能的手术清创。

扁桃体周脓肿

37. 扁桃体周脓肿的典型症状和体征

• 症状：发热、单侧咽痛、吞咽痛、牙关紧闭，偶有耳痛。患者通常有一段时间的咽炎，并在最近使用过抗生素治疗。吸烟者、男性和患有牙周病的人患病风险更高。

• 体征：张口受限（张口大小通常不超过2.5cm）、流涎、声音嘶哑，以及口腔酸臭。检查口咽显示受累部位有较深色的红斑，舌腭弓及软腭有紧张性肿胀。随着病情发展，扁桃体向下推至中线，悬雍垂可能处于异常位置，或转向未受累侧，或向患侧倾斜。

38. 扁桃体周脓肿的治疗方案是什么？

穿刺抽脓加抗生素治疗是首选治疗方法，85%～95%患者可被治愈。患者应取坐位，头靠在床上或牙科椅头靠上。医师借助压舌器或喉镜（喉镜自带光源）观察扁桃体。局部麻醉药应联合使用利多卡因或使用苯佐卡因、氨苯丁酯和盐酸丁卡因（西他卡因）。应切开针罩，为18号针提供防护，露出的针头应不超过1cm。将带有防护的针插入脓肿最隆起处。如果可以的话，用腔内探头进行超声检查，有助于确定引流过程中脓肿的位置。在一项对疑似扁桃体周脓肿患者的随机对照试验中，2天内超声检查阴性与无并发症相关。同样的研究表明，超声可以减少耳鼻喉科转诊（7% vs 50%）和CT检查（0 vs 35%）的需要。有时患者牙关紧闭比较明显，以至于超声引导无法操作。在这种情况下，可以考虑使用视频喉镜。穿刺深度不应超过1cm，并保持靠近内侧，以避开外侧的颈动脉。如果获得1ml或更多脓液，则抽脓成功。如果抽脓失败，需转诊到耳鼻喉科行手术切开和引流。有证据表明，扁桃体周脓肿患者接受10ml地塞米松静脉注射后，24小时内可减轻疼痛，能够更快地恢复正常活动和饮食摄入。

39. 咽后脓肿的表现

咽后脓肿的常见症状包括发热、吞咽痛和颈部疼痛，与口咽表现不一致。患者可能会因不适而将颈部稍微伸长，也可能抵抗颈部运动，类似于脑膜炎。

40. 为什么咽后脓肿的诊断如此重要？

颈部的咽后间隙包括位于脊柱旁肌和咽之间的 3 个筋膜层。这里的感染和脓肿有可能导致气道受损，并可直接蔓延入纵隔。

关键点：其他头颈部软组织感染

（1）对于呼吸窘迫和疑似会厌炎的患者，最好在可控制的环境中进行检查，需有擅长进行紧急的非外科和外科气道操作的人在场。

（2）恶性外耳炎最常由铜绿假单胞菌引起，发生于糖尿病和免疫功能低下的患者，死亡率在 50% 以上。

（3）咽后间隙感染和脓肿可导致气道受损并可直接蔓延至纵隔。

---

41. 引起咽后脓肿和扁桃体周脓肿的常见病原菌是什么？

咽后脓肿和扁桃体周脓肿的病原微生物菌群相似：厌氧菌、A 组链球菌（化脓性链球菌）、金黄色葡萄球菌和流感嗜血杆菌。

42. 如何诊断和治疗咽后脓肿？

有时在颈侧位平片上可以看到软组织密度增加，颈部轻微伸展时最易发现，可通过 CT 检查确诊。床边应有先进的气道管理设备，同时应请耳鼻喉科医师急诊会诊。应静脉注射抗生素，但正如体内任何部位的脓液形成一样，确定的治疗方法是切开和引流。患者应进入重症监护室或由适当的人员直接送至手术室。纵隔受累时需要心胸外科医师会诊。

急性乳突炎

43. 什么是急性乳突炎？

乳突炎是乳突气房的化脓性感染。乳突炎发生在气房之间的薄骨质隔膜被细菌破坏时。急性乳突炎的定义是症状出现不到 1 个月。

44. 应如何诊断急性乳突炎？

急性乳突炎的特点是耳痛、红斑、乳突肿胀和耳郭位移。在急性乳突炎患者中，80% 患有急性中耳炎。实验室检查可能发现白细胞计数、红细胞沉降率和 C 反应蛋白

（C-reactive protein，CRP）水平升高，但诊断价值较低。尽管诊断是临床性的，但颞骨影像学检查有助于确定乳突炎的阶段，可指导治疗。颞骨造影增强 CT 是首选的影像学检查方式。

45. 急性乳突炎的并发症是什么？

急性乳突炎可导致面神经麻痹、听力减退、迷路炎、骨髓炎、颈部脓肿、脑膜炎、静脉窦血栓形成和硬脊膜外积脓。

46. 如何治疗乳突炎？

治疗需要静脉注射抗生素，如头孢曲松或头孢噻肟，以控制肺炎链球菌、化脓性链球菌和金黄色葡萄球菌。如果患者有复发性中耳炎病史或近期曾接受抗生素治疗，则需要进行抗假单胞菌的治疗。如果存在并发症，应咨询耳鼻喉科专家进行鼓膜造孔术和乳突切除术。

致谢

感谢本章作者 Danielle Raeburn，MD 和 Katherine Bakes，MD 的贡献。

（王斯佳　译）

参考文献

1. Brook I: Microbiology and management of peritonsillar, retropharyngeal, and parapharyngeal abscesses. *J Oral Maxillofac Surg* 62:1545–1550, 2004.
2. Chau JK, Seikaly HR, Harris JR, et al: Corticosteroids in peritonsillar abscess treatment: a blinded placebo-controlled clinical trial. *Laryngoscope* 124:97–103, 2014.
3. Goddard JC, Reiter ER: Inpatient management of epistaxis: outcomes and cost. *Otolaryngol Head Neck Surg* 132:707–712, 2005.
4. Kucik CJ, Clenney T: Management of epistaxis. *Am Fam Physician* 71:305–311, 2005.
5. Loock JW: A randomized trial comparing intraoral ultrasound to landmark-based needle aspiration in patients with suspected peritonsillar abscess. *Clin Otolaryngol* 3:235–237, 2013.
6. Lorente J, Sabater F, Rivas MP, et al: Ciprofloxacin plus fluocinolone acetonide versus ciprofloxacin alone in the treatment of diffuse otitis externa. *J Laryngol Otol* 128:591–598, 2014.
7. Scheid DC, Hamm RM: Acute bacterial rhinosinusitis in adults. Part 1. Evaluation. *Am Fam Physician* 70:1642–1645, 2004.
8. Shah RK, Roberson DW, Jones DT: Epiglottitis in the *Haemophilus influenza* type B vaccine era: changing trends. *Laryngoscope* 114:557–560, 2004.
9. Shargorodsky J, Bleier BS, Holbrook EH, et al: Outcomes analysis in epistaxis management: development of a therapeutic algorithm. *Otolaryngol Head Neck Surg* 49:390–398, 2013.
10. Zahed R, Moharamzadeh P, Alizadeharasi S, et al: A new and rapid method for epistaxis treatment using injectable form of tranexamic acid topically: a randomized controlled trial. *Am J Emerg Med* 31:1389–1392, 2013.

第 24 章　牙科和口腔外科急诊学

Colin T. Gablbraith, DMD; Mark J. Glasgow, DDS

1. 什么情况下应进行牙科和口腔外科会诊？哪些情况需要紧急（24 ~ 48 小时）后续护理？

见表 24-1。

表 24-1　牙科和口腔外科会诊管理指南

急诊牙科会诊 *	急诊口腔外科会诊	紧急牙科或口腔手术后续护理
牙齿断裂、撕脱或脱位	口腔、面部、头部或颈部无法控制的出血	腮腺或其他唾液腺肿胀
牙槽骨骨折	面部开放性骨折，包括额窦、眼眶、颧骨、上颌骨、鼻骨、下颌骨骨折	牙齿缺失或断裂的修复或义齿
口腔内感染		慢性牙科疾病，如牙龈炎、牙周炎、暴露的骨骼或软组织损伤
手术部位或拔牙处的顽固性疼痛或出血	涉及口腔、面部、头部和颈部的蜂窝织炎或脓肿（如路德维希咽峡炎）	颞下颌关节疼痛、咔嗒声或爆裂声
牙龈撕裂	坏疽性口炎	松动或断裂的牙种植体急性坏死性溃疡性牙龈炎或急性坏死性溃疡性牙周炎
颞下颌关节的打开或关闭锁复位失败	涉及面神经、无法控制的动脉出血、咀嚼肌或面部表情肌、腮腺、下颌下腺、舌下腺或唾液腺的面部撕裂伤	口腔性传播疾病
	需要气道外科手术的疾病	胎生牙或新生儿牙

* 严重或异常情况应直接转诊至口腔外科。

2. 口面部的重要解剖结构有什么？

贯穿口面部的重要结构包括脑神经、主要和次要唾液腺及其导管、咀嚼肌和面部表情肌，以及大量血管和淋巴结。牙齿可能存在不同的修复情况，这取决于患者的年龄、口腔卫生和牙齿修复的历史。健康的牙龈和黏膜应呈粉红色，无水肿、红斑或出血，深色皮肤患者可能有色素沉着的暗色斑点。在口腔底部和下颌下部应可分别触及舌下腺和颌下腺。

3. 牙齿是如何编号的？

存在不同的牙齿编号系统，包括通用、Palmer 和 ISO 编号系统。在美国，通用编号系统是最常见的编号方法（图 24-1，图 24-2），但也常使用 ISO 编号系统。在咨询医师或与其他机构沟通时，使用牙齿编号有助于明确正在讨论的牙齿（如 11 号齿、左上犬齿）。

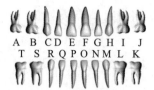

图 24-1　乳牙（通用编号系统）

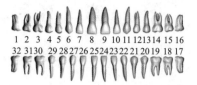

图 24-2　恒牙（通用编号系统）

4. 口面部区域的检查方法

使用明亮的灯光，触诊颈部有无肿块或淋巴结，进行标准的脑神经检查，注意面部不对称或损伤，检查嘴唇、内脸颊和牙龈。应移除义齿和正畸固定器。收缩上下嘴唇，直到紧绷，露出上颌和下颌前庭的深处。使用压舌器评估舌前庭、口底和舌腹表面。检查软腭和硬腭，以及扁桃体、悬雍垂和口咽。悬雍垂和软腭应抬举且对称。触诊牙齿、下颌骨和上颌，检查其活动性和疼痛程度。牙龈撕裂或瘀伤可能是潜在骨折或牙齿创伤的迹象。收缩面颊，让患者咬合牙齿，评估牙齿咬合情况。

5. 如何检查颞下颌关节?

在耳屏前约1cm触诊颞下颌关节。让患者张口和闭口，排除牙关紧闭症，检查颞下颌关节活动时会否发出滴答声、爆裂声或起皱声。正常口腔开口范围为40～60mm，在中切牙切缘点之间测量。开口或闭口时注意下颌骨的偏斜。要求患者尽可能左、右移动下颌骨。触诊咬肌和颞肌，检查肌筋膜疼痛或激发点。

6. 如何评估开放性颞下颌关节绞锁?

开放和闭合的颞下颌关节绞锁通常是由关节盘脱位引起的。必须首先确定病情是急性的还是慢性的，因为有些患者的功能受限持续了数月至数年。对关节进行X线平片或CT检查，可以评估下颌髁突和关节窝的情况，这在怀疑关节强直时尤其有用。MRI有助于评估关节盘及其在开合运动中的状态。在急性情况下，开放性绞锁通常是由关节隆起前的髁突脱位引起的。如果脱位是单侧的，患者的下巴将偏离受影响的一侧。

7. 如何治疗开放性颞下颌关节绞锁?

治疗开放性颞下颌关节绞锁需要颞下颌关节局部麻醉或深度镇静。将拇指放在下颌后牙或后牙槽嵴上，其他手指放在下颌下缘下方。应该使用纱布填充物防止拇指被锋利的牙齿划伤。向下和向后按压后牙，在患者下巴下方施加向上的力。在复位后，应使用弹性头套或弹力绷带强制限制张口2～4周。提倡软性饮食，使用非甾体抗炎药并进行温敷。复发性开放性绞锁可能需要手术治疗。

8. 如何检查腮腺和腮腺导管？

目视检查是否存在不对称、肿胀、红斑和皮肤瘘，触诊腮腺检查有无肿块、捻发感、疼痛、波动感和不对称。确认面神经功能。将 Stensen 管置于口腔内，靠近上颌第一磨牙，用纱布擦干。轻轻地回拉脸颊，从后向前触摸腮腺，应该能看到透明的唾液从导管中流出。血液是受伤的标志，而脓是涎腺炎的标志。为了确定腮腺导管是否撕裂伤，可用柔性静脉导管插套 Stensen 导管；然后轻轻地注入 1ml 无菌牛奶、异丙酚或亚甲蓝。如果液体从撕裂伤部位流出，则提示腮腺导管受损。

9. 腮腺肿胀的原因是什么？

- 细菌或病毒感染（如副黏病毒、Epstein-Barr 病毒或巨细胞病毒）。
- 唾液腺肿瘤。
- HIV 腮腺炎。
- 外伤（水肿、血肿或涎腺囊肿）。
- 唾液腺结石。
- 自身免疫性疾病（如舍格伦综合征）。
- 结节病。
- 韦氏芽肿病。
- 慢性复发性腮腺炎。
- 腮腺损伤（由吹奏风琴、咳嗽或牙科操作造成）。
- 木村病（软组织嗜酸细胞肉芽肿）。
- 淋巴瘤。
- 放射性唾液腺炎。
- 多囊性疾病。

10. 哪些感觉神经支配着口面部，如何做麻醉？

三叉神经的上颌和下颌分支（脑神经 V_2 和 V_3）主要控制牙齿、牙龈、黏膜、舌前 2/3，以及面中部和下部皮肤的感觉。舌咽神经（第Ⅸ对脑神经）主要控制舌头、扁桃体和咽的 2/3 的感觉。局部浸润可用于麻醉大部分口面部结构；神经传导阻滞可用于麻醉大面积区域，并可使麻醉给药远离损伤或感染部位。脑神经 V_2 和 V_3 的末梢神经分支大部分可被阻滞，包括鼻腭神经、腭大神经、腭小神经、下牙槽神经、舌神经、颊长神经、颏神经，以及上牙槽前神经、中神经、后神经。

11. 如何治疗牙齿损伤？

对于所有牙齿损伤，指导患者吃 2 周软性食物，并尽快转诊至牙科寻求后续治疗。牙医将监测牙齿活力和影像学表现随着时间推移的变化，以确定是否有牙髓炎、坏死、再吸收和强直的迹象。受污染的伤口和重新植入的牙齿应进行破伤风预防治疗。在重新定位和植入牙齿时，使用适当的局部麻醉药。除非有 CT 检查的指征，否则应进行全景射线照相。牙齿断裂可能需要门诊就诊行根管治疗和牙齿修复。

12. 什么是牙齿震荡，如何治疗？

牙齿震荡是牙齿受到撞击但未导致牙齿移位或移动的情况，牙周韧带可能受伤，牙齿活力可能受损。牙齿可能对触诊或叩诊敏感，不需要立即治疗。

13. 什么是半脱位，如何治疗？

半脱位是受伤的牙齿是移动的，但没有从原来的位置脱离的情况，龈沟出血是其常见的表现。根据活动度的不同，可以用夹板固定牙齿 1 到 2 周，或者不治疗。

14. 什么是牙齿脱位，如何治疗？

若牙齿沿口腔或舌向移位，则为牙齿脱位，牙槽骨或牙根很可能骨折。用无菌盐水冲洗牙槽和外露的牙根表面，然后用纱布抓住牙齿，将其重新放置到牙槽中。还原牙齿可能需要将牙齿轻轻地从牙槽中拔出，以改变骨折骨周围牙根顶点的方向。用夹板固定牙齿 4～6 周，以稳定牙齿和牙槽骨骨折。立即拔牙只适用于那些被认为恢复无希望或有吸入危险的牙齿。

15. 什么是牙齿侵入，如何治疗？

侵入是牙齿进入牙槽的移位。入侵的牙齿通常会随着时间的推移自发生长，这取决于入侵牙的深度和根尖的发育阶段。当乳牙被侵入时，如果发育中的恒牙牙胚被破坏，则需要尽早拔除乳牙，若否，则不需要立即治疗。患者的牙医将决定让其自发生长或进行正畸与手术复位。

16. 什么是牙齿挤压，如何治疗？

牙齿挤压是一个牙齿部分地从其牙槽中移动。用无菌盐水冲洗暴露的牙根表面，然后将其压回牙槽，用夹板固定牙齿 1～2 周。

17. 紧急医疗服务（EMS）现场如何治疗牙齿撕脱？

牙齿撕脱，或从牙槽中完全移位，需要冲洗牙齿并将其再植入牙槽。处理牙齿的时候只能接触牙冠，避免接触牙根。如果牙齿没有在急救现场被重新植入，可用的运输媒介按优先顺序排列：汉克斯平衡盐溶液、牛奶、无菌盐水、唾液。避免将牙齿放入自来水、果汁或苏打水中。乳牙不应重新植入。牙齿撕脱 30 分钟内重新植入的牙齿预后最好；脱离牙槽超过 2 小时的牙齿，预后较差，不应重新植入。

18. 该如何治疗急诊科的牙齿撕脱？

检查牙齿是否有牙根或牙冠断裂的迹象。如果牙齿完好无损，脱离牙槽的时间在60 分钟以内，用无菌盐水冲洗牙齿及其牙槽。使用手动压力重新植入牙齿并用夹板固定 1～2 周。如果牙齿从牙槽中脱出超过 60 分钟，用纱布轻轻地去除附着的软组织，将牙齿重新植入牙槽中，然后用夹板固定 2～4 周。给予口服抗生素 1 周：年龄大于12 岁的患者给予多西环素每天 2 次，12 岁以下患者给予青霉素 V 钾每天 4 次。如果现场没有发现牙齿或牙齿的一部分，可以考虑行胸片检查排除误吸。牙齿也可能被患者吞咽或进入鼻腔、上颌窦、舌头或嘴唇。

19. 牙齿骨折的分类（图 24-3）是什么？如何治疗？

* Ellis 1 级：骨折线仅通过牙釉质，无须立即治疗。
* Ellis 2 级：骨折线仅通过牙釉质和牙本质，没有露出牙髓。如果患者诉敏感，请涂抹牙本质密封剂或玻璃离聚物。
* Ellis 3 级：骨折线通过牙釉质和牙本质且暴露出牙髓。治疗应在裸露的牙髓和牙本质上涂抹氢氧化钙。
* Ellis 4 级：骨折线通过牙根。如果骨折线在牙根的中部或顶端 1/3，用夹板固定牙齿 1～2 周；如果骨折线在牙冠第三节，需要拔除牙齿。

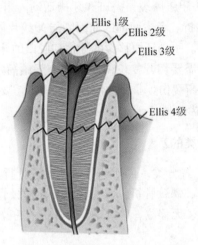

图 24-3　牙齿骨折的 Ellis 分级

20. 上颌骨骨折和下颌骨骨折的症状有哪些？

* 移动。
* 捻发音。
* 牙龈撕裂。
* 龈沟出血。
* 瘀斑。
* 开𬌗。
* 反𬌗。
* 上下齿过早接触。
* 牙齿错𬌗畸形。
* 牙关紧闭。
* 感觉异常或感觉缺失。
* 触诊疼痛。

研究表明，患者咬裂木质压舌板的能力对下颌骨骨折具有大于 90% 的阴性预测价值，和 65% 左右的阳性预测价值。

21. 对于已知或怀疑的面部骨折，应进行什么影像学检查？

全景射线照片通常适用于简单、孤立的下颌骨骨折。下颌骨系列平片（包括汤氏位、前后位，以及左右侧倾斜视图）可以帮助医师看到移位的部分。下颌骨的复杂骨折或疑似面中部、眼眶、头骨或颈椎骨折需要进行 CT 检查。根据其机制和临床表现，应考虑对有脑血管损伤危险的患者进行计算机体层血管成像（CT-angiography，CTA）。

22. 什么是牙槽骨骨折？

牙槽骨骨折是下颌骨牙槽骨或包围和支持牙齿的上腭骨的骨折，通常与牙齿脱位或骨折有关。症状包括牙龈撕裂、瘀斑和牙槽活动。当多颗牙齿移位并整块移动时，很可能发生牙槽骨骨折。考虑面部的曲面断层 X 线片或 CT 检查。用无菌盐水冲洗牙龈撕裂伤和暴露的骨。手动还原移位的牙槽和脱臼的牙齿；然后用夹板固定患牙 4～6 周。一些骨折可能需要切开复位内固定或上下颌固定。用 3-0 或 4-0 铬肠线，或 Vicryl 缝合线修复牙龈撕裂伤。非移位性骨折可能不需要任何外科治疗。指导患者在 6 周内避免使用受累牙齿咀嚼。

23. 下颌骨骨折是如何分类的？

下颌骨骨折按解剖位置分类，包括颏骨折、颏旁骨折、下颌体骨折、下颌支骨折、冠突骨折、髁下骨折、髁颈骨折、髁头骨折和牙槽骨骨折（图 24-4）。骨折形态进一步描述为简单、线性、无移位、移位、旁弯骨折、粉碎性、病理性、单层和双层骨折。

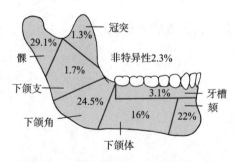

图 24-4　下颌骨骨折部位的解剖分布
引自 Hupp JR，Ellis E，Tucker MR：Contemporary oral and maxillofacial surgery，Ed 5，St. Louis，2008，Elsevier Mosby，Fig.24-11，p499.

24. 哪些骨折需要使用抗生素？

上下颌骨开放性骨折需要抗生素治疗。开放性骨折包括任何存在皮肤、黏膜或牙龈撕裂伤的粉碎性骨折，以及任何通过生长牙齿的牙槽延伸的骨折。可给予口服青霉素 V 钾 500mg，每天 4 次，持续 1 周；对青霉素过敏的患者，可给予口服克林霉素 300mg，每天 4 次。儿童应根据体重给予阿莫西林或克林霉素。

25. 牙源性脓肿如何治疗？

切开和引流，并拔除有问题的牙齿或根管治疗是理想的治疗方法。在急诊科，如果脓肿位置较浅表，患者可以在床边进行切开和引流，并使用抗生素，回家后预约拔除或根管治疗。严重或深部的感染可能需要在手术室引流。

26. 哪些间隙通常与牙源性感染有关？

上颌牙感染通常通过薄的颊板穿孔到上颌尖牙和颊间隙，但也可能涉及腭、眼眶周围间隙、颞下间隙、咽旁间隙或扁桃体旁间隙。由下颌牙引起的感染可扩散到口腔和舌下间隙，延伸到颏下间隙、颌下间隙、舌下间隙和咀嚼肌间隙。严重感染可扩散到咽旁间隙、咽后间隙、气管前间隙和椎前间隙，并向下蔓延到纵隔。

27. 确认牙源性感染的标志是什么？

牙源性感染的标志包括气道受损、脓毒症、脱水、无法通过口腔进食食物或液体、无法控制的疼痛和深部间隙受累。

28. 什么是牙槽骨炎？

牙槽骨炎也称干槽症，是拔牙后牙槽骨的延迟愈合和炎症。这种情况很可能是由纤维蛋白溶解和随后的血栓过早缺失引起的。症状通常在拔牙后 3 ～ 4 天出现，症状包括疼痛和口腔腐臭味。最常见于下颌第三磨牙。通常不会伴有红斑、发热、肿胀或脓毒症等感染性症状。

29. 牙槽骨炎是如何治疗的？

治疗可采用无须抗生素的姑息性治疗。应首先用无菌盐水冲洗牙槽，以清除食物残渣，不要用刮匙刮牙槽。可以将含有丁香酚的药物敷料放置在牙槽中临时缓解症状。不可吸收的敷料必须每 2 天更换一次，直到症状好转。可治疗或者不治疗，牙槽骨炎通常具有自限性，病程为 2 周左右。

30. 什么是脓性颌下炎（路德维希咽峡炎）？

脓性颌下炎是一种蜂窝织炎，伴或不伴颏下间隙、下颌下间隙和舌下间隙脓肿形成。可能的体征和症状举例如下。
- 重度水肿。
- 向下延伸至胸部的红斑。
- 抬高和（或）突出的舌头。
- 声音嘶哑。
- 吞咽困难。

- 发声困难。
- 捻发音。
- 三角区肿瘤（三角征"Tripoding"）
- 喘鸣。
- 不耐受分泌物。
- CT 显示气道偏离或塌陷。

治疗包括固定气道，紧急切开和引流所有受累的间隙，拔除有问题的牙齿和应用抗生素治疗。

31. 什么是 Lemierre 综合征?

Lemierre 综合征是颈内静脉的脓毒血栓性静脉炎，通常由扁桃体旁或咽侧感染引起。由此产生的脓毒性栓塞可导致海绵窦血栓形成或累及心脏、肺、肝、骨和关节。

32. 牙龈出血的原因和治疗方法有哪些?

牙龈出血常由以下原因导致。
- 外伤。
- 牙周病。
- 术后伤口。
- 血小板减少症。
- 维生素缺乏症。
- 血质不调。
- 白血病。

口内出血的一线治疗是直接用纱布压住并探索确定出血来源。拔牙牙槽可以进行缝合，用或者不用局部药物如吸收性明胶海绵、吸收性氧化纤维素和局部凝血酶等。其他治疗包括电灼或化学烧灼、血管结扎、维生素 K、氨甲环酸和新鲜冰冻血浆或血小板输血。介入放射学可用于血管造影和难治性或深部间隙出血造成的栓塞。

33. 口周和口内裂伤的缝合过程

只有在治疗牙槽骨折或移位的牙齿后才能缝合裂伤，以避免破坏伤口闭合。
- 局部麻醉该区域，通常使用 1% 或 2% 利多卡因加 1 ：100000 肾上腺素。
- 使用脉冲冲洗和软刷（或纱布）清除碎屑。用手术刀或手术剪进行保守的外科清创，以去除失活组织和异物，但由于面部和口腔的血管丰富，应尽量少切除组织。
- 通过手动加压、电灼、硝酸银烧灼或血管结扎止血。
- 探索伤口的深度，以确定撕裂伤的复杂程度，并检查潜在的骨折。清除异物，如牙齿碎片和砾石。
- 从内到外分层缝合伤口（如从深到浅、从口内到口外）。牙龈和黏膜裂伤通常可以单层缝合，用可吸收缝合线如 3-0 或 4-0 Vicryl 或铬肠线。黏膜、牙龈和舌上 1cm 以内的小裂口不需要缝合。

- 缝合黏膜后再次冲洗全层嘴唇或面颊裂伤。
- 注意重新塑造口唇的朱红色边缘，避免明显的色差。
- 5-0 或 6-0 不可吸收的单丝缝合线应用于皮肤缝合，包括口唇的"干"黏膜。
- 缝合后 5 ～ 7 天去除皮肤缝线。

34. 如果有组织撕脱，应该如何缝合伤口？

一般来说，这些类型的伤口超出了大多数急诊医师的专业能力，应该转诊至口腔或整形外科医师。

35. 如何治疗面部动物咬伤？

用有压力的大量无菌盐水冲洗所有伤口。由于面部血管丰富，小的穿刺伤口留待治疗，或先进行缝合以减少留下瘢痕的风险。如问题 33 和 34 所述，较大的撕裂伤和组织撕裂伤应予以修复。确定动物咬伤类型和狂犬病状况。被野生蝙蝠、浣熊、臭鼬和未知的狗咬伤应考虑接种狂犬病疫苗。按说明接种破伤风疫苗或免疫球蛋白。对狗咬伤进行抗生素预防的必要性有争议，因为只有 5% 的病例会造成感染。给药时，抗生素应覆盖多杀巴斯德菌（阿莫西林加克拉维酸，若患者对青霉素过敏，则予头孢呋辛或多西环素）。与狗咬伤不同，所有猫咬伤都应该进行抗生素预防，因为 80% 的猫咬伤会造成感染。造成感染的病原体包括多杀巴斯德菌、汉赛巴尔通体和破伤风梭菌。水禽、爬行动物、两栖动物和哺乳动物都携带着独特的细菌和病毒群，应进行适当治疗。人类咬伤有感染假单胞菌和链球菌的风险，也有感染获得性免疫缺陷病毒、乙型肝炎和丙型肝炎等病毒的风险。动物蹄部伤口可能会被来自地面或谷仓的病原体污染，如大肠埃希菌、梭菌和葡萄球菌。

36. 坏疽性口炎是什么？如何治疗？

坏疽性口炎也称走马疳，是一种机会性多微生物感染，可导致口唇、脸颊、黏膜和面部骨骼的破坏。该病由细菌感染引起，主要见于营养不良、脱水、免疫功能受损、口腔卫生不良和（或）生活条件不卫生的患者。这种疾病通常进展迅速，没有疼痛，但其可造成毁容、衰弱和永久性影响。治疗包括手术清创、营养支持和经验性青霉素治疗。

37. 双膦酸盐类药物有引发何种口腔内疾病的风险？

双膦酸盐相关性颌骨坏死指有双膦酸盐类药物使用史，上颌或下颌骨骨外露，持续时间超过 8 周，且颌骨无辐射史。接受静脉注射双膦酸盐（如唑仑膦酸盐、帕米膦酸盐、伊班膦酸盐）者的风险最高，但口服双膦酸盐（如阿仑膦酸盐、利塞膦酸盐）和抗吸收药物（如狄诺苏单抗）者同样有患病风险。骨外露可能自发出现或在口腔黏膜或牙龈受到创伤后（包括拔牙）出现。初步治疗包括给予止痛药和抗菌漱口液，但随着病情进展，可能需要休药期、清创、抗生素治疗和手术切除。有这些药物史的患者避免口腔内创伤是最好的预防方法。

致谢

感谢 Richard D. Zallen 博士和 Valerie Byrnside 博士对本章的贡献。

（王斯佳　译）

参考文献

1. Bagheri SC, Bell RB, Khan HA: *Current therapy in oral and maxillofacial surgery*, St. Louis, 2012, Elsevier Saunders, pp 108–1091.
2. Burlew CC, Biffl WL, Moore EE, et al: Blunt cerebrovascular injuries: redefining screening criteria in the era of noninvasive diagnosis. *J Trauma Acute Care Surg* 72:330–337, 2012.
3. Caputo ND, Raja A, Shields C, et al: Re-evaluating the diagnostic accuracy of the tongue blade test: still useful as a screening tool for mandibular fractures? *J Emerg Med* 45:8–12, 2013.
4. Andreasen JO: *The dental trauma guide*. Available at www.dentaltraumaguide.org; accessed 9-16-15.
5. Hupp JR, Ellis E, Tucker MR: *Contemporary oral and maxillofacial surgery*, ed 5, St. Louis, 2008, Elsevier Mosby, pp 198, 471–492.
6. Malamed SF: *Handbook of local anesthesia*, ed 6, St. Louis, 2012, Elsevier Mosby.
7. Marciani RD, Carlson ER, Braun TW: *Oral and maxillofacial surgery*, ed 2, St. Louis, 2009, Elsevier Saunders, pp 283–325(II), 815–909(II).
8. Ruggiero SL, Dodson TB, Fantasia J, et al: American Association of Oral and Maxillofacial Surgeons position paper on medication-related osteonecrosis of the jaw—2014 update. *J Oral Maxillofac Surg* 72:1938–1956, 2014.

第四部分

中枢神经系统疾病

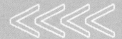

第 25 章　短暂性脑缺血发作与脑血管意外

Richard Byyny，MD，MSc

1. 何谓脑卒中？

脑卒中是大脑某一区域的血流突然自发受损，这种受损由血管阻塞或破裂导致。脑卒中是美国第三大常见死亡原因及成人残疾的主要原因。

2. 急性脑卒中的主要类型有哪些？

脑卒中有两大类：缺血性脑卒中和出血性脑卒中。在美国，约 90% 脑血管意外（CVA）为缺血性脑卒中，另外 10% 为出血性脑卒中。遗憾的是，神经功能损害的时间和病程并无法提示脑卒中的类型，因此，对这些患者进行快速评估至关重要。区分缺血性脑卒中和出血性脑卒中依靠头部非增强 CT。

3. 缺血性脑卒中的病因是什么？

- 血栓形成。
  - 动脉粥样硬化。
  - 血管炎。
  - 小血管病。
- 栓塞。
  - 心房颤动。
  - 机械瓣。
  - 低心脏射血分数。
  - 心内膜炎。
  - 房间隔缺损。
  - 颈部动脉夹层（如颈动脉或椎动脉）。

4. 出血性脑卒中有哪些类型？

出血性脑卒中包括脑出血（intracerebral hemorrhage，ICH）和蛛网膜下腔出血（SAH），其中脑出血约占出血性脑卒中的 70%，蛛网膜下腔出血约占 30%。

5. ICH 的病因是什么？

ICH 的最常见病因是使用抗凝血药、高血压、凝血功能障碍、脑淀粉样血管病、使用非法药物（通常是拟交感神经药），以及血管畸形。

6. SAH 最常见的病因是什么？

脑动脉瘤破裂是 SAH 最常见的病因，约占 80%。然而，动静脉畸形和椎动脉夹层也可导致 SAH。还有一小部分 SAH 由中脑周围出血引起，中脑周围出血是一种不明原因的出血，几乎普遍是良性的。

7. 有哪些症状类似急性脑卒中的疾病？

症状类似脑卒中的疾病如下。
- 托德瘫痪发作后。
- 低血糖症。
- 复杂性偏头痛。
- 游离转换障碍。
- 贝尔麻痹（特发性面神经麻痹）。
- 急性脊髓受压。
- 脑肿瘤。
- 全身感染。
- 多发性硬化。

8. 短暂性脑缺血发作的定义是什么？

经典短暂性脑缺血发作（TIA）的定义指出，症状持续时间小于 24 小时，大部分 TIA 患者的症状在 1 小时内消失。然而，高达 67% 的典型 TIA 患者的头部 MRI 的 DWI 相都会显示急性缺血性病变。由于没有一个时间点能可靠地判断是否发生了潜在的缺血性梗死，2009 年，美国心脏病协会和美国卒中协会以组织改变为基础，重新定义了 TIA（即症状短暂，且经神经影像学证实无组织损伤）。

9. 为什么要关注 TIA ？

TIA 患者与早期急性脑卒中的高风险水平相关（在最初 2 天内急性脑卒中风险高达 10%）。

10. 有没有确定 TIA 相关风险的预后评分系统？

有几个评分系统可以用来预测 TIA 患者随后发生缺血性脑卒中的风险。被广泛研究和使用的预后评分量表之一是 $ABCD^2$ 评分（表 25-1）。评分结果可以帮助预测接下来 48 小时发生梗死的可能性。证据表明，24 小时内快速评估和启动预防措施，可以显著降低脑卒中复发的风险。

表 25-1 ABCD² 评分

年龄＞60岁	1分
血压：初始收缩压≥140mmHg或舒张压≥90mmHg	1分
临床症状	
单侧无力	2分或
言语障碍不伴有无力	1分或
其他	0分
症状持续时间	
≥60分钟	2分或
10～59分钟	1分或
＜10分钟	0分
存在糖尿病（2天内发生脑卒中风险）	1分

高危：总6～7分（8.1%风险）
中危：总4～5分（4.1%）
低危：总0～3分（1.0%）

11. 疑似 TIA 患者都必须住院吗?

虽然许多医院接收 TIA 患者，但越来越多的医院对这类患者采取急诊留院观察。一些医院甚至由 TIA 门诊来快速诊断并启动治疗。

12. 如何鉴别 TIA 和脑卒中?

在没有 MRI 检查的情况下可能无法鉴别急性 TIA 和脑卒中，两者都应被当作急性脑卒中紧急处理。

13. 如何处理急性脑卒中患者?

患者应立即接受评估。就像处理所有病情紧急的患者一样，关键步骤是：立即开放气道、呼吸和循环（ABC 复苏方案）；开通静脉注射通道；吸氧；监测生命体征。病史对脑卒中评估至关重要，且必须包括发病时间、是否有癫痫发作的证据、抗凝血药的使用，以及是否存在潜在的外伤。完整的神经系统检查至关重要。重点关注是否存在血压异常；但不主张立即降压，而且不应分散对患者的其他方面护理的关注。最终的处理将取决于患者是出血性脑卒中还是缺血性脑卒中。许多医院设有专门的脑卒中流程和脑卒中团队。熟悉所在医院的操作流程十分重要。

14. 为什么发病时间是急性脑卒中的重要病史信息?

发病时间是决定能否接受溶栓治疗的关键，而且必须记录在每一个患者的病历里。除非患者清楚地知道发病时间或发病时有明确的目击证人，否则，患者被最后看到正常的时间为发病时间。如果患者醒来后出现脑卒中样症状，则患者最后一次清醒且正常的时间为发病时间。对于无法有效沟通的患者，院前人员提供的病史和发病时间非常有价值。

15. 对疑似脑卒中患者可进行哪些床旁检查?

应测量患者的指血糖。低血糖症是一个众所周知的可引起神经系统症状的原因,并且可导致类似脑卒中的局灶性神经系统症状。低血糖症和高血糖症都是溶栓治疗的禁忌证。

16. 对疑似 CVA 患者应进行哪些实验室检查?

虽然没有一项实验室检查可以确诊 CVA,但许多检查对于排除导致患者症状的其他原因十分重要,并有助于评估患者是否符合治疗方案。基本的代谢指标可以帮助评估电解质紊乱(如低钠血症)。电解质紊乱是已知的可以导致神经系统症状的因素。全血细胞计数可以帮助评估出血性脑卒中患者的血小板计数。凝血功能检测可以帮助指导并排除不符合治疗方案的缺血性脑卒中和出血性脑卒中患者。

17. 对疑似 CVA 的患者应进行哪些影像学检查?

最重要的早期影像学检查是头部非增强 CT。这有助于确定治疗方案的第一个分支问题,即区分出血性脑卒中和缺血性脑卒中。一些医院的急诊科可以使用 MRI 检查对可能的脑卒中患者进行评估,但这并不常见。

关键点:脑卒中的影像学检查

对于疑似 CVA 的患者应优先快速进行非增强 CT 检查。

---

18. 蛛网膜下腔出血的典型病史是什么?

蛛网膜下腔出血(SAH)患者最常见主诉症状是"雷击"样头痛或突然发作的从未有过的最严重的头痛。高达 15% 的突发严重头痛患者是 SAH。然而,SAH 患者也可出现癫痫发作、晕厥、精神症状,甚至局灶性神经功能缺损的症状。如果患者诉头痛,评估头痛是否为新发的(或是否与以往不同)很重要。此外,询问患者从头痛发作到达到最大疼痛强度的时间非常有帮助。

19. 头部非增强 CT 对 SAH 的灵敏度如何?

关于非增强 CT 技术灵敏度的文献不断更新。其灵敏度一定程度上取决于读片者;然而,一个合理的估计是,24 小时内的灵敏度是 95%,48 小时内是 80%,72 小时内是 70%,5 天内是 50%。需要明确的是,文献表明随着头痛发生后时间的延长,头部 CT 的灵敏度也在降低。最近的一项研究提示,如果从头痛发作到进行头部 CT 检查的时间小于 6 小时,灵敏度将高达 100%;然而,这一结果到目前为止并未得到证实。

20. 如果头部非增强 CT 结果是阴性的，那么对于疑似 SAH 患者的下一步处理是什么？

关于这个问题的答案，文献也在不断更新，大多数专家还是建议腰椎穿刺。这一建议基于一个事实，即头部非增强 CT 达不到 100% 的灵敏度，即使是漏诊一名 SAH 患者的风险，也是灾难性的。最近一项贝叶斯分析数据表明，计算机体层血管成像（CTA）可用于评估动脉瘤性 SAH（SAH 最常见的类型）。CTA 上无动脉瘤可提示动脉瘤出血的风险不高，并可有效排除 SAH，但是这种方法在临床上尚需前瞻性研究。

21. 何时应该怀疑是颅外动脉夹层导致了急性脑卒中？

颅外颈动脉和椎动脉（又称颈部动脉）夹层是导致急性缺血性脑卒中的重要病因。这些血管的损伤会引起血栓栓塞或血管阻塞从而导致脑卒中。这种情况通常发生在颈部外伤（包括轻微创伤）或颈椎骨折的患者、年轻患者（年龄＜45 岁），以及那些颈部疼痛的患者。

22. 什么是初级脑卒中中心？

2003 年，美国联合委员会与美国心脏协会和美国卒中协会合作启动了初级脑卒中中心认证项目。要获得初级脑卒中中心认证，医院必须提供治疗急性脑卒中 11 个主要方面的文件，包括急性脑卒中治疗团队、书面的治疗预案和多学科整合。

23. 院前医护人员在对疑似脑卒中患者的急救中具有什么作用？

除稳定急性病情外，院前医护人员的任务是早期识别潜在的急性脑卒中并与接收医院快速沟通这些信息。这样急性脑卒中团队就能够尽早启动并准备 CT/MRI 检查，可以节省急性脑卒中早期评估的宝贵时间。

24. 对于急性脑卒中患者应尽快开始哪些药物治疗？

这取决于脑卒中类型。出血性脑卒中的治疗重点是减少出血，缺血性脑卒中的治疗重点是恢复阻塞血管的血液供应。

25. 从症状开始到系统性溶栓治疗的合适时间窗是多久？

这有时被称为溶栓时间窗。一开始文献建议最大时间窗是 3 小时。到 2008 年，根据第三届欧洲急性脑卒中合作研究 Ⅲ（European Cooperative Acute Stroke Study Ⅲ，ECASS Ⅲ）结果，以及正在进行的 SITS–ISTR 试验，静脉溶栓的时间窗已从 3 小时延长至 4.5 小时。

（1）从进医院大门至就诊的时间 ≤ 10 分钟。

（2）从进医院大门到脑卒中团队接手的时间 ≤ 15 分钟。

（3）从进医院大门到启动 CT 检查的时间 ≤ 25 分钟。

（4）从进医院大门到得到 CT 报告的时间 ≤ 45 分钟。

（5）从进医院大门到用药的时间（合规 ≥ 80%）≤ 60 分钟。

（6）从进医院大门到进入脑卒中病房的时间 ≤ 3 小时。

26. 系统性溶血栓药能挽救可能的脑卒中患者的生命吗？

尚无证据表明对疑似 CVA 患者系统性应用组织纤溶酶原激活药（tissue plasminogen activator，tPA）可以降低死亡率。

27. 急性缺血性脑卒中应用 tPA 的证据是什么？

tPA（也称作阿替普酶）是目前唯一被美国食品和药品管理局（Food and Drug Administration，FDA）批准的用于急性脑卒中的溶血栓药。1995 年，美国国立神经系统疾病与卒中研究所（National Institute of Neurological Disorders and Stroke，NINDS）进行的试验显示，在症状出现后 3 小时内给予 tPA 可以改善 3 个月内的功能转归（改良 Rankin 量表），需要治疗的数量（NNT）是 6。2008 年，ECASS Ⅲ结果显示在 3 ~ 4.5 小时内给药也可以获得类似的功能转归（NNT 为 14）。

28. tPA 治疗的风险是什么？

tPA 治疗的主要风险是全身性出血，尤其是 ICH。NINDS 的试验结果显示，使用 tPA 组 ICH 的发生率是 6.4%，而非治疗组为 0.6%，或者说产生较差结局的病例数（number needed to harm，NNH）为 17。ECASS Ⅲ的试验结果显示 tPA 治疗组 ICH 的发生率为 2.4%，非治疗组为 0.2%，或 NNH 为 45；如果参考 NINDS 的定义，则两组 ICH 的发生率分别为 7.9% 和 3.5%，NNH 为 23。与出血风险增加相关的因素是老龄、脑水肿或 CT 显示占位，以及较高的脑卒中基线严重程度。1% ~ 5% 的患者可能发生血管源性水肿。

29. 美国国立卫生研究院脑卒中量表的重要性是什么？

美国国立卫生研究院脑卒中量表（National Institutes of Health Stroke Scale，NIHSS）是最常用的评价急性脑卒中严重程度的客观指标。NIHSS 评分结果从 0 分到 42 分，包括 13 个问题，要求使用标准的图片、句子和单词。它是一个手册和标准模板，可以从 www.strokecenter.org/trials/scales/nihss.html 免费下载。

30. tPA 的适应证和禁忌证是什么？

tPA 的适应证和禁忌证见表 25-2。值得注意的是，NINDS 试验、ECASS Ⅲ试验和美国卒中协会指南所列的适应证和禁忌证略有不同。再次强调，要熟悉所在医院的脑卒中标准流程。

表 25-2　tPA 治疗的适应证和禁忌证

NINDS 适应证	NINDS 禁忌证	ECASS Ⅲ的补充禁忌证 （3～4.5 小时时间窗）
• 无年龄限制 • NIHSS 评分（0～42 分）是提示神经系统受损的客观证据 • 症状出现＜3 小时（如果不知道发病时间，最后见到患者状态正常的时间即为发病时间；如果仍不清楚则排除）	• 3 个月内脑卒中或头部严重外伤史 • 14 天内大手术 • 任何目前或既往脑出血史 • 收缩压＞185mmHg 或舒张压＞110mmHg • 症状迅速改善或症状轻微 • 具有蛛网膜下腔出血的症状 • 21 天内有胃肠道或泌尿系统出血史 • 7 天内有在不可压迫部位的动脉穿刺 • 脑卒中发作时癫痫发作 • 使用抗凝血药 48 小时内，凝血酶原时间＞15 秒（或国际标准化比值＞1.7） • 使用肝素 48 小时内，部分凝血活酶时间超过正常范围 • 血小板＜100×10^9/L • 血糖＜2.78mmol/L 或＞22.22mmol/L	必须满足 NINDS 标准 • 年龄＜18 岁或＞80 岁 • 严重脑卒中，如 NIHSS＞25 分或影像学提示梗死面积＞大脑中动脉供血区的 1/3 • 既往有脑卒中和糖尿病 • 口服抗凝血药治疗（华法林） • 3 个月内大手术或严重手术外伤史 • 其他可增加出血风险的疾病

注：ECASS Ⅲ，欧洲急性脑卒中合作研究Ⅲ；NIHSS，美国国立卫生研究院脑卒中量表；NINDS，美国国立神经系统疾病与卒中研究所。

31. 为什么 tPA 治疗急性缺血性脑卒中存在争议？

　　tPA 治疗的反对者认为 tPA 治疗可导致潜在的脑出血且不能减少死亡率；支持者则认为使患者获得能够生活自理的功能转归是一个重要的结果，特别是考虑到美国的缺血性脑卒中负担。此外，批评者指出，最初的 NINDS 试验结果可能存在偏差，尽管进行了随机化，不同治疗方案的灵敏度还是有差异的。NINDS 试验招募的受试者中有一半发病时间在 0～90 分钟，这可能不能推广到日常的急诊科实践中，因为大多数患者很难进入这个时间窗内。有些人担心在社区广泛使用 tPA 治疗将产生与 NINDS 试验不同的结果，尽管这种差异的部分原因可能是由于违反协议。争论双方都认为，要严格遵守脑卒中流程。

关键点：tPA 治疗的死亡率与发病率

（1）tPA 治疗似乎不会带来死亡的结果。
（2）患者的功能似乎有所改善。
（3）tPA 治疗可有严重的出血并发症。

32. 在进行 tPA 治疗之前，是否需要获得知情同意？

知情同意的要求因机构协议不同而不同。然而，实践决策的共享是很重要的。患者或委托人应该了解 tPA 治疗的风险、结果，以及其他治疗选择。如果患者目前的功能损害已影响其理解力或者没有委托人，在没有签署知情同意的情况下应用 tPA 治疗也是合法的。如果患者拒绝，解释拒绝的后果非常重要。社区观察研究显示，在 3 小时内接受治疗的脑卒中患者，其脑出血发生率为 0.5% ~ 1%。此外，未接受治疗者，功能预后也有所改善（NINDS 的安慰剂组为 26%，ECASS Ⅲ 为 45%）。

33. 在使用 tPA 后，应该怎么做？

目前的指南建议收入 ICU 观察 24 小时以上，并进行多次神经系统检查，24 小时内避免使用其他抗血栓药（如肝素、华法林、阿司匹林、噻氯匹定和氯吡格雷），并将血压维持在 180/105mmHg 以下，避免创伤性操作（如静脉穿刺、置管、鼻胃管）。

关键点：成功的 tPA 治疗

（1）遵守所在机构的脑卒中流程。

（2）明确发病时间并准确记录。

（3）立即咨询神经科医师。

（4）尽快完善头部 CT 检查并出具检查报告。

（5）尽快完善实验室检查［如指血糖、全血细胞计数（complete blood count，CBC）、凝血酶原时间（prothrombin time，PT）或部分凝血活酶时间（partial thromboplastin time，PTT）、血生化和肌钙蛋白］。

（6）尽快配液 tPA；计算所需剂量（0.9mg/kg 实际体重；最大剂量 90mg）。

（7）仔细检查所有适应证和禁忌证。

---

34. 对于急性缺血性脑卒中有替代系统性 tPA 治疗的方法吗？

动脉内溶栓和机械取栓技术仍在研究中，且只有部分医疗机构可进行。对于邻近学术中心的社区医院，静脉 tPA 治疗后桥接动脉内溶栓是一个很有前景的选择。只有具备相关技术的初级脑卒中中心或与之协作的单位才可考虑该方案。

35. 在给予 tPA 治疗后，应该如何管理 ICH？

如果患者突然出现神经功能减退、头痛、恶心呕吐及 24 小时内血压突然升高，应考虑有新发的脑出血。在这种情况下，应该立即停止 tPA 治疗，完善头部非增强 CT 检查及实验室检查（如血型和交叉配血、PT、PTT、血小板、血纤维蛋白原）。目前还没有关于治疗 tPA 后脑出血的前瞻性资料；指南中提供了以下几点专家建议。

- 给予 10U 的冷凝蛋白。
- 给予 6 ～ 8U 血小板。
- 请神经外科医师会诊，清除可能的血肿。

36. 阿司匹林治疗急性缺血性脑卒中的适应证是什么？

所有无法进行 tPA 溶栓治疗的急性缺血性脑卒中患者，若无脑出血的相关证据，且无阿司匹林的其他禁忌证（如过敏），都应接受 324mg 阿司匹林治疗。在国际脑卒中试验中，48 小时内服用阿司匹林可使 14 天内的脑卒中复发风险由 3.9% 降至 2.8%。

37. 缺血性脑卒中患者应用肝素的适应证有哪些？

目前尚无证据评估早期应用肝素或低分子量肝素治疗急性缺血性脑卒中的疗效。必须仔细权衡早期治疗的出血转化风险。然而，早期开始肝素治疗可能对心源性栓塞、大动脉狭窄伴血管内血栓形成、颈动脉或颅内动脉夹层等是有益的。最好与神经科专家共同决定是否早期使用肝素。

38. 如何处理急性缺血性脑卒中患者的高血压？

高血压对维持脑灌注至关重要，血压过低可能导致临床症状加重。多数专家建议只有当收缩压为 220mmHg 及以上或舒张压为 120mmHg 及以上时，才缓慢降低 15% 的血压。但在考虑溶栓治疗时则例外。在这种情况下，如果收缩压大于 185mmHg 或舒张压大于 110mmHg，则允许在 2 分钟内应用拉贝洛尔 10 ～ 20mg IV 进行降压。

降低血压的好处是减少出血和血管损伤，但血压高于正常对于改善脑灌注可能是必要的。如果没有颅内压（intracranial pressure，ICP）监测，应该遵守会诊建议，这时适当降低过高的血压是合理的。

39. 对于正在服用抗凝血药的脑出血患者应该怎样治疗？

12% ～ 14% 的出血性脑卒中患者使用口服抗凝血药。在一般情况下，对于服用传统口服抗凝血药的患者，建议予以维生素 K 和新鲜冰冻血浆以逆转抗凝血药的效果。近年来，血浆衍生因子浓缩物（prothrombin complex concentrates，PCC）已被广泛应用。它们被证明能更快地使不正常的国际标准化比值（INR）恢复正常；然而，到目前为止还没有发现对死亡率或发病率有任何影响。对于有特殊缺陷的患者，如血友病，其缺陷因子应完全逆转，血小板减少症患者应接受血小板治疗。

40. 服用新型口服抗凝血药物的患者情况如何？

最近，制药企业已经发布了直接凝血酶抑制剂和直接凝血因子 Xa 抑制剂。治疗正在服用这些药物的患者出现的危及生命的出血是急诊医师一直面临着的挑战。典型的凝血指标检测，如 PTT/PT 和 INR，可能无法准确地反映这些患者的凝血水平。不幸的是，目前还没有高质量的随机试验支持逆转这种出血的策略。PCC 可能有一些效果，就像血液透析。其他抗纤维蛋白溶解药，如氨甲环酸或氨基己酸也可以考虑。一些机构可能会根据凝血弹性描记图指导治疗。这是一个新的治疗领域，以团队为基础的管理是明智的，团队成员可包括神经外科医师、血液学家及药房和血库的代表。

关键点：脑出血的管理

（1）逆转任何抗凝血药或抗血小板药的作用。

（2）管理抗癫痫药。

（3）控制平均动脉压（mean arterial pressure，MAP）。

（4）调整床头位置。

（5）控制颅内压。

感谢

感谢 Michael M. Liao 博士对本章撰写提供的帮助。

（脱厚珍　许晓娇　译）

参考文献

1. Jauch EC, Saver JL, Adams HP, Jr, et al: Guidelines for the early management of patients with acute ischemic stroke: a guideline for healthcare professionals from the American Heart Association/American Stroke Association. *Stroke* 44:870–947, 2013.
2. Goldstein LB, Simel DL: Is this patient having a stroke? *JAMA* 293:2391–2402, 2005.
3. Broderick J, Connolly S, Feldmann E, et al: Guidelines for the management of spontaneous intracerebral hemorrhage in adults: 2007 update: a guideline from the American Heart Association/American Stroke Association Stroke Council, High Blood Pressure Research Council, and the Quality of Care and Outcomes in Research Interdisciplinary Working Group. *Stroke* 38:2001–2023, 2007.
4. Morgenstern LB, Hemphill JC 3rd, Anderson C, et al: Guidelines for the management of spontaneous intracerebral hemorrhage: a guideline for healthcare professionals from the American Heart Association/American Stroke Association. *Stroke* 41:2108–2129, 2010.
5. Lansberg MG, O'Donnell MJ, Khatri P, et al: Antithrombotic and thrombolytic therapy for ischemic stroke: antithrombotic therapy and prevention of thrombosis, 9th ed: American College of Chest Physicians Evidence-Based Clinical Practice Guidelines. *Chest* 141:e601S–e636S, 2012.
6. American College of Emergency Physicians, American Academy of Neurology: Clinical policy: use of intravenous tPA for the management of acute ischemic stroke in the emergency department. *Ann Emerg Med* 61:225–243, 2013.
7. Tissue plasminogen activator for acute ischemic stroke. The National Institute of Neurological Disorders and Stroke rt-PA Stroke Study Group. *N Engl J Med* 333:1581–1587, 1995.
8. Hacke W, Kaste M, Bluhmki E, et al: Thrombolysis with alteplase 3 to 4.5 hours after acute ischemic stroke. *N Engl J Med* 359:1317–1329, 2008.
9. Fihn SD, Callahan CM, Martin DC, et al: The risk for and severity of bleeding complications in elderly patients treated with warfarin. The National Consortium of Anticoagulation Clinics. *Ann Intern Med* 124:970–979, 1996.
10. van der Hulle T, Kooiman J, den Exter PL, et al: Effectiveness and safety of novel oral anticoagulants as compared with vitamin K antagonists in the treatment of acute symptomatic venous thromboembolism: a systematic review and meta-analysis. *J Thromb Haemost* 12:320–328, 2014.

第26章 脑膜炎

Maria E. Moreira，MD

1. 什么是脑膜炎，为什么脑膜炎很重要？

脑膜炎是大脑和脊髓组织的炎性疾病。细菌性和真菌性脑膜炎的死亡率分别是10% 和 30%。及时诊断和治疗可以减少细菌性脑膜炎的发病率和死亡率。

2. 脑膜炎的病因

见表 26-1。

表 26-1　脑膜炎的病因

感染因素	非感染因素
细菌	肿瘤
病毒	胶原血管病
真菌	药物（如抗生素和消炎药）
寄生虫	
结核病	

3. 各年龄组常见的病原体

见表 26-2。

表 26-2　患者人群及常见病原体

年龄或特殊身体状况	常见病原体
新生儿	B 组或 D 组链球菌、非 B 组链球菌、大肠埃希菌
婴儿和儿童	肺炎链球菌、脑膜炎奈瑟菌、流感嗜血杆菌
成人	肺炎链球菌、流感嗜血杆菌、脑膜炎奈瑟菌、金黄色葡萄球菌、链球菌、李斯特菌
细胞免疫缺陷	李斯特菌、革兰阴性杆菌、肺炎链球菌、脑膜炎奈瑟菌
头颅外伤、神经外科手术或脑脊液分流术	

4. 脑膜炎的高危人群

60 岁以上和 5 岁以下人群患病风险最高。以下疾病或状况为患者的危险因素。
- 糖尿病。
- 酗酒。
- 肝硬化。
- 镰状细胞病。
- 免疫抑制状态。
- 脾切除术病史。
- 重型地中海贫血。
- 细菌性心内膜炎。
- 恶性肿瘤。
- 脑室腹腔分流术病史。
- 静脉注射毒品。

其他风险因素包括近期接触其他脑膜炎患者、人群聚集、持续感染（如鼻窦炎），以及硬脑膜缺陷（如创伤、手术、先天性）。

5. 脑膜炎常见的临床表现

- 发热（最敏感的症状）。
- 精神状态改变。
- 头痛。
- 畏光。
- 颈项强直。
- 嗜睡。
- 易激惹。
- 乏力。
- 意识错乱。
- 癫痫发作。

关键点：脑膜炎的经典临床三联征

（1）经典临床三联征：发热、颈项强直和精神状态改变。该三联征存在于近 2/3 的脑膜炎患者。

（2）没有这三种典型的症状几乎可以排除脑膜炎。

6. 脑膜刺激的临床表现是什么？

- 颈项强直。
- 布鲁津斯基征（Brudzinski sign）：颈部的屈曲导致膝盖和臀部的屈曲。

- 克尼格征（kernig sign）：髋关节和膝关节呈 90° 弯曲，当小腿上抬伸展时股后肌群疼痛或有阻力。
- 颠簸或摇晃增加：当患者每秒水平旋转头部 2～3 次，头痛基线增加（对于诊断脑膜炎患者，这个体格检查比前面提到的体格检查更为可靠）。

这些表现在年轻和老年患者中通常不存在。

7. 婴儿脑膜炎的症状

- 前囟饱满（脱水的患者可能不存在）。
- 反常易激惹（静止时安静，抱起时哭闹）。
- 尖叫。
- 肌张力低下。
- 脊柱上的皮肤可能有凹陷、窦道、痣或者成簇的毛发，提示先天性与蛛网膜下腔相通的异常。

8. 如果症状不典型且体征缺失，进行腰椎穿刺的指征是什么？

怀疑脑膜炎就应该进行腰椎穿刺，因为脑脊液分析是诊断脑膜炎的唯一方法。

9. 腰椎穿刺前要进行什么检查？

- 眼底检查：检查视神经盘是否水肿，有无自发的静脉搏动。
- CT 检查：若出现下列情况，需要进行 CT 检查。
  - 视神经盘水肿
  - 缺少自发的静脉搏动
  - 精神状态改变
  - 局灶性神经系统检查
  - 新发癫痫
  - 临床怀疑近期外伤或者蛛网膜下腔出血
- 凝血检查及血小板计数：检测是否存在出血风险。

10. 急诊科处置脑膜炎最常见的错误

最常见的错误是直到腰椎穿刺做完才给予抗生素。如果临床怀疑是细菌性脑膜炎，应立即应用抗生素。2 小时内静脉应用抗生素或者在腰椎穿刺前应用（最理想是在采集血培养和尿培养后），不会影响脑脊液分析结果。

11. 腰椎穿刺的风险

- 瘫痪：可能性不大（进针位置为第 2 腰椎或以下，在脊髓的水平以下）。
- 腰椎穿刺过程中腿部短暂性感觉异常：由穿刺针对神经束的刺激引起。
- 马尾综合征：凝血功能障碍的患者由血肿引起（很少出现）。
- 头痛：很常见的后遗症，5%～30% 的患者出现。

- 小脑扁桃体疝：颅内压增高导致（若 CT 正常则无危险）。

12. 腰椎穿刺的禁忌证

- 没有绝对禁忌证。
- 对于可能存在颅内压增高、血小板减少或其他出血倾向的患者，和怀疑硬脑膜外脓肿的患者需谨慎。
- 对于严重的血小板减少症（血小板 $<50 \times 10^9/L$）或者国际标准化比值升高（INR>1.4）的患者需谨慎。行腰椎穿刺前应纠正上述异常。

13. 腰椎穿刺术成功的秘诀

正确的体位非常重要。如果患者采取卧位行腰椎穿刺，确保肩膀和臀部竖直并垂直于地面。患者尽可能屈曲，像母体中胎儿的姿势一样。如果患者采取坐位行腰椎穿刺，应上身放松靠在床头桌上，背部朝向操作者，像愤怒的猫一样。

14. 在什么时候患者必须卧位进行腰椎穿刺？

卧位做腰椎穿刺对获得脑脊液开放压力很重要。如果无法在卧位时进行腰椎穿刺，可以在患者坐位时进针，然后再让患者躺下，测压力。

15. 什么情况可导致颅内压假性升高？

颅内压假性升高可见于紧张患者、头部高于针头平面的患者、显著肥胖的患者，以及肌肉收缩的患者。

16. 应对脑脊液做哪些检查？

常规采集 4 管脑脊液，每管 1～1.5ml，如果需要特殊检查可以额外采集。
- 管 1：细胞计数和分类。
- 管 2：革兰染色、细菌培养和药敏试验（可能需要的特殊检查包括病毒培养、结核培养和抗酸染色、真菌抗原分析和墨汁荚膜染色，以及神经梅毒血清学试验。偶尔需要检测脑脊液中的特殊细菌抗原时，可以使用对流免疫电泳法）。
- 管 3：葡萄糖和蛋白质分析。
- 管 4：细胞计数和分类。
儿科患者采集 3 管脑脊液。
- 管 1：微生物学检查。
- 管 2：葡萄糖和蛋白质分析。
- 管 3：细胞计数和分类。

17. 腰椎穿刺的哪些发现提示细菌性脑膜炎？

见表 26-3。

表 26-3　脑脊液符合细菌性脑膜炎的变化

参数	变化
开放压力	$200 \sim 500mmH_2O$
外观	混浊
白细胞计数	（$1 \sim 5$）$\times 10^9/L$
细胞组成	以中性粒细胞为主
葡萄糖含量	<2.22mmol/L
葡萄糖与血糖比值	<0.4
蛋白含量	升高（常常 >1000g/L）
乳酸含量	>3.5mmol/L（该参数对术后脑膜炎患者比对社区获得性脑膜炎患者更实用）

关键点：腰椎穿刺结果修正创伤提示

（1）腰椎穿刺损伤的脑脊液每 700 个红细胞应有 1 个白细胞。

（2）如果存在腰椎穿刺伤，因为存在血液成分，需矫正脑脊液蛋白含量结果，每 1000 个红细胞，蛋白质需减去 10g/L。

（3）临床表现呈良性，脑脊液蛋白水平升高提示真菌性疾病。

18. 病原菌不明时如何选择抗生素？

见表 26-4。

表 26-4　已知病原体的抗生素推荐和普遍抗生素推荐

病原体	抗生素治疗
脑膜炎奈瑟菌	青霉素 G 300 万～ 400 万单位 IV，每 4 小时 1 次；或者氨苄西林 2g IV，每 4 小时一次；或者第三代头孢菌素
肺炎链球菌	万古霉素联合第三代头孢菌素
流感嗜血杆菌	头孢噻肟 2g 每 6 小时 1 次 IV；或头孢曲松钠 2g 每 12 小时 1 次 IV；或氯霉素 50 ～ 100mg/（kg·d）分 4 次用
金黄色葡萄球菌	萘夫西林 2g 每 4 小时 1 次 IV
大肠埃希菌和其他除铜绿假单胞菌以外的革兰阴性肠道杆菌	头孢噻肟 2g 每 4 小时 1 次 IV
铜绿假单胞菌	头孢他啶 2g 每 8 小时 1 次 IV，联合庆大霉素 3 ～ 5mg/(kg·d)，分 3 次 IV
李斯特菌	氨苄西林 2g 每 4 小时 1 次 IV，联合庆大霉素 3 ～ 5mg/(kg·d)，分 3 次 IV

病原体	抗生素治疗
B 组链球菌	青霉素 G 400 万单位每 4 小时 1 次 IV；或氨苄西林 2g 每 4 小时 1 次 IV

普遍（经验性处方）抗生素推荐	
年龄或特殊身体状况	抗生素治疗
年龄 <3 个月	氨苄西林 + 广谱头孢菌素
3 个月 < 年龄 <50 岁	万古霉素 + 广谱头孢菌素
年龄 >50 岁	氨苄西林 + 广谱头孢菌素 + 万古霉素
细胞免疫缺陷	氨苄西林 + 头孢他啶 + 万古霉素
头颅外伤、神经外科手术或脑脊液分流	万古霉素 + 头孢他啶
严重 β– 内酰胺类抗生素过敏	万古霉素 + 莫西沙星 + 甲氧苄啶 – 磺胺甲噁唑（如果需要覆盖李斯特菌）

注：IV，静脉注射。

19. 有关类固醇激素的应用

应用类固醇激素的基本原理是减轻细菌性脑膜炎炎症反应，减少病理生理改变，如脑水肿、颅内压增高、脑血流量改变、听力丧失等，目前建议如下。

- 美国传染病协会将地塞米松纳入成人和婴儿脑膜炎治疗方案。
- 对怀疑或已证实由肺炎链球菌造成的脑膜炎的成年患者应用地塞米松（0.15mg/kg）。如果脑脊液革兰染色显示革兰阳性双球菌，则继续应用地塞米松。
- 对怀疑或已证实由流感嗜血杆菌造成的脑膜炎的儿童患者应用地塞米松（0.15mg/kg）。
- 对已接受抗菌药物治疗的成年患者不使用地塞米松。

20. 接触过脑膜炎患者的人需要抗生素治疗吗？

若曾密切接触怀疑或已证实的球菌性脑膜炎患者，应该服用利福平 2 天，600mg 每天两次（大于 1 个月的婴儿，10mg/kg 每 12 小时 1 次；小于 1 个月的婴儿，5mg/kg，每 12 小时 1 次）。若曾接触奈瑟菌性脑膜炎患者，应接受预防性治疗，包括环丙沙星 500mg 单一剂量（不推荐孕妇、哺乳期、妇女、年龄小于 18 岁的患者应用）；头孢曲松钠成人 250mg 肌内注射，或者儿童 125mg 肌内注射（可用于孕妇）；或者阿奇霉素成人口服一次 500mg（儿童 10mg/kg）。注意如果环丙沙星耐药，可选择阿奇霉素。对于多数密切接触过 B 型流感嗜血杆菌脑膜炎患者的人，推荐使用利福平 4 天。利福平的剂量推荐使用流感嗜血杆菌预防量 20mg/kg（最大量为 600mg），每天 1 次，共 4 天（小于 1 个月的婴儿应使用 10mg）。接触其他类型脑膜炎患者，尤其是病毒性脑膜炎患者后，不需要预防性使用抗生素。

Infectious Diseases Society of America: www.idsociety.org: accessed5-1-15

（李世荣　译）

参考文献

1. Attia J, Hatala R, Cook DJ, et al: Does this adult patient have acute meningitis? *JAMA* 282:175–181, 1999.
2. Chaudhuri A: Adjunctive dexamethasone treatment in acute bacterial meningitis. *Lancet Neurol* 3:54–62, 2004.
3. Edlow JA: Headache. In Wolfson AB, editor: *Hardwood-Nuss' clinical practice of emergency medicine*, ed 4, Philadelphia, 2005, Lippincott Williams & Wilkins, pp 94–100.
4. Euerle B: Spinal puncture and cerebrospinal fluid examination. In Roberts JR, Hedges JR, editors: *Clinical procedures in emergency medicine*, ed 4, Philadelphia, 2004, Saunders, pp 1197–1222.
5. Johnson KS, Sexton DJ: Lumbar puncture: technique, indications, contraindications, and complications in adults. In Aminoff MJ, editor: *UpToDate*, 2013. Available at www.uptodate.com/contents/lumbar-puncture-technique-indications-contraindications-and-complications-in-adults; accessed 9-21-15.
6. Quagliarello VJ, Scheld WM: Treatment of bacterial meningitis. *N Engl J Med* 336:708–716, 1997.
7. Sadoun T, Singh A: Adult acute bacterial meningitis in the United States: 2009. update. *Emergency Medicine Practice* 11:1–25, 2009.
8. Talan DA: New concepts in antimicrobial therapy for emergency department infections. *Ann Emerg Med* 34:503–516, 1999.
9. Tunkel AR: Initial therapy and prognosis of bacterial meningitis in adults. In Calderwood SB, editor: *UpToDate*, 2013. Available at http://www.uptodate.com/contents/initial-therapy-and-prognosis-of-bacterial-meningitis-in-adults; accessed 9-21-15.
10. Ziai WC, Lewin JJ, III: Update in the diagnosis and management of central nervous system infections. *Neurol Clin* 26:427–468, 2008.

第五部分

呼吸系统疾病

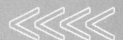

第 27 章　呼吸与通气

JeffreySankoff，MD；David B. Richard，MD，FACEP

1. 在评估患者病情时，呼吸频率具有怎样的作用？

呼吸频率是一项非常重要的生命体征指标。呼吸频率随年龄增长而变化，成人呼吸频率为 12 ～ 16 次 / 分。呼吸频率有助于医师诊断原发肺疾病之外的许多疾病。例如，贫血、动静脉瘘、妊娠、发绀性心脏病、代谢性酸中毒、发热性疾病、中枢神经系统疾病患者，以及焦虑和高海拔地区人群，呼吸频率会相应升高。需要注意的是：短时间观察计数常常会错误地估计呼吸频率，因此估计呼吸频率时至少观察计数 30 秒尤为重要。

2. 不同呼吸模式分别与哪种病理状态有关？

· Kussmaul 呼吸是深度、快速地呼吸，与代谢性酸中毒相关。

· Cheyne-Stokes 呼吸是周期性逐步减弱及逐步增强的呼吸，患者的深呼吸时期与呼吸暂停时期交替。Cheyne-Stokes 呼吸可见于充血性心力衰竭、高血压危象、低钠血症、高原病和颅脑损伤等。

· 无序呼吸是不可预测和不规律的呼吸。呼吸可浅可深，也可能会短暂停止，见于髓质水平的呼吸抑制和脑干损伤等。

3. 急诊中常用哪种肺功能检查？

除呼吸频率外，急诊科最常用的肺功能检查是最大呼气流率，即用峰值流量计算患者的最大呼气速率。成人最大呼气流率正常值为 350 ～ 600L/min。最大呼气流率降低提示气道阻力增加，如哮喘和慢性阻塞性肺疾病急性加重。最大呼气流率低于 100L/min 提示存在严重的气流受限。将患者当前与其最佳状态时的最大呼气流率进行比较，可以更好地了解该患者呼吸窘迫的严重程度和确定必要的治疗方法。持续监测最大呼气流率有助于客观地量化患者对治疗的反应。此外，第 1 秒用力呼气容积也是常用的指标，其有助于量化阻塞性肺疾病的严重程度和评估限制性肺病。

4. 脉搏血氧仪的工作原理

脉搏血氧仪的工作原理基于分光光度法和体积描记法。

· 分光光度法基于比尔 – 朗伯定律，该定律认为溶液对光的吸收程度与吸光物质的浓度和液层厚度的乘积成正比。运用这一原理，可以通过测量末梢血管床内的光吸收度，从而区分氧合血红蛋白（Oxyhemoglobin，O_2Hb）和还原血红蛋白（reduced hemoglobin，Hb）。

• 体积描记法测量由动脉搏动引起的组织位移。与复合组织和静脉血的背景相比，这种方法可以评估由局部动脉流引起的光吸收度的增加。此外，体积描记法还可用于测定脉率。

脉搏血氧仪的使用方法是将动脉血管床（末端手指）放置于发光二极管和检测器之间。光以 660nm（主要被 O_2Hb 吸收）和 940nm（主要被 Hb 吸收）两种波长通过组织并被吸收。脉搏血氧仪中的检测器比较 O_2Hb 和 Hb 的浓度，并将结果显示为血氧饱和度。

5. 哪些情况下脉搏血氧仪记录的脉率可能与心脏监护仪上显示的脉率不同？

心脏电传导节律没有引发随后的动脉搏动（即机电解离）时，二者显示的脉率不同。

6. 哪些情况下可以使用脉搏血氧仪？

脉搏血氧仪可用于监测心肺疾病、清醒镇静（即在患者有意识的状态下的程序性镇静）、气道管理，以及意识水平降低患者的动脉血氧饱和度。此外，脉搏血氧仪还可用于评估氧合血红蛋白含量对治疗的反应。

7. 在哪些情况下，脉搏血氧仪会出现错误的读数？

在血管收缩、过度运动、血红蛋白氧饱和度低（< 83%）、测量传感器暴露于环境光源以及患者涂抹了某些类型的指甲油时，脉搏血氧仪使用受限。碳氧血红蛋白存在时，血氧饱和度的读数可能错误地升高；高铁血红蛋白或硫氢化血红蛋白存在时，读数可能错误地降低。

8. 为什么不能完全相信脉搏血氧仪的读数？

临床医师通常将脉搏血氧仪作为监测患者呼吸状态的手段之一，特别是处理程序性镇静患者时。但脉搏血氧仪仅能够测量血氧含量，并无法提供有关二氧化碳交换的相关数据，因此不能评估患者的通气情况。在血氧饱和度没有明显降低，但高碳酸血症却在进展的情况下，缺氧患者会在几分钟内窒息。尽管脉搏血氧仪已经变得不可或缺，但临床医师必须始终注意，脉搏血氧仪只能片面地评估患者的呼吸状态。

关键点：脉搏血氧仪

（1）脉搏血氧仪仅可测量血氧含量，不包含通气情况。
（2）外周灌注不良是脉搏血氧仪出现不可靠读数的常见原因。

---

9. 什么是呼气末 CO_2 监测仪？

呼气末 CO_2 监测仪用于评估通气量，当与脉搏血氧仪联合使用时，能够对患者的呼吸状态进行更完整的评估。呼气末 CO_2 监测仪既可以定性监测，也可以定量监测：①定性监测功能（通常用比色法）用于即刻监测插管后呼出气体中是否存在二氧化碳，仅用于判定气管插管时导管位置是否正确；②定量监测功能用于持续监测呼出气体中的 CO_2 浓度，并以数字和图形的形式显示其浓度。呼出气体中 CO_2 浓度与肺泡中的 CO_2 浓度直接相关。而肺泡中的 CO_2 浓度取决于通气与灌注之比（V/Q），这种关系受到许多生理和病理状态的影响。因此，呼气末 CO_2 监测仪显示的 CO_2 浓度的增加或减少可反映患者通气和灌注状态的早期变化。

10. 何时使用呼气末 CO_2 监测仪？

呼气末 CO_2 监测仪目前可用于多种情况。
- 用于清醒镇静。
- 用于监测脓毒症或休克患者的灌注状态。
- 用于心肺复苏期间，监测胸外按压的有效性。
- 用于检测 COPD 和哮喘患者的气道对治疗的反应性。
- 在插管和通过紧急医疗服务转院期间确认气管插管的导管位置。

11. 不同类型的氧气输送系统分别对应哪种吸入氧气浓度（FiO_2）？

氧气输送的三种主要方式是鼻导管吸氧、简单面罩吸氧和带氧气储存器的面罩吸氧：①鼻导管吸氧以 1 ～ 6L/min 的速率输送氧气。使用鼻导管吸氧时，每增加 1L/min 的氧气流量会使 FiO_2 上升 4% 以上大气浓度，因此，鼻导管可以提供 25% ～ 45% 的 FiO_2；②简单面罩吸氧可以提供 5 ～ 10L/min 的氧气流量，其提供的 FiO_2 为 35% ～ 50%；③带氧气储存器的面罩吸氧可以提供恒定的氧气流量和更高的氧气浓度，15L/min 的氧气流量可以提供高达 85% 的 FiO_2。

12. 什么是无创通气？

无创通气是一种在不放置鼻导管或气管导管的情况下提供正压通气的方法，可以在没有气管插管和机械通气风险的情况下进行辅助通气。在很多时候，仔细筛选患者、合理使用无创通气，可以避免对某些患者进行气管插管。

13. 急诊医师可以使用哪些无创通气方式？

两种最常用的无创通气方式是面罩持续气道正压通气和双水平气道正压通气。两种通气方式均需要在患者面部放置与面部紧密贴合的面罩，通过回路输送具有（或不具有）氧气补充的高流量空气，以便通过正压给氧增强患者的呼吸。
- CPAP 在吸气和呼气期间和之后提供持续的气道正压。
- BiPAP 不仅可以在呼气期间提供气道正压，而且可以在患者开始呼吸时提供额外的吸气压力。BiPAP 设定的吸气压力总是高于呼气压力，并可以持续不同时间。此外，BiPAP 会在患者停止吸气或开始呼气时停止提供气道正压，以减小呼吸功。

14. 在哪些情况下，无创通气优于标准有创通气？

无创通气已被证实可运用于多种临床环境，如心源性肺水肿、肺炎、哮喘、COPD

和睡眠呼吸暂停。有证据表明，无创通气也可能为哮喘及伴有低氧血症肺炎的患者带来益处。在充血性心力衰竭（CHF）急性加重或 COPD 急性加重患者中预期短期应用无创通气时，患者获益最多。CPAP 适用于肺水肿治疗，而 BiPAP 更适用于 COPD 引起的呼吸窘迫。使用无创通气的 CHF 急性加重患者的呼吸困难症状明显改善，并且很少需要进行气管插管。无创通气并未改善总体死亡率，但这可能与患者潜在的心脏病相关，而不是非侵入性治疗的失败。众所周知，伴有中度呼吸窘迫的 COPD 患者需要标准的有创通气，并且难以脱机。无创通气恰恰可以解决这一难题，缓解呼吸窘迫症状的同时，使患者避免气管插管等有创操作。与在治疗 CHF 急性加重患者方面的表现不同，无创通气已被证实可改善 COPD 急性加重患者的预后。此外，某些存在机械通气禁忌证的患者也可能受益于无创通气所提供的呼吸支持。

15. 无创通气的禁忌证有哪些？

无创通气也存在临床应用禁忌证。无创通气的绝对禁忌证包括精神状态改变或自主呼吸停止。其他禁忌证包括存在呕吐风险、正在呕吐，以及无法使用紧密面罩的情况。另外，无创通气不适用于预期长时间辅助通气、对氧气无反应或高通气量疾病（如血红蛋白病、肌无力等）的患者。

16. 如何对刚完成气管插管的患者进行初始呼吸机参数设定？

呼吸机参数的设定应反映最初插管及通气开始时间，之后必须考虑患者的氧合、通气及酸碱状态。改善患者氧合最主要的方法是调节 FiO_2 和呼气末正压（positive end-expiratory pressure，PEEP）。呼吸频率也可能对患者的氧合状态产生影响，但影响程度较小。上机初期，应给予患者 100% 氧气或 FiO_2 1.00。随后，若动脉血气分析提示氧分压过高，则应逐渐降低 FiO_2 和 PEEP 以维持足够的血氧饱和度。持续高流量氧气吸入，可能会激发自由基形成，进一步导致肺泡组织受损，因此应尽可能地将 FiO_2 降低至 0.6 以下。决定患者通气状态的主要因素是潮气量和呼吸频率。两者的变化主要由颈动脉化学感受器局部二氧化碳分压调节，较快的呼吸频率和高潮气量会降低 CO_2 水平，而反之则会提高 CO_2 水平。起初，潮气量为 6 ~ 8ml/kg；即 70kg 的患者，潮气量为 420 ~ 560ml。而患者的呼吸频率则取决于其临床情况，平均 12 ~ 16 次 / 分。

17. 呼吸机设定的参数是否始终相同？

不。当对患者进行气管插管时，必须记住，现在正在进行一场与患者大脑的赌博，赌注是医师会比大脑更好地指导患者通气。必须引起注意的是，相比于缺乏经验的医师，患者的呼吸中枢已经进化了数百万年。思考一下患者的呼吸中枢是如何工作的，会为临床设定最佳的呼吸机参数提供帮助。例如，阻塞性疾病（例如哮喘）最适宜的呼吸机参数为低潮气量、快呼吸频率、低 PEEP 水平。相反，COPD 急性加重时，最适宜的呼吸机参数为高潮气量、慢呼吸频率、无 PEEP 和较长的呼气时间。使用呼吸机的同时监测呼气末 CO_2 和脉搏血氧饱和度可以为医师设定呼吸机参数提供充足的实时反馈。表27-1列出了闭合性颅脑损伤、CHF、代谢性酸中毒和脓毒症患者的常见呼吸机参数设定值。值得注意的是，呼吸机参数设定不是一成不变的。临床工作中，患者的情况随着治疗时间的推移而变化，呼吸机参数设定也应相应改变，医师还应及时评估患者是否需要继续使用呼吸机并做出相应调整。

表 27-1　呼吸机参数参考

初始条件	潮气量 （ml/kg）	呼吸频率 （次/分）	吸入 氧浓度 （%）	呼气末正压 PEEP （mmH$_2$O）	补充说明
哮喘	5～8	6～10	100	50～100	使用了较低的呼吸频率，需要使患者镇静，低呼吸频率还可能导致高碳酸血症，但可以增加肺通气，因此可以暂时利用此项参数，直至达到治疗目标
COPD	6～10	10～14	≤40	50	尽可能调节最低的吸入氧浓度使血氧饱和度维持在90%以上，同时尽可能降低呼吸频率，让患者承担呼吸功
闭合性颅脑损伤	8	14	40	0	目标是维持正常血清碳酸浓度，低PEEP可改善脑部静脉循环，并可改善脑灌注，需要尽可能地避免低氧状态
CHF	8	14	100	50	
代谢性酸中毒	8～10	18～22	50	50	如果肺功能良好，则需要低浓度氧气吸入；如果肺功能较差，则需要高浓度氧气吸入。高分钟通气量将在一定程度上缓解代谢性酸中毒
脓毒症	6	12～16	100	50	使用高PEEP改善氧合作用，避免肺通气过度

18. 机械通气的模式有哪些?

主要的机械通气模式包括控制通气（controlled mechanical ventilation，CMV）、辅助通气（assist control，AC）、间歇指令通气（intermittent mandatory ventilation，IMV）和同步间歇指令通气（synchronized IMV，SIMV）。①CMV模式中，呼吸机以预设参数向患者输送一定正压氧气，完全代替患者自主呼吸。②AC模式在设定潮气量、吸气压力及最小呼吸率方面，类似于CMV模式；不同之处在于AC模式允许患者在设定的最小呼吸频率下触发呼吸机。③IMV模式允许患者在没有预设潮气量或通气压力的情况下自主呼吸，保持最低的呼吸频率和潮气量。④SIMV模式与IMV模式的不同之处在于，呼吸机能够感知患者的自主呼吸，并相应停止辅助通气。SIMV 模式可以避免在 IMV 模式中可能发生的人－机不协调。

19. 呼吸机的送气方法是否相同?

目前呼吸机有两种不同的送气方法：通过提供设定的潮气量（定容型通气模式），或通过提供设定的吸气压力（定压型通气模式）。①定容型通气模式：呼吸机以预设潮气量管理通气，此时患者的通气压力由呼吸机预设潮气量与患者肺部状况之间的相互作用所决定（例如，预设大潮气量作用于小潮气量，患者将会产生高吸气压）。②定压型通气模式：呼吸机以预设吸气压力管理通气，此时患者潮气量则由预设吸气压力与患者肺部状态之间的相互作用所决定（例如，预设高吸气压力作用于低气道压力，患者会产生高潮气量）。

20. 最常用的呼吸机模式是什么?

最常用的定容型通气模式是 AC 模式和 SIMV 模式。① AC 模式下，由呼吸机启动的所有呼吸具有相同的潮气量和最低的呼吸频率。尽管所有的非自主呼吸都具有相同的潮气量，但患者可以自主加快呼吸频率。② SIMV 模式下，呼吸机预设最小潮气量和最小呼吸频率，但是患者可以通过自主吸气改变潮气量。

最常用的定压型通气模式是压力控制通气模式（pressure support ventilation，PSV）。由于 PSV 模式未设定最小呼吸频率，因此患者必须自主启动所有呼吸，自发通气是该模式的必要条件。每次呼吸时，机器将压力增加到预定值，并由患者吸气确定潮气量。

21. 什么是 PEEP?

PEEP 是呼气末正压或在呼气期间的压力。呼气结束时，PEEP 能够防止肺泡塌陷，增加功能性残气量，并促进肺泡复张和气体交换，改善肺循环中的 V/Q 值，从而改善氧合作用。另一方面，较高的 PEEP 可能诱发气压伤，减少右心房静脉回流，升高颅内压。PEEP 一般设置为 $25mmH_2O$ 或 $50mmH_2O$。然而，在某些情况下，特别是肺泡壁硬度增加（急性呼吸窘迫综合征）时，高 PEEP 可能对患者来说更安全。

22. 什么是自发性呼吸末正压?

当前一次呼吸完成呼气之前，呼吸机产生正压呼吸即发生自发性呼吸末正压，导致空气直接流入肺内，使肺内压力升高，进而升高气道压力，减少右心房回心血量，随后导致低血压。高气道压力会导致气压伤、气胸，以及肺动脉压测量不准。自发性呼吸末正压可能发生于 COPD 或哮喘患者进行机械通气时。解决自发性呼吸末正压的最直接方案是断开呼吸机回路，使患者完全呼气，然后适当调节呼吸机参数。

23. 机械通气最常见的并发症是什么?

机械通气在急诊中最常见的直接并发症是气压伤。气道压力过高会导致肺泡破裂，引发纵隔气肿、气胸、张力性气胸、气腹和皮下气肿等。机械通气的首位并发症是呼吸机相关性肺炎，其次是鼻窦炎、气管坏死、鼻孔和口腔局部创伤、颅内压增高、肾衰竭、低钠血症以及液体潴留。

24. 如何应对患者使用呼吸机时发生的急性氧合及通气情况的恶化？

对这种情况采取系统的处理措施是很有必要的。首先，使患者脱机，并使用简易呼吸器为患者提供手动通气。使用便宜的简易呼吸器可以解决昂贵的呼吸机产生的许多问题。在儿科的生命支持中使用的 DOPE 法可以帮助应对这种情况。

移位（Displacement）：通过听诊、测量 CO_2 交换、胸片和直接可视化检查确认气管导管的位置。

阻塞（Obstruction）：在气管内抽吸确认气管导管是否通畅。有时，气管导管可能会因患者移动而扭曲不畅。

患者（Patient）：综合考虑患者自身的各种因素。首先是分泌物阻塞大支气管的可能性，用力抽吸可以解决这种问题。然后考虑是否发生了气胸。通常结合体格检查和胸片可确认有无气压伤。

设备（Equipment）：确认呼吸机管路及呼吸机本身功能是否正常。

关键点：呼吸机的使用要点

（1）不同的疾病需要采用不同的呼吸机参数。
（2）潮气量和呼吸频率会影响患者的通气和 PCO_2。
（3）FiO_2 和 PEEP 会影响患者的氧合和 PO_2。
（4）上机患者的氧合和通气问题可通过脱机并遵循 DOPE 法来处理。

感谢

感谢 Drs.John L. Kendall 和 Ryan D. Patterson 对本章的贡献。

（谷培云　王　超　译）

参考文献

1. Agarwal R, Aggarwal A, Gupta D, et al: Non-invasive ventilation in acute cardiogenic pulmonary oedema. *Postgrad Med J* 81:637–643, 2005.
2. Cabello B, Mancebo J: Work of breathing. *Intensive Care Med* 32:1311–1314, 2006.
3. Ho K, Wong K: A comparison of continuous and bi-level positive airway pressure non-invasive ventilation in patients with acute cardiogenic pulmonary oedema: a meta-analysis. *Crit Care* 10:R49, 2006.
4. Paus-Jenssen E, Reid J, Cockcroft D, et al: The use of noninvasive ventilation in acute respiratory failure at a tertiary care center. *Chest* 126:165–172, 2004.
5. Sankoff J, Tebb Z: Mechanical ventilation. *Crit Dec Emerg Med* 25:10–19, 2010.
6. Yosefy C, Hay E, Ben-Barak A, et al: BiPAP ventilation as assistance for patients presenting with respiratory distress in the emergency department. *Am J Respir Med* 2:343–347, 2003.

第 28 章　哮喘、慢性阻塞性肺疾病和肺炎

Scott Felten，MD，FACEP；Rita K. Cydulka，MD，MS

哮喘

1. 什么是哮喘，哮喘急性发作的症状是什么？

哮喘是一种气道异质性慢性炎症性疾病，可导致喘息、呼吸困难、胸闷和咳嗽反复发作。气道炎症可导致气道高反应性、气道阻塞和慢性疾病，造成可逆性气流限制。

2. 哮喘应与哪些具有喘憋症状的疾病进行鉴别？

- 慢性阻塞性肺疾病。
- 充血性心力衰竭。
- 异物吸入。
- 过敏反应。
- 会厌炎。
- 气管支气管炎。
- 反应性气道疾病。
- 病毒性呼吸道感染。
- 囊性纤维化。
- 支气管扩张。
- 实质性肺疾病。
- 声带功能障碍。

3. 哪些方面对提示哮喘急性发作很重要？

首先需要考虑的是暴露因素，包括以下常见的易感因素。
- 病毒性上呼吸道感染。
- 过敏原。
- 寒冷。
- 活动。
- 肥胖。
- 职业暴露。
- 使用阿司匹林或非甾体抗炎药。

以下几方面同样重要。

- 症状持续时间和严重程度。
- 既往史和突然急性发作的频率。
- 既往的住院史和是否插管。
- 近期急诊就诊次数。
- 当前使用药物。
- 服用皮质类固醇后症状是否仍恶化。
- 是否停用皮质类固醇。
- 其他并发症。

如果患者为社会地位劣势的种族或患者经济状况较差，医师也应考虑患者可能病情严重需要住院治疗。

4. 哮喘的辅助诊断检查

床边肺活量测定法需要患者配合。床边肺活量测定法可对患者进行快速、客观评估，检查结果可作为评价治疗效果的依据。1秒用力呼气量（forced expiratory volume in 1 second，FEV_1）和峰值呼气流速（peak expiratory flow rate，PEFR）可反映气道阻塞的程度。

- FEV_1 或 PEFR 为预测值（或个人最佳值）的 70% 或更高，表明轻度阻塞。
- FEV_1 或 PEFR 为预测值（或个人最佳值）的 40% ~ 69%，表示中度阻塞。
- FEV_1 或 PEFR 低于预测值（或个人最佳值）的 40%，表明严重阻塞。

脉搏血氧饱和度法是评价氧合和监测治疗期间的血氧饱和度的一种简便有效的方法。其他大多数检查，包括动脉血气分析、全血细胞计数和心电图检查，除非病情恶化或即将发生呼吸衰竭，否则在哮喘的治疗中作用不大。如果患者的病情经过初始治疗没有改善，或者怀疑存在肺部并发症（包括异物阻塞、肺炎、纵隔气肿、气胸或充血性心力衰竭），就需要进行胸片检查。

5. 治疗哮喘急性发作的关键目标是什么？如何达到这些目标？

关键目标是尽量减少哮喘急性发作的发生率，包括纠正明显的低氧血症、快速逆转气流阻塞，以及降低严重气流阻塞复发的可能性。

中度急性发作的一线治疗包括 $β_2$ 受体激动剂、皮质类固醇（表 28-1），以及必要时给氧。间歇或连续 $β_2$ 受体激动剂雾化治疗通常可以缓解气道阻塞（支气管收缩）。左旋沙丁胺醇的疗效是否优于外消旋制剂，目前的研究证据结论不一。当前证据也不支持 $β_2$ 受体激动剂的静脉注射治疗疗效优于雾化剂吸入。早期应用全身性皮质类固醇可以缓解急性哮喘的炎症反应，并被证明可以减少一些住院治疗，尽管皮质类固醇的有益作用通常直到入院后几小时才显现出来。大剂量吸入皮质类固醇在急性期可能有一定疗效，已经吸入类固醇的患者可以安全地继续使用。静脉注射皮质类固醇并不比口服更有效。对急性发作的严重病例治疗时应加异丙托溴铵，其对儿童和吸烟者最有效。如果 FEV_1 或 PEFR 低于预测值（或个人最佳值）的 40%，则应加用雾化异丙托溴铵，因为研究表明其可以适当增强肺功能，减少住院需求。低氧血症通常可以通过补充氧气进行校正，目标血氧饱和度为 90% ～ 95%。仅对于病情严重无法进行雾化治疗的患者，可以皮下注射肾上腺素或特布他林。对于哮喘急性发作的患者，不推荐使用茶碱。

表 28 -1　用于治疗哮喘急性发作和慢性阻塞性肺疾病急性发作的药物

药物	剂量和途径
吸入性短效 β_2 受体激动剂	
沙丁胺醇雾化液（5mg/ml）	2.5 ～ 5mg，每 20 分钟 1 次，给药 3 次；然后按需要每 1 ～ 4 小时给药 2.5 ～ 10mg，或每小时 10 ～ 15mg 连续给药，或 7.5mg 静脉注射
MDI（90 微克 / 喷）：必须与装置一起使用	每 20 分钟给 4 ～ 8 喷，连续给药 4 小时；然后每 1 ～ 4 小时按需使用
全身（注射）β_2 受体激动剂 *	
肾上腺素 1 : 1000（1mg/ml）	肌内注射 0.3 ～ 0.5mg，每 20 分钟 1 次，给药 3 次
特布他林（1mg/ml）	皮下注射 0.25mg，每 20 分钟 1 次，给药 3 次
吸入性抗胆碱药	
异丙托溴铵雾化液（0.25mg/ml）	每 30 分钟 0.5mg，给药 3 次；然后根据需要每 2 ～ 4 小时给药 1 次
MDI（18 微克 / 喷）：必须与装置一起使用	需要时给 4 ～ 8 喷
全身性皮质类固醇	
泼尼松或泼尼松龙	口服 40 ～ 60mg
甲泼尼松龙	静脉注射 125mg

注：MDI，定量吸入器。

* 对已知有冠状动脉疾病的患者要格外小心。

6. 如何确定患者的病情是否正在改善？

询问他们的感受，重新进行体格检查，并获得肺功能的客观检测数据。在患者来诊时和治疗后测量 FEV_1 或 PEFR（3 次测量中最好的一次），并与每个患者的 FEV_1 或 PEFR 预计值（或个人最佳表现）进行比较，以确定是否需要更积极的治疗或住院治疗。

7. 如果患者的病情没有按预期缓解，有什么措施可用？

当其他所有治疗方式都失败，而且患者接受常规治疗后仍处于病情严重的状态时，使用镁、Heliox（氦 - 氧混合气）、氯胺酮和持续正压通气可能有所帮助。如果 PEFR 小于或等于预测值的 25%，同时使用硫酸镁与标准治疗有助于逆转支气管痉挛，但对轻度或中度阻塞的患者无效。尽管文献中有广泛讨论，但氯胺酮、Heliox 和连续正压通气的疗效并不明显。

除呼吸停止和昏迷外，没有气管插管的绝对指征。气管插管的相对指征包括呼吸肌疲劳、呼吸窘迫恶化、持续的或恶化的高碳酸血症和精神状态改变。应在呼吸停止前择时插管，因为往往很难对哮喘患者进行气管插管。急性哮喘患者的机械通气存在更大的挑战，如自发性呼气末正压和气压伤（见第 27 章）。

8. 该如何决定患者是否需要住院治疗?

医师通常根据患者对雾化 β_2 受体激动剂、异丙托溴铵（如果使用）和皮质类固醇呼吸治疗后的临床反应判断患者的转归。如果患者呼吸音清晰，不再有呼吸困难；或呼吸恢复到正常水平，FEV_1 或 PEFR 达到预计值的 70%，则可以出院。患者接受治疗后，若 FEV_1 达到预计值的 50% ～ 70%，尚有轻度呼吸困难，提示治疗不完全，医师评估家庭继续治疗的可行性后，可以考虑让患者出院。患者接受治疗后，FEV_1 低于预测值的 50%，并且有中到重度的症状，提示患者对支气管扩张剂治疗的反应较差，需住院治疗。如果急诊科有留观室，给予皮质类固醇后观察 4 ～ 6 小时。

9. 出院时应考虑什么?

急性期接受皮质类固醇治疗的患者应在家中继续口服皮质类固醇治疗 3 ～ 10 天。疗程少于 1 周的患者，不需要经过激素减量可以直接停药。疗程达到 10 天时，如果患者同时应用激素吸入制剂，则口服激素也无须减量可以直接停药。激素的使用量是有争议的，所以应选择一个适度的方案（如泼尼松每天 40 ～ 50mg）。尚未开始服用药物的轻度持续性哮喘患者应该先低剂量吸入皮质类固醇或口服白三烯受体拮抗剂，如扎鲁司特或孟鲁司特。中度持续性哮喘而且激素吸入治疗不能完全控制症状的患者，应该加用长效 β 受体激动剂，如沙美特罗。建议所有患者先规律使用几天短效 β 受体激动剂，然后根据需要再决定是否继续使用。出院时进行患者教育，并提示患者在几周内预约随访。

10. 妊娠期哮喘急性发作患者需要不同的治疗方案吗?

不需要，重要的是要积极治疗哮喘，防止母体缺氧，以降低胎儿发病率和死亡率。患者不应该因为害怕致畸而逃避治疗，因为呼吸衰竭和严重急性哮喘对孕妇的风险大于标准药物治疗。妊娠期患者的标准疗法和剂量与其他人群相同。

关键点：哮喘的应急处理

（1）缓解显著的低氧血症：吸氧。
（2）缓解气流阻塞：β 受体激动剂和异丙托溴铵。
（3）减少复发：皮质类固醇。
（4）提示病情改善的客观指标：PEFR 或 FEV_1。
（5）提供充分的出院计划：患者教育、药物治疗和随访。

慢性阻塞性肺疾病

11. 什么是慢性阻塞性肺疾病，慢性阻塞性肺疾病急性发作的症状是什么？

慢性阻塞性肺疾病（COPD）是一种以不完全可逆的慢性气流限制为特征的疾病，疾病呈进行性，与对有害颗粒或气体的异常炎症反应相关。COPD 常伴有小气道疾病和肺实质破坏，包括肺气肿和慢性支气管炎，可与哮喘共存。COPD 的症状包括咳嗽、咳痰和运动时呼吸困难。其急性发作的特点是呼吸困难加剧，常伴有喘息和胸闷，咳嗽和咳痰增加，痰色或黏稠度变化，以及发热。吸烟、职业暴露（灰尘和化学物质）、遗传易感性和空气污染是 COPD 最常见的病因。

12. COPD 应与哪些疾病相鉴别？

- 喘息患者。
  - 哮喘。
  - 充血性心力衰竭。
  - 肺炎。
  - 心源性肺水肿。
  - 异物吸入。
  - 过敏反应。
  - 会厌炎。
  - 支气管炎。
- 呼吸困难患者。
  - 心肌缺血。
  - 心包积液。
  - 心脏压塞。
  - 气胸。
  - 肺栓塞。
  - 肺炎。
  - 哮喘。
  - 急性呼吸窘迫综合征（acute respiratory distress syndrome，ARDS）。
  - 支气管扩张。
  - 肺纤维化。
  - 胸腔积液。
  - 结核病。
  - 代谢紊乱。
  - 酸中毒。
  - 休克。

13. 哪些诊断性检查有助于 COPD 的治疗？

诊断每例 COPD 都应使用脉搏血氧饱和度法。血氧饱和度小于 90% 表示严重缺氧。动脉血气分析通常可以识别出患者是否存在持续或恶化的低氧血症、高碳酸血症和呼吸性酸中毒，分析结果可以与患者的基础值对比。在 COPD 急性发作时，胸部 X 线片有助于发现并发症和伴随疾病。对肺心病患者持续心电监护可识别任何相关的心律失常。在区分 COPD 和慢性心力衰竭时，B 型利尿钠肽的应用不能替代临床判断，因为区分这两种疾病的定点数值仍然难以确定。

14. 肺功能检查在 COPD 中发挥怎样的作用？

相对于哮喘，由于 COPD 患者完成肺功能检查存在困难，因此在急诊进行肺功能检查帮助不大。COPD 的正式诊断依赖肺活量测定法，当 FEV_1 与用力肺活量（FVC）之比小于对照组的 80% 就可以诊断。

轻度、中度和重度 COPD 的分级依赖于 FEV_1。
- 第一阶段（轻度）：FEV_1 为预测值的 80% 或更高。
- 第二阶段（中等）：FEV_1 为预测值的 50% ～ 79%。
- 第三阶段（严重）：FEV_1 为预测值的 30% ～ 49%。
- 第四阶段（非常严重）：FEV_1 低于预测值的 30%，或 FEV_1 低于预测值的 50%，并且存在慢性呼吸衰竭。

在急诊科，没有完整的肺功能检查通常是无法进行分级的。

15. 治疗 COPD 急性发作的关键目标是什么？如何达到这些目标？

主要目标是缓解低氧血症，缓解可逆性支气管痉挛，并治疗导致 COPD 急性发作的潜在病因。初始治疗的关键是吸氧以纠正缺氧，目标血氧饱和度为 90% 及以上。由于 COPD 存在气道阻塞，尽管血氧饱和度足够，仍可能发生二氧化碳潴留，而不伴有任何症状的改变。因此，应该经过频繁的临床评估再给氧，并使用连续脉搏血氧饱和度法监测，必要时测定动脉血气。在一小部分患者中，由于过量补充氧气，先前低氧血症触发的通气驱动力丧失，可引起呼吸骤停。间歇使用雾化 β_2 受体激动剂或抗胆碱药（如异丙托溴铵）可以缓解气道阻塞（支气管收缩）。研究结果表明，联合治疗会引起更大的支气管扩张反应，并更大程度地缓解气道阻塞。COPD 的严重急性发作可以全身性使用皮质类固醇。甲基黄嘌呤（茶碱或氨茶碱）的应用仍有争议，仅在患者对短效支气管扩张剂反应不足时使用。新近处方使用吸入性长效 β 受体激动剂和长效抗胆碱药治疗 COPD，可增加心血管事件的发生风险。

16. 关于抗生素的使用

常规抗生素覆盖存在争议，但全球慢性阻塞性肺疾病干预（Global Initiative for Chronic Obstructive Lung Disease，GOLD）指南建议对有 3 个主要症状的患者进行抗生素治疗：呼吸困难加重，痰量增加，脓痰增加；或患者需要有创（或无创）机械通气。抗生素的选择应参照患者所在地对肺炎链球菌、流感嗜血杆菌和卡他莫拉菌的抗生素敏感性监测结果，并同时兼顾肺炎治疗指南（如有）。

17. 如何确定患者的病情是否正在改善？

询问患者的感受，重新对患者进行体格检查，并监控其血氧饱和度。如果能够进行肺功能检查，可比较患者就诊时和治疗后的 FEV_1 或 PEFR（3 次测量中最好的一次）。血气分析中二氧化碳分压的测定对二氧化碳潴留的患者会有所帮助。

18.COPD 患者应何时插管？

无创方式，如持续气道正压通气和双水平气道正压通气，通常可以通过改善气体交换、减少缺氧、减少呼吸功来消除插管的需要。无创间歇通气（noninvasive intermittent ventilation，NIV）已在多个随机对照实验中进行研究，成功率可以达到 $80\% \sim 85\%$。插管和机械通气的指征包括不能耐受 NIV 或对 NIV 无反应，急性恶化的表现为精神状态改变，呼吸窘迫加重伴有发绀、呼吸停止、休克、严重酸中毒（pH=7.25）和高碳酸血症（$PCO_2 > 60mmHg$）。

19. 如何决定患者是否需要住院？

COPD 患者的呼吸储备较少，复发率很高。这些患者通常需要比其急诊就诊时间更长的时间才能恢复，并需要住院治疗。住院的原因包括患者在急诊科时症状没有改善，门诊治疗失败，以及合并肺部感染。急诊治疗后症状改善并恢复到接近日常水平的患者，如果患者所在社区也可以提供很好的相关支持，可以出院回家并密切随访监测。

20. 出院时应考虑什么？

急性期接受皮质类固醇治疗的患者应在家中继续口服皮质类固醇治疗，最多可达 10 天。给药剂量存在争议，所以选择一个中等剂量的方案（每天 $40 \sim 50mg$ 泼尼松），不需要减量，可以直接停药。患者应该继续使用短效对症药物。加用吸入抗胆碱药和长效拟交感支气管扩张剂可改善肺功能，有助于肺功能的恢复。长期使用吸入性皮质类固醇对 FEV_1 在 $1 \sim 2L$ 的患者最有利。有痰量增加、脓痰或痰色改变的患者出院时，应开具抗生素。日常 PCO_2 低于 60mmHg 的患者应接受是否使用家用氧疗的评估。出院时应提供患者教育，并指导患者几天内预约随访。

21. 在哮喘或 COPD 患者的治疗中，何时应禁用异丙托溴铵？

异丙托溴铵含有大豆卵磷脂及其相关食品的衍生物。患者如果对大豆或花生过敏，在使用剂量吸入器（metered dose inhaler，MDI）或雾化形式的药物时可能会出现过敏反应。

（1）缓解显著的低氧血症：吸氧。

（2）缓解气流阻塞：β 受体激动剂和异丙托溴铵。

（3）如果痰量增加，考虑使用抗生素。

（4）与哮喘患者相比，COPD 患者的呼吸储备较少，需要入院的概率更高。

（5）CPAP 或 BiPAP 可减少气管插管的需要。

（6）适当的出院计划包括患者教育、药物治疗和随访。

肺炎

22. 为什么需要了解肺炎？

肺炎是导致患者死亡的第七大原因，也是美国感染性疾病患者死亡的最主要原因。这类患者主要通过急诊入院。社区获得性肺炎（community-acquired pneumonia，CAP）的死亡率随着对患者的正确诊断和门诊治疗而显著降低。急诊医师的作用是确诊肺炎，及时开始抗生素治疗，并进行适当的处理。

23. 肺炎如何发展？易感因素是什么？

肺炎是肺泡腔的感染，通常由吸入感染性颗粒，或误吸（如胃内容物）引起，通过血源性扩散、邻近结构的直接扩散、直接接种和既往疾病复发引起的肺炎相对较少。表 28-2 列出了肺炎的易感因素。

表 28-2　肺炎的易感因素

因素	易感人群
吞咽/气道保护受损	酗酒、CVA、气管和经鼻气管插管、头部创伤、呕吐反射受损和癫痫发作的患者
潜在的肺部疾病	肺栓塞、COPD、肺部异物或肿瘤、肺挫伤和肺不张的患者
胸壁疾病 预防咳嗽和清除分泌物	肋骨骨折、手术创伤、影响胸部肌肉的肌肉疾病的患者
黏膜纤毛清除机制受损	吸烟、吸入烟雾、酗酒、有潜在的病毒感染和慢性肺病的患者
免疫功能受损	艾滋病、癌症、化疗、营养不良、镰状细胞病和长期使用类固醇的患者
其他易感因素，可能导致更严重的病原微生物感染	幼龄和高龄、糖尿病、酗酒、近期使用抗生素、近期有住院史的患者

注：COPD，慢性阻塞性肺疾病；CVA，脑血管意外。

24. 典型肺炎和非典型肺炎的表现有何不同?

· 典型的肺炎表现为突发高热、咳嗽、咳脓痰、呼吸短促和胸膜炎胸痛。婴儿可能表现为发热伴烦躁、呼吸急促、肋间凹陷、鼻翼翕动和咕噜声,需要注意的是,婴儿可能没有咳嗽症状。老年或虚弱患者可能有非特异性的并发症和表现,例如基础功能的混乱或恶化,而不表现为典型的症状。最常见的病原微生物是肺炎链球菌。

· 非典型肺炎起病较隐匿,表现为明显的咳嗽,通常无痰。患者可能只有轻度发热,肺外表现可能更多见,如咽痛、皮炎、头痛、心脏并发症(如心包炎和心肌炎)、肝炎和肾脏疾病。目前尚无统一的临床或影像学标准可用于区分典型肺炎和非典型肺炎。非典型肺炎最常见的病原微生物是肺炎支原体。

25. 社区获得性肺炎和医院获得性肺炎最常见的病原体有哪些?

30%～50%的社区获得性肺炎的病原微生物是未知的。在已知的病原体中,肺炎链球菌最常见(表28-3)。患者在住院期间暴露于更多的病原微生物会改变其感染形式。革兰阴性杆菌,特别是克雷伯菌、铜绿假单胞菌和大肠埃希菌,占医院获得性肺炎病原体的50%以上;金黄色葡萄球菌占医院获得性肺炎的10%～20%,并且往往与更严重的疾病相关;其余常见病原体为口腔厌氧菌群、肺炎链球菌、军团菌和卡他莫拉菌(各约占10%)。医院获得性肺炎正在迅速增多,并且在某些情况下,返回急诊科的患者可能占肺炎的17%。发生医院获得性肺炎的患者占肺炎死亡的27%～50%。

表28-3 社区获得性肺炎病原体

病原体	所占百分比(%)	模式
肺炎链球菌	20～60	典型
流感嗜血杆菌	3～10	典型
肺炎支原体	1～6	非典型
金黄色葡萄球菌	3～5	典型
病毒(各类病毒,包括流感病毒)*	2～16	非典型
军团菌	2～8	典型
肺炎衣原体	4～6	非典型
革兰阴性杆菌(克雷伯菌、假单胞菌)	3～10	典型
其他	3～5	不固定

注: *病毒的百分比变化很大,在一项研究中高达36%,在婴幼儿中的比例可能高于成人。

26. 肺炎患者有哪些症状和体征?

除问题24中提到的症状外,肺炎的症状和体征还包括以下几点。

· 发热。
· 呼吸急促。
· 心动过速。
· 血氧饱和度降低。

• 与严重疾病相关的精神状态改变。

体格检查可能见到肺泡积液（吸气相啰音）、肺实变（支气管呼吸音）、胸腔积液（浊音和呼吸音减弱）或支气管充血（啰音和喘息）的证据。

27. 哪些诊断性检查有助于评估肺炎？

一些医师会对疑似肺炎的低风险患者进行经验性治疗，也有一部分医师认为对每位有肺炎病史和症状的患者都必须进行胸片检查。很难制定一套胸部 X 线检查的具体标准，但并非所有咳嗽患者均需胸片检查。临床判断必须参考临床指标。美国胸科学会（American Thoracic Society，ATS）和美国传染病学会（Infectious Diseases Society of America，IDSA）将影像学检查结果作为其肺炎定义的一部分。IDSA 在《2007 肺炎指南》指出："除了一系列具有提示性的临床特征外，无论是否有微生物学证据支持，肺炎的诊断都需要胸片或其他影像学提示的明显的肺部浸润。"

动脉血气分析可以增加脉搏血氧饱和度法获得的信息，帮助医师评估患者对呼吸支持的需求。此外，以下实验室检查可用于协助进行风险分级：白细胞计数和血清电解质水平。痰革兰染色和血培养的使用仍具有争议。

28. 哪些影像学检查结果有助于进行微生物鉴别诊断？

影像学检查结果可能提示潜在的微生物来源，但不同微生物之间影像学特征的重叠变化可能导致错误的分类。影像学不能诊断特定的病原体。胸部影像学检查有助于确定浸润的范围和位置（例如，肺门周围或肺多叶受累）。另外，脱水和慢性病的影像学表现可能会掩盖肺炎的浸润（表 28-4）。

表 28-4　社区获得性肺炎的影像学表现*

影像学表现	可能的微生物
大叶性肺炎	肺炎链球菌、克雷伯菌
弥漫性斑片状浸润，涉及多个肺叶	金黄色葡萄球菌、流感嗜血杆菌或革兰阴性菌
间质性肺炎	肺炎支原体、军团菌、病毒、肺孢子虫（患 HIV 或具有 HIV 风险的患者）、鹦鹉热衣原体
具有气–液平面的空洞	金黄色葡萄球菌、克雷伯菌、铜绿假单胞菌、结核分枝杆菌†

注：*影像学表现的发展和恢复可能会滞后于临床表现数小时至数天。
†结核病几乎可以出现任何影像学表现，倾向发生于上叶。

29. 如何明确肺炎患者的处理？

一旦根据病史、体格检查和影像学检查结果强烈怀疑肺炎，下一个决定便是患者是否适合出院或需要住院。疾病严重程度评分，如 CURB-65 标准（意识模糊、尿毒症、呼吸频率、低血压、年龄在 65 岁或以上），和预后模型，如肺炎特异性疾病严重程度（pneumonia-specific severity of illness，PSI），有助于医师处理肺炎患者。PSI 使用

20 个参数评估患者、确定疾病严重程度和死亡风险，并可为医师处理肺炎患者提供参考（表 28-5 ～ 28-7）。由于其协助决策时的准确性、有效性和安全性，PSI 已成为风险分级的参考标准。虽然没有关于患者进入重症监护病房的明确指南，但一些规则已经被广泛参考了。应考虑进入 ICU 的患者包括：需要通气辅助或血管升压素、精神状态改变、肺多叶或双侧浸润、胸腔积液、年龄高于 65 岁、存在并发症、呼吸频率大于 30 次 / 分、心率大于 125 次 / 分、血氧饱和度小于 90%、白细胞计数小于 $3 \times 10^9/L$ 或大于 $20 \times 10^9/L$、血尿素氮水平大于 3.9mmol/L、pH 值小于 7.35、血清钠小于 130mmol/L 的患者。如果患者的病情符合全身炎症反应综合征的标准也可能影响医师对患者的处理。

表 28-5　肺炎的处理决定因素（PORT PSI 评分）

PORT 特征	得分
人口统计学	
年龄，男性	+1/ 岁
年龄，女性	年龄 –10
住在养老院	+10
合并的疾病	
肿瘤性疾病	+30
肝病	+20
CHF	+10
脑血管疾病（TIA 或 CVA）	+10
肾病	+10
体格检查	
急性定向障碍、神志不清或昏迷	+20
呼吸频率 30 次 / 分	+20
收缩压 90mmHg	+20
体温 <35℃ 或 =40℃	+15
心率 125 次 / 分	+10
实验室或影像学检查（若进行了）	
动脉血 pH 值 <7.35	+30
血尿素氮 10.7mmol/L	+20
血清钠 <130mmol/L	+20
血糖 13.9mmol/L	+10
血细胞比容 <30%	+10
动脉血氧分压 <60mmHg 或血氧饱和度 <90%	+10
胸腔积液	+10
总分 = 年龄 +（如果是女性，–10）+ 上述并发症、检查结果和实验室检测的得分总和	

注：CHF，充血性心力衰竭；CVA，脑血管意外；PORT，患者结局研究小组；PSI，肺炎特异性疾病严重程度；TIA，短暂性脑缺血发作。

表 28-6　基于得分总数和死亡率的 PORT PSI 分类 *

由 PSI 计算的得分	分类	死亡率
<51	I	0.1
51～70	II	0.6
71～90	III	0.9
91～130	IV	9.5
>130	V	26.7

注：PORT，患者结局研究小组；PSI，肺炎特异性疾病严重程度。

*年龄小于 50 岁且没有合并任何疾病或未出现生命体征异常的患者属于 I 类，可以被归为低风险的门诊患者。未进入 I 级风险的患者在进行额外的实验室检查后，归类于 II～V 类。II 类和 III 类患者可门诊管理或短期观察。IV 类和 V 类患者需要住院，其中一部分患者需要进入 ICU。

表 28-7　影响处置决定的其他因素（不是 PORT PSI 的一部分）

—患者的临床表现

—患者耐受口服药物的能力

—患者的可靠性

—社会因素，如家庭支持

—医师的临床判断（最重要）

注：PORT，患者结局研究小组；PSI，肺炎特异性疾病严重程度。

30. 急诊应该对肺炎患者采取什么治疗措施？

应根据需要提供支持性治疗，包括氧气和通气支持。必要时进行补液、退热和控制疼痛。一旦确诊或强烈怀疑肺炎，应根据最可能的病原体开始抗生素治疗。研究表明，在入院 4～8 小时内给予抗生素治疗可缩短 CAP 患者的住院时间，降低其死亡率。所有肺炎患者都应该在住院或进入 ICU 之前开始使用抗生素。

31. 应该使用哪种抗生素？

应根据治疗部位和可疑病原体选择抗生素。可参考表 28-8 中的建议，并结合临床影像学检查、近期文献、当地菌谱和耐药情况确定使用的抗生素。越来越多的证据强调了对于严重 CAP 进行联合经验性治疗的可行性。并发症的存在，如慢性心脏疾病、肺疾病、肝脏疾病、肾脏疾病、糖尿病、酗酒、恶性肿瘤、无脾和免疫抑制，都会影响医师对抗菌药物的经验性选择。

表 28-8 具有免疫功能的成年患者的社区获得性肺炎的经验性抗菌治疗

患者	常见病原体	IDSA/ATS 2007 经验治疗共识
门诊，<60 岁 无并发症	肺炎链球菌 肺炎支体 肺炎衣原体 流感嗜血杆菌 病毒	大环内酯类或多西环素
门诊，>65 岁 或在过去 3 个月 内有并发症或 曾接受抗生素 治疗	肺炎链球菌（耐药） 肺炎支体 肺炎衣原体 流感嗜血杆菌 病毒 革兰阴性杆菌[*†]	单用氟喹诺酮类药[*]或大环内酯类联合 β- 内酰胺类
住院 无严重疾病	金黄色葡萄球菌[*†] 肺炎链球菌 流感嗜血杆菌 多种微生物 厌氧菌 金黄色葡萄球菌 肺炎衣原体 病毒	大环内酯类联合 β- 内酰胺类或单用氟喹诺酮类药[*]
住院 且有严重疾病	肺炎链球菌 军团菌 革兰阴性杆菌 肺炎支体 病毒 金黄色葡萄球菌	β- 内酰胺类 /β- 内酰胺酶抑制药和阿奇霉素，或氟喹诺酮类药[‡] 铜绿假单胞菌可能性：大环内酯类或氟喹诺酮类药和氨基糖苷类药（IV），或抗假单胞菌氟喹诺酮类药和抗假单胞菌 β- 内酰胺类 对于耐甲氧西林金黄色葡萄球菌：加入万古霉素或利奈唑胺

注：ATS，美国胸科学会；IDSA，美国传染病学会；IV，静脉注射。

[*] 在门诊中，对于有并发症 / 危险因素的患者，许多医师更倾向使用氟喹诺酮类药（左氧氟沙星、加替沙星、莫西沙星、吉米沙星）。

[†] 在大多数情况下，由这些致病微生物引起的肺炎患者应住院治疗。

[‡] 左氧氟沙星、加替沙星、莫西沙星或吉米沙星。

32. 近年来，肺炎流行病学有变化吗？

由于一系列不断变化的因素，CAP 的流行病学也在不断变化，例如，新病原体的发现、抗生素耐药性的变化、人口老龄化，以及抗感染的新方法。肺炎链球菌仍然是最常见的单一病原体，并且正不断进展出更广谱的抗生素耐药性。病毒和非典型病原体是增长最快的病因。卡氏肺孢菌和结核杆菌是重要的病原体，特别是在发展中国家。严重急性呼吸综合征（severe acute respiratory syndrome，SARS）于 2002 年被发现并随后在全球传播。预计流感病毒将成为下一个全球大流行病的病因。可于美国疾病控制和预防中心（Centers for Disease Control and Prevention，CDC）网站 www.cdc.gov（accessed 23-1-15）获取诊断和治疗指南。

33. 痰革兰染色和痰培养的作用？

对痰液进行革兰染色的价值具有争议，因为不确定痰液对下呼吸道分泌物和病理反映的准确性。革兰染色对特定的微生物通常是阴性的，其结果很少改变治疗方案。革兰染色在高风险或住院患者中可能更有用，应该考虑用于这一类患者中。将痰液与其他染色剂（如针对结核杆菌的抗酸染色）和染色技术（如直接荧光抗体染色）一起使用具有远期的价值，但可能对这些患者的急诊管理没有帮助。

34. 常规血培养是否有助于 CAP 的管理？

血培养用于确定未经选择的 CAP 患者的病原体时，其作用只有 5%～14%，其结果很少改变急诊肺炎患者的治疗方案。更多差异性使用可能会降低资源利用率。具有严重症状或显著风险因素的患者，其血培养可能发现罕见的病原体或意外的抗生素耐药性。指南建议对需要进入 ICU 的住院患者和有空洞病变、白细胞减少、活动性酗酒、严重肝病、无脾和胸腔积液的住院患者，急诊科应在开始使用抗生素之前进行血培养。

关键点：肺炎的急诊处理

（1）根据疑似病原体，尽早开始经验性治疗。
（2）PSI 和 CURB-65 评分能可靠地预测死亡率，并且可帮助医师制订治疗方案。
（3）根据患者的情况给予氧气、通气和循环支持。
（4）近期住院和居住于养老院的患者感染的病原体不同，需要使用其他的抗生素。
（5）在做出治疗决定时，考虑患者的表现是典型的还是非典型的。

（赵　勇　陈阳琴　译）

参考文献

1. Aujesky D, Fine M: The pneumonia severity index: a decade after the initial derivation and validation. *Clin Infect Dis* 47:S133–S139, 2008.
2. Beleveau S, Gaudreault P, Goulet L, et al: Type 1 hypersensitivity in an asthmatic child allergic to peanuts: was soy lecithin to blame? *J Cutan Med Surg* 12:27–30, 2008.
3. Busko M: Azithromycin Benefits outweigh MI risks in older pneumonia patients. Medscape Medical News. Available at http://www.medscape.com/viewarticle/826175. Accessed June 9, 2014.
4. Camargo CA Jr, Rachelefsky G, Schatz M: Managing asthma exacerbations in the emergency department: summary of the National Asthma Education and Prevention Program Expert Panel. Report 3: guidelines for the management of asthma exacerbations. *Proc Am Thorac Soc* 6:357–366, 2009.
5. Cydulka RK: Acute asthma in adults. In Tintinalli JE, Kelen GD, Stapczynski JS, editors: *Emergency medicine: a comprehensive study guide*, ed 6, New York, 2004, McGraw-Hill.
6. Cydulka RK, Dave M: Chronic obstructive pulmonary disease. In Tintinalli JE, Kelen GD, Stapczynski S, editors: *Emergency medicine: a comprehensive study guide*, ed 6, New York, 2004, McGraw-Hill.

7. Cydulka RK, Emerman CL, Schreiber DS: Acute asthma among pregnant women presenting to the emergency department. *Am J Respir Crit Care Med* 160:887–892, 1999.
8. Global Initiative for Asthma: Global strategy for asthma management and prevention, GINA Publication, May 2014.
9. Global Initiative for COPD: Global strategy for diagnosis, management and prevention of COPD, Global Initiative for Chronic Obstructive Lung Disease (GOLD) Publication, January 2014.
10. Kennedy M, Bates DW, Wright SB, et al: Do emergency department blood cultures change practice in patients with pneumonia? *Ann Emerg Med* 46:393–400, 2005.
11. Lightowler JV, Wedzicha JA, Elliott MW, et al: Non-invasive positive pressure ventilation to treat respiratory failure resulting from exacerbations of chronic obstructive pulmonary disease: Cochrane systemic review and meta-analysis. *BMJ* 326:185, 2003.
12. Mandell L, Wunderink RG, Anzueto A: Infectious Diseases Society of America/American Thoracic Society consensus guidelines on management of community-acquired pneumonia in adults. *Clin Infect Dis* 44:S27–S72, 2007.
13. McCarren M, Zalenski RJ, McDermott M, et al: Predicting recovery from acute asthma in an emergency diagnostic and treatment unit. *Acad Emerg Med* 7:28–35, 2000.
14. Moran G, Talan D: Pneumonia. In Marx J, Hockberger R, Walls R, et al, editors: *Rosen's emergency medicine: concepts and clinical practice*, ed 6, Philadelphia, 2006, Mosby.
15. National Heart, Lung, and Blood Institute, National Asthma Education and Prevention Program Asthma and Pregnancy Working Group: NAEPP Expert Panel Report. Managing asthma during pregnancy: recommendations for pharmacologic treatment, 2004 update. *J Allergy Clin Immunol* 115:34–46, 2005.
16. National Institutes of Health (NIH), National Heart, Lung, and Blood Institute: *Expert Panel Report 3. Guidelines for the diagnosis and management of asthma*, NIH Pub No 08-4051. Bethesda, MD, 2007, National Institutes of Health.
17. Renaud B, Labarère J, Coma E: Risk stratification or of early admission to the intensive care unit of patients with no major criteria of severe community-acquired pneumonia: development of an international prediction rule. *Crit Care* 13:156, 2009.
18. Swadron S, Mandavia D: Chronic obstructive pulmonary disease. In Marx J, Hockberger R, Walls R, et al, editors: *Rosen's emergency medicine: concepts and clinical practice*, ed 6, Philadelphia, 2006, Mosby.
19. Theerthakarai R, El-Halees W, Ismail M, et al: Nonvalue or the initial microbiological studies in the management of nonsevere community-acquired pneumonia. *Chest* 119:181–184, 2001.

第 29 章 静脉血栓栓塞

Stephen J. Wolf, MD

1. 什么是血栓栓塞的魏尔啸三要素？

静脉淤滞、血管创伤、高凝状态。

2. 静脉血栓栓塞包括哪两种疾病？

深静脉血栓形成（DVT）、肺栓塞（PE）。

3. 目前研究中，深静脉血栓形成患者中伴有肺栓塞的患者占多少百分比？

50%。此外，研究中显示同样比例的 PE 患者伴有 DVT。

4. 静脉血栓栓塞的主要危险因素有哪些？

- 静脉血栓栓塞（VTE）病史。
- 活动受限（相当于卧床休息 3 天以上）。
- 恶性肿瘤（治疗期，6 个月内或姑息治疗）。
- 产后（42 天以内）。
- 妊娠（第 3 次 > 第 2 次 > 孕早期）。
- 近期手术史（4 周以内）。

5.VTE 的次要危险因素

- 高龄。
- 心血管疾病（心力衰竭、先天性心脏病）。
- 循环抗磷脂抗体（与系统性红斑狼疮相关）。
- 雌激素（雌激素替代治疗、口服避孕药）。
- 内置血管通路。
- 炎性肠病（如溃疡性结肠炎）。
- 遗传性易栓症（抗凝血酶Ⅲ因子缺乏、因子莱顿易栓症、蛋白 S 或蛋白 C 缺乏、凝血酶原基因突变）。
- 肥胖。
- 神经系统疾病（脑血管意外、轻瘫）。
- 肾脏疾病（慢性肾脏疾病、终末期肾脏疾病、透析、肾病综合征或肾移植）。

6.PE 是否有特征性的症状和体征?

没有,虽然 97% 的 PE 患者出现气促、胸痛、呼吸过速和心动过速这些常见临床体征和症状,但没有特异性。患者症状可以从轻度呼吸过速到心血管衰竭。

7. 为什么临床医师对 VTE 发生的预测很重要?

由于 VTE 没有绝对性的诊断检查(具有完美的敏感度和特异度的检查),因此必须结合临床医师预测的最大概率来考虑临床检测的结果,以及患病的可能性。因此,应使用预测概率来确定何时开始患者检查及如何解释检查的结果。有关示例算法,见图 29-1。

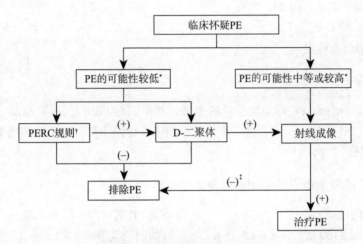

图 29-1　临床怀疑 PE 的样本算法

PE,肺栓塞;PERC,肺栓塞排除标准

* 由 Wells 标准确定

† 适用于临床怀疑较低的患者

‡ 考虑替代射线成像或 D- 二聚体以提高敏感度

8. 在确定 DVT 的预测概率时,Wells 标准是什么?

- 恶性肿瘤(+1 分)。
- 最近的制动或手术(+1 分)。
- 整条腿肿胀(+1 分)。
- 凹陷性水肿(+1 分)。
- 其他诊断显示比 DVT 的可能性更高(-2 分)。
- 瘫痪 / 麻痹 / 下肢固定(+1 分)。
- 深静脉触痛(+1 分)。
- 小腿周径差距 3cm 及以上(+1 分)。
- 侧支静脉(+1 分)。

9. 一旦计算了患者的 Wells 评分,该如何解读?

疑似 DVT 患者可使用 Wells 标准,疑似 DVT 的可能性分为低(<2 分)、中(2~6 分)、高(>6 分),DVT 发生率分别为 3%,17% 和 75%。DVT 的 Wells 评分小于 2 分的患者,DVT 的可能性较小,可进一步检查 D- 二聚体。

10. 肺栓塞排除标准是什么？

肺栓塞排除标准（pulmonary embolism rule-out criteria，PERC）是一种临床决策规则，可用于识别不需要进行实验室或 X 线检查以排除 PE 诊断的患者。

标准如下。
- 年龄小于 50 岁。
- 心率低于 100 次 / 分。
- 在 0 海拔吸入室内空气的条件下，血氧饱和度大于 94%。
- 无单侧腿部肿胀。
- 无咯血。
- 近期无手术或创伤。
- 既往无 VTE 史。
- 无口服激素病史。

11. 如何使用 PERC？

妊娠期临床怀疑 PE 可能性较低的患者，如果满足 PERC 的所有标准，则患者的 PE 风险低于 2%，并且不需要进一步检查。临床怀疑但不符合所有标准的患者可能需要进一步评估。

12. 确定 PE 的预测概率的 Wells 标准是什么？

- DVT 的体征 / 症状（+3 分）。
- 心率超过 100 次 / 分（+1.5 分）。
- 既往 VTE 史（+1.5 分）。
- 恶性肿瘤（+1.0 分）。
- 没有比 PE 更可能的其他诊断（+3 分）。
- 最近的制动或手术（+1.5 分）。
- 咯血（+1.0 分）。

13. 计算 PE 的 Wells 分数后该如何解读？

疑似 PE 患者使用 Wells 标准时，PE 预测概率可分为低（<2 分）、中（2～6 分）、高（>6 分），PE 的发生率分别为 4%、21% 和 67%。PE 的低 Wells 评分的患者，PE 的可能性较低，可进一步检查 D- 二聚体。

14. 临床还有哪些其他方法可以对怀疑有 VTE 风险的患者进行分级？

日内瓦评分、修订日内瓦评分、夏洛特标准和比萨模型也是经过验证的风险分级评分系统，可用于确定疑似 PE 患者的预测概率。

15. 什么是 D- 二聚体测试？怎么用？

D- 二聚体是交联蛋白的降解产物，其在急性 VTE 患者的循环中水平增加。酶联免疫吸附试验（enzyme-linked immunosorbent assay，ELISA）、快速 ELISA、比浊测定和全血凝集 D- 二聚体测试可用于排除 VTE 预测概率低的患者的血栓栓塞性疾病。传统的乳胶凝集试验由于其阴性预测值较低，故不能用于这些算法。尽管 D- 二聚体在某些人群中可排除血栓栓塞性疾病，但由于缺乏特异性，D-二聚体在诊断中的作用尚未被完全证实。

16. 哪些 D-二聚体阴性的患者可以排除 VTE？

只有被认为 DVT 或 PE 可能性小的患者（那些具有低至中度疾病预测概率的患者）可以根据 D-二聚体结果排除 VTE。如果使用阴性 D-二聚体排除具有较高预测概率的患者，可能漏诊 5%～20%（取决于测试类型）的 VTE 患者。

17. 导致 D-二聚体假阳性结果的临床情况是什么？

脓毒症、弥散性血管内凝血（disseminated intravascular coagulation，DIC）、主动脉夹层、妊娠、近期手术史和严重创伤。

18. 可能导致 D-二聚体假阴性结果的两种临床情况是什么？

亚急性血栓形成（＞7天）和近期的抗凝血治疗。

19. 哪些非侵入性成像方法可用于诊断 DVT？

• 双重超声：虽然是通常选用的测试，但灵敏度和特异度依赖于操作者，并且与患者的症状有关。超声可以检测超过 95% 的有急性症状的近端 DVT。然而，其检查急性血栓形成的特异度在慢性或复发性 VTE 时降低。

• 螺旋多路检测器计算机断层扫描静脉造影（computed tomography venography，CTV）：虽然不经常单独使用，但这种方式具有与超声相当的灵敏度和特异度。静脉造影术通常与胸部 CT 血管造影结合使用，以提高评估 PE 的灵敏度。

• 磁共振成像静脉造影：这种方式可能很有用，特别是对于超声检查不确定的或具有放射（或对比染料）禁忌证（如妊娠期）的患者。此法已被证明对下肢和骨盆腔 DVT 的检测都具准确性。

• 放射性纤维支原体腿部扫描：这种方式适用于检测远端血栓，包括小腿、韧带和远端大腿静脉的血栓，但对于更近端的血栓，灵敏度则相对较低。

• 阻抗容积描记术：该测试的诊断灵敏度和特异度取决于操作者的技术，但在许多医疗中心，该测试检测到超过 95% 的急性近端下肢 DVT。

20. 单次双重超声能单独排除 DVT 吗？

不能，对于有中高 DVT 预测概率的患者，D-二聚体阴性或 5～7 天重复双重超声检查可排除诊断。

21.PE 患者有典型的胸片表现吗？

没有，多达 30% 的患者的胸片可能是正常的。患者可能存在一些细微的异常，如局灶性肺不张、单侧膈轻度抬高或肺实质局灶性透明。局部血管标记性低氧血症（Westermark 征）或多发性提示肺梗死的楔形浸润（汉普顿驼峰）相对少见。

22.PE 患者有经典心电图表现吗？

没有，正常或接近正常的心电图伴有窦性心动过速或非特异性 ST–T 波改变可能会出现在高达 30% 的患者中。经典的与 PE 相关的发现（如，S1、Q3、T3 模式或新的右束支传导阻滞）发生在不到 15% 的患者中，并且无论患者是否被诊断为 PE，此发现在患者检查中的发生率不变。值得注意的是，心前区 T 波倒置应引起对右心压力的显著关注，并且对 PE 患者来说，其预示着更差的预后。

23. 哪些影像学检查可用于评估 PE？

• 螺旋多路检测器 CT 血管造影（CTA）：CTA 是快速、首选的检查方法。它对诊断中央或节段性血栓和其他胸内病变具有较高的灵敏度和特异度。然而，它在排除次级血栓方面并不灵敏。新一代多检测器 CTA 的结果显示出更高的灵敏度。诊治可能患有 PE 的患者（即具有中等至高预测概率的患者）时，可以通过 CT 静脉造影（阴性）、下肢双重超声或 D– 二聚体测定，来改善 CTA 阴性的灵敏度。

• 通气 / 灌注扫描（V/Q 扫描）：传统上，正常的 V/Q 扫描已被用于排除 PE 的诊断，其中疾病的后验概率小于 4%。高概率扫描也可以作为诊断的一种方法。不过，超过 60% 的 V/Q 扫描被认为不具有诊断性（低或中等概率），特别是在患者胸部 X 线片异常或患有潜在的心肺疾病时，应进行非诊断性扫描，并进行进一步的诊断检查。V/Q 扫描的局限性包括技术支持、可用性和解释的可变性。

• 肺动脉造影：这项检查一直是诊断的传统金标准，尽管据报道其解释的内部一致性低至 65%。肺动脉造影的局限性包括造影剂注射禁忌、介入放射学支持、解释的可变性和对专业知识的需求。

• 磁共振血管造影（magnetic resonance angiogram，MRA）：研究表明，MRA 具有与标准肺动脉造影相当的灵敏度和特异度。尽管通常不能立即获得检查结果，但当存在造影剂过敏或妊娠等传统检查的禁忌证时，MRA 是一种可用的方式。

24.PE 的 CTA 有哪些相对禁忌证？

• 造影剂过敏。
• 肾功能不全。
• 无法卧床。
• 严重的幽闭恐惧症。
• 病态肥胖超过 CT 检查的重量限制。

25. 妊娠期的 PE 患者的诊断测试选项有哪些？

尽管妊娠期间的特异度较低，但 D– 二聚体测试对排除预测概率较低的患者的诊断仍然很敏感。对于需要影像学诊断的患者，重要的是要认识到 CTA 和 V/Q 扫描都会对胎儿产生辐射风险，应该与患者讨论。CTA（没有伴随的 CTV）对胎儿辐射剂量比 V/Q 扫描少。但由于盆腔放射剂量高，也应避免 CTV。如果可行，MRA 是一种诊断选项，其具有最小的辐射风险；然而，除了操作时间更长以外，它还需要心脏和呼吸功能的支持。最后，对患有呼吸道疾病的妊娠患者进行 DVT 的超声诊断可以避免胸部检查的需要。

26. 如果漏诊 PE 会怎样？

PE 被列为美国常见的死亡原因之一，但只有约 25% 的病例被明确诊断。在未确诊的 75% 中，少数患者在 PE 出现后 1 小时内死亡，因此诊断和干预不太可能改善该组的结果。在其他 PE 患者中，未经治疗的 PE 的死亡率约为 30%。

27. 什么是大面积 PE？

大面积 PE 可以在解剖学上描述为大于 50% 的肺血管系统的阻塞，或生理学上描述为由严重心肺疾病并发的栓塞。这两个定义不是同义词，因为失去 50% 的肺循环后，正常个体可能没有显著的血流动力学损害，而患有明显潜在的心肺疾病的患者可能会受到严重的血流动力学损害。

28. 什么是次大面积 PE？

次大面积 PE 患者通常被认为血流动力学稳定，但存在右心衰竭和（或）心肌损伤。关于如何最佳地治疗次大面积 PE 存在争议。

29.DVT 的治疗方法是什么？

应在急诊科开始抗凝治疗。研究表明，患有近端 DVT 和具有暂时危险因素的患者可以接受肝素作为抗凝剂［80mg/kg 负荷剂量，再输注 18mg/（kg·h）］，然后服用华法林 3 个月。小腿 DVT 患者仅需要治疗 6 周。具有永久性危险因素的患者可能需要终身治疗，应至少服用抗凝药物 3 个月。

30.PE 的治疗方法是什么？

急性 PE 的初始治疗取决于患者的血流动力学稳定性。
• 血流动力学持续不稳定的患者（例如，大面积 PE）应考虑进行全身溶栓治疗合并（或不合并）栓子切除术。
• 对有明显右心压力（次大面积 PE）证据的血流动力学稳定患者进行全身或导管溶栓治疗更具争议性，医师应根据具体情况考虑，权衡风险和提高治疗效果。
• 未使用溶栓剂的血流动力学稳定的急性 PE 患者，其主要治疗方法是早期抗凝治疗，应在急诊科开始。未分级肝素可以从 80mg/kg 负荷剂量开始，再输注 18mg/（kg·h），然后口服华法林至少 3 个月。

31. 低分子量肝素在治疗 VTE 中的作用是什么？

• 低分子量肝素（low molecular weight heparin，LMWH）与肝素在治疗 DVT 时一样有效，医师应该基于效果、副作用和成本选择使用。门诊使用 LMWH 治疗 DVT 较为常见，并且已被证明是安全有效的。

・最近的研究表明，对于特定患者群体中的初始 PE 治疗，LMWH 可能是可接受的。在考虑门诊治疗或早期出院时，PE 严重程度评分可用于对低死亡风险患者进行分级。应根据具体情况考虑患者是否需要进行早期家庭治疗，权衡患者的风险和收益。

32. 在什么条件下可以考虑在 VTE 治疗中使用下腔静脉滤器？

・存在抗凝治疗禁忌证。
・尽管有足够的抗凝，但复发性 VTE 仍然存在。

关键点

（1）在急诊科解读 VTE 相关检测结果时使用临床决策规则（例如，Wells 标准）。

（2）D-二聚体测试仅用于根据 Wells 标准提示不太可能患有 PE 的患者，以排除 PE。

（3）使用 PERC 确定哪些低风险患者不需要放射检查或实验室评估以排除 PE。

（4）强烈考虑使用额外的诊断性检查（如 CTV、下肢双重超声和 D-二聚体测试）来排除胸部 CT 血管造影阴性的高概率患者的 PE。

（5）仔细评估患者的临床状况和风险 - 收益比率，对 VTE 患者进行适当的门诊治疗。

（王　燕　齐文杰　译）

参考文献

1. Aujesky D, Obrosky DS, Stone RA, et al: Derivation and validation of a prognostic model for pulmonary embolism. *Am J Respir Crit Care Med* 172:1041–1046, 2005.
2. Bauer KA: Overview of the causes of venous thrombosis. In Finlay G, editor: *UpToDate*. Available at www.uptodate.com/contents/overview-of-the-causes-of-venous-thrombosis; accessed September 22, 2015.
3. Chan TC, Vilke GM, Pollack M, et al: Electrocardiographic manifestations: pulmonary embolism. *J Emerg Med* 21:263–270, 2001.
4. Fesmire FM, Brown MD, Espinosa JA, et al, ACEP: Clinical policy: critical issues in the evaluation and management of adult patients presenting to the emergency department with suspected pulmonary embolism. *Ann Emerg Med* 57:628–652, 2011.
5. Hann CL, Streiff MB: The role of vena caval filters in the management of venous thromboembolism. *Blood Rev* 19:179–202, 2005.
6. Kline JA, Courtney DM, Kabrhel C, et al: Prospective multicenter evaluation of the pulmonary embolism rule-out criteria. *J Thromb Haemost* 6:772–780, 2008.
7. Tapson VF: Treatment of acute pulmonary embolism. In Finlay G, editor: *UpToDate*. Available at www.uptodate.com/contents/overview-of-acute-pulmonary-embolism-in-adults?source=see_link; accessed September 15.
8. Wells PS, Anderson DR, Bormanis J, et al: Value of assessment of pretest probability of deep-vein thrombosis in clinical management. *Lancet* 350:1795–1798, 1997.
9. Wells PS, Anderson DR, Rodger M, et al: Excluding pulmonary embolism at the bedside without diagnostic imaging: management of patients with suspected pulmonary embolism presenting to the emergency department by using a simple clinical model and D-dimer. *Ann Intern Med* 135:98–107, 2001.
10. Winer-Muram HT, Boone JM, Brown HL, et al: Pulmonary embolism in pregnant patients: fetal radiation dose with helical CT. *Radiology* 224:487–492, 2002.
11. Wolfe TR, Hartsell SC: Pulmonary embolism: making sense of the diagnostic evaluation. *Ann Emerg Med* 37:504–514, 2001.

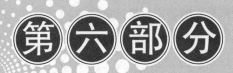

第六部分

心血管系统疾病

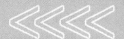

第 30 章 充血性心力衰竭和急性肺水肿

Jeffrey Sankoff, MD

1. 充血性心力衰竭的定义

充血性心力衰竭（CHF）是一种可导致心脏泵血功能无法满足人体循环需求的心脏功能障碍，可进而引起肺充血，严重程度下甚至可发生肺水肿。

2.CHF 的病因

以下几种病因可导致 CHF。
- 限制性因素（血色素沉积症、心包疾病）。
- 缺血性因素（急性心肌梗死）。
- 充血性因素（瓣膜功能障碍导致的心室容量过负荷）。
- 肥厚性因素（持续的高血压或者瓣膜狭窄）。

3.CHF 的症状

常见症状为呼吸困难（主观感觉呼吸费力）和乏力。CHF 病程早期主要表现为劳力性呼吸困难，心输出量可满足静息状态需要，但在体力活动时却不能相应增加心输出量以满足人体需求。随着心力衰竭的加重，即使轻微的体力活动也可导致呼吸困难，表现为端坐呼吸（采取直立位可缓解呼吸困难）、夜间阵发性呼吸困难（夜间突发呼吸困难）和夜尿增多。

关键点：CHF 的基本症状

（1）劳力性呼吸困难。

（2）乏力。

（3）夜间阵发性呼吸困难。

（4）端坐呼吸。

---

4. 症状机制

CHF 患者取平卧位时，来自躯干和四肢的回心血量增加，同时右心室到肺循环的心输出量相应增加。但是，由于左心室代偿性增加心输出量的能力受限，最终肺循环压力升高。因此，心力衰竭的患者很难平卧，往往需要斜坡卧位（垫几个枕头）才能入睡甚至只能采取坐位。体液的重新分布也可能会导致产尿增加和夜尿增多。重度

CHF 所带来的体液重新分布完全有可能导致急性肺水肿。

5. 影响 CHF 患者心脏功能的主要因素

心输出量 = 每搏输出量（stroke volume，SV）× 心率（heart rate，HR）

SV 取决于：

• 前负荷。

• 后负荷。

• 心肌收缩力。

6. 前负荷

在一定范围内，心肌做功量取决于心脏收缩起始时心肌的初长度。Frank-Starling 曲线形象地反映了这种相关关系（图 30-1）。在曲线中，心室舒张末期容积反映心肌初长度，SV 反映心肌做功量。由于压力较容积更加方便测量，所以曲线反映的是心室舒张末期压（ventricular end-diastolic pressure，VEDP）和 SV 的关系，这样，VEDP 相当于前负荷。随着 VEDP 增加，SV 相应增大，当 VEDP 增加到一定程度时，SV 不再随之增大。

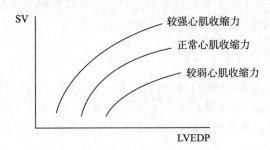

图 30-1　Frank-Starling 曲线

LVEDP，左心室舒张末压；SV，每搏输出量

7. 心肌收缩力下降的后果

如图 30-1 所示，心肌收缩力不同，反映心肌做功量的 Frank-Starling 曲线也不同。在前负荷一定的情况下，更强的心肌收缩力产生更高的心输出量。当左右心室对同一前负荷的反应不同（即对应不同的 Frank-Starling 曲线）时，CHF 就出现了。如果在相同前负荷下，右心室心输出量大于左心室心输出量，那么左心室就不能与右心室同步。左右心室输出量的差量将滞留于肺循环，使肺循环静水压升高并最终导致肺水肿。

8. 后负荷

后负荷指心室收缩所需克服的压力。后负荷包括两个重要组成部分，即室壁张力和体循环血管阻力。若体循环血管阻力增大（如高血压），为了对抗这种阻力，左心室必须产生更大的动力推动血液前进，室壁张力会增加以便代偿性地给心肌细胞提供更多的血供。心肌对于慢性高血压的反应就是形态上的增大，即心肌肥大，以便代偿性地增加心输出量。

9. 心率

即使对正常的心脏来说，心率过慢也会导致心输出量过低，因为心输出量 = 每搏输出量 × 心率。心率过快时，由于舒张期心室充盈时间不足，反而会导致左心室舒张末压和每搏输出量下降。所以，心动过速时，心输出量未必增加。

10.CHF 的治疗

CHF 治疗的目标就是提升心输出量。可以通过改变其中任何因素实现这个目标。利尿剂及限制水盐的摄入可以降低前负荷，进而提升有效循环容量。正性肌力药物如地高辛可以增加心肌收缩力。血管扩张药可以帮助降低后负荷及循环阻力。

11. 脑钠肽在 CHF 中的作用

脑钠肽是在室壁张力增加后由心脏产生并释放进入血液循环的激素，是心力衰竭的标志物。脑钠肽是预示左心室舒张末压升高的独立因素，并且其升高水平与临床症状及病情严重程度相关。尽管其用途非常有限，但在急诊医学中，脑钠肽检测已被推荐为诊断 CHF 的筛查手段。尤其对于可能同时患有慢性阻塞性肺疾病的 CHF 患者，脑钠肽检测对于鉴别呼吸困难的病因具有极佳的作用。

12. 如何判读脑钠肽的数值

- 小于 100pg/ml 可基本排除 CHF。
- 100 ～ 500pg/ml，可怀疑 CHF。
- 大于 500pg/ml，可基本诊断 CHF（对于已经明确患有严重 CHF 的患者，脑钠肽升高较难判读）。

13. 患者会因何种表现就诊于急诊科

CHF 患者往往因下列两种表现之一来急诊科就诊。
- 亚急性表现：病情逐渐加重，症状和体征缓慢进展。
- 急性表现：病情急性突发加重，或者迅速出现急性肺水肿。

第一种情况的患者往往存在容量超负荷的表现，如显著的颈静脉怒张和外周水肿，也会合并出现肺水肿，但一般程度较轻，不存在呼吸窘迫表现。第二种情况的患者虽以明显肺水肿为主要表现，但一般为正常容量状态。

关键点：CHF 的急诊表现

（1）亚急性表现：容量超负荷。
（2）急性表现：肺水肿，正常容量。

---

14. 急性肺水肿

急性肺水肿是 CHF 最典型的表现。为了更好地阐述肺水肿的产生机制，必须提到生理学家 Starling，他描述了毛细血管膜上导致体液从毛细血管流向肺间质的作用力之间的相互作用。简单来说，毛细血管静水压和渗透压呈现动态平衡状态。正常情况下，这种作用使少量体液从肺毛细血管移动至肺间质。这些体液通过淋巴系统运载。CHF 时，左心室心输出量突然改变，而右心室心输出量保持不变，导致肺血管容量急剧增加，肺毛细血管静水压相应升高，并超过淋巴系统的运载能力，最终使肺间质水肿和肺泡水肿相继出现。

15. 急性肺水肿患者的症状

患者会感到气短，他们会尽力呼吸，被迫采取端坐位，这样可以减少静脉回流（前负荷），并可以使肺水肿重新分布。患者会咳出粉红色泡沫痰。听诊可闻及满肺湿啰音，有时可闻及喘息（源自支气管痉挛或者心源性哮喘）。这些表现属于急症，需要立即进行积极治疗。由此导致的应激反应会导致儿茶酚胺大量释放，继而导致血压明显升高。对于这些患者，高血压是急性 CHF 的继发反应而非其诱因，虽然尚未证实高血压会导致心力衰竭加重。

16. 急性肺水肿的治疗

首先，应遵循 ABC 复苏方案。如果存在严重低氧血症，应行气管插管以开放气道和维持呼吸。无创面罩、持续或双水平气道正压（CPAP/BiPAP）的应用可降低肺水肿患者行气管插管的必要性，但不能降低住院死亡率。积极的药物治疗也可以避免气管插管治疗。反复评估患者病情对于决定是否采取进一步积极治疗措施很重要。例如，当患者在 15 分钟内病情未缓解或者进一步加重时，就需要决定行气管插管治疗。通过鼻导管、储氧面罩、CPAP 或者 BiPAP 给氧，均需通过脉搏血氧仪持续监测，维持血氧饱和度大于 90%。

17. 药物治疗

药物治疗的目的在于减轻心脏前负荷。硝酸酯类为一线药物，目前有舌下含服硝酸甘油制剂、局部硝酸甘油贴剂和静脉硝酸甘油制剂。硝酸甘油主要可以扩张静脉，从而减轻前负荷；硝酸甘油也可扩张冠状动脉，因此尤其适用于冠状动脉疾病患者。利尿剂仅适用于有外周水肿、颈静脉怒张等有明显体液超负荷体征的患者。而大多数急性 CHF 患者实际上为正常容量状态，利尿剂的应用反而会使预后不良。如果有用药指征，应予 40mg 呋塞米静脉推注（虽然大剂量利尿剂会使预后不良，但如果患者已在服用利尿剂，则应加大剂量）。

在静脉推注后的最初 5～15 分钟内，呋塞米就会产生静脉扩张的作用，尽管在同时应用硝酸酯类药物时，这种作用的临床意义并不大。利尿的作用会在随后半小时左右产生。除了呋塞米，也可予 5～10mg 吗啡静脉推注，以减轻患者躁动并减少呼吸做功；同时可轻微扩张静脉，从而减轻前负荷。当患者躁动减轻后，交感神经兴奋减弱，后负荷也会相应减轻。

> **关键点：CHF 的急诊治疗**
>
> （1）无创面罩的使用可避免行气管插管。
> （2）应反复评估患者病情以决定下一步的治疗。
> （3）硝酸酯类是一线治疗药物。
> （4）体液负荷过度的患者应给予利尿剂治疗。

18. 治疗急性肺水肿的其他药物

合并高血压的患者，降低血压往往有利于减轻后负荷。高血压和心动过速通常是身体的急性失代偿反应，一般在前述治疗开始后就会自行恢复。对于合并严重高血压的患者，应予硝普钠治疗。硝普钠可同时扩张静脉和动脉，减轻心脏前负荷和后负荷。一般按起始量 10μg/min 静脉给药，每隔 5 分钟可逐渐上调剂量。用药过程中应严密监测血压。需要注意的是，如果患者出现低血压后立即停药，血压反而会立即再次升高，这是因为硝普钠的半衰期相当短暂。一般来讲，按 0.5 ~ 2μg/（kg·min）的维持剂量给药可避免此种情况出现。

19. 正性肌力药物

地高辛是治疗慢性 CHF 的传统药物，但很少用于治疗急性肺水肿。目前，即使对于门诊患者，地高辛的疗效也日渐被质疑。目前多巴酚丁胺、多巴胺和米力农是公认的可有效影响心肌肌力的药物。多巴酚丁胺和多巴胺属于正性肌力药物。较高剂量的多巴胺具有 α 受体作用，适用于合并低血压的患者。心源性休克患者对这些药物往往耐药，应选择米力农治疗。前述所有药物都会增加心肌耗氧量，使心肌缺血症状加重，所以对于此类心肌缺血患者反而有害无益。应用这些药物的理想环境是 ICU，还应通过肺动脉监测仪监测血管充盈压力、CO 及其他血流动力学参数。

20. 首选治疗开始后的其他治疗措施

当患者情况稳定后，应完善常规检查，尤其是胸部 X 线片和心电图检查。此外，应行心电监护持续监测脉搏血氧饱和度，并反复记录生命体征。通常情况下，置入Foley 导管、严密监测尿量也是很有必要的。这些诊疗措施旨在发掘急性失代偿的潜在病因（多数情况下为缺血性因素，有时也与心律失常有关）。

21. 所有 CHF 患者都需要住院治疗吗？

新诊断 CHF 的患者需要住院进行相关检查，包括心肌酶谱的连续检测和心脏功能的全面评估。有 CHF 病史且症状和体征较轻的患者，如果他们药物治疗的依从性较好、可及时联系，并且可以通过家庭医师或者社区内科医师随访，那么他们可以在门诊治疗。所有急性 CHF 的患者都需要住院治疗。

22.CHF 加重的常见诱因

亚急性 CHF 加重的最常见原因是用药量不足、患者未能遵从医嘱服药、未限制食盐摄入，以及未在内科医师监督下改变药物治疗方案。患者体内体液量逐渐蓄积，最后因体液容量超负荷来急诊科就诊。急性 CHF 加重主要由心源性因素引起，包括急性心肌梗死、心律失常，少数情况下和高血压有关（如上文所述，高血压通常是 CHF 急性加重的结果而非诱因）；非心源性因素包括感染和贫血。当明确诱因后，应采取针对性治疗措施。

23.CHF 的门诊治疗

血管紧张素转换酶抑制剂是 CHF 长期治疗的主要药物，它能降低死亡率并改善心脏功能。其他作用于肾素 - 血管紧张素系统的药物（血管紧张素受体拮抗剂和螺内酯）也有一定疗效。β 受体阻滞剂可以阻断拟肾上腺素药对心脏的长期刺激效应，但应用时应警惕其对心肌收缩力的潜在副作用。对于存在容量超负荷的患者，利尿剂的应用尤其有益。虽然近期有各种证据使地高辛的作用日渐被质疑，且它已经被公认不能降低总死亡率，但长时间来，地高辛一直被用于改善慢性 CHF 症状。一些研究表明地高辛可以降低患者住院率，另一些研究却表明它会降低 CHF 患者的预后。这可能会使地高辛的应用普遍性逐渐降低。联合使用肼屈嗪和硝酸异山梨酯可降低 CHF 患者的死亡率，尤其适用于对其他类药物存在禁忌证的患者。

24. 血管紧张素转换酶抑制剂对 CHF 的作用

心脏失代偿状态可反应性激活肾素 - 血管紧张素系统。血管紧张素是一种强效的血管收缩剂，可以导致心脏后负荷增加。醛固酮的激活可引起钠潴留、细胞外液容量增加，进而导致心脏前负荷增加。血管紧张素转换酶抑制剂不仅有助于减弱血管紧张素 Ⅱ 介导的血管收缩效应，从而减轻后负荷；还可阻断钠潴留和容量扩张效应，从而减轻前负荷。

25.CHF 患者的远期预后

CHF 患者的预后取决于 CHF 的病因和心力衰竭的严重程度。如果潜在诱因可以被纠正，则预后良好，比如心脏瓣膜病。轻症 CHF 患者如能通过血管紧张素转换酶抑制剂控制症状，不管需不需要使用低剂量利尿剂，都能有良好的预后。然而，总体来讲，CHF 患者有 10% ～ 20% 的年死亡率，5 年生存率小于 50%。

致谢

向上一版本章作者 Rodney W. Smith 博士致以最热忱的感谢！

（李守龙　译）

参考文献

1. Carson P: Beta-blocker therapy in heart failure. *Cardiol Clin* 19:267–278, 2001.
2. Dao Q, Krishnaswamy P, Kazanegra R, et al: Utility of B-type natriuretic peptide in the diagnosis of congestive heart failure in an urgent-care setting. *J Am Coll Cardiol* 37:379–385, 2001.
3. DeNofrio D: Natriuretic peptides for the treatment of congestive heart failure. *Am Heart J* 138:597–598, 1999.
4. Digitalis Investigation Group: The effect of digoxin on mortality and morbidity in patients with heart failure. *N Engl J Med* 336:525–533, 1997.
5. Freeman JV, Yang J, Sung SH, et al: Effectiveness and safety of digoxin among contemporary adults with incident systolic heart failure. *Circ Cardiovasc Qual Outcomes.* 6:525–533, 2013.
6. Gomberg-Maitland M, Baran DA, Fuster V: Treatment of congestive heart failure: guidelines for the primary care physician and the heart failure specialist. *Arch Intern Med* 161:342–352, 2001.
7. Graff L, Orledge J, Radford MJ, et al: Correlation of the Agency for Health Care Policy and Research congestive heart failure admission guideline with mortality: Peer Review Organisation Voluntary Hospital Association Initiative to Decrease Events (PROVIDE) for congestive heart failure. *Ann Emerg Med* 34:429–437, 1999.
8. Masip J, Roque M, Sánchez B, et al: Noninvasive ventilation in acute cardiogenic pulmonary edema: systematic review and meta-analysis. *JAMA* 294:3124–3130, 2005.
9. McCullough PA, Nowak RM, McCord J, et al: B-type natriuretic peptide and clinical judgment in emergency diagnosis of heart failure: analysis from the Breathing Not Properly (BNP) Multinational Study. *Circulation* 106:416–422, 2002.
10. Miller AB, Srivastava P: Angiotensin receptor blockers and aldosterone antagonists in chronic heart failure. *Cardiol Clin* 19:195–202, 2001.
11. Pang D, Keenan SP, Cook DJ, et al: The effect of positive pressure airway support on mortality and the need for intubation in cardiogenic pulmonary edema. *Chest* 114:1185–1192, 1998.
12. Wigder HN, Hoffmann P, Mazzolini D, et al: Pressure support noninvasive positive pressure ventilation treatment of acute cardiogenic pulmonary edema. *Am J Emerg Med* 19:179–181, 2001.
13. Yealy DM, Hsieh M: BNP is not a value-added routine test in the emergency department. *Ann Emerg Med* 53:387, 2009.

第 31 章 缺血性心脏病

Danya Khoujah，MBBS；Amal Mattu，MD

1. 缺血性心脏病如何分类？

- 慢性稳定性缺血性心脏病。
  - 无症状。
  - 心绞痛。
  - 心肌梗死后合并（或不合并）心绞痛。
- 急性冠脉综合征。
  - 不稳定型心绞痛。
  - 急性非 ST 段抬高型心肌梗死（non‐ST‐segment elevation MI，NSTEMI）。
  - 急性 ST 段抬高型心肌梗死。

2. 急性缺血性心脏病患者会出现什么症状？

最常见的症状是胸痛。通常，缺血性疼痛被描述为沉重感、压迫感、紧绷或挤压感，而不是尖锐痛。患者可将其疼痛描述为消化不良，这常会导致疾病被误诊为反流性食管炎。患者的不适也可能出现在左右肩部或左右手臂、咽喉、下颌、上腹部这些胸痛可能放射到的部位。不常见的症状是，患者可能只在不寻常的部位（如左耳）感到疼痛。相关症状包括呼吸困难、恶心、呕吐、出汗、头晕或晕厥、心悸或严重的全身不适。1/3 的患者可能感觉不到疼痛，只是出现这些相关症状——在这种情况下相当于心绞痛或非典型心绞痛。这种情况在老年人、女性和糖尿病患者中更为常见，因此要求临床医师在评估时更加警惕。

3. 哪些症状描述对真正的急性冠状动脉综合征有最高的预测值？

放射性胸痛、伴有出汗或呕吐的胸痛，以及与运动有关的胸痛对急性冠状动脉综合征（ACS）均有较高的预测价值。

4. 为了更好地理解患者的不适感，应该收集哪些信息？

在采集现病史时，需要向患者询问以下信息（助记符：OLDCAAAR）。
发作（Onset）：疼痛何时出现？是突发的还是逐渐出现的？
疼痛部位（Location）。
持续时间（Duration）：如果是短暂发作，这一过程持续多久？
疼痛性质（Character）：锐痛、钝痛、刺痛、压痛，还是挤压性疼痛？
缓解（Alleviating）和加重疼痛的因素（Aggravating）：什么行为可以减轻疼痛？什么行为会加重疼痛？

伴随症状（Association）：例如，呼吸困难、恶心、呕吐、轻度头痛、出汗。

发作时的活动情况（Activity）。

放射痛（Radiation）：疼痛是否放射到身体的其他部位。

5. 描述稳定型心绞痛时典型的胸部不适感

一般情况下，稳定型心绞痛患者在运动时感到不适，可通过休息或含服硝酸甘油（nitroglycerin，NTG）在几分钟内缓解。随着时间的推移，不适的程度（以及缓解所需的休息时间/硝酸甘油）是可以预测的，患者的疼痛时间或用药剂量是固定的（或稳定的）。心电图和心肌损伤标志物无改变。

6. 不稳定型心绞痛患者的症状是什么？

不稳定型心绞痛患者通常与稳定型心绞痛患者有类似的疼痛，但疼痛发生在休息时及活动较少时，或者是新出现的。不稳定型心绞痛患者可在休息时感到疼痛，通常也会因用力而感到疼痛。心电图可显示缺血性改变，但心肌损伤标志物正常。

7. 什么是变异型心绞痛？

变异型心绞痛是由冠状动脉痉挛引起的。典型的变异型心绞痛表现为休息时疼痛，通常在清晨发作，而且患者通常不会有劳力性不适。真正的血管痉挛性心绞痛并不常见。

8. 如何区分心肌梗死和心绞痛

急性心肌梗死患者的疼痛通常比以往任何心绞痛都要严重。其性质被描述为压榨感，但也可以是不典型的疼痛（见问题 2）。疼痛由心肌坏死所致。心电图可显示 ST 段抬高，心肌损伤标志物可升高。

9. 与缺血性心脏病相关的胸部不适还有什么其他症状？

心绞痛通常伴随有气短。除了心绞痛以外，诸如肺部疾病和焦虑症也可以导致胸部不适和气短。不稳定型心绞痛或急性心肌梗死常导致大量出汗，这应引起注意，因为其他引起胸痛的疾病不容易导致大量出汗。急性心肌梗死可合并恶心呕吐；梗死范围越大，恶心呕吐就越常见。因此，与下壁心肌梗死患者相比，前壁心肌梗死患者更容易出现恶心呕吐。出汗或呕吐的表现提示了更高的真正心肌梗死或不稳定型心绞痛的可能性。

10. 对老年患者的评估有何不同之处？

老年患者更容易表现为不典型的症状。只有一半的年龄大于 70 岁的老年患者在心肌缺血或急性心梗时感觉到胸痛。另一方面，呼吸困难的症状非常常见。年龄越大的老年患者可能更多表现为无力、呕吐和发绀等其他不典型的症状。

11. 可表现为不典型症状的人群有哪些？

• 糖尿病患者。

- 高龄患者。
- 女性患者。

这三类人群往往会经历"类似心绞痛的症状"，例如呼吸困难、呕吐、极度疲劳或头晕，而不是典型的缺血性胸痛的症状。

12. 与缺血性心脏病相关的危险因素有什么？

- 传统危险因素：男性、年龄、吸烟、高血压、高脂血症、糖尿病、家族史、绝经和可卡因滥用。
- 非传统危险因素：抗磷脂综合征、类风湿关节炎、系统性红斑狼疮（systemic lupus erythematosus，SLE）、艾滋病等。

13. 人口学特征和冠状动脉危险因素是否会改变诊断？

不会。危险因素不如病史或心电图改变重要。无危险因素但有典型症状和心电图改变的年轻女性患者应怀疑缺血性疾病。相反，诊治患有糖尿病和高血压的中年男性患者时，即使患者的胸痛不典型，也应该像他可能患有此病一样给予治疗，即便他可能并未患有此病。

14. 初步评估疑似 ACS 患者的关键要素

- 应使用心电监测仪，并建立可靠的静脉通道。
- 仅当患者缺氧（血氧饱和度 <94%）或有呼吸困难症状时，才应补充氧。不必要的氧疗可能是有害的。
- 应尽快进行心电图检查并进行判读，最好在患者到达急诊科 10 分钟之内完成。
- 生命体征至关重要。若患者生命体征异常，尤其是低血压，应及早处理。
- 针对先前描述的关键因素进行病史采集，随后进行心血管检查。该检查有助于排除其他诊断，如心包炎和主动脉夹层，也有助于评估急性缺血 / 梗死的任何并发症，如急性心力衰竭或瓣膜功能障碍。
- 除非存在禁忌证，否则均应给予阿司匹林 162 ~ 324mg 嚼服（2 ~ 4 片 81mg 阿司匹林咀嚼片）（见问题 34）。

15. ST 段改变的异常心电图意味着什么？

ST 段异常改变可能提示有缺血性心肌损伤，但也可能没有。ST 段抬高可能代表心肌梗死。ST 段抬高型心肌梗死（STEMI）的异常心电图通常表现为 ST 段弓背向上（外观类似墓碑）。ST 段抬高也可以是水平的，或是弓背向下的。其他引起 ST 段抬高的疾病举例如下。

- 左心室肥大。
- 左束支传导阻滞。
- 良性早期复极化。
- 急性心包炎。

- 高钾血症。
- 高钙血症。
- 低体温。
- 左心室壁瘤。
- 室性心律。
- Brugada 综合征。
- 急性脑出血。

ST 段压低通常是由心肌缺血引起的。一种高危情况是患者在多个导联出现 ST 压低，同时 aVR 导联 ST 段升高。这种 ST 段改变的组合表现可以预测冠状动脉左主干阻塞，这与 ST 段抬高型心肌梗死一样危险。应该积极治疗这类患者。除心脏缺血外，ST 段压低还可能由心室肥大、药物（如地高辛）、电解质异常等因素引起。

16. 如何区分缺血引起的 ST 段抬高和其他原因所导致的 ST 段抬高？

由梗死所导致的 ST 段抬高可以表现为以下一种或几种形式。
- 形态：ST 段弓背向上（墓碑样）。
- 交互变化：心电图的其他导联出现 ST 段压低，即在心脏的另一侧出现。
- 梗死引起的 ST 段抬高是动态的；连续心电图改变可显示病情随时间的恶化。

17. 在缺血性心脏损伤中，典型的心电图改变是什么样的？

在急诊科的第一张心电图异常常被描述为超急性期 T 波的发展（图 31-1）。这包括 T 波的起始部分笔直（上升支），以及扩大的基部和 T 波振幅的增加。这些 T 波改变可能发生在缺血的最初几分钟内。接下来，ST 段出现抬高（损伤型，图 31-2）或压低（缺血型）。ST 段改变往往发生在缺血的第一个小时内，但在某些情况下可能延迟至 1 小时或更长时间以后。因此，如果最初的心电图不能诊断，建议在症状出现后的最初几个小时进行连续心电图监测。Q 波可在心肌梗死后 2～3 小时内出现。典型 Q 波的宽幅至少为 40 毫秒，高度至少为 R 波的 1/3。当 ST 段回到基线时，对称反转的 T 波开始出现。大约 65% 的急性心肌梗死患者可以表现出这一经典的演变过程。

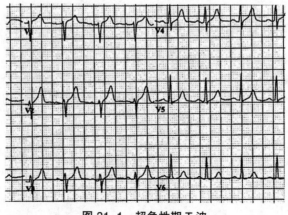

图 31-1 超急性期 T 波

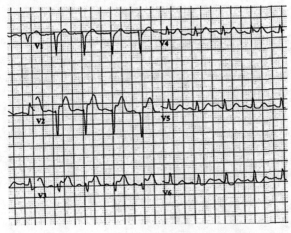

图 31-2 V2-V4 导联出现 ST 段抬高

18. 患者出现心肌缺血或急性心肌梗死时，其心电图可能是正常的吗?

可能。虽然 90% 以上的急性心肌梗死患者的心电图显示有逐渐变化，但 20% ~ 50% 的患者初始心电图显示为非特异性改变，10% 患者的心电图可能完全正常（图 31-3）。只有一半的急性心肌梗死患者可通过最初的心电图诊断。因此，连续心电图监测通常是有帮助的。

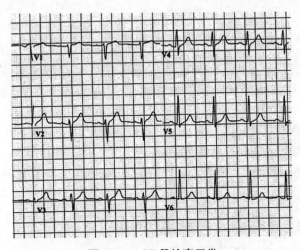

图 31-3 ST 段抬高正常

19. 在急诊科，心肌损伤标志物有意义吗?

可能有意义。心肌损伤标志物通常包括肌钙蛋白、肌酸激酶 MB 和肌红蛋白。肌钙蛋白是最常用的心肌损伤标志物。现有的检测方法显示，心肌梗死发生后 3 ~ 6 小时，上述心肌损伤标志物水平才开始上升。新一代"高敏感肌钙蛋白"检测于 2015 年底在美国上市，梗死后 1 ~ 2 小时内标志物水平即可出现升高。需要注意的是，肌钙蛋白只是心肌梗死的可靠标志物，在检测心肌缺血（不稳定型心绞痛）方面并不可靠。

此外，随着肌钙蛋白检测灵敏度的提高，其特异度有所下降。

20. 在其他情况下肌钙蛋白水平会升高吗？

在以下非梗死性心脏疾病和非心脏疾病的情况下可出现肌钙蛋白水平升高。
- 急性/慢性心功能衰竭。
- 心肌病。
- 心包炎、心肌炎。
- 左心室肥大。
- 严重高血压。
- 快速心律失常：例如快速房颤和室上性心动过速。
- 脓毒症。
- 脑卒中（出血或缺血）。
- 剧烈的耐力运动训练。

化疗药物和其他原因也可导致肌钙蛋白升高。由于缺乏特异性的肌钙蛋白检测方法，WHO建议，将肌钙蛋白水平应用于临床上高度怀疑急性心肌梗死患者的诊断，急性心肌梗死的诊断不是基于单次肌钙蛋白水平的升高，而是在序贯检测中，肌钙蛋白水平上升的程度至少高于基线水平的20%。换言之，单次肌钙蛋白测定的灵敏度和特异度均不能支持急性心肌梗死的诊断。临床医师不应该等到肌钙蛋白水平升高后才决定开始ACS的治疗。

21. 超声心动图在急诊医师诊断疑似ACS患者时如何发挥作用？

超声心动图在急诊科中的灵敏度有限。心脏壁运动异常是支持缺血诊断的证据，虽然这可能是陈旧性心肌梗死而不是急性心肌梗死的结果。超声心动图还可能提供有关并发症的信息，如急性瓣膜功能障碍或射血分数减低的急性心力衰竭。超声心动图也有助于区分急性心肌梗死与心包炎（寻找心包积液）或大栓子引发的肺动脉栓塞（寻找高血流动力学状态下扩张的右心室）。

如有典型病史和心电图，超声心动图阴性并不能排除ACS的诊断。等待超声心动图结果可能延误治疗。

22. 对于胸痛的患者还应该考虑哪些鉴别诊断呢？

患者的病史至关重要，应首先考虑以下危及生命的情况。
- 急性主动脉夹层。
- 肺栓塞。
- 张力性气胸。
- 食管破裂。

其他可能的鉴别诊断还包括以下情况。
- 消化道：食管炎、食管痉挛。
- 肺：胸膜炎、心包炎、肺炎。

- 胸壁痛：肌肉骨骼病变、带状疱疹、颈椎或胸椎神经根压迫。
- 精神疾病：焦虑症、抑郁症。

23. 急性心肌梗死再灌注治疗的适应证是什么？

再灌注治疗包括经皮冠脉介入治疗和溶栓治疗。
- 接受再灌注的患者应存在急性心肌梗死的症状。

患者还应具备以下任何一种持续存在的心电图表现，且舌下含服硝酸甘油无效。
- V2、V3 导联 ST 段抬高在 40 岁以上男性中大于 2mm，在 40 岁以下男性中大于 2.5mm，在女性中大于 1.5mm；或在任何其他两个解剖上相邻导联的 ST 段抬高大于 1mm。
- 急性后壁心肌梗死的证据（通过 V1～V3 导联中伴高 R 波和直立 T 波的 ST 段压低，或通过放置在后壁的导联 ST 段抬高来诊断）。
- 左束支传导阻滞并具有一致性 Sgarbossa 标准的证据（任一导联的一致性 ST 段抬高，或任一导联 V1、V2 或 V3 的一致性 ST 段降低）。

需要注意的是，新出现的左束支传导阻滞不再是急性再灌注的指征。

24. 什么情况下持续性 ST 段抬高不再出现？

如果患者不符合问题 23 中提到的心电图标准，则不建议进行急诊再灌注治疗（PCI 或溶栓）。如果这些心电图改变的原因被明确，那么仍应当积极地采用问题 34 中提到的治疗方法（再灌注治疗除外），例如，患者有不稳定的心绞痛或非 ST 段抬高型心肌梗死。

25. 急性 ST 段抬高型心肌梗死再灌注的首选方法是 PCI 还是溶栓治疗？

如果能在到达急诊科 90 分钟内进行 PCI，则与溶栓治疗相比，更推荐 PCI。接受 PCI 治疗的患者，其死亡率可大幅度降低，在随后的几天内再闭塞的概率也更低，颅内出血的风险也更低。如果不能及时完成 PCI，那么应使用溶栓药物治疗。然而，这条规则也有一些明显的例外。溶栓药物对心源性休克患者（见问题 28）和症状持续 6 小时以上的患者无效。对这些患者来说，PCI 相对于溶栓药物治疗的获益时间窗更长。应与心脏介入专家共同制订对这些患者的管理决策。

26. 如果不具备心脏介入治疗条件，该如何治疗？

如果需要从一家医院转诊到有治疗 STEMI 能力的机构，转移和干预的允许时间窗为 120 分钟。

请注意，在这种情况下，球囊扩张应该在 120 分钟内完成，而不是仅进行转诊。如果不能在这个时间窗内完成介入治疗，则应尽快开始溶栓治疗。

27. 如何选择溶栓药物？

选择哪一种溶栓药并不重要。链激酶、阿替普酶、瑞替普酶和替奈普酶在世界范围内均有应用，疗效相似。出于成本考虑，医院通常储存其中一种溶栓药物，医师可以简单地选择医院库存中的药物。链激酶的优点是成本最低，但与其他药物相比，它的颅内出血率略高。瑞替普酶和替奈普酶比阿替普酶更受欢迎，因为它们可以使用弹丸式注射，而不是以输液的方式给药，而且给药的剂量范围更大。不管选择哪种药物，应在患者到达急诊科 30 分钟内给药。值得注意的是，6 个月内曾使用链激酶或 6 个月内曾有链球菌感染者，应使用除链激酶以外的其他药物。

28. 心源性休克的推荐治疗是什么？

唯一能降低心源性休克高死亡率的治疗方法是侵入性治疗（PCI 或在某些情况下的搭桥手术）。PCI 应当立刻进行，而不应被延误。将患者马上转移到导管室的另一个好处是，可以使用主动脉内球囊反搏进行治疗。目前，主动脉内球囊反搏在维持血压、减少后负荷和增加心输出量方面优于药物治疗。在采取上述措施的同时，应使用升压药物（如去甲肾上腺素或多巴胺）。

值得注意的是，治疗急性心肌梗死和低血压患者时，应考虑右心室梗死引起低血压的可能。这不是真正的心源性休克，但临床医师经常混淆这两种情况。当低血压伴急性下壁心肌梗死时，应怀疑右心室梗死。颈静脉扩张和清晰肺野是得出诊断的重要线索。这类患者不需要升压药物或正性肌力药物。相反，这类患者可以通过积极的静脉输液而获益。

29. 溶栓治疗的禁忌证

绝对禁忌证。
- 可以即刻进行 PCI。
- 活动性出血。
- 怀疑主动脉夹层。
- 6 个月内发生过缺血性脑卒中。
- 既往有出血性脑卒中病史。
- 8 周内接受过颅内 / 脊髓内手术或有外伤史。
- 颅内或椎管内肿瘤、动脉瘤或动静脉畸形。
相对禁忌证。
- 消化道出血病史。
- 过去 3 周接受过外科手术或侵入性操作。
- 4 周内有明确的外伤史。
- 出血倾向，血小板减少（小于 100×10^9/L）。
- 妊娠期或产后 10 天内。
- 长时间（超过 10 分钟）或外伤后心肺复苏史。
- 出血性眼病，尤其是糖尿病视网膜病变。
- 活动性肺部疾病。
- 对抗凝药物过敏。

30. 在进行溶栓治疗前还应考虑哪些诊断？

主动脉夹层和急性心包炎与急性心肌梗死的临床表现类似。在这些情况下进行溶栓治疗会导致患者死亡。主动脉夹层可以通过仔细地询问病史、检查外周脉搏和胸片来进行评估。如果仍然高度怀疑主动脉夹层，在进行溶栓治疗前，应进行胸部增强 CT 以排除。心包炎可以通过心包摩擦音和心电图显示的多导联广泛的 ST 段弓背向下抬高来确认。

31. 急性心肌梗死溶栓治疗的致命并发症是什么？

2% 的患者会发生颅内出血，0.5% 的患者会死亡。血管水肿罕见，但可能是致命的。

32. 硝酸甘油的作用如何？

硝酸甘油（NTG）常用于持续性胸痛患者。NTG 可降低前负荷，扩张冠状动脉，并可能改善冠状动脉灌注。NTG 能够改善大部分患者的缺血性胸痛症状。此外，NTG 可用于控制这些患者的严重高血压状态，可每 3 ~ 5 分钟舌下含服一剂（400μg），也可以静脉输注。对于临界低血压或低血压的患者，应谨慎使用 NTG，对于右心室梗死患者，应避免使用 NTG，因为它会造成或加重低血压。此外，近期服用西地那非或其他类似药物治疗勃起功能障碍的患者，服用 NTG 后可导致血压急剧下降。

33. 急性心肌梗死患者使用吗啡有好处吗？

以往为了减轻急性心梗患者的疼痛感，医师会使用吗啡。疼痛可以促进儿茶酚胺的释放，这对于缺血患者来说是不利的。然而，一项大规模非随机试验表明，吗啡和急性心肌梗死患者的不良预后有关。吗啡的镇痛作用可能会掩盖潜在的进行性加重的缺血症状，因此使用吗啡应当慎重。理想情况下，应当使用 NTG 治疗缺血性疼痛。然而，如果疼痛无法控制，可以以 2 ~ 4mg 的剂量分次给予吗啡以改善症状。包括 PCI 在内的其他侵入性治疗措施，都可以用吗啡缓解疼痛。

34. 其他对于再灌注治疗有益的辅助治疗药物有哪些？

· 阿司匹林：除非患者对阿司匹林存在致命性的过敏反应，否则应当立即给予患者阿司匹林，因为相对于其他治疗，阿司匹林可通过不可逆的抗血小板作用而减少死亡率。阿司匹林咀嚼片的剂量为 162 ~ 324mg；不应使用缓释剂型，因为吸收很慢。

· 其他抗血小板药：由于此类药物的使用仍然存在很大的争议，因此建议在咨询心内科医师后使用。其他类型的抗血小板药物主要分为两大类，分别是噻吩并吡啶类药物（氯吡格雷、替格瑞洛和普拉格雷）和糖蛋白 Ⅱb– Ⅲa 受体拮抗剂（G2b3aRAs，也称为糖蛋白抑制剂）。噻吩并吡啶类药物最常用，因为它们比 G2b3aRAs 类药物有更少的出血并发症，而且更容易给药。尽管替格瑞洛现在较以往使用得更多，但氯吡格雷依然是最常用和最古老的噻吩并吡啶类药物。这两种药物都可以在再灌注治疗前或再灌注时使用。普拉格雷最好在导管室使用，有脑卒中或短暂性缺血发作史的患者不应使用。在噻吩并吡啶被广泛应用前，G2b3aRAs 的使用非常广泛；然而，一些心内科医师仍将其与噻吩并吡啶类药物联合使用，用于接受 PCI 治疗的患者。联合用药可能在改善冠状动脉功能的同时，增加出血风险。G2b3aRAs 类药物（阿昔单抗、依替巴肽和替罗非班）通常仅推荐用于接受 PCI 治疗的患者。

• 肝素和其他抗凝药物：接受 PCI 或溶栓治疗的患者均应接受抗凝治疗。就阿替普酶而言，在溶栓输注完成前至少 1 小时给予肝素是必要的。而对链激酶、肝素的给药则应延迟至溶栓完成后 4～6 小时。在患者接受溶栓治疗或 PCI 后的住院期间，抗凝药物应持续使用至少 48 小时。除了普通肝素外，磺达肝癸钠、低分子量肝素和依诺肝素已被证明是可用的替代品。比伐卢定是 PCI 患者抗凝的另一种选择，但应用较少。

35. 何时使用 β 受体阻滞剂？

传统观点认为在急性心肌梗死发生 1 小时内静脉使用 β 受体阻滞剂能够降低心率，减少心肌耗氧，减少住院猝死发生率。β 受体阻滞剂还能够减少心肌梗死的坏死面积并降低死亡率。然而，大样本量的研究表明，常规、早期使用静脉 β 受体阻滞剂实际上增加了发生心源性休克的风险。现有的指南建议，为了达到 β 受体阻滞剂的临床获益，应当在入院的最初 24 小时内通过口服的方式给药，这样不会增加心源性休克的发生风险。仅在严重高血压或快速心律失常的情况下静脉使用 β 受体阻滞剂，如快速房颤。急性心肌梗死治疗中最常用的 β 受体阻滞剂是美托洛尔和阿替洛尔，禁忌证包括心力衰竭、心动过缓（心率 <55 次 / 分）、高度房室传导阻滞和支气管痉挛。

36. 急性心肌梗死时还会出现什么其他类型的心律失常？

• 室性心律失常：继发于服用药物、电解质紊乱、低氧等情况的室性心律失常需要被排除，若存在需进行治疗。
  • 孤立的室性早搏和非持续室性心动过速不需要治疗。
  • 持续室性心动过速（持续 30 秒或以上）应使用利多卡因或胺碘酮治疗。
  • 室颤室速是心肌梗死后最常见的死因。
  • 加速性室性自主心律（心率 60～120 次 / 分）不应急于处理，可以观察。它往往会在几秒到几分钟内自行消失。对室性心律失常的治疗可能会导致心脏停搏。
• 心动过缓，如Ⅱ度或Ⅲ度心脏传导阻滞。
  • 如果合并下壁心肌梗死，心动过缓通常是暂时性的，不需要放置临时起搏器。
  • 如果伴有前壁心肌梗死，心动过缓时通常需要放置临时起搏器。
  • 当存在严重的传导系统疾病（双束支传导阻滞或左束支传导阻滞及Ⅰ度房室传导阻滞）伴急性心肌梗死发作时，应考虑预防性地放置临时起搏器。

37. 哪些不稳定型心绞痛患者出现心肌梗死的风险最高，并能从更积极的治疗中获益？

• 心电图改变的患者：ST 段短暂或固定压低，或 T 波倒置，尤其是出现在前壁导联时。

- 年龄 >65 岁的患者。
- 既往有明确冠心病史的患者。
- 存在 3 种或 3 种以上的冠状动脉危险因素（吸烟、高血压、糖尿病、高胆固醇血症、家族史等）的患者。
- 24 小时内出现严重心绞痛的患者。

38. 如何处理不稳定型心绞痛和非 ST 段抬高型心肌梗死？

除再灌注治疗和 G2b3aRAs 外，治疗方法与 ST 段抬高型心肌梗死相似。这意味着所有不稳定型心绞痛和非 ST 段抬高型心肌梗死患者均应服用阿司匹林（氯吡格雷应在心内科专科医师会诊后使用）、硝酸甘油，以缓解疼痛和治疗严重的高血压，如果没有禁忌证，应进行抗凝治疗，β 受体阻滞剂应在 24 小时内给予。

39. 低分子肝素和普通肝素哪个更好呢？

普通肝素和低分子肝素、依诺肝素的效果类似，它们属于具有相似结构的一类药物。两者真正的区别在于临床的实际情况和心内科专科医师的会诊习惯。低分子肝素的优点是可以单次弹丸式注射，不需要输液泵；主要缺点是如果出现了出血并发症或准备进行侵入性操作，其作用无拮抗剂逆转。一些心内科医师更倾向于使用普通肝素，因其能够测量抗凝程度（国际标准化比值水平）。

关键点

（1）最能预测心脏缺血的表现。
- 放射性疼痛。
- 伴随呕吐的疼痛。
- 伴随大量出汗的疼痛。
- 用力时可致疼痛或使疼痛加重。

（2）怀疑急性心肌缺血或心肌梗死的诊断要点。
- 明确的现病史是绝对重要的。
- 不是所有的患者均有胸痛，无胸痛的患者常表现为呼吸困难。
- 具有不典型心肌缺血临床表现的三类高危人群：老年人、糖尿病患者、女性。

（3）STEMI 的心电图表现（同假阳性比较）。
- ST 段弓背向上（形似墓碑）。
- ST 段抬高而对应导联的 ST 段压低。
- ST 段和 T 波进行性演变。

（4）对于 STEMI 患者，PCI 治疗优先于溶栓治疗，除非预计患者等候球囊扩张的时间超过 120 分钟。

（5）对所有的疑似缺血性心脏病或心肌梗死患者而言，阿司匹林是最重要的药物。

（李振华　译）

参考文献

1. Body R: Emergent diagnosis of acute coronary syndromes: today's challenges and tomorrow's possibilities. *Resuscitation* 78:13–20, 2008.
2. Body R, Carley S, Wibberley C, et al: The value of symptoms and signs in the emergent diagnosis of acute coronary syndromes. *Resuscitation* 81:281–286, 2010.
3. Canto J, Rogers WJ, Goldbert RJ, et al: Association of age and sex with myocardial infarction symptom presentation and in-hospital mortality. *JAMA* 307:813–822, 2012.
4. Harrigan RA, DeAngelis MA: Evaluation and management of patients with chest syndromes. In Mattu A, Goyal D, editors: *Emergency medicine: avoiding the pitfalls and improving the outcomes*, 2007, Blackwell, pp 1–16.
5. Jneid H, Anderson JL, Wright RS, et al: 2012 ACCF/AHA focused update of the guidelines for the management of patients with unstable angina/non–STE-elevation myocardial infarction (updating the 2007 guideline and replacing the 2011 focused update): a report of the American College of Cardiology Foundation/American Heart Association task force on practice guidelines. *Circulation* 126:875–910, 2012.
6. Kontos MC, Diercks DB, Ho MP, et al: Treatment and outcomes in patients with myocardial infarction treated with acute beta-blocker therapy: results from the American College of Cardiology's NCDR. *Am Heart J* 161:864–870, 2011.
7. Kurz MC, Mattu A, Brady WJ: Acute coronary syndrome. In Marx JA, Hockberger RS, Walls RM, et al, editors: *Rosen's emergency medicine: concepts and clinical practice*, ed 8, Philadelphia, 2014, Saunders, pp 997.
8. Newby LK, Jesse RL, Gersh BJ, et al: ACCF 2012 expert consensus document on practical clinical considerations in the interpretation of troponin elevations: a report of the American College of Cardiology Foundation task force on Clinical Expert Consensus Documents. *J Am Coll Cardiol* 60:2427–2463, 2012.
9. O'Gara PT, Kushner FG, Ascheim DD, et al: 2013 ACCF/AHA guideline for the management of ST-elevation myocardial infarction: a report of the American College of Cardiology Foundation/American Heart Association task force on practice guidelines. *Circulation* 127:e362–e425, 2013.
10. Swap CJ, Nagurney JT: Value and limitations of chest pain history in the evaluation of patients with suspected acute coronary syndromes. *JAMA* 294:2623–2629, 2005.
11. Thygesen K, Alpert JS, Jaffe AS, et al: Third universal definition of myocardial infarction. *Circulation* 126:2020–2035, 2012.

第 32 章 心律失常、起搏器和植入式除颤器

Christopher B. Colwell, MD; Karl Marzec, MD

1. 什么是窦性心律?

每次心跳结束时,所有心肌细胞均去极化并经历不应期。此时,某些心肌细胞(窦房结和房室结及一些心室细胞)膜电位向阈电位方向回落。这就像一场赛跑,通常窦房结细胞首先到达终点、达到阈值、激发,从而保证心脏的窦性起搏功能。

2. 什么是房室结?

房室结是心房和心室之间的被动连接,具有自律性。正常情况下,所有的心房冲动都能传导到心室。当心室率快到危及心输出量时,房室结传导速度就开始减慢。这种渐进式的减慢过滤了快速的心房脉冲,使其不能被完全传导下去。这种进行性房室结传导阻滞是一种保护机制,其目的是预防功能失调的快速心室率。

3. 在治疗心律失常前有必要先对其进行鉴别诊断吗?

对血流动力学不稳定的患者来说,没有必要。一般的经验性原则是:如果为快速心律失常,就进行电复律;如果为缓慢性心律失常,就给患者安装起搏器。

4. 血流动力学受损的表现是什么?

在成人中,血流动力学损害表现为低血压(收缩压 < 90mmHg)并伴有精神状态改变、胸痛或呼吸短促。

5. 如何知道患者的心律失常是否导致了血流动力学受损?

通常,如果患者的心率在每分钟 60 ~ 100 次,那么血流动力学不稳定是由其他原因引起的。尽管存在心率低于 150 次 / 分的快速心律失常导致血流动力学不稳定的可能性,但是其非常罕见。心率低于 150 次 / 分的患者需要进行电复律的情况也是极其罕见的。

6. 如何处理缓慢性心律失常?

如果患者血流动力学稳定且无症状,则无须治疗心动过缓。通常对患者出现的症状进行治疗,而不是仅仅关注患者的心率。如果患者心率低于 60 次 / 分并且血流动力学不稳定,则应进行如下处理。

· 静脉注射阿托品 0.5mg(儿童剂量为 0.01mg/kg,新生儿剂量为 0.02mg/kg;可重复注射)。

• 启动起搏器治疗，采用体外起搏。放置一个经静脉的起搏器（尤其是在没有可视化设备的情况下）会比想象中需要的时间长。

7. 如何治疗快速心律失常？

任何不稳定的快速心律失常的患者，无论其病情是否由血流动力学不稳定引起，都需要心脏复律。室上性心动过速和心房扑动通常对低电压（50J）有反应，而大多数其他类型心动过速性心律失常通常至少需要 100J 才能转化为窦性心律。如果患者的血流动力学稳定，下一步则是鉴别患者是窄-QRS 波还是宽-QRS 波的快速心律失常。

8. 什么是窄-QRS 波心律失常？

房室结直接向浦肯野系统传导冲动，浦肯野系统在心室的心内膜表面运行。电脉冲沿浦肯野纤维以 2～3m/s 的速度传播。如果一个冲动从房室结进入心室，它可以在 0.12 秒（120 毫秒或心电图纸上的 3 个小格）内迅速激活整个心室肌肉组织。在心电图上就能看到一个窄-QRS 波，就是一个宽度小于 120 毫秒的 QRS 波。窄-QRS 波心动过速一定是起源于房室结以上。窦性心动过速、SVT 及心房颤动（atrial fibrillation, AF）伴（或不伴）快速心室率是窄-QRS 波心动过速的几种不同情况。

9. 当心室率很快时，如何确定心房颤动的诊断？

心房颤动的定义是心脏节律不规则，但非常快的心房颤动看起来可能是规则的，很难和 SVT 区分开来。心房颤动的诊断是通过触诊周围脉搏，同时听诊心脏或观察节律来进行的。心房颤动是唯一可以导致脉搏短绌（可触及的搏动少于观察到的或听诊到的搏动）的心律失常，心房颤动患者的脉搏不规则且强度不同。

10. 如何治疗血流动力学稳定的窄-QRS 波心动过速患者？

窄-QRS 波心动过速必定起源于房室结以上的部位。为了控制心室率，需使用药物阻断房室结。如果患者的快速规则性窄-QRS 波心动过速不能被明确识别，最好的起始药物是腺苷，6mg 静脉快速弹丸式注射，随后给予 12mg（必要时可重复）。对 SVT 患者来说，腺苷的有效率为 85%～90%，副作用小且半衰期短。另外，维拉帕米 5～10mg 或地尔硫䓬 20mg，静脉注射 1～2 分钟，可终止或控制 80%～90% 的患者的快速心室率。如果患者合并有明确的心房颤动，首要目标是控制心率而不是转复为窦性心律。β 受体阻滞剂（美托洛尔 5～10mg IV，2 分钟）和钙通道阻滞剂（地尔硫䓬 20mg IV，2 分钟）是有效的房室结阻滞药物，对大多数合并心房颤动的患者均可有效地控制心室率。腺苷可导致患者出现胸闷、恶心、呼吸短促等不良反应，对上述不良反应应该予以重视。钙通道阻滞剂很少会引起低血压，而关于腺苷导致的危及生命的情况时有报道。因此，在使用这些药物时，良好通畅的静脉通道和高级心脏生命维持系统的准备十分重要。腺苷对结内传导的影响很小，因此一些学者推荐将腺苷作为宽-QRS 波心动过速的诊断性用药。

11. 在什么情况下，窄–QRS 波快速心律失常患者不能使用腺苷或钙通道阻滞剂？

在沃－帕－怀综合征（Wolff-Parkinson-White syndrome，WPW 综合征）合并心房颤动的情况下使用这些药物可能存在潜在风险。在这种类型的心律失常中，心房和心室之间有一条旁路，绕过房室结。如果给予房室结阻滞剂，通过旁路的传导可能加快，这会使心动过速加重，并可能导致血流动力学崩溃。心房颤动在 WPW 综合征中可表现为窄–QRS 波或宽–QRS 波心动过速。如果心率非常快，很难在心电图上确定患者是否患有 WPW 综合征，但如果患者既往有明确的该疾病病史，则不要服用腺苷或钙通道阻滞剂，应改用普鲁卡因胺或同步心脏复律。

12. 室性期前收缩的定义

当心室细胞赢得心肌细胞间"赛跑"的胜利时，起源于异位心室部位的心室肌细胞去极化，即发生室性期前收缩。

13. 什么是宽–QRS 波快速心律失常？

当冲动来自受损或缺血的心室肌肉而不是窦房结或房室结时，它不使用浦肯野纤维这样的传导"高速公路"，因此激活心室所需时间超过 0.12 秒（120 毫秒或心电图纸上的 3 个小格），则可看到一个宽–QRS 波。

14. 导致宽–QRS 波心动过速最常见的原因是什么？

最常见的原因是室性心动过速。在急诊科，70%～90% 的伴有宽–QRS 波的清醒患者为 VT，只有 10%～30% 的患者为异常的室上性心动过速（见问题 16）。如果患者既往有心肌梗死或充血性心力衰竭的病史，发生 VT 的可能性更大。其他导致宽–QRS 波快速心律失常的原因有：心室颤动———一种宽–QRS 波、不规则、无灌注的节律，需要电除颤；尖端扭转性室速———一种与 QT 间期延长相关的宽–QRS 波节律。如果患者血流动力学不稳定，则需要进行非同步心脏复律。如果患者血流动力学稳定，应给予镁剂（1～2g IV，5～10 分钟）；如果 QT 间期时间延长，则考虑给予异丙肾上腺素或心室起搏。

15.VT 总是会导致患者血流动力学不稳定吗？

不，血流动力学状态不能应用于确定宽–QRS 波心动过速的性质。即使患者的血流动力学稳定，也不要认为一个宽–QRS 波心动过速不是 VT。

16. 什么是异常的室上性节律？

通常，室上性节律穿过房室结，通过较大的心室内传导纤维，迅速激活心室，导致出现窄–QRS 波（< 0.12 秒）。宽–QRS 波心动过速通常表明其为心室来源。虽然不太常见，但是室上性的冲动也可以通过一种异常的方式在心室中传播，而表现为宽–QRS 波，被称为异常的室上性节律。如问题 11 所述，WPW 综合征合并心房颤动时可表现为这种情况；这是一种室上性心律失常，可以表现为窄–QRS 波或宽–QRS 波

心动过速，这取决于传导旁路的传导方向。

17. 通过 12 导联心电图鉴别 VT 和异常的室上性心动过速

通常，如果有疑问的话，应假设心律为 VT 并对其进行相应的处理。若在 12 导联心电图上出现下述表现，则强烈提示室上性心动过速的发生。

- 房室分离。
- 室性融合波或心室夺获。
- 电轴左偏或右偏。
- QRS 波宽度大于 140 毫秒。
- QRS 波正向或负向同相性。
- V1 导联单相或双相 QRS 波。
- V6 导联呈 RS 或 QS 型。
- 冠心病或充血性心力衰竭的病史。
- 体检时发现房室分离的证据（cannon A 波）。

心率不是区分 VT 和异常的 SVT 的准确方法。同样，如果有任何疑问，应先假设 VT。将异常的 SVT 当作 VT 来处理，比将 VT 当作异常的 SVT 来处理所带来的危害要小。

18. 如何处理宽 –QRS 波？

见表 32–1。

表 32–1 宽 –QRS 波的治疗

临床表现	治疗
血流动力学不稳定	心脏复律
异常的 SVT 所导致的宽–QRS 波快速心律失常	腺苷（6mg IV，如果无效再次给予 12mg IV）
未知类型的心脏功能保留的宽–QRS 波快速心律失常（无充血性心力衰竭临床表现）	胺碘酮（150mg IV，10 ～ 15 分钟）或普鲁卡因胺（17mg/kg IV，速度为 20mg/min，心律失常恢复低血压或 QRS 波宽度少于原有宽度的 50% 则停药）
未知类型有充血性心力衰竭表现的宽 –QRS 波的快速心律失常	胺碘酮
心室起源的心律	胺碘酮，普鲁卡因胺或利多卡因（1 ～ 1.5mg/kg IV，每 5 分钟重复一次，直至达到最大剂量 3mg/kg）；如为尖端扭转性则给予镁剂（2g IV）

注：引自 Shah CP，Thakur RK，Xie B，et al: Clinical approach to wide QRS complex tachycardias. Emerg Med Clin North Am 16: 331 – 360, 1998.

IV，静脉注射；SVT，室上性心动过速。

19. 胺碘酮是如何起作用的?

胺碘酮是Ⅲ类抗心律失常药物,其作用之一是延长动作电位持续时间和不应期,减缓起搏细胞的自动性,减缓房室结传导。它被批准用于治疗室性和室上性心律失常,包括心房颤动、心房扑动和旁路综合征。目前美国心脏协会高级心脏生命支持指南建议将胺碘酮作为控制 VT 的一线药物,对于机制未知的宽-QRS 波心动过速且血流动力学稳定的患者,胺碘酮也是不错的选择。其主要不良反应是低血压和心动过缓。成人静脉给药剂量为 150mg,持续 10 ~ 15 分钟。胺碘酮起效较慢,清除速度更慢。

20. 什么药物不能用于治疗宽-QRS 波快速心律失常?

维拉帕米。由于所有的宽-QRS 波快速心动过速均起源于心室,维拉帕米具有引起低血压的风险,并可能导致 VF 或心脏停搏。

21. 什么是同步电复律?

同步电复律是匹配 QRS 波的时间以同步传输能量的复律方式。这种方式减少了电击诱发 VF 的机会,当电击发生在心脏电活动的相对易损期(T 波的下降支)时,就会发生 VF。

22. 如何进行同步电复律?

- 将除颤垫放置在患者身上:一个紧贴在前胸,另一个紧贴在患者背部。
- 打开除颤器开关。
- 选择一个能够清楚显示 R 波高度、明显高于 T 波高度的导联进行监护。
- 按下同步控制按钮,激活同步模式,并在 R 波上寻找标记,指示同步模式工作,捕获 QRS 波,而不是 T 波。
- 可能需要再次调整 R 波,直到每个 QRS 复合体出现同步标记。然后选择合适的能量。
- 牢记对清醒的患者,需给予足够的镇静剂(如果使用除颤板,在两个除颤板上涂上导电凝胶,向下施加 11kg 的压力)。

23. 对心脏停搏的患者使用电复律有意义吗?

严格地说,这种情况下没有意义。从理论上讲,心脏复律使所有心肌细胞同时去极化。然后,所有细胞应同步地、自发地再极化,重新启动窦性心律。心脏停搏时由于无法去极化,也就没有心脏复律的可能性。虽然美国心脏协会目前不建议在心脏停搏时进行常规电击,但在下面两种情况下,对明显的心脏停搏进行心脏复律可能会有帮助。

- 如果 QRS 主波向量垂直于心电图导联的电轴,VF 可表现为心脏停搏。
- 如果 VF 表现为细颤,从监护仪上很难与心脏停搏区分。如果有必要,在这种情况下可以使用床旁超声进行鉴别。

24. 在心脏复律前对患有心房颤动的患者进行抗凝治疗有必要吗？

对心房颤动持续时间少于 48 小时的患者进行抗凝是没有必要的，因为其血栓形成的风险较低。如果心房颤动持续时间超过 48 小时，且患者病情稳定，可推迟心脏复律的时间，直至患者达到完全抗凝的状态。

25. 在急诊科，应该使用单相波还是双相波心脏复律？

双相波的理论优势包括实现有效除颤所需的能量更少，在等效能量水平上电击后心肌损伤和功能障碍更少。2003 年发表的一项研究表明，与单相波相比，使用双相波的患者更有可能在一次电击中恢复有序的节律，但在总体生存率上单相波和双相波没有显著的统计学差异。2006 年的一项研究发现，双相波可以减少除颤次数，更快地恢复自主循环和提高生存率。尽管这些结果很有吸引力，但还需要更多的研究来确定双相波除颤的明确的、显著的临床益处。

26. 什么是起搏器？

起搏器是用来刺激心脏的外部能量来源装置。它由脉冲发生器（即能量来源）、输出电路、传感电路、时间感知电路和起搏电极组成。在急诊科，起搏是通过放置一个临时的体外或经静脉的起搏器来进行的。长期治疗则需要通过外科手术植入设备。通常可以在体检时触诊到起搏器；在胸部 X 线片上，起搏器显示为不透明的异物。

27. 临时起搏器的适应证是什么？

对于血流动力学不稳定患者的严重心动过缓和恶性心动过缓的预防，建议采用临时紧急起搏。对阿托品或其他药物治疗无效的有症状或不稳定的患者，以及下列情况的患者，应当进行紧急临时起搏器植入术。

窦房结功能失常。
- 窦性心动过缓。
- 窦性停搏超过 3 秒。
- 房室结阻滞。
- Ⅱ度房室传导阻滞（莫氏Ⅰ型）。
- 完全性心脏传导阻滞。

结下传导阻滞。
- 急性心肌梗死合并新发的双束支传导阻滞。
- 可变的伴有 PR 间期改变的束支传导阻滞。
- 完全性心脏传导阻滞。

起搏器也可用于超速起搏，通过在心搏周期的易损期进行室性超速抑制来终止 VT。预防性临时起搏可用于插入肺动脉导管的潜在左束支传导阻滞的患者，以及服用了可能导致或加剧血流动力学不稳定药物的心动过缓患者。

28. 在什么位置放置体外或皮下起搏器？应如何操作？

起搏垫和监测导联应放置在前胸中段和左侧肩胛骨下方。随后选择所需的心率，并将电流设置为 0mA。打开体外起搏器的开关，起搏电流大小随着患者耐受性的增加而增加，直至达到心脏夺获。

29. 列举体外起搏器的局限性

骨骼肌收缩对患者来说非常不舒服，这常常限制了体外起搏器的使用。将电极放置在骨骼肌最少的区域可以最大限度地减少不适。医师应选择最低有效电流。如果这些措施仍不能减少不适，强烈建议给予患者镇静治疗。

30. 如果永久起搏器失效了，能否使用体外起搏器替代？

可以，但是要注意将外部起搏器设定为起搏模式，而不是传感模式。否则，它可能会感受到永久起搏器发出的电脉冲，而不能正常工作。

31. 同经皮起搏器相比，经静脉起搏器的优点是什么？

经皮导联适用于快速启动临时起搏。静脉导联更可靠、更舒适，因为体外起搏需要的电流是体内起搏所需电流的 30 ～ 100 倍。

32. 如何放置经静脉和经胸起搏器？

半浮动或软球囊导管可以通过中心静脉通路进入锁骨下静脉或颈内静脉。在急诊科，在心电图引导下，用鳄鱼夹连接到一个胸前导联，如 V1，另一个鳄鱼夹则夹在起搏导线上。当在监视器上看到损伤电流（ST 段抬高）时，表示起搏器与心脏接触，缓慢轻柔地撤出导线，使其处于起搏位置。如果有可能，应进行透视检查以确保起搏器位置正确。

33. 有起搏器的情况下可以进行心脏复苏术吗？

建议在 CPR 期间关闭体外起搏器，尤其是在对患者进行除颤或电转复时。如果使用单独的除颤板，应放置在离起搏导联至少 2 ～ 3cm 的地方，以防止出现电弧。

34. 永久起搏器的适应证

永久起搏器正在不断发展，截至 2014 年，永久起搏器的适应证如下。
- 病态窦房结综合征。
- 有症状的窦性心动过缓。
- 快 - 慢性心律失常综合征。
- 合并缓慢心室率的心房颤动。
- 完全性心脏传导阻滞。
- 变时性无能（无法提高心率以匹配运动水平）。
- 长 QT 综合征。
其他尚有争议的适应证如下。

- 心肌疾病（肥厚或扩张）。
- 充血性心力衰竭（心脏再同步化治疗）。
- 严重难治性神经性心源性晕厥。
- 阵发性房颤（心房起搏）。

35. 永久起搏器的并发症

起搏器发生器常规被置入皮下或肌下小囊袋中，这有可能导致袋状血肿，如果可以触诊到袋状血肿，通常需要行手术引流。袋状感染也可发生，表现为局部炎症、波动感、脓肿形成或局部蜂窝织炎。极少数情况下，可由继发于感染、创伤或局部组织缺血的起搏器的挤压，导致囊袋腐蚀。急性感染通常由金黄色葡萄球菌引起，而慢性感染则由表皮葡萄球菌引起。需采用经验性抗生素治疗，移除旧有设备并在远隔部位植入新起搏器。若创面裂开，则可能需要住院治疗以进行清创和创面边缘重建。

36. 起搏器设置 DDD 是什么意思？

这些字母代表起搏器代码，一般由 3 ~ 5 个字母组成，描述不同类型的起搏功能；前三个字母与急诊医师最相关（表 32-2）。第一个字母表示感知心室起搏的位置；第二个字母表示感知电活动的位置；第三个字母表示对感知到的事件的反应。可以添加第四个和第五个字母来描述起搏器是否为程序控制的、是否可编程及是否有防止心动过速的特殊功能。DDD 起搏器能够起搏并感测心房和心室（双腔室），并且对所感测到的心室和心房活动具有双重响应（可以调节心房或心室的节律）。自发性房室活动可抑制起搏器起搏心房和心室，没有心室活动的心房活动只触发心室起搏。

表 32-2　起搏器代码

第一个字母：感知心室 起搏的位置	第二个字母：感知 电活动的位置	第三个字母：对感知 事件的反应
A（心房）	A（心房）	I（抑制）
V（心室）	V（心室）	T（触发）
D（双心室）	D（双心室）	D（双相反应）
O（无）	O（无）	O（无反应）

37. 在急诊科中如何确定永久起搏器的类型？

患者应该随身携带一张卡片，提供有关其特定起搏器模式的信息。大多数起搏器的发生器都有放射检查代码，可以在标准胸片上看到。这些标记以及起搏器的形状可以帮助医师确定起搏器和起搏器电池的制造商。

38. 永久起搏器故障最常见的原因是什么？

大多数起搏器故障是电极或导线的问题，而不是电池或脉冲发生器的问题。由于技术的日益成熟，因起搏器有问题而到急诊科就诊的患者比过去要少得多。

39. 起搏器故障最可靠的指标是什么？

患者心率不正常是起搏器功能障碍的一个很好的指标，通常表现为不能给患者提供设定的心率。低于 60 次 / 分的非心室起搏心率或高于 100 次 / 分的起搏心率都可能是由起搏器功能失常所导致的。

40. 起搏器磁铁的作用是什么？

在脉冲发生器上放置一个起搏器磁铁可以阻止起搏器感知或避免响应其所感知的所有事件，使起搏器恢复到 3 种固定频率模式之一。

（1）任意事件（心房起搏）。

（2）VOO（心室起搏）。

（3）DOO（心房心室起搏）。

其目的是检查起搏速率，操作应该迅速，因为在 T 波时脉冲发生器会持续发放冲动或不能抑制严重心律失常。起搏器磁铁也可以用来关闭一些自动植入型心律转复除颤器（AICD，见问题 49）。

41. 如何评估患者是否有潜在的起搏器故障？

· 重点记录与起搏器故障相关的症状，包括心悸、虚弱、疲劳、呼吸短促、打嗝、晕厥、发热、发生器部位疼痛或红斑。

· 体格检查应关注患者的生命体征、精神状态、心血管系统和发生器部位。

· 进行心电图检查以评估起搏器功能，进行正、侧位胸片检查以确定起搏器引线位置和引线及连接部分的完整性。

· 评估心电图，是否存在起搏峰值。

· 如果起搏信号未出现，在起搏器部位使用起搏器磁铁。如果使用磁铁后未出现起搏尖峰信号，就表明存在一定的机械故障。

如果存在起搏尖峰信号，寻找捕获波形（心房尖峰响应的 P 波或心室尖峰响应的 QRS 波，或两者兼有，这取决于起搏器的类型）。如果捕获失败，通常表明机械故障，如导联断裂或脱位，但也可能是由于缺血、代谢紊乱或某些药物所导致的。如果起搏发生在心房或心室收缩之间的不适当的短间歇，可能是由起搏器过度感知所导致的。如果在一个自主 QRS 复合体之后立即看到一个起搏尖峰，那可能是因为起搏器感知不足。常见起搏器故障的描述见表 32-3。

表 32-3　永久起搏器的故障

并发症	描述
感知过度	起搏器错误地感知到电活动并被阻止正确起搏，这可能是由于肌肉活动、电磁干扰或铅绝缘破裂
感知低下	起搏器不正确地忽略了内在去极化和步调（即使有内在活动）时发生，这可能是引线定位不良、引线移位、使用了起搏器磁铁、电池电量不足或心肌梗死的结果

并发症	描述
起搏失败	包括机械因素（如气胸、心包炎、感染、血肿、铅脱出或静脉血栓形成）导致的功能障碍
捕获失败	起搏尖峰后不伴有心房或心室复合体，这可能是由铅断裂、铅脱出、铅绝缘破裂、起搏阈值升高、铅尖心梗、药物、代谢异常、心脏穿孔、铅接触不良，以及振幅或脉宽设置不当引起的

42. 什么是起搏器综合征?

起搏器综合征是一种临床症状，包括头晕、疲劳、心悸、晕厥、用力时呼吸困难和低血压，通常源于房室同步收缩和心房功能支持丧失。

43. 什么是 twiddler 综合征?

Twiddler综合征是晚期电极脱位最常见的原因，发生在患者转身或扭动时，囊袋内的脉冲发生器扭转了发生器周围的导联线，使其从原来的正确位置脱位。脉冲发生器可能会腐蚀皮肤。

44. 什么是起搏器介导的心动过速?

功能正常的起搏器也可能会引起快速心律失常。在起搏器的不应期，心室搏动的逆行传导可能导致心房触发心室收缩失败。因为这种收缩没有被起搏器感知到，所以脉冲发生器会被触发，引发可折返性心动过速。治疗包括以下可延长房室传导时间的方法。

- 增加心房不应期时间。
- 给予腺苷或维拉帕米。
- 提高心房感觉阈值。
- 使用起搏器磁铁阻止起搏器感知心房。

45. 什么是起搏器失控?

起搏器功能失常，表现为继发于快速心室起搏的心动过速，称为起搏器失控。当心率大于起搏器的最高心率限制设置时就有可能发生起搏器失控，此时需要采取紧急措施，如切断起搏器导线。

46. 当心脏起搏器电量不足时会发生什么?

通常起搏器会表现为磁介导起搏速率下降，通常下降到制造商预定的速率。不同制造商的起搏器设置不同，某些型号可改变起搏器模式（如 DDD 改为 VVI）。

47. 使用永久性起搏器的患者能够接受电除颤吗？

可以，但重要的是要让垫片或除颤板远离脉冲发生器所在的位置，推荐在胸部前后两端放置。除颤会损坏脉冲发生器。由于起搏器导联捕获阈值升高，可能会出现暂时甚至永久性的心室或心房夺获丧失。

48. 什么是自动植入型心律转复除颤器？

自动植入型心律转复除颤器（AICD）是一种专门用于治疗快速心律失常的设备。如果 AICD 感知到心室率超过植入型心律转复除颤器所预先设定的心率截止值，则该设备自动进行心脏复律或除颤。另外，该设备可以尝试快速释放若干脉冲，通常约为10 个，以尝试终止 VT。较新的 AICD 设备是一种包含有植入型心律转复除颤器和起搏器的组合设备。

49. 与 AICD 相关的故障

见表 32-4。

表 32-4　与自动植入型心律转复除颤器相关的故障

并发症	描述
不能工作	与起搏器不能工作的原理相同
感知失败	出现过度感知或感知低下，其原因与起搏器出现同类故障原因相同
不适当的心脏复律	患者存在心房颤动时或在一次快速复律中接受了多次电击时可能发生
不充分的心脏复律	可能由过度感知 T 波、导联断裂、导联绝缘层断裂、电灼、MRI 或电磁干扰引起；也可由能量输出不足引起；还可由抗心律失常药物、导联部位心肌梗死、导联断裂、绝缘层断裂或心脏复律导联脱位而引起的去颤阈值升高所导致
不能进行心脏复律	可能由于感知失败、导联断裂、电磁干扰，以及意外的 AICD 失活

注：引自 Higgins GL 3rd：The automatic implantable cardioverter-defibrillator：management issues relevant to the emergency care provider. Am J Emerg Med 8：342‐347，1990.

50.AICD 故障最常见的类型

不适当的心脏复律。

51. 在 AICD 上放置起搏器磁铁会出现什么情况?

在 AICD 上使用起搏器磁铁可以抑制电击的释放，但如果患者需要，不会抑制缓慢性心律失常的起搏。在较老型号的设备中，使用起搏器磁铁会使 AICD 在每个 QRS 波群出现时发出嘟嘟声。如果起搏器磁铁保持 30 秒，AICD 就会失效，并发出连续的报警音。起搏器磁铁被移除后可重新激活设备，30 秒后，AICD 在每一个 QRS 波发出蜂鸣声。

（刘　冰　译）

参考文献

1. Baerman J, Morady F, DiCarlo L Jr, et al: Differentiation of ventricular tachycardia from supraventricular tachycardia with aberration: value of the clinical history. *Ann Emerg Med* 16:40–43, 1987.
2. Brady WJ, Debehnke DJ, Laundrie D: Prevalence, therapeutic response, and outcome of ventricular tachycardia and the out-of-hospital setting: a comparison of monomorphic ventricular tachycardia, polymorphic tachycardia, and torsades de pointes. *Acad Emerg Med* 6:609–617, 1999.
3. Bocka JJ: External transcutaneous pacemakers. *Ann Emerg Med* 18:1280–1286, 1989.
4. Buxton A, Marchlinski FE, Doherty JU, et al: Hazards of intravenous verapamil for sustained ventricular tachycardia. *Am J Cardiol* 59:1107–1110, 1987.
5. Cardall TY, Brady WJ, Chan TC, et al: Permanent cardiac pacemakers: issues relevant to the emergency physician: part II. *J Emerg Med* 17:697–709, 1999.
6. Gillis AM: The current status of the implantable cardioverter defibrillator. *Annu Rev Med* 47:85–93, 1996.
7. Glikson M, Hayes DL: Cardiac pacing: a review. *Med Clin North Am* 85:369–421, 2001.
8. Harken AH, Honigman B, Van Way C: Cardiac dysrhythmias in the acute setting: recognition and treatment (or) anyone can treat cardiac dysrhythmias. *J Emerg Med* 5:129–134, 1987.
9. Holdgate A, Foo A: Adenosine versus intravenous calcium channel antagonist for the treatment of supraventricular tachycardia in adults. *Cochrane Database Syst Rev* 4:CD005154, 2006.
10. Hood R, Shorofsky S: Management of arrhythmias in the emergency department. *Cardiol Clin* 24:125–133, 2006.
11. Kudenchuk P, Cobb L, Copass M, et al: Transthoracic incremental monophasic vs biphasic defibrillation in emergency responders (TIMBER): a randomized comparison of monophasic with biphasic waveform ascending energy defibrillation for the resuscitation of out-of-hospital cardiac arrest due to ventricular fibrillation. *Circulation* 114:2010–2018, 2006.
12. Neumar RW, Otto CW, Link MS, et al: 2010 American Heart Association guidelines for cardiopulmonary resuscitation and emergency cardiovascular care. Part 8.2. Management of cardiac arrest. *Circulation* 122:S729–S767, 2010.
13. Sarko JA, Tiffany BR: Cardiac pacemakers: evaluation and management of malfunctions. *Am J Emerg Med* 18:435–440, 2000.
14. Steinman R, Herrera C, Schuger C, et al: Wide QRS tachycardia in the conscious adult: ventricular tachycardia is the most frequent cause. *JAMA* 261:1013–1016, 1989.
15. Stewart JA: Questions remain about shocking asystole [correspondence]. *Am J Emerg Med* 14:337–338, 1996.
16. Trohman R, Kim M, Pinski S: Cardiac pacing: the state of the art. *Lancet* 364:1701–1719, 2004.
17. Van Alem A, Chapman F, Lank P, et al: A prospective, randomized and blinded comparison of first shock success of monophasic and biphasic waveforms in out-of-hospital cardiac arrest. *Resuscitation* 58:17–24, 2003.
18. Weigner MJ, Caulfiel TA, Danias PG, et al: Risk for clinical thromboembolism associated with conversion to sinus rhythm in patients with AF lasting less than 48 hours. *Ann Intern Med* 126:615–620, 1997.

第 33 章 高血压、高血压危象、主动脉夹层、主动脉瘤

Madonna Fernández-Frackelton，MD，FACEP

1. 根据美国高血压预防、检测、评价和治疗的联合国家委员会 JNC7 报告，高血压的定义是什么？

- 正常血压（BP）：低于 120/80mmHg。
- 高血压（hypertension，HTN）前期：收缩压（SBP）120 ～ 139mmHg 或舒张压（DBP）80 ～ 89mmHg。
- 一级高血压：SBP 140 ～ 159mmHg 或 DBP 90 ～ 99mmHg。
- 二级高血压：SBP 大于 160mmHg 或 DBP 大于 100mmHg。

2. JNC8 报告与 JNC7 报告有什么不同？

- JNC8 报告未阐述定义，而是描述阈值。
- 充足的证据表明，60 岁以上患者的血压目标为 150/90mmHg 以下。
- 充足的证据表明，30 ～ 59 岁的患者 DBP 目标为 90mmHg 以下。
- 60 岁以下患者的 SBP 降压目标值和 30 岁以下患者的 DBP 降压目标值的证据较少。专家推荐这些年龄组的血压控制目标为 140/90mmHg 以下。

3. 原发性 HTN 和继发性 HTN 的区别是什么？

- 原发性 HTN 占 HTN 患者的 90% 以上。其病因尚不清楚，可能与遗传和环境等多种因素相关。
- 继发性 HTN 都有一个诱因，它可能源于多种疾病，比如以下几种。
  - 颅内压升高的原发性神经系统疾病，如缺血性或出血性脑卒中、颅内占位或脑水肿。
  - 肾病，如肾小球肾炎、多囊肾病、慢性肾盂肾炎、溶血性尿毒症综合征。
  - 血管疾病，如主动脉缩窄、肾动脉狭窄、纤维肌发育不良、大动脉炎、结节性多动脉炎。
  - 内分泌系统疾病，如库欣综合征（皮质醇升高）、原发性醛固酮增多症（醛固酮升高）、嗜铬细胞瘤（儿茶酚胺升高）、甲状腺疾病、肾素分泌瘤。
  - 妊娠高血压（先兆子痫和子痫）。
  - 睡眠呼吸暂停。

4. 在急诊科中可见到哪些可造成短暂的 HTN 的情况?

- 焦虑或疼痛。
- 非法药物的使用(如可卡因、安非他命、苯环克利丁或麦角酸二乙胺 LSD)。
- 含交感神经药物的非处方药。
- 中毒综合征。
- 酗酒和戒酒。
- 铅中毒。
- 停用抗高血压药物。
- 某些含有大量酪胺的食物。

含酪胺的食物和单胺氧化酶抑制药(monoamine oxidase inhibitors,MAOI)的组合可导致长期严重的 HTN。MAOI 与某些药物(如哌替啶、三环类抗抑郁药、麻黄碱和苯丙胺)联合使用,也可引起严重的 HTN。

5. 应该如何向患者解释治疗 HTN 的重要性?

治疗 HTN 对降低疾病发病率和死亡率有显著意义,可使脑卒中的发生率降低 35%,心肌梗死的发生率降低 20%,心力衰竭的发生率降低 50%。据估计,对于一级 HTN 患者和合并其他心血管危险因素的患者,10 年中 SBP 每降低 12mmHg,就可预防 11 名接受治疗的患者中 1 例的死亡。

6. 血压升高且无症状的急诊患者是否需要进行诊断性检查?

- 通常不需要进行检查,因为这些患者应该得到初级保健医师的及时随访护理,该医师可以确认诊断并进行诊断性检查。
- 对于后续护理较差的患者,或者在急诊开始治疗并转诊至门诊治疗的患者,建议检查代谢组学和肌酐(C 级),因为其结果可能会影响医师对患者的处方或药物选择。
- 在一项对 109 名血压高于 180/110mmHg 的患者的研究中,6% 的患者检查结果异常。
- 心电图和胸部 X 线片检查可能显示与慢性 HTN 相关的异常,但不太可能影响治疗。

7. 无症状的血压升高患者是否应在急诊科中开始治疗?

- 一般不需要,因为已经发现相当多的患者,即使在急诊中 SBP 高于 160mmHg,在随访中也不会出现 HTN。
- 如果无法安排随访,医师觉得有必要开始治疗,建议在患者没有肾脏或心脏疾病的情况下开始使用噻嗪类利尿剂。对于 SBP 高于 180mmHg 或 DBP 高于 110mmHg 的患者,应考虑使用抗高血压药物。SBP 高于 200mmHg 或 DBP 高于 120mmHg 的患者出院时应开始服用抗高血压药物。急诊治疗降低血压是不必要的。
- 在 Grassi 和他的同事的一项研究中,549 名血压在 180 /110mmHg 以上的急诊患者，其中 32% 在 30 分钟内 SPB 自发降低至少 20mmHg、DBP 自发降低至少 10mmHg。Grassi 等提出，在急诊科中接受抗高血压治疗的患者和未接受抗高血压治疗的患者，72 小时后的治疗结果相同。

8. 什么是高血压危象？

- 高血压危象的特征是血压严重升高（通常高于 220/120mmHg），伴有急性终末器官（脑、心脏、肾脏）损害。血压不是绝对标准，国际疾病分类（International Classification of Diseases，ICD）使用恶性高血压和加速高血压这两个术语对高血压危象进行分类，第十版中的举例如下。
  - 高血压脑病。
  - 缺血性和出血性脑卒中。
    - 蛛网膜下腔出血。
    - 急性心肌梗死。
    - 充血性心力衰竭。
    - 主动脉夹层。
    - 急性肾损伤。
    - 子痫前期和子痫。

9. 什么是高血压急症？

- 高血压急症是描述无症状 HTN 的常用术语。患者血压非常高（>220/120mmHg），但无急性终末器官损伤的证据。可能有慢性 HTN 和慢性终末器官损伤的病史。
- 治疗方法为在 48 小时内口服药物控制血压，可在门诊进行，并安排适当的后续护理。
- 值得注意的是，没有 ICD-10 编码表示高血压急症，这个术语似乎指的是医师对 HTN 的感觉，而不是与患者的治疗相关的任何内容。

10. 在急诊科，高血压危象患者的症状有哪些？

- 高血压危象的症状和体征是所涉及的器官系统的表现。
  - 中枢神经系统受累可能导致严重的头痛、嗜睡、头晕、意识模糊、局灶性神经功能缺损、感觉异常或视力改变。如果不及时治疗，可能会发展为癫痫发作、失明和昏迷。单凭头痛无法确诊高血压危象。
  - 胸痛、背痛、呼吸急促和下肢水肿可能是充血性心力衰竭、心脏梗死或主动脉夹层的症状和体征。
  - 尿量减少、恶心、全身不适和虚弱可能提示急性肾损伤。

11. 哪些体征支持高血压危象的诊断？

- 中枢神经系统：意识模糊、意识水平改变、局灶性神经系统表现。
- 眼底检查：动静脉切迹、铜线样改变、火焰状出血、渗出物和水肿。

・心肺：可能出现心率加快、肝肿大和下肢水肿，以及奔马律、颈静脉扩张和搏动增强。

・血管：腹部搏动性肿块和不均匀搏动可能分别提示主动脉瘤和主动脉夹层，但若无这两种症状，也不能排除这两种疾病。

12. 高血压急症患者应考虑哪些诊断性检查？

・如果出现神经系统症状或身体表现，应做头部CT，以评估出血性或缺血性脑卒中、高血压性脑病或蛛网膜下腔出血。

・胸痛或呼吸短促患者应进行心电图检查，以评估缺血或梗死。

・胸痛或呼吸短促的患者应进行胸片检查，以评估肺水肿或主动脉夹层或动脉瘤的证据。

・对于胸痛、背痛、气短、意识模糊或意识水平改变的患者，应要求进行肌钙蛋白和血红蛋白检测。

・如果担心主动脉夹层或主动脉瘤，应在急诊科行CT血管造影。还应对这些患者进行其他类型筛查，以及其他为准备外科手术而进行的检查，包括全血细胞计数、代谢功能、凝血情况和心电图检查。

・应考虑筛查肾功能不全，取尿液样本以检查蛋白质、细胞和葡萄糖。尽快完善肌酐检测结果，对高度怀疑主动脉夹层的患者进行CT血管造影。

13. 如何诊断高血压脑病？

・高血压脑病的典型三联征是意识水平改变、HTN和视神经盘水肿。

・适当的降低血压可以缓解症状，但如果不治疗，数小时内即可发生昏迷和死亡。

・应评估意识水平改变的其他原因，包括脑血管意外、中毒、肾功能不全和微血管病变性溶血性贫血。

14. 高血压脑病的病理生理学是什么？

急性、严重的血压升高会导致大脑自动调节失败。当这种情况发生时，流向大脑的血液不再受到控制，导致过度灌注、血管痉挛、脑缺血和血管通透性增加。这导致脑水肿和颅内压（ICP）升高。

脑自动调节只在平均动脉压的一定范围内起作用，平均动脉压升高或降低对脑血流（cerebral blood flow，CBF）有显著影响。脑血流依赖于冠状动脉灌注压（CPP）和脑血管阻力（cerebrovascular resistance，CVR）。

$$CBF= CPP/CVR$$

冠状动脉灌注压为平均动脉压（MAP）减去静脉压力。正常情况下，脑静脉压受颅内压控制。

$$MAP=[(2 \times DBP)+SBP]/3$$

为了使脑血流和冠状动脉灌注压维持在相对恒定的水平，平均动脉压升高时脑动脉血管收缩，平均动脉压降低时血管舒张。在血压正常的个体中，大脑自动调节使脑血流维持在 60 ~ 120mmHg。在高血压患者中，自动调节的下限升高。高血压和正常血压患者的自动调节下限都比静息状态下低 25% 左右。

15. 如何治疗高血压脑病？

- 治疗的目标是在第一个小时内小心地将平均动脉压减少约 25%。
- 药物选择应根据患者情况、医师经验和医院方案。
- 每种药物的作用机制不同，但应具有 3 个重要的共同特性。
  - 静脉滴注途径：便于滴注。
  - 起效快。
  - 作用持续时间短。
- 目前推荐的药物有尼卡地平、拉贝洛尔、氯维地平或艾司洛尔。

16. 缺血性脑卒中 HTN 的治疗阈值是多少？

- 目前缺乏关于缺血性脑卒中患者 HTN 治疗的确凿数据。美国心脏协会脑卒中委员会建议，只有当 SBP 高于 220mmHg 或 DBP 高于 120mmHg 时，才能谨慎降低缺血性脑卒中患者的血压。血压应该在最初的 24 小时内降低 15%。
- 如果患者可能进行溶栓治疗，建议将血压降至 185/110mmHg 以下。有关血压管理的决策应与神经内科医师或神经外科医师密切协商。
- 重要的是不要过快降低这些患者的血压，因为这可能会降低冠状动脉灌注压并导致进一步的缺血。

17. 对于出血性脑卒中 HTN 的治疗有哪些建议？

见第 25 章。

18. 如果 HTN 与蛛网膜下腔出血有关，应该如何治疗？

- 没有关于血压对这类患者有益的确切数据。2012 年美国卒中协会指南建议，达到低于 160mmHg 的 SBP 是合理的。推荐使用的药物是拉贝洛尔、艾司洛尔和尼卡地平。
- 应避免使用硝普钠和硝酸甘油，因为它们可以增加脑血流，从而增加颅内压。
- 应使用麻醉镇痛药控制疼痛。

19. 如何治疗严重 HTN 患者和肺水肿？

患有肺水肿和严重 HTN 的患者应该重点注意减轻后负荷，还要进行其他支持治疗。

- 让患者坐直，提供氧气并给予双水平气道正压通气。
- 静脉注射含有或不含硝普钠的硝酸甘油，用于降低前、后负荷。
- 提供血管紧张素转换酶抑制剂，如依那普利拉，以减少后负荷。
- 髓襻使用利尿剂，如呋塞米，可减少对其他抗高血压药物的需求。

20. 如何治疗因缺血引起的严重 HTN 和胸痛的患者?

· 降低心绞痛或急性心肌梗死时的血压对于减少心脏负荷和防止持续缺血至关重要。一线治疗方法是静脉注射硝酸甘油和 β 受体阻滞剂。

· 低剂量的吗啡可作为缓解疼痛的辅助手段。

· 如果不能控制血压,可以加入尼卡地平或非诺多泮。

· 应避免使用硝普钠,因为可能导致冠状动脉疾病患者出现冠状动脉缺血现象,导致急性心肌梗死存在时死亡率增加。

· 应避免使用肼屈嗪,因为可引起代偿性心动过速,从而增加需氧量。

21. 应该使用哪些药物治疗严重 HTN 和急性肾损伤患者?

· IV 非诺多泮是一种短效多巴胺 –1 受体激动剂,可增加肾脏灌注、肌酐清除率、钠排泄,并可利尿。它在降低血压方面与硝普钠一样有效,没有氰化物毒性的风险,但成本更高。

· 其他合理的替代品包括尼卡地平和拉贝洛尔。

· 如果尚未排除双侧肾动脉狭窄,应避免使用血管紧张素转换酶抑制剂。

22. 对于患有 HTN 的妊娠期或产后女性,应该考虑什么?

应考虑先兆子痫,见第 80 章。

23. 哪类抗高血压药物如果突然停止用药,可以导致 HTN 反弹?

短效交感神经阻滞剂,如可乐定和 β 受体阻滞剂。

24. 如何治疗儿茶酚胺引起的高血压急症?

· 苯二氮䓬类药物是治疗超肾上腺素能或儿茶酚胺诱导的 HTN 的一线治疗药物。

· 可用于治疗儿茶酚胺诱导的高血压危象的抗高血压药包括尼卡地平、非诺多泮、酚妥拉明和硝普钠。

· 应避免使用 β 受体阻滞剂,因为它们可引起 α– 肾上腺素能血管收缩,并进一步升高血压。在摄入可卡因的患者中,β 受体阻滞剂不能降低心率,且会促进冠状动脉血管收缩、升高血压、降低癫痫发作阈值,并增加死亡率。

· 拉贝洛尔是一种 α 和 β 受体阻滞剂,理论上避免了某种 α– 肾上腺素能血管收缩问题,但有些报告称,它仍然可能对摄入可卡因的患者或嗜铬细胞瘤患者造成伤害。

25. 常见的肠外降压药及其适应证和禁忌证是什么?

见表 33–1。

表 33-1　静脉抗高血压药物

药物	剂量	起效时间	持续时间	适应证	禁忌证
硝普钠	0.3～10μg/（kg·min）静脉推注	1～2min	1～2min	充血性心力衰竭、主动脉夹层、高血压脑病	妊娠、急性心肌梗死、肝或肾功能不全、颅内压升高或急性肾损伤时需慎用
硝酸甘油	10～200μg/min静脉注射	2～5min	3～5min	急性心肌梗死、充血性心力衰竭	脑血管意外
尼卡地平	5～15mg/h静脉注射	15min	6h	急性心肌梗死、急性肾损伤、子痫、高血压脑病、儿茶酚胺过量	充血性心力衰竭、二度或三度房室传导阻滞
非诺多泮	0.1～1.6μg/（kg·min）静脉注射	5～15min	1～4h	急性心肌梗死、充血性心力衰竭、主动脉夹层、高血压脑病、儿茶酚胺过量	青光眼（可引起眼压升高）
肼屈嗪	10～20mg静脉注射，必要时每2～4小时重复一次（最大剂量40mg）	10～20min	3～8h	子痫	急性心肌梗死、脑血管意外、主动脉夹层
艾司洛尔	500μg/kg静脉注射，每次静脉推注时间不少于1分钟，然后50～300μg/（kg·min）静脉泵入	1～2min	10～20min	冠状动脉疾病、主动脉夹层	充血性心力衰竭、二度或三度房室传导阻滞
拉贝洛尔	20mg静脉注射，然后每10分钟40～80mg，直到300mg或者2mg/min静脉泵入	2～10min	2～4h	冠状动脉疾病、主动脉夹层、高血压脑病、子痫	充血性心力衰竭、二度或三度房室传导阻滞、哮喘
苯酚胺	5mg静脉注射，必要时重复应用（最大剂量20mg）	1～2min	10～30min	儿茶酚胺过量	急性心肌梗死

26. 可以用口服药物治疗高血压危象吗？

在真正的高血压危象情况下是不允许使用口服药物的。治疗反应是不可预测的，所以不能滴注。如果要开始服用降压药，口服药物适用于高血压急症患者（也称为无症状 HTN）。

关键点：高血压危象的注意事项

（1）脑血管急症患者应避免血压突然或过度下降。

（2）避免像治疗无症状 HTN 一样，以任何其他方式治疗高血压危象。无症状 HTN 患者应该在门诊接受口服药物治疗。

（3）避免使用纯 β 受体阻滞剂治疗儿茶酚胺引起的高血压危象，首选用苯二氮䓬类药物治疗。

（4）疼痛、焦虑以及仅仅是在急诊科就可能导致短暂的 HTN。

---

27. 动脉瘤、假性动脉瘤和动脉夹层有何不同？

- 动脉瘤涉及动脉壁的三层扩张：内膜、中膜和外膜。
- 假性动脉瘤通常由动脉损伤引起，导致动脉壁撕裂并导致血液渗漏。血肿在外组织层内，但仍与动脉腔连通。
- 动脉夹层是与动脉瘤明显不同的疾病，并且涉及内膜撕裂，导致介质内的假腔。血液可以流向近端或远端壁。
- 夹层动脉瘤这一术语并不准确。尽管动脉瘤有可能有夹层，但通常动脉夹层中不存在动脉瘤。

28. 高血压患者除了心脏缺血和主动脉夹层外，还有什么原因会导致胸痛？

- 其他危及生命的胸痛原因包括肺栓塞、张力性气胸、心脏压塞和食管破裂。
- 在严重 HTN 的情况下，应该强烈考虑主动脉夹层，这可能会迅速致命。

29. 与动脉瘤相关的危险因素有哪些？

- 吸烟、高胆固醇血症、HTN、男性、家族史和高龄。
- 其他罕见原因包括感染，如三级梅毒（可导致主动脉根部或升主动脉动脉瘤扩张），钝性胸部创伤（通常导致假性动脉瘤）、结缔组织疾病（如马方综合征和埃勒斯 - 当洛斯综合征）和动脉炎。
- 虽然动脉瘤可以发生在主动脉的任何部位，但 75% 发生在腹主动脉（腹主动脉瘤）。

30. 主动脉夹层的危险因素有哪些？

- 70% 的患者存在 HTN（最常见）。
- 男性的风险高于女性。

- 年龄超过 60 岁。
- 近端夹层的发病高峰年龄为 50～55 岁，远端夹层为 60～70 岁。
- 二尖瓣主动脉瓣畸形。
- 主动脉瓣置换术或心导管术的病史。
- 使用可卡因或苯丙胺。
- 遗传疾病（马方综合征、埃勒斯 - 当洛斯综合征、洛伊 - 迪茨综合征，努南综合征和特纳综合征）。
- 夹层的家族史或个人史。
- 已知的胸主动脉瘤。
- 妊娠。
- 抬举重物。

31. 胸主动脉夹层患者可能出现什么症状？

- 患者（85%）突然发生严重胸痛，可放射到颌骨、颈部和肩胛骨区域的背部。
- 疼痛在发病时最严重，通常被描述为尖锐、撕裂样疼痛。
- 疼痛从一个区域开始转移到另一个区域（腹部到胸部或胸部到腹部）。
- 患者有恶心、呕吐、发汗、头晕、焦虑或濒死感。
- 晕厥在某些情况下可能是唯一的症状。
- 近端夹层可导致主动脉瓣反流和心包积液伴压塞（16%）。
- 主动脉分支阻塞可能导致急性心肌梗死（冠状动脉受累）、脑卒中（颈动脉或椎动脉受累）、感觉异常和手臂疼痛（锁骨下动脉受累），这些可能是由不等量的血压或脉搏引起的。
- 脊髓动脉阻塞可引起神经损害。
- 喉返神经受压可能导致声音嘶哑。
- 对于大剂量麻醉镇痛药未能缓解的胸痛，应该引起对胸主动脉夹层诊断的关注。

32. 胸主动脉夹层患者可能有哪些检查结果？

- 患者在发病时通常具有高血压，但如果患者出现心脏压塞、主动脉瓣关闭不全、心肌梗死或破裂，则可能出现低血压。
- 主动脉瓣关闭不全的患者舒张期杂音，提示主动脉根部夹层。
- 虽然只有不到 1/3 的患者会发生上肢血压不均的情况，但如果出现，则高度提示近端主动脉夹层。
- 应检查双上肢和双下肢的脉搏，因为夹层可以延伸到整段主动脉并延伸入髂动脉。

33. 怀疑胸主动脉夹层时应进行哪些影像学诊断？

- 大约 80% 患者的胸部 X 线片异常，但这些异常是非特异性的。这项检查可以排除胸痛的其他原因，如气胸，如果怀疑夹层，通常需要进一步的影像学检查。

- CT 血管造影是急诊科中的首选检查，因为它快速、准确，在大多数实践环境中都很容易进行。
- MRI 是敏感和特异的，但扫描时间长，而且检查时患者处于不适合进行心肺复苏的状态。
- 经食管超声心动图非常适合测定主动脉瓣和冠状动脉的受累情况，可以检测到心包积液和心脏压塞，但该检查需要镇静和有经验的心脏病专家或专业技术人员。
- 传统的血管造影术，作为诊断金标准，很少用作初始诊断的检查。
- 如果患者低血压，床边超声心动图可以排除心包积液和心脏压塞。
- 应进行心电图检查以评估心肌梗死或急性心肌梗死。

34. 在主动脉夹层患者的胸片上可能有什么发现呢？

- 纵隔扩大。
- 主动脉弓消失。
- 左侧胸腔积液。
- 气管（或鼻胃管）向右偏移。
- 心尖胸膜覆盖。
- 钙化征（主动脉内膜钙层移位超过 10mm）。

值得注意的是，高达 20% 的主动脉夹层患者胸片正常。

35. 应该进行哪些其他检查？

- 患者进行实验室检查，为可能的外科干预做准备，包括全血细胞计数、代谢检查、尿素、氮/肌酐测试、血型和交叉配型、凝血酶原时间/部分凝血酶原时间。
- D-二聚体水平在 97% 的主动脉夹层患者中升高。D-二聚体水平低于 500 ng/ml 对主动脉夹层有 95% 的阴性预测值。有人认为，这可以用来排除低预测概率患者，但尚未有前瞻性研究。

36. 什么是主动脉夹层斯坦福分型？

- 主动脉夹层斯坦福分型描述了与推荐的治疗方式相关的解剖位置。
  - A 型夹层（67%）涉及动脉韧带近端的升主动脉，需要紧急手术修复。如果患者在手术后存活，则院内死亡率为 30%。
  - B 型夹层（33%）影响动脉韧带远端降主动脉，通常应用药物保守治疗，但大约 1/3 的患者最终需要手术或血管内修复。总的来说，住院死亡率为 10%，如果夹层可以通过药物保守治疗控制，则死亡率仅为 8%，如果夹层需要手术治疗，则死亡率升至 19%。

37. 如何治疗主动脉夹层？

- 怀疑主动脉夹层的患者应在造影前开始治疗。
- 阿片类镇痛药可提供足够的疼痛控制。

- 如果患者患有高血压，应开始静脉注射抗高血压药物。
  - 在开始抗高血压治疗前，应首先静脉使用 β 受体阻滞剂（如艾司洛尔）进行心率控制，以防止反射性心动过速和剪切力增加。
  - 接下来应使用抗高血压药物，如尼卡地平、非诺多泮或硝普钠。另一种治疗方案是静脉注射拉贝洛尔作为单一药剂。
  - 迅速将 SBP 降低至 100 ～ 110mmHg，心率 60 次 / 分。
  - 应立即请心胸外科专家会诊。
- 如果患者低血压，应进行床边超声检查以评估心脏压塞的情况。
- 在患者到达手术室之前，心包穿刺术可以是一种挽救生命的临时干预措施。

腹主动脉瘤

38. 腹主动脉瘤的常见症状和体征有哪些？

- 大多数腹主动脉瘤（AAA）患者无症状，可在体检或其他原因的诊断检查中偶然发现动脉瘤。
- 有 AAA 症状或急性扩张的患者可能会有逐渐加重的腹痛、腰痛或侧腹疼痛，通常不受运动影响，常被描述为闷痛、搏动性疼痛或绞痛。
- 有 2% ～ 3% 年龄超过 50 岁的男性患有隐匿的 AAA。
- 大约 75% 的直径大于 5cm 的动脉瘤可以被触及。
- 只有 5% ～ 10% 的 AAA 患者有腹部瘀青。

39. 哪些常见疾病可能与 AAA 破裂相似？

许多疾病发病过程与 AAA 相似，例如肾绞痛、胰腺炎、消化道溃疡穿孔、急性心肌梗死、胆囊病、憩室炎、阑尾炎、内脏穿孔、肠梗阻、肌肉骨骼原因的背痛和肠缺血。50 岁以上的患者，若有典型三联征（腹痛、低血压和腹部搏动性肿块）之一，应考虑 AAA。

40. 导致 AAA 的破裂风险因素是什么？

- 直径小于 4cm 的 AAA，破裂的风险最小。
- 直径大于 6cm 时，破裂风险会显著增加。直径 6 ～ 7cm 的 AAA 年破裂风险为 10% ～ 20%，直径 7 ～ 8cm 的 AAA 年破裂风险为 20% ～ 40%，直径 8cm 以上的 AAA 年破裂风险为 30% ～ 50%。
- 快速扩张是即将发生破裂的最大预测因素，对已知的 AAA 患者的常规筛查很重要，因为它与死亡率显著相关。若 AAA 直径在 5cm 以上，应咨询血管外科医师。
- 每 6 个月增长 0.7cm 以上或每年增长 1cm 以上是 AAA 破裂的独立危险因素，与动脉瘤大小无关。

41. AAA 破裂的表现是什么？

·AAA 破裂的典型三联征是腹痛、低血压和腹部搏动性肿块。通常情况下，患者只有 1～2 个症状，有时没有三联征。低血压、晕厥或低血细胞比容可能意味着大量失血。

·很少有 AAA 会破裂进入肠道引起胃肠道大量出血。有主动脉修补史的患者，其胃肠道出血可能是主动脉壁与小肠或大肠之间瘘管形成的信号。

·大动脉瘤可能对周围结构产生巨大影响，导致肠道或输尿管阻塞。

·如果出血发生在腹膜后腔，可能会发生神经根性疼痛。腿部缺血可能是由于周围栓塞的凝血斑块。

42. 如何治疗怀疑 AAA 破裂的患者？

·尽快放置两个大口径输液器加快输液速度；检查患者血型并进行交叉配血，备血至少 6 个单位的红细胞。

·请血管外科医师尽快将患者送到手术室。病情明确的，或在急诊科尝试完全复苏的患者，不应延误转运。

·可以快速进行床边超声检查以筛查 AAA。超声可以确定 AAA，但很少检测到破裂，因为大多数 AAA 破裂后会进入腹膜后腔。

· CT 检查适用于血流动力学稳定的患者，对检测 AAA 的灵敏度为 100%，对腹膜后腔出血的灵敏度为 77%～100%。考虑患者的肾功能，CT 可以在没有造影的情况下进行。未破裂的 AAA 选择性修复的死亡率约为 5%，而与已经破裂的 AAA 急性修复相关的死亡率高于 50%。

43. 对 AAA 破裂的高血压患者进行积极液体复苏存在什么困难？

目前尚无指导 AAA 破裂患者的最佳液体复苏的前瞻性研究。治疗目的是实现血管内容量置换，以维持末端器官灌注而不产生过高血压。一定程度的低血压可减缓出血、血栓形成，并可暂时压塞止血。过多的液体可能有相反的效果，也可能导致血压升高和稀释性凝血障碍，进一步增加出血风险。复苏液的量和类型必须考虑到患者合并其他疾病的情况。应使用温热的生理盐水和血液制品使平均动脉压维持在 60～65mmHg。

44. 有症状的未破裂 AAA 什么时候可以修复？

与有症状的 AAA 的紧急修复相关的死亡率约为 25%，而与半选择性修复相关的死亡率为 5%。应修复 5.5cm 或更大的动脉瘤。

·何时对直径在 4～5.4cm 的动脉瘤进行手术存在争议。建议女性的阈值为 5cm，因为女性患者的 AAA 破裂率更高。

·AAA 直径每 6 个月增长超过 0.5cm 或每年增长超过 1cm 为修复手术的指征。

45. AAA 如何通过手术修复？

AAA 可以通过开放性手术或血管内支架修复。开放性手术包括开腹和主动脉横断钳闭术，其急性破裂风险较高，住院时间较长，但可以纠正问题。支架置入包括通过腹股沟小切口置入移植物和用球囊定位支架，其急性破裂风险较低，可缩短恢复期。

46. 血管内主动脉修复术的并发症有哪些？

短期结果似乎与开放性修复术相当或比其更有利。然而，接受血管内主动脉修复术治疗的患者的远期死亡率似乎与开放性手术相同。此外，血管内主动脉修复术组的再干预率和 AAA 破裂率较高。血管内主动脉修复术的许多并发症与开放性手术修复的并发症相似。随着技术的发展和材料的进步，某些并发症的发生率已经降低。并发症举例如下。

- 移植物感染，可导致主动脉瘘管形成，常表现为上消化道出血。
- 动脉阻塞导致肢体缺血。
- 支架移位。
- 动脉瘤囊持续扩张（内膜张力）。
- 内漏是最常见的并发症，在所有接受血管内主动脉修复术的患者中，有 1/4 的患者发生内漏。某些类型的内漏使患者有较高的 AAA 破裂风险。

关键点：腹主动脉瘤

（1）三联征是腹痛、低血压和腹部搏动性肿块。
（2）不要等到确定诊断后才联系外科医师造成手术延误。
（3）床旁超声是一种极好的 AAA 筛查手段。
（4）CT 检查结果是诊断 AAA 破裂的金标准。

感谢

感谢 Edward P. Havranck 博士对本章的贡献。

（刘　昶　译）

参考文献

1. Adams HP, Jr, del Zoppo G, Alberts MJ, et al: Guidelines for the early management of adults with ischemic stroke. *Stroke* 38:1655–1711, 2007.
2. Bessen HA, Poffenberger CM: Abdominal aortic aneurysm. In Marx J, Hockberger R, Walls R, et al, editors: *Rosen's emergency medicine: concepts and clinical practice*, ed 8, Philadelphia, 2014, Elsevier, pp 1129–1137.
3. Broderick J, Connolly S, Feldmann E, et al: Guidelines for the management of spontaneous intracerebral hemorrhage in adults. *Stroke* 38:2001–2023, 2007.
4. Chaikof EL, Brewster DC, Dalman RL, et al: The care of patients with an abdominal aortic aneurysm: the Society for Vascular Surgery practice guidelines. *J Vasc Surg* 50:S2–S49, 2009.
5. Chobanian AV, Bakris GL, Black HR, et al: The seventh report of the Joint National Committee on prevention, detection, evaluation, and treatment of high blood pressure: the JNC 7 report. *JAMA* 289:2560–2572, 2003.
6. Corey MS, Alluru SR: Increased blood pressure without evidence of acute end organ damage. *Ann Emerg Med*

51:S7–S9, 2008.

7. Decker WW, Godwin SA, Hess EP, et al: Clinical policy: critical issues in the evaluation and management of adult patients with asymptomatic hypertension in the emergency department. *Ann Emerg Med* 47:237–249, 2006.

8. James PA, Oparil A, Carter BL, et al: 2014 evidence-based guidelines for the management of high blood pressure in adults. Report from the panel members appointed to the eighth joint national committee (JNC*). *JAMA* 311:507–520, 2014.

9. Johnson W, Nguyen M-L, Patel R: Hypertension crisis in the emergency department. *Cardiol Clin* 30:533–543, 2012.

10. Levy PD: Hypertension. In Marx J, Hockberger R, Walls R, et al, editors: *Rosen's emergency medicine: concepts and clinical practice*, ed 8, St. Philadelphia, 2014, Elsevier, pp 1113–1123.

11. Morgenstern LB, Hemphill JC, Becker K, et al: Guidelines for the management of spontaneous intracerebral hemorrhage: a guideline for health care professionals form the American Heart Association/American Stroke Association. *Stroke* 41:2108–2129, 2010.

12. Moulakakis KG, Mylonas SN, Dalainias I, et al: Management of complicates and uncomplicated acute type B dissection: a systemic review and meta-analysis. *Ann Cardiothorac Surg* 3:234–246, 2014.

13. Pancioli AM: Hypertension management in neurologic emergencies. *Ann Emerg Med* 51(Suppl 3):S24–S27, 2008.

14. Rodriguez MA, Kumar SK, DeCaro M: Hypertensive crisis. *Cardiol Rev* 18:102–107, 2010.

15. Wolf SJ, Lo B, Shih RD, et al: Clinical policy: critical issues in the evaluation and management of adult patients in the emergency department with asymptomatic elevated blood pressure. *Ann Emerg Med* 62:59–68, 2013.

第 34 章 心包炎和心肌炎

Christopher B. Colwell, MD

心包炎

1. 正常心包膜

正常心包膜厚 1 ～ 2mm，较缺乏弹性，分内外两层包裹心脏。两层之间为心包腔，正常情况下腔内存在 25 ～ 50ml 液体。

2. 心包炎的定义

心包炎即心包膜的炎症。

3. 心包炎的病因

· 感染性病因，比如病毒或细菌感染，感染直接播散至心包膜而引起心包炎。

· 病毒感染性疾病出现后 2 ～ 4 周，抗体介导的自身免疫反应也可导致心包炎的发生（表 34-1）。这类病毒感染后的心包炎，因为目前尚未分离出病毒感染原，被称为"特发性心包炎"，可能是最常见的心包炎类型。

表 34-1 心包炎病因分类

感染	免疫介导疾病	伤创	药物	其他
病毒性：	自身免疫性疾病	钝器伤	普鲁卡因胺	结节病
柯萨奇病毒 B				
埃可病毒				
HIV 病毒				
细菌性：	急性风湿热	贯穿伤	色甘酸钠	淀粉样变性
葡萄球菌				
结核杆菌				
真菌性	类风湿关节炎	心脏损伤后综合征	肼屈嗪	尿毒症
寄生虫性	结缔组织病	心包切开综合征		放射性
立克次体性	红斑狼疮			肿瘤
	心肌梗死后综合征			主动脉夹层

- 心脏器械操作术后或急性心肌梗死后，可出现针对心脏抗原的自身免疫反应。
- 溶血栓药的应用使心肌梗死后心包炎发生的可能性减少了一半（6% ～ 12%）。

4. 感染性心包炎的易感人群

病毒性心包炎和特发性心包炎在 20 ～ 40 岁健康人群中最常见。细菌性心包炎常发生于同时合并有肺部、心内膜或者血液细菌感染的患者。HIV 患者易由机会性感染而患心包炎。

5. 心包炎的临床表现

心包炎最常见的症状是胸痛，位于胸前区中线，疼痛性质尖锐。疼痛常因变换体位或呼吸而加重，身体前倾坐位时缓解。疼痛可放射到颈部、后背和左肩部，可伴有呼吸困难、乏力、不适、发热。心包炎最具有诊断价值的临床特征是心包摩擦音，为抓刮样杂音，类似皮革摩擦作响的声音。听诊心包摩擦音的最佳体位是前倾坐位，患者深吸气时明显。在胸骨左缘较低部位，听诊器胸件加压后可闻及。由于心包摩擦音间歇性出现，医师不是每次听诊时都可发现。

6. 心包炎的心电图表现

心电图的典型演变可分为以下 4 期。

（1）第 1 期。在病初 4 小时至数天，心电图出现广泛 ST 段抬高的改变，与之相对，PR 段呈现压低的改变，这种表现在除 aVR 和 V1 以外的导联中普遍存在。ST 段移位与炎症导致的心外膜下心肌炎有关，而 PR 段压低是由于心外膜下心房肌的炎症所致。

（2）第 2 期。ST 段和 PR 段恢复至基线，T 波变平。

（3）第 3 期。出现 T 波深倒置。

（4）第 4 期。心电图表现恢复至正常，有时第 4 期并不出现，遗留永久性广泛或部分导联 T 波低平、倒置。

7. 急性心包炎与急性 MI 的鉴别

急性心包炎心电图第 1 期 ST 段弓背向下抬高，而非向上抬高，而且通常不会同时出现 T 波倒置。心包炎进展至心电图演变的第 2 期，T 波倒置出现于 ST 段恢复至基线以后；而在急性 MI 心电图表现中，T 波倒置一般与 ST 段抬高同时出现。急性心包炎心电图通常表现为 ST 段广泛抬高，而急性 MI 心电图的 ST 段抬高往往呈规律性演变过程。

急性心包炎多发于年轻或者健康人群，发病前往往有病毒感染性疾病病史，胸膜炎样胸痛症状多见。而急性 MI 多发于年长人群，多合并有冠心病危险因素。单纯的心包疾病并不会导致室性心律失常，室性心律失常的出现多提示有潜在的心脏疾病。

8. 急性心包炎的胸痛与肌肉骨骼系统疾病导致的胸痛鉴别

肌肉骨骼系统疾病导致的胸痛不能通过采取坐位而缓解，且不具有特征性的心包摩擦音和心包炎的心电图改变。

9. 心包积液对心包炎患者的影响

急性病毒性心包炎、特发性心包炎、肿瘤性心包炎、放射性心包炎和创伤后心包炎患者最常合并心包积液。轻者无临床意义，重者出现心脏压塞时则会危及生命。

10. 除心包积液外，急性心包炎会导致 MI 吗？

目前公认急性 MI 并非急性心包炎的并发症。

11. 心包积液的临床意义

心包积液的临床意义完全取决于患者的临床病情。心脏刀刺伤的患者发生心脏压塞前可存在 80 ～ 200ml 心包积液。长期存在心包积液的患者，心包腔内可以容纳 2000ml 或更多的积液而不引起血流动力学改变。

12. 心包积液的诊断

常规体格检查在确定或者排除心包积液诊断时并不可靠。同样，当心包积液的量积累到 250ml 时，才能在胸部 X 线片上发现心脏轮廓增大。超声心动图具有极高的灵敏度和特异度，可以发现 15ml 以上的心包积液。

13. 心脏压塞

心包积液聚集增多、心包腔压力上升到一定程度时，将导致舒张期心房与心室充盈不足，使收缩期心脏泵血量减少，并导致血流动力学改变，这种情形即为心脏压塞。尽管所有类型的心包炎都可导致心脏压塞，但创伤是最常见的导致急性心脏压塞的病因。亚急性心脏压塞最常见于肿瘤性心包炎。

14. 心脏压塞的诊断

首先通过超声心动图确认是否存在心包积液。如果不存在心包积液，可排除心脏压塞。如果存在心包积液，体格检查结合超声心动图所见可确定心脏压塞的诊断。提示存在心脏压塞的体征如下。

- 心动过速。
- 低血压。
- 发绀。
- 呼吸困难。
- 颈静脉怒张。
- 奇脉。
- 中心静脉压升高（ > 15mmHg ）。

超声心动图检查准确性高，并能发现心包腔压力升高后的表现，如右心房塌陷、右心室塌陷以及室间隔的移动。另外，可通过超声心动图行鼻吸气试验辅助诊断。具体做法为：嘱患者经鼻快速吸气，同时使用超声探头探查下腔静脉，如果探测到下腔静脉不完全塌陷，就符合中心静脉压升高的表现。

15. 什么是奇脉？

奇脉是指吸气时收缩压的反常性过度下降（＞10mmHg）。Kussmaul 用"反常"这个词来形容这种现象，因为吸气时心脏在正常跳动，但脉搏却是消失的。奇脉是一种脉搏的改变，而非压力的改变，它是由吸气时动脉血流速和收缩压过度下降导致的。吸气可以降低心包腔压力，有助于右心的充盈，与之对应，呼气有助于左心的充盈。奇脉的出现往往提示心室容量的严重下降，并表明心包腔压力抵消了心脏收缩压。体格检查发现奇脉提示存在心脏压塞，奇脉可能是心脏压塞早期出现的体征之一。

16. 心包炎的急诊处理

应予非甾体抗炎药，如布洛芬 600mg，每日 4 次，口服 1 周，或者吲哚美辛 25mg，每日 3 次，口服 1 周。是否应用皮质醇尚存在争议。事实上，皮质醇是强效消炎药，并有 10%～20% 的患者在皮质醇减量过程中心包炎复发。超声心动图可用于明确心包炎患者是否合并心包积液。如果出现心脏压塞，应立即行经皮心包穿刺术以减轻心包腔压力，并静脉给予升压和增加心输出量的药物。

17. 心包炎患者的预后

大多数患者可痊愈，15%～20% 患者有复发可能，复发多由自身免疫性原因引起。如有复发，应使用非甾体抗炎药治疗，如无效，应予皮质醇治疗。秋水仙碱可作为复发性心包炎患者的辅助治疗药物。如果药物干预均无效，通常行心包切除术。

18. 儿科患者会患心包炎吗？

约 5% 因胸痛就诊的儿科急诊患者被诊断为心包炎。心包炎患儿往往主诉尖锐、针刺样胸骨后疼痛，并可能存在发热、气短症状。与成人心包炎患者表现类似，胸痛症状在吸气时加重，取前倾坐位时缓解。患儿应转诊至心脏专科医师行超声心动图检查。儿科心包炎患者复发率高达 36%。

心肌炎

19. 心肌炎的定义

心肌炎是指心肌的非缺血性炎症。

20. 心肌炎的病因

在美国，心肌炎最常见的病因是病毒感染，主要为肠道病毒，其中柯萨奇 B 组病毒占比最高。感染原通过如下 3 种机制导致心肌损害。

（1）直接侵犯心肌。

（2）产生心肌毒素，例如白喉毒素。

（3）免疫介导的心肌损害。宿主细胞免疫成分浸润继而诱发免疫介导的心肌组织损害是成年人心肌炎最常见的机制。而新生儿心肌炎最常源于病毒的直接侵犯。

在全球范围内，美洲锥虫病是心肌炎的主要病因。目前已知可以侵犯心肌的其他微生物如下。

• 甲型和乙型流感病毒。

• 腺病毒。

• 甲型和乙型肝炎病毒。

• 结核杆菌。

• 肺炎衣原体。

• 伯氏疏螺旋体（莱姆病）。

• 嗜肺军团菌。

• 巨细胞病毒。

• 刚地弓形虫。

• 旋毛虫。

• 白喉棒状杆菌。

21. 急诊科需考虑诊断心肌炎的情况

在急诊科，诊断心肌炎有一定难度，这是因为患者的症状和体征通常没有特异性，心肌炎常常需要排除性诊断。非特异性症状包括乏力、肌痛、恶心、呕吐、发热、呼吸困难、心悸和心前区不适。胸痛症状的出现往往提示存在合并心包炎。如果已排除了缺血性心脏病和心脏瓣膜病，应考虑扩张型心肌病的可能。任何既往体健的患者如出现呼吸困难、端坐呼吸、运动耐力下降、心悸或晕厥症状，在排除其他病因后，应考虑心肌炎的可能，应仔细询问患者有无合并或者近期患有上呼吸道和胃肠道疾病。

22. 心肌炎可能的临床表现

常见心动过速，往往与体温升高或者病原致病力不相称。对于一种简单的病毒感染性疾病，心动过速可能是唯一较严重的表现。充血性心力衰竭的症状只发生于较严重的病例。如果同时并发心肌心包炎，听诊可闻及心包摩擦音。心肌炎的并发症包括室性心律失常和左心室室壁瘤。

23. 心肌炎的胸部 X 线和心电图表现

• 根据疾病严重程度不同，胸部 X 线片可表现为正常或者异常。扩张型心肌病和合并心包积液的患者可见心影增大。

• 心电图通常表现为窦性心动过速，或有低电压的表现。其他非特异性表现有 ST-T 波改变、校正 Q-T 间期延长、房室传导阻滞，可出现类似急性 MI 的心电图表现，也有报道出现房性心律失常的案例。

24. 心肌炎的诊断

心肌炎的临床诊断有一定难度。心内膜活检虽然存在高度可变的灵敏度和特异度，但是目前被认为是诊断心肌炎的金标准。相比于心包炎的患者，心肌炎患者的心肌酶谱通常升高。白细胞计数和红细胞沉降率也可能升高，但缺乏特异度。铟–111 抗肌球蛋白抗体也是心肌坏死的标志物，它可结合心肌细胞受损后暴露的肌球蛋白。当临床考虑诊断为心肌炎时，铟–111 抗肌球蛋白成像有助于确定诊断。也可行病毒量滴定检测，但获益不大。超声心动图检查一般表现为全心功能障碍、无特定冠状动脉分支分布区域功能异常表现。

25. 急性心肌炎与急性 MI 的鉴别

心肌炎多发于年轻或者健康人群，多数既往无心脏病病史，或无冠心病危险因素。急性心肌炎和急性 MI 均可出现胸痛、呼吸困难、心电图改变、心肌酶谱升高等表现。在急诊科，有时确实无法鉴别这两种疾病，这种情况通常统一诊断为急性 MI 并给予相应处理。

26. 艾滋病患者合并心肌炎

据报道，艾滋病患者尸检发现存在心肌炎的概率高达 52%，而在整个人群中这种概率不到 10%。艾滋病患者心肌炎风险增高被归因于异常的自身免疫反应、机会感染或者艾滋病疾病本身。

27. 临床应考虑心肌炎诊断的其他情况

服用可卡因已被证实与发生心肌炎和扩张型心肌病有关。死于可卡因滥用的患者尸检通常发现合并有心肌炎的病理改变。

28. 心肌炎患者的急诊科恰当处理

目前推荐的治疗方法为支持疗法，且唯一公认有效的治疗方法为卧床休息。所有疑似心肌炎的患者均应住院治疗并行心电监护。当有可疑的细菌感染病因时，应使用抗生素治疗。扩张型心肌病的治疗方法包括利尿、减轻后负荷和强心地高辛。重症心肌炎患者需行临时起搏治疗或者体外循环支持。暴发型病程患者需行心脏移植。免疫抑制疗法已进入研究领域，但对照研究尚未证实其有效性。大剂量 γ– 球蛋白疗法也已投入研究，可能有助于改善左心室功能和提高发病 1 年内的生存率。

29. 急性心肌炎的预后

心肌炎患者发病后 1 年内死亡率为 20%，4 年内死亡率 56%，但确实有很多患者可痊愈。

30. 儿科心肌炎患者表现不同于成人

儿科心肌炎患者很少有特异性心脏症状。具有非特异性临床表现的患儿，特别是有低灌注症状和体征（如晕厥、抽搐）时，医师应考虑其患心肌炎的可能性。

关键点：心包炎和心肌炎

（1）体格检查和胸部 X 线片检查对于心包积液的诊断既无灵敏度也无特异度，超声心动图检查为诊断的金标准。

（2）当患者存在不能用其他原因解释的显著心动过速，或同时存在心脏疾病表现和病毒感染症状时，应考虑心肌炎的可能性。

（3）病毒感染是心包炎和心肌炎的最常见病因，患者往往有前期病毒感染史或同时合并病毒感染。

（4）心肌炎常见于艾滋病患者，尸检检出率高达 52%。

（李守龙　译）

参考文献

1. Brady WJ, Ferguson JD, Ullman EA, et al: Myocarditis: emergency department recognition and management. *Emerg Med Clin North Am* 22:4865–4885, 2004.
2. Chan TC, Brady WJ, Pollack M: Electrocardiographic manifestations: acute myopericarditis. *J Emerg Med* 17:865–872, 1999.
3. Jouriles NJ: Pericardial and myocardial disease. In Marx JA, Hockberger R, Walls R, et al, editors: *Rosen's emergency medicine: concepts and clinical practice*, ed 6, Philadelphia, 2006, Mosby, pp 1280–1300.
4. McCarthy RE, III, Bochmer JP, Hruban RH, et al: Long-term outcome of fulminant myocarditis as compared with acute (non-fulminant) myocarditis. *N Engl J Med* 342:690–695, 2000.
5. Ratnapalan S, Brown K, Benson L: Children presenting with acute pericarditis to the emergency department. *Pediatr Emerg Care* 27:581–585, 2011.
6. Shu-Ling C, Bautista D, Kit CC, et al: Diagnostic evaluation of pediatric myocarditis in the emergency department. *Pediatr Emerg Care* 29:346–351, 2013.
7. Spodick DH: Pathophysiology of cardiac tamponade. *Chest* 113:1372–1378, 1998.
8. Wheeler D, Kooy N: A formidable challenge: the diagnosis and treatment of myocarditis in children. *Crit Care Clin* 19:365–391, 2003.

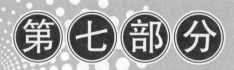

第七部分

消化系统疾病

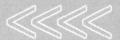

第 35 章 食管和胃肠道疾病

Rakesh Talati, MD, MBA; Gillian McCafferty, MD

1. 胃肠道疾病如何与急性心肌损伤鉴别？

食管或胃部疼痛可伴有胸部不适（例如胸痛、胸闷），或上腹痛、恶心，使其难以与心肌缺血或心肌梗死造成的疼痛和恶心相鉴别。对于具有心血管危险因素或患有内脏性疼痛的成年患者，医师可通过区别疼痛类型和特点、确定心血管危险因素及合理应用心电图，降低临床误诊的概率。硝酸甘油、抗酸药和鸡尾酒疗法仅仅是干预治疗，而非鉴别诊断。食管痉挛患者可能对硝酸甘油和抗酸药有反应，而胃肠道药品可能对心肌缺血患者起到安慰剂样的作用。患者对这些治疗措施的反应可能会误导医师，医师应谨慎处理。

2. 什么是胃肠道药品？

两种常用的胃肠道药品为抗酸药（30ml）和黏性利多卡因（10ml），此外，还可使用一类含有阿托品、莨菪碱、苯巴比妥和东莨菪碱（10ml）或双环胺（20mg）的制剂。这些药品可以暂时缓解轻微的食管和胃部刺激症状。

注意：已有结论，添加阿托品、莨菪碱、苯巴比妥和东莨菪碱和（或）利多卡因并不比单独使用抗酸药可使患者受益更多。

3. 什么是胃灼热？

胃灼热是一种胸骨后的灼烧不适感，可能会向胸部、颈部或下颌两侧放射。疼痛的描述可能类似于心肌缺血的疼痛。胃灼热是反流性食管炎的特征，通常在饭后身体向前屈曲或躺卧后加重。它可以通过直立姿势、吞咽（包括吞咽唾液或水）或服用抗酸药（更可靠）来缓解。胃灼热可能是由于黏膜对酸的敏感性提高所致。

4. 如何治疗反流性食管炎？

除服用抗酸药外，一般措施包括抬高床头（如抬高 10cm）、减轻体重及消除增加腹压的因素。患者应避免摄入酒类、巧克力、咖啡、油腻食物、薄荷、橙汁、烟草、大量食物和饮料，以及某些药物（例如抗胆碱药或钙通道阻滞剂）。饭后服用抗酸药，睡前服用 H_2 受体拮抗剂（例如西咪替丁）或每日服用质子泵抑制剂（proton pump inhibitors, PPI；例如奥美拉唑）均有一定效果。治疗通常需 1～2 个月，且有可能复发。

5. 吞咽疼痛的病因是什么？

食道痉挛和吞咽疼痛是非反流性食管炎的特征。感染性食管炎是其常见原因，通常发生在免疫功能低下的患者。它可由真菌（例如念珠菌）、病毒（例如疱疹、巨细胞病毒）、细菌（例如乳杆菌、β-溶血性链球菌）或寄生生物引起。其他类型的非反流性食管炎包括放射性、腐蚀性和药片诱发的食管炎，以及与食管炎相关的某些全身性疾病（例如白塞综合征、克罗恩病、寻常型天疱疮、史-约综合征）。吞咽痛在反流性食管炎中是罕见的，但可能发生在食道消化性溃疡（Barrett 溃疡）的患者中。

6. 食管梗阻是如何出现的？

除婴儿外，患者通常在进食或吞咽后很快出现胸痛、吞咽疼痛或无法吞咽。异物通常位于以下 4 个位置之一：颈段食管、食管上括约肌、食管与主动脉弓交叉处和下食管括约肌。除生理性狭窄外，肿瘤和下食管环也可导致食管管腔狭窄，在管腔变窄的任何地方都可能发生食管梗阻。最危险的食管异物是纽扣电池（图 35-1），可在短短 4 小时内引发化学诱导性食管穿孔。

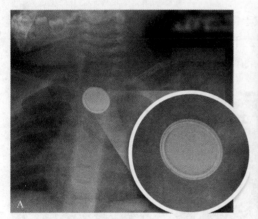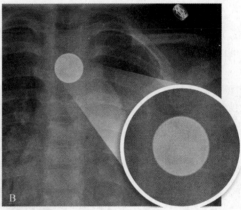

图 35-1　前位和后位 X 线片

A. 儿童食管中纽扣电池的双环或晕圈标志；B. 儿童食管中硬币的均匀外观（引自 Jatana KR：Button battery injuries in children：a growing risk. Everything Matters in Patient Care 26：9 - 10. Columbus，OH：Nationwide Children's Hospital，2013）

7. 如何治疗食管梗阻？

食管异物，尤其是那些尖锐的或坚硬的食物，最好通过内镜取出。嫩肉粉不可用于促进阻塞的肉类食物通过食管。静脉注射 0.5 ～ 2mg 胰高血糖素曾被尝试用以使食道下段的平滑肌舒张，进而允许异物通过。然而，没有研究表明它减少了急诊患者进行内镜检查的需要。此外，静脉注射胰高血糖素经常引起呕吐，这可能增加误吸或食管穿孔的风险。

8. 什么是 Mallory-Weiss 综合征（食管贲门黏膜撕裂综合征）？

Mallory-Weiss 综合征是一种黏膜撕裂导致的综合征，通常涉及鳞状柱状黏膜连接处附近的胃黏膜；也可能涉及食管黏膜。Mallory-Weiss 综合征通常由呕吐和干呕引起，患者可能出现上消化道出血。黏膜撕裂通常在几天内愈合，没有进一步的并发症。然而在极少数情况下，患者仍需要进行手术。

9. 食管穿孔的病因是什么，如何诊断和治疗？

食管穿孔是一种明确的急诊急症，病因可能是创伤（最常为贯通伤）、器械造成的医源性损伤、与剧烈呕吐相关的食管内压增加（Boerhaave 综合征）以及食管疾病（如腐蚀性食管炎、溃疡、肿瘤）。食管穿孔通常表现为轻微的非特异性症状，超过一半的患者最初被误诊。症状可迅速发展为严重的胸痛，并可能因吞咽或呼吸而恶化。胸部 X 线片可能看起来正常，也可能显示出纵隔、心包、胸膜腔内（气胸）或皮下组织内的胸腔积液或积气。食管穿孔可导致胃内容物渗入纵隔继发感染（即纵隔炎），并迅速发展为脓毒症。一般通过让患者吞服泛影酸并观察造影剂的渗漏情况来确诊食管穿孔。食管穿孔的治疗包括广谱抗生素、胃肠减压，以及尽快进行手术修复和引流。

10. 源于胃或十二指肠的腹痛的病因是什么？

急诊科中大约 10% 的腹痛病例是由胃或十二指肠疾病引起的。其中胃炎和消化性溃疡（由胃酸引起的胃或十二指肠溃疡）占继发于胃或十二指肠疾病的腹痛患者的大多数（图 35-2）。消化性溃疡穿孔和胃扭转是其中最严重的两种疾病，需要立即诊断并治疗。

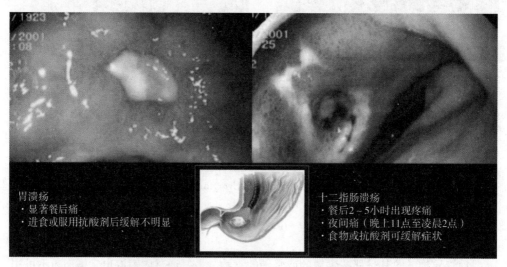

胃溃疡
· 显著餐后痛
· 进食或服用抗酸剂后缓解不明显

十二指肠溃疡
· 餐后 2～5 小时出现疼痛
· 夜间痛（晚上 11 点至凌晨 2 点）
· 食物或抗酸剂可缓解症状

图 35-2　胃溃疡和十二指肠溃疡的临床比较（经 RoshReview 允许引用）

11. 胃炎和消化性溃疡的常见病因有哪些？

胃炎与酒精、水杨酸盐、非甾体抗炎药和食管裂孔疝有关。几乎所有与 NSAID 不相关的溃疡都是由幽门螺杆菌引起的。幽门螺杆菌是唯一被世界卫生组织列为 I 类致癌物的细菌，因为幽门螺杆菌感染是胃癌的前兆。幽门螺杆菌感染的一线治疗药物是质子泵抑制剂、克拉霉素和阿莫西林的联合用药。服用 NSAID 是消化性溃疡的第二大常见原因。NSAID 可抑制胃中的保护性前列腺素在胃内的合成。高达 25% 的长期服用 NSAID 的患者患有消化性溃疡。

12. 消化性溃疡穿孔的表现是什么?

与进食无关的突发腹痛是胃扭转和消化性溃疡穿孔的常见表现。疼痛通常放射到背部，但也可能放射到胸部或上腹部。疼痛通常是持续的并且抗酸药应用效果不佳。冷空气刺激可能会引起任何一侧或两侧肩膀的疼痛。大约 50% 的病例存在呕吐。在体格检查中，患者呈现急性病容并且常伴有心动过速。血压升高可继发于疼痛；血压降低可继发于腹膜炎造成的大量体液流失。患者通常卧倒静止不动，且避免活动。拒按、反跳痛和腹肌紧张是常见表现。在超过 70% 患者的胸右上部 X 线片或腹部左侧卧位片中，医师可观察到游离气体。消化性溃疡穿孔患者需要立即接受外科会诊。应给予广谱抗生素，患者应做好急诊手术的准备。

13. 上消化道出血与下消化道出血的区别是什么?

上消化道出血是 Treitz 韧带近端的出血，下消化道出血是 Treitz 韧带远端的出血。呕鲜血或呕吐咖啡渣样物质称为呕血。呕血及黑色的柏油样粪便，通常代表上消化道出血。下消化道出血最常表现为鲜红色或红褐色血便，称为便血。潜血试验尽管通常可靠，但仍可能出现假阴性和假阳性的结果。

14. 仅有下消化道出血的患者是否都需要放置鼻胃管?

使用鼻胃管进行负压吸引一度是被倡导用于排除隐匿性上消化道出血的常规操作。然而，无论是否进行灌洗，鼻胃管负压吸引的灵敏度和阴性似然比均较差，这限制了它在排除有黑便或便血无呕血的上消化道出血患者方面的能力。鼻胃管放置是一个痛苦的过程，且有潜在的并发症，如误吸和穿孔。

15. 对隐匿性消化道出血的患者如何评估其风险?

格拉斯哥 - 布拉奇福德出血评分（Glasgow-Blatchford score，GBS）是一种适用于急性非静脉性上消化道出血患者的风险分级评估工具。GBS 通过计算指定的实验室和临床风险指标的总分进行评估（表 35-1）。高于 0 分意味着评分预测其为需要临床干预的高风险患者（包括输血、内镜检查或手术），评分灵敏度为 99.6%。得分为 0 的为低风险患者，为可进行门诊诊治的候选对象。

表 35-1　格拉斯哥 - 布拉奇福德出血评分

风险因素	得分
血尿素氮（mmol/L）	
2.3 ~ 2.8	2
2.9 ~ 3.5	3
3.6 ~ 8.9	4
≥ 8.9	6

风险因素	得分
男性血红蛋白（g/L）	
120～130	1
100～119	3
＜100	6
女性血红蛋白（g/L）	
100～119	1
＜100	6
收缩压（mmHg）	
100～109	1
90～99	2
＜90	3
其他指标	
脉率≥100次/分	1
出现黑便	2
出现晕厥	2
肝损伤	2
心力衰竭	2

16. 上消化道出血的原因是什么？

- 消化性溃疡（45%）。
- 胃糜烂（23%）。
- 静脉曲张（10%）。
- Mallory-Weiss 综合征（7%）。
- 食管炎（6%）。
- 十二指肠炎（6%）。

17. 关于上消化道出血急诊处理的讨论

首先，快速评估患者气道、呼吸和循环状态。脱去患者衣物，连接心电监护，如果血氧饱和度低于93%，则给患者吸氧。同时应开放大口径外周静脉通路用于输注生理盐水。此外，应该进行重点查体，检查有无休克迹象（例如精神状态改变、心动过速、低血压、四肢湿冷和毛细血管充盈延迟）。有生命体征异常或休克症状的患者应该留置两个或更多个静脉通路并快速输注晶体液。应抽取血液进行血型和交叉配型、血红蛋白和血细胞比容试验、血小板计数、凝血酶原时间，并获取电解质、血尿素氮和肌酐水平，还应检查便潜血和肉眼血便。老年患者、有心血管疾病或胸痛病史的患者和严重贫血的患者应进行心电图检查以评估是否存在心肌缺血的迹象（即 ST 段压低）。

还应该进行立位胸片检查以排除气腹或肺误吸（异物）。

18. 什么措施能改善消化道出血患者的预后？

在内镜检查前输注高剂量 PPI 可促进溃疡出血迹象的消退，减少内镜治疗的需要。疑似由食管静脉曲张（严重肝病、既往静脉曲张破裂出血、酗酒史或肝功能检查异常）导致上消化道出血的患者应接受输注奥曲肽（50μg 静脉推注，然后 50μg/h 静脉滴注），也应考虑使用抗生素。

19. 如何处理持续消化道出血的患者？

对于出现持续休克症状或循环不稳定的患者，应开始输血治疗，并应紧急进行消化科会诊及手术准备。对 30ml/kg 晶体液输注反应不佳（即持续低血压）的患者，如尚未获得特定类型的血液，则应给予 O 型阴性血液输血。制备交叉配型成功的血液制品通常需 45～60 分钟的时间。上消化道出血通常可以通过内镜进行止血，但持续性胃肠道出血患者可能需要进行急诊手术。

20. 食管静脉曲张患者禁止放置鼻胃管或口胃管吗？

没有证据表明正确放置鼻胃管或口胃管会显著增加静脉曲张破裂或 Mallory–Weiss 综合征的风险。但如果强行放置鼻胃管或口胃管，可能导致食管或后咽部穿孔。如果患者在急诊科有呕吐胃内容物的情况，无须留置鼻胃管或口胃管，因为可能导致出血。

21. 是否大多数上消化道出血的患者都应该进行内镜检查？

是的，因为内镜检查是评估上消化道出血患者病情最准确的诊断工具。在上消化道出血后 12～24 小时内，内镜检查能识别 78%～95% 患者的病因。准确识别出血部位有助于医师对再出血和死亡率进行风险分级。风险分级有助于医师做出适当的处理决策。

22. 消化道出血患者的常规处理方式是什么？

消化道出血通常会自行停止，不需要进一步的急诊处理。低风险的上消化道出血患者通常在接受明确指导（包括消化道出血恶化的迹象和症状，以及紧急门诊患者随访及护理计划）后，可以直接出院。已经明确来源的下消化道出血（如痔疮、肛裂或直肠炎造成的下消化道出血）也可以在门诊治疗。其他所有消化道出血的患者应留院接受进一步评估和治疗。

23. 低风险上消化道出血的患者满足哪些条件可以返家？

- 无并发症。
- 生命体征正常。
- 大便正常或潜血试验呈弱阳性。
- 如留鼻胃管，胃吸引结果为阴性。

- 血红蛋白和血细胞比容水平正常或接近正常。
- 正确理解明显消化道出血的症状和体征。
- 有良好的家庭护理支持。
- 24 小时随访咨询安排妥当。
- 如果需要，可立即获得紧急救护。

关键点：食管和胃部疾病

（1）上腹部疼痛可能是由心肌缺血引起的，因此对患有上腹部不适、内脏性疼痛或具有心脏疾病危险因素的成人均应进行心电图检查。

（2）抗酸药通常可以缓解与食管和胃部疾病相关的腹部不适症状。

（3）幽门螺旋杆菌是消化性溃疡的最常见原因，也是唯一被世界卫生组织列为 Ⅰ 类致癌物的细菌。

（4）食管穿孔可出现模糊的非特异性症状，并迅速进展为脓毒症甚至导致死亡。

（5）血流动力学不稳定的上消化道出血患者应快速静脉输注晶体液、紧急进行消化科会诊和手术。

（刘芳睿　译）

参考文献

1. Arora S, Galich P: Myth: glucagon is an effective first-line therapy for esophageal foreign body impaction. *CJEM* 11:169–171, 2009.
2. Berman DA, Porter RS, Graber M: The GI cocktail is no more effective than plain liquid antacid: a randomized, double blind clinical trial. *J Emerg Med* 25:239–244, 2003.
3. Chen IC, Hung MS, Chiu TF, et al: Risk scoring systems to predict need for clinical intervention for patients with nonvariceal upper gastrointestinal tract bleeding. *Am J Emerg Med* 25:774–779, 2007.
4. Goralnick E, Meguerdichian D: Gastrointestinal bleeding. In Marx JA, Hockberger RS, Walls RM, editors: *Rosen's emergency medicine concepts and clinical practice*, ed 8, Philadelphia, 2014, Elsevier Saunders, pp 248–253.
5. Guth TA: Esophageal disorders. In Adams JG, editor: *Emergency medicine clinical essentials*, ed 2, Philadelphia, 2013, Elsevier Saunders, pp 269–278.
6. Heron SL, Baines P: Gastrointestinal bleeding. In Adams JG, editor: *Emergency medicine clinical essentials*, ed 2, Philadelphia, 2013, Elsevier Saunders, pp 286–291.
7. Hess JM, Lowell MJ: Esophagus, stomach, and duodenum. In Marx JA, Hockberger RS, Walls RM, editors: *Rosen's emergency medicine concepts and clinical practice*, ed 8, Philadelphia, 2014, Elsevier Saunders, pp 1170–1185.
8. Jatana KR: Button battery injuries in children: a growing risk. *Everything Matters: In Patient Care* 26:9–10. Columbus, OH: Nationwide Children's Hospital, 2013.
9. Lau JY, Leung WK, Wu JC, et al: Omeprazole before endoscopy in patients with gastrointestinal bleeding. *N Engl J Med* 356:1631–1640, 2007.
10. Palamidessi N, Sinert R, Falzon L, et al: Nasogastric aspiration and lavage in emergency department patients with hematochezia or melena without hematemesis. *Acad Emerg Med* 17:126–132, 2010.
11. Rosh A: Emergency medicine: gastrointestinal emergencies. RoshReview.com, 2014.
12. Ware-McGee DM, Wheaton N: Diseases of the stomach. In Adams JG, editor: *Emergency medicine clinical essentials*, ed 2, Philadelphia, 2013, Elsevier Saunders, pp 279–285.
13. Witting MD, Magder L, Heins AE, et al: ED predictors of upper gastrointestinal tract bleeding in patients without hematemesis. *Am J Emerg Med* 24:280–285, 2006.

第36章 肠道疾病

Vikhyat S. Bebarta, MD; Lt Col, USAF, MC

1. 在什么情况下可以考虑患者为阑尾炎？

对任何腹痛的患者均需考虑阑尾炎。阑尾炎可以发生在任何年龄，但以10～20岁青少年人群最常见。在阑尾炎高患病率人群中，非典型阑尾炎最为常见。阑尾炎是急诊科常见的漏诊疾病之一，也是妊娠期间最常见的非产科急症。

2. 急性阑尾炎的发病机制是什么？

阑尾内腔发生阻塞，最常见原因是粪石导致细菌过度增殖和阑尾肿胀。疾病早期，扩张的管腔导致钝痛、弥漫性腹痛，随着炎症的进展，出现局限性腹膜炎，患者体格检查时，表现出典型的右下腹疼痛伴反跳痛。在这之后可能发生发热、肌卫。

3. 阑尾炎的临床表现是什么？

阑尾炎的典型表现是非特异性的脐周疼痛，疼痛可在数小时内转移至右下腹。伴随症状包括恶心、厌食和发热。然而，由于阑尾位置的不同也会有不同的临床表现。例如，盲肠后阑尾可能引起背部或胁腹部疼痛，可被误诊为肾盂肾炎或症状性肾结石。特别长并且尖端发炎的阑尾可引起左下腹疼痛。在妊娠期间，阑尾移位至右上腹，发炎时可能被误认为是有症状的胆石症或胆囊炎。右下腹疼痛的其他鉴别诊断见表36-1。诊断小儿阑尾炎时，诸如小儿阑尾炎评分、Alvarado评分等是可用的，但它们的准确性尚未被证明优于临床判断。

表36-1 右下腹疼痛的鉴别诊断

急性回肠炎	炎性肠病
憩室炎	急性胆囊炎
胃或十二指肠溃疡穿孔	肠扭转
肠套叠	小肠梗阻
梅克尔憩室炎	子宫或输卵管卵巢病变（如输卵管卵巢脓肿、卵巢扭转、卵巢囊肿）
嵌顿性腹股沟疝	异位妊娠
睾丸扭转或附睾炎	经间痛
肠系膜淋巴结炎	肾盂肾炎、症状性肾结石

4. 依据体格检查对阑尾炎做诊断是否可靠？

肌卫和反跳痛、腰大肌试验阳性、闭孔试验阳性以及 Rovsing 征阳性是阑尾炎的典型表现，但遗憾的是这些体征既不具有特异性也不够敏感，不足以准确诊断阑尾炎。标准的实验室检测结果可能会增加或减少医师的临床怀疑，但只有通过腹部 CT 或手术直接观察才能确诊阑尾炎。通常，非特异性的右下腹疼痛和压痛是阑尾炎的唯一临床表现。注射镇痛药物（如吗啡）可能使阑尾炎的体格检查结果为假阴性。

5. 哪些实验室检查有助于评估右下腹疼痛？

尽管实验室检查不能诊断阑尾炎，但却对评估患者病情有帮助，并可以排除其他诊断。

- 白细胞计数：大约 90% 的病例白细胞计数大于 $10 \times 10^9/L$。
- 尿液分析：可排除尿路感染；然而，当发炎的阑尾位于膀胱或输尿管附近时可能出现轻度脓尿或血尿。
- β- 人绒毛膜促性腺激素：可帮助排除异位妊娠。

6. 对阑尾成像效果最好的影像学检查是什么？

腹部和骨盆 CT 检查是诊断阑尾炎的首选影像学检查方法。常规 CT 检查只进行静脉造影，但最好同时进行造影剂口服或灌肠。据报道，CT 检查在诊断阑尾炎方面的准确率为 93%～98%，比任何体格检查和实验室检查的综合结果都有更高的灵敏度和特异度。此外，CT 检查可能显示导致患者症状的其他疾病。

平扫 CT（不注射造影剂）的灵敏度为 88%～96%，但其与患者的体质有关，较多的腹腔内脂肪可提高诊断灵敏度。

儿童、孕妇和较瘦的患者可考虑超声检查。一般来说，超声检查灵敏度是 88%～94%，但其灵敏度可根据患者的体质以及超声操作人员和影像科医师的经验发生变化。超声检查有助于证实医师对阑尾炎的怀疑，但对于排除诊断没有用处。超声检查阑尾直径大于 6mm 是最准确的阑尾炎表现。在一些医疗机构，超声检查是儿童患者的首选诊断性检查。如果超声检查结果不确定，或者尽管超声检查结果正常，但临床表现疑似阑尾炎，则应进行腹部和骨盆 CT 检查，也可以应用 MRI。阑尾直径大于 7mm 并充满液体被认为是不正常的。MRI 检查难以在数小时内进行，且检查过程所需时间较长，一些患有肾脏疾病或体内有特殊医疗设备的患者不能进行 MRI 检查。

7. 如何治疗阑尾炎？

阑尾切除术是阑尾炎的确定性治疗方法。一旦确诊阑尾炎或是高度怀疑阑尾炎，应该进行外科会诊。对于疑似病例，在等待手术时应开始补液、控制疼痛和应用广谱抗生素。延误诊断和治疗会增加穿孔的风险。

8. 什么是肠系膜缺血？

肠系膜缺血是由小肠的供血不足引起的组织缺血和梗死。常见原因是动脉栓塞

（最常见）或血栓、静脉血栓形成及非闭塞性低灌注状态。应对患者进行肠系膜缺血的危险因素评估（表36-2）。

表 36-2　肠系膜缺血的危险因素评估

年龄大于 50 岁	近期心肌梗死史
瓣膜病或动脉粥样硬化性心脏病	心律失常（如心房颤动）
周围血管疾病	严重的低血压或脓毒症
充血性心力衰竭	使用利尿药或血管收缩药物

9. 肠系膜缺血的患者有何症状？

患者主诉弥漫性腹部疼痛。在疾病早期阶段，患者诉剧烈疼痛，但体格检查几乎无发现，即特征性的"疼痛与体征不成比例"。随着肠梗死的发展，患者出现腹膜刺激征。呕吐、便血、呕血、腹胀、发热和休克这些晚期症状，常常预示着肠梗死的出现。

10. 如何诊断肠系膜缺血？

诊断肠系膜缺血往往较困难。临床疑似表现、影像学检查和实验室检查可以帮助做出诊断。外科手术所见是诊断的金标准。静脉注射联合口服造影剂的腹部增强 CT 可以显示血管阻塞的位置和缺血的继发表现，如肠壁内积气、肠壁增厚和局部炎症。实验室检查可能出现白细胞增多、血液浓缩、代谢性酸中毒，以及磷酸盐、乳酸或乳酸脱氢酶升高。这些实验室检查结果可能预示肠道缺血，但灵敏度和特异度较差。

11. 如何治疗肠系膜缺血？

初始治疗包括积极的复苏、肠外抗生素、纠正诱发因素、早期手术会诊。确诊后的治疗包括输注选择性血管扩张剂、阻塞静脉进行抗凝治疗及栓子清除术。在有肠坏死时要进行剖腹手术。

12. 什么是肠套叠？

肠段内陷并套入到邻近肠段，称为肠套叠。这是一种主要见于儿童的疾病（见第64 章），也可能发生于成年人。典型的病变包括肿瘤、梅克尔憩室和炎性病变。鉴于成人肿瘤的高发病率，需进行手术探查。

13. 什么是炎性肠病？

炎性肠病（inflammatory bowel disease，IBD）是一种特发性的慢性肠道炎性疾病。IBD 主要包括以下 2 个病种。

（1）克罗恩病（crohn disease，CD），也称为局限性肠炎或肉芽肿性结肠炎。

（2）溃疡性结肠炎（ulcerative colitis，UC）。

CD 和 UC 的发病率在不断上升，常见的临床特征见表 36-3。

表 36-3 炎性肠病的常见表现

	克罗恩病	溃疡性结肠炎
临床表现		
体重减轻	常见	相当常见
发热	常见	相当常见
腹泻	相当常见	非常常见
便血	相当常见	非常常见
肛周疾病	常见	无
位置		
结肠	2/3 的患者	所有患者
回肠	2/3 的患者	无
空肠、胃或食管	不常见	无
肠道并发症		
狭窄	常见	不详
瘘	相当常见	无
中毒性巨结肠	无	不详
穿孔	不常见	不详
恶性肿瘤	相当常见	常见
内镜检查		
黏膜脆性	相当常见	非常常见
口腔溃疡和线状溃疡	常见	无
鹅卵石样表现	常见	无
直肠受累	相当常见	非常常见
影像学检查		
分布	不连续、节段性	连续
溃疡	深	表浅
肛裂	常见	无
瘘管狭窄	常见	少见
回肠受累	狭窄、结节	扩张

注：引自 Podolsky DK：Inflammatory bowel disease. N Engl J Med 347：417－429，2002.

14. 克罗恩病和溃疡性结肠炎表现如何？

虽然它们在病理学上是不同的疾病，但克罗恩病和溃疡性结肠炎表现相似并影响所有年龄人群。这两种疾病都可能出现腹泻、腹痛、发热、厌食、体重减轻、血性腹泻，溃疡性结肠炎出现血性腹泻的可能性更大。在非暴发型结肠炎中，可以通过内镜检查或钡灌肠来确诊。

15. 急诊如何处理炎性肠病?

轻症且没有危及生命的并发症的炎性肠病患者可以作为门诊患者进行密切随访观察。治疗通常包括柳氮磺吡啶、固醇类（口服或直肠给药）、类固醇减量制剂（如6-巯基嘌呤）、止泻药（如洛哌丁胺、地芬诺酯和考来烯胺）和镇痛药。应谨慎使用止泻药，因为止泻药可诱发中毒性巨结肠。甲硝唑可能有助于治疗 CD 的慢性直肠周围并发症。如果患者有严重的疼痛、大量出血、失血性休克的表现，腹膜炎表现，或任何危及生命的并发症，应该住院治疗。IBD 的肠外表现也可能出现（表 36-4）。

表 36-4　炎性肠病的常见肠外表现

临床分类	功能障碍
眼部	葡萄膜炎、巩膜外层炎
皮肤	结节性红斑、坏疽性脓皮病
骨骼肌肉	强直性脊柱炎、外周关节炎、骶髂关节炎
肝胆	胆石症、胆管周围炎、肝炎、脂肪肝、原发性硬化胆管炎、胆管癌、胰腺炎
血液	血栓栓塞性疾病、慢性贫血
肾脏	肾结石、淀粉样变引起肾衰竭

16. 肠梗阻时会出现什么情况?

当大肠和小肠出现梗阻时，已消化的食物和分泌物不能向前正常流动。在阻塞的近端，肠气、胃分泌物和食物积聚在一起并进行性增多。然后肠道扩张，导致疼痛、呕吐和进食减少。阻塞的原因可能是机械性的也可能是动力性的。粘连或肿瘤造成的机械性阻塞通常需要手术干预，而动力性肠梗阻通常在几天内自行消失。

17. 机械性小肠梗阻的常见原因是什么?

总体而言，粘连、疝气和肿瘤占机械性小肠梗阻病因的90%以上。术后粘连是小肠梗阻最常见的原因（56%），其次是嵌顿性疝（25%）和肿瘤（10%）。其他不太常见的原因包括以下几种。

- IBD。
- 胆结石。
- 肠扭转。
- 肠套叠。
- 放射性肠炎。
- 脓肿。
- 先天性疾病。
- 粪石。

18. 小肠梗阻的临床特征是什么？

患者表现为弥漫性腹痛、腹胀，偶尔有呕吐。初期为轻微疼痛、痉挛和绞痛。小肠梗阻在早期很难诊断。患者有疼痛，但会不停地排气并排出一些粪便。随着梗阻的进展，肠内容物向近端积聚，导致恶心和呕吐。梗阻远端的肠道粪便排空，蠕动减少，导致便秘（不能排便、排气）。听诊可能会发现高音调、过度活跃的叮当声或急促声。直肠检查可能会发现阻塞的大便。

19. 小肠梗阻的影像学表现

腹部平片上的典型表现是多个气液平面和扩张的肠襻。当梗阻的肠道中液体比气体多时，可以见到小圆形空气影排成一列类似一串珍珠（串珠征）。在梗阻远端，粪便和气体很少。平片的灵敏度为 41%～86%，特异度为 25%～88%；因此，仅使用平片检查可能会漏诊早期的小肠梗阻。腹部 CT 检查具有更高的灵敏度（100%）和特异度（83%）。另外，CT 检查可以显示梗阻的部位并有助于明确病因（例如肿块或感染，阑尾炎或憩室炎）。

20. 小肠梗阻的治疗方法是什么？

最初的急诊处理包括补充电解质，使用鼻胃管减压和静脉液体复苏。大量的液体在梗阻的肠道中丢失，患者可能出现显著的血容量不足。小肠梗阻通常可以进行非手术治疗，包括观察、静脉液体复苏和肠道休息。一些完全性或机械梗阻需要手术治疗。当患者在急诊科时，需要进行外科会诊。

21. 功能性肠梗阻的特征是什么？

术语上的功能性肠梗阻和麻痹性肠梗阻是肠麻痹的同义词。肠管无法进行蠕动，是小肠梗阻最常见的原因。功能性肠梗阻的病因包括感染（例如腹膜炎）、药物（例如麻醉药、抗胆碱药）、电解质紊乱（例如低钾血症）、脊髓损伤和近期肠道手术史。患者有腹胀、恶心、呕吐及便秘的症状。腹部检查显示肠鸣音减弱，腹部轻度压痛，无腹膜刺激征。腹平片通常表现为整个胃肠道轻度肠扩张和小肠广泛的气液平面。

22. 如何治疗功能性肠梗阻？

治疗与小肠梗阻类似。禁食水、静脉液体复苏，并纠正电解质紊乱，特别是低钾血症。如果存在腹胀，则放置鼻胃管或口胃管以使胃减压。限制患者用药，如阿片类药物（因其会减缓肠道蠕动）。如果功能性肠梗阻时间持续超过 3 天，则需进行其他的影像学检查以寻找潜在的病因。

23. 大肠梗阻的病因是什么？

大肠梗阻最常见于结肠癌（60%）、肠扭转（20%）和憩室病（10%）。原发性腺癌是大多数癌变的原因。其他不常见的病因包括转移瘤、妇科肿瘤、IBD、肠套叠和粪便嵌塞。对婴儿患者要考虑先天性疾病，如希尔施普龙病或肛门闭锁症。疝气和粘连是大肠梗阻的罕见原因。

24. 什么是憩室病，常见的并发症有哪些？

憩室是结肠的囊状外翻，主要发生于结肠壁肌层薄弱的区域。憩室病通常发生在工业化国家的人群中，并且发病率随着年龄的增长而升高。据估计，美国 1/3 的人口在 50 岁时会出现憩室病，2/3 的人口在 85 岁会患憩室病。憩室病的并发症包括出血和憩室炎。憩室炎是由于憩室开口被阻塞（通常由粪便引起）导致憩室内细菌增殖和肠道分泌物积聚引起的局部感染。

25. 憩室炎的临床表现是什么？

憩室炎最常见的症状是腹痛。疼痛通常在 1～2 天中从弥漫性全腹钝痛发展为更剧烈的左下腹局限性疼痛。患者可能会诉发热、恶心、呕吐和食欲下降。憩室炎最常发生于降结肠和乙状结肠区域，但全结肠均可发生。腹部增强 CT 检查是可选的确诊检查，其可以同时显示脓肿、肠穿孔和疾病的严重程度。

26. 如何处理憩室炎？

治疗包括静脉补液、补充电解质、肠外镇痛药、肠道休息和应用广谱抗生素。症状轻微、能够进食和随访的患者可以在门诊口服抗生素治疗，并在出院后密切观察。有全身症状或症状严重、年龄较大，以及有并发症、脓肿或肠穿孔的患者，需要住院治疗、静脉注射抗生素和进行系列检查。如憩室炎反复发作或肠穿孔，可能需要手术治疗。患者如有脓肿，则需要手术治疗或介入放射治疗和置管引流。

27. 下消化道出血的常见病因是什么？

下消化道出血患者常常在就诊急诊科时主诉便血。引起下消化道出血的病因很多，详细的病史和体格检查对诊断出血来源至关重要。检查直肠远端可以鉴别痔疮和肛裂，医师可根据病史和检查，鉴别憩室病、息肉、恶性肿瘤、动静脉畸形、IBD、缺血性结肠炎、感染性腹泻，最后考虑上消化道来源。

28. 如何进行肛门镜检查？

肛门镜可以直接观察肛门和直肠远端。将装好阻塞器的肛门镜润滑后轻轻推入肛门。取出镜栓以观察直肠远端黏膜；将光源照射到肛门镜管中，在发现内痔、肛裂、脓肿、肿块或直肠远端附近出血后将肛门镜缓慢退出。

29. 什么是痔疮？

痔疮是由内痔静脉或外痔静脉组成的充盈的血管垫，常伴有出血、疼痛或直肠瘙痒等症状。痔疮的出现与长时间的肛管中静息压力增加有关，最常见于便秘，也见于妊娠、过度紧张和某些职业（如卡车司机）。

30. 内外痔有什么不同？

内痔出现在齿状线上方，被黏膜覆盖，通常不会被触及，也无疼痛感，可通过肛门镜检查被观察到。内痔的典型表现为在马桶中或卫生纸上出现鲜红色的血液。

外痔被皮肤覆盖，在肛门口很容易看到和触及。外痔通常较大且柔软。外痔的常见并发症是血栓形成，此时会出现疼痛，治疗上需要切除血栓性痔疮。

31. 如何治疗痔疮？

轻症痔疮的具体治疗有如下几种。
- 淋浴或盆浴时灌洗。
- 大便软化剂。
- 高纤维饮食。
- 缓泻剂（例如欧车前或甲基纤维素）。
- 增加液体摄入。
- 适当的肛门护理。
- 必要时使用镇痛药。

非血栓性的痔疮脱垂时应轻柔复位。血栓性痔疮应切除。痔疮症状顽固的患者需要转诊至外科。

32. 什么是肛裂？

肛裂是远端肛管上皮的线性裂口或溃疡。肛裂是引起直肠疼痛最常见的原因。大多数肛裂是特发性的，但任何的肛管创伤都可能导致肛裂。良性肛裂大多数发生在后中线，其次是前中线。其他部位的肛裂与 CD、感染、恶性肿瘤或免疫缺陷有关。

33. 如何治疗肛裂？

大多数肛裂可进行保守治疗，措施包括坐浴、大便软化剂、高纤维饮食、缓泻剂（例如欧车前或甲基纤维素）、增加液体摄入、适当的肛门护理和镇痛药治疗。最近的研究表明，每日 2 次局部使用 0.2% 硝酸甘油软膏并持续 6 周，或单次注射肉毒杆菌，均有良好的疗效。保守治疗无效的肛裂患者应转诊外科，考虑行内括约肌侧切术。

34. 在急诊科中可以进行肛门直肠脓肿引流吗？

孤立的、小的肛周脓肿在急诊科中可以成功引流。这些脓肿会非常疼痛，引流时需要局部麻醉联合口服或肠外镇静。对于复杂的或深部的直肠脓肿需进行手术引流。

（芦照青　译）

参考文献

1. Brisinda G, Maria G, Bentivoglio AR, et al: A comparison of injections of botulinum toxin and topical nitroglycerin ointment for the treatment of chronic anal fissure. *N Engl J Med* 341:65–69, 1999.
2. Ferzoco LB, Raptopoulos V, Silen W: Current concepts: acute diverticulitis. *N Engl J Med* 338:1521–1526, 1998.
3. Podolsky DK: Inflammatory bowel disease. *N Engl J Med* 347:417–429, 2002.
4. Rao PM, Rhea JT, Novelline RA, et al: Effect of computed tomography of the appendix on treatment of patients and use of hospital resources. *N Engl J Med* 338:141–146, 1998.
5. Rao PM, Rhea JT, Rattner DW, et al: Introduction of appendiceal CT: impact on negative appendectomy and appendiceal perforation rates. *Ann Surg* 229:344–349, 1999.
6. Segatto E, Mortele KJ, Ji H, et al: Acute small bowel ischemia: CT imaging findings. *Semin Ultrasound CT MR* 24:364–376, 2003.

第 37 章　肝胆疾病

Molly E.W. Thiessen，MD

1.胆道疾病的常见表现是什么？

• 胆囊内存在结石而未发生感染，称为胆石症。在成年人中，有 8% 的男性和 17% 的女性存在胆结石，胆石症的发病率随年龄增长而升高，老年人的发病率高达 27%。

• 胆绞痛是右上腹或上腹部疼痛，有时可放射到右肩或右侧肩胛骨。疼痛通常呈持续性，持续时间不到 6 小时，多发生在油腻饮食后，一般认为是胆结石暂时阻塞胆囊管所引起的。

• 胆绞痛患者有 30% 会进展为胆囊炎，这是因为结石阻塞胆囊管进而导致的细菌过度生长和胆囊炎症。胆囊炎的疼痛与胆绞痛相似，但持续时间超过 6 小时，伴有墨菲征，可伴有（或不伴有）发热、寒战或白细胞增多。

• 胆结石若滞留于胆总管则发生胆总管结石病，该病可引起胆囊炎和（或）胰腺炎（如果肝胰管壶腹梗阻）。

• 上行性胆管炎是一种在细菌感染下胆道完全梗阻（最常见于胆总管）引起的严重感染性疾病。常表现为右上腹部疼痛、发热寒战和黄疸（查科三联征），但只有 25% 的患者同时具有这三种症状。上行性胆管炎还可能出现休克和精神状态改变（雷诺五联征），这更常见于坏疽性或气肿性胆囊炎。

• 气肿性胆囊炎是胆囊管完全阻塞后产气菌在胆囊内形成脓肿而引起的。该病常伴有血管功能不全、严重烧伤和创伤。多见于男性和糖尿病患者，且常伴有脓毒症。

2.所有的胆结石都会引起疼痛吗？没有胆结石就能排除胆囊炎吗？

在胆结石患者中，80% 没有症状。在无症状患者中，15% ~ 30% 在 15 年内出现症状。虽然 90% ~ 95% 的胆囊炎病例存在胆结石，但 5% ~ 10% 的胆囊炎并非继发于胆结石，被称为无结石胆囊炎。因为无结石胆囊炎经常是另一种疾病（如糖尿病、烧伤、多系统创伤、艾滋病或脓毒症）的并发症，所以该病诊断困难。

3.什么是墨菲征？

墨菲征是以芝加哥著名的外科医师 John B. Murphy（1857—1916 年）的名字命名的。当检查人员对胆囊区域施加压力时，要求患者深呼吸。如果胆囊发炎，下移的膈肌触及检查者的指尖压迫部位，引起疼痛，患者常常会突然停止吸气。超声墨菲征使用超声探头代替检查者的手指，当最大压痛部位位于胆囊区时为阳性。这一发现对急性胆囊炎的诊断有 97% 的灵敏度。

4. 腹部平片能帮助诊断吗?

也许可以,然而超声是首选的一线诊断方法。只有10% ~ 20%的胆结石含有足够的钙以使其在X线下可见。当产气菌引起感染或患者存在胆肠瘘时,医师可在胆道系统或胆囊壁观察到空气。

5. 诊断胆囊炎的金标准是什么?

虽然超声是急诊诊断胆囊炎的首选检查方法,但肝胆亚氨基二乙酸扫描是金标准,如果胆囊在注射后4小时内未填充放射性同位素,其准确率可达95%。

6. 胆囊炎的超声表现

超声可直接检测小至2mm的胆结石,有时可通过干扰超声传播推断结石的存在(声影;图37-1)。其他有用的现象包括胆囊壁增厚(大于3mm)、胆囊周围积液和常见的胆管扩张(大于6mm)。如前所述,超声墨菲征对胆囊炎的诊断非常敏感。事实上,它在急诊医师手中比超声技师或放射科医师更敏感。超声检查对胆囊炎的灵敏度为94%,特异度为78%。

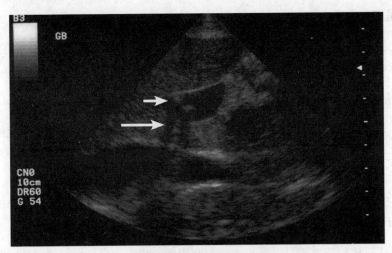

图37-1　一个无回声的胆囊内含有两个回声结石
这些结石下方产生声影,短箭头所指的是胆囊内的胆结石,长箭头所指的是胆结石的阴影效果

关键点:胆囊炎的超声表现

(1)有胆结石。
(2)胆囊壁增厚大于3mm。
(3)胆囊周围积液。
(4)胆总管直径扩张大于6mm。

---

7. 无症状胆石症患者何时应考虑择期手术？

对于糖尿病患者、瓷化胆囊患者和有胆源性胰腺炎病史的患者，应考虑行胆囊切除术。

- 糖尿病患者在发生胆囊炎的情况下进行紧急胆囊切除术，会增加发病率和死亡率。
- 钙化或瓷化胆囊与癌有 20% 的相关性。
- 胰腺炎的风险可能大于选择性胆囊切除术的风险。

8. 什么是 Courvoisier 定律、克拉茨金瘤和 Fitz–Hugh–Curtis 综合征？

- Courvoisier 定律指出，无痛性黄疸时可触及的胆囊可能代表恶性肿瘤（通常是胰头癌）引起的胆总管梗阻。
- 克拉茨金瘤（Klatskin tumor），又称为肝门部胆管癌，是一种从肝管到胆总管的恶性肿瘤。
- Fitz–Hugh–Curtis 综合征，由盆腔炎性疾病向上延伸至右结肠旁沟，引起肝包膜炎症（肝周炎），可导致肝与腹壁粘连。

9. 什么是瓷化胆囊？

瓷化胆囊是一种胆囊壁钙化的胆囊。这是一个重要的征象，因为 20% 的瓷化胆囊与癌有关，它是无症状患者胆囊切除术的适应证。

10. 所有的胆结石都是一样的吗？

不，最常见的是胆固醇结石，通常见于超重、40 岁或以上、尚未绝经的女性患者。亚裔、寄生虫感染（蛔虫）、慢性肝胆疾病或慢性溶血状态（如镰状细胞病、球形细胞增多症）患者更容易发生胆色素结石。

11. 什么是内镜逆行胰胆管造影？在急诊科，内镜逆行胰胆管造影后最常见的并发症是什么？

内镜逆行胰胆管造影是一种检查胰腺和胆管的疾病或异常情况的方法，具有清除结石和使用支架打开狭窄导管的能力。最常见的严重并发症是胰腺炎，约 1% 的病例会发生胰腺炎。

12. 什么是肝功能测试？

谷草转氨酶（GOT）和谷丙转氨酶（GPT）是急性肝损伤的标志物，但与肝功能无相关性。测定肝蛋白合成的影响因素可以更好地分析肝功能。急性肝功能衰竭使维生素 K 依赖性凝血因子（除因子Ⅷ外）减少，导致 PT 延长。肝脏也合成白蛋白，尽管其半衰期较长，但仍然是亚急性或慢性肝病很好的标志物。

13. 结合胆红素血症和非结合胆红素血症的区别是什么？

胆红素是血红蛋白和血红素相关蛋白的分解产物。胆红素由于其非结合和疏水形态而不能被排入胆汁中，但它能穿过血脑屏障和胎盘。胆红素在肝脏中与葡萄糖醛酸结合后更易溶于水，便于排泄到胆汁中。非结合胆红素的优势出现在生产过剩（溶血）或结合减少（急性或慢性损伤导致肝脏固有代谢活动减少）时。结合胆红素血症的出现主要是由于排泄功能受损使结合胆红素反流到血浆中；其次是继发于胆汁淤积、胆结石、肿瘤或狭窄引起的胆道梗阻。

14. 急性肝炎的主要原因

急性肝炎是由甲型至戊型肝炎病毒、EB 病毒、单纯疱疹病毒（herpes simplex virus，HSV）、柯萨奇病毒和巨细胞病毒等病毒引起的，也可能由暴露于毒素引起，如乙醇、毒蘑菇、四氯化碳、对乙酰氨基酚、氟烷、氯丙嗪。

15. 病毒性肝炎的危险因素有哪些？哪些因素会导致病原携带状态？

乙型和丙型肝炎通过血液和体液传播，如性交、静脉吸毒、输血、文身或身体穿孔、血液透析和共用针头。甲型肝炎和戊型肝炎是通过粪 – 口腔途径传播的（例如，摄入未熟海鲜、环境卫生欠佳或污水处理不当、与肝炎患者有密切接触）。甲型肝炎和戊型肝炎通常是自限性的，而乙型肝炎和丙型肝炎可导致病原携带状态并发展为慢性肝炎。丁型肝炎病毒需要与乙型肝炎病毒共同感染才能复制，这种情况往往会导致更严重的病程且进展为重型肝炎的风险更高。

16. 治疗丙型肝炎的新疗法是什么？

传统的治疗方法是使用干扰素和利巴韦林，同时使用（或不使用）蛋白酶抑制剂。最近，单独或联合使用的较新的抗病毒药物被发现在丙型肝炎患者中具有显著的病毒学应答。然而，由于一个疗程的费用十分高昂，这对许多患者来说可能不是一个可行的选择。

17. 美国最常见的肝病类型是什么？

酒精性肝病是美国最常见的肝病类型，大多数医师根据患者的既往史而诊断，高度提示酒精性肝病的相关表现包括蜘蛛痣、男子乳腺发育、肝掌、腹水，以及 GOT 和 GPT 升高比例大于 2∶1。

18. 什么是 Maddrey 判别函数、MELD 评分模型和 Glasgow 评分？

这些函数和评分可提示酒精性肝病的严重程度。

• Maddrey 判别函数的计算公式如下。

$$[4.6 \times （患者\ PT - 控制\ PT）] + 血清胆红素水平$$

PT 以秒（s）为单位，血清胆红素水平以毫克 / 分升（mg/dl）为单位。较高的数值，尤其是大于 32 时，意味着更严重的肝炎，此时医师应考虑使用皮质类固醇治疗以降低死亡率。

· 终末期肝病评分模型（Model for End-Stage Liver Disease，MELD）涉及患者的胆红素、INR和肌酐水平。在酒精性肝病患者等待肝移植期间，MELD可提示预后和死亡风险。网上有多种有效的MELD计算器。MELD分数越高，患者预后越差。

· Glasgow评分涉及患者的胆红素、PT、肌酐、年龄和血清白蛋白水平，可以提示预后。网上有多种有效的Glasgow评分计算器。Glasgow评分分数越高，患者预后越差。较高的评分，尤其当大于9时，提示肝炎更严重，医师应考虑使用皮质类固醇治疗以降低死亡风险。

关键点：肝炎患者的入院标准

（1）凝血功能障碍，INR大于3。
（2）存在活动性出血。
（3）存在肝性脑病。
（4）不能经口摄食。
（5）存在影响使随访护理和依从性的问题。

---

19. 肝性脑病的初期治疗是什么？扑翼样震颤是什么？

肝性脑病由肝脏正常代谢的含氮废物的堆积导致。氨在肠道和肝脏中产生，是蛋白质代谢和肠道菌群代谢的副产物。当门静脉高压发生时，转运系统分流导致本应在肝脏代谢的氨绕过肝脏。这些增加的血氨穿过血脑屏障，导致神经传递受损和神经功能障碍。肝性脑病包括从昏睡到昏迷的一系列临床表现。支持治疗、乳果糖和新霉素治疗、低蛋白饮食是治疗的主要内容。乳果糖可增加胃肠蠕动并以乳酸形态酸化粪便中以胺盐形式存在的氨，减少氨的吸收。新霉素是一种氨基糖苷类抗生素，可以减少产生氨的细菌。

扑翼样震颤是一种中度肝性脑病的临床表现，当手臂和腕关节伸直时，手部抖动（低振幅交替屈伸）。

关键点：肝性脑病的治疗

（1）支持治疗。
（2）乳果糖30～45ml口服，每6～8小时一次。
（3）新霉素每天4～12g，口服，每6小时1次。
（4）低蛋白饮食。

---

20. 在急诊需注意的慢性肝病的并发症有哪些？

肝硬化腹水最常见的并发症是自发性细菌性腹膜炎，可伴有发热、腹痛或精神状态改变。如果穿刺后检测显示白细胞计数大于 $1 \times 10^9/L$，中性粒细胞大于 $0.25 \times 10^9/L$，或革兰染色（或腹水细菌培养）阳性，则可以诊断自发性细菌性腹膜炎。门静脉高压可引起食管静脉曲张，导致消化道大量出血。治疗应侧重于液体复苏、局部控制（球囊填塞或内镜结扎/硬化疗法）、降低门静脉压力（奥曲肽已成为美国首选药物；另一种方案——血管升压素加硝酸甘油，存在危险的不良反应），以及开始预防性使用抗生素（头孢曲松 1g 静脉注射）。如有必要，可紧急行经颈静脉肝内门静脉系统分流术以进一步降低门静脉压力。由于凝血蛋白缺乏、血小板异常和纤维蛋白溶解增加，慢性肝病患者的出血风险大大增加。肾脏结构正常的肝硬化患者的肾功能衰竭称为肝肾综合征。一项研究显示，肝肾综合征患者的 1 年生存率为 38%。值得注意的是，在肝肾综合征超过 2 周的患者中，迅速进行性肾功能衰竭意味着更严重的病程，死亡率极高，可作为进行肝移植的指征。

关键点：自发性细菌性腹膜炎的腹水标准

（1）白细胞计数大于 $1 \times 10^9/L$。

（2）中性粒细胞计数大于 $0.25 \times 10^9/L$。

（3）革兰染色阳性。

（4）腹水细菌培养结果阳性（金标准）。

---

21. 做过肝移植的患者有什么特别需要注意的吗？

移植排斥反应很常见，表现为发热、疼痛、转氨酶升高和胆红素升高。医师可以用大剂量类固醇和增加免疫抑制药物来治疗。其他导致移植功能障碍的原因包括胆道狭窄、病毒性肝炎复发和血管血栓形成。免疫抑制药物可引起肾毒性、神经毒性反应和高血压。与其他免疫抑制患者一样，应注意机会性感染，如巨细胞病毒、EB 病毒、分枝杆菌、肺孢子虫和真菌感染。

网址

（1）Hepatitis B：www.hepb.org；accessed1-29-15。

（2）Hepatitis C：http：//hepatitis-central.com；accessed1-20-15。

致谢

感谢 Kaushal H. Shah 和 Elan S. Levy 博士对本章的贡献。

（罗意帆　译）

参考文献

1. Carrol J: Sovaldi dilemma likely to get worse. *Manag Care* 23:9, 2014.
2. Feldman M, editor: *Sleisenger and Fordtran's gastrointestinal and liver disease*, ed 9, Philadelphia, 2010, Saunders, pp 1089–1120.
3. Herrera JL: Management of acute variceal bleeding. *Clin Liver Dis* 18:347–357, 2014.
4. Jain M, Jain R: Acute bacterial cholangitis. *Curr Treat Option Gastroenterol* 9:113–121, 2006.
5. Kowdley K, Gordon SC, Reddy KR, et al: Ledipasvir and sofosbuvir for 8 or 12 weeks for chronic HCV without cirrhosis. *N Engl J Med* 370:1879–1888, 2014.
6. Lucey MR, Mathurin P, Morgan TR: Alcoholic hepatitis. *N Engl J Med* 360:2758–2769, 2009.
7. Oyama L: Disorders of the liver and biliary tract. In Marx J, Hockenberger R, Walls R, editors: *Rosen's emergency medicine concepts and clinical practice*, ed 8, Philadelphia, 2014, Saunders, pp 1186–1204.
8. Privette TW, Carlisle MC, Palma JK: Emergencies of the liver, gallbladder and pancreas. *Emerg Med Clin North Am* 29:293–317, 2011.
9. Shah K, Wolfe R: Hepatobiliary ultrasound. *Emerg Med Clin North Am* 22:661–673, 2004.
10. Tintinalli JE, Kelen GD, Stapczynski JS: *Emergency medicine*, ed 6, New York, 2004, McGraw-Hill, pp 561–564.
11. Yusoff IF, Barkun JS, Barkun AN: Diagnosis and management of cholecystitis and cholangitis. *Gastroenterol Clin North Am* 32:1152–1153, 2003.

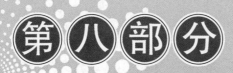

第八部分

泌尿生殖系统疾病

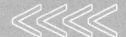

第 38 章　肾绞痛及阴囊疼痛

Christopher M.B. Fernandes，MD

1. 肾结石最常见的形式是什么？

80% 的肾结石是钙结石，2/3 的钙结石是草酸钙，剩下的是磷酸钙。磷酸镁铵、尿酸结石及胱氨酸结石共同占肾结石的 20%。

2. 容易形成结石的因素举例

钙结石。
- 慢性缺水。
- 抗酸药的使用。
- 高钙尿症。
- 高草酸尿症。
- 酸性尿。
- 维生素 A、维生素 C 和维生素 D 的摄入。
磷酸镁铵结石。
- 由分解尿素的细菌引起的慢性感染。
胱氨酸结石。
- 胱氨酸尿症。

3. 哪些致命情况有时被误诊为肾绞痛？

主动脉瘤和髂动脉瘤可能被误诊为肾绞痛。当怀疑肾绞痛时，必须仔细检查有无腹部杂音和搏动性肿块。

4. 什么临床特征有助于鉴别肾绞痛和其他原因的腹痛？

肾绞痛通常突然发作，造成严重的腰部、肋脊角、侧腹及生殖器疼痛。患者往往极度痛苦，疼痛比其他腹部疾病患者更加严重。面色苍白、出汗、烦躁不安和恶心是将绞痛的显著症状。肾绞痛与其他引起腹痛的原因（如阑尾炎、憩室炎、胆石症和异位妊娠）相比，它很少或没有腹部压痛。

5. 哪些因素很可能提示存在输尿管结石？

提示存在输尿管结石的因素主要有 5 个。
（1）患者为男性。

（2）短期疼痛。

（3）患者为非黑色人种。

（4）恶心或呕吐。

（5）镜下血尿。

6. 哪些患者绝对有必要接受影像学检查以证实肾绞痛的诊断？

- 首次发作肾绞痛的患者。
- 诊断不明确的患者。
- 除结石外，怀疑存在近端尿路感染的患者。
- 老年患者。

7. 为什么螺旋 CT 是目前诊断疑似输尿管结石的首选检查项目？

螺旋 CT 已取代静脉肾盂造影（intravenous pyelogram，IVP）成为首选的诊断手段。螺旋 CT 诊断肾结石的灵敏度为 97%，特异度为 96%。螺旋 CT 用于诊断输尿管结石不需要静脉注射造影剂，而且比 IVP 更快，完成一次检查只需要 1～2 分钟。螺旋 CT 不能提供肾功能的信息，医师可以通过尿液分析和血清肌酐检测来确定患者肾功能的情况。螺旋 CT 检查边际成本较低，并且可以鉴别引起腰痛的其他重要原因。

8. 妊娠是肾脏、输尿管、膀胱 CT 检查的禁忌证吗？

超声检查对妊娠患者来说是可选的检查，如果超声检查不能明确诊断，那么限制性 IVP I（平片及造影剂注射 20 分钟后拍摄，可更好地探查相关区域）可能更适当，因为 CT 对肾脏、输尿管、膀胱的放射风险比限制性 IVP I 的放射风险更大。

9. 什么样的 IVP 表现提示肾结石？

典型的 IVP 表现包括在受累一侧有延迟出现的、曲线尖锐的并且通常排泄时间延长的肾图，受影响的肾集合系统（输尿管积水及肾盂积水）延迟充盈并伴有扩张，造影剂呈柱状不间断地从肾脏一直延伸至结石。因为通畅的输尿管是蠕动的，所以输尿管整体通常不出现造影剂的显影。

10. 为什么排尿性膀胱尿道造影很重要？还有什么其他特别的观点是有帮助的？

膀胱内的造影剂会使输尿管末端变模糊，排尿性膀胱尿道造影可为输尿管末端及输尿管膀胱开口处提供最佳的显像。排尿性膀胱尿道造影也可以显示膀胱能否完全排空。斜视图有助于明确发现物是输尿管结石，还是高密度影与输尿管的重叠。俯卧拍摄通常比仰卧拍摄能为医师提供更好的视角以观察输尿管。

（1）钙结石（80%）。

- 2/3 为草酸钙结石。
- 1/3 为磷酸钙结石。

（2）磷酸镁铵结石、尿酸结石和胱氨酸结石（共占 20%）。

11. 如果输尿管未在标准 IVP 中显示，该怎么办？

在输尿管梗阻严重时，造影剂可能在数个小时内不能到达输尿管远端。如果造影剂注射后 1 小时不显影，那就在注射后 2 小时拍摄，如果依然不显影，那就在注射后 4 小时拍摄。在输尿管充分显影之前，拍摄的间隔时间应该加倍。重要的是在造影剂到达结石之前不要放弃造影。

12. 输尿管结石常见的嵌顿部位

输尿管结石常见的嵌顿部位包括肾盂输尿管交界处、骨盆边缘（输尿管穿过髂骨的位置）和输尿管膀胱开口处（输尿管最狭窄的位置）。

13. 能否根据结石的大小和位置来预测结石自行排出的可能性？

到达输尿管远端的结石比嵌顿在近端的结石更容易自行排出。2 ～ 4mm 的结石在 95% 的情况下都能自行排出，4 ～ 6mm 的结石自行排出的概率为 50%，大于 6mm 的结石自行排出概率为 10%。在估计结石大小的时候，一定记得 X 线图像会放大结石，结石的实际大小是 X 线片测量的 80%。

14. 如果影像学表现正常的患者仍然出现了肾绞痛，该怎么办？

再次进行仔细检查，确认没有遗漏其他可能的腹痛原因，并确认患者病情未发展至需要外科手术的程度。如果患者体格检查的结果依然与肾绞痛一致，那就依据体格检查结果（而不是影像学检查结果）治疗患者，所有的检查都会偶尔出现假阴性的情况。影像学检查可能会遗漏小结石，但这可能与临床无关，因为小的结石不太可能需要特殊治疗。持续的严重侧腹痛可能是由于腹主动脉瘤破裂。

15. 超声检查不像螺旋 CT 及 IVP 那样准确吗？

超声检查是安全的、无创的，但比其他检查更容易出现假阴性结果。超声检查对膀胱及肾盂内的结石很敏感，但往往不能显示输尿管中段及末端的结石，而这些部位出现结石嵌顿的常见位置。有时超声检查不能显示结石，但可以显示肾集合系统的扩张，这是输尿管阻塞的证据。

16. 列出螺旋 CT 显示输尿管梗阻的继发征象

- 单侧梗阻。
- 肾周脂肪渗出。
- 肾盂积水。
- 肾肿大。

17. 螺旋 CT 上的软组织边缘征是什么？有何提示？

这个征象是指环绕输尿管结石的软组织衰减，有助于鉴别静脉石。

18. 在急诊，针对肾结石还有哪些有用的检查？

尿干化学检测对镜下血尿是敏感的，80% 的肾绞痛都会出现镜下血尿。建议采用尿常规检查来区分脓尿和细菌尿。如果症状、体征或者尿常规检查结果显示感染，则需要进行尿液培养。当患者出现呕吐或者疑似有潜在的肾病时，血尿素氮、肌酐和电解质水平的检查是很有用的。在急诊中没有必要进行全面的代谢检查。

19. 为什么共存感染是一个很大的问题？

细菌在阻塞的肾集合系统中会导致脓肿形成、肾实质破坏、菌血症和脓毒症。阻塞的输尿管内感染应立即进行泌尿科会诊和静脉注射大剂量抗生素。

20. 碎石术去除结石已经取代经皮和剖开手术了吗？

并没有。最佳的治疗方法取决结石的大小、类型和所处的位置。输尿管镜技术可能仍然是更好的检查下段输尿管结石的方法。体外冲击波碎石术是治疗 2cm 大小，尤其是位于肾盂中结石的首选。如果有梗阻性尿路病并且微创手术失败，经皮结石去除术适合较大的结石。对某些结石，体外冲击波碎石术结合经皮结石去除术是最好的治疗方法。一些大的结石仍然需要剖开手术。去除结石的方法最好由泌尿科医师来决定。值得注意的是，新的治疗技术导致了程序性干预率的上升，与体外冲击碎石技术应用之前的时期相比，结石治疗的总成本增加了。

21. 急诊治疗肾绞痛的基础是什么？

基本的治疗包括补液、镇痛和使用镇吐药。因呕吐引起脱水并且有食欲不振症状的患者和计划进行放射性造影检查的患者，应该行静脉补液。各种镇痛药和镇吐药都可快速有效地控制症状（表 38-1）。静脉疼痛控制是急诊治疗的主要方面。镇痛治疗不能因为等待检查的结果而延迟。阿片类镇痛药长期以来被认为是标准的药物治疗方法。经直肠或者经静脉注射非甾体抗炎药也是有效的，因其能够抑制肾前列腺素的合成，并且经常和阿片类药物合用。一项近期的系统评价表明，对于急性肾绞痛，非甾体抗炎药物能较好地减轻疼痛，减少患者对镇痛药的需求，并且比阿片类镇痛药引起呕吐的概率低得多。最好的急诊控制疼痛的方法为非甾体抗炎药和阿片类镇痛药的联合用药（平衡镇痛）。

表 38-1　肾绞痛的镇痛药及镇吐药

药物	剂量	频率	
阿片类镇痛药			
阿尼利定	PO 50mg	q4h	prn
氢化吗啡酮	IV 1 ～ 2mg	q2 ～ 4h	
哌替啶	IV 25 ～ 50mg	q5 ～ 10min	prn
吗啡	IV 3 ～ 5mg	q5 ～ 10min	prn
	IM 0.1 ～ 0.2mg/kg	q3h	prn[*]
羟考酮和对乙酰氨基酚	PO 2 片	q4h	prn
羟考酮和阿司匹林	PO 2 片	q4h	prn
镇吐药			
甲氧氯普胺	IV 10 ～ 20mg	q15min	prn
奋乃静	IM 5mg	q6h	prn[*]
	PO 4mg	q6h	prn
丙氯拉嗪	IV 5 ～ 10mg	q4h	prn
	IM 5 ～ 10mg	q6h	prn[*]
	PO 5 ～ 10mg	q4h	prn
非甾体抗炎药			
双氯芬酸	50 或 100mg 栓剂		
	150mg/d		
吲哚美辛	50 或 100mg 栓剂		
	200mg/d		
酮咯酸	IV 30mg	q6h	
	IM 30mg	q6h	

注：IM，肌内注射；IV，静脉注射；prn，必要时；PO，口服；q，每。
[*] 肌内注射不适用于急诊治疗急性、严重疼痛。

22. 哪些患者需要住院治疗或者泌尿科会诊？

怀疑患有严重阻塞、存在顽固性疼痛或者呕吐、合并泌尿系统感染、孤立肾或者移植肾、无法确诊的患者，需要住院治疗。结石直径大于 5mm、尿外渗、肾功能不全的患者，无论临床症状如何，都要进行泌尿科会诊。

23. 应该给急诊出院的患者什么建议？

应该建议患者大量饮水，过滤他们的尿液，当他们出现感染的症状或者严重的疼痛复发时，应该再回到急诊复查，建议一周内与泌尿科医师预约复诊。

24. 对门诊患者进行疼痛控制时推荐使用哪种镇痛药?

胃肠道反应限制了肾绞痛患者口服非甾体抗炎药的效果,直肠应用非甾体抗炎药(双氯芬酸、吲哚美辛)可能起到完全止痛的作用。如果有需要的话,输尿管结石的患者可以同时口服阿片类镇痛药和非甾体抗炎药。

> ### 关键点:患者需要住院治疗的情况
>
> (1)严重阻塞。
> (2)顽固性疼痛或呕吐。
> (3)相关的尿路感染。
> (4)独立肾或者移植肾。
> (5)诊断不明确。
> (6)结石直径大于5mm。
> (7)尿外渗。
> (8)无论伴有何种症状的肾功能不全。

25. 为什么要在患者排尿时使用尿过滤器?

如果能够对结石进行分析,医师可为患者提供关于饮食调整或药物治疗的随访咨询,从而降低结石复发的风险。

26. 患者什么时候应该返回急诊治疗?

如果患者出现持续的并且越来越严重的疼痛、恶心和呕吐、发热或寒战,以及其他新的症状,应立即寻求医治。

27. 有什么医疗方案可以代替主动去石?

对输尿管结石小于10mm且症状可以通过药物治疗得到控制的患者来说,定期观察和评估是一个选择,可以给予适当的治疗,如使用钙通道阻滞剂或α受体阻滞剂。一些数据表明,坦洛新起效更快,治疗可以持续4周。然而,一项小型随机双盲研究表明,坦洛新没有加速输尿管远端结石的排出。

28. 严重的阴囊疼痛患者的鉴别诊断是什么?

- 睾丸扭转。
- 睾丸或附睾附件的扭转。
- 附睾炎。
- 睾丸炎。
- 阴囊疝。
- 睾丸肿瘤。

- 肾绞痛。
- 过敏性紫癜。
- 富尼埃坏疽。

尽管不会威胁到生命，但睾丸扭转是引起男性发生阴囊疼痛和不育的主要原因。因此，任何的阴囊急症都应考虑睾丸扭转直至确诊。

29. 什么是睾丸扭转？

睾丸扭转是由睾丸鞘膜和胆囊后壁正常的固定物发育不良引起的。这种发育不良使睾丸和附睾松散地分布在阴囊内（钟摆畸形），导致睾丸在精索上旋转。睾丸缺血的程度取决于精索旋转的程度。

30. 什么时候最有可能发生睾丸扭转？

据估计，美国每年 25 岁以下的男性发生患睾丸扭转的概率为 1/400。睾丸扭转的发病呈双峰分布，新生儿出生后的几天和青春期前期是发病的高峰期。

关键点：阴囊急症的 6 种鉴别诊断

（1）睾丸扭转。
（2）睾丸或者附睾扭转。
（3）附睾炎。
（4）阴囊疝。
（5）睾丸肿瘤。
（6）富尼埃坏疽。

---

31. 什么病史提示睾丸扭转？

通常睾丸扭转导致的阴囊疼痛发作之前，患者有创伤或者曾剧烈运动。一项研究显示，与 58% 的附睾炎患者和 78% 的阴囊正常的患者相比，90% 的睾丸扭转的患者都会出现阴囊突然疼痛，10% 的睾丸扭转患者会发热，而 32% 的附睾炎患者会出现发热。

32. 睾丸扭转有哪些临床特征？

睾丸扭转时，受影响的睾丸常常是坚硬的、存在触痛，并在横向水平而不是竖向水平上对齐。存在提睾反射是排除睾丸扭转的一个最有帮助的体征，有 96% 的阴性预测值。检查方法是：轻划大腿内侧，同侧睾丸可抬高至少 0.5cm。

33. 睾丸扭转的正确处理措施是什么？

对疑似睾丸扭转的正确处理措施是立即进行泌尿科会诊和实施手术。如果不能进行会诊及手术，应该试着用手法复位。

（1）及时的泌尿科会诊。

（2）尝试手法复位。

34. 如何进行手法复位？

最好是站在患者足侧或者床的右侧实施治疗。传统的睾丸扭转复位手法就像是翻开一本书。对患者的右睾丸进行逆时针旋转，左睾丸进行顺时针旋转。扭转后 6 小时、6～12 小时、12～24 小时，睾丸复位成功的概率分别是 100%、70% 和 20%。

35. 影像学检查对确诊睾丸扭转有帮助吗？

睾丸扭转主要是临床诊断结果。如果患者疑似睾丸扭转，应该在进行进一步检查之前进行泌尿外科评估，因为时间是至关重要的。当诊断结果不明确的时候，影像学检查对治疗急性阴囊疼痛是很有用的辅助检查。

36. 能用以评价急性阴囊疼痛的诊断性影像检查有哪些？

多普勒超声已取代放射性核素显像成为评价急性阴囊疼痛的诊断性影像检查。两者都需要测量流入睾丸的血流量，多普勒超声有 86% 的灵敏度和 97% 的特异度，放射性核素显像有 80% 的灵敏度和 97% 的特异度。大多数泌尿科医师在术前都要通过多普勒超声确认睾丸扭转。

37. 睾丸扭转如何通过手术治疗？

必须对扭转的睾丸进行复位然后检查复位的程度。如果复位成功，则需进行固定（睾丸固定术）。因为大约 40% 的患者对侧的睾丸都会出现钟摆畸形，必须固定没受到影响的睾丸以防止复发。

38. 什么是睾丸附件和附睾附件？

睾丸附件是位于睾丸上极的米勒管的残留物，在睾丸和附睾之间的沟槽内。附睾附件是位于附睾头的中肾管的残留物。

39. 睾丸扭转和附睾扭转的临床症状是什么？

睾丸和附睾扭转都会引起单侧疼痛。附睾扭转引起的典型的疼痛是逐渐发作的，并且通常没有真正的睾丸扭转那么严重。体格检查最重要的方面是要确定疼痛和压痛的部位。在病情发展过程中，可能会遇到常见的阴囊隆起和压痛，这使附睾扭转很难与睾丸扭转相区别。典型的蓝点标志（通过睾丸上部的阴囊壁能看见缺血和坏死的睾丸附件）是附睾扭转的病理征象，但相对少见。

40. 如何治疗睾丸和附睾扭转?

睾丸和附睾扭转是自发的、良性的过程。主要治疗方式包括休息、抬高阴囊、镇痛等。肿胀和疼痛有望在一周内消退。

41. 什么是附睾炎?

附睾炎可导致附睾的疼痛和肿胀,通常继发于尿道或者膀胱的感染或炎症。附睾炎患者表现为在几个小时至几天内进行性加重的单侧阴囊疼痛。可能的相关症状包括发热、尿道分泌物、鞘膜积液、阴囊红斑和可触及的附睾肿胀。累及同侧睾丸的情况很常见,可引起附睾-睾丸炎。

42. 引起附睾炎的最常见原因

在 35 岁以上的男性中,引起附睾炎的最常见的原因是革兰阴性菌(如大肠埃希菌、克雷伯菌和假单胞菌)。在 35 岁以下的性生活活跃的年轻男性中,附睾炎一般由衣原体和淋病奈瑟球菌引起。大肠埃希菌感染也可能由肛交引起。

43. 如何治疗附睾炎?

任何出现发热、中毒症状的附睾炎患者,或者排除睾丸或附睾脓肿的附睾炎患者,都应该考虑住院治疗,住院治疗时的治疗方案包括卧床休息、镇痛、阴囊提高(以仰卧位用毛巾在阴囊底部以及大腿近端进行包扎)、使用非甾体抗炎药、经验性应用肠外抗生素。

如果怀疑是由性传播疾病引起的附睾炎,或者发生在年龄小于 35 岁的男性中,则必须进行尿道培养衣原体和淋病奈瑟球菌检查;接着进行每次 250mg 的头孢曲松肌内注射;加上每天 2 次口服 100mg 的多西环素,持续 10 天,或者每天 2 次口服氧氟沙星 300mg,持续 10 天。如果怀疑是革兰阴性菌引起的附睾炎,或者患者为 35 岁以上的男性,治疗方案包括每天 2 次口服环丙沙星 500mg,或者每天 1 次口服左氧氟沙星 750mg,持续 10 ~ 14 天。

所有患者的治疗方案都应该包括卧床休息、镇痛、提高阴囊,建议泌尿科医师跟踪观察 5 ~ 7 天。

44. 什么是富尼埃坏疽?

富尼埃坏疽是外科急症,是一种以会阴部和生殖区有坏死性筋膜炎为特征的危及生命的疾病,主要由肛周的多种微生物感染引起。富尼埃坏疽的诊断和治疗类似坏死性筋膜炎。糖尿病、过度饮酒和局部创伤是众所周知的危险因素。经验疗法的广谱抗生素和早期侵袭性手术清创是主要疗法。重复检查是必要的,并且有些患者需要进行结肠造口术或睾丸切除术。

45. 富尼埃坏疽最常见的致病微生物有哪些?

富尼埃坏疽是典型的由多菌感染引起的疾病,平均每个病例有 4 个分离株。大肠埃希菌是主要的需氧菌，拟杆菌是主要的厌氧菌。

（马　亮　译）

参考文献

1. Dorga V, Bhatt S: Acute painful scrotum. *Radiol Clin North Am* 42:49–63, 2004.
2. Eray O: The efficacy of urinalysis, plain films, and spiral CT in ED patients with suspected renal colic. *Am J Emerg Med* 21:152–154, 2003.
3. Holdgate A, Pollock T: Systematic review of the relative efficacy of non-steroidal anti-inflammatory drugs and opioids in the treatment of acute renal colic. *BMJ* 328:1401–1406, 2004.
4. McCollough M, Sharieff G: Abdominal surgical emergencies in infants and young children. *Emerg Med Clin North Am* 21:909–935, 2003.
5. Noble VE: Renal ultrasound. *Emerg Med Clin North Am* 22:641–659, 2004.
6. Preminger GM, Tiselius HG, Assimos DG, et al: 2007 guideline for the management of ureteral calculi. *J Urol* 178:2418–2434, 2007.
7. Schneider R: Male genital problems. In Tintinalli JE, Kelen GD, Stapczynski JS, editors: *Emergency medicine: a comprehensive study guide*, ed 6, New York, 2004, McGraw-Hill, pp 613–620.
8. Teichman JMH: Acute renal colic from ureteral calculus. *N Engl J Med* 350:684–693, 2004.
9. Van Glabeke E, Khairouni A, Larroquet M, et al: Acute scrotal pain in children: results of 543 surgical explorations. *Pediatr Surg Int* 15:353–357, 1999.
10. Workowski KA, Berman SM: Sexually transmitted diseases treatment guidelines. *MMWR Recomm Rep* 55:2006, 2006.
11. Worster A, Preyra I, Weaver B, et al: The accuracy of noncontrast helical computed tomography versus intravenous pyelography in the diagnosis of suspected acute urolithiasis: a meta-analysis. *Ann Emerg Med* 40:280–286, 2002.
12. Moore CL, Bomann S, Daniels B, et al: Derivation and validation of a clinical prediction rule for uncomplicated ureteral stone: the STONE score, retrospective and prospective observational cohort studies. *BMJ* 348:g2191, 2014.
13. Ersay A, Yilmaz G, Celik Y: Factors affecting mortality of Fournier's gangrene: review of 70 patients. *ANJ J Surg* 179:361–366, 2007.
14. Vincendeau S, Bellissant E, Houlgatte A, et al: Tamsulosin hydrochloride vs placebo for management of distal ureteral stones: a multicentric, randomized, double-blind trial. *Arch Intern Med* 170:2021–2027, 2010.

第 39 章 急性尿潴留

John P. Marshall, MD

1. 什么是急性尿潴留?

急性尿潴留（acute urinary retention，AUR）的特点是伴有疼痛的排尿困难，最常见的原因是膀胱出口梗阻，但也可能由神经源性、药物性或其他原因引起的逼尿肌肌肉功能障碍引起。尿液可正常产生但被保留在膀胱内，导致膀胱扩张和不适感。

2. 存在慢性尿潴留吗?

存在，它通常代表持续时间很久的尿潴留。慢性尿潴留的特点是无痛和充溢性尿失禁。最常发生在神经衰弱或患有神经系统疾病的患者中。

3. AUR 最常见的原因是什么? 哪些人群易患病?

在急诊科，AUR 最常见的原因是下尿路（膀胱和尿道）的梗阻。通常来说，AUR 多发生于老年男性，偶尔也会在女性中出现。通常的梗阻部位是前列腺，但尿道和阴茎的损伤也可导致尿潴留。留置导尿管（耻骨上或 Foley 导尿管）的患者也可因这些排尿工具堵塞或功能异常而存在发生尿潴留的风险。

4. 良性前列腺增生是如何引起 AUR 的?

AUR 常见的原因是良性前列腺增生（benign prostatic hypertrophy，BPH）导致的膀胱颈梗阻。在 60 岁以上的美国男性中，有 50% 有 BPH 的组织学证据。BPH 患者的尿道内腔被增大的腺体中叶压迫，尿液流出受阻塞。典型的 BPH 患者有进行性尿路出口梗阻的病史。AUR 发生之前可能有排尿踌躇、流质下降、滴尿、夜尿和膀胱排空不全的症状。对这些患者应用新的药物或增加液体负荷可能会加速 AUR 的出现。

5. 列举 AUR 的其他原因

- 梗阻性：最常见的原因是 BPH。
  - 前列腺癌。
  - 后尿道瓣膜。
  - 阴茎炎。
  - 血块。
  - 压缩阴茎环。
  - 前列腺炎。
  - 包茎。
  - 尿道口狭窄。
  - 包皮环切术。
  - Foley 导尿管堵塞或卷曲。
  - 尿道狭窄。
  - 包皮嵌顿。
  - 结石。
  - 尿道异物。
- 神经源性。

- 脊柱损伤。　　　·腰椎间盘突出（马尾综合征）。　　·中枢神经系统肿瘤。
- 脑卒中。　　　　·糖尿病。　　　　　　　　　　·多发性硬化。
- 脑炎。　　　　　·脊髓痨。　　　　　　　　　　·脊髓空洞症。
- 单纯疱疹。　　　·带状疱疹。　　　　　　　　　·酒精戒断。
- 药物性（见问题 14）。
  - 抗胆碱药。　　·抗组胺药。　　　　　　　　　·抗抑郁药。
  - 解痉药。　　　·麻醉药。　　　　　　　　　　·拟交感神经药。
  - 抗精神病药。　·抗震颤麻痹药。
- 精神性。
  - 排除其他诊断后，可考虑精神性原因。

6. AUR 患者的病史和体格检查的重要特征是什么?

当收集 AUR 患者的病史时，应问到以前的前列腺及尿道情况。患者常常有慢性排尿踌躇、尿流量下降、膀胱排空不完全或夜尿的病史。有关神经系统症状、创伤、既往仪器使用、背部疼痛和目前用药的信息是至关重要的。体格检查时，常可在耻骨上缘触及扩张的膀胱，这提示膀胱内至少有 150ml 的尿液。应仔细检查阴茎或外阴，尤其是尿道口，有无任何狭窄迹象，这在触诊时可能很明显。直肠检查很重要且经常可提供 BPH、前列腺癌或前列腺炎的诊断线索。仔细进行神经系统检查，包括直肠张力和会阴感觉检查，对任何怀疑患有神经系统病变的患者来说是至关重要的。

7. 病史和体格检查中是否有任何危险信号可能提示更严重的、可能需要外科手术的情况?

有，有创伤或背痛史的患者出现新的泌尿系统症状，尤其是梗阻，提示医师应考虑椎间盘突出、骨折、硬膜外血肿、硬膜外脓肿或肿瘤引起脊髓压迫的可能性。在患者没有膀胱、前列腺或尿道疾病的既往病史时，医师需格外注意。

8. 该如何处理 AUR?

使用 Foley 导尿管插管和膀胱减压来治疗 AUR。

9. 如果 Foley 导尿管不能通过怎么办?

有时，16Fr 或 18Fr 的 Foley 导尿管插管无法轻易完成。一个有用的技巧是用注射器将 30ml 利多卡因凝胶注入尿道口。如果依然失败，试试 18Fr 或 20Fr 的 coudé 导尿管。coudé 尖端导管在远端 3cm 处具有平缓的向上弯曲，可能有助于操作者将导尿管向上插入并越过扩大的前列腺叶。切勿迫使导尿管穿过有明确阻力的区域，因为这会导致尿道穿孔、假腔和随后的狭窄形成。

10. 导尿管是越大越好吗?

如果操作者使用 16Fr（标准成人）的导尿管无法完成导尿管插管，通常建议选择

18Fr 或 20Fr 的 Foley 导尿管。通常，材质较硬、直径较大的导尿管在穿过膀胱颈时比材质较柔韧、直径较小的导尿管更容易成功。请记住，永远不要迫使导尿管通过有明显阻力的区域。

11. 如果使用了以上方法仍无法完成导尿管插管，该怎么办？

如果始终无法完成导尿管插管，梗阻可能比预期的更严重或可能存在狭窄。成年男性存在狭窄的一个线索是阻塞发生在距离尿道外口不到 16cm 处。如果是这种情况，可以尝试使用儿科导尿管。如果失败，可能需要更复杂的仪器，例如纤维丝或导管导丝。这些技术只能由泌尿科医师或接受充分培训的从业人员进行。如果 AUR 不能通过经尿道膀胱导尿术缓解，放置耻骨上导尿管可能是必要的。

12. 什么是耻骨上导尿术？怎么实现？

耻骨上导尿术是一种将导尿管通过下前腹壁直接进入膀胱的操作（图 39-1）。膀胱引流和其他方法失败时，或者怀疑有创伤引起的尿道损伤，是此操作的适应证。该过程在局部麻醉后无菌条件下进行。超声或叩诊可以确定膀胱扩张。在耻骨联合上方 2cm 处做一个小的中线切口。根据手法，使用针或套管针，通过切口穿透膀胱。当引出尿液时，将导尿管通过套管送入膀胱。

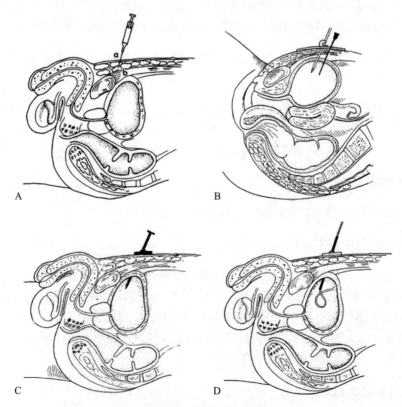

图 39-1　耻骨上导尿术

引自 Roberts J，Hedges J：Clinical procedures in emergency medicine，Philadelphia，2000，Saunders.

（1）Foley 导尿管置入。

（2）coudé 导尿管置入。

（3）纤维导丝。

（4）耻骨上导尿术。

13. 哪些诊断性研究对 AUR 的评估有用？

床旁超声检查在初始评估期间可能有所帮助，并且如果需要，可以用于协助耻骨上穿刺。应经常通过镜检和尿液培养进行尿液分析。一般建议检查血尿素氮和肌酐水平以评估肾脏功能，特别是在怀疑慢性尿潴留时。

14. 哪些药物可能导致 AUR？

表 39-1 列出了可能导致 AUR 的几大类药物以及一些特定药物。

表 39-1　可引起急性尿潴留的药物

拟交感神经药物（α-肾上腺素）	**抗组胺药**	**抗高血压药**
麻黄碱	氯苯那敏	硝苯地平（心痛定）
伪麻黄碱（速达菲，鼻福）	苯海拉明	肼屈嗪
盐酸去氧肾上腺素（新福林）	羟嗪	尼卡地平
盐酸伪麻黄碱（康泰克）	**抗震颤麻痹药**	**肌肉松弛药**
苯异丙胺	苯托品	安定
可卡因	金刚烷胺	环苯扎林
拟交感神经药物（β-肾上腺素）	左旋多巴	**麻醉药**
异丙肾上腺素	苯海索（安坦）	硫酸吗啡
特布他林	**激素制剂**	可待因
抗抑郁药	孕酮	哌替啶（杜冷丁）
三环类	雌激素	盐酸氢吗啡酮
氟西汀（百忧解）	睾酮	**其他**
抗心律失常药	**抗精神病药**	吲哚美辛
奎尼丁	氟哌啶醇	甲氧氯普胺
丙吡胺	氯丙嗪	卡马西平
普鲁卡因胺	丙氯拉嗪	汞利尿药
抗胆碱药	利培酮	多巴胺
阿托品	氯氮平	长春新碱
双环胺	喹硫平	MDMA
		大麻

注：MDMA，3，4-亚甲二氧基甲基苯丙胺。

15. 总结 AUR 的不同神经源性病因

- 上运动神经元损伤：位于骶骨排尿中心上方脊髓的病变（L2 椎体水平，S2～S4

脊髓节段）导致的痉挛或反射性膀胱。常见原因是脊髓损伤、肿瘤和多发性硬化。大脑皮质的病变（例如急性中风、出血）通常会引起慢性膀胱失控和失禁，除了急性期，病变通常还会导致 AUR。

• 下运动神经元损伤：马尾排尿中心的病变中断了骶骨反射弧，并导致膀胱功能障碍。膀胱充盈感丧失，导致过度拉伸、肌肉松弛和收缩不良，从而出现大量残余尿。最常见的病因包括脊髓损伤、肿瘤、椎间盘突出和多发性硬化。

• 膀胱传入和传出神经功能障碍：该途径中的功能障碍会破坏排尿所必需的排尿反射弧，从而导致 AUR。常见原因包括糖尿病、单纯疱疹感染和术后状态。

16. AUR 的常见并发症

并发症包括感染、出血和去梗阻后利尿。这 3 种并发症在慢性尿潴留患者中更为常见。

17. 什么是自主神经反射失调 / 反射亢进，它与 AUR 有什么关系？

自主神经反射失调 / 反射亢进是一种自主神经系统异常，见于长期颈椎或高位脊髓病变（即四肢瘫痪和高位截瘫患者）的患者。自主神经反射失调 / 反射亢进主要由位于脊髓损伤水平以下的内脏，或躯体刺激继发的未被抑制的反射性交感神经放电引起。其导致的可能威胁生命的综合征包括严重的阵发性高血压、发汗、心动过速或心动过缓、焦虑、头痛、皮肤潮红、癫痫发作和昏迷。脑血管意外、蛛网膜下腔出血和呼吸骤停是患者死亡的主要原因。最常见的诱发刺激之一是由导尿管堵塞或扭结导致的膀胱过度膨胀（AUR）。因此，评估自主神经反射失调 / 反射亢进的患者是否存在潜在的 Foley 导尿管问题始终很重要。

18. 什么是去梗阻后利尿？它是如何形成的？

尿路梗阻缓解后出现的不适当的盐和水排泄称为去梗阻后利尿，在肾功能异常或慢性尿潴留的患者中最易发生。生理性利尿是正常的，因为肾脏在泌尿系统梗阻时排泄出过量潴留的溶质和溶液。如果排尿量持续处在高水平，可能会出现明显的体液和电解质异常。任何患者在达到临床正常血容量后，表现出持续利尿时，需要住院进行血流动力学监测，并补充体液和电解质。

19. 哪类患者可以返家？哪类患者需要住院？哪类患者可以去除导尿管？

大多数由梗阻引起的 AUR 患者需要 Foley 导尿管连续引流。健康状况良好且没有严重全身感染迹象的患者可以通过附腿尿袋进行仔细的门诊治疗，并及时进行泌尿外科随访。在这些患者中使用预防性抗生素是有争议的。存在新发神经系统疾病、严重感染、全身毒性或任何可能需要手术干预的病变的患者需要住院。一些年轻的药物性尿潴留患者可在减压后取出导尿管。停止使用致病药物后患者可出院，如果症状复发，应按指示返回。如果移除患者的导尿管，谨慎的做法是确保患者在离开急诊科前可以自行排空尿液。

20. 药物对 AUR 的治疗有作用吗?

虽然膀胱减压是主要的治疗方法,但药物治疗具有重要的辅助治疗作用。首先,若 AUR 患者存在尿路感染,肯定应该给予抗生素治疗。抗生素的选择应以当地菌谱为指导。其次,疑似由前列腺或膀胱病变引起 AUR 的患者可能受益于 α1 受体阻滞剂,如多沙唑嗪、哌唑嗪和坦索罗辛。这些药物可在前列腺和膀胱颈部起作用,减少阻力,使排尿变得更加容易,通常建议给没有其他明显的尿路梗阻诱因的男性患者使用。

争议

21. 有人认为,逐渐排空膨胀的膀胱最有助于预防并发症。这是真的吗?

传统上,医学文献建议逐渐排空膨胀的膀胱,这样可以降低出现血尿、低血压和去梗阻后利尿的风险。这种做法的有效性长期以来一直受到质疑,也没有得到充分的研究。然而,一项研究回顾了所有这些并发症的可用文献,并比较了快速、完全减压和逐渐排空膀胱。这项研究显示,虽然在快速排空膀胱后偶尔会发生血尿、短暂性低血压和去梗阻后利尿,但它们很少有任何临床意义并且不需要任何治疗。所以逐步排空膨胀的膀胱的建议是不必要的。

网址

Urinary obstruction:www.emedicine.com; accessed 9-27-15。

(钱海超 译)

参考文献

. 1. Ban KM, Easter JS, et al: Selected urologic problems. In Marx JA, Hockenberger R, Walls R, editors: *Rosen's emergency medicine: concepts and clinical practice*, ed 8, Philadelphia, 2014, Elsevier Saunders, pp 1326–1354.
2. Fitzpatrick JM, Kirby RS: Management of acute urinary retention. *BJU Int* 97:16–22, 2006.
3. Fitzpatrick JM, Desgrandchamps M, Adjali K, et al: Management of acute urinary retention: a worldwide survey of 6074 men with benign prostatic hyperplasia. *BJU Int* 109:88–95, 2012.
4. Kaplan SA, Wein AJ, Staskin DR, et al: Urinary retention and post-void residual urine in men: separating truth from tradition. *J Urol* 180:47–54, 2008.
5. Krassioukov A, Warburton DE, Teasell R, et al: A systematic review of the management of autonomic dysreflexia after spinal cord injury. *Arch Phys Med Rehabil* 90:682–695, 2009.
6. Marshall JR, Haber J, Josephson EB: An evidence-based approach to emergency department management of acute urinary retention. *Emergency Med Pract* 16:1–24, 2014.
7. Nyman MA, Schwenk NM, Silverstein MD: Management of urinary retention: rapid vs. gradual decompression and risk of complications. *Mayo Clin Proc* 72:951–956, 1997.
8. Roehrborn CG, Barkin J, Siami P, et al: Clinical outcomes after combined therapy with dutasteride plus tamsulosin or either monotherapy in men with benign prostatic hyperplasia by baseline characteristics: 4-year results from the randomized, double-blind combination of Avodart and tamsulosin (CombAT) trial. *BJU Int* 107:946–954, 2011.
9. Rosenstein D, McAninch JW: Urologic emergencies. *Med Clin North Am* 88:495–518, 2004.
10. Selius BA, Subedi R: Urinary retention in adults: diagnosis and initial management. *Am Fam Physician* 77:643–650, 2008.

第 40 章　尿路感染：膀胱炎、肾盂肾炎和前列腺炎

Renee A. King，MD，MPH

1. 尿路感染的相关术语

· 细菌尿：尿道内出现的细菌。有意义的细菌尿的最新参数是 10^5CFU/ml。

· 膀胱炎：由有意义的细菌尿及膀胱黏膜（尿路上皮）侵犯导致的膀胱炎症。临床医师通常用术语尿路感染（urinary tract infection，UTI）表示膀胱炎。

· 肾盂肾炎：薄壁组织和肾脏集合系统的感染；通常表现为腰痛，发热和有意义的细菌尿。

· 尿道炎和急性尿道综合征：尿痛、尿频和尿急，无有意义的细菌尿。

· 前列腺炎：前列腺炎症，可见广泛的症状，可表现为急性或慢性。

关键点：膀胱炎的特点

（1）尿痛。

（2）尿频。

（3）尿急。

（4）耻骨上疼痛。

（5）有意义的细菌尿。

2.UTI 的最常见病因是什么？

大多数由一种病原体导致，最常见的致病菌是大肠埃希菌，约占急性 UTI 的 70%～95%。腐生性葡萄球菌是 UTI 的第二大病因。复杂 UTI 可能有更广泛的致病微生物谱，包括肠球菌、普鲁威登菌、假单胞菌、沙雷菌、葡萄球菌，偶尔有真菌。

3. 什么是无症状性细菌尿？

若没有症状的患者的清洁中段尿样本的细菌浓度超过 10^5CFU/ml，则为无症状性细菌尿。如果两个连续样本具有相同浓度的相同微生物，则真性细菌尿的可能性是 80%～95%。

4. 无症状性细菌尿应该被治疗吗?

未妊娠的健康女性若存在无症状性细菌尿,则不需要治疗。

妊娠女性若存在无症状性细菌尿,则需要抗生素治疗。大约 20% ~ 40% 的这类患者会发展为 UTI 或肾盂肾炎,且与早产和婴儿低出生体重相关。

外科手术前,患者应接受抗生素治疗,因为该治疗已被证实可降低术后感染的概率。

有证据表明,留置导尿管的无症状性细菌尿患者不需要抗生素治疗。抗生素治疗只会导致抗药性,不会带来任何获益。

5. 尿痛的鉴别诊断

- 感染病因:膀胱炎、附睾炎、前列腺炎、尿道炎(淋菌性及非淋菌性)、外阴阴道炎。
- 结构性病因:结石、肿瘤病变。
- 外伤性病因:变态反应、钝伤、化学刺激、性交或性侵犯。

6. 什么时候需要给尿痛的女性患者行盆腔检查?

如果病史和症状体征引起了医师对除典型 UTI 之外其他病因的关注,那么患者需要接受盆腔检查。临床表现有外阴阴道炎的外部炎症、排除盆腔炎以外的下腹疼痛或双侧腰部不适、任何化学物质引起的损伤或刺激,以及任何具有性传播感染或性侵犯危险因素的尿痛患者,应接受盆腔检查。此外,对膀胱炎的经验性抗生素治疗无反应的患者,和尿常规检查或尿液培养阴性的尿痛患者应接受盆腔检查。

7. 哪些检查可评估 UTI?

使用试纸或显微镜进行实验室尿液分析是评估 UTI 的第一步。革兰染色因为耗时较长并且昂贵,不是尿液培养检查的第一选择。但是,尤其是在治疗有复杂 UTI 风险的患者时,革兰染色可用于选择最适合的抗生素治疗方案。尿常规检查包含以下内容。

- 试纸检验
  - 试纸检验可检测尿液中是否存在血液、葡萄糖、白细胞酯酶(≥ +1)、亚硝酸盐和蛋白质。试纸检验是筛查 UTI 的良好方法(灵敏度为 75% ~ 90%,特异度为 75% ~ 85%),但如果获得的病史强烈指示 UTI,试纸检验阴性不能排除感染。
- 显微镜
  - 细菌尿:无症状患者尿液的细菌浓度高于 10^5CFU/ml 可诊断为有意义的细菌尿,若患者有症状和脓尿,即使尿液的细菌浓度仅有 10^2CFU/ml 也提示有 UTI。
  - 上皮细胞:中段尿样本的上皮细胞的检查主要用来评估会阴部污染。虽然上皮细胞存在于整个尿路,但尿液分析中出现上皮细胞是典型的阴道上皮细胞污染的表现。
  - 白细胞酯酶:该酶存在于中性粒细胞中,它可以将白细胞中的吲哚羧酸转化为吲哚基。白细胞酯酶阳性可能提示脓尿,但不能确诊。
  - 亚硝酸盐:出现在急性膀胱炎中,它由硝酸盐通过硝酸还原酶生成,硝酸还酶通常存在于革兰阴性微生物中。如果要得到亚硝酸盐阳性结果，细菌必须在尿液中至少存在 6 小时，所以清晨第一次尿样本是试验的理想选择。本试验是对急性膀胱炎的一种特异但不敏感的试验。

- 脓尿：直接显微镜下观察到每毫升尿液存在至少 10 个白细胞，脓尿与急性膀胱炎明显相关。

8. 什么时候应该进行尿液培养？

对单纯性膀胱炎的健康患者来说，不需要进行尿液培养。对复杂尿路感染或肾盂肾炎患者来说，敏感的尿液培养是有用的。

9. 什么是复杂 UTI？

复杂 UTI 不但使患者易于感染，也会降低标准治疗的有效性。

关键点：可能导致复杂 UTI 的危险因素

（1）尿路的解剖异常。

（2）糖尿病。

（3）异物（导尿管、肾造瘘管）。

（4）医院获得性感染。

（5）肾衰竭。

（6）多种耐药菌。

（7）尿路梗阻（前列腺肥大、结石、狭窄）。

（8）妊娠期。

（9）肾功能衰竭／肾移植。

（10）免疫抑制。

10. 单纯性 UTI 的治疗是什么？

即使不治疗，大约 25% ～ 42% 的单纯性膀胱炎可自愈，标准治疗通常包括抗生素治疗。根据药物功效（包括局部耐药率与病原菌耐药性的地理变异）、费用、不良反应的风险和抗生素的可获得性选择合适的抗生素。

女性单纯性 UTI 的一线治疗方案包括呋喃妥因 100mg bid，使用 5 ～ 7 天，甲氧苄啶 - 磺胺甲噁唑（TMP-SMX）160mg/800mg bid，使用 3 天，或磷霉素 3g 口服，一次性剂量。尽管上述治疗被视为标准一线治疗，但随着时间的推移，不同地理区域的本土治疗建议可能会有所不同。

11. 非抗生素治疗有用吗？

非那吡啶可能对一些膀胱炎病例有用。非那吡啶是尿道镇痛剂，在患者出现显著的尿痛时可以给予一些缓解。非那吡啶的常规使用方案为每次 200mg，tid，餐后服用

48 小时为一疗程。需要提醒患者，服用非那吡啶期间，其尿液可能变成橙色。非那吡啶的使用不应超过 2 天，因为它可能掩盖需要再次评估的恶化症状。

12. 肾盂肾炎的治疗是什么？

未怀孕的健康患者，推荐 14 天的抗生素治疗。氟喹诺酮类药物如环丙沙星、左氧氟沙星和氧氟沙星被认为是单纯肾盂肾炎的一线治疗药物。其他选择包括头孢克肟或头孢泊肟。如果需要的话，可以经肠外一次性给予庆大霉素或头孢曲松。

关键点：提示可能存在肾盂肾炎的症状
（1）发热。 （2）腰痛。 （3）有意义的细菌尿。 （4）肋脊角不适。

13. 哪些肾盂肾炎患者需要住院？

不能耐受口服药物或水化治疗的患者、免疫低下的患者、严重疾病或脓毒症患者、极度疼痛患者及很少或没有家庭支持或资源的患者，若存在肾盂肾炎应考虑收治入院。妊娠的肾盂肾炎患者也应考虑住院。尽管一些早期妊娠的患者可能会被送回家口服抗生素，但谨慎的做法是，先与产科专家讨论。

14. 什么时候应进行肾盂肾炎的影像学检查？

如果发热持续时间超过 48 小时，则应进行超声或 CT 检查，以证实对脓肿或梗阻的评估。

关键点：肾盂肾炎的住院标准
（1）存在复杂膀胱炎。 （2）不能耐受口服药物或水化治疗。 （3）缺乏家庭支持。 （4）妊娠期。 （5）存在脓毒症／极端严重疾病。

15. 治疗复杂膀胱炎的不同之处是什么？

复杂 UTI 的治疗时间更长，治疗时间应延长至 7 ～ 10 天。如果患者处于妊娠期，应选择在妊娠期安全的抗生素。常规药物包括阿莫西林、头孢氨苄和呋喃妥因。有时可能需要静脉注射抗生素（如头孢曲松），特别是如果该患者无法耐受口服治疗时。

16. 急性细菌性前列腺炎的临床表现是什么？

大部分患者（80%）有尿痛、尿频和尿急症状。60% 有上述症状的患者会发热。急性细菌性前列腺炎也可出现肌痛、会阴疼痛和僵直。

17. 如何治疗急性前列腺炎？

首先应进行尿液分析，以评估细菌感染。因为疼痛且有导致菌血症的风险，不应进行前列腺按摩和导尿。抗生素治疗是主要的治疗方法。常规药物是氨基糖苷类、氟喹诺酮类和头孢菌素类药物。虽然 TMP-SMX 的敏感性低，但也可以使用。治疗应持续 30 天以缓解症状并预防慢性前列腺炎。

18. 慢性细菌性前列腺炎的体征和症状是什么？

慢性细菌性前列腺炎是反复的亚急性感染，且是男性复发性 UTI 的主要原因。慢性细菌性前列腺炎的一般症状包括尿痛、尿频和尿急，其他症状包括背痛、阴囊和会阴痛，射精痛和血精，发热和寒战不常见。症状可持续 3 个月或更长时间。

19. 如何治疗慢性细菌性前列腺炎？

由于疾病会复发，治疗可能很困难。一般来说，患者需要 2 ~ 3 个月的长期治疗，也建议转诊给泌尿科医师。

致谢

感谢 Sara M.Krzyzniak 博士对本章的贡献。

（李　科　译）

参考文献

1. Bent S, Nallamothu BK, Simel DL, et al: Does this woman have an acute uncomplicated urinary tract infection? *JAMA* 287:2701–2710, 2002.
2. Fihn SD: Clinical practice. Acute uncomplicated urinary tract infection in women. *N Engl J Med* 349:259–266, 2003.
3. Grabe M, Bjerklund-Johansen TE, et al: *Guidelines on urological infections*, Arnhem, Netherlands, 2013, European Association of Urology.
4. Gupta K, Trautner B: In the clinic. Urinary tract infection. *Ann Intern Med* 156:ITC3-1–ITC3-15, 2012.
5. Lummus WE, Thompson I: Prostatitis. *Emerg Med Clin North Am* 19:691–707, 2001.
6. Lutters M, Vogt-Ferrier NB: Antibiotic duration for treating uncomplicated, symptomatic lower urinary tract infections in elderly women. *Cochrane Database Syst Rev* (3):CD001535, 2008.
7. Scholes D, Hooyon TM, Roberts PL, et al: Risk factors associated with acute pyelonephritis in healthy women. *Ann Intern Med* 142:20, 2005.
8. Wang A, Nizran P, Malone MA, et al: Urinary tract infections. *Prim Care* 40:687–706, 2013.

第 41 章　慢性肾病和透析

Allan B. Wolfson, MD, FACEP, FACP

1. 慢性肾病只是一种泌尿生殖系统疾病吗?

不, 慢性肾病 (chronic kidney disease, CKD) 是一种复杂的多系统疾病。肾功能的缺失对身体体液和电解质平衡的调节有明显的影响, 会限制身体处理体液和电解质的能力。CKD 还会导致轻微的代谢异常, 如葡萄糖耐受不良和脂代谢紊乱。CKD 与许多终末器官效应相关, 从心包炎到肾性骨营养不良, 影响患者的舒适度和身体的正常功能。

2. 治疗肾衰竭患者时, 应特别关注哪些方面?

医源性疾病是一个重要的方面, 包括水负荷过重和药物毒性。由于肾衰竭对药物代谢和分布的影响往往是复杂的, 因此, 治疗急性肾损伤或 CKD 患者时, 在给药或开处方之前, 检查推荐的调整剂量是明智的。即使是一般情况下无害的药物, 如抗酸药和泻药, 如果使用不当也可能导致发病和死亡。CKD 患者的并发症包括引起肾衰竭的潜在疾病和透析治疗的并发症。CKD 患者对感染、创伤或其他并发疾病的反应能力有限。

3. 血液透析是如何进行的?

在血液透析中, 患者的血液与半透性人工膜接触, 人工膜的另一边是化学平衡的透析液。代谢废物和电解质从患者的血液流入透析液中, 其他物质 (例如, 钙) 从透析液流入血液中, 从而使血液中的化学成分正常化。为了在血液透析的过程内进行充分的全身透析, 患者必须有高速的血流。医师需要在患者的大血管中置入长期透析所用的插管, 从而建立一个可以重复使用的人工血管通路。血液透析通常进行 3 ~ 5 小时, 每周 3 次。

4. 如何进行腹膜透析?

患者的腹膜可作为血液 (在腹膜毛细血管中) 和平衡的透析液之间的半透性屏障。透析液进入患者的腹膜腔, 留置一段时间后再被排出和更换。使用高浓度的葡萄糖透析液形成渗透压梯度, 通过渗透作用, 将水分从血管内腔渗入透析液中, 进而纠正容量过载。长期门诊腹膜透析的 CKD 患者可留置约 2L 的透析液于腹膜腔内。患者每天 4 次以无菌方式替换新鲜透析液。另一种腹膜透析方式为自动化腹膜透析或称为持续性环式腹膜透析, 用自动循环机进行物质交换。这两种透析方式都需要建立特殊的腹膜通路, 通过手术植入 Tenckhoff 导管, 以注入和排出透析液。

5. 在急诊中，血管通路装置常导致什么问题？

当患者报告，使用血管通路装置时出现脉搏或震颤减少时，应怀疑有血栓形成。患者来到急诊科时，更常见的情况是血液透析过程中遇到了流量不足的问题。唯一必要的干预措施是立即联系血管外科医师。血管造影可以确定梗阻的性质和程度，并可描述解剖学上的损伤，方便外科医师修改或更换通路。

关键点：血管通路装置导致的问题

（1）血栓形成。
（2）出血。
（3）感染（通常是隐性感染）。

---

6. 如何诊断和治疗血管通路感染？

当患者在穿刺部位有炎症的迹象时，诊断感染是明确的。困难的是许多患者只有发热而没有特别的局部体征。在这种情况下，一个有用的经验是假设存在血管通路感染并进行相应治疗。在进行了血培养后，只要患者看起来健康且能够获得后续治疗，一般情况下只要应用一剂合适的抗生素就可以让患者回家。治疗方案是单次静脉注射万古霉素 15 ～ 20mg/kg，因为大多数感染是葡萄球菌感染，针对 CKD 的药物持续作用时间为 5 ～ 7 天。万古霉素的可透析性最低，且其主要毒性作用在肾脏。如果怀疑革兰阴性菌感染，则应在方案中添加第三或第四代头孢菌素或氨基糖苷类。必须与患者的透析护士或医师安排细致的随访观察。

7. 血管通路装置何时可用于静脉输液或抽血？

血液透析患者应被告知永远不要在他们血管通路手臂上测量血压，也不要通过血管通路口抽血或静脉输液。这是为了保护血管通路——患者真正的生命线。然而，偶尔也会没有其他更好的选择，只能使用血管通路进行抽血或静脉输液。在这些情况下，只要遵循一定的指导方针，谨慎使用血管通路装置是可行的，具体如下。

当使用血管通路抽血时，不应使用止血带。最多可用一根手指轻压静脉。在手术前后都应该记录震颤出现的情况。该区域应使用外用抗菌剂彻底清洁，并应遵守无菌原则。注意不要刺破血管后壁，穿刺后应在该部位施加牢固但非阻塞性的按压数分钟，以确保不发生渗漏。不应在明显的动脉瘤处穿刺。

在使用血管通路静脉输液时，应遵守与以上类似的预防注意事项。因为血管处于动脉压力下，所以必须使用压力袋，此外，还必须使用自动输液装置（尤其是在注射药物时）。

8. 如何诊断腹膜透析相关性腹膜炎？

腹膜透析患者平均每 1 ～ 2 年发生一次腹膜透析相关性腹膜炎。与其他类型的腹膜炎相比，临床上多为轻度腹膜炎，多数患者无须住院即可进行治疗。腹膜透析相关性腹膜炎最常见的原因是革兰阳性菌感染，一般认为是在物质交换过程中引入的。新引出的透析液呈混浊状时可怀疑发生腹膜透析相关性腹膜炎。患者普遍被提前告知出现这种情况时应立即就医，因此大多数腹膜炎相对较轻。如果患者延迟就医，症状往往会变得越来越严重。大多数患者有腹痛和压痛，但只有少数患者有发热、恶心、呕吐，甚至（至少在早期）外周血白细胞计数升高。局部腹膜表现多提示急腹症，而非腹膜透析相关性腹膜炎。

9. 如何治疗腹膜透析相关性腹膜炎？

从流出袋中提取的液体通过实验室检测证实存在大量白细胞（$> 1 \times 10^8$/L，中性粒细胞比例> 0.5）或革兰染色阳性时，应开始抗生素治疗。一般使用万古霉素（$15 \sim 30$mg/kg）腹腔注射，每周1次。通常添加第三代头孢菌素或氨基糖苷类以覆盖革兰阴性菌。治疗采用腹腔给药的门诊患者时，医师亦应遵循每日腹腔内维持剂量。通常每个医疗中心都有自己的治疗方案，所以应该咨询患者的肾内科医师或透析室护士。应在48小时后进行随访，在此期间复查培养物和临床结果，并根据需要调整治疗。腹膜透析相关性腹膜炎患者的住院标准包括严重疼痛、恶心、呕吐、中毒表现，以及患者无法遵守门诊治疗和随访指导。

关键点：腹膜透析相关性腹膜炎

（1）诊断：透析液混浊、腹痛、发热。
（2）治疗：一般采用腹腔注射抗生素的治疗方案。

---

10. 紧急透析的适应证是什么？

紧急透析的适应证包括急性肺水肿、危及生命的高钾血症、危及生命的中毒及摄入了过量的肾脏代谢性可透析毒素。

11.CKD 患者心脏停搏有什么特别之处？

对于心脏停搏的 CKD 患者，应考虑两个潜在可逆的因素。
（1）严重的高钾血症可导致严重的心律失常，患者最终在没有任何其他征兆或临床症状的情况下出现心脏停搏。当患者因任何原因而出现心脏停搏时，医师应考虑到呼吸性和代谢性酸中毒以及细胞中钾离子的流出，都可能导致继发性高钾血症。对于已经有高钾血症倾向的患者，血钾的进一步升高可能导致顽固性高钾血症，这提高了心脏生命支持干预的指征。如果心脏停搏的 CKD 患者对第一轮高级心脏生命支持措施没有立即反应，通常应静脉给予钙剂。
（2）急性心脏压塞可能由心包积液或自发性出血进入心包腔所致。心脏压塞患者往往表现为顽固性低血压、无脉性电活动，或两者兼而有之。尽管与其他病因相比，心脏压塞成为复苏措施无效的原因的可能性较小，但对其他措施失败无反应的患者，始终应考虑心脏压塞的可能性。床旁超声可以诊断，急诊心包穿刺也许可以挽救生命。

（1）急性肺水肿。

（2）危及生命的高钾血症。

（3）危及生命的中毒或摄入过量的肾脏代谢性药物。

12.CKD 患者急性肺水肿有哪些治疗方案？

患有 CKD 的肺水肿患者无法通过肾脏排出多余的液体，最终需要透析来纠正循环容量过载。大多数对肾脏功能正常患者有效的干预措施，对等待急性透析的 CKD 患者也是有效的。应给患者输氧并使其保持坐位。舌下给药或静脉注射硝酸盐是暂时性治疗的主要方法。在血压允许的情况下，硝酸甘油可每 3 分钟舌下给药一次，以减少前负荷和后负荷。静脉应用硝酸甘油也是一种有用的替代方案。由于患者可能因为吗啡的镇静作用而需要插管和机械通气，故静脉注射吗啡并不常用，但此法也可能有助于降低肺静脉高压。

透析是最终的治疗方案，若其他治疗方案皆无效，应尽早开始透析。急性肺水肿患者使用腹膜透析时存在一个特殊的问题，因为即使用 4.25% 葡萄糖溶液加强透析，这仍然是一种缓慢的排出多余液体的方式，并且 2L 的腹腔透析液对膈肌偏移和肺力学有不利影响。当持续频繁地交换高浓度透析液时，插管和机械通气可能是必要的。

13. 如何治疗透析患者的高钾血症？

治疗方法与不需要进行透析的患者相似。静脉注射钙剂（10ml 10% 的溶液）能迅速对抗高钾血症的心脏毒性作用（不影响血清钾水平），但其作用仅持续几分钟，只可作为心血管疾病患者或患者心电图上出现宽大 QRS 波时的一种临时性措施。

雾化吸入沙丁胺醇（10 ～ 20mg）可在几分钟内将钾转移到细胞内。它很容易操作，通常副作用很小，而且效果可持续几小时，可根据需要重复给药。

葡萄糖和胰岛素（通常分别为 50g 和 10U/kg，缓慢静脉输注）也会将钾输送到细胞中，但需要对血糖水平进行密切的连续监测。

静脉滴注钠（50 mEq/5min）也有类似的作用，但效果并不稳定。此外这样会加重容量负荷，并可以急剧减少离子钙。

聚苯乙烯钠（降钾树脂）是一种钠钾交换树脂，通常与山梨醇一起口服，以增强肠道排钾能力。研究发现，这种树脂的功效有限，已不再普遍使用。

对所有急性高钾血症病例，医师都应经常检查血钾水平，并持续心电监护，直到能够开始透析，再进行最终治疗。

14. 空气栓塞是什么？

虽然随着血液透析机上先进的监测和警报系统的出现，空气栓塞已变得罕见，但空气栓塞一旦发生，可能是一个致命的事件，患者肯定会被送到最近的急诊科。

当患者在血液透析治疗过程中突然出现急性代偿失调，应怀疑存在空气栓塞。一些直接的措施被认为是有帮助的。所有静脉通路都要夹闭。应给予患者 100% 纯氧，并取左侧头低卧位，以使空气在右心室顶部聚集。此时如果患者的情况相对稳定，可以咨询介入放射科医师或心脏病科医师，考虑通过中央静脉导管进入右心室顶部，将空气直接从心脏导出。若附近有高压氧舱，在几个大气压下用 100% 的氧气进行治疗可以缩小气泡的大小，增强气体的吸收。然而在开始这一过程之前，您应该确定患者的症状确实由空气栓塞引起，而不是由于其他疾病，例如突发性自发性气胸。

15. 如何评估急性呼吸短促的 CKD 患者？

医师可根据经验对呼吸短促的 CKD 患者进行透析，因为容量过载是最常见的原因。有时很难对容量过载进行诊断。患者的体重可能是最好的标准。体格检查并不总是有帮助的，胸部 X 线片也可能会造成误导。

16.CKD 患者胸痛的主要鉴别诊断要点是什么？

首先要考虑心绞痛或心包炎。一些 CKD 患者，尤其是贫血的 CKD 患者，即使之前的心导管检查显示为非临界性冠状动脉梗阻，也可能会有心绞痛和心肌缺血。这是因为心脏对氧气的需求增加，而输送到心脏的氧气减少。虽然 CKD 患者的心肌酶水平可能发生改变，但肾功能衰竭并不能掩盖急性心肌梗死常见的心电图和酶的变化。

17. 慢性肾病患者低血压的鉴别诊断是什么？

常见的鉴别诊断是透析后血容量不足、脓毒症、出血和急性心脏压塞。

18. 终末期肾病患者精神状态改变的主要原因是什么？

血液透析过程中溶质快速转移引起的失衡综合征是一个需要考虑的因素，但一个主要的陷阱是：将每一次精神状态改变都归因于失衡综合征。药物作用和自发性颅内出血都是精神状态改变的主要原因。任何有局部体征的患者都应接受头部 CT 检查；没有局部体征的患者也应行 CT 检查，因为硬膜下血肿可能不会引起局灶表现。

关键点：高钾血症的治疗

（1）静脉应用钙剂。
（2）雾化吸入沙丁胺醇。
（3）静脉应用葡萄糖和胰岛素。
（4）静脉应用碳酸氢钠。
（5）透析。

（罗意帆　译）

参考文献

1. Brier ME, Aronoff GR: *Drug prescribing in renal failure*, ed 5, Philadelphia, 2007, American College of Physicians.
2. Li PK, Szetu C, Piraino B, et al: Peritoneal dialysis-related infections. Recommendations: 2010 update. *Perit Dial Int* 30:393–423, 2010.
3. Wolfson AB: Chronic kidney disease and dialysis-related emergencies. In Wolfson AB, Cloutier RL, Hendey GW, et al, editors: *Harwood-Nuss' clinical practice of emergency medicine*, ed 6, Philadelphia, 2015, Wolters Kluwer, pp 615–621.
4. Wolfson AB: Renal failure. In Marx JA, Hockberger RS, Walls RM, et al, editors: *Rosen's emergency medicine: concepts and clinical practice*, ed 8, Philadelphia, 2014, Mosby, pp 1291–1311.

第九部分

血液病和肿瘤急症

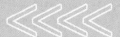

第 42 章　止血反应和凝血功能障碍

Kathryn Getzewich, MD, MBA; Alvin Wang,
DO, FAAEM

1. 止血反应是什么？

止血反应是过度出血和血栓形成之间的平衡，是血管损伤后血凝块形成和降解的积极应答过程。止血反应通常涉及血管内皮、血小板、凝血级联反应和纤维蛋白凝块溶解。

关键点：止血反应的三个阶段

（1）血小板激活和聚集。
（2）血小板与由凝血级联反应形成的纤维蛋白构成纤维蛋白凝块。
（3）纤维蛋白凝块溶解。

---

2. 血友病是止血异常的主要原因吗？

大多数止血异常是由肝素、华法林及阿司匹林等药物引起的，或者是由肝衰竭或肾衰竭等相关疾病引起的。血友病是止血异常的重要原因之一，但并不太常见。

3. 治疗患者时是否需要了解整个凝血级联反应？

医师应掌握的知识包括止血反应的三个阶段的基础知识、一些关键的凝血因子的知识以及基本测试和治疗的知识。

（1）初级止血阶段。在损伤发生后，来自血管内皮的血小板和血管性假血友病因子（vWF）相互作用（血小板黏附）；随着血管的收缩，血小板激活和聚集。与此阶段相关的异常包括血小板数量和功能的异常、vWF异常及血管异常，例如，遗传性毛细血管扩张症。血小板计数和出血时间被用于评估这一止血阶段。

（2）二级止血阶段。血小板与由凝血级联反应（因子XIII引起共价交联）形成的纤维蛋白构成纤维蛋白凝块。凝血因子活性的缺乏（例如，血友病A和B）或凝血因子产生不足（例如，使用华法林）可能削弱凝血级联反应的有效性。

（3）三级止血阶段。纤维蛋白凝块被纤溶酶通过酶促反应分解。内皮细胞释放的纤溶酶原激活物将纤溶酶原转化为纤溶酶。纤溶酶将纤维蛋白和纤维蛋白原分解成纤维蛋白裂解产物和D-二聚体。过强的纤维蛋白溶解活性或纤维蛋白溶解抑制剂的缺乏会增加出血。因为蛋白质C和蛋白质S参与血液凝固的调节，所以两者缺乏可导致血管内过度凝血。

4. 内源性和外源性的凝血途径是什么？如何区分？

凝血酶原时间（PT）受凝血级联反应的外源性凝血途径（和共同途径）的影响，部分促凝血酶原激酶时间（PTT）受内源性凝血途径（和共同途径）中的缺陷影响。外源性途径由暴露在损伤部位的组织因子激活。内源性途径通过血液暴露于带负电的表面激活。具有延长的 PTT 和正常 PT 的患者被认为在内源性凝血途径中具有缺陷。PTT（白陶土试验除外）所检测的所有因子均是血浆固有的。具有延长的 PT 和正常 PTT 的患者在外源性凝血途径中存在缺陷（组织因子对于血浆是外在的）。PT 和 PTT 的延长意味着患者在共同途径中存在缺陷。凝血因子 X 可将凝血酶原激活为凝血酶，从凝血因子 X 被激活至纤维蛋白形成，是内源性、外源性凝血的共同途径。

5. 哪些病史和体格检查可以帮助医师评估疑似出血异常的患者？

询问药物应用史、既往病史（尤其是肝脏、肾脏疾病和恶性疾病）、曾经出现过的出血问题（如发生于外科及牙科手术中的出血问题）以及出血性疾病的家族史，以上都是很重要的。对于已知有出血性疾病的患者，询问他们的疾病性质和以前的治疗方法。他们通常了解自己的疾病情况。血小板疾病通常导致瘀点、紫癜、鼻出血以及牙龈和其他黏膜出血。这些疾病在女性中很常见，并且通常是获得性的，而不是先天性的。相比之下，凝血因子的问题通常是先天性的，在男性中多见，并且可能表现为深部肌肉或关节出血。因凝血功能异常性疾病所致的鼻出血、月经过多或胃肠道出血较为罕见。

6. 如何解释、PTT 和其各自的国际标准化比值？

PT 可检测参与外源性凝血途径和共同途径的凝血因子。PT 可因凝血酶原、纤维蛋白原和凝血因子 V、Ⅶ和 X 的缺乏而延长。比对照组延长超过 2 秒的 PT 是有意义。PTT 可检测所有参与内源性凝血途径和共同途径的凝血因子，包括除凝血因子Ⅶ和ⅩⅢ之外的所有凝血因子。国际标准化比值（INR）将凝血活酶试验试剂活性指标用国际标准校正以减少实验室间的差异。肝病、华法林的使用和对维生素 K 敏感的凝血因子（即凝血因子Ⅱ、Ⅶ、Ⅸ和 X）异常会影响 PT 和 INR。INR 为 1 提示正常，INR 在 2～3 提示可使用华法林进行治疗。

7. 血小板减少症的原因是什么？

- 产出减少：骨髓疾病、化学治疗、酗酒和使用噻嗪类药物。
- 免疫破坏：特发性血小板减少性紫癜（idiopathic thrombocytopenic purpura，ITP）、系统性红斑狼疮、淋巴瘤、使用奎宁或奎尼丁以及感染后疾病。
- 毒性破坏：弥散性血管内凝血、血栓性血小板减少性紫癜（thrombotic thrombocytopenic purpura，TTP）、溶血性尿毒症综合征（HUS）、HELLP 综合征（hemolysis with elevated liver function and low platelet count syndrome）。
- 脾脏隔离症（脾功能亢进，罕见）：恶性血液病、门静脉高压症、自身免疫性溶血性贫血、遗传性球形红细胞增多症。
- 血液稀释：大量输血。

- 实验室错误：很常见。

8.ITP 和慢性 ITP 有什么区别？

在排除系统性红斑狼疮、抗磷脂综合征、艾滋病和淋巴组织增生性疾病后，医师应考虑 ITP。ITP 与抗血小板抗体免疫球蛋白 G（IgG）有关。急性 ITP 见于 4 ～ 6 岁儿童，多发生于病毒前驱症状出现后数周。ITP 是自限性的，自发缓解率为 90%，发病率和死亡率很低，类固醇治疗似乎不会改变病程。

慢性 ITP 见于成人，女性发病率比男性高 3 倍。慢性 ITP 的严重程度或大或小，死亡率仅为 1%，但自发缓解很少见。它可能对糖皮质激素和（或）静脉免疫球蛋白治疗有反应，治疗后仍难以治愈的患者，可考虑进行脾切除术、单克隆抗体治疗和免疫抑制剂应用。血小板输注仅用于危及生命的出血，因为它可能增加抗血小板抗体。

9.TTP 的五个临床症状是什么？

只有 40% 的患者会出现全部 5 个症状。
（1）精神状态的波动改变。
（2）血小板减少。
（3）发热（90% 的患者）。
（4）微血管病性溶血性贫血。
（5）肾功能损伤。

10. 是什么导致 TTP？它比 ITP 更严重吗？

TTP 由纤维蛋白在内皮下和腔内沉积，以及毛细血管和小动脉中的血小板聚集引起。目前认为前列环素和异常血小板聚集是它的病因。TTP 可能出现于任何年龄或性别的患者中，大多数患者的发病年龄在 10 ～ 40 岁，60% 是女性。若不进行治疗，发病 3 个月时可出现心脏、大脑和肾脏中微血栓形成，死亡率为 80%。血浆置换术治疗可将死亡率降低至 17%。其他疗方法包括类固醇治疗、脾切除术、α- 球蛋白治疗以及长春新碱和抗血小板药物治疗，如阿司匹林和双嘧达莫（persantine）。血小板输注可能引起额外的微循环血栓，除非发生危及生命的出血，否则应当避免输注血小板。

11. 什么是 HUS？

HUS 的症状与 TTP 相似，都存在溶血性贫血、发热、神经异常和肾功能障碍。然而，HUS 引起的精神状态变化较小，肾功能障碍较严重。HUS 患者往往更年轻（儿童比成人更常见），并且发病通常与细菌性肠胃炎有关，如 O157：H7 大肠埃希菌和志贺菌属。

12. 是否应该在大量输血过程中担心患者发生血小板减少症？

存储在血库中的血液是缺少血小板的，因为血小板的寿命仅为 5 天。应监测血小板计数，如果计数降至 $50 \times 10^9/L$，则应开始输注血小板。大量输血指 24 小时内替代患者的全身血容量或输入至少 10 个单位的浓缩红细胞悬液。对患有严重创伤且可能需要大量输血的患者来说，通常推荐浓缩红细胞悬液、血小板、新鲜冰冻血浆（FFP）三者的比例为 $1:1:1$。

13. 阿司匹林如何增加出血？

阿司匹林通过阻断环氧合酶（环氧合酶可减少血栓素形成），从而降低血小板聚集和血管收缩。阿司匹林在血小板的寿命期间持续影响该反应过程。而非甾体抗炎药，如吲哚美辛，只有在循环中才有这种作用。尿毒症具有类似的可逆效应。

14. 血小板输注的适应证有哪些？

如前所述，血小板输注在 ITP 和 TTP 中应尽量延后应用，以避免疾病特异性并发症和同种免疫的发生。血小板输注更常用于原发性骨髓性疾病中。在血小板计数大于 $50 \times 10^9/L$ 的患者中，不太可能出现由血小板缺乏引起的出血。在血小板计数为 $10 \times 10^9 \sim 50 \times 10^9/L$ 的患者中，创伤、溃疡和侵入性操作存在各种难以预料的风险。选择在何时、何种情况下进行输血并不是一门精确的科学。血小板计数小于 $10 \times 10^9/L$ 时，因为存在显著的自发性出血风险，应考虑血小板输注。每袋随机供者的血小板可将血小板计数提高 $5 \times 10^9/L$，通常应一次性准备 6 袋。

15. 最常见的遗传性出血性疾病是什么？

最常见的遗传性出血性疾病是血管性血友病（每百万人口中有 5 ~ 10 例）。它通常是常染色体显性遗传性疾病，由 vWF 缺乏或功能障碍和轻度凝血因子Ⅷ缺陷所致。最常见的轻症是血友病 A，可使用去氨加压素（desmopressin，如 DDAVP）治疗。

在更严重的类型中，治疗应使用凝血因子Ⅷ浓缩物，根据患者凝血因子Ⅷ的水平给药。

16. 血友病 A 患者的凝血因子Ⅷ水平低吗？

血友病 A 患者凝血因子Ⅷ的活性受损，并非水平减低。70% 的血友病 A 通过性染色体（X 染色体）隐性遗传传播；30% 的血友病 A 由自发突变引起。重度血友病 A 患者的凝血因子Ⅷ活性低于 1%，并且会出现自发性出血（关节、深部肌肉、尿道和中枢神经系统）。中度血友病 A 患者的凝血因子Ⅷ活性为 1% ~ 5%，主要在创伤和手术后出现问题。轻度血友病 A 患者的凝血因子Ⅷ活性大于 5%，他们仍存在一些创伤和手术风险。凝血因子Ⅷ的活性低于 35% 才会出现 PTT 延长。

注意：每千克体重增加 1 单位凝血因子Ⅷ可使其活性水平增加 2%［除非受到抗凝血因子Ⅷ抗体（IgG）的不利影响，其在 7% ~ 20% 的患者中出现］。使用重组 DNA 的凝血因子Ⅷ是可选择的替代疗法，并且不存在如 FFP 和血浆冷沉淀那样会传播的乙型、丙型肝炎和艾滋病的风险。

17. 凝血因子Ⅷ在血友病 A 中如何给药？

中度出血患者可使用 25U/kg，严重出血患者或出血部位危及生命（胃肠道、颈部、舌下、腹膜后、腹腔、头部损伤、CNS 出血和必要的外科手术）的患者，使用 50U/kg。

因为凝血因子Ⅷ的半衰期为 8 ～ 12 小时，所以在 8 ～ 12 小时后重新给予一半的负荷剂量。重组凝血因子Ⅷ的单位浓度会在标签上注明。一般每袋血浆冷沉淀（来自 FFP）含 80 ～ 100U 的凝血因子Ⅷ。

18. 什么是圣诞病？

圣诞病即为血友病 B，由凝血因子Ⅸ活性降低引起。其临床表现与血友病 A 的临床表现相同。血友病 B 与血友病 A 的遗传模式相同，前者在人群中较不普遍，仅占发病病例的 1/5。血友病 B 的治疗方法是使用凝血因子Ⅸ 50U/kg 或 FFP。

特别提示：血浆冷沉淀中没有凝血因子Ⅸ。

19. 脱氨基 –D– 精氨酸加压素有什么作用？

脱氨基 –D– 精氨酸加压素（DDAVP）是抗利尿激素的合成类似物，可使 vWF 从其内皮细胞储存部位释放，并增加血友病 A 和某些血管性血友病患者的凝血因子Ⅷ水平。DDAVP 的使用方法为 0.3μg/kg IV；作用可持续 4 ～ 6 小时，对轻度至中度凝血因子Ⅷ缺陷的患者最有效。DDAVP 还有助于由尿毒症引起的出血患者（即患有终末期肾病或接受透析的患者）止血。

20. 什么凝血因子会受到维生素 K 缺乏、服用华法林、肝脏疾病和血库血液的影响？

- 维生素 K 缺乏会影响凝血因子Ⅱ、Ⅶ、Ⅸ和Ⅹ，与华法林影响的凝血因子相同。
- 肝功能不全会影响除凝血因子Ⅷ以外的所有凝血因子。
- 血库血液中凝血因子Ⅴ和Ⅷ以及血小板的含量低。

关键点：凝血障碍

（1）血友病 A 和 B 患者的凝血时间是正常的（在轻度和中度病例中 PT 和 PTT 也是如此）。

（2）血管性血友病的凝血时间延长。

（3）PT 通过凝血因子Ⅶ的活性反映外源性凝血途径是否异常。

（4）凝血因子Ⅶ具有最短的半衰期（3 ～ 5 小时）并且导致生产不足的最早临床表现。

（5）大多数华法林治疗建议患者的 INR 应为 2 ～ 3。

（6）凝血因子Ⅷ、Ⅸ和Ⅺ的缺乏占遗传性出血性疾病的 99%。如果怀疑患者存在先天性出血性疾病，在明确诊断时，应使用 15ml/kg 的 FFP 提供止血支持。

---

21. 弥散性血管内凝血时会发生什么？

发生弥散性血管内凝血（DIC）时，血小板和凝血因子（尤其是凝血因子Ⅴ、Ⅷ和Ⅷ）会被消耗。凝血酶的形成超过纤维蛋白溶解，且纤维蛋白原被激活。纤维蛋白沉积在多器官系统的小血管中。纤维蛋白降解产物被释放，血小板功能及纤维蛋白聚合降低。

对因治疗方案是治疗潜在病因（如脓毒症），但凝血病是通过暂时输注血小板和 FFP 来治疗。如果纤维蛋白沉积和血栓形成在临床表现中占主导地位，则可以使用肝素。

22. 什么是肝素诱导的血小板减少症和肝素诱导的血小板减少症伴血栓形成？

肝素诱导的血小板减少症 I 型是非免疫介导的血小板减少症，通常可在没有治疗或并发症的情况下消退。更严重的肝素诱导的血小板减少症 II 型（讨论肝素诱导的血小板减少症时，通常指这种类型）是由肝素 / 血小板因子 IV 复合物的抗体引起的。该抗体可导致血小板活化和血凝块形成。肝素诱导的血小板减少症通常在患者使用肝素后 5～10 天发生，但也可能在 10 小时后发生。肝素诱导的血小板减少症在接受普通肝素抗凝治疗的患者中出现的概率为 2%，在接受低分子肝素治疗的患者中为 0.2%。患者的血小板计数为（50～100）× 10^9/L。50% 的肝素诱导的血小板减少症患者可发展为肝素诱导的血小板减少症伴血栓形成。肝素诱导的血小板减少症和肝素诱导的血小板减少症伴血栓形成患者需要停用肝素（包括肝素冲管），应避免预防性血小板输注。有血栓形成的患者应使用直接凝血酶抑制剂（来匹卢定或阿加曲班）。肝素诱导的血小板减少症患者可进行腿部多普勒超声检查，研究发现，高达 50% 的肝素诱导的血小板减少症患者存在亚临床深静脉血栓形成。

23. 溶血、肝酶升高和血小板计数低（HELLP 综合征）需要干预吗？

HELLP 综合征的诊断标准。
· 微血管病性溶血性贫血。
· 血清谷草转氨酶水平大于 70U/L。
· 血小板计数低于 100×10^9/L。

HELLP 综合征是一种先兆子痫，在 5%～10% 的妊娠晚期患者中发现妊娠期血小板减少症（$100 \times 10^9 \sim 150 \times 10^9$/mL），在妊娠合并先兆子痫（15%～20%）和子痫（40%～50%）的情况下更为常见。HELLP 综合征会使胎儿和孕产妇死亡率增加。尽管 HELLP 患者在剖宫产前可能需要输注血小板，但治疗主要为支持性治疗，HELLP 综合征可能会发展为 DIC。

24. 肝素和低分子量肝素如何发挥作用？

肝素通过抗凝血酶催化使凝血酶和凝血因子 X 失活。它对凝血因子 II、IX 和 XI 也有一些影响。凝血因子 VII 不受肝素的影响。在通常的剂量下，肝素可延长 PTT 和凝血酶时间但不延长 PT。隐匿性胃肠道出血是肝素的相对禁忌证，并且在肝脏和肾功能障碍时清除时间延长。

低分子量肝素（LMWH）衍生于较小的肝素分子片段。在没有抗凝监测的情况下，基于体重的 LMWH 皮下给药已经在临床试验中证明是安全有效的（这是幸运的，因为 LMWH 比凝血酶更易使凝血因子 X 失活，因此 PTT 不会受到显著的影响，不能 / 不需要监测临床效果和治疗时血浆浓度）。基于体重的 LMWH 药物代谢动力学预测在体重超过 100kg 的患者、怀孕患者和肌酐清除率降低的患者中不可靠。如果医师给这些患者使用 LMWH，则必须监测抗凝血因子 X 活性。普通肝素通常是这些患者的首选药物。

25. 如何处理肝素治疗继发出血？

治疗大出血时，循环肝素的剂量为 1mg/100U 且最大剂量为 50mg，此剂量的肝素可以用硫酸鱼精蛋白进行 100% 逆转，应缓慢静脉注射，超过 10 分钟。快速输注硫酸鱼精蛋白会增加过敏反应的风险。鱼精蛋白在逆转 LMWH 方面的有效率仅为 60%，因此在可能进行手术或侵入性操作的情况下，通常优选普通肝素。

关键点：凝血功能障碍的诊断和治疗

（1）血小板减少症：凝血时间增加，鼻出血、紫癜、瘀点、黏膜出血；6 袋随机供者的血小板可增加血小板水平 $30 \times 10^9/L$。

（2）PT 延长和 INR 升高：外源性凝血途径和共同途径（即凝血因子 II、VII、IX 和 X）存在缺陷，华法林的使用。

（3）PTT 延长：内源性凝血途径和共同途径（除凝血因子 VII 和 XIII 外的所有凝血因子）存在缺陷，肝素的使用。

（4）严重出血的血友病 A：50U/kg 凝血因子 VIII。

（5）凝血支持直至明确诊断：FFP 15ml/kg。

---

26. 华法林如何起作用？如何处理升高的 INR？

华法林（口服抗凝治疗）可抑制维生素 K 还原为其活性形式，导致凝血因子 II、VII、IX 和 X 耗尽。华法林的起始剂量为 5mg/d，完全发挥抗凝作用需要 4～5 天。由于蛋白质 C 和蛋白质 S 的早期失活会引起暂时的促凝血，在此期间应继续应用肝素或 LMWH。目标 INR 通常为 2～3。3% 接受慢性口服抗凝治疗的患者会出现明显出血。华法林与其他药物的药物相互作用很常见，必须监测 INR。即使是用于轻微头部创伤的治疗效量，也应做头部 CT 进行评估。INR 小于 5 的轻微出血可通过持留剂量进行治疗，直至 INR 恢复到预期的范围。应考虑抗凝治疗的基本需求。INR 升高的无症状患者可接受口服维生素 K，这不会显著改变控制抗凝的能力。治疗严重出血时，应用 FFP（10～15ml/kg）和维生素 K 10mg IV 缓慢给药（FFP 可立即起效，维生素 K 起效需要数小时）。

27. 凝血酶原复合物浓缩物的效果如何？

凝血酶原复合物浓缩物（PCC）已经越来越常用于逆转华法林。PCC 比 FFP 逆转升高的 INR 快得多，因为 PCC 是浓缩粉末并且不需要解冻。PCC 通常通过缓慢的静脉推注给药，比 FFP 的输注量低很多。所有 PCC 都含有凝血因子 II、VII 和 IX，但有些产品不含或只含有少量凝血因子 VII。具有正常量的凝血因子 VII 且含有蛋白质 C 和蛋白质 S 的 PCC 被称为 4 因子 PCC；不含凝血因子 VII 的被称为 3 因子 PCC。

28. 新的口服抗凝药有哪些？

一些新的口服抗凝药可帮助患者维持稳定的代谢，并且很少导致食物或药物相互作用。因此，应用这些新的口服抗凝药时不需要监控 INR。例如，利伐沙班和阿哌沙班（凝血因子 Xa 抑制剂）和达比加群（直接凝血酶抑制剂）。已发现这些药物与华法林一样有效，但出血风险更低。

29. 这些新的口服抗凝药听起来很不错！那它们有什么缺点吗？

成本是一个问题，肾病患者使用凝血因子Xa抑制剂时需要谨慎，最值得关注的问题是凝血因子Xa抑制剂没有逆转剂。它们的作用机制可导致维生素K和FFP无效。

30. 如果服用凝血因子Xa或凝血酶抑制剂的患者出现严重出血，该怎么办？

大直径静脉通道进行液体给药，并准备交叉配血。PT/PTT和INR不能可靠地评估凝血因子Xa或凝血酶抑制剂的抗凝程度，因此它们不能用于指导治疗。虽然正常的PT和PTT检测值可基本上排除血流中存在大剂量的活性药物，但升高的检测值与毒性及抗凝的程度也无关。

PCC、活化的PCC［aPCC，也称为抗抑制剂凝血复合物（Feiba）］和重组因子Ⅶa可能会发挥作用。在aPCC中，凝血因子Ⅶ处于活化状态。虽然动物研究显示这些药物可使出血减少，但缺乏人体内研究。

31. 可以采取哪些措施来控制创伤导致的大量出血？

尽管美国食品药品监督管理局（FDA）尚未批准，但氨甲环酸（tranexamic acid，TXA）作为一种抗纤维蛋白溶解剂，具有美国心脏协会（AHA）的A级证据支持，被证明可改善创伤后明显出血患者的死亡率。作为纤溶酶和纤溶酶原激活抑制剂，TXA的作用是抑制纤维蛋白凝块分解而不是促进其形成。在初始损伤后不到3小时给药可对降低死亡率有最大益处，并且在受伤后1小时内给予最有效。出血发生后3小时以上给药可增加死亡率。

美国军方一直在使用新的凝血剂来稳定战场上创伤性出血的患者。QuickClot是一种高岭土浸渍纱布品牌，被证明在不适合使用止血带的区域可最有效地控制出血。高岭土是一种非植物性、非动物性矿物质化合物，可促进凝血因子Ⅻ和血小板相关因子Ⅺ的活化。HemCon（HemCon Medical Technologies，Portland，OR）绷带由壳聚糖制成，壳聚糖是一种具有黏膜黏附特性的物质。当与血液接触时它变得非常黏，可密封伤口以控制出血。这两种药剂已经获得FDA批准用于民用。另外，研究人员正在对使用干纤维蛋白－密封剂的敷料进行人体研究。这种敷料含有人纤维蛋白原、人凝血酶和氯化钙，但不会像之前的纤维蛋白密封剂那样传播病毒。

（孙晓萌　译）

参考文献

1. Baumann Kreuziger LM, Keenen JC, et al: Management of the bleeding patient receiving new oral anticoagulants: a role for prothrombin complex concentrates. *Biomed Res Int* 2014:583794, 2014.
2. Hassan Y, Awaisu A, Aziz NA, et al: Heparin-induced thrombocytopenia and recent advances in its therapy. *J Clin Pharm Ther* 32:535–544, 2007.
3. Janz TG, Hamilton GC, et al: Disorders of hemostasis. In Marx JA, Hockberger RS, Walls RM, editors: *Rosen's emergency medicine: concepts and clinical practice*, ed 8, Philadelphia, 2014, Elsevier, pp 1606–1616.
4. Pusateri AE, Holcomb JB, Kheirabadi BS, et al: Making sense of the preclinical literature on advanced hemostatic products. *J Trauma* 60:674–682, 2006.
5. The CRASH-2 Collaborators: Effects of tranexamic acid on death, vascular occlusive events, and blood transfusion in trauma patients with significant haemorrhage (CRASH-2): a randomised, placebo-controlled trial. *Lancet* 376:23–32, 2010.

第 43 章　镰状细胞病

Daniel Willner，MD；Louisa Canham，MD

1. 什么是镰状细胞病？

镰状细胞病（sickle cell disease，SCD）是一种遗传性血红蛋白疾病，可导致反复的血管闭塞和贫血。SCD 是由 β- 珠蛋白基因内的一个核酸替代引起的，它使血红蛋白四聚体（$α_2β_2$）的 β- 珠蛋白部分的谷氨酸替换为缬氨酸。这种血红蛋白分子（HbS）在缺氧条件下不易溶解，并可与循环红细胞中的其他血红蛋白分子聚合，形成线性血红蛋白聚合物，这是导致红细胞呈镰状的原因。

2. SCD 的变体是什么？

在 SCD 中，β- 珠蛋白基因的两个拷贝都产生异常的血红蛋白（HbSS）。SCD 的其他几个变种也会引起一系列临床表现。HbSC 疾病的发生是由于一个 β 亚单位包含镰状细胞突变，其他的亚单位包含 HbC 突变（用赖氨酸替代谷氨酸）；这些患者比 SCD 患者更少发生细菌感染。同时有镰状细胞突变和 β- 地中海贫血（导致 β- 珠蛋白生成减少）的患者，根据 β- 珠蛋白合成的抑制程度，存在显著的临床异质性。在 HbSβ+- 地中海贫血的患者中，临床意义没有如此显著，临床病程较 HbSS 患者轻。HbSβ0- 地中海贫血的患者仅产生血红蛋白分子，这些患者与 SCD 患者具有相同的临床并发症风险。有 β- 珠蛋白基因的一个正常拷贝和一个突变拷贝（称为镰状细胞特征，HbAS）的患者是无症状携带者，不会出现与患有 SCD 的患者相同的临床后果。

3. SCD 的流行病学是什么？

SCD 大约影响了 1/500 的非洲裔美国人，1/12 的非洲裔美国人具有镰状细胞特征。有 7 万～ 10 万美国人患有 SCD。超过一半的 SCD 患者现在能活到 50 岁，超过 90% 的美国和英国 SCD 患儿能活到成年。SCD 患者的平均预期寿命男性为 42 岁，女性为 48 岁。

4. SCD 的病理生理学是什么？

SCD、贫血和反复血管闭塞的临床表现是血红蛋白分子在缺氧状态下引起构象变化的结果。当红细胞通过微血管系统时，氧气从血红蛋白分子中排出；在 SCD 患者中，这种缺氧状态促进血红蛋白分子聚合。当红细胞通过毛细血管系统时，这个过程会反复发生，这种应激会导致红细胞发生变化。这些变化包括红细胞变形能力下降（使红细胞通过毛细血管系统运输更加困难）、红细胞膜的变化以及细胞表面标志物的表达增加，这些变化促进了红细胞对血管内皮的黏附。SCD 患者细胞应激的增加使血液循环中红细胞的寿命从 120 天缩短到 16 ～ 20 天。

5. 典型的实验室发现是什么?

SCD 患者有轻度至中度贫血(血细胞比容 0.2~0.3)、网织红细胞增多(0.03~0.15)、基线白细胞增多、血小板增多、L- 乳酸脱氢酶和未结合胆红素升高,以及红细胞破坏增加导致的结合珠蛋白降低。随着 SCD 患者年龄的增长,他们的肌酐因微血管梗死导致的进行性肾功能障碍而升高。外周血涂片显示镰状细胞、多色性的网织红细胞和功能性无脾的 Howel-Jolly 小体。红细胞应呈现正常染色和正常细胞形态。SCD 患者急性期反应物如 C 反应蛋白、纤维蛋白原、低密度脂蛋白、白细胞介素(IL-2)和肿瘤坏死因子升高。

6. SCD 急性贫血的原因是什么?

急性贫血被描述为血红蛋白至少下降 20g/L。脾隔离症、再生障碍性贫血和溶血增加是 SCD 急性贫血的三个主要原因。

(1)脾隔离症是一种紧急情况。它更常见于尚未发生脾梗死和纤维化的婴儿和儿童,以伴或不伴压痛的脾大、急性贫血、血小板减少和网织红细胞增多为特征。患者可能会由于血液量进入脾脏而出现血流动力学不稳定,需要积极的支持性护理。严重贫血的患者需要输血,但必须注意不要过度输血,因为隔离的红细胞会引起高黏滞综合征,当血液重新进入循环时会增加血管阻塞的风险。

(2)再生障碍性贫血是红细胞生成停止,最常由感染引起。临床上最常表现为嗜睡、疲劳,可能还有晕厥或发热。实验室评估显示网织红细胞计数下降(<1%)。尽管许多其他感染包括肺炎链球菌、沙门菌和 EB 病毒感染也可能引发再生障碍性危象,但最常见的原因是细小病毒 B19 感染,它直接侵入红系造血祖细胞。严重贫血的患者需要输血。

(3)溶血增加可能在一小部分 SCD 患者中出现。该病的特征不太明显,应首先排除其他病因。

7. 什么是急性疼痛发作?

急性疼痛发作(以前称为镰状细胞或血管阻塞性危象)是由毛细血管水平的血管阻塞引起的阵发性事件。这是 SCD 患者寻求医疗护理的最常见原因。急性疼痛发作最常见的原因是骨或骨髓内血管阻塞和缺血,疼痛最常见于背部、胸部和四肢。婴儿和幼儿患者的急性疼痛发作可能表现为手和(或)脚的疼痛,这种情况称为指炎。成年 SCD 患者疼痛发作的发生率与较高的死亡率相关。

8. 急性疼痛发作的诱因是什么?

急性疼痛发作是由多种诱因引起的,包括感染、应激、脱水、天气变化、吸烟和缺氧。没有实验室测试或生命体征能准确诊断急性疼痛发作。

9. 急性疼痛发作如何治疗?

建议采用静脉注射(或皮下注射)阿片类镇痛药(通常为吗啡或氢吗啡酮)进行

权宜治疗。由于反复给药可能产生神经系统副作用，因此不应使用哌替啶。15～30分钟后，如果不能充分控制疼痛，则第二次给予剂量相同的或增加25%剂量的阿片类药物。非甾体抗炎药辅助治疗，如酮咯酸，已被证明是有益的。急性疼痛发作的患者也应接受静脉水化治疗，直到患者达到临床正常血容量。如果患者血氧饱和度低于95%，应补充氧气。可以使用非药物辅助疗法，如热疗法。需要持续疼痛控制的患者应住院。

10. SCD 患者的感染风险是否增加？

是的，由于反复的脾梗死，SCD 患者是功能上无脾的。除了计划的儿童疫苗接种外，这些患者还应接受针对包膜微生物（肺炎链球菌、流感嗜血杆菌和脑膜炎奈瑟菌）的疫苗接种和每年的灭活流感疫苗接种。治疗到急诊科就诊的儿童时，医师应询问预防性使用青霉素的情况，常通过预防性使用青霉素预防感染。

11. 该如何治疗 SCD 患者的发热？

治疗 SCD 患者发热时，应始终对感染源进行全面评估。任何体温高于 38.5℃的 SCD 患者应接受的检查有：完整的全血细胞计数及分类、网织红细胞计数、血培养、尿液分析和尿液培养。患者有任何呼吸症状，都需要接受胸部 X 线片检查来评估急性胸部综合征。伴或不伴有肿胀和红斑的骨压痛患者需要评估是否存在骨髓炎。如发现局灶性神经系统表现，需要通过头部 CT 和腰椎穿刺来评估感染情况。一线抗生素治疗是第三代头孢菌素（如果有呼吸症状则加用大环内酯）。医师应将体温高于 39.5℃的患者收治入院。

关键点：SCD 发热患者和不明原因发热患者的发热情况检查

（1）全血细胞计数及分类。
（2）血、尿及咽拭子培养。
（3）胸部 X 线片。
（4）尿液分析。
（5）腰椎穿刺。
（6）骨痛时滑液抽吸。
（7）如果存在孤立性关节疼痛，则进行关节抽吸。

---

12. 什么是急性胸部综合征？

急性胸部综合征的特点是胸部 X 线片上可见新的浸润物，并至少有以下症状之一：胸痛、咳嗽、喘息、呼吸急促、发热和缺氧。急性胸部综合征是 SCD 患者的第二大住院原因，也是最常见的死亡原因。急性胸部综合征的病因包括感染、骨髓梗死引起的脂肪栓塞、肋骨梗死导致的夹板和通气不足、肺不张和肺水肿。这些因素可使局部血管阻塞，导致缺血、梗死和炎性改变。急性胸部综合征最常见的感染原因包括肺炎支原体、肺炎衣原体和呼吸道病毒。肺炎链球菌感染不常见。在急性疼痛发作之前，通常没有具体实验室检查或生命体征能确定或排除急性胸部综合征。急性胸部综合征患者的体检结果可能包括啰音；然而，体检结果正常是常见的。

13. 急性胸部综合征的治疗方法是什么？

急性胸部综合征患者的治疗包括抗生素（第三代头孢菌素和大环内酯）治疗、静脉输液支持治疗、补充氧气以保持血氧饱和度大于95%、刺激性肺量测定法和输血。如果患者有贫血症状，且血红蛋白低于基线水平10g/L以上，则需要简单输血。如果患者有难治性低氧血症（尽管补充氧气，血氧饱和度仍低于90%）、快速进展的疾病（胸部X线片上显示呼吸窘迫加剧或加重）或单纯输血后贫血加重，则需要进行换血疗法。急性胸部综合征患者总是需要住院。

关键点：急性胸部综合征的治疗

（1）抗生素。
（2）静脉输液。
（3）补充氧气以保持血氧饱和度大于95%。
（4）刺激性肺量测定法。
（5）考虑输血。
（6）住院治疗。

---

14. SCD是否会增加患者的心脏并发症风险？

会，慢性贫血会导致高输出量的心脏状态，随着时间的推移，这会导致心腔扩张和心力衰竭。SCD患者容易发生心律失常，这可能是继发于异常心腔大小和延长的QT间期。患者也可能因血管阻塞或氧负荷不足而发生心肌缺血。

15. SCD对神经系统有什么影响？

患有SCD的儿童和成人患脑卒中的风险增加；近25%的患者在45岁时会患脑卒中。许多儿童患者会经历无症状的缺血事件，这会导致神经和功能损伤。患有SCD的儿童现在需要接受经颅多普勒超声检查，以检测大脑中的异常血流。异常血流是脑卒中风险增加的标志。早期识别和预防性血浆置换治疗可显著降低脑卒中的发生率。在急诊科，患有短暂性脑缺血发作或有脑卒中症状者，若为儿童，则应接受血浆置换治疗；若为成人则一般接受与无SCD的脑卒中患者相同的治疗。SCD的其他神经后遗症包括脊髓梗死、颅内出血、癫痫发作和听力丧失。

16. SCD如何影响妊娠？

SCD增加了妊娠期间胎儿和母体并发症的风险。胎儿风险通常与胎盘血流异常或胎盘早剥有关，包括流产、胎儿死亡、生长受限和早产。母体风险包括子痫前期、子痫、感染和血栓栓塞事件。妊娠SCD患者的剖宫产率较高，更容易受到疼痛的影响，因疼痛发作而住院的频率也高于其他患者。

17. SCD 中输血的作用和适应证是什么？

输血稀释了血液循环中异常血红蛋白的量，这可以抵消镰状细胞在血液循环中的直接影响，以及镰状细胞对血管内皮、炎症细胞和凝血的影响。输注正常红细胞也可抑制异常血红蛋白的产生。输血的风险包括感染、过敏反应、血液黏度增加以及供体血液抗原的抗体产生，血液抗原抗体的产生可能限制患者将来接受输血的能力。降低输血风险的方法是只提供经过特殊筛选的血液制品（包括清除任何镰状细胞、减少白细胞和进行详细的抗体交叉匹配），以降低感染和输血反应的风险。大多数 SCD 患者存在代偿性慢性贫血；因此，输血只应考虑特定的适应证，如再生障碍性危象、脾隔离症、手术准备、急性胸部综合征和脑卒中。

18. 有什么类型的输血方案可用？

输血方案有简单输血和交换输血。简单输血包括输注所有单位的红细胞，容易通过外周静脉输注。简单输血会增加血细胞比容水平，从而增加血液黏度，并可增加血管阻塞事件的风险。交换输血包括清除患者镰状红细胞并用正常的供体血细胞替换，会让患者接触更多的献血者的血液。交换输血需要一条中心静脉通路和专门的设备。交换输血的优点是：在不增加血液黏度或引起铁过载的情况下，镰状血红蛋白的量显著减少。

19. 对 SCD 患者阴茎异常勃起的介入治疗是什么？

阴茎异常勃起在男性 SCD 患者中很常见，通常持续勃起超过 4 小时。间歇性阴茎异常勃起也很常见。随着时间的推移，阴茎异常勃起反复发作会导致阳痿。阴茎异常勃起的一线治疗方法包括积极的水化治疗和疼痛控制；也可以吸入和局部注射 α 受体激动剂，如伪麻黄碱和肾上腺素。在所有情况下都应咨询泌尿科医师。如果这些措施没有效果，可进行交换输血。

20. SCD 的眼部并发症是什么？

眼外伤的 SCD 患者有外伤性前房积血的危险。镰状细胞无法排至眼房外，导致缺血和眼压升高。因此，对 SCD 患者和有镰状细胞特征的患者来说，前房积血被认为是眼部急症。这些患者的前房积血如果不能迅速得到治疗，会导致青光眼、视网膜中央动脉阻塞和视神经缺血。诊治这类患者时，应立即咨询眼科医师，大多数患者应住院接受系列检查和眼压测量。SCD 可增高视网膜中央动脉阻塞、视网膜病变、视网膜脱离和眼眶梗死的风险。

21. SCD 的骨科并发症是什么？

SCD 患者由于骨髓中反复出现镰状化事件，故缺血性坏死的风险增高，其中髋关节是最常见的缺血性坏死部位。坏死的骨骼有较高的感染风险，可使骨髓炎的发病率增高，沙门菌是最常见的感染病原体。患者的病史特征，如发热和疼痛部位，有助于医师区分骨髓炎和血管阻塞性危象。

关键点：临床要点

（1）急性疼痛发作是 SCD 患者来急诊的最常见原因。大多数 SCD 患者存在贫血，除非有其他表现，否则不应接受输血。

（2）急性胸部综合征是 SCD 患者的主要死因，诊断任何有胸痛、呼吸道症状及感染症状的患者时，医师都应怀疑急性胸部综合征。所有的急性胸部综合征患者都应使用抗生素治疗，并考虑输血。

（3）患有 SCD 的儿童可能同时患有罕见的儿科疾病，如脑卒中和血栓栓塞事件。

致谢

感谢 Dr. Brad Tally 对本章的贡献。

（孙雪莲　王斯佳　译）

参考文献

1. Bernard AW, Yasin Z, Venkat A: Acute chest syndrome of sickle cell disease. *Hosp Physician* 44:15–23, 2007.
2. Bunn HF: Mechanisms of disease: pathogenesis and treatment of sickle cell disease. *N Engl J Med* 337:762–769, 1997.
3. Conran N, Franco-Penteado CF, Costa FF: Newer aspects of the pathophysiology of sickle cell disease vaso-occlusion. *Hemoglobin* 33:1–16, 2009.
4. Field JJ, Vichinsky EP, DeBaun MR: Overview of the management and prognosis of sickle cell disease. *UpToDate* August 2014. Available at http://www.uptodate.com/contents/overview-of-the-management-and-prognosis-of-sickle -cell-disease?source=search_result&search= sickle+cell+disease&selectedTitle=2%7E150.
5. Glassberg J: Evidence-based management of sickle cell disease in the emergency department. *Emerg Med Pract* 13:1–20, 2011. Available at http://www.ebmedicine.net.
6. Miller AC, Gladwin MT: Pulmonary complications of sickle cell disease. *Am J Respir Crit Care Med* 185:1154–1165, 2012.
7. National Institutes of Health: *Evidence-based management of sickle cell disease: expert panel report*, Bethesda, MD, 2014, National Heart, Lung, and Blood Institute. Available at http://www.nhlbi.nih.gov/health-pro/guidelines/ sickle-cell-disease-guidelines/index.htm.
8. Roseff SD: Sickle cell disease: a review. *Immunohematology* 25:67–74, 2009.
9. Vichinsky EP: Overview of the clinical manifestations of sickle cell disease. *UpToDate* August 2014. Available at http://www.uptodate.com/contents/overview-of-the-clinical-manifestations-of-sickle-cell-disease?source=search _result&search=clinical+manifestations%2C+sickle+cell&selectedTitle =1%7E150www.utdol.com/online/content/ topic.do?topicKey–red_cell/24936&view.
10. Villers MS, Jamison MG, DeCastro LM, et al: Morbidity associated with sickle cell disease in pregnancy. *Am J Obstet Gynecol* 199:125.e1–125.e5, 2008.

第 44 章　肿瘤急症

Nicholas J. Jouriles , MD

1. 什么是肿瘤突发事件?

肿瘤突发事件是威胁潜在肿瘤患者生命或肢体的问题, 出现这些问题的原因可能由癌症本身、癌症全身反应、对癌症的治疗干预以及由癌症产生的心理社会问题。

2. 肿瘤急症是否重要?

重要, 在美国, 癌症是第二大死亡原因, 随着治疗水平的提高和肿瘤患者生存期的延长, 因肿瘤突发事件而就诊的急诊患者将越来越多。

3. 列举一些肿瘤突发事件

见表 44-1。

表 44-1　肿瘤突发事件

气道受累	**移植物抗宿主病**
头颈部肿块	**出血性膀胱炎**
气管压迫	化疗导致
肾上腺危象	放疗导致
原发性肿瘤	**高黏滞综合征**
转移性病变	**感染**
贫血	粒细胞减少
骨髓瘤	阻塞性肺炎
化疗副作用	**肠梗阻**
出血	**肠穿孔**
原发肿块	**心包积液**
血小板计数减少	**心脏压塞**
肝癌继发凝血因子异常	**代谢异常**
类癌综合征	高钙血症
化疗并发症	急性肿瘤溶解综合征
骨髓抑制	低钠血症 / 抗利尿激素分泌失调综合征
心脏毒性	高尿酸血症
胃肠毒性	低血糖症
肺毒性	**梗阻性黄疸**
肾毒性	**尿路梗阻**

疼痛	癫痫发作
放疗并发症	**脊髓压迫**
皮炎	运动 / 感觉丧失
胃肠毒性	尿失禁
情绪压力	背痛
死亡与濒死	**上腔静脉综合征**
不复苏要求	**耳鸣**
家庭问题	

4. 表 44-1 所列的肿瘤突发事件中，哪些会威胁生命或肢体？

　　威胁生命或肢体的疾病是那些能导致休克或死亡的，可以按照休克标准分类进行划分，例如，容量丢失（出血）、血管回流受损（上腔静脉综合征）、泵器官损伤（心脏压塞）、全身血管阻力紊乱（脓毒症）、严重的代谢紊乱（高钙血症）以及致残性神经问题（脊髓压迫）。

5. 详细阐述问题 4 中的举例

　　（1）上腔静脉综合征是由上腔静脉梗阻造成的。虽然它有可能由纵隔炎或主动脉瘤引起，但更多的病例是由肿瘤引起的。肺癌是最常见的原因，通常是小细胞或鳞状细胞型肺癌；乳腺腺癌和淋巴瘤也是常见原因。原发部位的远处转移病灶也可能导致上腔静脉综合征。上腔静脉综合征的诊断根据临床症状和影像学证据，常用治疗方案是放疗或化疗，血管内支架植入也越来越常用。

　　（2）心脏压塞通常继发于心包转移性疾病。心脏压塞患者通常具有较大的肿瘤负担和较差的预后，有 6 个月生存期。恶性心包积液最常见于淋巴瘤、肺癌和乳腺癌。医师诊治这些肿瘤患者时，若在胸片上观察到心影扩大要引起注意，床旁超声检查见心包积液伴室壁运动异常可以进一步证实诊断。心脏压塞的治疗包括心包引流，通过急诊床旁超声引导进行或开放手术皆可。

　　（3）所有肿瘤患者都被认为免疫功能受损，因此潜在感染的种类是无限的。化疗药物可能进一步损伤免疫功能，并伴随中性粒细胞减少（中性粒细胞计数 < 500/ml）这一高危特征。中性粒细胞减少的患者可能很快发展成脓毒症休克、成人型呼吸窘迫综合征甚至死亡。治疗中性粒细胞减少和发热的患者时，医师首先应在所有潜在感染源中获得培养物，然后隔离患者并迅速使用广谱抗生素治疗。

　　（4）高钙血症发生在高达 30% 的癌症患者中，是最常见的危及生命的肿瘤突发事件。高钙血症常见的症状是嗜睡、便秘和精神状态改变，治疗包括用生理盐水和双磷酸盐水化，如帕米磷酸盐或唑来磷酸盐。

　　（5）在所有转移性疾病患者中，脊髓压迫发生率高达 5%。脊髓或神经根直接受到硬膜外肿块的压迫，引起继发性神经功能障碍。脊髓压迫最常见的病因是肺癌、乳腺癌、前列腺癌以及多发性骨髓瘤，最常见的表现是背痛。任何患有潜在恶性肿瘤的患者，如有背痛、运动丧失、感觉异常或失禁，都应考虑存在脊髓压迫。紧急 MRI 的即时诊断可以挽救患者的神经功能。多达 40% 的脊髓压迫患者平片表现正常。急诊医师治疗脊髓压迫时应给予类固醇，脊髓压迫的治疗包括紧急放射治疗或手术减压。神经系统结果的最有力预测因子是初诊和治疗时的神经性缺损情况。

> **关键点：脊髓压迫**
>
> （1）阴性平片不能排除脊髓压迫；多达 40% 的脊髓压迫患者平片表现正常。
> （2）怀疑脊髓压迫是紧急 MRI 的指征。
> （3）类固醇和止痛剂是急诊科的初步治疗，医师应安排适当的专业治疗。

6. 问题 5 中详细阐述的内容是常见问题吗？

在威胁生命的疾病中，感染、高钙血症和脊髓压迫比较常见。

7. 有潜在恶性肿瘤的患者还有什么其他常见问题？

最常见的问题是肿瘤治疗并发症，每种化疗药物都有副作用。在急诊科，恶心、呕吐和腹泻是常见的，肾脏受累、肺毒性也和心脏毒性经常发生。痛苦和死亡也是普遍关注的问题。

8. 肿瘤突发事件是如何被诊断的？

最重要的因素是临床怀疑。对任何患有肿瘤的患者，医师都应该怀疑其存在并发症。这包括那些已经"治愈"了的癌症患者，以及那些有危险因素但没有诊断的患者。

9. 什么症状可能与潜在的肿瘤突发事件相关？

急诊患者主诉的腹痛（结肠癌）、头痛（转移性疾病）或背痛（脊髓压迫），可能是肿瘤进展过程中的首要表现。不幸的是，急诊患者的任何症状都可能由肿瘤引起。对于任何主诉有慢性疼痛、不明原因体重减轻、虚弱、头晕、精神状态改变和新发癫痫的患者，尤其是没有癫痫病史的成年人，都应考虑肿瘤。

> **关键点：中性粒细胞缺乏和发热的患者**
>
> （1）早期抗生素可以改善预后。
> （2）当出现局部感染或耐药时，急诊应使用广谱抗生素。
> （3）应保护性隔离患者。

10. 患者什么时候应该住院？

在急诊科，首次被诊断出肿瘤的患者通常应住院治疗。需要住院的特殊患者是那些无法在家中自理的人。家庭护理并不罕见，而且有证据表明患者需要休息并接受短期护理。

11. 护理计划有什么特殊的吗？

急诊医师最好与患者、家属和主治医师讨论患者的治疗计划，包括住院。在美国，大多数癌症患者都有一位了解患者及其具体情况的主管肿瘤学专家。急诊医师应该平衡当前的医疗问题和患者的所有需要。许多患者已经住院很久，他们想尽可能和亲人待在家里。

12. 癌症可以被治愈吗？

现代疗法在癌症的药物治疗（例如睾丸癌、淋巴瘤、白血病）、外科治疗（例如肺癌、结肠癌和乳腺癌）和联合治疗（例如放疗和化疗、头颈部和肛门癌）方面取得了巨大的成功。如今，许多患者可以生存很长时间。

13. 晚期恶性肿瘤患者如何治疗？

晚期恶性肿瘤患者最好的治疗方法通常是充分的镇痛、安慰措施和支持性护理。急诊医师也可能受到与不复苏要求相关的问题的挑战，尤其是在院外。为了满足最佳的个性化治疗计划的要求，医师与患者进行良好沟通是至关重要的。在急诊科开始姑息治疗通常是最好的治疗选择（见第 7 章）。

（李 丹 译）

参考文献

1. Hoffman RS, Charney AN: Fluid electrolyte and acid-base principles. In *Goldfrank's toxicologic emergencies*, ed 10, Chapter 19, 2015, pp 248–261.
2. Pfennig C, Slovis CM: Electrolyte disorders. In Marx JA, Hockberger RS, Walls RM, editors: *Rosen's emergency medicine: concepts and clinical practice*, vol 2, ed 8, Chapter 125, 2014, pp 1636–1651.
3. Sterns RH: Disorders of plasma sodium–causes, consequences and correction. *N Engl J Med* 372:55–65, 2015.
4. Lynd LD, Richardson KJ, Purssell RA, et al: An evaluation of the osmole gap as a screening test for toxic alcohol poisoning. *BMC Emerg Med* 8:5–15, 2008.
5. LeGrand SB, Leskuski D, Zama I: Narrative review: furosemide for hypercalcemia: an unproven yet common practice. *Ann Intern Med* 149:259–263, 2008.

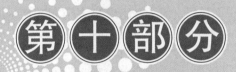

第十部分

代谢和内分泌疾病

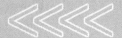

第 45 章　水和电解质

Corey M. Slovis，MD

1. 为什么水和电解质的研究如此困难?

大多数教授水和电解质知识的人都受过良好的教育,他们通常谈论"氢离子浓度的负对数""特异性渗透压"和"假三重酸碱失衡"之类的问题。幸运的是,本章不是由信仰或理解对数的人写的。

2. 什么是阴离子间隙?

阴离子间隙(AG)用于测量血清(未测量的阴离子)中非碳酸氢盐(HCO_3^-)或氯化物(Cl^-)的负电荷离子的量。AG 通过血清中主要的阳离子 Na^+ 值减去 HCO_3^- 值和 Cl^- 值来计算。K^+ 值在计算中不常用,因为细胞内 K^+ 的含量(155mmol)很高,血清中 K^+ 含量相对较低(仅约 4mmol)。测定 AG 的公式如下。

$$AG=Na^+-(Cl^-+HCO_3^-)$$

Ag 的正常值为(8 ~ 12)± 2。

3. 为什么每次评估实际碳酸氢盐时都必须计算 AG?

AG 升高意味着血液中存在一些未被检测到的阴离子、毒素或有机酸。如果不计算这个差距,可能会错过一个威胁患者生命的某一疾病或某一过量指标的唯一线索。根据 AG 可将酸中毒分为两种类型:宽间隙代谢性酸中毒(AG>12)和正常间隙代谢性酸中毒(AG<12)。

4. 什么是高氯血症代谢性酸中毒?

高氯血症代谢性酸中毒是正常间隙代谢性酸中毒的另一个名称。AG 是正常时,如果 HCO_3^- 下降,那么 Cl^- 必定上升,或者更简单地说,患者变为高氯血症,因此被称为高氯血症代谢性酸中毒。

5. 是否有一个简单的方法帮助记忆宽间隙代谢性酸中毒的鉴别诊断?

助记符:MUDPILES。

Methanol 甲醛中毒。

Uremia 尿毒症。

Diabetic ketoacidosis and alcoholic ketoacidosis 糖尿病酮症酸中毒和酒精性酮症酸中毒。

Phenformin/metformin and Paracetamol overdose 苯乙双胍 / 二甲双胍和对乙酰氨基酚过量;Propylene glycol 丙二醇中毒。

Isoniazid and iron 异烟肼和铁过量。

Lactic acidosis 乳酸酸中毒。

Ethylene glycol 乙二醇中毒。

Salicylates and solvents 水杨酸盐和溶剂中毒。

6. MUDPILES 中每个疾病或中毒的线索是什么？

见表 45-1。

表 45-1　宽间隙代谢性酸中毒鉴别诊断的线索

疾病或中毒（过量）	线索
甲醛	酒精中毒、失明或视神经盘水肿、严重的酸中毒
尿毒症	慢性疾病、慢性肾功能衰竭史、BUN > 35.7mmol/L，肌酐 > 442μmol/L
DKA	糖尿病、多尿和多饮病史，血糖 > 27.8mmol/L
AKA	酒精中毒、血糖 < 13.9mmol/L、恶心和呕吐
苯乙双胍 / 二甲双胍	糖尿病、相关用药史、近期造影检查
对乙酰氨基酚	对乙酰氨基酚用药史、肝毒性、暴发性肝衰竭
丙二醇	静脉注射大量地西泮或氯硝西泮（丙二醇用作稀释剂）
异烟肼	肺结核、自杀、难治性癫痫
铁	妊娠期或产后、吐血、腹部 X 线片见片状影（不可靠的发现）
乳酸酸中毒	缺氧、低血压、败血症
乙二醇	酒精中毒、尿液中草酸结晶、伴有或不伴有肾功能衰竭、口部或尿液呈荧光样（因饮用防冻液所致，不可靠发现）
水杨酸盐	有需要使用阿司匹林的慢性疾病史（如类风湿关节炎）、混合酸碱紊乱（原发性代谢性酸中毒合并原发性呼吸性碱中毒）、阿司匹林水平 > 20 ～ 40mg/dL
溶剂	有暴露或吸入有毒气体的历史、面部接触喷漆

注：AKA, 酒精性酮症酸中毒；BUN, 血尿素氮；DKA, 糖尿病酮症酸中毒。

7. 窄间隙酸中毒的原因是什么？

助记符：HARDUPS。

Hyperventilation 通气过度（慢性）。

Acetazolamide 乙酰唑胺、Acids 酸（如盐酸）、Addison disease 艾迪生病。

Renal tubular acidosis 肾小管性酸中毒。

Diarrhea 腹泻。

Ureterosigmoidostomy 输尿管乙状结肠吻合术。

Pancreatic fistulas and drainage 胰瘘和引流。

Saline 盐水（大量）。

重要的是要知道腹泻（特别是儿童）和肾小管性酸中毒（尤其是成人）是窄间隙酸中毒的两个常见原因。

8. 为什么需要容量置换的患者要使用生理盐水或乳酸盐林格溶液而不是半张生理盐水和 5% 葡萄糖溶液？

液体进入如下 3 个不同的隔间。

（1）血管内。

（2）细胞内。

（3）以上两者之间（细胞间隙）。

生理盐水（normal saline，NS）和乳酸盐林格（lactated Ringer，LR）溶液可以进入以上所有隔间，只有 25%～33% 的溶液留在血管内。失血 1000ml 的患者需要 3～4L 的晶体液进行液体复苏。半张生理盐水（0.45%NS）只可提供生理盐水或 LR 溶液所提供的一半容量；每输入 1000ml 0.45NS，只有 125～175ml 的溶液留在血管中（而生理盐水和 LR 溶液则为 250～333ml）。5% 葡萄糖溶液是增加血管内容积的最差方法，每 1000ml 5% 葡萄糖溶液只可补充大约 80ml 血容量，其余则进入细胞和细胞间隙。

9. 生理盐水和 LR 溶液哪个更好？

这两种液体都是早期容积置换的理想选择。

- 生理盐水的 pH 值为 4.5～5.5，且其 Na^+ 和 Cl^- 含量均为 155mmol/L。生理盐水是酸性的，渗透压为 310mOsm/（kg·H_2O），生理盐水的 Na^+ 浓度比血清略高，Cl^- 浓度比血清高（生理盐水的 Cl^- 的浓度为 155mmol/L，而血清约为 100mmol/L）。一些医师不推荐使用生理盐水，他们认为，过多、过快的生理盐水摄入可能导致高氯代谢性酸中毒。

- LR 溶液被认为更具有生理学意义，因为它的成分更接近血清。LR 溶液的 Na^+ 浓度为 130mmol/L 时，其 Na^+ 浓度低于生理盐水，LR 溶液的 Cl^- 浓度仅为 109mmol/L（生理盐水的 Cl^- 含量为 155mmol/L）。这种 LR 溶液被称为乳酸溶液，因为它含有 28mmol/L 的乳酸形式的碳酸氢盐，一旦进入人体，就会变成 HCO_3^-。LR 溶液含有 4mmol 的 K^+（生理盐水中没有）、3mmol/L 的 Ca^{2+}。一些医师不推荐使用 LR 溶液，他们想避免向患者输注其中的 HCO_3^-，他们认为 K^+ 疗法应该根据每一位患者的具体情况。

生理盐水和 LR 溶液各有利弊，在 24 小时内输注 2～3L 时，二者本质上是相同的。长期呕吐的患者应使用生理盐水，他们因呕吐胃内容物（富含 H^+ 和 Cl^-）而出现低氯代谢性碱中毒，生理盐水可以纠正这种情况。严重腹泻并出现高氯代谢性酸中毒的患者应使用 LR 溶液，每升该溶液的 HCO_3^- 含量相当于半安瓿，且 LR 溶液 Cl^- 含量比生理盐水低。

10. 什么是最危险的电解质异常？最常见的原因是什么？

高钾血症是最危险的电解质异常。其对细胞静止膜电位的影响可能导致心律失常猝死。高钾血症最常见的解释为实验室误差。实践中可能出现：实验室做了一个完美的分析，但是血清样本在提取后或提取过程中发生了溶血。

因此，高钾血症最常见的原因是虚假升高，其他常见原因如下。

- 慢性肾衰竭（高钾血症的真正头号原因）。

- 酸中毒（K^+ 因 pH 值降低转移至细胞外）。

• 药物治疗（包括非甾体抗炎药、保钾利尿剂、地高辛、血管紧张素转换酶抑制剂和静脉注射氯化钾）。

• 细胞死亡（K^+来自受伤的肌肉或红细胞），包括烧伤、挤压伤、横纹肌溶解、肿瘤溶解综合征和血管内溶血。

高钾血症的不常见原因包括肾上腺功能不全、高钾周期性瘫痪和血液恶性肿瘤。

11. 什么心电图变化与高钾血症有关？

高钾血症患者的首要心电图变化通常是一个高尖 T 波，当血钾浓度为 55～65mmol/L 时可能发生。当血钾浓度为 65～75mmol/L 时，P 波可能随之消失。最危险的心电图表现（通常血钾浓度为 80mmol/L）是 QRS 波群增宽，它可能与异常的 T 波合并，并在心电图上形成一个显示室性心动过速的正弦波。诊疗高钾血症患者时，医师总是需要怀疑致死性心动过缓。

12. 高钾血症的最佳治疗方法

高钾血症的治疗基于血清水平、是否有心电图变化，以及是否有潜在的肾功能变化。如果患者出现危及生命的高钾血症心电图变化（QRS 波群变宽、正弦波样心律或心动过缓 / 心脏传导阻滞），医师应给予初始剂量为 5～10ml 的 10% 氯化钙，以暂时逆转 K^+ 的有害电效应。然而，治疗大多数高钾血症患者时，通常只需要向细胞内转移 K^+，然后将其从体内移除，而不是进行具有潜在危险的钙输注。

13. 如何向细胞内转移 K^+？

最有效的方法是给予葡萄糖和胰岛素。葡萄糖和胰岛素通过激活葡萄糖转运系统将葡萄糖转移到细胞中。当葡萄糖在细胞内转移时，K^+ 也随之转移。常用剂量是 2 安瓿 50% 葡萄糖（100ml）和 10 U 普通胰岛素。另一个将 K^+ 转入细胞的一线方法是使用吸入 β 受体激动剂类支气管扩张药。β 受体激动剂可能特别有助于肾功能衰竭伴液体负荷过重的患者，因为它们还可治疗肺水肿引起的支气管痉挛。HCO_3^- 可用于驱动 K^+ 进入细胞，但仅对酸中毒患者有效。通常可在 1～10 分钟内给予 1～2 安瓿的 HCO_3^-（每安瓿 50 mEq 的 HCO_3^-），这取决于患者的病情或酸中毒程度。静脉注射 Mg^{2+} 也能将 K^+ 转入细胞，但由于大多数高钾血症患者也是高镁血症患者，所以很少使用。

关键点：高钾血症

（1）高钾血症是无症状的，医师必须进行心电图检查。

（2）血钾升高时的心电图变化是高尖 T 波、P 波消失、QRS 波群增宽。

（3）给予葡萄糖和胰岛素，补充吸入性 β 受体激动剂是将 K^+ 转入细胞内的最有效方法，并能迅速降低血清 K^+。

（4）HCO_3^- 被用于降低血清 K^+ 时，仅对酸中毒患者有效。

（5）当高钾血症出现宽 –QRS 波群或危及生命的慢性心律失常时，仅予钙剂。

14. K⁺ 的电效应被抵消（如果有指示）并且 K⁺ 转移至细胞内后，应该如何将其从体内移除？

K⁺ 可以通过利尿、K⁺ 结合树脂和血液透析从体内去除。用生理盐水，辅以呋塞米利尿，是降低全血钾总量的好方法。然而，大多数高钾血症患者都有肾衰竭，不能产生大量尿液或不能产生尿液，这就是他们最初变成高钾血症的原因。聚苯乙烯钠（Kayexalate）是一种含钠的树脂，它可以将自身的 Na⁺ 与患者的 K⁺ 交换。聚苯乙烯钠必须与山梨醇混合使用，每 1g 可以从患者体内去除约 1mmol 的 K⁺。降低 K⁺ 的最佳方法是血液透析，它是任何严重疾病、酸中毒或严重高钾血症患者的首选方法。

15. 低钠血症的最常见原因

低钠血症是指血清 Na⁺ 低于 135mmol/L。大多数因心力衰竭、肾衰竭或肝病引起的轻度低钠血症（Na⁺ 水平 >130mmol/L）患者有一定程度的体液过载纠正，可服用利尿剂纠正。使用利尿剂是老年人低钠血症最常见的原因。心力衰竭、肝衰竭或肾衰竭患者由于继发性醛固酮增多而出现低钠血症。醛固酮由于肾脏灌注不足而释放，可导致液体滞留、体液过载和稀释性低钠血症（即使全身 Na⁺ 过多）。中度至重度低钠血症（Na⁺ 水平 <125mmol/L）最常见的原因是抗利尿激素分泌失调综合征、精神性多饮（强迫性饮水）或故意饮水（马拉松运动员和摇头丸使用者）。

16. 什么是抗利尿激素分泌失调综合征？

抗利尿激素分泌失调综合征是垂体后叶分泌的激素水平异常增高，阻碍了自由水的排泄。通常，当 Na⁺ 水平下降时，抗利尿激素水平也会下降，导致经尿失水（利尿）。在这种综合征中，抗利尿激素的释放不适当，使过量游离水滞留（抗利尿），血清 Na⁺ 水平下降。这种综合征的特征是尿液相对浓缩，而不是在水负荷过重的患者身上看到的最大量稀释的尿液。如果患者服用利尿剂或有水负荷过重的原因（如充血性心力衰竭、慢性肾功能衰竭或肝功能衰竭），则不能得出此诊断。

17. 高钾血症的典型神经症状是什么？低钠血症的典型心电图征象是什么？

这两个问题旨在提醒读者一个抗利尿后的技巧。K⁺ 通过其对心电图的影响引起心血管而非神经系统症状（见问题 11）。Na⁺ 不会引起心电图改变，但会影响大脑，因为它对渗透压有影响；症状包括头晕、困惑、昏迷和癫痫。

18. 纠正低钠血症的速度应该有多快？

关于 Na⁺ 浓度应以多快（约 2mmol/h）或多慢（约 0.5mmol/h）的速度校正有很多争论。如果血清 Na⁺ 浓度低于 120mmol/L，则应缓慢纠正血清 Na⁺ 浓度，使其升高速度不超过 0.5mmol/h。这种方法避免了快速校正时出现脑桥中央髓鞘溶解症（有时称为渗透性脱髓鞘综合征）的可能性，脑桥中央髓鞘溶解症是一种严重的神经疾病，包括昏迷、松弛性麻痹，且通常会导致死亡。

19. 是否应该快速纠正 Na$^+$ 水平?

有一些特殊的适应证可以通过注射 3% 的生理盐水来快速提高患者的 Na$^+$ 水平。一般来说,血清 Na$^+$ 水平低于 120mmol/L、精神状态改变、癫痫发作以及有新的病灶且有急性改变的患者,应在几个小时内提高血清 Na$^+$ 水平至 40 ～ 60mmol/L。应小心地给这些急性病患者使用高渗生理盐水(10 分钟内 100ml,50 分钟后可能再给 100ml 静脉推注)。除这些罕见的严重、有症状的患者外,其他低钠血症患者仅需缓慢输注生理盐水,通过限水逐渐纠正即可。

20. 什么是渗透压? 渗透压差是多少?

渗透压的计算方法是将血清 Na$^+$ 乘以 2,再加上葡萄糖(GLU;单位:mmol/L)和血尿素氮(单位:mmol/L)。正常值为 280 ～ 290mmol。

$$渗透压 = 2 \times Na + GLU + BUN/2.8$$

用这个公式测定渗透压,然后请实验室测量渗透压。实验室测得的渗透压与计算出的渗透压之差应小于等于 10;如果超过 10,则血清中还含有其他物质(如酒精、静脉造影剂或甘露醇)。

$$渗透压差 = 实验室测得渗透压 - 计算得渗透压$$

21. 如何利用渗透压差来判断患者是否摄入了甲醇或乙二醇?

如果渗透压差升高,应立即以毫克百分比测量患者的血清乙醇含量,并除以 4,以快速估计乙醇的渗透压贡献。如果乙醇含量为 22mmol/L,患者的渗透压差应为 30 ～ 35mmol/L(乙醇大约贡献 25mmol/L,加上 5 ～ 10mmol/L 正常渗透压差)。

如果有更大的差值,这些未计数的渗透压可能代表甲醇、乙二醇或异丙醇。因为异丙醇会导致酮症而不出现酸中毒,宽间隙代谢性酸中毒合并无法解释的渗透压差往往意味着致命的异丙醇量。甲醇和乙二醇过量的提示见表 45-1。

22. 高钙血症最常见的原因是什么? 它们是如何呈现的?

轻度高钙血症通常由脱水、噻嗪类利尿剂或甲状旁腺功能亢进引起,通常无症状,但可出现轻度疲劳、肾结石或非特异性胃肠道症状。严重的高钙血症时,患者血清 Ca^{2+} 水平高于正常水平 0.5 ～ 0.75mmol/L,通常表现为精神状态低落,伴有严重脱水的症状和体征,常继发于恶性肿瘤。

23. 描述高血钙症的紧急治疗

症状性高钙血症的治疗方法是,在血管内容量恢复正常后,用呋塞米及生理盐水进行大容量复苏治疗。一旦容量状态正常化,患者应接受每小时 150 ～ 200ml 的生理盐水及足够的呋塞米治疗,使尿量保持在 1ml/kg 以上。生理盐水可阻止近端小管吸收 Ca^{2+},而呋塞米曾被认为可阻止远端小管吸收钙,有助于维持利尿作用。必须密切监测老年患者和心功能受损的患者,他们需要进行容量复苏和生理盐水输注,见第 30 章充血性心力衰竭。

（谭志敏　王斯佳　译）

参考文献

1. Hoffman RS, Charney AN: Fluid electrolyte and acid-base principles. In *Goldfrank's toxicologic emergencies*, ed 10, Chapter 19, 2015, pp 248–261.
2. Pfennig C, Slovis CM: Electrolyte disorders. In Marx JA, Hockberger RS, Walls RM, editors: *Rosen's emergency medicine: concepts and clinical practice*, vol 2, ed 8, Chapter 125, 2014, pp 1636–1651.
3. Sterns RH: Disorders of plasma sodium–causes, consequences and correction. *N Engl J Med* 372:55–65, 2015.
4. Lynd LD, Richardson KJ, Purssell RA, et al: An evaluation of the osmole gap as a screening test for toxic alcohol poisoning. *BMC Emerg Med* 8:5–15, 2008.
5. LeGrand SB, Leskuski D, Zama I: Narrative review: furosemide for hypercalcemia: an unproven yet common practice. *Ann Intern Med* 149:259–263, 2008.

第 46 章 酸碱平衡紊乱

Jenelle A. Holst，MD；Jason A. Hoppe，DO

1. 医师需要哪些实验室检查数据来确定患者的酸碱状态？

医师需要检测基础代谢和静脉血气水平。静脉血气水平可提供评估酸碱状态（酸碱度和混合静脉血二氧化碳分压）所需的所有信息，动脉血气水平将提供有关氧合的其他信息。混合静脉血二氧化碳分压可以代替动脉血二氧化碳分压（$PaCO_2$），因为二者几乎是相同的，除非患者处于循环性休克状态中。

2. 医师需要确定哪 6 个问题来评估患者的酸碱状态？

（1）血液 pH 值是酸性还是碱性（或正常）？

（2）是原发性呼吸障碍还是代谢障碍？

（3）如果存在原发性呼吸障碍，是急性的还是慢性的？

（4）阴离子间隙（AG）是否增大？

（5）有足够的代偿吗？

（6）是否存在多个原发性疾病（混合性疾病）？

3. 列举 4 种常见的原发性酸碱平衡紊乱类型，描述典型的碳酸氢盐和二氧化碳分压模式，并给出每种类型的常见例子

见表 46-1。

表 46-1　原发性酸碱紊乱

酸碱紊乱	HCO_3	PCO_2	举例
代谢性酸中毒	↓↓	↓	脓毒症的乳酸酸中毒
代谢性碱中毒	↑↑	↑	长期呕吐
呼吸性酸中毒	↑	↑↑	慢性阻塞性肺疾病伴二氧化碳潴留
呼吸性碱中毒	↓	↓↓	缺氧驱动导致换气过度

4. 如何确定原发性呼吸障碍是急性的还是慢性的？

酸碱度变化的速率由分钟通气量变化的急性或慢性性质决定。急性变化导致的酸碱度变化较大，慢性变化导致的酸碱度变化较小（表 46-2）。

表 46-2　呼吸性酸碱平衡紊乱

急性呼吸性酸中毒	↓ 0.08 pH = ↑ 10 $PaCO_2$
慢性呼吸性酸中毒（3～5 天）	↓ 0.03 pH = ↑ 10 $PaCO_2$
急性呼吸性碱中毒	↑ 0.08 pH = ↓ 10 $PaCO_2$
慢性呼吸性碱中毒（2～3 天）	↑ 0.03 pH = ↓ 10 $PaCO_2$

注：$PaCO_2$，动脉血二氧化碳分压。

5. 如何确定代偿是否足够，代偿的生理极限是什么？

酸碱平衡紊乱时，肺部的二氧化碳分压（PCO_2）和肾脏的碳酸氢盐（HCO_3）会出现相应变化，这是为了纠正酸碱度。注意，代偿不会使酸碱度完全恢复正常（表 46-3）。

表 46-3　肾脏 / 肺脏代偿

原发紊乱	预期代偿	代偿极限
代谢性酸中毒	$PCO_2 = (1.5 \times HCO_3) + 8 \pm 2$ $PCO_2 =$ pH 值的最后 2 位数	PCO_2 下降至 10
代谢性碱中毒	↑ $PCO_2 = 0.75 \times \Delta HCO_3$	PCO_2 上升至 60（受低氧限制）
急性呼吸性酸中毒	↑ 1 HCO_3 = ↑ 10 PCO_2	
慢性呼吸性酸中毒	↑ 4 HCO_3 = ↑ 10 PCO_2	
急性呼吸性碱中毒	↓ 2 HCO_3 = ↓ 10 PCO_2	HCO_3^- 下降至 18
慢性呼吸性碱中毒	↓ 5 HCO_3 = ↓ 10 PCO_2	HCO_3^- 下降至 12～15

注：HCO_3，碳酸氢盐；PCO_2，二氧化碳分压。

6. 可以通过哪 3 种方式识别多种原发性酸碱紊乱（混合性紊乱）？

- 如果代偿高于或低于预期。
  - 如果 PCO_2 过低或过高，则还存在呼吸性碱中毒或呼吸性酸中毒。
  - 如果 HCO_3 过低或过高，则还存在代谢性酸中毒或代谢性碱中毒。
- 如果 pH 值正常，但 PCO_2、HCO_3 或 AG 异常。
  - 如果 PCO_2 和 HCO_3 较高，则会出现呼吸性酸中毒和代谢性碱中毒。
  - 如果 PCO_2 和 HCO_3 都很低，则会出现呼吸性碱中毒和代谢性酸中毒。
  - 如果 PCO_2 和 HCO_3 正常，但 AG 升高，则出现 AG 代谢性酸中毒（AG metabolic acidosis，AGMA）和代谢性碱中毒。
  - 如果 PCO_2、HCO_3 和 AG 正常，则既无酸碱平衡紊乱，又无 AGMA 和代谢性碱中毒。
- 如果 AG 升高。
  - 应计算 delta-delta（$\Delta AG/\Delta HCO_3$），以确定是否存在额外的非 AGMA 或代谢性碱中毒。

7. AGMA 的 4 个主要病因是什么？哪些实验室检查可以区分它们？

（1）乳酸酸中毒：乳酸水平。

（2）酮症酸中毒：尿试纸检查乙酰乙酸（acetoacetate，AcAc）或血清 β- 羟基丁酸（β–hydroxybutyrate，β–HB）水平。

（3）肾衰竭和尿毒症：血尿素氮和肌酐水平（升高）。

（4）中毒：阿司匹林水平、对乙酰氨基酚水平、有毒酒精水平（乙醇、甲醇、乙二醇、丙二醇）、氰化物水平、一氧化碳水平、铁水平以及升高的渗透压差。

助记符：MUDPILES。

Methanol 甲醇。

Uremia 尿毒症。

Diabetic ketoacidosis 糖尿病酮症酸中毒。

Propylene glycol 丙二醇。

Isoniazid 异烟肼。

Lactic acidosis 乳酸酸中毒。

Ethylene glycol 乙二醇。

Salicylate 水杨酸盐。

8.3 种乳酸酸中毒类型、原因及举例

见表 46–4。

表 46–4　乳酸酸中毒的 3 种类型

乳酸酸中毒	原因	举例
A 型	组织氧合受损和通过厌氧代谢产生的乳酸过量	休克、呼吸衰竭、脓毒症、肠缺血、一氧化碳中毒、氰化物中毒、严重贫血
B 型	在没有缺氧的情况下，乳酸代谢受损，通常由中毒引起，导致氧化磷酸化的解偶联	使用双胍（二甲双胍）、抗反转录病毒感染、异烟肼中毒、水杨酸盐中毒、丙戊酸盐中毒、铁过量、肝脏疾病、维生素 B_1 缺乏、儿茶酚胺过量、恶性肿瘤、乳酸清除相关的遗传性代谢缺陷
D– 乳酸酸中毒	肠道细菌代谢副产物	短肠综合征或胃分流术蓄积，注意，此类患者产生的乳酸盐无法被传统的实验室检查检测到

9. 列举一种与致命乳酸酸中毒有关的维生素缺乏症

维生素 B_1 缺乏、神经功能缺陷（如韦尼克脑病、科萨科夫综合征）和高输出量心力衰竭（脚气病）皆与乳酸酸中毒有关，被认为是致命代谢性酸中毒的原因。维生素 B_1 缺乏时，丙酮酸和 α- 酮戊二酸的氧化脱羧受到抑制，导致丙酮酸积累和乳酸产生，进而导致 B 型乳酸酸中毒。接诊有酗酒史或营养不良史的高危人群时，应考虑维生素 B_1 缺乏。

10. 可能导致高酮状态的疾病

• 糖尿病酮症酸中毒（DKA）。

- 酒精性酮症酸中毒（AKA）。
- 饥饿。
- 异丙醇中毒。
- 妊娠剧吐。
- 水杨酸中毒。
- 三聚乙醛中毒。
- 应激激素过量。

11. 临床上通过适当治疗而改善的 DKA 患者，为什么尿酮会增加？

酮体有三种形式：β–HB、AcAc 和丙酮。β–HB 和 AcAc 是酸，丙酮不是。β–HB 与 AcAc 的比例取决于患者的氧化还原状态。经历过 DKA 的患者经常严重脱水，酮体可能是 β–HB 的形式。硝普钠反应测试可在尿液中发现酮，可用于测量 AcAc 和丙酮，但对 β–HB 不敏感。随着液体和胰岛素治疗的开始，β–HB 转化为 AcAc 的量增加。最初硝普钠反应测试可呈弱阳性甚至阴性，随后，阳性逐渐增加。如果怀疑患者患有 DKA，但其尿硝普钠试验阴性，可检测血清 β–HB 水平。

12. 血糖和白蛋白如何影响 AG 的计算？

高血糖可导致高渗性低钠血症，必须使用校正因子来确定钠（Na^+）的计算浓度（血糖每增加 5.6mmol/L，Na^+ 增加 1.6mmol/L）；但是，在计算 AG 时，使用 Na^+ 测量值，而不是计算值。

患者的预期 AG 取决于白蛋白的浓度。

$$预期 AG = 白蛋白 \times 2.5$$

因此，低白蛋白血症患者即使预期 Ag（例如，白蛋白为 4g/L，正常 AG=10；如果白蛋白为 2g/L，正常 AG=5）较低，仍存在 AGMA。

13. 患者为什么会在没有 AG 升高的证据时，也出现代谢性酸中毒？

高氯代谢性酸中毒（非 AGMA）患者可能没有 AG 升高的证据。这种情况可能是由于向血培养中添加了氯化氢。血清 HCO_3^- 的下降被补充的 Cl^- 所抵消；因此，AG 没有增加。非 AGMA 是因为 H^+ 滞留或 HCO_3^- 排泄不当，通常由肾脏（尿 AG 阳性）或胃肠道（尿 AG 阴性）引起。

14. 如何记忆非 AGMA 的原因？

可使用助记符 USED CARP。

Ureteroenterostomy 输尿管肠吻合术。

Small bowel fistula 小肠瘘。

Extra chloride（normal saline intravenous fluid）过量氯化物（生理盐水）。

Diarrhea 腹泻。

Carbonic anhydrase inhibitors 碳酸酐酶抑制药。

Adrenal insufficiency 肾上腺功能不全。

Renal tubular acidosis 肾小管酸中毒。

Pancreatic fistula 胰瘘。

15. 哪种电解质最常受到酸碱状态变化的影响？

血清钾（K^+）最易受到影响。由于 H^+/K^+ 细胞膜交换泵，0.1 的 pH 值变化将导致约 0.5mmol/L（范围为 0.3～0.8mmol/L）血清 K^+ 的反向变化。如果 pH 值升高 0.1，血清 K^+ 下降约 0.5mmol/L；如果 pH 值降低 0.1，血清 K^+ 上升约 0.5mmol/L。例如，尽管 DKA 患者的全身 K^+ 可能严重耗尽，但血清 K^+ 水平可能因酸中毒而升高。当患者接受治疗且酸中毒消退时，需要补充 K^+，因为当 K^+ 在向细胞内移动时，血清 K^+ 水平可能会急剧下降。

16. 酗酒患者代谢性酸中毒的潜在原因是什么？

AKA 通常发生在营养不良的酗酒者身上，他们因暴饮后腹痛和呕吐而停止饮酒。患者将出现继发于酮升高的 AGMA，通过给予含葡萄糖的注射剂进行治疗。酗酒者也有维生素 B_1 缺乏的风险，这可能导致 B 型乳酸酸中毒。肝功能不全、AKA、酒精戒断发作和急性酒精中毒都可导致乳酸酸中毒。医师也应考虑患者摄入或同时摄入其他有毒酒精。

17. 代谢性碱中毒的病因是什么？

• 生理盐水反应状态的患者尿氯化物浓度较低（<10），通常是因为低血容量。原因包括胃肠道损失（呕吐、鼻胃管引流、大容量回肠造口术、绒毛状腺瘤）和肾损失（先前使用利尿剂）。

• 生理盐水抵抗状态的患者尿氯化物浓度高（>20）。患者可能存在由高醛固酮血症引起的高血压；可能存在由当前利尿剂使用、严重低钾血症、外源性碱摄入、Barter 综合征、Gittelman 综合征引起的低血压；也可能血压正常。

18. 二甲双胍相关乳酸酸中毒是如何出现的？治疗方法是什么？

这类患者的血液乳酸盐含量很高，而血液 pH 值也很低，与患者的临床状态不相称。慢性毒性通常是由患者因某种原因出现肾衰竭，并继续服用治疗剂量的二甲双胍引起的。二甲双胍被肾清除，乳酸开始积累，导致严重的乳酸酸中毒。乳酸酸中毒的机制尚不清楚，治疗方法是对肾衰竭和严重酸中毒患者进行紧急透析。

19. 如何利用渗透压差和 AG 来区分患者是否存在有毒的醇类摄入？

所有有毒的醇类都会导致渗透压差升高。渗透压差等于测量的渗透压减去计算的渗透压。

当渗透压差大于 10 时，则认为渗透压差升高。异丙醇是唯一一种不会产生 AG 升高的有毒醇类，因为它会被代谢为丙酮（不是阴离子）。所有其他有毒的醇类（乙醇、甲醇、乙二醇、丙二醇）都会导致 AG 升高。

20. 评估呼吸性酸中毒患者时应考虑哪些病因？应如何治疗？

· 主要原因：镇静药、颅内创伤、慢性缺氧导致氧驱动力下降、肥胖 – 低通气综合征。

· 上呼吸道原因：阻塞性睡眠呼吸暂停、喉痉挛、急性气道阻塞。

· 下呼吸道原因：慢性阻塞性肺疾病、哮喘、急性呼吸窘迫综合征的肺保护性允许性高碳酸血症。

· 肌肉原因：吉兰 – 巴雷综合征、重症肌无力、肌萎缩侧索硬化、肌营养不良、严重低磷血症、肉毒杆菌中毒。

· 胸廓原因：胸壁外伤、严重脊柱侧凸、胸椎隆凸或凹陷。

呼吸性酸中毒的治疗方法是增加分钟通气量（潮气量乘以呼吸速率）。

21. 为什么患者在换气过度时会出现腕部痉挛？

换气过度会导致呼吸性碱中毒，从而增加血液的酸碱度。当白蛋白被碱化时，它对钙的亲和力增加，从而减少了肌肉使用的游离（不与白蛋白结合）钙的量，导致手足强直。

关键点：酸碱紊乱

（1）全面评估患者的酸碱状态需要进行血气分析和化学检测。

（2）维持正常 pH 值的生理代偿机制包括血液中的 HCO_3 缓冲系统、肺部的每分钟通气，以及肾排泄或重吸收 HCO_3。

（3）AG 代谢性酸中毒是常见的威胁生命的疾病，4 个主要原因是乳酸、酮类、肾衰竭和中毒。

致谢

感谢 Stephen L. Adams 博士和 Morris S. Khrasch 博士曾对本章的贡献。

（孙雪莲　王斯佳　译）

参考文献

1. Andersen LW, Mackenhauer J, Roberts JC, et al: Etiology and therapeutic approach to elevated lactate levels. *Mayo Clin Proc* 88:1127–1140, 2013.
2. Bruno CM, Valenti M: Acid-base disorders in patients with chronic obstructive pulmonary disease: a pathophysiological review. *J Biomed Biotechnol* 2012:915150, 2012.
3. Dzierba AL, Abraham P: A practical approach to understanding acid-base abnormalities in critical illness. *J Pharm*

Pract 24:17–26, 2011.

4. Kelly AM: Review article: can venous blood gas analysis replace arterial in emergency medical care. *Emerg Med Australas* 22:493–498, 2010.

5. Lalau JD: Lactic acidosis induced by metformin: incidence, management and prevention. *Drug Saf* 33:727–740, 2010.

6. Lee Hamm L, Hering-Smith KS, Nakhoul NL: Acid-base and potassium homeostasis. *Semin Nephrol* 33:257–264, 2013.

7. Manzanares W, Hardy G: Thiamine supplementation in the critically ill. *Curr Opin Clin Nutr Metab Care* 14:610–617, 2011.

8. Rice M, Ismail B, Pillow MT: Approach to metabolic acidosis in the emergency department. *Emerg Med Clin North Am* 32:403–420, 2014.

9. Treger R, Pirouz S, Kamangar N, et al: Agreement between central venous and arterial blood gas measurements in the intensive care unit. *Clin J Am Soc Nephrol* 5:390–394, 2010.

第 47 章　糖尿病

C. Ryan Keay，MD，FACEP

1. 糖尿病的分类

- 1型糖尿病的特征为自身免疫性胰岛 β 细胞破坏，导致绝对性胰岛素分泌不足。1型糖尿病患者几乎无内源性胰岛素生成，在没有外源性胰岛素支持的情况下，将发展为糖尿病酮症酸中毒，这使得胰岛素对治疗1型糖尿病至关重要。

- 2型糖尿病的特征为外周胰岛素抵抗，合并不同程度的进行性胰岛 B 细胞分泌胰岛素功能的缺陷。因血糖水平易受到饮食、体重、运动负荷及口服降糖药的影响，这类患者有时必须用胰岛素控制血糖水平。

- 其他原因导致的糖尿病通常由遗传因素或器官功能障碍引起的胰腺破坏所致，属于糖尿病分类中的另一亚群。病因包括破坏胰腺外分泌功能的囊性纤维化、毒理学因素、胰岛素功能突变，以及药物 / 化学因素，例如 HIV/AIDS 的治疗或移植术后的药物治疗。

- 妊娠糖尿病（gestational diabetes mellitus，GDM）是妊娠期间的一种胰岛素抵抗和胰岛素分泌受损状态，并非糖尿病，症状往往在产后得以治愈。

2. 糖尿病的诊断标准是什么？

在 2010 年，美国糖尿病协会（the American Diabetes Association，ADA）、国际糖尿病联合会（International Diabetes Federation，IDF）和欧洲糖尿病研究协会（the European Association for the Study of Diabetes，EASD）制定了新的诊断标准（表 47-1）。现在，若患者糖化血红蛋白 A1c（HgA1c）大于或等于 6.5%，或空腹血糖（fasting plasma glucose，FPG）水平大于或等于 7mmol/L，或口服葡萄糖耐量试验（oral glucose tolerance test，OGTT）2 小时后血糖水平大于或等于 11.1mmol/L，则可诊断为糖尿病。此外，若患者具有高血糖症或高血糖危象的典型症状并且随机血糖水平大于或等于 11.1mmol/L，也符合诊断标准。建议进行两次独立的测量，以提高测试的灵敏度。

表 47-1　糖尿病诊断标准

HgA1c ≥ 6.5%
或
FPG ≥ 7mmol/L
或

OGTT 2 小时后血糖值 ≥ 11.1mmol/L

或

高血糖的典型症状且随机血糖值 ≥ 11.1mmol/L

注：FPG，空腹血糖；HgA1c，糖化血红蛋白 A1c；OGTT，口服葡萄糖耐量试验。

3. 列出高血糖的生理并发症

- 渗透性利尿（多尿）。
- 脱水。
- 电解质紊乱。
- 冠心病。
- 脑血管疾病。
- 外周血管病。
- 肾病。
- 视网膜病变。
- 神经病变。
- 继发感染导致的白细胞功能受损。
- 皮肤表现。
- 酮症酸中毒（1 型和部分 2 型患者）。

4. 描述糖尿病酮症酸中毒相关的临床症状和实验室检查结果

糖尿病酮症酸中毒（DKA）患者因渗透性利尿，常出现多饮和多尿。这会导致脱水、嗜睡，并可能导致某种程度的精神状态改变。继发于胃的扩张以及肝包膜的牵拉，患者常出现恶心、呕吐、腹痛症状。其他临床症状包括体重减轻、呼吸急促、库斯莫尔式呼吸、烂苹果味的酮臭呼吸气味。实验室检查结果包括高血糖症、代谢性酸中毒、高钾血症（细胞内钾离子转移到细胞外）、低钠血症（以及高血糖引起的假性低钠血症）、低氯血症、低钙血症、低镁血症和低磷血症。

5. 什么原因会导致 DKA？

DKA 是一种胰岛素缺乏状态，最常见的原因有感染（30% 的病例）、药源性原因（15%）、新发糖尿病（10%）、其他生理应激因子（5%）、无明确原因（40%）。胰岛素是胰腺产生的主要代谢激素。没有胰岛素，细胞无法吸收葡萄糖，会导致体内促进分解代谢的激素增加，如胰高血糖素、儿茶酚胺、皮质醇和生长激素，可促进脂肪组织降解生成脂肪酸，随后氧化生成乙酰乙酸和 β- 羟基丁酸，最终导致代谢性酸中毒。这些分解产物就是 DKA 时测出的酮体。总的来说，DKA 时的代谢作用由碳水化合物代谢转变为脂肪代谢。

6. 如何诊断 DKA？

- 血糖值大于 13.9mmol/L。
- 低 HCO_3^- (< 15mmol/L)。
- 低 pH 值 (< 7.3) 合并血酮体与尿酮体 (表 47–2)。

7. 急诊科应如何治疗 DKA？

- 成人容量复苏：患者通常有 5 ~ 10L 的体液亏缺。第 1 个小时以 15 ~ 20ml/ (kg·h) 补充生理盐水，此后，滴定液体直至尿量、血压、心率、精神状态和血清电解质恢复正常。若患者血清 Na^+ 正常或存在高钠血症，以 250 ~ 500ml/h 补充 0.45% 生理盐水。高钠血症的患者则继续按 250 ~ 500ml/h 补充 0.9% 氯化钠溶液。目标是在最初的 24 小时内纠正体液不足。
- 儿童容量复苏：血压正常的儿童，第 1 个小时以 10 ~ 20ml/ (kg·h) 补充液体。在接下来的 4 小时里，多数患者需接受 2 次 10ml/ (kg·h) 以上的乙酸钾 / 磷酸钾推注补充电解质。对儿童进行过强的容量复苏可导致脑水肿并造成不可逆的后果。
- 胰岛素：初始剂量为 0.1U/kg 静脉推注，随后以 0.1U/ (kg·h) 静脉推注。第二种方案，先以 0.14U/ (kg·h) 静脉滴注替代静脉注射，两种方案的临床结果无差异。应频繁监测血糖水平，目标是以 2.8 ~ 4.2mmol/ (L·h) 的速度降低血糖水平。检测血钾浓度前禁止使用胰岛素，应将血钾浓度补充至 3.5mmol/L 后再使用胰岛素。儿童禁止静脉推注胰岛素，应在最初的补液之后，再开始以 0.1U/ (kg·h) 的速度静脉滴注胰岛素。
- K^+ 置换：患者存在酸中毒引起的血钾浓度升高，随着代谢性酸中毒的纠正，血清 K^+ 会流入细胞内。当血钾浓度低于 5.5mmol/L 时，每 1L 晶体液中加入 20 ~ 40mmol/ L K^+，有助于缓慢纠正 K^+ 不足。目标血钾浓度为 4 ~ 5mmol/L。
- 磷酸盐：随机研究显示，DKA 患者补充磷酸盐没有益处，磷酸盐还可能导致一部分患者出现低钙血症。
- HCO_3^-：pH 值 ≥ 6.9 的患者不需要碳酸氢盐治疗。目前没有对 pH 值低于 6.9 患者的前瞻性随机研究。鉴于严重酸中毒的负面影响，治疗预期极差的危重患者时，可在 400ml 的无菌水中加入 100mmol 的碳酸氢钠和 20mEq 的氯化钾，并以 200ml/h 的速度输注 2 小时，直至 pH 值 > 7。
- 葡萄糖：当血糖水平降至 16.7mmol/L 以下时，静脉注射的液体需转换为半张生理盐水 (0.45% NS) 加 5% 葡萄糖。在消除血酮体之前，仍需要输注胰岛素，此时可转换为皮下注射胰岛素。
- Mg^{2+} 和 Ca^{2+}：监测浓度并予相应的输注。

8. 急诊科应治疗哪些 DKA 的潜在并发症？

- 低血糖症。
- 低钾血症 (心律失常风险)。
- 低磷血症。

- 成人呼吸窘迫综合征。
- 脑水肿。

9. 什么是高血糖高渗状态？

高血糖高渗状态（hyperosmolar hyperglycemic nonketotic coma，HHS），曾经称为高渗性非酮症糖尿病昏迷，是一种危及生命的紧急情况，可见严重的高血糖（通常大于33.3mmol/L）、血浆渗透压升高（大于320mOsm/kg）、血清 HCO_3^- 大于15mmol/L、动脉 pH 值大于7.3、血酮体阴性（可呈弱阳性），以及精神状态的改变（见表47-2）。

表 47-2　糖尿病酮症酸中毒和高血糖高渗状态的诊断标准

	DKA			HHS
	轻微	中等	重度	
血糖值（mmol/L）	> 13.9	> 13.9	> 33.3	> 33.3
动脉血 pH 值	7.25 ～ 7.30	7 ～ 7.24	< 7.00	> 7.30
血清 HCO_3^-（mEq/L）	15 ～ 18	10 ～ 15	< 10	> 15
血酮体	阳性	阳性	阳性	少量
尿酮体	阳性	阳性	阳性	少量
血清渗透压	变量	变量	变量	> 320
阴离子间隙	> 10	> 12	> 12	变量
精神状态	清晰	清晰 / 嗜睡	昏睡 / 昏迷	昏睡 / 昏迷

注：DKA，糖尿病酮症酸中毒；HHS，高血糖高渗状态。

10. 如何测定血浆渗透压？

渗透压（mOsm/kg 水压）=2（血清 Na^+）+（血糖 +BUN）

其中 BUN 代表血尿素氮。

11. 发生何种病理生理学变化将导致 HHS？

HHS 通常发生于有明显并发症的老年 2 型糖尿病患者中。HHS 的病理生理学与 DKA 相似，但是没有明显的酮体生成。与 DKA 相同，血糖水平的升高导致了糖尿和渗透性利尿，进一步导致了严重的脱水。对于这些患者没有酮症的原因，仍存在争议。可能 HHS 时存在一定量有效的胰岛素，抑制了脂肪的分解。此外，与 DKA 相比，HHS 患者的分解代谢激素水平较低，但对明确的发病机制还知之甚少。

12.HHS 的发病诱因是什么？

2 型糖尿病合并并发症的患者，如慢性肾病和心力衰竭等，尤其与导致脱水的事件相结合时，有发展成为 HHS 的风险。HHS 的病因还包括感染因素（例如肺炎和尿路感染）、吸烟、颅内出血、心肌梗死和肺栓塞。药物与发病通常也存在关联性，包括噻嗪类利尿剂、β受体阻滞剂、组胺–2受体阻滞剂、抗精神病药、酒精、可卡因、全肠外营养（total parenteral nutrition，TPN）。

13. 急诊科管理HHS患者的4个关键点是什么？

• 输液治疗：最初1小时应输注15～20ml/kg的生理盐水。对于心力衰竭及肾功能不全的患者，即使体液亏缺可能高达10L，也必须在严格的观察中谨慎予以补液。警惕过快纠正高钠血症，可在250～500ml/h的条件下，使用半张生理盐水进行后续的补液治疗。

• K^+：对于肾功能正常的患者应以10～20mmol/h补充K^+。

• 胰岛素：用于DKA的低剂量胰岛素输注方案也适用于HHS。常规胰岛素治疗为，初始以0.1U/kg静脉注射，随后以0.1U/（kg·h）持续静脉滴注，或以0.14U/（kg·h）持续静脉滴注（无须起始静脉注射）。

• 葡萄糖：当血糖值为16.7mmol/L或更低时，向静脉注射液中添加5%葡萄糖。

14. 低血糖症

除新生儿以外，低血糖症为血糖水平低于3.9mmol/L，但症状通常在低于2.8mmol/L时出现。

15. 什么人群会发生低血糖症？

服用降血糖药的患者患低血糖症的风险最大。磺酰脲类药物（如格列吡嗪和格列美脲）可促进胰腺β细胞分泌胰岛素，并可抑制肝糖原异生和脂肪降解。这类药物有长效的代谢周期，磺酰脲类药物的药物动力学受其他药物的影响，包括抗生素。磺酰脲类药物摄入过量通常需要入院以便监测反复发作的低血糖症。其他造成低血糖的原因包括意外或蓄意过量用药（胰岛素、喷他脒、阿司匹林和氟哌啶醇）、胰岛素瘤、肾功能衰竭、脓毒症、肾上腺功能减退、酒精中毒和心力衰竭。

16. 哪种口服降糖药用药过量不会引起低血糖症？

• 二甲双胍过量不会引起低血糖症，因为它抑制了肝糖原异生并且增加了胰岛素敏感性。其过量的症状包括恶心、呕吐和腹痛。乳酸酸中毒是治疗剂量和超过治疗剂量使用二甲双胍的已知并发症，可以使用碳酸氢钠或血液透析治疗乳酸酸中毒。

• 噻唑烷二酮类（格列酮类）药物可提高外周组织对葡萄糖的摄取利用，且不会导致低血糖。据报道，这类药物有肝毒性。

• α葡糖苷酶抑制剂可减少胃肠道对葡萄糖的吸收，且不会导致低血糖。过量服用的症状包括腹胀、腹痛和腹泻。

17. 有什么迹象提示低血糖症？

3种不同的机制相互作用产生低血糖的症状。随着血糖的下降，对立调节激素（肾上腺素、胰高血糖素）引起颤抖、出汗、心动过速、面色苍白、瞳孔散大、饥饿及

恶心 / 呕吐。随着脑内血糖水平的下降，神经系统将表现出多种多样的症状，例如意识水平下降、言语不清、针刺感、情绪不定、嗜睡、昏迷、癫痫发作、怪异且偶发暴力行为，甚至局部神经功能缺损。症状应随着葡萄糖的摄入而逆转，如果症状没有消除，请查找其他的病因。

18. 哪些低血糖症患者需要住院治疗？

以下患者应住院治疗。
- 葡萄糖治疗后仍存在持续性精神状态改变或者低血糖的患者。
- 服用过量的口服降糖药或长效胰岛素的患者。
- 无法正常经口进食的患者。

19. 对于在院外接受过低血糖治疗的患者可以拒绝转诊吗？

可以，这是一种常见的情况。最常见的情况是患者使用了正常剂量或者最近调整过剂量的胰岛素并且跳过了一餐。如果这些患者能够进食且其他各项指标均合格（例如，无酒精中毒、无自杀倾向、无头部损伤），可以拒绝转诊。怀疑蓄意过量使用胰岛素或蓄意过量口服降糖药的患者必须转至医院进行治疗。此外，服用治疗剂量的口服降糖药却反复发生低血糖症的患者应接受进一步治疗。

20. 妊娠糖尿病

妊娠糖尿病（GDM）是指任何程度的葡萄糖耐受不良状态，通常发生在妊娠中期和妊娠晚期，此时女性的胰腺功能无法克服胎盘的抗胰岛素激素，从而会产生胰岛素抵抗。国际共识指南（2010）定义 GDM 为 FPG > 5.1mmol/L，OGTT 1 小时后血糖 > 10mmol/L，或 OGTT 2 小时后血糖 > 8.5mmol/L。妊娠糖尿病的诊断标准为 FPG ≥ 7mmol/L 或 HgA1c ≥ 6.5%。在美国，约 4% 的女性受 GDM 的影响，且因种族而异。这些女性日后患 2 型糖尿病的风险将会增加。未接受治疗的 GDM 可能对胎儿的健康产生严重影响，包括巨大胎儿、低血糖症、低钙血症、高胆红素血症。

21. 哪些类型的感染在糖尿病患者中比在其他患者中更常见？

糖尿病患者更容易患尿路感染、念珠菌阴道炎、膀胱炎、龟头炎、肺炎、流行性感冒、肺结核、下肢皮肤及软组织感染以及菌血症。
- 鼻脑毛霉病是一组罕见的、快速的、进行性的、侵袭性极强的、腐物寄生的真菌感染，常侵犯鼻窦和鼻旁窦。CT 检查可确定疾病的发展程度。早期手术清创是取得良好预后的关键，就算采取了最佳的治疗手段，鼻脑毛霉病的死亡率仍然高达 50%。注射用抗真菌药物应选择两性霉素 B。
- 恶性外耳炎通常由铜绿假单胞菌引起。患者有单侧的耳痛、肿胀及分泌物。外耳道最先受到影响，随后可出现邻近蜂窝织炎、骨髓炎和颞顶脓肿。应使用 CT 检查受影响的区域。疾病扩散期患者需要接受抗假单胞菌抗体注射、清创和高压氧治疗。
- 产气性肾盂肾炎和胆囊炎在糖尿病患者中更常见。通过平片可以发现气体，但是确诊仍需要借助 CT 检查。治疗上需要静脉注射抗生素及手术。即使及时接受治疗，患者的死亡率仍分别高达 40% 和 15%。

22. 糖尿病神经病变的常见表现有哪些？

患者典型的表现为外周对称性的神经功能障碍，通常呈袜套样分布，症状包括双侧的疼痛、感觉过敏和麻木。神经痛对阿片类药物存在抵抗性，使用度洛西汀（60mg/d）、加巴喷丁、阿米替林及 μ- 阿片类受体激动剂（如羟考酮），治疗效果更佳。多发性单神经病变可影响运动和感觉神经，通常会导致腕部或足下垂，并影响动眼神经、滑车神经和外展神经。

关键点：糖尿病

（1）糖尿病患者的感染必须得到积极的治疗，因为感染可能播散迅速，并可能突然导致 DKA/HHS。

（2）永远记住要测量情绪激动、暴力倾向、大汗或者昏迷的患者的血糖值，以排除低血糖这项易治愈的病因。

（3）由于存在脑水肿的风险，儿童 DKA 患者最初 1 小时的晶体液容量补充不应该超过 20ml/kg。

（王元龙　译）

参考文献

1. American Diabetes Association: Standards of medical care in diabetes 2014. *Diabetes Care* 37(Suppl 1):514–580, 2014.
2. Carfrae MJ, Kesser BW: Malignant otitis externa. *Otolaryngol Clin North Am* 41:537–549, 2008.
3. Cydulka RK, Maloney GE Jr: Diabetes mellitus and disorders of glucose homeostasis. In Marx JA, Hockberger RS, Walls RM, et al, editors: *Rosen's emergency medicine: concepts and clinical practice*, ed 8, Philadelphia, 2014, Saunders, pp 1652–1666.
4. Goyal N, Miller JB, Sankey SS, et al: Utility of initial bolus insulin in the treatment of diabetic ketoacidosis. *J Emerg Med* 38:422–427, 2010.
5. IADPSG Consensus Panel: International association of diabetes and pregnancy study groups recommendations on the diagnosis and classification of hyperglycemia in pregnancy. *Diabetes Care* 33:676–682, 2008.
6. Lunn MP, Hughes RA, Wiffen PJ: Duloxetine for treating painful neuropathy, chronic pain, or fibromyalgia. *Cochrane Database Syst Rev* (1):CD007115, 2014.
7. Nattrass M: Diabetic ketoacidosis. *Medicine* 38:667–670, 2010.
8. Nyenwe EA, Kitabchi AE: Evidence-based management of hyperglycemic emergencies in diabetes mellitus. *Diabetes Res Clin Pract* 94:340–351, 2011.
9. Olson KR, editor: *Poisoning and drug overdose*, New York, 2012, McGraw-Hill, pp 100–104.
10. Spiller HA, Sawyer TS: Toxicology of oral antidiabetic medications. *Am J Health Syst Pharm* 63:929–938, 2006.

第 48 章　甲状腺和肾上腺功能紊乱

David R. Saxon, MD; Daniel H. Bessesen, MD

1. 什么样的甲状腺相关疾病被认为是真正的急症?

甲状腺疾病包括甲状腺功能亢进症(简称甲亢)、甲状腺功能减退症(简称甲减)和结节性甲状腺疾病等。其中两种属于急症:严重的甲亢(甲状腺危象)和严重的甲减(黏液性水肿昏迷)。未经治疗的甲状腺危象和黏液性水肿昏迷的死亡率为80%~100%。偶尔格雷夫斯病引起的眼部并发症也可能需要紧急治疗。

2. 甲状腺功能亢进的常见临床症状和体征有哪些?

- 高代谢综合征:疲劳、怕热、多汗、体重减轻,以及少见的发热。
- 精神神经表现:震颤、过度热情、冷漠、焦虑、烦躁、情绪不稳定,以及少见的精神错乱。
- 眼部表现:突眼(仅见格雷夫斯病)、上睑迟落(上眼睑遮盖滞后)、充血,以及少见的复视和视力下降。
- 心血管系统:心动过速、心悸,以及少见的心房颤动、胸痛和充血性心力衰竭。
- 消化系统:排便频率增加或明显腹泻、恶心,以及少见的呕吐。
- 生殖系统:闭经、女性不孕,以及少见的男性乳房发育。
- 皮肤表现:脱发、甲剥离。

3. 甲亢的常见原因有哪些? 有什么表现?

过度的甲状腺激素的产生。
- 格雷夫斯病(占所有病例的85%):弥漫增大、密度均匀的甲状腺腺体,通常有突眼症。
- 毒性多结节性甲状腺肿:多发甲状腺结节。
- 高功能性甲状腺结节:肿大的甲状腺结节,伴其余腺体萎缩或受抑制。
甲状腺激素集中释放。
- 典型的甲状腺炎:急性起病,有1~2个月甲状腺功能亢进期,随后出现甲状腺功能减低。
- 亚急性甲状腺炎:通常表现为全甲状腺的疼痛和触痛,病毒感染后出现甲亢的症状和体征。

- 无痛性甲状腺炎：跟亚急性甲状腺炎相同，但是没有甲状腺腺体的疼痛和触痛。
- 产后甲状腺炎：发生于分娩后 2～6 个月的无痛性甲状腺炎。
- 药物相关性甲状腺炎：药物包括胺碘酮、锂剂、细胞因子和干扰素，病情通常在停药后缓解。
- 放射性甲状腺炎：注射放射性碘后 7～10 天加重的格雷夫斯病。
外源性甲状腺激素的使用。
- 人工性甲状腺毒症：求医癖，通过服用甲状腺激素产生疾病或用以减轻体重而致病。
- 甲状腺激素过量：可能发生于患者服用大量激素，或医师处方剂量太大。

4. 怀疑甲状腺功能亢进的患者应进行哪些实验室检查？

当怀疑甲状腺功能亢进时，最好检查促甲状腺激素（thyroid-stimulating hormone，TSH）水平和游离甲状腺素（T_4）水平。当甲状腺激素过度产生导致甲状腺功能亢进时，TSH 应该是完全被抑制的（<0.01mU/L）。如果患者 TSH 低且 T_4 正常，应该诊断为亚临床甲状腺功能亢进。

5. 什么是淡漠型甲状腺功能亢进？

淡漠型甲状腺功能亢进常见于老年患者，通常见于 70～80 岁的患者，一般不伴有甲状腺肿和眼部的表现，但也可发生于任何年龄段甚至儿童，且经常被忽视。接诊体重下降、近端肌肉力量下降、抑郁或冷漠情绪、新发心房颤动或心力衰竭的老年患者时，要考虑该诊断的可能。

6. 什么是甲状腺危象？

甲状腺危象是甲状腺功能亢进的一种危重形式，具有高死亡风险。甲状腺危象的临床特征是体温高于 38℃、精神状态改变和循环系统失代偿。一个常见的临床挑战是如何确定这些特征是由甲状腺功能亢进，还是其他一些潜在疾病引起，如药物或酒精中毒、感染或潜在心脏病等。

7. 什么是 Burch-Wartofsky 评分？

有几个评分系统可用来帮助诊断甲状腺危象。其中，Burch-Wartofsky 评分是一个积分量表，有助于评估甲状腺功能亢进的危险程度，与甲状腺激素水平无关。该评分系统的临床和物理指标包括温度、中枢神经系统障碍、消化系统功能障碍、循环系统功能障碍（心率、心力衰竭证据和心律失常）和患者病史。评分高于 45 分则高度提示甲状腺危象（表 48-1）。

表 48-1　甲状腺危象 Burch-Wartofsky 评分

参数	评分 [*]
体温调节功能	
口腔温度（℃）	
37.2 ～ 37.7	5
37.8 ～ 38.3	10
38.3 ～ 38.8	15
38.9 ～ 39.4	20
39.4 ～ 39.9	25
＞ 40.0	30
心血管功能	
心动过速（次 / 分）	
90 ～ 109	5
110 ～ 119	10
120 ～ 129	20
130 ～ 139	25
＞140	25
充血性心脏衰竭	
无	0
轻度（脚肿）	5
中度（双肺啰音）	10
重度（肺水肿）	15
心房颤动（房颤）	
无	0
有	10
中枢神经系统症状	
无	0
轻度躁动	10
中度（谵妄、精神错乱、嗜睡）	20
重度（癫痫、昏迷）	30
胃肠 / 肝功能症状	
无	0
中度（腹泻、恶心、呕吐、腹痛）	10
重度（无法解释的黄疸）	20

参数	评分 *
诱发事件	
无	0
有	10

注：引自 Burch HB，Wartofsky L：Life-threatening thyrotoxicosis. Thyroid storm. Endocrinol Metab Clin North Am 22：263 - 277，1993.

*分数大于 45 高度提示甲状腺危象，分数为 25 ~ 44 提示可能存在甲状腺危象，分数小于 25 提示甲状腺危象不可能发生。

8. 哪些甲状腺功能亢进患者需要住院治疗？

疑似甲状腺危象的患者均应收入院。因为严重的甲状腺功能亢进存在高凝状态，所以伴有心房颤动的患者应该住院接受抗凝治疗以防止心房血栓脱落而造成血管栓塞。心力衰竭患者需要住院，以确定适合院外治疗的 β 受体阻滞剂剂量。原本年轻且健康的患者如仅出现心动过速，即使症状明显，也不能作为住院的指征；β 受体阻滞剂可在门诊安全使用。

9. 甲状腺危象的鉴别诊断包括哪些？

患者的甲状腺肿大、甲状腺疾病和曾使用抗甲状腺药物治疗的病史，有助于医师区分甲状腺危象与以下情况。

- 可卡因、苯丙胺、其他拟交感神经药和抗胆碱药引起的中毒。
- 酒精戒断综合征。
- 感染，如脑炎、脑膜炎和脓毒症。

10. 什么情况会导致甲状腺危象？

甲状腺危象通常由以下原因之一引起。

- 感染或严重疾病。
- 手术。
- 创伤。
- 分娩。
- 心肌梗死、脑卒中或肺栓塞。
- 停止抗甲状腺治疗。
- 最近接受过放射性 ^{131}I 治疗。

11. 在急诊科如何治疗甲状腺功能亢进？

大多数患者可以使用 β 受体阻滞剂治疗。尽管普萘洛尔阻断了 T_4 向三碘甲状腺原氨酸（T_3）的转化，但由于甲状腺功能亢进患者代谢更快，每天至少需要服用 3 次。可服用具有更好的依从性的美托洛尔或阿替洛尔 2 次 / 天替代普萘洛尔，虽然可服用甲巯咪唑或丙硫氧嘧啶，但它们会干扰甲状腺扫描。因此，最好使用β受体阻滞剂，并让患者进行随访咨询。甲状腺危象的急诊管理见表48-2。

关键词：甲状腺危象

（1）甲状腺疾病非常常见。

（2）甲状腺危象和黏液水肿昏迷是真正的医疗急症。

（3）在对怀疑中毒（如甲基苯丙胺或可卡因）患者的鉴别诊断中应包含甲状腺危象。

---

12. 什么是格雷夫斯眼病？

格雷夫斯眼病的临床特征包括眼球突出、浸润、结膜水肿（球结膜水肿）以及罕见情况下出现的双眼运动不良的复视，尤其是向上凝视时。视力下降是需要特别关注的问题。大约一半的格雷夫斯病患者会出现眼部症状。

表 48-2　失代偿性甲状腺功能亢进的分步治疗

1. 支持性护理
   - 一般治疗：吸氧、心电监护
   - 发热：外部降温、对乙酰氨基酚（禁用阿司匹林，因为可能增加游离 T_4）
   - 脱水：静脉注射补液
   - 营养：葡萄糖、包括叶酸在内的多种维生素（高代谢状态后缺乏）
   - 心脏失代偿（心房颤动、充血性心力衰竭）：β受体阻滞剂
     - 阿替洛尔或美托洛尔 25 ～ 100mg，每天 2 次，有效剂量可能更高，通常用于甲状腺功能亢进时的代谢增快；静脉注射艾司洛尔是充血性心力衰竭患者的首选；从 500μg/kg 负荷剂量静脉注射超过 1 分钟开始，然后 50μg/（kg·min）静脉注射；重复负荷，必要时双倍剂量
   - 治疗诱因事件：按指征治疗
2. 抑制激素合成：硫酰胺（首选药物）
   - PTU，1200 ～ 1500mg/d，以 600 ～ 800mg 的负荷剂量给予，随后每 6 小时口服 200 ～ 300mg，或经鼻胃管、直肠灌注（也阻断 T_4 向 T_3 的外周转换）
   - 甲基咪唑，最多 120mg/d，每 4 小时给予 20mg 口服（或 40mg 水溶液直肠灌注）
3. 阻止激素释放：碘化物*（步骤 2 后至少 1 小时）
   - Lugol 溶液或 SSKI 20 ～ 30 滴 / 天口服，每天分 3 ～ 4 次
   - 异碘酸盐（oragrafin），0.5 ～ 3g/d（特别适用于甲状腺炎或甲状腺激素过量）
4. 阻断 T_4 向 T_3 的外周转化
   - 大剂量类固醇：静脉注射氢化可的松 100mg，每 8 小时一次，或口服泼尼松 60mg/d

注：引自 Bahn RS, et al; American Thyroid Association; American Association of Clinical Endocrinologists. Hyperthyroidism and other causes of thyrotoxicosis: management guidelines of the American Thyroid Association and American Association of Clinical Endocrinologists. Endocr Pract 17: 456 - 520, 2011. Erratum in: Endocr Pract 19: 384, 2013.

PTU，丙硫氧嘧啶；SSKI，过饱和碘化钾；T_3，三碘甲状腺原氨酸；T_4，甲状腺素。

*首选药物。

13. 什么时候格雷夫斯眼病需要紧急治疗？

有视神经压迫或角膜溃疡的患者需要立即进行眼科会诊。伴随颜色亮度降低和闭眼后仍持续存在的视力模糊，表明视神经受到压迫，可能需要对眼眶进行手术减压。严重的眼球突出可导致角膜炎或角膜溃疡，并可表现为眼痛、畏光、结膜感染、视力丧失和前房内分隔。视神经病变初始治疗用大剂量类固醇（如泼尼松 1～2mg）。角膜溃疡，伴或不伴有角膜炎，均需要局部使用抗生素。

14. 什么是甲亢性周期性麻痹？

甲亢性周期性麻痹是一种罕见的情况，通常见于亚洲男性，他们在甲状腺功能亢进（最常见的是格雷夫斯病）的基础上有肌肉无力和低钾血症的情况。这种疾病与编码特定离子通道的基因的遗传突变有关，适当的治疗包括钾的补充，以及甲状腺功能亢进症的治疗。

15. 甲状腺功能减退的常见临床表现是什么？

- 低代谢综合征：疲劳、不耐冷、体重增加、倦怠、声音嘶哑或低沉、说话缓慢、面部皱纹和嗜睡。
- 精神神经表现：跟腱反射时间延长（"暂停反射"）、抑郁、情绪低落，以及少见的痴呆或精神病。
- 心血管系统：心动过缓，出现充血性心力衰竭的情况相对少见，极少情况下有心包积液。
- 呼吸系统：偶尔有呼吸困难、通气不足，很少有胸腔积液。
- 消化系统：便秘、厌食。
- 肌肉骨骼系统：关节肿胀、肌痛、肌肉无力。
- 皮肤毛发表现：皮肤凉、干燥和脱发。
- 妇科表现：子宫肌瘤。

16. 甲状腺功能减退最常见的原因是什么？

原发性甲状腺功能减退由甲状腺体功能障碍引起（TSH 升高，T_4 降低；如果 TSH 升高但 T_4 正常称为亚临床甲状腺功能减退）。

- 自身免疫性甲状腺破坏：桥本甲状腺炎（90% 的病例，甲状腺体可能硬化或缩小）。
- 甲状腺炎：甲状腺功能亢进一段时间后，腺体可能永久性功能低下（或短暂性功能减退超过 1～2 年）。
- 甲状腺切除术或放射性碘治疗后的甲状腺功能减退。

垂体或下丘脑功能不足，导致促甲状腺激素分泌不足的体征。在这种情况下，促甲状腺激素通常正常（或降低），而 T_4 也很低。这些患者通常会有特征性表现，如出现促卵泡激素 / 黄体生成激素缺乏（女性闭经，男性性腺功能减退）的症状和体征，并可能有促肾上腺皮质激素（adrenocorticotropic hormone，ACTH）缺乏。

- 垂体瘤。
- 垂体卒中：希恩综合征（继发于产后大出血）或者垂体肿瘤出血性卒中。
- 下丘脑附近的脑膜瘤或者颅咽管瘤。

17. 严重甲状腺功能减退（或黏液水肿昏迷）有哪些特征性表现？

特征性临床表现为：有甲状腺疾病病史的患者出现体温过低（75%）、心动过缓、低通气和昏迷。实验室检查可显示贫血、低钠血症、高碳酸血症伴呼吸性酸中毒或呼吸衰竭。心电图显示心包积液引起的低电压和心动过缓。胸片可显示心脏肥大、胸腔积液或肺水肿。

18. 导致甲状腺功能减退患者黏液水肿昏迷的原因是什么？

与甲状腺危象一样，黏液水肿昏迷通常由其他原因诱发，如肺部或肾脏感染、镇静药和麻醉药、外伤、心肌梗死、脑血管意外或胃肠道出血。长时间暴露于低温环境也可能是一个诱发因素。即使是中度甲状腺功能减退也可能危及基础有低氧、高碳酸血症或充血性心力衰竭患者的生命。

19. 黏液性水肿昏迷的治疗原则？

见表48-3。

表 48-3　黏液性水肿昏迷的治疗

1. 支持性护理
- 气道控制、氧气、静脉通路和心脏监护仪（ABC 复苏方案）
- 低血压：晶体
- 有指征的血管升压素（若无甲状腺激素替代则无效）
- 甲状腺功能基线检测
- 低温：被动复温（如拜尔拥抱器暖化系统）
- 进行 ACTH 刺激试验，然后使用氢化可的松（每 8 小时 100mg 静脉注射）进行经验性治疗，直至结果可用。这是因为当甲状腺激素被替代时，皮质醇的代谢会增加，如果有潜在的肾上腺功能不全，可能会导致肾上腺功能不全
2. 甲状腺替代疗法
- 静脉输注 T_4（4μg/kg，24 小时后静脉输注 100μg，然后静脉输注 50μg，直到口服药物耐受为止）
3. 诱因的识别与处理
4. 治疗伴随的代谢异常，包括低钠血症、低血糖症和高钙血症。

注：引自 Citkowitz E：Myxedema coma or crisis treatment and management. Available at http：//emedicine.medscape.com/article/123577-treatment；accessed 7-13-2015.

ABC，气道、呼吸、循环；ACTH，促肾上腺皮质激素；T_4，甲状腺素。

20. 无症状患者可触及甲状腺结节的意义是什么？

在一般人群中，可触及的甲状腺结节是一种常见的查体发现，见于 5% ~ 8% 的

成人。大多数是良性腺瘤，对健康没有威胁。因为很小比例的孤立结节是甲状腺癌，所以有指征时应进行针吸活体组织检查。活体组织检查结果显示 70% 的结节是良性的，5% 为恶性，其余为细胞学上不确定的结节。新型分子检测可以帮助进行癌症的危险分级。

21. 当影像学检查中偶然发现不可触及甲状腺结节时，应该给患者什么建议？

小于 1cm 的甲状腺结节通常不会在体格检查中被发现，但在核磁、CT 或超声检查中可能会被偶然发现，这些类型的结节可见于 30% ~ 50% 的普通人群。测量血清 TSH 和游离 T_4 水平，并告知患者偶然发现甲状腺结节的癌症风险为 0.5% ~ 13%。后续甲状腺超声可以识别高风险特征，如微钙化。如果甲状腺功能测试正常，而超声检查无异常，应在 6 ~ 12 个月内重复超声检查。

22. 需要担心的肾上腺急症是什么？

两个最严重的肾上腺急症是急性肾上腺皮质功能不全（肾上腺危象）和嗜铬细胞瘤危象。

高皮质醇血症可由垂体肿瘤分泌促肾上腺皮质激素、非垂体肿瘤分泌异位 ACTH，或肾上腺肿瘤分泌皮质醇引起。可能出现体重增加、高血压、闭经、胰岛素抵抗或明显的糖尿病。其特征性体征包括皮肤宽的紫纹（>1cm）、易擦伤和近端肌肉无力。

醛固酮增多症是高血压的一个公认原因，可以出现低钾血症，当患者同时服用噻嗪类利尿剂时，可以表现得特别严重。

23. 原发性和继发性肾上腺皮质功能不全有什么区别？

- 原发性肾上腺皮质功能不全，也称为艾迪生病，是由肾上腺破坏造成的。
- 继发性肾上腺皮质功能不全是由垂体分泌的促肾上腺皮质激素不足所致。

24. 原发性肾上腺皮质功能不全的症状和体征

- 疲劳和虚弱。
- 嗜盐。
- 厌食和体重下降。
- 色素沉着过多：掌纹和黏膜有明显的"晒黑"。在原发性肾上腺皮质功能不全中，这种症状由黑素细胞刺激激素增加引起，它与 ACTH 一样分泌过多。
- 胃肠道症状：恶心、呕吐、腹痛和腹泻。腹部疼痛可能很严重，类似于急腹症。
- 低血压：通常在体位改变时出现。当低血压对血管升压素没有反应时，应该考虑肾上腺皮质功能不全。
- 发热：急性肾上腺皮质功能不全可出现高达 40℃ 的高热。

25. 肾上腺皮质功能不全的常见病因

见表 48-4。

表 48-4 肾上腺皮质功能不全的常见病因

原发性肾上腺皮质功能不全	继发性肾上腺皮质功能不全
特发性（自身免疫）	外源性糖皮质激素摄入
结核病	垂体或鞍上肿瘤
双侧肾上腺出血或梗死形成	垂体照射或手术
艾滋病	头部外伤
药物	垂体或下丘脑的浸润性疾病
抗肾上腺药物（美替拉酮、氨鲁米特或米托坦）	结节病
依托咪酯	血色素沉着症
酮康唑	组织细胞病 X
感染	转移性癌症
真菌或细菌性脓毒症	淋巴瘤
浸润性疾病	感染
结节病	肺结核
血色素沉着症	脑膜炎
骨髓组织增生	真菌感染
淋巴瘤	单纯促肾上腺皮质激素缺乏
转移性癌症	
双侧肾上腺切除术	
先天性疾病	
肾上腺发育不良	
先天性肾上腺增生	
肾上腺脑白质营养不良	
家族性糖皮质激素缺乏	

26. 原发性肾上腺皮质功能不全最常见的原因是什么？

90% 的病例是由肺结核和自身免疫因素破坏引起的。其他病因包括肉芽肿性疾病、未控制的艾滋病毒感染、转移性癌症和肾上腺肿瘤出血。

27. 继发性肾上腺皮质功能不全最常见的原因是什么？

长期糖皮质激素治疗（如泼尼松、甲泼尼松龙、地塞米松，或服用高活性抗反转录病毒药物的患者应用局部 / 吸入用类固醇）是继发性肾上腺皮质功能不全的最常见原因，是下丘脑 – 垂体 – 肾上腺轴（hypothalamic–pituitaryadrenalaxis，HPA）抑制的结果。

28. 患者必须接受类固醇治疗多久才能抑制 HPA，恢复正常功能需要多长时间？

接受超过 1 周的最大应激剂量类固醇（如泼尼松 ≥ 60mg/d）的患者对促肾上腺皮质激素的反应可能减弱。这通常会在几周或几个月内缓解。如果患者在数月或数年内一直服用最大应激剂量的类固醇，然后药物逐渐减量，他们可能能够制造足够的皮质醇来维持正常的功能。然而，当他们患病或受伤时，即使 1～2 年后，也可能表现出肾上腺皮质功能不全的体征和症状。

29. 原发性肾上腺皮质功能不全的实验室特征是什么？

缺乏醛固酮和皮质醇都可导致高钾血症。可能存在由抗利尿激素分泌失调综合征引起的低钠血症。皮质醇是一种反调节激素，在空腹时肝脏合成葡萄糖的能力增加。因此，在肾上腺皮质功能不全的情况下，患者饥饿时可能会出现低血糖。另外可见贫血和嗜酸性粒细胞增多。罕见情况下，肾上腺皮质功能不全会引起高钙血症。

30. 继发性肾上腺皮质功能不全与原发性肾上腺皮质功能不全的表现有何不同？

在继发性肾上腺皮质功能不全时，醛固酮分泌不足，因此，这些患者没有高钾血症。低血压、低血糖和低钠血症无论在原发性还是继发性肾上腺皮质功能不全中都会出现。因为 HPA 抑制（慢性类固醇使用）造成的肾上腺皮质功能不全的患者可能会出现库欣综合征样外观。如果患者因垂体或下丘脑引起肾上腺皮质功能不全，症状可能包括其他垂体激素功能低下，如甲状腺功能减退、女性闭经或男性性腺功能减退。

31. 什么是肾上腺危象？

肾上腺危象是一种急性的、严重的肾上腺皮质功能不全。它通常出现于患有慢性肾上腺皮质功能不全的患者，尤其是应激时（如急性心肌梗死、全身感染、手术或外伤），这类患者无法增加循环中的皮质醇水平。

32. 急性肾上腺危象最常见的医源性因素是什么？

急性肾上腺危象最常见的医源性原因是长期服用类固醇的患者迅速停用。

33. 列出急性肾上腺皮质功能不全的一些临床特征

- 血管扩张伴随低血压和休克。
- 厌食、恶心和呕吐。
- 严重的腹痛，类似急腹症。
- 感染或肾上腺皮质功能不全本身引起的发热。
- 意识混乱、定向障碍和嗜睡。

34. 如何诊断肾上腺危象？

尽管许多体征和症状都是非特异的（如发热、腹痛、低血压、疲劳、厌食），但如果患者有接受类固醇治疗的病史、有垂体肿瘤病史、有艾滋病或已知的转移性癌症或其他易感疾病等，则应怀疑肾上腺危象。快速促肾上腺皮质激素兴奋试验可以确诊。不进行化验检查而直接进行的实验性治疗不仅妨碍诊断，而且会使未来的确诊检测变得困难。随机皮质醇水平往往是不确定的。

35. 如何进行快速促肾上腺皮质激素兴奋试验？

基线皮质醇水平在 0 时测定，随后静脉注射 0.25mg 替可克肽（合成促肾上腺皮质激素）。分别于 30 分钟和 60 分钟后检查皮质醇水平。

36. 如果患者需要紧急类固醇治疗怎么办？在快速促肾上腺皮质激素兴奋试验完成之前，应该停止治疗吗？

没必要，如果患者情况不稳定，开始糖皮质激素治疗不会干扰之后的兴奋试验。可以先进行皮质醇水平检查，然后静脉注射地塞米松（4 ～ 10mg），继而给予 0.25mg 替可克肽，分别于 30 分钟和 60 分钟后检查血清皮质醇水平。

37. 急性肾上腺皮质功能不全应如何治疗？

一旦怀疑急性肾上腺皮质功能不全，应立即给予应激剂量类固醇，同时进行促肾上腺皮质激素兴奋试验。静脉注射氢化可的松（100mg）和含葡萄糖的晶体是标准方案。进行详细的病史和体格检查，以确定是否有肾上腺皮质功能不全的慢性表现。对于病情不稳定的患者，在等待结果的同时开始使用经验性广谱抗生素。如果患者接受氢化可的松，通常不需要盐皮质激素替代，因为 100mg 氢化可的松具有 0.1mg 氟氢化可的松的保盐作用。

关键点：肾上腺危象

（1）所有低血压患者应考虑肾上腺危象，尤其是对血管升压素无反应的患者。
（2）所有肾上腺危象患者都需要快速静脉注射类固醇。
（3）地塞米松可在肾上腺危象中作为初始用药而不影响促肾上腺皮质激素兴奋试验。
（4）使用大剂量类固醇超过 1 周可导致肾上腺抑制，使患者更容易发生肾上腺危象。

---

38. 对于患有慢性肾上腺皮质功能不全的患者，如果患其他轻微疾病或受伤，在急诊应如何治疗？

给予 1 剂量介于每日替代剂量和最大应激剂量（并适合其疾病程度）之间的氢化可的松或泼尼松。对于不伴其他疾病的肾上腺皮质功能不全患者而言，通常替代类固醇的剂量是每天 20 ～ 30mg 氢化可的松（通常为每天 2 次）或每天 5 ～ 6mg 泼尼松。对于病情危重的患者，通常每天给予 3 次 100mg 氢化可的松（300mg/d）或 60mg 泼尼松。这种剂量应该持续 24 ～ 48 小时，或者直到症状改善。如果患者不需要住院治疗，一般建议服用原有类固醇 3 倍剂量，持续 2 ～ 3 天，以防病情恶化时出现肾上腺危象。

通常不需要添加盐皮质激素。后续治疗应与家庭医师或内分泌医师密切合作。如果恶心或呕吐阻碍口服药物，患者应返回急诊科。应建议所有患者佩戴医学识别手环，以防将来出现病情严重且无法沟通的情况。

39. 嗜铬细胞瘤的症状和体征是什么？

嗜铬细胞瘤是肾上腺髓质或交感神经节的一种肿瘤，可产生过量的儿茶酚胺（如肾上腺素、去甲肾上腺素或多巴胺）。嗜铬细胞瘤的典型症状包括严重头痛、心悸和出汗。这些症状发生在严重高血压时，如果症状是发作性的，应该考虑嗜铬细胞瘤。其他症状包括紧张、震颤、体重减轻和高血糖。

40. 哪些高血压患者应该进行嗜铬细胞瘤的评估？

有以下风险的患者应接受评估，包括发作性高血压患者、需要 4 种或更多药物控制的高血压患者，以及 35 岁之前或 60 岁之后出现高血压的患者。患有高血压并有严重发作性高血压或多发性内分泌腺肿瘤 2 型的某种表型（髓质性甲状腺癌、甲状旁腺功能亢进和嗜铬细胞瘤）家族史的患者。

41. 治疗嗜铬细胞瘤患者的高血压的独特之处是什么？

最重要的是不要使用 β 受体阻滞剂作为一线治疗药物。β 受体阻滞剂会导致 α 受体激活，从而增加血管收缩，使高血压恶化。纯血管扩张剂可用于急性期。早期使用苯氧苄胺或哌唑嗪等药物进行 α 受体阻断。具有 α 受体和 β 受体阻断活性的拉贝塔洛或卡维地洛也有用于缓解高血压症状。

（王明轩　译）

参考文献

1. Bornstein SR: Predisposing factors for adrenal insufficiency. *N Engl J Med* 360:2328–2339, 2009.
2. Brent GA: Clinical practice. Graves' disease. *N Engl J Med* 358:2594–2605, 2008.
3. Chiha M, Samarasinghe S, Kabaker AS: Thyroid storm: an updated review. *J Intensive Care Med* 30:131–140, 2015.
4. Griepentrog GJ, Garrity JA: Update on the medical treatment of Graves' ophthalmopathy. *Int J Gen Med* 2:263–269, 2009.
5. Hampton J: Thyroid gland disorder emergencies: thyroid storm and myxedema coma. *AACN Adv Crit Care* 24:325–332, 2013.
6. Hegedus L: The thyroid nodule. *N Engl J Med* 351:1764–1771, 2004.
7. Neary N, Nieman L: Adrenal insufficiency: etiology, diagnosis and treatment. *Curr Opin Endocrinol Diabetes Obes* 17:217–223, 2010.
8. Park E, Abraham MK: Altered mental status and endocrine diseases. *Emerg Med Clin North Am* 32:367–378, 2014.
9. Pimentel L, Hansen KN: Thyroid disease in the emergency department: a clinical and laboratory review. *J Emerg Med* 28:201–209, 2005.
10. Young WF Jr: Clinical practice: the incidentally discovered adrenal mass. *N Engl J Med* 356:601–610, 2007.

第十一部分

感染性疾病

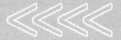

第 49 章　脓毒症及脓毒症休克

Stephen J. Wolf，MD

1. 什么是全身炎症反应综合征？

顾名思义，全身炎症反应综合征（systemic inflammatory response syndrome，SIRS）是一种炎症综合征，不一定是感染。

2.SIRS 诊断的标准是什么？

患者必须符合以下 4 项标准中的 2 项才可以被诊断为 SIRS。
（1）体温超过 38℃或低于 35℃。
（2）心率大于 90 次 / 分。
（3）呼吸大于 20 次 / 分或动脉血二氧化碳分压小于 32mmHg。
（4）血清白细胞计数大于 12×10^9/L 或小于 4×10^9/L，或未成熟粒细胞＞ 0.1%。

3. 脓毒症的定义是什么？

在急诊医学中，脓毒症被定义为同时存在 SIRS 和菌血症的综合征。

4. 脓毒症和严重脓毒症的区别是什么？

严重脓毒症是指脓毒症伴器官功能障碍。严重脓毒症现在被认为是重症监护病房非冠状动脉疾病患者最常见的死亡原因。欧洲每年大约有 15 万人死于脓毒症，美国每年有超过 20 万人死于脓毒症。

5. 乳酸水平升高在脓毒症中的意义是什么？

血清乳酸浓度升高提示非低血压患者的组织灌注不足。尽管乳酸测定可能有益处并与死亡率相关，但作为评估组织代谢状态的测定值，它们缺乏精确性。

6. 哪些器官系统出现功能障碍，意味着严重脓毒症？

• 心血管系统：血管舒张、心肌收缩力差、心脏需氧量增加、系统性低血压或心脏缺血。
• 中枢神经系统：精神状态改变。
• 组织灌注：血清乳酸浓度≥ 4mmol/L。
• 血液系统：凝血酶原时间延长、国际标准化比值增高、部分凝血活酶时间延长、溶血现象，以及血小板减少或弥散性血管内凝血（DIC）。
• 肝：凝血障碍、黄疸或转氨酶升高。

- 肾：急性肾功能不全（血尿素氮和肌酐增加）或尿量少于 0.5ml/（kg·h）。
- 肺：急性呼吸窘迫综合征、呼吸衰竭或不明原因的低氧血症。

7. 脓毒症和严重脓毒症的死亡率各是多少？

脓毒症的死亡率为 15%～20%，而严重脓毒症的死亡率为 30%～40%。

8. 脓毒症患者复苏的首要目标是什么？

积极复苏的目标是确保氧的输送满足脓毒症患者组织氧的需求。

9. 如何减少感染组织因脓毒症而增加的氧需求量？

及早给予适当抗生素。医疗健康研究所建议急诊科在脓毒症出现 3 小时内开始使用抗生素。

10. 哪两种方法可增加脓毒症受感染组织的氧气供应？

- 高流量氧治疗。
- 早期目标导向治疗（early goal-directed therapy，EGDT）。

11. 在严重脓毒症患者中启动 EGDT 对死亡率有什么改善？

EGDT 可使严重脓毒症患者的死亡率降低 25%。

12. 严重脓毒症患者使用 EGDT 复苏的目标是什么？

在复苏的 6 小时过程中，严重脓毒症患者使用 EGDT 复苏的目标应该包括以下几点。

- 中心静脉压（CVP）：8～12mmH$_2$O。
- 平均动脉压（MAP）：大于 65mmHg。
- 尿量：超过 0.5ml/（kg·h）。
- 静脉氧化饱和：中心静脉血氧饱和度大于 70% 或混合静脉血氧饱和度大于 65%。

13. 对于 CVP 小于 8mmH$_2$O 的患者，应采取何种干预措施？

静脉液体复苏是最早期的一线治疗，静脉推注 30 分钟以上直到 CVP 达到预期目标。使用 500～1000ml 晶体液或 300～500ml 胶体液，并根据患者的反应重复剂量。对于不能进行容量复苏的禁忌证（如心力衰竭或肾衰竭）患者，应谨慎使用。

14. 对于 MAP 小于 65mmHg 的患者，应采取什么干预措施？

在充分液体复苏将患者的 CVP 提高到 8～12mmH$_2$O（20～40ml/kg）后，应用升压药物将 MAP 提高到 65mmHg。

15. 在严重脓毒症的情况下，不同升压药物的疗效存在不同吗？

有证据表明，在脓毒症患者中去甲肾上腺素是比多巴胺更有效的一线升压药物，可降低 28 天内的死亡率。在动物模型中，肾上腺素与较高的死亡率有关，如果多巴胺和去甲肾上腺素都不能在患者体内产生预期的效果，通常会保留去甲肾上腺素。鉴于其纯 α 肾上腺素能活性，去甲肾上腺素被认为与患者的心动过速、心律失常或心脏受损有关。

16. 低静脉氧合的含义是什么？

这仅仅意味着全身组织缺氧。中心静脉血氧饱和度低于 70%（或混合静脉血氧饱和度低于 65%）表明，组织对氧的摄取大于维持代谢的需求（即灌注不良）。

17. 低静脉氧合应采取何种干预措施？

如果 CVP 在 8 ~ 12mmH$_2$O，MAP 在 65mmHg，但静脉氧合较低，则考虑使用多巴酚丁胺改善其肌力特性，以促进心脏泵血功能、灌注和氧气输送。

此外，可以考虑输注红细胞，将患者的血细胞比容增加到 30%，这将有助于提高携氧能力。

18. 输血的缺点是什么？

输血最初是有帮助的，但也有几个潜在的缺陷。急性输血反应和全身对少量抗原和储存分解产物的反应可能进一步恶化脓毒症相关的免疫损害状态。此外，输血的最佳终点还不清楚。

19. 尽快实现这些目标意味着什么？

尽快实现 EGDT 的目标，对严重脓毒症患者来说，积极清除乳酸和逆转组织灌注不足有明显的益处。Rivers 及其同事在 1999 年的研究显示，在患者到达急诊科 6 小时内实施 EGDT，28 天绝对死亡率下降了 16%。

20. 如何定义脓毒症休克？

脓毒症休克可以被定义为严重脓毒症，是难以复苏的持续组织灌注不足。

21. 血管升压素在脓毒症休克中的作用是什么？

血管升压素是一种二线至三线升压药物，在其他升压药物无效时，血管升压素可用于治疗感染性休克合并难治性低血压。血管升压素不会降低死亡率，它会引起周围血管的极度收缩，故可能导致指端缺血。

22. 血糖控制在脓毒症综合征中的作用是什么？

有数据表明，重症监护病房适当控制脓毒症综合征患者的血糖（6.1 ~ 10.0mmol/L），患者的死亡率有所降低。加强血糖控制（< 6.1mmol/L）的方案已被证明与较高的

严重低血糖发生率和死亡率有关。建议在急诊危重患者中采用适当的胰岛素控制血糖方案。

23. 何谓中毒休克综合征?

中毒休克综合征（toxic shock syndrome，TSS）是一种以休克和多器官衰竭为特征的临床综合征。它的特点是症状发展迅速，由几种不同的细菌外毒素引起，这些外毒素作为超抗原，可刺激过度免疫反应，症状包括高热、头痛、意识不清、结膜充血和胃肠道症状，伴有典型的瘢痕样皮疹和严重休克。

24. 哪些细菌与 TSS 有关?

虽然 TSS 最初与金黄色葡萄球菌感染有关，但同样的毒素介导综合征也被描述为其他细菌感染，包括社区获得性耐甲氧西林金黄色葡萄球菌（community acquired methicillin-resistant *S. aureus*，CA-MRSA）、A 组链球菌和某些梭状芽孢杆菌感染，每一种感染都通过产生不同的内毒素引起类似于 TSS 的症状。

25. 哪些因素导致 TSS?

1980 年，91% 的报道病例与月经有关，很快有研究者指出使用新的高吸收率卫生棉条是一个危险因素。这种由交联羧甲基纤维素和聚酯泡沫制成的卫生棉条被认为是 TSS 毒素表达的理想环境，随后被从市场上撤下。目前的危险因素包括含空气的异物（如卫生棉条、鼻腔填充物）、近期手术、产后状态、烧伤和局灶性感染（如皮肤和皮下病变、乳腺炎、鼻窦炎和伤口感染）。

26.TSS 的病理生理学

有如下三个阶段。
（1）产毒菌株感染。
（2）局部增殖。
（3）毒素产生。
对毒素的免疫反应可引发全身炎症联级反应，导致多系统器官受累，已报道许多不同的细菌可导致 TSS，感染与 TSS 的联系是，外毒素作为超级抗原可以刺激人体产生大量的细胞因子，从而引发全身炎症反应，最终导致休克。

27. 由金黄色葡萄球菌引起的 TSS 的诊断标准

- 体温高于 38.9℃。
- 低血压。
- 弥漫性黄斑红疹伴脱屑，通常位于手掌或脚底，于出现症状 1～2 周后出现。
- 涉及下列 3 个或以上组织、器官或系统。
  - 肠胃：呕吐或腹泻。
  - 肌肉：肌痛或肌酸激酶升高（正常值的 2 倍）。

- 黏膜：阴道、口咽或结膜充血。
- 肾：血尿素氮或肌酐升高（正常2倍），或无尿路感染的脓尿。
- 肝：总胆红素、谷丙转氨酶、谷草转氨酶水平为正常上限的2倍以上。
- 血液：血小板计数低于 $10 \times 10^9/L$。
- 中枢神经系统：无发热和低血压时，无局灶性神经疾病体征，如定向障碍或意识水平改变。
- 以下结果阴性。
  - 血液、咽喉或脑脊液培养物（血培养可能是金黄色葡萄球菌阳性）。
  - 落基山斑疹热、钩端螺旋体病或麻疹的效价升高。

28. 如何诊断链球菌性 TSS ？

确诊需要从无菌或非无菌部位分离到链球菌，低血压和多系统器官受累（至少有下列两个或更多）。
- 肾功能损害。
- 凝血障碍导致 DIC 或血小板减少症。
- 肝炎。
- 成人呼吸窘迫综合征。
- 皮肤变化类似坏死性软组织金黄色葡萄球菌感染 TSS。

29. 与 TSS 相关的皮疹

皮疹是一种黄斑性红皮病，呈白色，无瘙痒感，可以是弥漫性或局部性的，通常被描述为像晒伤。皮疹出现在疾病早期，约3天后消退，在深色皮肤的患者中可能被忽略。

30. 什么时候可能出现皮肤脱落？

通常是肢体末梢的皮肤脱落，常见于发病后5～12天。迟发性脱发和指甲脱落可能发生在较晚的时候，并且似乎取决于急性疾病期间低血压的水平。

31. 根据前面提到的 TSS 标准，列出鉴别诊断

- 科罗拉多蜱传热。
- 药物反应。
- 多形性红斑。
- 川崎病。
- 钩端螺旋体病。
- 麻疹。
- 脑膜炎。
- 落基山斑疹热。
- 脓毒症。

- 葡萄球菌烫伤样皮肤综合征。
- 重症多形性红斑。
- 链球菌猩红热。
- 中毒性表皮坏死松解症。

32. 总结 TSS 的治疗方法

- 早期目标导向治疗联合支持性护理。
- 识别和清除感染源（如卫生棉条、脓肿、鼻腔填充物）。
- 适当使用抗生素。

33. 抗生素治疗有效吗？

虽然没有前瞻性研究表明抗生素可以改变 TSS 的严重程度或病程，但抗生素确实能降低复发率（可高达 28%）。此外，延迟抗生素的使用与其他类型严重脓毒症和脓毒症休克的死亡率增加有关。因此，早期使用抗生素被认为是标准治疗手段。

34. 应使用什么抗生素？

万古霉素和克林霉素被认为是经验性抗生素治疗的选择。克林霉素还具有直接抗毒素作用的优点。当病原体可以被识别时，可以使用相应针对性抗生素。对于非葡萄球菌 TSS，应使用纳非西林等耐青霉素酶耐药的青霉素，而对于链球菌 TSS，应使用大剂量青霉素。

35. 有没有其他的治疗方法有助于控制人体对毒素的免疫反应？

静脉注射免疫球蛋白（IV immunoglobulin，IVIG）的患者的死亡率比接受标准治疗的患者低 3.6 倍。然而，由于 TSS 的发生率较低，关于使用 IVIG 控制免疫反应的数据有限，也未显示明确的益处。大多数权威机构目前建议在严重病例中使用 IVIG，在这种情况下，及时使用抗生素和源头控制无法改善临床结局。从理论上讲，类固醇应该有助于减弱全身对毒素的反应，但没有前瞻性数据显示其有效性。类固醇在脓毒症中的使用仍然存在争议，类固醇在 TSS 的治疗中并不是常规用药。

36. 是否所有 TSS 患者都需要住院？

怀疑 TSS 的患者应住院治疗，因为这种毒素介导的疾病进展迅速。对大多数患者来说，如果在急诊科出现全身性症状（如低血压、发热和多系统器官受累），则明确表明需要住院接受支持性护理。

37. 应如何处理脾切除患者？

任何符合 SIRS 标准的脾切除患者应被推测为患有肺炎球菌脓毒症，并应立即使用适当的抗生素进行治疗。

关键词：脓毒症与脓毒症休克

（1）积极管理所有至急诊科就诊的 SIRS 患者的脓毒症，并推测感染源。

（2）在严重脓毒症患者中，启动 EGDT 可以降低 25% 的死亡率。

（3）考虑去甲肾上腺素作为首选升压药治疗脓毒症和顽固性低血压。

（4）对于任何患有快速进行性休克综合征和弥漫性红斑皮疹的患者，考虑 TSS，并确保没有可清除的产生内毒素的感染源。

（常乐乐　齐文杰　译）

参考文献

1. Davis JP, Chesney PJ, Wand PJ, et al: Toxic-shock syndrome. *N Engl J Med* 303:1429–1435, 1980.

2. Darenberg J, Ihendyane N, Sjölin J, et al: Intravenous immunoglobulin G therapy in streptococcal toxic shock syndrome: a European randomized, double blind, placebo-controlled trial. *Clin Infect Dis* 37:333–340, 2003.

3. Dellinger RP, Levy MM, Rhodes A, et al: Surviving sepsis campaign: international guidelines for management of severe sepsis and septic shock, 2012. *Crit Care Med* 41:580–637, 2013.

4. Descloux E, Perpoint T, Ferry T, et al: One in five mortality in non-menstrual toxic shock syndrome versus no mortality in menstrual cases in a balanced French series of 55 cases. *Eur J Clin Microbiol Infect Dis* 27:37–43, 2008.

5. Lappin E, Ferguson AJ: Gram-positive toxic shock syndromes. *Lancet* 9:281–290, 2009.

6. Levy MM, Rhodes A, Phillips GS, et al: Surviving Sepsis Campaign: association between performance metrics and outcomes in a 7.5-year study. *Intensive Care Med* 40:1623–1633, 2014.

7. ProCESS Investigators: A randomized trial of protocol-based care for early septic shock. *N Engl J Med* 370:1683–1693, 2014.

8. Rivers EP, Nguyen B, Havstad S, et al: Early goal-directed therapy in the treatment of severe sepsis. *N Engl J Med* 340:207–214, 1999.

9. Vasu TS, Cavallazzi R, Hairani A, et al: Norepinephrine or dopamine for septic shock: systematic review or randomized clinical trials. *J Intensive Care Med* 27:172–178, 2012.

第 50 章　软组织感染

Jason J. Lewis, MD

1. 蜂窝织炎和脓肿有什么区别?

蜂窝织炎是一种急性皮肤和皮下组织感染, 以疼痛、发热、肿胀和红斑为特征。脓肿是化脓物质（脓）的局部集合, 通常表现为红色、疼痛、硬结和波动的肿块。

2. 引起蜂窝织炎的原因是什么? 它是如何发展的?

蜂窝织炎最常由 A 组链球菌和金黄色葡萄球菌引起。通常最先出现的症状是局部皮肤不适, 接着是压痛、红斑和肿胀。24 小时内, 该部位明显扩大。淋巴管 "条纹" 可发生在原发部位, 是蜂窝织炎的一个非常特异的诊断标志, 最常见的部位分别是下肢、上肢和面部。

3. 脓肿的原因是什么? 是如何发展的?

脓肿可以由皮肤的局部破损引起, 可发生在身体的任何部位。金黄色葡萄球菌是最常见的病原菌, 但也必须考虑链球菌、革兰阴性杆菌和假单胞菌。脓肿最常见于四肢、腋窝和直肠周围, 未经治疗的毛囊感染可演变为皮肤脓肿。大汗腺阻塞可导致腋窝和腹股沟形成脓肿, 而前庭大腺导管阻塞可导致阴道部位脓肿。皮脂腺阻塞可导致头颈部形成脓肿。表面脓肿可以自发破裂, 但通常会继续扩大, 直到切开并引流。

4. 哪类人群患脓肿的风险更大?

患有糖尿病、炎性肠病和其他免疫疾病的人群患脓肿的风险更大。静脉注射的药物滥用者患社区获得性耐甲氧西林金黄色葡萄球菌引起的皮肤脓肿的风险更大。

5. 什么是脓液? 脓液的存在意味着什么?

脓液是被多核白细胞分解的不同阶段的细胞碎片和细菌的混合物。脓液的存在意味着脓肿的形成。

6. 如何知道脓液的存在?

体格检查可显示有化脓物质或脓液。伴有疼痛的局部波动和硬结肿块是脓肿的特异性体征。脓肿的顶端可能出现少量的脓液排出。虽然皮肤脓肿不需要常规超声和 CT 检查确定, 但怀疑深部组织脓肿时, 影像学检查就很有意义了。如果临床检查不确定, 最好使用床边超声确定脓液部位, 并在超声引导下进行定位和（或）脓肿切开并引流。床旁超声提示脓肿表现为皮下无回声液体。

7. 蜂窝织炎的鉴别诊断是什么？

- 血栓性静脉炎：必须考虑导致炎症和刺激的静脉血栓，尤其是下肢。
- 病毒性皮疹和药物性皮疹。
- 皮炎：常伴有瘙痒和鳞屑。
- 昆虫叮咬：疼痛较轻，有瘙痒和水肿。
- 真菌感染：特别是念珠菌感染，其发生的特征部位是皮肤褶皱处，病变部位潮湿、发红，周围有卫星灶。

8. 脓肿的鉴别诊断是什么？

鉴别诊断包括寻常痤疮、真菌感染和昆虫叮咬。非感染性结节性病变包括皮肤囊肿、肿瘤或其他新生物和肉芽肿。复发性或多发性脓肿可能意味着更复杂的问题（如化脓性荨麻疹）或全身性疾病（如心内膜炎）。

9. 什么是毛囊炎？

毛囊炎是毛发的毛囊的刺激和炎症，通常是感染、化学刺激或皮肤损伤的结果。最常发生于顶浆区，也可能发生在发根的任何部位。病原体包括金黄色葡萄球菌（最常见）、链球菌和革兰阴性杆菌（包括假单胞菌）。

10. 什么是丹毒？

丹毒是主要由 A 组链球菌引起的一种独特的蜂窝织炎。它的特点是有光泽的红斑，界限分明，有明显的皮肤感染，可迅速扩大。通常伴随发热和白细胞计数升高。

11. 对于蜂窝织炎或脓肿，伤口组织培养的作用是什么？

脓肿通常由社区获得性耐甲氧西林金黄色葡萄球菌（CA-MRSA）引起，可以通过切开和引流治疗，不需要组织培养或使用抗生素。通常，蜂窝织炎由 A 组链球菌或金黄色葡萄球菌引起。组织培养对于免疫功能受损或初始治疗失败的患者是有用的。

12. 血培养在处理蜂窝织炎中的作用是什么？

对免疫功能正常无并发症的蜂窝织炎患者来说，血培养通常是不必要的。免疫功能低下或疑似 B 型嗜血杆菌感染的患者可能需要进行血培养，因为在这些患者中，有高达 90% 的患者会出现菌血症。然而，一项对免疫功能低下患者复杂蜂窝织炎血培养的回顾性研究发现，血培养结果改变了经验性治疗时间的病例只占 2%，大多数的影响是缩小抗生素的覆盖范围。

13. 什么是 CA-MRSA？

自从人们发现 CA-MRSA 是皮肤和软组织感染中的一种社区来源病原体以来，它已经变得越来越常见。现今，21%～80% 的皮肤感染和脓肿是由 CA-MRSA 导致的。值得注意的是，CA-MRSA 在遗传和表型上与医院相关的耐甲氧西林金黄色葡萄球菌

（MRSA）感染不同，具有不同的抗生素敏感性和易感性。

14.CA-MRSA 的危险因素是什么？

危险因素如下。
- 监禁。
- 男男性行为。
- 多发性脓肿。
- 静脉毒品摄入。
- 慢性疾病，如终末期肾病伴透析。
- 糖尿病。
- 外周血管疾病。
- 免疫抑制。

共用器材或在人造场地上比赛的运动员也有感染风险。

15. 是否应该进行常规实验室检测？

不需要，免疫功能受损患者和系统性疾病患者可考虑实验室检查（如白细胞计数、乳酸）和血培养。

16. 治疗蜂窝织炎的适当方法是什么？

没有并发症的蜂窝织炎可在门诊治疗，口服抗生素 7～14 天，并有严格的回访措施（如关注感染扩散、持续发热或疼痛加重）。

17. 急诊科处理脓肿的适当方法是什么？

（1）使用或不使用麻醉剂进行适当的镇痛后，用聚维酮碘或氯己定备皮。

（2）用手术刀切开脓肿腔直径的 2/3，以便使用器械辅助破室和完全引流。随后可选择用正常无菌盐水或水进行冲洗。

（3）用绷带轻轻地包住伤口，使脓性液体继续排干。

（4）指导患者在 48～72 小时内复诊，进行伤口检查并清除包扎物。

18. 怀疑感染 CA-MRSA 者如何治疗？

单纯性脓肿，怀疑有 CA-MRSA，可采用切开引流治疗，不需要使用抗生素。如果患者正在接受全身性疾病或周围蜂窝织炎的治疗，可口服甲氧苄啶 – 磺胺甲噁唑、克林霉素、利福平和多西环素治疗。利福平应与甲氧苄啶 – 磺胺甲噁唑联合使用，因为如果单一应用利福平治疗 CA-MRSA，会产生耐药性。对于更严重的感染，应使用万古霉素或利奈唑胺治疗。

19. 哪些部位最容易发生蜂窝织炎和（或）形成脓肿？.

- 面部：眼眶是需要重点关注的部位，应早期干预和静脉注射抗生素进行积极治疗。眼眶脓肿可导致失明并可蔓延至颅内，形成脑脓肿，或引起其他颅内感染，并可导致死亡。如果考虑眼眶感染，通常需要行 CT 检查以明确脓肿的形成和是否累及颅内的海绵窦。

- 直肠或肛周间隙：区分单纯的臀部脓肿和肛周脓肿。肛周脓肿起源于肛门隐窝，可就近累及直肠坐骨间隙，形成直肠周脓肿，需要手术治疗。
- 前庭大腺：因导管阻塞和阴道口感染导致的脓肿，引起阴道前庭和小阴唇疼痛。
- 咽后间隙或舌下组织（如脓性颌下炎）：脓肿可导致气道受累，可能需要手术治疗。
- 深部间隙脓肿（如颈部和腹股沟）：考虑到靠近神经血管结构，通常需要手术治疗。

20. 哪些体格检查有助于鉴别眼眶和前庭蜂窝织炎？

眼球突出、眼肌麻痹和眼外运动疼痛是眼眶感染的指征。发热、全身症状和毒性反应是非特异性的，高达 30% 的眼眶软组织感染患者不伴发热。

21. 对于前庭大腺脓肿，适当的治疗方法是什么？

可选择的治疗方法是在脓肿中间部分切开后，在脓肿腔内靠近阴道内口处放置一个小的球状导管。导管通常保留 4 ~ 6 周，患者每天进行 2 次坐浴。

22. 哪些患者需要住院？

除静脉注射抗生素外，任何出现系统性疾病或脓毒症的患者，以及那些治疗失败或病情恶化的患者都需要住院。任何出现坏死性筋膜炎或富尼埃坏疽的患者都需要立即手术并接受液体复苏和抗生素治疗。手部感染的患者可能需要住院，以监测是否累及神经和血管，而那些有咽后或舌下间隙感染的患者应该进行监护，直到明确气道是通畅的。

23. 什么是坏死性筋膜炎？

坏死性筋膜炎是一种迅速进展的皮肤和软组织的多重微生物感染，对肢体和生命有威胁，可迅速发展为血管阻塞和组织坏死，死亡率为 25% ~ 75%。最常见的病因是混合细菌感染，可能的病原菌包括革兰阴性肠杆菌、革兰阳性链球菌和其他厌氧菌。坏死性筋膜炎也可能由一个单一的病原体引起，如带有超强抗原毒性的 A 组链球菌。虽然细菌可以从皮肤创伤、腹部手术、直肠周围感染、皮肤溃疡或静脉毒品摄入中侵入，但入侵部位通常无法确定。

24. 坏死性筋膜炎如何进展？

细菌外毒素引起全身毒性反应。病变早期，皮肤出现红斑和轻微的疼痛。随着疾病的进展，出现真皮结缔组织分离、炎症和坏死，以及快速进展的伴有疼痛的水肿。皮下可以形成气体，体格检查可发现捻发感。如果不早期静脉应用广谱抗生素和手术清创，会发生肢体坏死、脓毒症，甚至死亡。

25. 如何诊断坏死性筋膜炎？

怀疑有坏死性筋膜炎的患者的疼痛和压痛非常明显，与可见的蜂窝织炎不相称。有捻发感，有时候可在影像学检查中发现。可以描记出感染的范围，以监测是否有迅速扩展的迹象。CT 检查有助于评估病情的程度。患者可以出现脓毒症，但这种情况往往在疾病的后期出现。

26. 坏死性筋膜炎的实验室风险指标评分是什么？

坏死性筋膜炎的实验室风险指标评分（the laboratory risk indicator for necrotizing fasciitis score，LRINEC 评分）是一个客观的评分系统，可用于区分坏死性筋膜炎和其他软组织感染（通过 6 个检查数值计算评分，表 50-1）。在最初公布的数值中，6 分及以上对坏死性筋膜炎的存在具有 92% 的阳性预测值和 96% 的阴性预测值。其他研究发现，如果 LRINEC 评分大于 6，死亡率和截肢率会增加。然而，对 52 例确诊为坏死性筋膜炎患者的回顾性病例分析显示，评分大于 6 分的患者，LRINEC 评分表的灵敏度仅为 52%，这强调了临床的重要性，不可完全依赖于该评分系统。

表 50-1 LRINEC 评分表

项目	评分	项目	评分
C 反应蛋白水平（mg/L）		< 110	2
< 150	0	血钠水平（mmol/L）	
≥ 150	4	≥ 135	0
白细胞计数（/L）		< 135	2
< 15 × 10^6	0	肌酐水平（μmol/L）	
15 × 10^6 ～ 25 × 10^6	1	≤ 141	0
> 25 × 10^6	2	> 141	2
血红蛋白水平（g/L）		血糖水平（mmol/L）	
> 135	0	≤ 10	0
110 ～ 135	1	> 10	1

注：LRINEC，坏死性筋膜炎的实验室风险指标。

27. 疑似坏死性筋膜炎的患者应咨询何科医师？

如果怀疑有坏死性筋膜炎，应立即咨询外科医师，这是一种外科急症，必须尽早和积极地进行手术清创治疗。

28. 如果怀疑坏死性筋膜炎，应该应用什么抗生素？

需要立即静脉注射广谱抗生素。使用万古霉素 + 克林霉素 + 哌拉西林 / 他唑巴坦，或者万古霉素 + 克林霉素 + 氨曲南。

29. 还有什么其他有益的治疗方法?

高压氧(hyperbaric oxygen,HBO)可以使组织氧合水平达到 300mmHg,超过引起抑菌和抑制毒素释放的所需的组织氧合,以达到抑菌和抑制毒素释放的作用。HBO 治疗(结合早期外科手术和静脉应用抗生素)可能有助于阻止感染的扩散。

30. 什么是富尼埃坏疽?

富尼埃坏疽是一种暴发性坏死性软组织感染,累及会阴、生殖器或肛门周围区域,死亡率达到 30%。男性比较容易患病。它通常由混合病原菌引起,一般局限于泌尿生殖道、下消化道或腹股沟皮肤。患者出现迅速蔓延的坏死性筋膜炎,阴囊和会阴部肿胀硬结明显,可进展为阴囊壁坏死和脓毒症,出现多器官衰竭。

31. 哪类人群更易患富尼埃坏疽?

高危人群包括糖尿病患者、慢性酒精中毒患者和免疫抑制患者。

32. 富尼埃坏疽的治疗

像其他坏死性软组织感染一样,富尼埃坏疽是一种外科急症,需要早期和广泛的外科清创。急诊治疗包括早期咨询普通外科医师或泌尿科医师、静脉液体复苏,以及应用广谱抗生素。

33. 猫和狗咬伤需要担心吗?

猫和(或)狗咬伤约占急诊就诊的 1% ~ 2%。狗咬伤通常会导致组织损伤,而猫咬伤则会造成深度穿刺伤口,导致肌腱、关节和骨骼的细菌入侵。80% 的猫咬伤感染由巴斯德杆菌引起,只有 5% 的狗咬伤导致犬巴氏杆菌感染。乙醇中毒、免疫功能低下和无脾的患者应该接受抗生素治疗,因为他们面临着由犬唾液中发现的革兰阴性杆菌(犬咬二氧化碳嗜纤维菌)所引发的严重脓毒症和弥散性血管内凝血的风险。

34. 蜂窝织炎或脓肿患者还需要其他治疗吗?

接种疫苗不及时的患者需要接种破伤风疫苗。

关键点:软组织感染

(1)蜂窝织炎是软组织的感染,应该用抗生素治疗。

(2)单纯的脓肿是通过切开和引流治疗的,不需要使用抗生素。

(3)坏死性感染是一种外科急症,需要紧急手术清创、静脉液体复苏和静脉应用广谱抗生素。

(4)所有猫咬伤都应使用覆盖巴斯德杆菌的抗生素进行治疗。

致谢

感谢 Harvey W.Meislin 博士和 Megan A.Meislin 博士对本章的贡献。

（胡　岚　译）

参考文献

1. Babovic N, Cayci C, Carlsen BT: Cat bite infection of the hand: assessment of morbidity and predictors of severe infection. *J Hand Surg [Am]* 39:286–290, 2014.
2. Hendy GW: Fournier gangrene. In Wolfson AB, editor: *Harwood-Nuss' clinical practice of emergency medicine*, ed 5, Philadelphia, 2010, Lippincott Williams and Wilkins, pp 647–648.
3. Hloch O, Mokra D, Masopust J, et al: Antibiotic treatment following a dog bite in an immunocompromized patient in order to prevent Capnocytophage canimorsus infection: a case report. *BMC Res Notes* 7:432, 2014.
4. Pallin DJ, Camargo CA, Schuur JD: Skin infections and antibiotic stewardship: analysis of emergency department prescribing practices, 2007-2010. *West J Emerg Med* 15:282–289, 2014.
5. Peterson D, McLeod S, Wolfre K, et al: Predictors of failure of empiric outpatient antibiotic therapy in emergency department patients with uncomplicated cellulitis. *Acad Emerg Med* 21:526–531, 2014.
6. Pulia MS, Calderone MR, Meister JR, et al: Update on management of skin and soft tissue infections in the emergency department. *Curr Infect Dis Rep* 16:418, 2014.
7. Rudloe TF, Harper BM, Prabhu SP, et al: Acute periorbital Infections: who needs emergent imaging? *Pediatrics* 125:719–726, 2010.
8. Su YC, Chen HW, Hong YC, et al: Laboratory risk indicator for necrotizing fasciitis score and the outcomes. *ANZ J Surg* 78:968–972, 2008.
9. Thwaini A, Khan A, Malik A, et al: Fournier's gangrene and its emergency management. *Postgrad Med J* 82:516–519, 2006.
10. Trott AT, Krupp S: Skin and soft-tissue infections. In Wolfson AB, editor: *Harwood-Nuss' clinical practice of emergency medicine*, ed 5, Philadelphia, 2010, Lippincott Williams and Wilkins, pp 875–881.
11. Wald ER: Periorbital and orbital infections. *Infect Dis Clin North Am* 21:393–408, 2007.
12. Wilson MP, Scneir AB: A case of necrotizing fasciitis with a LRNIEC score of zero: clinical suspicion should trump scoring systems. *J Emerg Med* 44:928–931, 2013.
13. Wong CH, Wang YS: The diagnosis of necrotizing fasciitis. *Curr Opin Infect Dis* 18:101–106, 2005.

第51章 性传播疾病与人类免疫缺陷病毒感染

Kerryann B. Broderick，BSN，MD

1. 最常见的性传播疾病有哪些？

并非所有病例都会被报告，大多数性传播疾病（sexually transmitted disease，STD）的实际发生率尚不清楚。据美国疾病预防和控制中心估计，美国每年新发 2000 万 STD，其中近一半发生在 15～24 岁的人群中。

· 美国的性传播疾病中最常见的是衣原体感染，每年至少有 300 万人感染。由其引起的不孕不育、异位妊娠、慢性盆腔疼痛与 HIV 感染是影响年轻女性健康的主要问题。美国疾病预防控制中心 2012 年报道的衣原体感染病例超过 140 万例，这次是自 1995 年以来衣原体感染病例没有增加的第一年。

· 20 世纪 70 年代后期，淋病的发病人数超过每年 100 万例。2012 年美国疾病控制和预防中心（CDC）报告的淋病病例超过 33 万。青少年和青年人的淋病奈瑟球菌感染率最高。

· 滴虫病是性生活活跃的年轻女性最常见的可治愈的性传播疾病。据世界卫生组织估计，在世界范围内，每年有近 2.5 亿的新发病例，其中 80% 是无症状的。

· 生殖器人乳头状瘤病毒（human papillomavirus，HPV）在女性中的感染率超过 26%。超过 80% 的美国女性到 50 岁时将至少感染一种类型的 HPV。几乎 100% 的宫颈癌和癌前病变与 HPV16 型和 18 型感染有关，2012 年导致 27 万患者因此而死亡。HPV16 型和 18 型还与外阴、阴道和肛门肿瘤的发病有密切关系；而 HPV6 型和 11 型仅引起疣。

> · 美国 CDC 建议对 9～26 岁女性和 11～12 岁男性（21 岁以下）进行 HPV 疫苗接种。目前美国食品和药品管理局批准的两种疫苗是 Gardsil 和 Cervalix。两者均需在 6 个月内进行 3 次单独注射。Gardsil 还可以预防疣。

· 在青少年和成人，每 5 人中就有 1 人患生殖器疱疹，他们大多数不知道自己已经感染。在美国，每年有 77.6 万人患生殖器疱疹。

· 2012 年梅毒新发病例为 5 万例，其中同性恋者和双性恋者中的男性发病率增幅最大。梅毒在非西班牙裔非裔美国人中比在其他种族人群中更常见，其发病率比非西班牙裔高加索人种高约 5.2 倍。

· HIV 感染率继续上升。全世界约有 3500 万人感染 HIV，超过 2600 万人死于艾滋病，其中 2013 年死亡 150 万人。美国存活的 HIV 感染者约有 120 万人，其中 25 万人并不知道自己已经感染。

2. 如何评估阴道分泌物异常？

采集完整的性生活史。

- 询问患者在过去的几个月中有多少性伴侣，包括男性和女性。
- 询问每次性接触是否采用保护措施，如安全套和口腔橡胶套。
- 询问既往性传播疾病史。
- 进行妊娠试验以指导所需治疗。
- 在盆腔检查时注意有无分泌物，并采集样本进行湿法制备和淋病／衣原体检测。
- 外阴阴道念珠菌病（不是性传播疾病）会导致白色凝乳状分泌物附着在阴道壁上。氢氧化钾溶液涂片可见到假菌丝。近期使用抗生素、糖尿病和 HIV 感染都是其发病的危险因素。治疗方案为单剂量口服氟康唑或局部使用咪唑类药物。
- 细菌性阴道病（不是性传播疾病）的发生是由于阴道菌群失调，阴道加德纳菌和其他病原菌大量繁殖。涂片发现相关细胞即可诊断。通常使用甲硝唑治疗，益生菌（口服或阴道给药）的治疗作用尚不明确。
- 滴虫性阴道炎是一种性传播疾病，表现为黄绿色泡沫样分泌物，宫颈上皮糜烂有点状出血，呈草莓样外观。阴道分泌物的盐水混悬涂片或尿液中发现运动的滴虫即可诊断。治疗选用甲硝唑。

3. 如何评估性生活活跃的年轻男性的排尿困难？

年轻男性的排尿困难多为性传播疾病引起的尿道炎所致。尿液检查显示白细胞阳性对于缺少临床经验的新手医师来说无任何帮助，并可能造成困惑。可能的病原体包括淋病奈瑟球菌、衣原体、解脲支原体、毛滴虫和单纯疱疹病毒。脓性分泌物通常为淋病奈瑟球菌感染所致，而黏液样分泌物多提示衣原体感染。衣原体也可引起女性尿道感染，当女性患者出现排尿困难但尿液检查未见细菌时需考虑衣原体感染。

4. 对于无并发症的衣原体感染，是否有单药治疗方案？

有。阿奇霉素（1g）单药可有效治疗包括尿道炎和宫颈炎在内的下尿路衣原体感染。单药疗法不适用于如附睾炎、盆腔炎（pelvic inflammatory disease，PID）等上尿路感染，也不适用于近期衣原体感染治疗失败的患者。单药治疗方案简便易行，对于依从性差的患者也能取得很好的治疗效果。

5. 淋病是否有口服药物替代治疗方案？

没有。由于出现耐药，已不再推荐头孢克肟用于淋病的治疗。无并发症的尿道、宫颈或直肠淋病可采用单次肌内注射头孢曲松（250mg）联合口服阿奇霉素（1g）或多西环素（100mg，2 次／天，服用 7 天）治疗。淋病奈瑟球菌对氟喹诺酮类有很高的耐药性，因此不再推荐氟喹诺酮类药物用于淋病的治疗。

6. 下腹痛的女性发现黏液脓性宫颈炎有何意义？

在宫颈管口观察到的正常子宫内膜分泌物应该是透明的。当用棉签刷取宫颈口的黏液脓性分泌物由白色变为黄色（棉签试验阳性）时，表明存在黏液脓性宫颈炎。黏液脓性宫颈炎常由淋病奈瑟球菌或衣原体感染引起，是上生殖道感染的前兆。推荐使用核酸扩增试验进行检测，该检测的准确性最高。

7. 如何评估性生活活跃的年轻人出现右脚踝红肿热痛？

患者出现急性单关节关节炎时需考虑播散性淋病奈瑟球菌感染，表现为：①皮炎、腱鞘炎和化脓性关节炎三联征；②无皮肤损害的化脓性关节炎，膝关节和踝关节最常受累。应对受累关节行关节穿刺，对关节液进行革兰染色、淋病奈瑟球菌培养、常规需氧菌培养和细胞计数。关节液淋病奈瑟球菌培养的阳性率常常低于 50%，因此还需取宫颈、直肠和尿道等泌尿生殖系统来源的样本进行淋病奈瑟球菌培养。具有多关节关节炎三联征的患者血培养的阳性率更高。播散性淋病奈瑟球菌感染的患者应优先考虑住院接受抗生素治疗，可静脉注射或肌内注射头孢曲松，每天 1 次，每次 1g，疗程 7 天。24 ~ 48 小时内治疗有效的患者，头孢曲松的剂量可调整为 250mg 肌内注射，每 24 小时 1 次。此外还需加用阿奇霉素 1g 或 7 天的多西环素以控制潜在的衣原体感染。

8. 生殖器溃疡最常见的原因是什么？

生殖器溃疡常见于单纯疱疹病毒感染、软下疳和梅毒。仅靠询问病史和体格检查很难诊断。需要详细询问旅行史和性暴露情况。生殖器溃疡是 HIV 传播的重要辅助因素。

• 单纯疱疹病毒感染：单纯疱疹病毒（HSV）引起的生殖器疱疹是美国人患生殖器溃疡最常见的原因，皮损表现为水疱（必须存在），伴瘙痒、疼痛和烧灼感。少数原发性 HSV 感染者可表现为肌痛、头痛、发热伴腹股沟淋巴结肿大。皮损一般 2 ~ 3 周愈合。可通过病毒培养或抗原检测进行诊断。HSV 感染易复发，患者无症状时仍可排出病毒。HSV 感染虽不能治愈，但抗病毒治疗可以缩短症状持续的时间。长期的抑制疗法能预防溃疡暴发。疫苗的研发工作目前正在进行中。

• 软下疳：由杜克雷嗜血杆菌引起，该细菌很难进行培养。临床表现为感染部位出现软性丘疹，逐渐侵袭形成疼痛剧烈的溃疡。超过 50% 的病例出现腹股沟淋巴结肿大伴疼痛。治疗方案可选用单药阿奇霉素（1g）、头孢曲松（250mg）、环丙沙星（500mg，2 次 / 天，服用 3 天）或红霉素（500mg，3 次 / 天，服用 7 天）。红霉素因其副作用目前已经很少使用。

• 梅毒：一期梅毒表现为无痛性硬化性溃疡，又称为硬下疳。反向梅毒螺旋体筛查试验（荧光密螺旋体抗体吸收试验、各种酶联免疫试验和化学发光试验）可用于早期检测。感染密螺旋体后，即使治疗成功，密螺旋体试验也可终身阳性。因此，如果密螺旋体试验阳性，还需要进行非密螺旋体试验（性病研究实验室试验）、快速血浆反应素环状卡片试验来进一步确定是否为现症感染。获取检测样本后应立即送病理科进行暗视野显微镜检查。一期梅毒、二期梅毒或早期潜伏梅毒可采用单次肌内注射 240 万单位苄星青霉素治疗。苄星青霉素 G 和普鲁卡因青霉素 G 的组合疗法（Bicillin CR）因剂量太小达不到治疗效果。

9. 什么是赫氏反应？

梅毒初始治疗后（最常见的是使用青霉素），患者可能会出现发热、畏寒、肌痛、头痛、心动过速、呼吸频率加快、轻度血压下降等表现，实验室检查可见中性粒细胞计数增加，多发生于治疗开始的 2～5 小时，体温在治疗开始 7 小时左右达高峰，12～24 小时左右退热。上述表现可发生于 50% 的一期梅毒患者、90% 的二期梅毒患者和 25% 的早期潜伏的梅毒患者。二期梅毒患者可能出现皮肤黏膜水肿和红斑加重。

10. 男性接触者最常见的问题——直肠炎的诊断和治疗

近期有无保护措施肛交史的患者如果出现急性直肠炎的症状（如直肠疼痛、腹泻、里急后重等），无论是男性还是女性均有患性传播疾病的风险。这些患者需要进行内镜检查以及淋病奈瑟球菌、衣原体和 HSV 的检测，并进行淋病和衣原体感染的经验性治疗。如内镜检查可见明显的溃疡，可考虑使用阿昔洛韦进行经验性抗病毒治疗。

11. 是否需要向卫生部门报告性传播疾病病例？

需要。准确报告病例对国家和地方性传播疾病（STD）的控制工作至关重要。HIV、淋病和梅毒病例在美国的每个州都要求上报。大多数州都要求报告衣原体感染病例。每一位临床医师都有责任了解当地的病例上报要求。如果不清楚需要上报患者的哪些情况，请联系当地的卫生部门。

12. STD 患者出院指导中要告知患者的重点问题有哪些？

• 对 STD 患者进行宣教是每个急诊医师的职责，因为急诊医师可能是患者与医疗系统之间的唯一联系人。

• 建议患者所有的性伴侣进行评估和治疗。美国的一些医师常规地为患者的性伴侣开具抗生素处方。尽管这种行为出于善意，但由于患者的性伴侣未曾就诊和进行相关检查，为其开具处方是有争议的。该患者可能对药物过敏或者存在其他感染而未能进行治疗。

• 在双方治疗完成之前，应指导双方避免性行为。考虑到不是所有的患者都能严格遵守上述医嘱，医师应告知患者在发生性接触时使用安全套的重要性，以避免进一步感染和预防 HIV 感染。

13. 诊断 HIV 感染在急诊患者中的重要性？

HIV 感染的临床表现多种多样，在急诊科经常可以遇到无症状感染、艾滋病，以及威胁生命的严重并发症。根据医院地域和类型的不同，急诊患者 HIV 血清阳性率差异很大。位于市中心的急诊患者，血清阳性率为 5%～10%。了解 HIV 感染及相关疾病的诊断和治疗，对救治患者及保障医护人员的安全至关重要。

14. 如何诊断艾滋病？

美国 CDC 推荐运用多重检测手段来诊断 HIV 感染，包括 HIV 抗体初筛试验和抗

原 / 抗体联合检测，并进一步进行与初筛试验不同的补充 HIV 检测。艾滋病的诊断需有 HIV 感染的实验室证据和一种诊断明确的疾病，包括反复发生的细菌感染、机会性感染、单纯疱疹、淋巴瘤和进行性多灶性白质脑病。存在高危性行为因素或出现机会性感染症状的患者均应考虑 HIV 感染可能。直接询问患者是否存在 HIV 感染的危险因素对 HIV 相关的疾病诊断至关重要。与 HIV 感染相关的高风险行为通常包括无保护措施的性行为、男性之间无保护措施的性行为和注射毒品。

15. 急诊科应该检测 HIV 感染吗？

应该。2014 年，美国 CDC 发布了诊断 HIV 感染的新推荐意见，包括使用第四代检测手段和核酸检测作为确认感染的唯一方法。免疫印迹技术的灵敏度低，将很快被这些新的检测手段所取代。HIV 检测最常用的方法是诊断性检测（也就是医师根据临床症状和体征检测患者），但是，包括美国 CDC 在内的一些机构提倡常规进行 HIV 快速筛查。除 CDC 外，美国预防服务工作组也批准常规筛查。现在越来越多的急诊科认识到将 HIV 检测作为急诊手术的一部分是可行的，并进行 HIV 检测。不管急诊科是否进行 HIV 检测，都应将高风险的患者转诊至门诊。

16. 急诊科 HIV 感染者的临床症状有哪些？

患者的临床症状可能涉及各个器官系统。被认为免疫功能正常但有感染性疾病的患者（例如，社区获得性肺炎或蜂窝织炎的健康成人）、原因不明的白细胞减少或淋巴细胞减少的患者、有慢性症状（如体重减轻、发热或腹泻）或有机会性感染症状的患者均应考虑 HIV 感染的可能。HIV 感染的患者可能出现全身感染或恶性肿瘤，表现为乏力、厌食、发热、体重减轻、胃肠道不适或其他症状。由于很多疾病与 HIV 感染有关，急诊科往往不能明确诊断；治疗的重点是识别疾病，进行初始治疗，收治入院或门诊观察随访。

17. 有全身症状的 HIV 感染者应该进行哪些检查？

新诊断的 HIV 感染中，约 25% 的患者是由于急性感染而被发现的。评估患者是免疫功能正常的 HIV 感染（即 CD4 高于 500×10^6/L，未检测到病毒载量），还是艾滋病非常重要。对于艾滋病患者来说，除了完整的病史和体格检查，还需要进行一系列实验室检查，包括电解质、全血细胞计数、血培养（如需氧菌、厌氧菌和真菌）、尿液分析和培养、乳酸脱氢酶、肝功能、胸部 X 线检查、梅毒血清学检测、隐球菌抗原检测、弓形虫和卡氏肺孢子血清学检测。如果未找到引起发热的其他证据，还可行腰椎穿刺。

18.HIV 感染者发热的临床意义

发热可能与细菌、真菌、病毒或原虫感染有关。最常见的原因包括 HIV 相关的发热、系统性感染如鸟分枝杆菌和巨细胞病毒、霍奇金淋巴瘤和非霍奇金淋巴瘤引起的全身感染。

HIV 感染者和发热患者是否可以在门诊进行治疗和随访，很大程度上取决于患者的 CD4 计数。CD4 低于 200×10^6/L 者诊断为艾滋病，这些患者应住院进行进一步评估。

CD4 计数高（如 CD4 高于 $350 \times 10^6/L$）的患者如临床症状轻可在门诊进行治疗。以下 4 类患者可以尝试门诊治疗：①发热病因明确且没有住院治疗指征者；②已经完善实验室检查者；③在家中可以接受充分的治疗（能自行活动和耐受口服药物治疗）者；④便于进行医学随访观察者。进展期 HIV 是指 CD4 计数低于 $50 \times 10^6/L$，如不接受抗反转录病毒治疗（antiretroviral therapy，ART），患者的预期生存时间仅为 12 ～ 18 个月。

19. 艾滋病最常见的神经系统并发症有哪些？

最常见的急性症状是精神状态改变、癫痫发作和头痛。因为这些患者处于免疫抑制状态，所以往往不会表现出与中枢神经系统感染有关的症状。例如，脑膜炎很罕见，而脑膜炎患者可能仅表现为轻微的头痛。急诊评估应包括完整的神经系统检查、计算机断层扫描、磁共振成像和腰椎穿刺。脑脊液的检查有一定的诊断价值，包括细胞计数、葡萄糖和蛋白质水平、革兰染色、细菌培养、病毒培养、真菌培养、弓形虫和隐球菌抗原检测、球孢子菌病的滴度。引起神经症状最常见的原因包括新型隐球菌、刚地弓形虫、HIV 相关性痴呆、巨细胞病毒脑炎、进行性多灶性脑病和中枢神经系统淋巴瘤。

20. 什么是 HIV 脑病？

HIV 相关性痴呆（HIV-associated dementia，HAD）是一种器质性脑综合征，表现为注意力、认知推理能力、语言表达能力、运动功能和主动性下降。随着 ART 治疗的开展，HAD 越来越少见，未经 ART 治疗的患者 HAD 的发病率在 33% ～ 60%。虽然需要排除其他原因，但是 25% 的患者出现 HAD 往往是发展至艾滋病阶段的表现。

21.HIV 感染的肺部并发症有哪些？如何进行诊治？

常见的肺部症状有咳嗽、咯血、气短和胸痛。如果有临床指征，除了详细的病史询问和肺部检查外，还需要进行动脉血气分析、胸部 X 线检查、痰培养、革兰染色、抗酸染色和血培养。与一般人群相比，HIV 患者发生细菌性肺炎（通常是链球菌）的风险增加 10 ～ 25 倍；反复发作的细菌性肺炎是艾滋病的典型表现。HIV 患者发生肺炎球菌脓毒症的风险增加 100 倍。接受 ART 治疗和耶氏肺孢子菌肺炎（pneumocystis jiroveci pneumonia，PJP）预防性治疗的患者很少患 PJP，PJP 曾被称为卡氏肺孢子菌肺炎。典型表现为呼吸困难、呼吸费力、干咳、发热和体重减轻，治疗方案为静脉注射甲氧苄啶 – 磺胺甲噁唑和口服类固醇治疗（适用于呼吸室内空气状态下动脉血氧分压 ≤ 70mmHg 或肺泡 – 动脉血氧分压差 ≥ 35mmHg 的患者），尽早开始治疗可以降低发病率和死亡率。引起肺部并发症的其他原因包括结核分枝杆菌、荚膜组织胞浆菌、社区获得性肺炎的常见病原体和肿瘤。

22. 如何诊治患者的胃肠道疾病？

大约 50% 的艾滋病患者在病程中的某个时期患有胃肠道疾病。食管疾病是最常见的，最常见的原因是念珠菌性食管炎、巨细胞病毒感染和单纯疱疹性食管炎。食管炎的患者应接受 2 周的经验性口服抗真菌药物治疗，如果病情未能得到控制，还需要进一步行内镜检查。胃肠道疾病最常见的临床表现是腹痛、消化道出血和腹泻，其中腹泻最常见，见于 50%～90% 的艾滋病患者。有助于诊断的实验室检查包括显微镜检粪便中的白细胞、抗酸染色、寄生虫卵检查、粪便和血液的细菌培养。引起腹泻的常见原因为巨细胞病毒感染和细菌感染（梭菌、沙门菌、志贺菌和弯曲菌），多表现为长期水样便。其他常见的病原体包括念珠菌、卡波西肉瘤、鸟分枝杆菌复合群、单纯疱疹病毒、贾第虫和隐孢菌。诊治要点为补充液体和电解质、进行粪便培养，必要时行内镜检查及针对病原体的抗感染治疗。

23. 艾滋病的常见皮肤表现是什么，如何治疗？

卡波西肉瘤是艾滋病最常见的独特的皮肤表现。通常它广泛传播并可能浸及黏膜。在 HIV 感染人群中，常见潜在的皮肤病恶化。干燥症（皮肤干燥）和瘙痒症等主诉很常见，并可能出现在机会性感染发生前。干燥症可以用润肤剂治疗，根据病情需要，可以局部使用温和的类固醇治疗。燕麦浴可能对瘙痒症有效，必要时可使用抗组胺药。在 HIV 患者中发病率增加的其他皮肤病包括对 ART 的药物反应（特别是 TMP-SMX）、脂溢性皮炎、牛皮癣、特应性皮炎和脱发。咨询传染病专家和皮肤科医师，接收需要静脉注射抗生素或抗病毒药物的播散性皮肤感染的患者。

24. 艾滋病患者可发生的眼科急症

眼部的常见主诉视力的改变、畏光、发红和疼痛，可能代表视网膜炎或在侵入眼部或眶周组织的恶性或感染性过程。巨细胞病毒性视网膜炎在未治疗的艾滋病患者中发生率是 25%，在接受 ART 的患者中是 12%。通常在血管周围具有蓬松的白色视网膜病变的特征性外观（有时称为番茄和奶酪比萨外观）。建议咨询眼科医师，然后用膦甲酸或更昔洛韦治疗 2 周并进行长期维持治疗。

25. HIV 感染者是否应接种破伤风和其他免疫接种？

美国公共卫生服务免疫实践咨询委员会建议：HIV 感染者对白喉、破伤风和百日咳常规免疫；对麻疹、腮腺炎和风疹疫苗的接种与其他人群相同；不推荐在 HIV 感染人群中使用天花和脊髓灰质炎疫苗。

26. 如何管理药物副作用的症状？

在一项研究中，30% 的艾滋病患者确定了可能的（或确定的）药物不良反应。最常见的类型是皮肤反应。在 HIV 患者中，皮肤不良反应发生率最高的药物是 TMP-SMX、磺胺嘧啶和氨基青霉素。严重的皮肤反应最常见于对磺胺类药物的反应。在停止使用任何药物之前，应咨询传染病专家，因为其益处可能超过副作用。

27. 医疗保健提供者如何保护自己免于感染 HIV？

通过使用普遍预防措施，职业暴露导致 HIV 感染的风险极低。

由于 HIV 感染通常未被诊断，因此对所有患者进行手术时必须采取通用预防措施，包括恰当使用防护服、手套、口罩和护目镜。美国在 2000 年颁布的《针刺伤安全和预防法案》要求医护人员尽可能使用防护设备，并确保医疗机构有暴露控制计划。

28.HIV 暴露的高风险因素是什么？

- 非职业暴露。
  - HIV 感染者的血液、精液、阴道或直肠分泌物、母乳，或其身体任何可接触血液的液体。
  - 阴道、直肠、眼、口腔或其他黏膜。
  - 非接触性皮肤接触或经皮暴露。
- 职业暴露。与传播可能性增加相关的高风险经皮暴露包括深度损伤、设备上的可见血液，以及在静脉或动脉中放置导管时受伤。浅表或涉及实心针的经皮暴露被认为是低风险暴露。高传播风险来源于有症状的 HIV 感染者、艾滋病患者、急性血清转换或高病毒载量的患者。无症状 HIV 感染者或病毒载量低于 15000 拷贝 / 毫升的患者被认为传播风险较低。

29. 是否应在暴露于血液及体液后进行暴露后预防？

在所有职业和非职业暴露之后应考虑暴露后预防。治疗的决定应基于暴露的类型、HIV 传染源的风险度以及对治疗的风险和益处的考虑。如果在暴露 30 分钟内给药，暴露后预防最有效。暴露后预防可使用一些基本的用药方案（如替诺福韦 – 恩曲他滨联合雷特格韦）。理想情况下，每个医疗机构都应与职业医学和传染病专家协商制定书面协议，用于处理医护人员的职业暴露和患者的非职业暴露。

30. 什么是 ART？

ART 通常包括两种核苷酸逆转录酶抑制剂：①替诺福韦 – 恩曲他滨；②非核苷酸逆转录酶抑制剂和（或）增强的蛋白酶抑制剂（如洛匹那韦和利托那韦）。ART 的不良反应很常见，可能包括骨髓抑制、皮肤反应、胃肠道反应、黄疸、肾结石、血脂异常和神经病变。无论 CD4 计数如何，建议所有感染 HIV 的患者使用 ART。未经治疗的 HIV 感染是冠状动脉疾病、肾病、神经认知缺陷、肝病和非 HIV 相关恶性肿瘤的危险因素。

关键点：性传播疾病

（1）在美国，每年有 2000 万人感染性传播疾病，其中 50% 的人年龄在 15～24 岁。

（2）建议对所有性传播疾病进行年度靶向筛查。

（3）衣原体感染是美国最常见的性病，在女性中通常无症状。

（4）每位艾滋病患者都应接受 ART 治疗，以预防并发症。

（5）HIV 感染者最常见的肺部感染是细菌感染，发病率是一般人口的 10～25 倍。

网址

www.cdc.gov/std/hpv/STDFact−HPV−vaccine−young−women.htm；accessed 2−9−15.

www.cdc.gov/std/treatment；accessed 2−9−15.

（田　地　李彦媚　译）

参考文献

1. Bhaijee F, Subramony C, Tang S: Human immunodeficiency virus-associated gastrointestinal disease: common endoscopic biopsy diagnosis. *Pathol Res Int* 2011:247923, 2011. Available at www.ncbi.nlm.nih.gov/pmc/articles/PMC3090068/pdf/PRI2011-247923.pdf; accessed 9-14-10.

2. Centers for Disease Control and Prevention: 2012 national data for chlamydia, gonorrhea, and syphilis. January 2014. Available at www.cdc.gov/nchhstp/newsroom/docs/STD-Trends-508.pdf; accessed 9-14-10.

3. Gottlieb SL, Low N, Newman LM, et al: Toward global prevention of sexually transmitted infections (STIs): the need for vaccines. *Vaccine* 32:1527–1535, 2014.

4. Haukoos JS, Hopkins E, Bender B, et al: Comparison of enhanced targeted rapid HIV screening using the Denver HIV risk score to nontargeted rapid HIV screening in the emergency department. *Ann Emerg Med* 61:353–361, 2013.

5. Kuhar DT, Henderson DK, Struble KA, et al: Updated US Public Health Service guidelines for the management of occupational exposures to human immunodeficiency virus and recommendations for postexposure prophylaxis. *Infect Control Hosp Epidemiol* 34:875–892, 2013.

6. Papp JR, Schachter J, Gaydos CA, et al: Recommendations for the laboratory-based detection of *Chlamydia trachomatis* and *Neisseria gonorrhoeae*: 2014. *MMWR Recomm Rep* 63(RR-02):1–9, 2014.

7. Patton ME, Su JR, Nelson R, et al: Primary and secondary syphilis: United States, 2005-2013. *MMWR Morb Mortal Wkly Rep* 63:402–406, 2014. Available at www.cdc.gov/mmwr/preview/mmwrhtml/mm6318a4.htm?s_cid=mm6318a4_w; accessed 9-14-10.

8. Price RW, Spudich SS, Peterson BS, et al: Evolving character of chronic central nervous system HIV infection. *Semin Neurol* 34:7–13, 2014.

9. World Health Organization: Prevalence and incidence of selected sexually transmitted infections, *Chlamydia trachomatis, Neisseria gonorrhoeae,* syphilis, and *Trichomonas vaginalis*: methods and results used by the WHO to generate 2005 estimates, Geneva, 2011, World Health Organization. Available at www.who.int/reproductivehealth/publications/rtis/9789241502450/en/; accessed 9-14-11.

10. World Health Organization: Report on global sexually transmitted infection surveillance 2013. June 14, 2014. Available at www.who.int/reproductivehealth/publications/rtis/stis-surveillance-2013/en/; accessed 9-14-11.

第52章 破伤风、肉毒中毒和食物中毒

Dazhe James Cao, MD

破伤风

1. 破伤风的病因是什么，作用机制是什么？

破伤风杆菌是一种专性厌氧菌，可产生破伤风痉挛，引起临床破伤风。破伤风外毒素可以逆行通过周围神经到达中枢神经系统，它可穿过突触前膜，并且在自主神经系统和躯体神经系统中不可逆地阻止抑制性神经递质释放 [γ– 氨基丁酸（γ– aminobutyric acid，GABA）和甘氨酸]。尽管破伤风杆菌对高温和氧敏感，但孢子极具韧性，能够在家庭消毒剂、极端的温度和湿度，以及高压下存活数分钟。

2. 破伤风有哪些表现？

• 全身性破伤风（80%以上的病例）涉及全身所有肌肉的强直和痉挛，通常从头部开始并向下肢发展。

• 局部破伤风在周围损伤中毒素含量较低。痉挛、强直和疼痛通常仅限于受伤部位。

• 头部破伤风发生于头部创伤后，表现为脑神经麻痹（最常见的是面神经的下运动神经元衰弱），常发展为全身性破伤风。

• 新生儿破伤风虽然在发达国家和地区很少见，但在贫穷国家和地区由于缺乏免疫接种和不良的脐部卫生，仍是全球范围内最常见的破伤风形式。

3. 破伤风是如何感染的？

破伤风通常起源于较深、严重污染（土壤、粪便或金属）、利于厌氧细菌生长的伤口。其他来源包括烧伤、溃疡、蛇咬伤、中耳感染、文身、穿孔、流产感染、分娩、手术和肌内注射。过去的破伤风发作并不产生终身免疫。

4. 新生儿破伤风的表现和预后如何？

新生儿破伤风常见于由未接种疫苗的母亲产下的婴儿，在其出生后第1周出现。尤其是在一些发展中国家，人们在用泥或粪便处理脐部后，细菌通过脐带残端进入体内。应激反应和喂养不良可使病情进展至全面性痉挛、肺炎，以及肺部或中枢神经系统出血。毒素负荷量高，死亡率为 40% ～ 95%。

5. 全身性破伤风的表现是什么？

最初的症状从头部到脚趾，包括牙关紧闭（由咬肌和咽旁痉挛引起）、吞咽困难、颈部肌肉痉挛或疼痛、苦笑面容（由面部肌肉痉挛引起的破伤风微笑）和角弓反张（由椎旁和腹壁肌肉痉挛引起）。角弓反张可能损害呼吸功能，导致脊椎骨折。轻微的刺激（如轻触、穿刺或噪声）、疼痛和焦虑可能会引发严重的痉挛。可因声门痉挛、呼吸衰竭和自主神经失调（如不稳定的高血压、心律失常、高热、心动过速或心肌梗死）引起死亡。自主神经失调是发达国家破伤风死亡的最常见原因。

6. 破伤风的临床进程是怎样的？

暴露后潜伏期平均为 8～11 天（范围为 3～21 天）。疾病第 1 周的特征是肌肉强直和痉挛，接着是持续 1～2 周的自主神经紊乱。肌肉痉挛一般在 2～3 周后消退，但患者可能会经历持续性强直。

7. 急诊科中如何治疗全身性破伤风？

初始治疗需要密切注意患者的气道，包括潜在的气管插管可能性，以及大量使用苯二氮䓬镇静。为中和游离毒素，应在伤口部位肌内注射人破伤风免疫球蛋白（500IU），然后进行任何必要的手术清创。每 6 小时口服或静脉注射甲硝唑（500mg）；次选多西环素、大环内酯、克林霉素和头孢菌素。

8. 破伤风患者应该收住在哪里？

破伤风患者应住进重症监护病房，处于黑暗安静的环境下，尽量减少外界刺激。

9. 如何接种破伤风疫苗？

未接种过疫苗的患者需要从发病之日起进行 3 次序列接种，第 2 次接种在 4 周后，第 3 次接种在 6～12 个月后。接种过疫苗的患者，如果最近一次接种在 10 年前，伤口干净，或者最近一次接种在 5 年前，且伤口易患破伤风［组织坏死、严重污染和（或）挤压造成的伤口］，应接受加强剂。破伤风和白喉合剂，其中含有较低剂量的白喉成分，应用于所有超过 7 岁的患者。对于那些伤口严重污染、缺乏初级疫苗接种的患者，应考虑将破伤风免疫球蛋白作为破伤风疫苗的补充（表 52-1）。

10. 破伤风疫苗有什么副作用？

副作用通常仅限于局部反应，如感染部位的红斑、硬结、压痛、结节或无菌脓肿。可能发生轻微的全身反应，包括发热、困倦、烦躁和厌食，但都是自限性的。

11. 破伤风疫苗对孕妇和免疫缺陷患者安全吗？

破伤风疫苗是一种类毒素（灭活毒素），在妊娠期安全有效，可预防新生儿破伤风。无论既往是否接种过疫苗，所有孕妇在每次妊娠期间均应接种破伤风类毒素、减毒白喉类毒素和无细胞百日咳疫苗。破伤风疫苗对免疫功能低下的患者也是安全的。

表 52-1　破伤风暴露后的预防

疫苗接种史	干净、小型伤口		其他伤口 *	
	Td†	TIG	Td†	TIG
未知或者少于 3 次	是	否	是	是
大于 3 次且接种超过 10 年	是	否	是	否
在 5～9 年内接种	否	否	是	否
5 年内接种	否	否	否	否

注：引自：Lambo JA，Anokye EA：Prognostic factors for mortality in neonatal tetanus：a systematic review and meta-analysis. Int J Infect Dis 17：e1100‐1110，2013.

Td，破伤风白喉合剂；TIG，破伤风免疫球蛋白。

*深度大于 1cm，发生于 6 小时前，或伴有星状或撕脱性融合；挤压伤或灼伤；坏死组织；被污物、粪便或唾液污染的伤口。

†对于 7 岁以下的儿童，单独接种白喉、破伤风类毒素和百日咳疫苗（如果禁忌使用百日咳疫苗，则应用 DTaP 疫苗或 DTP 疫苗，或白喉和破伤风类毒素疫苗）优于单独接种破伤风类毒素疫苗。对于 7 岁以上的儿童，Td 疫苗接种优于破伤风类毒素疫苗接种。对于青少年和 64 岁以下的成人，如果患者以前未接种过 Tdap 疫苗，则最好接种 Tdap 形式的破伤风类毒素疫苗。

关键点

（1）全身性破伤风的初期治疗是监测气道，并提供足够的镇静以控制痉挛和疼痛。

（2）人破伤风免疫球蛋白、手术清创和甲硝唑是首选的初始治疗方法。

（3）在有 ICU 能力的发达国家，自主神经紊乱是破伤风患者最常见的死亡原因。

肉毒中毒

12. 肉毒中毒的病原体是什么？它是如何引起疾病的？

肉毒中毒是由专性厌氧菌肉毒梭菌产生的毒素引起的。肉毒毒素优先与骨骼和外周的自主的胆碱能神经末梢结合，从而抑制乙酰胆碱的释放，产生一种危及生命的麻痹性疾病。肉毒毒素是已知的毒性最强烈的生物毒素。

13. 肉毒中毒有哪些种类？

• 食源性肉毒中毒（10%～20% 的美国病例，每年 17～43 例）是由于进食携带毒素的食物所致。最常见于未煮熟的家庭罐装蔬菜、水果和鱼类产品；病例常发生在孤立的或小范围内。

• 婴儿肉毒中毒（70%～80% 的美国病例）是由摄入的 C. 肉毒梭菌孢子在婴儿缺乏竞争性菌群的肠道内增殖导致。本病多见于 6 天～1 岁婴儿，中位年龄为 10 周。大多数病例的感染源是未知的，也许与受污染的土壤有关；大约 20% 的病例由摄入受污染的生蜂蜜导致。

- 伤口肉毒中毒（5%～20%的美国病例）是由伤口感染肉毒梭菌孢子引起的。在美国，它几乎只出现在"黑焦油"海洛因使用者的"皮肤爆裂"（皮下组织注射）中。
- 病因不明的肉毒中毒指的是患者的粪便中检出肉毒梭菌的情况。
- 医源性肉毒中毒是美容或治疗注射肉毒毒素的并发症。虽然整容剂量很低不会引起全身性疾病，但据报道，也有患者因整容或神经肌肉疾病而接受高剂量肉毒毒素。这些患者可能有中度到重度的临床乏力。注射肉毒毒素的颅面迁移可出现局灶性神经功能障碍。

14. 肉毒中毒的鉴别诊断是什么？

- 重症肌无力。
- 兰伯特－伊顿肌无力综合征。
- 吉兰－巴雷综合征（尤其是米勒－费希尔的变异体）。
- 蜱麻痹。
- 白喉神经病。
- 脑卒中综合征。
- 镁中毒。
- 有机磷中毒。
- 河豚毒素中毒。
- 麻痹性贝类中毒。

15. 婴儿肉毒中毒的表现是什么？

便秘通常是最先出现的症状。随后可能出现哭声微弱、进食时间长或纳差、肌张力低下、呕吐或吸吮减少反射等症状。在更严重的情况下，婴儿可能出现上呼吸道阻塞和呼吸衰竭。与成人一样，婴儿也会发展成肌无力、弛缓性麻痹和自主神经功能障碍。肉毒毒素与破伤风毒素不同，它作用于周围神经，不穿过血脑屏障，发热及脑脊液异常并不常见。

16. 食源性肉毒中毒的成年患者有什么表现？

- 早期症状是非特异性的，通常在摄入12～36小时后开始（范围为6～8天），包括恶心、呕吐、虚弱、不适和头晕。
- 接下来，会出现明显的抗胆碱能症状，如口腔极度干燥、流泪减少、便秘和尿潴留。
- 然后，出现双侧脑神经麻痹（抗胆碱能症状出现3天内），包括上睑下垂、复视、视力模糊、畏光、发音困难和吞咽困难。
- 最后，可能出现双侧随意肌弛缓性麻痹并导致呼吸衰竭。

17. 如何诊断肉毒中毒？

临床诊断以病史和体格检查为主，治疗以临床怀疑为基础。最敏感的确诊方法是小鼠生物测定法。可采用血清、粪便和（或）相关食品进行厌氧培养。检测应在国家卫生部门和疾病预防控制中心的协调下进行。

18. 食源性肉毒中毒的治疗方法是什么？

治疗主要是支持治疗，包括对有呼吸衰竭风险的患者进行早期选择性插管。建议在 24 小时内注射七价马源抗毒素以阻止进展和减少瘫痪的持续时间。包括过敏反应在内的超敏反应并不常见。

19. 怎样治疗婴儿肉毒中毒？

婴儿肉毒中毒的治疗为支持性护理，包括插管和机械通气以治疗呼吸衰竭。应用人肉毒梭菌免疫球蛋白（BabyBIG）可以减少住院时间、机械通气和管饲。马源抗毒素不推荐用于婴儿肉毒中毒。

20. 婴儿肉毒中毒是否需要全身抗生素治疗？

不需要，绝对禁忌使用氨基苷类，因为可能增强神经肌肉的阻滞和增加症状的持续时间。给予抗生素可引起肠道细菌裂解，理论上会增加游离毒素负荷。

21. 抗生素对伤口肉毒中毒是否有作用？

除手术清创外，抗生素（青霉素 G 或甲硝唑）也可用于伤口肉毒中毒，但疗效尚未被证实。

关键点

（1）成人肉毒中毒表现为非特异性的抗胆碱能症状，接着是对称的脑神经麻痹和下行性瘫痪。

（2）婴儿肉毒中毒通常表现为便秘，然后是哭声微弱，进食时间长或纳差、肌张力低下以及呕吐或吮吸反射减少。

（3）人肉毒梭菌免疫球蛋白可用于婴儿肉毒中毒。

食物中毒

22. 食物中毒的原因

· 病毒（如轮状病毒、诺如病毒、札幌病毒、肠道病毒或肝炎病毒）。

· 直接细菌入侵或内毒素（如大肠埃希菌、弧菌、弯曲菌、沙门菌、小肠结肠炎耶尔森菌或单核细胞性李斯特菌）。

· 寄生虫（如蓝氏贾第鞭毛虫、隐孢菌或溶组织内阿米巴）。

· 有毒蘑菇（如毒伞、青褐伞）。

• 外毒素（如金黄色葡萄球菌、志贺菌、蜡样芽孢杆菌、产气荚膜梭菌、河豚毒素或贝类相关藻毒素）。

23. 旅行者腹泻的发病时间和地理位置？

发病时间为抵达目的地后 4 ～ 7 天，90% 在 2 周内开始发病。虽然约 10% 的患者症状持续 1 周以上，但旅行者腹泻通常持续 3 ～ 5 天；2% 的患者症状持续 1 个月以上。高危目的地包括拉丁美洲、非洲、中东和东南亚（患病率为 20% ～ 90%），而南欧、中国、俄罗斯和加勒比地区的风险较低（患病率为 8% ～ 20%）。总体来说，大约 20% ～ 60% 的旅行者将受到影响，其中 3% ～ 30% 的人将出现痢疾症状（如血便、发热）。

24. 旅行者腹泻有哪些更严重的并发症？病原体是什么？

• 感染后炎症综合征［如赖特综合征（关节炎）、尿道炎或结膜炎］：空肠弯曲杆菌、沙门菌、志贺菌、小肠结肠炎耶尔森菌。
• 吉兰 – 巴雷综合征：空肠弯曲杆菌，特别是与人类白细胞抗原 –B27 感染有关。
• 溶血性尿毒症综合征：痢疾志贺菌和肠出血性大肠埃希菌（O157 ：H7）。
• 阿米巴肝炎和阿米巴脓肿：溶组织内阿米巴。
• 菌血症导致的心内膜炎、主动脉炎、感染性关节炎、骨髓炎：沙门菌。

25. 抗生素应该用于感染性腹泻吗？

尽管存在争议，但在选定的患者群体中，抗生素治疗急性腹泻已被证明可缩短 1 ～ 2 天的病程。如果患者发热并有侵袭性疾病的迹象，或者症状严重，或需要住院治疗，应考虑使用经验性抗生素治疗。对于严重的病例，建议每天口服一次环丙沙星 2g；或连续 3 天口服 500mg 环丙沙星，每天 2 次。孕妇和儿童禁用氟喹诺酮类药物，可考虑口服单剂阿奇霉素 1g（5 ～ 10mg/kg）。在阿米巴病和贾第鞭毛虫病流行的地区，使用甲硝唑 500 ～ 750mg 治疗阿米巴病，每天 3 次，服用 10 天；甲硝唑 250mg 治疗贾第鞭毛虫病，每天 3 次，服用 5 天（图 52-1）。

26. 哪些感染性腹泻患者应避免使用抗生素？

出血性痢疾的儿童患者一般不建议使用抗生素治疗。肠出血性大肠埃希菌（O157 ：H7）感染的抗生素治疗可增加红细胞的溶解，释放内毒素和志贺菌样毒素，增加溶血性大肠埃希菌感染的风险。

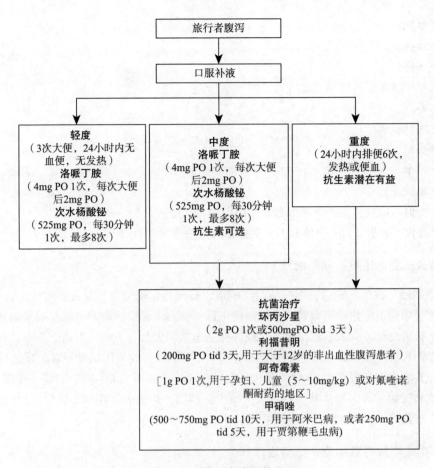

图 52-1 旅行者腹泻的处理

bid, 每日 2 次；PO, 口服；tid, 每日 3 次

27. 哪一种腹泻的病原体与儿童的热痉挛有关？

在幼儿中，志贺菌可引起高热、全身中毒表现、腹部绞痛、带血的黏液样粪便，以及伴有（或不伴有）脑病的癫痫发作。其他并发症包括脱水、低钠血症、低血糖和外科急症（如中毒性巨结肠、直肠脱垂或肠穿孔）。在发展中国家，75% 的与痢疾相关的死亡是由地方性志贺菌造成的。

28. 什么是鲭鱼中毒？如何治疗？

鲭鱼中毒是由于误食冷藏不当的鲭鱼，细菌将自然产生的组氨酸转化为组胺，而组胺经过烹饪过程仍然存在。鲭科鱼类（如金枪鱼、长鳍金枪鱼、鲣鱼、鲭鱼、鲣鱼和蓝鳍金枪鱼）是含有高水平氨基酸组氨酸的鱼类。受影响的鱼通常保持正常的外观和气味，但尝起来可能辛辣。这不是真正的鱼过敏，组胺中毒会在摄入几分钟到几小时后出现症状，典型症状是面部、颈部和上胸部的荨麻疹。其他症状如下。

- 脸红。
- 恶心。

- 呕吐。
- 腹泻。
- 头痛。
- 口中有金属的味道。
- 心悸。
- 腹部绞痛。
- 头晕。
- 口干。
- 结膜充血。
- 类似过敏性休克的严重低血压，需要加压支持。
- 急性肺水肿，H_1-受体和H_2-受体拮抗剂治疗通常有效。

29. 什么是鱼肉中毒？如何治疗？

珊瑚鱼（梭鱼、鲈鱼、鹦鹉鱼、红鲷鱼、石斑鱼、琥珀鱼、金鱼和鲟鱼）含有一种能打开钠通道的热稳定毒素，食用后会中毒。被雪卡毒素污染的鱼没有明显的外观、气味或味道变化。食入后数小时内出现的症状包括尿失禁、头痛、腹痛、恶心、呕吐、水性腹泻和神经系统症状（包括体温知觉逆转、面部/口腔周围感觉异常、牙齿松动/疼痛、共济失调和昏迷）。其他症状包括心动过缓、低血压、关节痛、肌痛、瘙痒、排尿困难和腹痛。大多数症状可在几天内消失；然而，严重的神经和心脏症状可能会持续数天至数周。治疗主要是支持性护理。

30. 什么是河豚毒素中毒？如何治疗？

河豚、蓝环章鱼、蹄蟹和皮肤粗糙的蝾螈体内都含有河豚毒素。它可阻断中枢和周围神经系统（包括自主神经系统）的钠通道，干扰肌肉中的轴索神经传递。烹煮不能消除河豚毒素，毒素最集中于河豚的内脏和皮肤。食用安全建立在专业厨师去除这些区域的基础上。症状开始于口腔周围感觉异常，可遍及全身，还可出现呕吐和头晕。大多数患者发展为快速上升性瘫痪，呼吸衰竭紧随其后，平均6小时内会出现心血管衰竭、昏迷和死亡。治疗应注重气道管理、机械通气和支持性护理。

31. 与食用贝类有关的中毒症状

藻毒素由许多种类的海藻所产生，它们会污染贝类、甲壳类和某些鱼类。诊断依据包括近期摄食史和临床表现；主要采用支持治疗。症状如下。

- 记忆丧失性贝类中毒是由软骨藻酸引起的，软骨藻酸是一种具有神经兴奋性的谷氨酸能活性剂，主要见于鱿鱼、扇贝、贻贝和剃刀蛤。症状在进食后24小时内出现，包括恶心、呕吐、头晕、头痛、神志不清、呼吸困难和昏迷，记忆丧失可能是短期也可能是永久性的。
- 腹泻性贝类中毒是由受污染的贻贝、扇贝、牡蛎、海螺和青蟹中的冈田酸引起的。症状具有自限性，摄入30分钟内急性发作可见严重腹泻、恶心、呕吐和腹部绞痛，通常可在 3 ～ 4 天内恢复。

• 麻痹性贝类中毒是由受影响的贻贝、蛤蜊、牡蛎、扇贝、鲍鱼、螃蟹和龙虾中的石房蛤毒素引起的，它会阻断神经和肌肉细胞膜的钠通道。最初的口周感觉异常在进食 30 分钟内扩散到面部、头部和颈部；大量摄入可致呼吸暂停及 2 小时内死亡。

• 神经毒性贝类中毒是由裸藻毒素引起的，常见于佛罗里达海岸和墨西哥湾的海蛤、贻贝和海螺中。摄入 15 分钟～ 18 小时开始出现症状，持续时间最长可达 48 小时，症状包括口腔周围感觉异常、腹痛、头晕、复视、步态障碍、发冷、体温倒转、头痛、肌肉骨骼疼痛、心动过缓和呼吸困难。其机制和症状与雪卡毒素中毒相似，但无长期后遗症。

32. 哪些患者会因食用生牡蛎而面临风险？

已有肝病（肝硬化和血色素沉着症）、免疫缺陷或血液疾病的患者，他们的铁水平升高，发生侵入性弧菌病的风险是正常人的 80 倍。食用生牡蛎，特别是食用 3 月～ 11 月间从较温暖的水域中捕获的生牡蛎，创伤弧菌和副溶血性弧菌引起的食物中毒发病率很高。

33. 蘑菇毒性的四个阶段

• 第一阶段：患者在进食 6 ～ 24 小时无症状，这是与大多数刺激性蘑菇的重要区别。潜伏期过后，患者出现剧烈的恶心、呕吐、腹泻（常带血），严重腹痛 1 ～ 2 天，常被误诊为病毒性肠胃炎。这一阶段可能出现酸碱紊乱、电解质异常、低血糖、脱水和低血压。体格检查时发现上腹痛和肝功能正常患者出现肝大有重要意义。

• 第二阶段：进食 24 ～ 48 小时进入静止期，其特征是尽管肝损伤持续恶化，但临床症状仍有短暂改善。

• 第三阶段：患者进食后 2 ～ 4 天突然出现肝肾功能衰竭，肝功能异常、心肌病、肝性脑病、抽搐、昏迷，死亡率明显升高。

• 第四阶段：恢复期。

关键点：食物中毒

（1）考虑到毒素的释放和溶血性腹泻的发展，不推荐使用抗生素。
（2）患有肝病的患者因食用生牡蛎而感染侵入性弧菌病的风险最高。
（3）鹅膏蕈毒鹅膏中毒患者在经历快速恶化之前可能会出现好转。

致谢

感谢 John E. Houghland 医学博士、Kevin Dean 医学博士和 Scott Rudkin 医学博士在上一版中对本章的贡献。

（苗　彬　译）

参考文献

1. Centers for Disease Control and Prevention: National surveillance of bacterial foodborne illnesses (enteric diseases): national botulism surveillance. Available at www.cdc.gov/nationalsurveillance/botulism-surveillance.html; accessed 9-13-14.
2. Farthing M, Salam MA, Lindberg G, et al: Acute diarrhea in adults and children: a global perspective. *J Clin Gastroenterol* 47:12–20, 2013.
3. Hodowanec A, Bleck TP: Botulism *(Clostridium botulinum)*. In Bennett JE, Dolin R, Blaser MJ, editors: *Mandell, Douglas, and Bennett's principles and practice of infectious diseases*, ed 8, Philadelphia, 2015, Churchill Livingstone, pp 2763–2767.
4. Hodowanec A, Bleck TP: Tetanus *(Clostridium tetani)*. In Bennett JE, Dolin R, Blaser MJ, editors: *Mandell, Douglas, and Bennett's principles and practice of infectious diseases*, ed 8, Philadelphia, 2015, Churchill Livingstone, pp 2757–2762.
5. Holtz LR, Neill MA, Tarr PI: Acute bloody diarrhea: a medical emergency for patients of all ages. *Gastroenterology* 136:1887–1898, 2009.
6. Horowitz BZ: Type E botulism. *Clin Toxicol* 48:880–895, 2010.
7. Isbister G, Kiernan M: Neurotoxic marine poisoning. *Lancet Neurol* 4:219–228, 2005.
8. Kollaritsch H, Paulke-Korinek M, Wiedermann U: Traveler's diarrhea. *Infect Dis Clin North Am* 26:691–706, 2012.
9. Kretsinger K, Broder KR, Cortese MM, et al: Preventing tetanus, diphtheria, and pertussis among adults: use of tetanus toxoid, reduced diphtheria toxoid and acellular pertussis vaccine recommendations of the Advisory Committee on Immunization Practices (ACIP) and recommendation of ACIP, supported by the Healthcare Infection Control Practices Advisory Committee (HICPAC), for use of Tdap among health-care personnel. *MMWR Recomm Rep* 55(RR-17):1–37, 2006.
10. Noguchi T, Arakawa O: Tetrodotoxin: distribution and accumulation in aquatic organisms, and cases of human intoxication. *Mar Drugs* 6:220–242, 2008.
11. Watkins SM, Reich A, Fleming LE, et al: Neurotoxic shellfish poisoning. *Mar Drugs* 6:431–455, 2008.

第 53 章 旅行医学和媒介传播疾病

Jennifer W. Bellows，MD，MPH

1. 何为旅行医学?

旅行医学主要涉及旅行者的健康管理及疾病预防。

2. 为什么旅行医学如此重要?

国际旅游和商务旅行是新兴产业，每年全球范围内都有超过 10 亿次的国际旅行。据统计，2013 年美国有近 6200 万次国际旅行发生，在从高收入国家到发展中国家的 5000 万游客中，近 8% 游客患病后严重到必须就医。卫生保健提供者和医学生正以创纪录的水平在国际旅行方面，提供慈善卫生保健和参与临床轮换。例如，2013 年超过 30% 的医学毕业生参加了毕业前的海外医学选修课，而 1984 年该比例仅为 6%。

3. 是否应该在旅行前去旅行门诊就诊?

在旅行后接受治疗的患者中，只有不到一半的人有旅行前的门诊就诊经历。所有的旅行者，尤其是去发展中国家的旅行者，应该在出发前 4 ～ 8 周去旅行医学诊所进行抗疟预防和必要的疫苗接种。也推荐前往牙科、妇科和初级卫生保健科，特别是那些目的地为卫生保健资源很少的地区并需长时间旅行或逗留者。旅行者应该携带基本的医疗包：急救用品、抗泻药、避孕药、水消毒剂、防晒霜、驱虫剂、处方药（并标注通用名）和抗组胺药。

4. 在旅行前还需要进行其他哪些准备?

旅行者应基本了解旅行、活动和目的地的健康风险，并在旅行前、旅行中和旅行后采取相关预防措施。美国疾病控制和预防中心黄皮书提供了有关国家和地区特定健康风险的信息，是旅行者和健康专业人员的宝贵资料。旅行者应在美国国务院的智能旅行者登记计划中登记，以接收有关旅行警告的最新信息，并在需要时方便寻求医疗护理或必要时回国。美国国务院还提供了与健康相关的信息，包括详细的国家规定的安全问题、有关在国外查找医院和安排医疗后的说明，以及与旅行保险计划相关的链接。强烈建议旅行者购买旅行保险，保险范围应包括目的地的住院和急症护理，必要时还应包括遣返回国的内容。

5. 如果准备去海外的志愿者诊所工作，如何才能进行更专业的准备?

临床工作者应该在某个组织中担任志愿者，而这个组织应长期在当地健康系统中起到综合作用。志愿者应具有治疗该地区常见疾病的专业知识，能说当地语言，了解当地文化和社会对卫生保健的影响。建议志愿者参加热带和（或）荒野医学课程。

6. 对于那些返回的患病旅行者，应该如何采集临床病史？

了解旅行地点，包括中途滞留地点、所选交通工具、旅行日期，以及住宿、活动和疾病暴露情况。具体应该询问驱虫剂和蚊帐的使用、食品和水的安全性、是否接触生水、昆虫和动物咬伤、（患者）体液暴露，以及旅行前都做了什么准备，包括是否接种疫苗和是否进行了疟疾预防。仔细询问患者症状出现的时间和伴随症状也是至关重要的。

7. 返回的旅行者最常见疾病是什么？

- 腹泻和其他胃肠疾病（37%）。
- 发热性疾病（14%）。
- 皮肤科疾病（12%）。

有将近 1/5 的发热患者被诊断为恶性疟。

8. 是什么导致旅行者腹泻？

急性腹泻病，或者称旅行者腹泻，是旅行者从高收入地区到低收入地区旅行时最常见的疾病。前往发展中国家的旅行者，如果食用了加工不足的食物，以及未经去皮或用未经处理的水清洗的水果和蔬菜，则患病风险最高。多数旅行者腹泻是由不明病原体引起的；最近的一项监测研究发现，约 23% 由细菌引起，其次是贾第鞭毛虫（13%）、阿米巴鞭毛虫（4%）和弯曲杆菌（4%）。旅行者腹泻的临床表现、预防和经验性治疗见第 52 章。

9. 在返回的旅行者中哪种皮肤问题最常见？

在旅行者身上看到的大多数皮肤表现与在美国国内看到的相似，都是由相同的病原体引起的，包括昆虫叮咬、蜂窝织炎、非特异性皮炎及真菌感染。少数值得注意的例外包括皮肤利什曼病、皮肤幼虫移行症，以及与系统性疾病（如登革热、立克次体感染和奇昆古尼亚热）相关的皮疹。诊断很大程度上依赖于了解旅行的地点和时间，动物、昆虫或节肢动物咬伤、蜇刺和抓伤的历史，以及性活动。

10. 何为利什曼病？

利什曼病是由白蛉传播的一种媒介传播疾病，它可以以多种形式存在，最常见的是皮肤溃疡，即局部皮肤利什曼病。开始是粉红色的丘疹，最终扩大到带有硬化、有边界的无痛溃疡。症状可能在接触后几周或几个月后开始，在前往中东、北非、中美洲和南美洲的旅行者中最常见。诊断是通过在可疑的溃疡部位取材，行培养或 PCR 鉴定病原体。

11. 应如何治疗局部皮肤利什曼病？

合理治疗可以降低患者遗留瘢痕和毁容的风险，以及降低进展到其他疾病的风险，如加重成为黏膜与弥漫性皮肤利什曼病。局部制剂（如巴龙霉素）是一线治疗方法；经验丰富的皮肤科医师可进行热疗或冷冻治疗。

12. 媒介传播疾病最重要的诊断工具是什么？

详细的病史采集和皮肤检查至关重要。许多疾病最初表现为非特异性症状，如发热、头痛和肌痛。仔细收集旅行史、病媒接触史，并对特征性皮疹进行检查，这些可能是确诊困难病例的关键。

13. 什么引起了疟疾？

原生动物疟原虫有四种：恶性疟原虫、间日疟原虫、卵形疟原虫和三日疟原虫。疟疾通常由被感染的雌性按蚊叮咬而获得，但也可能通过输血传播，或在子宫内从母亲垂直传染给胎儿。而恶性疟原虫则是最常见和最危及生命的类型，全世界每年有100万人死于由恶性疟原虫引发的疟疾。

14. 疟疾可以预防吗？

虽然没有任何一种预防方法是100%有效的，但是适当使用预防药物、蚊帐和驱虫剂，以及适当的健康教育，可以帮助美国大多数旅行者避免疟疾的发生。

15. 疟疾在急诊患者中的表现是什么？

恶性疟原虫感染后，患者通常在10～14天出现症状，但是间日疟原虫则可能潜伏1年。患者常主诉流感样症状，有发热、寒战、头痛、恶心、呕吐、腹痛、咳嗽和肌痛。体格检查可能显示黄疸、肝大或脾大，但绝大部分患者体格检查正常。皮疹或明显的淋巴结肿大则提示其他诊断或合并感染。贫血、血小板减少和血红蛋白尿是常见的实验室表现。患者也可能出现肾衰竭、肺水肿、休克、弥散性血管内凝血、重度贫血、酸中毒和低血糖。脑型疟疾是成人疟疾最常见的致命表现形式，表现为精神状态改变、癫痫发作和昏迷。

16. 如何诊断疟疾？

高度怀疑是早期临床诊断和患者生存的关键，因为尽早进行初始治疗迫在眉睫。光学显微镜观察到血涂片上的疟原虫可确诊。厚血涂片更为敏感，而薄血涂片则是形成和计算寄生虫血症百分比所必需的。尽管建议每隔12小时至少重复3次血涂片检查，但仍会出现假阴性结果。在无法找到经验丰富的实验室技术人员的情况下，抗原快速检测试剂盒非常有用。

17. 如何治疗疟疾？

除非可以排除恶性疟原虫感染，否则患者应立即住院并开始接受经验性治疗。重症症疾病例应采用静脉注射奎宁（美国国内为奎尼丁）治疗，或可联合青蒿琥脂（美国疾病预防控制中心研制的新药）。有几种口服治疗单纯非复杂性疟疾的方法，包括甲氟喹、阿托伐醌－氯胍复方片（Malarone）和蒿甲醚－本芴醇（Coartem）。美国疾病预防控制中心（CDC）设有 24 小时临床医师热线及全面的网络在线资源，治疗应根据 CDC 的指导。静脉注射药物的患者应该接受心电监护和心电遥测，因为奎宁和奎尼丁会导致 QT 间期延长等心律失常。后两种药物也需要联合克林霉素或四环素治疗，以避免复发和出现耐药。

> **关键点：疟疾**
>
> （1）疟疾是回程旅行者或新近移民的常见致命疾病。
> （2）常规血涂片不能排除该病。
> （3）对有明确旅行史的患者应进行早期经验性治疗。
> （4）死于疟疾的患者比死于其他由叮咬或叮咬引起的疾病的患者多。

18. 什么是登革热，它出现在什么地方？

登革热由黄热病毒引起，是以蚊虫为媒介传播的疾病，流行于热带地区。美国 CDC 报告指出，1989—2007 年，在中美洲、南美洲、墨西哥和加勒比地区报告的病例数增加了 4 倍。美国自 1980 年以来，在得克萨斯－墨西哥边境发生了 8 起局部疫情，而 2009 年在基韦斯特出现了 27 起病例，这 27 例患者是美国自 1945 年以来首次在得克萨斯－墨西哥边境以外获得的登革热确诊报告。登革热主要的媒介是埃及伊蚊，分布在美国东南部。

19. 登革热的表现？

许多感染者，特别是儿童，是无症状的，或作为一种轻度发热性疾病而被忽视。典型的登革热在潜伏 5 ～ 6 天后发生，持续约 1 周，多数患者可完全康复。症状包括发热、眶后头痛、恶心、呕吐、关节痛和严重肌痛，因此又被称为"断骨热"。50% 病例出现特征性的融合成片的发红斑疹。一小部分患者继续发展为重症登革热，特征是血管通透性增加，随后出现肺水肿、腹水、出血和多器官衰竭。未经治疗的重症登革热死亡率超过 40%。

20. 如何诊断及治疗登革热？

对于从疫区返回的患者，如果有疑似症状或可疑的阳性实验室标志物，应怀疑患有登革热。该病的诊断可以通过酶联免疫吸附试验（ELISA）进行血清学检测，但其结果在疾病急性期往往呈阴性，而且可能还会与其他虫媒病毒（如西尼罗病毒）的抗体发生交叉反应。其他实验室异常还包括血小板减少、白细胞减少和肝酶的非特异性升高。严重登革热则是以血液浓缩、低蛋白血症和血小板计数迅速下降为特征。通常以支持治疗为主：轻症登革热患者给予液体复苏和镇痛药，重症登革热患者则应收入重症监护病房，经验丰富的中心可以将死亡率降低到 1% 以下。应避免使用非甾体抗炎药和阿司匹林，因为它们会抑制血小板。目前已经有一种疫苗正在进行第三阶段的临床试验，但还没有上市。

21. 什么是西尼罗病毒？

西尼罗病毒是一种黄病毒，人通过库蚊叮咬而感染，在非洲、中东、南欧、西南亚和澳大利亚流行。美国 1999 年在纽约市首次出现暴发疫情，到 2003 年病毒向西传播到太平洋。一份报告指出，美国 2003 年西尼罗病毒感染的发病率峰值接近 10000 例，这一数值到 2013 年降至 2500 例。

22. 西尼罗病毒感染后有什么症状？

只有 1/5 患者感染后会出现症状；约 0.5% 的患者感染后会导致中枢神经系统受累。西尼罗病毒的症状性感染发生在接触后 2 ～ 14 天。在美国，94% 的出现症状的患者，其症状发生在 7 月至 9 月。患者最初的症状包括发热、头痛、虚弱、恶心、呕吐，以及分布于躯干和四肢的斑丘疹（手掌和脚底除外）。中枢神经系统受累的患者通常有脑炎综合征，包括精神状态改变和（或）癫痫发作，也会发生单独的无菌性脑膜炎。更罕见的一部分患者会出现脊髓灰质炎瘫痪或帕金森运动障碍。老年患者出现严重并发症和死亡的风险更高。重症病例中 50% 以上的患者会出现神经精神后遗症。

23. 如何诊治西尼罗病毒脑炎？

用 ELISA 检测血清或脑脊液抗体进行诊断，治疗为支持治疗。

24. 蜱（虱子）是疾病传播的重要媒介吗？

是的，在北美，蜱传播的虫媒疾病种类最多、患者数量最庞大。蜱类有两大科：硬蜱和软蜱（纯绿蜱属）。除了回归热以外，硬蜱可传播所有由蜱传播的疾病。蜱通常在夏季传播疾病，此时蜱正积极寻找血液作为食物，并且大多数会潜伏在从事户外活动的人类宿主身上。

25. 蜱传疾病的主要传播媒介及分布

见表 53-1。

表 53-1　蜱传疾病的主要传播媒介及分布

疾病名称	传播媒介	病原学	美国分布	一线治疗
巴贝斯虫病	肩突硬蜱	微小巴贝虫	东北、中西部的北部区域	阿奇霉素和阿托伐醌
科罗拉多蜱传热	安得逊革蜱	科州蜱传病毒	西部山区	支持治疗
埃立克体病	美洲钝眼蜱	查菲埃立克体	东南及中南部地区	多西环素

疾病名称	传播媒介	病原学	美国分布	一线治疗
无形体病	肩突硬蜱	嗜吞噬细胞无形体	同莱姆病流行区域	多西环素
莱姆病	肩突硬蜱	伯氏疏螺旋体	东北部、中西部及西部地区	多西环素
蜱传回归热	软蜱族，纯绿蜱属	疏螺旋体属，回归热包柔体	西部山区	四环素
RMSF	安得逊革蜱	立氏立克次体	全国范围，东南部为著	多西环素
STARI	美洲钝眼蜱	隆氏疏螺旋体	南方地区	多西环素
蜱传麻痹症	多种蜱	毒素	全国范围	移除附着于皮肤的蜱虫
兔热病	美洲钝眼蜱与安得逊革蜱	土拉热弗朗西斯菌	西部及南部中心地区	链霉素

注：RMSF，落基山斑点热；STARI，南方蜱相关性皮疹样疾病。

26. 莱姆病是如何传播的？

肩突硬蜱在北美东部和中部传播莱姆病，而太平洋硬蜱则是太平洋海岸的传播媒介。蜱的若虫会从老鼠身上获得伯氏疏螺旋体（莱姆病的致病病原），通过吸人血将莱姆病传染给人类。莱姆病的传播很少发生在蜱附着的 48 小时内。尽管白尾鹿不发病，但它们是成虫的首选宿主。每年 4 月～9 月，正是若虫进食的时节，通常为新的急性莱姆病病例发病高峰季节。

27. 莱姆病的三个临床阶段

与梅毒（另一种螺旋体病）一样，莱姆病也有三个阶段。

（1）局部感染期：在 80% 的感染者中，3～30 天内咬伤部位会出现典型的皮肤病变——游走性红斑（erythema migrans，EM）。高达 75% 的 EM 患者不会想到蜱叮咬。EM 会缓慢地向周围扩展，使红斑周围皮肤逐步受累，中心区域则逐渐愈合，通常是无痛的，但有时会有瘙痒感。许多人会出现全身性流感样症状，并伴有发热，这在一定程度上表明该患者处于疾病初期。不经过治疗，EM 通常会在 3～4 周自行消退。

（2）感染播散期：对于未经治疗的病例，在蜱叮咬数天至数周后进入此期。大多数患者伴有发热和淋巴结疾病，许多患者会有多处继发性皮肤损伤，比最初的 EM 小。该期还会出现神经系统表现，包括脑神经炎，如单侧或双侧面瘫，以及无菌性脑膜炎。其他神经系统表现包括神经根神经炎，类似于带状疱疹后神经痛，伴有灼热感和感觉异常。有不到 10% 的患者会出现心肌炎，而这些心肌炎患者中最常见的表现是房室传导阻滞。

（3）持续感染期：晚期症状出现在感染后数月至数年。莱姆病相关的关节炎是最常见的，在未治疗的患者中占 10%，并影响一个或几个大关节，通常受累的是膝关节。莱姆病关节炎通常没有关节破坏，症状可能在几年后自发消退。慢性神经系统疾病可能包括多发性神经炎、多发性硬化样脑脊髓炎（0.1%）和轻微的脑病。慢性皮炎（慢性萎缩性肢端皮炎）和角膜炎在美国相对罕见。

28. 如何诊断莱姆病？

在流行区如果出现典型的 EM，就足以诊断。对于感染播散期以后的患者，使用 ELISA 进行血清学莱姆病抗体的检测也有助于诊断，但临床的综合判断很关键，因为即使在流行区域，血清学阳性也不能证明为现症感染。同时，无症状个体的阳性检测结果也不是治疗的指征。血培养的灵敏度很低，诊断价值有限。

29. 如何治疗莱姆病？

早期（局部感染期）或中期（感染播散期）的轻症莱姆病患者，可以口服多西环素或阿莫西林治疗，往往可以收到较好的临床效果。出现神经系统和心脏系统表现的患者（除单纯贝尔麻痹外），通常需要接受头孢曲松静脉治疗 2～3 周，此类患者预后良好。如果心电图见 PR 间期大于 300 毫秒，即使是一级房室传导阻滞，也建议在莱姆病心肌炎患者中进行心电遥测，监护患者病情，因为这部分患者有病情恶化或突然进展的风险。患者出现三度房室传导阻滞时，可能需要给安装临时起搏器。晚期莱姆病（持续感染期）往往对治疗反应不佳。

30. 莱姆病可以预防吗？

预防的主要方法仍然是避免接触蜱，应穿着防护服防止其附着，如果附着蜱，应立即去除（每天做两次蜱检查）。目前对于莱姆病没有疫苗可以使用，唯一的疫苗已经在 2002 年下架。

31. 急诊科对于蜱叮咬患者，应该预防性治疗莱姆病吗？

不一定。如果在流行地区，且能辨认并识别出为肩突硬蜱，并判断它很可能已经附着超过 48 小时（由蜱的充血状态推测，或已知暴露时间），那么可使用单剂量 200mg 多西环素治疗（儿科剂量为 4mg/kg，最大剂量为 200mg），这对预防莱姆病是有效的。如果不能满足以上 3 个条件，只需对患者做适当处理并嘱其返回观察。

关键点：莱姆病

（1）莱姆病是美国最常见的媒介传播疾病。

（2）典型的 EM 发生在蜱咬部位。

（3）心脏传导阻滞、周围性面瘫和关节炎出现在重症患者中。

（4）血清学检查阳性不能作为诊断现症感染的金标准。

（5）治疗可应用多西环素、阿莫西林或头孢曲松。

32. 南方蜱相关性皮疹样疾病是什么，如何处理？

南方蜱相关性皮疹样疾病患者也可以出现与莱姆病一样的游走性红斑。它是由一种螺旋体引起的疾病，即隆氏疏螺旋体，该病由一种背上有孤立星状标志的蜱传播，即美洲钝眼蜱（或称美洲花蜱）。如果一个患者到美国南部的急诊科就诊，同时这不是一个莱姆病流行的地区，那么诊断结果很可能就是南方蜱相关性皮疹样疾病。该病的治疗与莱姆病相同。

33. 什么是蜱传回归热？

蜱传回归热是由软蜱传播的一种疾病，它的致病原是几种疏螺旋体属。在美国，多数病例都居住西部山区农村，而且住宅内常有啮齿类动物出没。患者往往在暴露后 2～18 天，突然出现流感样症状（如发热、肌痛、头痛和呕吐）。患者多在发热 3 天后症状消失，此后每周均有复发，多达 10 次后，症状开始逐步减轻。诊断则是通过检测厚、薄血涂片上的螺旋体，或通过特殊培养的手段得到病原体。该病对多西环素和红霉素反应性好，但也可能出现赫氏反应（全身乏力和低血压）。

34. 什么是落基山斑点热？

落基山斑点热是一种威胁生命的严重感染，由立氏立克次体引起，由革蜱或狗蜱传播。目前，大多数病例报告来自美国东南部和中南部。最常见的症状是在蜱叮咬 5～7 天后突然出现发热、严重头痛和肌痛。皮疹往往最初发生在手腕和脚踝。然后扩散到手掌和脚底，之后是躯干，通常进展为紫癜性病变。皮疹很少出现在疾病的前 3 天，约 60% 感染者有典型的三联征（皮疹、发热和蜱接触），有 10% 患者可从未出现皮疹。

35. 落基山斑点热有多凶险？应如何处理？

若不治疗，落基山斑点热死亡率为 20%～80%。立克次体属的病原体可以引起全身的血管炎，从而最终导致器官功能障碍，包括神志不清、呼吸衰竭和肾衰竭。弥漫性血管内凝血通常是导致患者死亡的原因。虽然适当和及时的抗生素治疗可以将死亡率降低到 5% 以下，但不幸的是，由于特征性皮疹出现较晚这一特点，延误治疗很常见。多西环素仍然是首选药物。由于以上原因，在流行地区的春季和夏季，对于可疑病例，可以进行早期经验性治疗。

36. 什么是埃立克体病和无形体病？

埃立克体病和无形体病都是蜱传疾病，它们分别由类立克次体样细菌、查菲埃立克体和嗜吞噬细胞无形体引起。埃立克体病在美国东南及中南部地区由美洲钝眼蜱传播，而无形体病则由肩突硬蜱传播，无形体病的流行区域与莱姆病流行区域相似。这两种疾病都有发热和流感样症状，重症病例可出现昏迷，伴有呼吸衰竭和肾衰竭。埃立克体病可出现皮疹，而无形体病则不会。

37. 埃立克体病和无形体病是如何诊断及治疗的？

对于夏季流行地区的疑似病例，临床需要高度怀疑。在可能有蜱接触或叮咬时，患者如果出现血小板减少、白细胞减少和肝酶轻度升高，则具有高度提示性意义，应及时开始治疗。血沉棕黄层（血细胞层）或外周血的直接显微镜检查可发现单核细胞或嗜中性粒细胞中的特征性包涵体，从而明确诊断。多西环素是一线治疗药物。

38. 什么是科罗拉多蜱传热？

科罗拉多蜱传热由一种科罗拉多核糖核酸病毒引起，这种病毒在美国西部由革蜱（或称矩头蜱）传播。患者通常在咬伤后 3 ~ 6 天寻求治疗，大多数患者此时会出现突然发热、头痛、肌痛和畏光等症状。患者也可能出现短暂的瘀点样皮疹。而在约 50% 的病例中，上述症状会很快消失，然后又在 3 天内复发。该病总体预后良好，但也有并发症的报道，如脑炎、脑膜炎和心包炎。诊断依靠血清学抗体检查，而治疗通常采用支持对症治疗。

39. 什么是巴贝斯虫病？

巴贝斯虫病是一种疟疾样疾病，由微小巴贝虫原生动物引起。这种微生物由美国东北部和中西部的肩突硬蜱传播。患者常有发热、出汗、肌痛和头痛的症状。虽然多数情况下疾病是轻微的，但在老年人和无脾的患者中常可以危及生命。约有 20% 的患者合并感染莱姆病，这将导致更严重后果。巴贝斯虫病的诊断可通过血清学检查，或在经过染色的薄层或厚层血涂片上检测红细胞内环状体。常用阿奇霉素联合阿托伐醌治疗轻度感染，奎宁联合克林霉素治疗更严重的病例。

40. 什么是兔热病？

兔热病是一种罕见的由土拉热弗朗西斯菌引起的疾病，该菌为毒性剧烈的革兰阴性球杆菌。患者常因被蜱叮咬，或接触兔子及啮齿类动物的受感染组织而患病；在美国，除夏威夷州外，所有州都有病例报告。该病最常见的类型为溃疡腺型，表现为蜱叮咬处溃疡、局部淋巴结痛性肿大、发热、头痛和肌痛。还有一种类型是严重伤寒型，表现为腹痛、发热和极度虚弱，但无皮肤及淋巴结表现。未及时治疗的患者出现脓毒症休克时死亡率为 30% ~ 60%。链霉素是治疗这两种类型兔热病的首选药物。

41. 什么是蜱传麻痹症？

蜱传麻痹症是妊娠期雌蜱唾液中的神经毒素注入人体后所引起的一种综合征。该综合征通常表现为一种与吉兰－巴雷综合征相似的上升性麻痹，伴有感觉和感官功能缺失。北美洲西部年轻女性的患病风险最高，尤其是在长时间的蜱附着之后。呼吸衰竭是蜱传麻痹症致死的主要原因。蜱移除后，患者通常能迅速并且完全恢复。治疗以支持治疗为主。

42. 如何将蜱从附着处移除？

佩戴手套，用手和镊子直接牵引，尽可能靠近蜱口部，避免扭曲旋转。不需要挖出已经嵌入皮肤的口器。移除蜱后，应彻底对该区域进行消毒清洁。

网址

（1）American Society for Tropical Medicine and Hygiene：www.astmh.org；accessed 2-9-15.

（2）Centers for Disease Control, Travelers Health: Yellow Book：http：//www.nc.cdc.gov/travel/page/yellowbook-home-2014；accessed 2-9-15.

（3）Malaria, Centers for Disease Control and Prevention：www.cdc.gov/malaria；accessed 2-9-15.

（4）STARI, Centers for Disease Control and Prevention：www.cdc.gov/stari/index.html；accessed 2-9-15.

（5）U.S. Department of State: U.S. Passports and International Travel：http：//travel.state.gov/content/travel/english.html；accessed 2-9-15.

（6）World Health Organization：www.who.int；accessed 2-9-15.

感谢

感谢 Andrew M.Kestler 博士对本章的前期贡献。

（王　鹤　译）

参考文献

1. Association of American Medical Colleges: *2013 GQ medical school graduation questionnaire: all schools summary report*, Washington, DC, 2013, Association of American Medical Colleges Press.
2. Centers for Disease Control and Prevention: Locally acquired dengue: Key West, Florida 2009-2010. *MMWR Morb Mortal Wkly Rep* 59:577–581, 2010.
3. Centers for Disease Control and Prevention: Summary of notifiable diseases: United States, 2011. *MMWR Morb Mortal Wkly Rep* 60:1–117, 2013.
4. Centers for Disease Control and Prevention: *Yellow Book*, Chapter 5: Post-travel evaluation, 2013 [online]. Available at http://wwwnc.cdc.gov/travel/yellowbook/2014/chapter-5-post-travel-evaluation/general-approach-to-the-returned-traveler; accessed 9-4-15.
5. Centers for Disease Control and Prevention: *Tickborne diseases of the United States*, ed 2, 2014 [online]. Available at www.cdc.gov/lyme/resources/TickborneDiseases.pdf; accessed 9-15-14.
6. Greenwood B, Bojang K, Whitty C, et al: Malaria. *Lancet* 365:1487–1498, 2005.
7. Harvey K, Esposito DH, Han P, et al: Surveillance for travel-related disease: GeoSentinel Surveillance System, 1997-2011. *MMWR Surveill Summ* 62:1–15, 2013.
8. Lindsey NP, Lehman JA, Staples JE, et al: West Nile virus and other arboviral diseases: United States, 2013. *MMWR Morb Mortal Wkly Rep* 63:521–526, 2014.
9. Peterson LR, Brault AC, Nasci RD: West Nile virus: review of the literature. *JAMA* 310:308–315, 2013.
10. Simmons CP, Farrar JJ, Nguyen VV, et al: Dengue. *N Engl J Med* 366:1423–1432, 2012.
11. Stanek G, Wormser GP, Gray J, et al: Lyme borreliosis. *Lancet* 379:4–10, 2012.
12. Wormser GP, Dattwyler RJ, Shapiro ED, et al: The clinical assessment, treatment, and prevention of Lyme disease, human granulocytic anaplasmosis, and babesiosis: clinical practice guidelines by the Infectious Diseases Society of America. *Clin Infect Dis* 43:1089–1134, 2006.

第 54 章　关节炎

Nicole M. Dubosh，MD

1. 关节炎的体征和症状有哪些?

关节炎是指关节的炎症反应。炎症可累及单个或多个关节。常见的症状包括受累关节疼痛、肿胀、红肿，以及活动受限。体格检查可以出现压痛、肿胀、渗液、皮肤发红和关节活动度下降。尚未学会表达的儿童也许表现为跛行或不敢使用患肢。关节炎的病因有很多，严重的可以导致关节永久性损伤并增加死亡率，所以急诊医师识别出那些需要立即诊治的关节炎类型是非常重要的。

2. 急性关节炎的常见病因有哪些?

关节炎有很多病因，列举如下。
- 感染（细菌、真菌或病毒）。
- 创伤（骨折、过度使用）。
- 出血（创伤性出血、遗传性凝血功能障碍性疾病或应用抗凝剂导致的出血）。
- 晶体沉积病（痛风或假性痛风）。
- 肿瘤（肿瘤骨转移）。
- 炎症性疾病（类风湿关节炎、风湿热、系统性红斑狼疮或赖特综合征）。
- 退行性疾病（骨关节炎）。

3. 如何区别关节内疾病和关节外疾病?

关节内疾病指滑膜的炎症，可导致弥漫性关节痛、皮温升高、关节内积液，以及关节活动后或轴向负重后疼痛加重。关节炎是关节内疾病。关节外疾病表现为更局限的疼痛、较少的关节积液，以及受累关节面在拉伸肌肉和肌腱时的疼痛，而非活动关节时的疼痛。滑囊炎和肌腱炎是典型的关节外疾病。

4. 单关节、多关节及关节周围疾病都有哪些?

表 54-1 列出了一些关节受累相关疾病。

单关节	多关节	关节周围
脓毒性关节炎	系统性红斑狼疮	蜂窝织炎
痛风及假性痛风	类风湿关节炎	滑囊炎
骨关节炎	风湿热	肌腱炎
关节出血	骨关节炎	
创伤	赖特综合征	
	莱姆病	
	血清病	

5. 还有哪些体格检查有助于诊断关节炎？

仔细的体格检查也许能够提供一些额外的蛛丝马迹，有助于诊断疾病。例如在赖特综合征中可以发现生殖器的溃疡、尿道化脓性感染，以及结膜炎；尿道或宫颈分泌物提示淋病奈瑟球菌性关节炎；痛风石或伴随的肾结石提示痛风；面颊红斑提示系统性红斑狼疮；天鹅颈畸形提示类风湿关节炎；慢性游走性红斑提示莱姆关节炎；关节手术史或假体关节上的蜂窝织炎可以提示化脓性关节炎。

6. 关节疼痛的定位和分布可以提示哪些疾病？

有些疾病会影响特定的关节。痛风通常累及第一跖趾关节。类风湿关节炎常累及掌指关节或近端指间关节。骨关节炎常累及末端指间关节及第一掌指关节。化脓性关节炎常累及膝关节（＞50%）及臀部。

7. 影像学检查是否有助于诊断关节炎？

通常只有一个影像学证据能够提示炎症，那就是软组织肿胀。影像学平片能够显示异物、骨折、积液、骨质疏松及骨髓炎。退行性关节炎的影像学表现包括不对称的关节间隙变窄、边缘骨赘、韧带钙化及软骨下硬化。晚期痛风患者的影像学检查中也许会发现软骨下穿凿样和边缘虫噬样改变、关节间隙变窄及关节周围钙化的痛风石。

8. 红细胞沉降率及外周血白细胞计数在评估急性关节炎中是否有作用？

没有作用，红细胞沉降率、外周血白细胞及 C 反应蛋白是非特异性炎症指标，对急性关节炎的诊断没有作用。近期一篇荟萃分析发现，这些检查不能影响化脓性关节炎确诊后的检出率。红细胞沉降率及外周血白细胞计数提示急性炎症反应或感染，它们在确诊或排除其他特定疾病时既不敏感也不特异。20% ～ 30% 的感染性关节炎患者的红细胞沉降率无异常，呈假阴性。同样，外周血白细胞计数也不能为诊断关节炎提供有意义的证据。

9. 在确定急性关节炎的病因方面，最重要的诊断性检查是什么？

关节穿刺术是急性关节炎最重要的诊断手段。关节液分析可快速提供决定性的诊断信息，它应该应用于所有存在急性关节渗液且无禁忌证的患者中。关节穿刺能够排出导致关节内高张力的积血，并且能够让医护人员在关节内注射镇痛药或者抗炎药物。它的操作本身简单安全，在保证无菌条件和正确操作的情况下并发症很少。如果怀疑假体关节感染，应该在关节穿刺操作前寻求骨科会诊。

10. 关节穿刺的一般步骤是什么？

（1）让患者保持舒适的姿势并暴露关节。

（2）触诊确定骨性标志。

（3）清洁并备皮，铺无菌洞巾。

（4）应用 1% 或 2% 利多卡因进行局部浸润麻醉。

（5）应用 18 号穿刺针（根据关节大小，可选择更细的针）连接注射器，缓慢地边抽吸边进针至关节内，避免穿到关节软骨。

（6）在拔针前尽可能多地抽取关节积液。

（7）如必要，在关节内注射麻醉剂以缓解疼痛。

送检关节液，进行白细胞计数、晶体检查、革兰染色和微生物培养，如果可以，送检关节液乳酸盐检查。如果只获得一滴关节液，应该送检微生物培养。

11. 哪些情况可以导致关节炎合并发热？

能够导致关节炎合并发热的疾病包括化脓性关节炎、莱姆病、风湿热、赖特综合征及中毒性滑膜炎。

12. 如何解读关节穿刺报告？

见表 54-2 关节液分析报告解读。

13. 关节液白细胞计数小于 $50 \times 10^9/L$ 是否能够完全排除化脓性关节炎的诊断？

不能，化脓性关节炎最典型的特征是关节液白细胞计数远远大于 $50 \times 10^9/L$，且白细胞主要以多形核的中性粒细胞为主，关节液革兰染色呈阳性。但是，一些化脓性关节炎患者的关节液白细胞计数小于 $50 \times 10^9/L$。因此，当化脓性关节炎指标有异常时，对于高度怀疑患者，仍应维持化脓性关节炎的诊断，如果临床检查考虑细菌性关节炎，则应降低使用抗生素的门槛。

14. 对于关节炎的诊断，有没有其他关节液的检查？

一些新证据表明，若关节液乳酸盐水平大于 10mmol/L，则高度提示化脓性关节炎，反之，若小于 4.3mmol/L，则不太可能是化脓性关节炎。

15. 哪些病因导致的关节炎最严重？

非淋病奈瑟球菌性关节炎是目前为止导致急性单关节炎的最严重病因，因为它能够引起快速的软骨坏死和住院死亡率的显著提高。化脓性关节炎最重要的危险因素是既往存在关节疾病，包括假体关节和类风湿关节炎。约 50% 的化脓性关节炎患者存在

表 54-2 关节液分析报告解读

诊断	外观	总白细胞计数（/L）	中性粒细胞（PMN）	黏蛋白凝块形成试验	关节液葡萄糖/血糖（mmol/L）	其他项目（晶体/微生物）
正常	清亮、透明	$(0\sim0.2)\times10^9$（0.2×10^9）	< 0.1	良好	不显著	无
I 非炎症 骨关节炎、创伤性关节炎	清亮、微混浊	$(0.05\sim4)\times10^9$（0.6×10^9）	< 0.3	良好	不显著	无
II 非感染性、轻微炎症反应系统性红斑狼疮、硬皮病	清亮、微混浊	$(0\sim9)\times10^9$（3×10^9）	< 0.2	良好（偶尔一般）	不显著	偶见狼疮细胞，积液减少
III 非感染性，严重炎症反应 痛风 假性痛风	混浊	$(0.1\sim160)\times10^9$（21×10^9）	0.7	差	0.6	尿酸盐晶体
类风湿关节炎	混浊	$(0.05\sim75)\times10^9$	0.7	一般至差	缺少数据	焦磷酸钙减少
	混浊	$(0.25\sim80)\times10^9$	0.7	差	1.7	
IV 化脓性、炎性 急性细菌性	非常混浊	$(0.15\sim250)\times10^9$（80×10^9）	0.9	差	5.0	细菌培养呈阳性
结核性	混浊	$(2.5\sim100)\times10^9$（20×10^9）	0.6	差	3.9	结核分枝杆菌培养呈阳性

注：引自 Wyngaarden JB, Smith LH, editors: Cecil textbook of medicine, ed 18, Philadelphia, 1988, Saunders, p 1994.

既往关节疾病。如果不进行治疗，最短可以在 7 天内发展为永久性关节损伤，而这些损伤能够导致慢性关节失能及疼痛。对于儿童，化脓性关节炎能够导致骨骺损伤，进而导致生长迟缓及肢体长度不一致。

16. 哪些微生物可以导致脓毒性关节炎？

脓毒性关节炎可以根据疾病病程及诊治的不同，分为淋病奈瑟球菌性和非淋病奈瑟球菌性。在健康及性活跃的青年人中，淋病奈瑟球菌是导致脓毒性关节炎的最常见病因。最常引起非淋病奈瑟球菌脓毒性关节炎的细菌是金黄色葡萄球菌，其次是链球菌属。近半数的化脓性关节炎由耐甲氧西林金黄色葡萄球菌所导致，危险因素包括高龄、患有其他疾病及近期有住院史。其他引起脓毒性关节炎的微生物包括大肠埃希菌、铜绿假单胞菌、金格杆菌和流感嗜血杆菌。随着疫苗的普遍应用，儿童因感染流感嗜血杆菌导致的脓毒性关节炎发病率下降了 95%。

17. 脓毒性关节炎是如何治疗的？

脓毒性关节炎的患者需要住院治疗，应立即骨科会诊行关节镜下关节引流、开放性关节引流，或每日行关节抽吸。如果可以，应当根据关节穿刺液革兰染色及细菌培养结果静脉应用抗生素，一般需要持续应用约 3 周。培养结果不应该延误开始静脉应用抗生素的时机。万古霉素及三代头孢菌素是推荐的可覆盖病原菌的经验性治疗药物，如果患者对青霉素或头孢菌素过敏，可应用氨曲南及氟喹诺酮进行替代治疗。表 54-3 列举了一些病原菌和推荐应用的抗生素。如果革兰染色阴性，那么应该根据患者的流行病学史经验性应用抗生素。如果患者存在高危因素包括高龄、近期住院史、存在其他疾病、静脉药物应用史或居住地具有高流行的社区获得性金黄色葡萄球菌，则应覆盖金黄色葡萄球菌。

表 54-3　脓毒性关节炎的抗生素治疗

病原菌	革兰染色	抗生素	剂量
甲氧西林敏感的金黄色葡萄球菌	G⁺ 球菌	头孢唑啉；	2g q8h IV
		萘夫西林；	2g q4h IV
		苯唑西林	2g q4h IV
甲氧西林耐药的金黄色葡萄球菌	G⁺ 球菌	万古霉素	15mg/kg q12h IV
青霉素敏感的肺炎链球菌	G⁺ 链球菌	青霉素 G；	12 ~ 18mU q12h IV
		氨苄西林	2g q4h IV
青霉素耐药的肺炎链球菌	G⁺ 链球菌	头孢曲松；	1g q24h IV
		头孢吡肟	2g q8h IV
淋病奈瑟球菌	G⁻ 球菌	头孢曲松；	1g q24h IV
		头孢吡肟	2g q8h IV
铜绿假单胞菌	G⁻ 杆菌	头孢他啶；	2g q8h IV
		头孢吡肟联合	2g q8h IV
		庆大霉素；	5mg/kg q24h IV
		妥布霉素	5mg/kg q24h IV

18. 晶体相关关节炎的病因有哪些？

晶体相关关节炎包括痛风及假性痛风。他们比脓毒性关节炎更常见，表现通常与脓毒性关节炎相似。痛风由尿酸钠结晶在关节沉积引起，而假性痛风由焦磷酸钙结晶在关节沉积形成。尿酸钠和焦磷酸钙都由滑膜细胞释放，并引发炎症反应。在偏光镜下，痛风结晶呈针尖样，不具有双折射性，而假性痛风结晶呈长菱形，具有双折射性。

19. 哪些危险因素可导致痛风，哪些关节容易受累？

痛风的危险因素包括肥胖、高血压、糖尿病、暴饮暴食、饮酒、作用于近端小管的利尿剂的使用、尿酸水平增高及精神压力（疾病或手术）。中年男子及绝经后妇女患痛风的风险增加。第一足趾近端关节是最常见的受累关节（接近70%），这个关节的痛风又名足痛风。其他常见的易受累关节包括跗骨关节、踝关节及膝关节。大多数痛风病例是多关节受累的。

20. 可应用什么药物治疗痛风急性期？

非甾体抗炎药是治疗痛风的最基本用药。例如，吲哚美辛 75 ～ 200mg/d，应用数天，当炎症水平减轻后减量至停用。秋水仙碱也是治疗痛风急性期的有效药物，它可通过抑制微管形成，减轻炎症反应。其口服剂量初始为1.2mg，观察没有副作用后，每小时增加0.5 ～ 0.6mg直至症状改善或出现腹泻呕吐，或到达最大剂量6mg。当细菌感染被清除，可以应用口服激素，例如泼尼松40mg/d，应用3天，之后逐渐减停。一些可以改变血清尿酸水平的药物，如别嘌醇和丙磺舒，不应该在急性期应用，因为它们会改变血清尿酸的水平，使病情恶化。

21. 哪些蜱传播的感染能够导致关节炎？

莱姆病由伯氏疏螺旋体感染引起，疾病后期能引起关节炎。如果临床高度怀疑莱姆病，应该完善关节积液 PCR 检查。美国感染病协会推荐没有神经系统表现的患者应用一个疗程（28天）的口服抗生素（多西环素200mg每天分2次服用，或阿莫西林1.5mg每天分3次服用）进行治疗。

22. 骨关节炎的症状和体征有哪些？

骨关节炎或称退行性关节炎是最常见的关节疾病，它更普遍存在于老年人中。症状包括慢性进行性关节疼痛、晨僵、活动时骨擦音、远端指间关节的赫伯登结节、近端指间关节的布夏尔结节。关节痛通常在负重后加重，休息后可缓解。

23. 骨关节炎的治疗有哪些？

对乙酰氨基酚和非甾体抗炎药是有效的。应用对乙酰氨基酚650mg时，每6小时1次可尽量避免副作用。通常非甾体抗炎药治疗方案包括布洛芬400 ～ 600mg，每6小时1次，或萘普生220 ～ 375mg，每天1 ～ 2次。其他可选择的治疗包括单独或联合使用氨基葡萄糖和软骨素，但是治疗效果没有被证实。关节内注射糖皮质激素，包括甲泼尼龙、曲安西龙或倍他米松，或许能够缓解症状。

关键点

（1）脓毒性关节炎是一种内科急症，需要迅速通过关节穿刺诊断，马上静脉给予抗生素并进行骨科会诊行关节冲洗。

（2）异常的血清炎症指标，包括白细胞计数、红细胞沉降率、C反应蛋白，不能用于诊断脓毒性关节炎以外的情况。关节液白细胞大于 $50 \times 10^9/L$ 并以中性粒细胞为主，常见于脓毒性关节炎但不是绝对的。

（3）痛风及假性痛风都可以通过关节处的晶体沉积而导致关节炎，并与脓毒性关节炎症状类似。

感谢

感谢 Catherine B. Custalow 博士对本章的贡献。

（李佳佳　译）

参考文献

1. Carpenter CR, Schuur JD, Everett WW, et al: Evidence-based diagnostics: adult septic arthritis. *Acad Emerg Med* 18:781–796, 2011.
2. Custalow CB: Arthrocentesis. In Custalow CB, editor: *Color atlas of emergency department procedures*, Philadelphia, 2005, Elsevier, pp 1–11.
3. Frazee BW, Fee C, Lambert L: How common is MRSA in adult septic arthritis? *Ann Emerg Med* 54:695–700, 2009.
4. Heffner AC: Monoarticular arthritis. In Wolfson AB, Hendy GW, Ling LJ, et al, editors: *The clinical practice of emergency medicine*, ed 5, Philadelphia, 2010, Lippincott Williams & Wilkins, pp 733–738.
5. Horowitz DL, Katzap E, Horowitz S, et al: Approach to septic arthritis. *Am Fam Physician* 84:653–660, 2011.
6. Lenski M, Scherer MA: Analysis of synovial inflammatory markers to differ infectious from gouty arthritis. *Clin Biochem* 47:49–50, 2014.
7. Nuermberger E: Septic arthritis, community-acquired. In Bartlett JG, Auwaerter PG, Pham P, editors: Available at http://prod.hopkins-abxguide.org.
8. Sweet PH: Arthritis, degenerative. In Schaider JJ, Barkin RM, Hayden SR, et al, editors: *Rosen and Barkin's 5-minute emergency medicine consult*, ed 4, Philadelphia, 2011, Lippincott Williams & Wilkins, pp 98–99.
9. Thomas HA Jr, Hartoch RS: Polyarticular arthritis. In Wolfson AB, Hendey GW, Hendry PL, et al, editors: *The clinical practice of emergency medicine*, ed 4, Philadelphia, 2005, Lippincott Williams & Wilkins, pp 568–572.
10. Wormser GP, Dattwyler RJ, Shapiro ED, et al: The clinical assessment, treatment, and prevention of Lyme disease, human granulocytic anaplasmosis, and babesiosis: clinical practice guidelines by the Infectious Diseases Society of America. *Clin Infect Dis* 43:1089–1134, 2006. [Erratum, *Clin Infect Dis* 2007;45:941.]

第 55 章 皮肤病

Renee A. King, MD, MPH

1. 描述皮肤损伤的术语有哪些?

一般使用颜色、形态、深度、分布、位置、面积、结构等特征来描述皮肤损伤。皮肤病学的常用术语见表 55–1。

表 55–1 皮肤病学基本术语

皮肤损伤	描述	举例
斑疹	不隆起,皮肤颜色改变局限在直径 1cm 的范围内(不可吸收)	咖啡牛奶斑
瘀斑	不隆起,皮肤颜色改变的直径 >1cm	白癜风
丘疹	隆起性病变,直径 <1cm	传染性软疣
斑块	隆起性病变,顶部损伤处直径 >1cm,有表皮变化(如鳞片)	银屑病
结节	可触及的部位较深的隆起病变	结节性红斑
水疱	隆起性病变,通常呈圆顶状,直径 <1cm,充满液体	水痘
大疱	积液,皮肤损伤 >1cm	大疱性天疱疮
脓疱	隆起性病变,充满黄色的渗出液	毛囊炎
囊肿	病变中充满半液体的物质	表皮样囊肿
风团	扁平、坚实、隆起、水肿性病变,蜂巢样	荨麻疹

2. 哪些皮肤损伤类型可直接或间接危及生命?

- 导致皮肤屏障广泛受损的疾病。
- 全身感染的皮肤表现(如脑膜炎球菌败血症)。
- 癌症(如黑色素瘤)。
- 荨麻疹或血管性水肿导致气道受损或过敏反应。
- 皮肤血管受损迹象(包括出血、栓塞、血栓和血管炎)。
- 中毒的皮肤表现(如毒蛇咬伤)。
- 身体虐待的皮肤损伤。

3. 哪些皮肤损伤需要紧急处理?

- 皮肤起疱或脱皮。
- 全身性红斑,尤其是老年患者、慢性虚弱或发热患者。
- 瘀点、紫癜或瘀斑。

- 坏死。
- 荨麻疹。

4. 哪些皮肤病会损伤皮肤屏障，危及生命？

大多数是起疱性疾病。当水疱破裂时，患者有感染、电解质紊乱、热调节困难的危险。皮肤屏障广泛受损的皮肤病包括中毒性表皮坏死松解症（toxic epidermal necrolysis，TEN）、史－约综合征（重症多形红斑，Stevens-Johnson syndrome，SJS）、天疱疮和类天疱疮，以及烧伤。患者患有红皮病（全身或接近全身红斑）也可能出现感染、电解质紊乱、热量调节失衡，尤其是那些有慢性疾病的患者，如充血性心力衰竭。如果口腔黏膜损伤，则会影响食物或液体的摄入，严重时也会危及生命。

关键点：引起显著皮肤屏障损害的疾病

（1）广泛的水疱。

（2）红皮病。

（3）导致食物或液体摄入减少的广泛的口腔病变。

---

5. 如何区别脑膜炎球菌败血症、落基山斑点热、中毒休克综合征和坏死性筋膜炎引起的皮肤损伤？

- 脑膜炎球菌败血症：皮肤损伤表现为中心灰暗的瘀点或紫癜，常见于躯干和四肢，也可能出现在手掌和脚底。
- 落基山斑点热：在发热后的第4天，皮肤损伤起源于远端肢体，主要包括手掌和脚底，并向身体中心蔓延。1～2天后，皮肤损伤会演变为瘀点或紫癜。其皮肤损伤特点很难与脑膜炎球菌败血症的皮肤损伤鉴别。
- 中毒休克综合征：皮肤损伤包括猩红热样皮疹、面部和四肢水肿、结膜红斑，以及口腔或生殖器区域黏膜发红。在最初的损伤1～2周后，可以见手和脚的脱皮。
- 坏死性筋膜炎：病变皮肤颜色由鲜红迅速进展为暗黑色并坏死，有（或无）水疱；表面皮肤往往掩盖了下面发生的坏死。

6. 儿童皮疹的常见类型

见表55-2。

7. 多形红斑

多形红斑通常是一种急性发作的多发性红色丘疹。因为角质形成细胞是炎性损伤的靶点，所以有角质形成细胞坏死或凋亡，临床上表现为皮疹中心暗淡，特征性表现为靶状：有一个中心的暗区和一个外围的红斑区。损伤多见于手背和四肢伸肌，通常累及手掌和脚底。黏膜通常不受影响或仅受轻微影响，这意味着黏膜损伤严重者需考虑其他诊断，如SJS。

表 55-2 儿童皮疹的常见类型

疾病（病原体）	发病年龄	临床特征	其他
传染性红斑（细小病毒 B19）	学龄儿童	鲜红的斑块（尤其是脸颊周围），伴随花边样网状条纹；皮疹随着发热的消退和临床症状的改善而消退	也称为第五种疾病或耳光面颊病；皮疹可持续数月，可由温度、阳光、运动和情绪压力的变化引起
手足口病（柯萨奇病毒）	幼儿	手掌、足底、臀部和黏膜上突然出现散在的丘疹，这些丘疹会发展成有红色边缘的小疱	夏末和秋季高发
川崎病（KD）（未知，可能与免疫有关）	幼儿，但可以发生在任何年龄；不典型的表现更可能发生在婴儿身上。	高热至少 5 天，有以下 4 种症状： 颈部淋巴结病 手出现水肿或脱皮 皮疹 非感染性结膜炎	1/5 的患者出现冠状动脉瘤，导致心肌梗死和心律失常；静脉注射免疫球蛋白阿司匹林治疗 KD 非特异性实验室特点： C 反应蛋白 ≥ 30mg/L 或红细胞沉降率 ≥ 40mm/h 白细胞计数 ≥ 15 × 10^9/L 正常细胞性、正常色素性贫血 发病 7 天后血小板 ≥ 450 × 10^9/L 无菌脓尿 ≥ 10 白细胞（高倍视野） 谷丙转氨酶 > 50 U/L 白蛋白 ≤ 30g/L
玫瑰疹（疱疹病毒 6 型）	婴幼儿	持续发热 2 ～ 3 天后退热，出现粉红色斑丘疹	也称幼儿急疹，可出现眼睑水肿
猩红热（A 组链球菌）	2 ～ 10 岁儿童最常见	从颈部开始的红色斑疹和丘疹，一直延伸到躯干和四肢；皮肤触之可以有粗糙的砂纸样特征，鲜艳的红斑多位于腋窝、腹股沟和腹部	也可以在检查时看到巴氏线（以主要皮肤褶皱劳边的瘀点线为特征），不累及手掌和脚底，但脸部可能出现周围苍白的红斑，病灶在 1 ～ 3 周内消退

疾病（病原体）	发病年龄	临床特征	其他
葡萄球菌烫伤样皮肤综合征（某些葡萄球菌菌株）	5岁以下的儿童	首先是上呼吸道感染，接着是面部、脖子和腋窝皮肤发红，眼睛、嘴周围皱褶处有结痂	尼科利斯基征：轻微摩擦时皮肤易与表皮分离，皮肤红肿潮湿，黏膜不受影响，可以累及新生儿的整个身体，年龄大的患儿通常只累及上半身
水痘-带状疱疹（水痘-带状疱疹病毒）	任何年龄，特别是免疫功能低下的人群，在接种过水痘疫苗的人群中也可出现轻症患者。	在1～2天的时间里，一组模糊的黄斑逐渐演变成丘疹，然后形成小水疱；小水疱呈潮湿的硬壳样外观，并且最终造成皮肤浅层损伤；从躯干开始，并延伸到四肢	一般称为水痘，是一种标志性疾病，在发展的各个阶段都有病变（黄斑、丘疹、囊疱、结痂、糜烂）都有病变；脚底及手掌、脚底和黏膜，非常罕；外观类似于"玫瑰花瓣上的露珠"，也就是说，水疱位于一个较大的红斑上

大多数的多形红斑是红斑样的，通常只有少数病变呈现真正的靶状。一些病变因坏死，中心可能会出现水疱。多形红斑与感染、药物中毒、恶性肿瘤、自身免疫性疾病和免疫接种有关。多形红斑通常伴随单纯疱疹病毒感染，支原体肺炎是另一种病因。多形红斑持续 10～14 天，并可能在随后的皮肤单纯疱疹发作后复发。可使用抗组胺药以减轻瘙痒等不适，但不适合局部或口服使用类固醇药物。

8. 哪些疾病与多形红斑相似？

急性荨麻疹可能出现在手掌和足底，呈盘状，中心苍白，周围有红斑，其中心较暗。荨麻疹通常会在身体游走，而多形红斑的病变则是固定的。另外，与荨麻疹不同的是，使用苯海拉明或肾上腺素时，多形红斑患者的皮肤病变不会改善。

9. 药物不良反应通常有什么表现？

药物不良反应通常表现为全身性红斑和丘疹。皮肤病变通常在服用新药物 1～2 周后开始发作。治疗包括停用可疑的药物，使用抗组胺药可以减轻瘙痒等不适。

10. 哪些药物通常与药疹有关？

- 氨苄西林。
- 抗惊厥药。
- 头孢菌素类药。
- 磺胺类药。

11. 什么疾病通常与药疹相似？

病毒疹和药疹有相似的皮肤和组织学特征，鉴别依赖于详细的病史。嗜酸性粒细胞增多支持药疹的诊断。有 10%～20% 的儿童皮疹与药物有关，而 50%～70% 的成人皮疹与药物相关。

12. 哪些严重药物不良反应的临床体征应引起关注？

严重药物不良反应的体征包括面部水肿、肝脏和脾脏肿大、黏膜瘀点、显著的嗜酸性粒细胞增多、疼痛的深色丘疹或水疱，以及皮肤脱落。这些反应中最严重和危及生命的有 SJS、中毒性表皮坏死松解症（TEN）和药物超敏综合征（drug reaction with systemic symptoms，DRESS）（表 55-3）。

关键点：有皮肤症状的药疹发作

（1）药疹：4～14 天。
（2）SJS 或 TEN：7～21 天。
（3）DRESS：21～42 天。

表 55-3 严重药疹的特点

	病因	体征/症状	死亡风险	治疗
SJS	药物（70%～90%） 抗菌磺胺类药 抗惊厥药 NSAID 别嘌呤醇 肺炎支原体感染	发生黏膜受累前1～14天的前驱症状；典型症状包括发热，不适，头痛，咽喉痛，流涕和咳嗽。急性皮疹开始为红斑，发展为疼痛性丘疹，然后是水疱，而后水疱破裂并脱皮（通常涉及10%以下的皮肤）。黏膜（通常是口部和眼部）发生坏死和脱皮	1%～5%	必须及时停用发生不良反应的药物。症状管理类似管理烧伤患者。口腔病变用激口水和局部麻醉药控制，以耐受口服补液。皮肤裸露的区域必须受清洁并覆盖，以防止感染和脱水预防破伤风
TEN	药物（95%） 抗生素 磺胺类药 抗惊厥药 NSAID 别嘌呤醇	发热后1～2周出现伴疼痛的水疱/脱皮。随后出现伴疼痛的红斑，继而颜色变暗色变融合。色素减退的区域可能散在分布，然后出现水疱和脱皮（通常涉及30%以上的皮肤）。90%的病例涉及黏膜。影响预后的因素包括高龄，未及时停用发生不良反应的药物，以及大面积的表皮剥离	25%～35%	必须及时停用发生不良反应的药物。症状管理类似管理ICU/烧伤患者。TEN的管理存在争议，例如使用类固醇和其他免疫调节剂。早期静脉注射免疫球蛋白可能是有益的
DRESS	药物 抗惊厥药 抗抑郁药 NSAID 抗生素包括磺胺类药、别嘌呤醇、米诺环素、氨苯砜 金盐	发热38℃以上和麻疹样皮疹是最常见的特征性表现。面部水肿是一个标志。淋巴结病，嗜酸性粒细胞增多和非典型淋巴细胞增多症多是常见的特征。还可累及至少一个内脏器官	10%～20%	必须及时停用发生不良反应的药物。尽管未在对照临床试验中证实有效，通常全身性使用类固醇

注：DRESS，药物超敏综合征；ICU，重症监护病房；NSAID，非甾体抗炎药；SJS，史－约综合征（重症多形红斑）；TEN，中毒性表皮坏死松解症。

13. 黑色素瘤的特征有哪些？

在转移之前识别黑色素瘤并行外科手术切除可以挽救生命。提示黑色素瘤的特征是不规则的色素沉着，边界不规则，并且呈现红色、白色或蓝黑色。另外需要注意的是，黑色素瘤可能与人的其他痣不同。如果没有其他看起来相似的病变，即使是小且为圆形、颜色均匀的棕色斑点，出现在皮肤白皙的患者身上也应受到关注。痣外观的变化与黑色素瘤的前期病变或家族史一样，是一个风险因素。

关键点：提示黑色素瘤的皮肤改变

（1）区域性色素消退。
（2）颜色、形状或大小的变化。
（3）边界不规则。
（4）异常的色素沉着（出现红色、白色或蓝黑色）。
（5）与患者的其他色素病变不同。

---

14. 还有哪些类似黑色素瘤的皮肤发现？

• 脂溢性角化病：典型地发生在中年，比较常见，通常为良性，颜色较深或不均匀，通常具有鳞片，但可能不容易用肉眼观察到。
• 静脉湖：表现为血管生长，通常出现在老年人受到阳光损害的耳郭和口唇上。通常为紫色，类似黑色素瘤的颜色。若用力按压可使病变中的大部分血液排出，则提示为血管生长。

15. 哪种蜘蛛咬伤可导致坏死？

棕隐居蜘蛛和游荡蜘蛛（田地泰革拉蜘蛛）的叮咬可能导致坏死。在美国，棕隐居蜘蛛分布于俄亥俄州，西至内布拉斯加州，南至得克萨斯州到佛罗里达州。由于蜘蛛可随箱子或通过其他方法迁移，在该区域之外也可能遇到棕隐居蜘蛛。游荡蜘蛛可见于美国西北部和加拿大西部。在美国西南部的沙漠中发现的其他褐隐毒蛛种也可能导致坏死。

16. 哪种皮肤表现可能与蜘蛛咬伤的坏死相似？

坏死性筋膜炎、臁疮、坏疽性脓皮病、血管炎和凝血障碍的皮肤表现可能与蜘蛛咬后相似。蜜蜂蜇伤或蜱咬伤引起的红斑反应偶尔可能与蜘蛛咬伤的早期反应相混淆。最近，耐甲氧西林金黄色葡萄球菌（MRSA）皮肤感染也经常与蜘蛛咬伤混淆。

17. MRSA 皮肤感染可引起什么样的皮肤损伤？

MRSA 皮肤感染通常引起皮肤和软组织的损伤，包括脓肿和疖。MRSA 皮肤感染的危险因素包括：蜘蛛咬伤病史、近期使用抗生素、糖尿病病史和更高的皮肤暴露概率（如公共更衣室），以及先前的 MRSA 感染事件。在免疫功能正常的患者中，除非存在周围蜂窝织炎、发热或病变未能消退，否则不需要使用抗生素。

18. 什么样的紫癜与良性疾病有关？

• 光敏性紫癜：常见于老年皮肤白皙并有慢性日光暴露的患者，可见于手背和前臂，特征是 1 ～ 5cm 的紫色瘀斑。

• 进行性色素性紫癜：一种以下肢瘀点为特征的良性和慢性疾病。在所有年龄组中都有发现，病变往往是极小的，不可触及的，并且数量很多。可的松霜可以缓解瘙痒。

19. 哪些皮肤病变与蜂窝织炎类似？

• 淤滞性皮炎：双侧下肢红斑和鳞屑。蜂窝织炎通常是单侧的，在受影响的区域有疼痛和温热感，红肿扩大迅速，有时发热。

• 过敏性接触性皮炎：与过敏原接触后几天内发生的瘙痒小疱和丘疹相关皮肤红斑。外用皮质类固醇治疗，且需要停用发生不良反应的药物。不良反应严重者（如严重的中毒），可能需要使用全身性皮质类固醇 2 ～ 3 周。

20. 何种下肢出疹性疾病一般禁用清创术？

坏疽性脓皮病。

21. 类固醇是否应该用于治疗湿疹？

通常不对慢性皮炎患者使用全身性类固醇，应使用局部类固醇以避免全身性副作用。局部软膏和乳膏可用于皮肤屏障缺陷（慢性异位性皮炎的主要问题之一）。当服用全身性类固醇的患者开始减量服用时，疾病也可能反弹。如果疾病严重且没有禁忌证，那么对患有自限性的急性皮炎（如严重毒葛皮炎）的患者，可以给予全身性类固醇。

22. 类固醇是否可应用于银屑病？

对于银屑病患者有不同的治疗选择。若为轻症，使用局部乳膏和润肤剂即可。中度银屑病患者可能需要使用光疗法。虽然严重的银屑病可能需要全身治疗，但通常不建议使用类固醇，因为一旦停止服用类固醇，可能会出现反弹性脓疱性银屑病。

23. 局部类固醇有哪些种类，外用于哪些部位？

见表 55-4。

表 55-4　局部类固醇

效力 / 级别	使用区域	举例
低效力 （6 和 7）	所有区域，包括皮肤薄的区域，如面部、乳房、腋窝和腹股沟	1%氢化可的松 2.5%氢化可的松 0.05%地奈德
中效力 （4 和 5）	颈部和身体；不用于皮肤薄的区域。急诊科最常用	0.025%氟轻松 0.1%曲安西龙 0.2%氢化可的松戊酸盐
高效力 （2 和 3）	不用于皮肤薄的区域，最适合皮肤较厚的部位（如手掌和脚掌）。使用 2 周以上会引起不良反应	0.05%氟喹诺酮 0.1%琥珀酸钠 0.25%去氧美沙酮
超效力 （1）	用于长期治疗难治的疾病，尤其是皮肤厚的区域的疾病，包括手掌和脚掌；需要门诊监测	0.05%氯倍他索 在优化的载体中的 0.05%倍他米松二丙酸酯 0.05%乌倍他索 0.05%二氟砜

24. 哪种外用类固醇剂型最有效？

软膏具有最大的效力，其次是凝胶、润肤剂、乳霜、乳液、溶液和喷雾剂。

致谢

感谢 Lela A. Lee and Joanna M. Burch 博士对本章的前期贡献。

（黄光伟　李彦媚　译）

参考文献

1. Dyer JA: Childhood viral exanthems. *Pediatr Ann* 36:21–29, 2007.
2. Frigas E, Park MA: Acute urticaria and angioedema: diagnostic and treatment considerations. *Am J Clin Dermatol* 10:239–250, 2009.
3. May TJ, Safranek S: Clinical inquiries. When should you suspect community-acquired MRSA? How should you treat it? *J Fam Pract* 58:276–278, 2009.
4. Mockenhaupt M: Epidemiology of cutaneous adverse drug reactions. *Chem Immunol Allergy* 97:1–17, 2012.
5. Mockenhaupt M: Stevens-Johnson syndrome and toxic epidermal necrolysis: clinical patterns, diagnostic considerations, etiology, and therapeutic management. *Semin Cutan Med Surg* 33:10–16, 2014.
6. Patel M: Community acquired methicillin-resistant *Staphylococcus aureus*: epidemiology, recognition, and management. *Drugs* 69:693–716, 2009.
7. Revuz J, Valeyrie-Allanore L: Drug reactions. In Bolognia JL, Jorizzo JL, Rapini RP, editors: *Dermatology*, ed 2, London, 2008, Mosby, pp 301–320.

第十二部分

环境及理化因素
所致急症

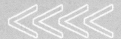

第56章　雷击伤和电击伤

Andrea Stember，MD；Tracy Cushing，
MD，MPH，FACEP

雷击伤

1. 闪电产生的原因

　　闪电是一种电能的大释放。大气层中暖气流与冷气流相遇，暖气流上升，冷气流下降形成积雨云，俗称雷雨云。云中的气体中含有水分子。在暖空气中水分子呈液态，在冷空气中水分子形成冰晶。在对流活跃的云层中，这些分子的运动会产生电荷和云层两端电极分离（反向充电）。一般而言，云层的上部分正电荷多，下部分负电荷多。空气在相反电荷的云层间，以及云层和地面间起到绝缘体的作用。一旦电荷负载超过空气绝缘的承载能力，就会产生闪电从而使大气层中电荷达到平衡。不但在同一云层内相反电荷间可以产生闪电，云层间（云间闪电）或者云层和地面的相反电荷间（云地间闪电）也可以产生闪电。云和地面间的电位差可达到3000V/cm。当云地间闪电发生时，它是以阶级先导的形式开始的，一条带负电荷的电流从云中以一系列短"之"字形喷发式下降，同时，一条带正电荷的电流从地面上升。这些电流在距离地面50～100m的地方相遇产生回击波，就是通常说的闪电球。通常会有4～5个回击波，这些回击波是具有高电压、大电流、高速度的电荷释放，它可以击中距离向上电流顶端30～50m的目标。

2. 晴天霹雳是什么?

　　晴天霹雳是一种云对地的雷击现象，可以穿越相对较长的距离，有时穿越万里无云的天空袭击距离雷雨云40km以外的目标。

3. 雷声产生的原因

　　雷声是闪电产生的一种声波。一道闪电静电释放产生的能量在几毫秒内使周围空气温度超过27760℃，从而在空气柱内产生高压区域。高压区域内空气向外膨胀产生的声波即雷声。

4. 闪电可导致什么样的损伤?

　　一道闪电是一次巨大的电能量释放，可释放电流30000～110000A，幸运的是，这种放电只持续几毫秒，从而限制了能量传送到身体内。闪电伤害有5种类型。

（1）直接电击：受害者与闪电间直接接触。

（2）接触性损伤：受害者接触闪电直接击中的物体产生电能转移。

（3）侧溅：因电流"溅起"或从附近物体跳到受害者身上而造成的伤害。

（4）地电流：闪电击中地面或附近的物体并从攻击点的地面流到受害者身上。

（5）上升电流：当带正电荷的电流从地面接触受害者时，受害者并没有受到梯级先导闪电或回击。

雷电除了会造成电击外，还会造成钝性或爆炸性损伤及继发性烧伤。与钝性或爆炸性损伤相关的事件包括鼓膜破裂、肺挫伤、意识丧失、骨折或者脱臼、衣物被风吹走。

5. 雷击伤的类型

雷击伤可以是轻微损伤也可以是灾难性损伤。几乎所有组织器官都可受到影响（表 56-1）。最大的灾难性损伤是突发的心源性猝死，通常是由直接电击所致。雷电电流以电阻阻力最小的途径通过身体组织。人的神经系统电阻最小，其次是血液、肌肉、皮肤、脂肪，最后是骨骼。根据受伤的严重程度，雷击伤和电击伤患者的一些常见表现见表 56-2。

表 56-1　器官、系统雷击伤常见表现

器官系统	表现
心血管系统	心血管系统损伤可能仅仅是心电图改变也可能是突发心源性猝死。直接电击通常导致心搏停止和突发心源性猝死。心电图改变包括 ST 段抬高、T 波倒置、PR 段压低、QT 间期延长、心房颤动、室性心动过速和心室纤颤。还可以发生严重的心肌病变、心源性休克、血压不稳定和自主神经功能不稳定
呼吸系统	肺挫伤、肺出血、血胸、气胸、窒息、低氧血症
神经系统	神经系统损伤可能仅仅是短暂性损伤也可能是永久性损伤，可能是即刻损伤也可能是延迟损伤。短暂性损伤包括意识丧失、抽搐、头痛、感觉异常、乏力、精神错乱、定向障碍、失忆、自主神经功能障碍（包括瞳孔功能障碍）和雷击伤后的闪电性麻痹（短暂性麻痹）。闪电性麻痹被认为是继发于自主神经系统过度刺激的血管痉挛所致。永久性症状包括缺氧性脑病、颅内出血、基底神经节或者脑干损伤。延迟神经系统损伤包括脊髓病变和神经病变
皮肤	利希滕贝格（羽状或者蕨类样）是雷击伤的特征性皮肤损害。线性烧伤（部分深度烧伤是因为汗液变成水蒸气蒸发所致），或闪燃、点状烧伤（烧伤面积 <1cm，出口电流全层圆形烧伤），以及继发于燃烧的衣服、布料或者周围环境的热烧伤
骨骼肌肉	骨折、脱位、肌肉坏死和筋膜隔室综合征
泌尿系统	可出现肌红蛋白尿，但发生概率较低

器官系统	表现
眼	雷击可以影响眼前房和后房，还可以发生电流损伤、钝性或爆炸性损伤、血管收缩、热损伤。眼部的晶状体是最容易受损伤的部位，白内障是最常见的损伤。还有可能出现瞳孔散大、光反射消失、瞳孔大小不等和霍纳综合征
耳	鼓膜穿孔（继发于爆炸伤和雷击伤）、耳鸣、失聪
精神	抑郁、创伤后应激障碍、记忆障碍、人格改变、风暴忧虑、恐惧症

表 56-2　器官、系统雷击伤和电击伤的常见表现（二）

器官系统	表现
皮肤	皮肤可能出现各种各样的烧伤，通常为热烧伤。典型的交流电烧伤表现为电流入口和出口烧伤的伤口大小和形态一样；直流电烧伤表现为电流出口的烧伤伤口大于入口的烧伤伤口；还可能看到屈肌褶皱烧伤和口腔连接处烧伤（当焦痂脱落时可能有唇动脉延迟出血的风险）
心脏	患者可能出现心脏停搏或心室颤动。通常低电压的交流电导致心室颤动，而高电压的交流电或者直流电导致心脏停搏；还可能出现心房或心室异位节律、心房颤动、第一度和第二度心脏传导阻滞、QT 间期延长、束支传导阻滞、急性心肌梗死（罕见）。长期的心脏并发症很少见
血管系统	出血、静脉和（或）动脉血栓、血管痉挛和局部缺血、坏死（推测是由于电流从血液跳跃到血管壁引起的损伤）
神经系统	电烧伤可以导致中枢神经系统和外周神经系统损伤，包括短暂的健忘症、精神错乱、意识丧失、抽搐、呼吸暂停、呼吸抑制、麻痹和感觉异常。外周神经系统损伤（运动神经比感觉神经更容易受损伤）预后较差
骨骼肌肉	筋膜隔室综合征、骨折、脱位、肌肉疼痛、肌肉坏死（主要是横纹肌溶解）、肌腱断裂、电穿孔（骨骼细胞膜气孔形成）、无菌性坏死和骨膜烧伤
呼吸系统	破伤风感染引起胸壁肌肉痉挛，导致呼吸骤停；脑干呼吸中枢抑制，引起呼吸骤停
胃肠系统	空腔脏器和实质脏器损伤（罕见）、应激性溃疡病
泌尿系统	急性肾小管坏死（因为横纹肌溶解和肌红蛋白尿）、肾衰竭、高钾血症、低钙血症、酸中毒
耳鼻喉	鼓膜穿孔、面部烧伤、白内障（电击伤 6～24 个月后，大约 6% 患者发生白内障）、角膜烧伤、眼内出血、视网膜水肿、视网膜脱落、葡萄膜炎、视神经萎缩
泌尿生殖系统	妊娠妇女自然流产（胎儿死亡率为 73%）、羊水过少、宫内发育迟缓（羊水和胎儿组织的导电能力是干燥、完整成人皮肤的 200 倍）

6. 雷电是直流电还是交流电？

从技术上讲，雷电既不是直流电也不是交流电，但根据情况，它的特点可类似直流电或交流电。它具有高电压 [$(1 \sim 2) \times 10^9 V$]、强电流 [$(2 \sim 3) \times 10^4 A$]、高能量（$278 \sim 280 kW \cdot h$）的特点，但它持续时间很短，仅持续 $0.1 \sim 1.0$ 毫秒。它的特点更像直流电。

7. 雷电从不两次击中同一地点是真的吗？

不，这和民间说法是相反的，雷电可以而且可以确切地两次击中同一个地方。纽约的帝国大厦每年被击中 23 次。在美国相邻的 48 个州内，自 1989 年以来每年平均监测到 2000 万次云对地攻击雷电。

8. 有橡胶轮胎作为绝缘体，在车内不会被雷电攻击吗？

躲在金属顶的车内（而非敞篷车）紧闭门窗，比根本没有庇护来说要相对安全些。然而这并不意味着得到了全方位的保护。是金属车身而非橡胶轮胎起到了静电屏蔽作用，静电屏蔽使得电流从车外绕过，并不进入汽车内部，从而提供了一些保护。然而，这并不能保护车内人员免受飞溅电流或通过汽车内部的感应电磁电流引起的伤害。

9. 如果在屋内是否可免于雷电攻击？

躲在屋内比根本没有庇护来说要相对安全些。但是，实际上有相当数量的在建筑物内的人发生雷击伤的案例。雷电可通过连接建筑外部的管道、电话线和电器攻击屋内人员，使屋内人员受雷击伤。

10. 雷电击中过飞机吗？后果是什么？

击中过。不过幸运的是，后果很轻微。通常来说，商业航空公司报道，每一架飞机平均每年遭受雷击 $1 \sim 2$ 次。大多数雷击发生在海拔 $3048 \sim 4572 m$ 高度上。大多数飞机外壳主要由铝构成，铝能很好地传导电流。雷电从飞机上闪过，只留下很小的损坏。只要飞机外部没有裂隙，飞机工程师可以确保雷电从飞机外闪过。然而闪电刺眼的亮光可以导致飞行员暂时失明，雷电产生的电磁效应可以暂时中断飞机照明和航空管制。美国最近一次确认的由雷电直接导致的商用飞机坠毁是在 1967 年，当时是因为雷电点燃了油箱，导致灾难性的爆炸。

11. 当雷电击中地面时会发生什么？

当雷电击中地面时，它会把泥土和黏土熔合成二氧化硅，从而产生一种黑色的玻璃岩，称为闪电岩，闪电岩通常呈螺旋管状。管状形态是闪电电流在地面通过的路径形态。当雷电击中大树时，将树木中的水分加热成水蒸气，快速膨胀的水蒸气经常引起树皮和木片爆裂。

12. 雷电有多常见？雷电引起的损伤和死亡有多常见？

全世界范围内每秒大约有 50 次雷电。大约 1/5 雷电导致云对地雷击。在美国相连的 48 个州，平均每年有 2000 万次云对地雷击。国际上，每年约有 2.4 万人死于雷电。在美国，与雷电相关的死亡人数在过去的 50 年一直呈下降趋势。据估计目前雷电导致每年大约 40 人死亡，400 人受伤。

13. 谁容易遭到雷击？哪里发生的雷击最多？

男性比女性更容易遭受雷击。一项人口统计研究显示，超过 80% 的雷击受害者是男性。大多数遇难者年龄为 20 ~ 45 岁，超过 90% 的案例发生在 5 ~ 9 月。在佛罗里达州、科罗拉多州或得克萨斯州遭受雷击的风险最大。在美国，一个人一生中遭受雷击的概率大约为 1/10000。通常与雷击相关的活动包括远足、划船、钓鱼、游泳、打高尔夫、耕作、操作重型机械及使用固定电话。

14. 哪些因素使人或者物体容易被雷电击中？

有几个因素容易使人或者物体被雷电击中，列举如下。
- 雷阵雨附近（基本上，如果能听到雷声，就在危险范围内）。
- 空旷的地方。
- 身高高的人或者高的物体。
- 物体形状（顶部有尖的物体风险增加）。

15. 治疗一名在雷雨过后被发现失去知觉的徒步旅行者时，这个患者不记得发生了什么事，怎么判断他是否遭到雷击了呢？

几项体格检查结果可以帮助诊断。首先，检查皮肤，寻找蕨类样或者羽状图案，又被称为利希滕贝格特征。这些皮肤损害是遭受雷击的特征性皮肤表现。皮肤损害通常在遭受雷击的 1 小时内出现，数小时后消失。不幸的是，仅在 20% 明确遭受雷击的患者皮肤上出现利希滕贝格特征。一旦出现利希滕贝格特征，就可以得出遭受雷击的诊断。其次，应该检查皮肤是否有其他烧伤的证据，以及衣服、鞋子和设备是否有烧坏的证据。检查耳朵是否有鼓膜穿孔，因为 50% 遭受雷击的患者会发生鼓膜穿孔。其他的体格检查结果可以参考表 56-1。

参考受害者记忆，据报道，100% 遭受直接雷击的受害者不记得雷击事件，间接雷击受害者最初可能对雷击事件有些记忆，然而，他们经常呈现顺行性遗忘。

16. 遭受雷击者可触及颈动脉波动，但似乎没有自主呼吸，为什么？该怎么办？

雷击遇难者的主要死亡原因是心脏停搏，心脏停搏是整个心脏突然去极化所致。通常，随着心肌节律恢复，固有心肌的自主性会自发恢复有组织的心脏活动。然而，遭受雷击同时伴有胸廓肌肉痉挛和呼吸中枢神经系统抑制引起的呼吸骤停。呼吸骤停患者应接受人工呼吸 – 机械通气支持，否则会继发缺氧性心脏停搏。

17. **为什么遭受雷击者可以出现心动过速、高血压、皮肤湿冷、苍白、外周脉搏减弱，其意识清醒，但不能活动其四肢的情况？**

受害者最可能经历了闪电性麻痹，闪电性麻痹是遭到雷击后出现的暂时性麻痹。暂时性麻痹继发于自主神经系统过度刺激导致血管痉挛和低灌注。通常这些症状在几个小时内得到缓解，但要记住，在治疗遭受雷击的患者时，要小心潜在的伤害，包括创伤性脊髓损伤。

18. **急救人员在大规模伤亡事件中，应先救治有明显生命迹象的受害者，然后再救治没有呼吸或者活动的受害者，有多名雷击受害者时是否采用同样的做法？**

不能。雷击伤是大规模伤亡事件分拣原则的一个例外。在遭受雷击的情况下，首先救治没有呼吸或没有活动的患者。这是因为心脏停搏的患者死亡率最高。没有心搏呼吸骤停的受害者，其死亡的可能性很小，因此雷击伤时应该首先救治心搏呼吸骤停的患者。

19. **延长雷击受害者的 CPR 是否可获益？**

不，没有证据支持或表明延长 CPR 能提高生存率。如果排除了可逆原因引起的心搏呼吸骤停，那么进行心肺复苏术 20～30 分钟后停止复苏是合理的，这与在非雷击情况下的心肺复苏是一样的。

20. **正在对一名雷击受害者实施心肺复苏，这时发现受害者的瞳孔已经固定并散大了。基于这些发现，应该停止 CPR 吗？**

不应该。在遭受雷击后，瞳孔固定或者散大并不能作为脑死亡或者判断预后的指标。雷击可以导致自主神经功能障碍，包括瞳孔异常反应。

21. **雷击的受害者通常有大面积烧伤吗？**

不会。与民间说法相反，受害者不会突然起火变成一堆灰烬。事实上，遭受热烧伤的患者中，仅有 10% 患者需要皮肤移植。闪电通常从受害者身上闪过，如果有烧伤的话，也是很小的深度组织烧伤。患者通常有线性、点状或部分深度的热烧伤。值得注意的是，颅骨烧伤患者的死亡率比其他部位烧伤患者高 3 倍，心脏停搏的可能性是其他部位烧伤患者的两倍。

22. **预防与雷击有关的受伤或死亡的最佳方法是什么？**

• 行为策略：当有雷击风险时选择相对安全的地方。目前美国国家气象局的建议是"发生雷电时进入室内"。

• 庇护：在大而坚固的建筑物中心寻求庇护；避免使用固定电话和家用电器；也可以躲在门窗紧闭的金属顶汽车内；如果在户外找不到遮蔽物，可以在洞穴深处、茂密的森林深处或深谷中寻找庇护。因为有地面电流和侧溅风险，要避免浅洞、空旷的开放野餐棚或孤立的树下躲避。在听到最后一声雷鸣后至少等待 30 分钟再恢复户外活动。

• 闪电位置（仅在雷击即将来临或不可避免的情况下使用）：双膝和双脚并拢，坐着或蹲着，身体只与地面形成一个接触点。

• 避免成群结队：为减少地面电流和侧溅，成员间要相距至少 6m。

23. 雷电、低压电和高压电击伤有何区别？

见表 56-3。

表 56-3　雷电、低压电和高压电击伤比较

项目	雷击伤	高压电击伤	低压电击伤
电压（V）	>30106	>1000	<600
电流（A）	>200000	<1000	<240
持续时间	瞬间的	短暂的	持续很久
电流类型	直流电	直流电或交流电	大多数为交流电
心脏停搏（原因）	心搏停止	心室颤动	心室颤动
呼吸骤停（原因）	直接中枢神经系统损伤	间接创伤或者呼吸肌强直性收缩	呼吸肌强直性收缩
肌肉收缩	单肌肉收缩	直流电：单肌肉收缩 交流电：肌肉强直	肌肉强直
烧伤	很少，浅表烧伤	常见，深部烧伤	通常浅表烧伤
横纹肌溶解	不常见	非常常见	常见
钝性损伤（原因）	爆炸冲击波	肌肉收缩摔倒	摔倒（不常见）
死亡率（急性）	非常高	中等	低

电击伤

24. 电的基本物理原理是什么？

简单地说，电是带电粒子电子的流动。在两极间的电势差被称为电压。流过特定点的电子数称为电流，它的单位用安培（A）来表示。电阻是电子流过的材料的一种特性，它的单位用欧姆（Ω）来表示。这些因素与欧姆定律有关，欧姆定律指出电流等于电压除以电阻。

25. 区分电损伤的简单方法是什么？是否有助于确定电击伤的性质和严重程度？

电击伤分为两种类型：高压电击伤（＞1000V）和低压电击伤（＜600V）。电击伤最大的伤害是热效应导致的热烧伤。电产生的热能与电流、组织阻抗和作用时间相

关。电流对组织损伤最大，然而，在现实中，电压经常被用来代替电流（高电压通常与高电流有关）。

26. 电路类型与损伤有什么关系？

电流可以在两种电路中流动：直流电路和交流电路。交流电是家庭最常用的电流形式，通常为120V或240V。高压（＞1000V）直流电可引起大的单肌肉收缩，导致受害者被抛离电源，结果是受害者与电流接触时间很短。高压交流电要危险得多，因为电流的循环流会导致肌肉强直和受害者长时间接触电流。

27. 电烧伤如何分类？

电烧伤类型取决于电压、电流、电流通路、持续时间和电路类型。

28. 电击伤的流行病学是什么？

在美国，每年大约500～1000人死于电击伤。高压电烧伤约占烧伤科住院人数的7%。在儿童人群中，电烧伤占烧伤科住院人数的3%～5%和急诊就诊人数的2%～3%。电击伤的死亡率为3%～15%。严重电烧伤死亡率高达40%。在没有立即发生心脏死亡的低压电损伤受害者中，死亡率很低，但可能有显著的其他疾病患病率，包括儿童的口腔创伤和成人的手部创伤。

一般来说，电击伤的年龄分布呈双峰现象，在幼儿中达到第一个高峰，在20岁左右达到第二个高峰。儿童高峰是儿童成长的第一阶段，在这一阶段，儿童会探索插座和电线。20岁左右的高峰是因为职业暴露和意外。电工和建筑工人是这些事故的主要人群。在美国，电击伤的死亡率在所有职业病中排第四。

29. 作为电击伤现场的急救人员，应该怎么做？

最重要的是注意自身安全，急救人员不要成为受害者。检查现场安全，确保关闭所有对救援人员或受害者构成威胁的电源。与任何创伤急救一样，开放气道、维持呼吸和循环（ABC复苏方案）是初级复苏的关键。如果已经发生了外伤，而且脊椎损伤的可能性很高，可以考虑脊柱固定。对于电击伤引起的心脏停搏患者应进行CPR和常规复苏。此外，考虑到大面积烧伤和广泛的组织损伤，应尽早开始液体复苏。

30. 组织电阻抗与电击伤有什么关系？

体内不同的组织有不同的电阻抗，会影响电流通过它们的方式，导致不同的伤害类型。神经的电阻抗最小，这意味着电流穿过神经的最深处，但造成的热损伤最少。血液和血管电阻抗第二小，其次是黏膜、肌肉、皮肤、肌腱、脂肪，最后是骨骼。骨骼电阻抗最大，其穿透性最小，但热损伤最大。

值得注意的是，皮肤的电阻是可变的，取决于皮肤的厚度、含水量和血管密度。又厚又干长满老茧的皮肤（如手和脚）比又薄又湿的皮肤电阻大得多。浸入水中的皮肤电阻降低。当接触到电能时，由于厚皮的高电阻，手和脚的厚皮肤会被热烧伤。

这些区域的皮肤被烧伤和烧焦时电阻会下降，从而使电流穿透到更深组织造成更广泛的烧伤。

31. 哪些器官系统会受到电击伤的影响？会发生什么类型的伤害？

见表 56-2。

32. 电击伤最常见的长期并发症是什么？

电击伤可引起严重的长期后遗症，包括神经系统症状，如麻木、虚弱、感觉异常、记忆障碍和慢性疼痛；精神症状包括焦虑、注意力不集中、抑郁、噩梦、失眠及创伤后应激障碍（posttraumatic stress disorder，PTSD）。与接触性烧伤相关的高压电击伤患者并发症明显较多。

33. 一辆急救车运送一名 22 岁，体重 75kg 的男子到急诊科，患者在高压电附近的梯子上工作时遭到了电击。他有两处烧伤：一处在手掌，当时接触电线的地方；另一处在胫骨，当时与梯子接触的地方。总体来看，烧伤面积大约占总体表面积（total body surface area，TBSA）的 2%，应该静脉输注多少液体？

烧伤患者补液通常用液体复苏公式，例如帕克兰补液公式（4ml × 千克体重 × 体表面积），来计算目标输液量。然而，这些公式并不能适用于所有电烧伤患者，因为皮肤表面烧伤并不能反映更深层次的组织损伤。在这种情况下，输液速度应该以尿量达到 1 ~ 2ml/（kg·h）为目标（这位患者的输液速度应为 75 ~ 150ml/h）。在对电烧伤者复苏时，应尽早积极地进行液体补充防止因为横纹肌溶解引起的继发性肾功能衰竭。

34. 当救治一位电击伤的患者时，患者不记得当时的情况了，主诉仅有短暂的感觉异常，是否应该进行头部 CT 检查，或者密切观察就可以了？

高压电击伤患者一旦出现中枢神经系统症状，或者电击发生不久，均应进行头部 CT 检查。神经系统电阻抗低而传导性好，高压电击伤时可能会出现蛛网膜下腔出血，故需要排除。另外，对每一位电击伤患者均应该像对创伤患者一样进行评估，头部 CT 可以排除头部钝伤所致的其他颅内损伤。

35. 能把高压电击伤的受害者想象成雷击受害者吗？

不能。雷击和电击有不同的损伤形式，需要不同的处理。高压电击伤经常导致深部烧伤，从而导致横纹肌溶解和肾衰竭，因此需要积极的液体复苏和进一步处置。例如，如果合并骨筋膜室综合征，需要进行筋膜切开术（表 56-4）。高压电击伤患者如果出现心脏停搏，通常表现为心室颤动。相反，雷击伤患者很少有深部严重烧伤，不需要积极地进行液体复苏，通常也不需要筋膜切开术。遭受雷击的患者很少出现肾衰竭，如果出现心脏停搏，则更有可能是由于大量心脏去极化而出现心律失常。

表 56-4 电击伤的暴露类型和初期表现

暴露类型	表现
低压交流电，没有意识丧失和（或）心脏停搏	1000V 以下，通常在家中或者办公室；儿童啃咬电线后常见口腔烧伤；成年人在使用家用电器后，会出现手部烧伤至急诊科就诊。如果肌肉长时间强直性收缩，则提示可能有严重的损伤
低压交流电，没有意识丧失和（或）呼吸骤停	由胸肌痉挛和（或）心律失常引起的呼吸骤停；无论任何时候发生的无人目击的呼吸骤停
高压交流电，没有意识丧失和（或）心脏骤停	灾难性的烧伤
高压交流电伴有意识丧失和（或）心脏停搏	很少，通常没有意识丧失或者心脏停搏
直流电击伤	典型的单肌肉收缩，把受害者从电源处抛开；除非出现继发性头部创伤，否则很少出现意识丧失；受害者通常记得发生了什么
操作电器 / 武器	例如，用于执法的泰瑟电击枪发射的高压电流，既不是真正的交流电也不是真正的直流电，更像是一股低幅直流电电击

36. 对于雷击伤或电击伤的患者，可以应用什么药物？

目前，对于雷击伤和电击伤患者没有特异性的药物。对于出现横纹肌溶解的电击伤患者，用生理盐水进行积极的液体复苏是可以获益的。横纹肌溶解的患者给予甘露醇或者髓袢利尿药利尿可以帮助清除肌红蛋白。碳酸氢钠可以碱化尿液，从而促进肌红蛋白的清除。

37. 在雷击伤或者电击伤现场如何进行伤员分类？

所有遭受雷击的受害者都应连接心脏监护仪送往急诊科。

38. 哪些雷击伤或电击伤患者需要住院？

凡是出现心脏异常（在现场或者在急诊科出现）、神经系统异常或者明显的烧伤者，均应住院治疗。住院及心电监护适应证见表 56-5。符合住院标准的患者，和遭受到高压电或者雷电击伤的患者均应进行 24 小时心电监护。遭受低压电损伤和心电图异常的患者最初也应该进行心电监护。病情稳定的烧伤患者可以考虑转至烧伤科治疗。应给予患者恰当的有关的创伤治疗。对于无症状的患者，如有负责人愿意带他们回家，必要时在适当的随访指导下可以出院。雷击伤患者应在眼科进行 6 个月随访，并根据需要进行耳鼻喉科、神经科和精神科随访。

表 56-5 住院、行心电监护及出院的标准

住院（考虑转到烧伤或创伤中心）	出院
心脏停搏或需要心肺复苏	无症状低压电损伤
明确的意识丧失	心电图无异常
心电图异常；院前或者在急诊科心脏节律异常	没有明显烧伤
存在明显的心脏病危险因素	雷击伤随后 6 个月眼科随访[*]
伴有需要住院的严重损伤	耳鼻喉科、神经科、心理科随访
怀疑有导电损伤：高压电损伤，特别是电流经过胸廓者	也是必要的[*]
电流通路的损伤	耳鼻喉科或者整形外科就诊的
低氧血症	小儿口腔连合烧伤创面焦痂
胸痛	形成的随访监测与咨询[*]
神经系统异常	
主要烧伤：环形烧伤，手、面部、腹股沟烧伤	
肌红蛋白尿	
妇产科妊娠患者	

注：[*] 如出院，应做好转诊及随访的安排。

39. 防止将来因电烧伤截肢，确定患者早期筋膜切开术的实验室指标是什么？

血清肌酸激酶水平升高可作为判断预后的指标，可帮助确定是否需要通过筋膜切开术进行早期手术减压，以防止高压电烧伤患者今后截肢和肢体丧失。

40. 如何处理被家用电线或电器弄伤的儿童？应该住院观察还是让他们出院回家？

通常情况下，儿童在家中发生电击伤，损伤通常与电线（60% ～ 70%）有关，或者与肢体、口腔接触墙上的插座（15% ～ 20%）有关。暴露于普通家庭电流（120 ～ 240 V）的健康儿童，在没有接触水的情况下，只要没有症状，临床上无室性心律失常或心脏停搏的表现，可以出院回家。无症状的儿童发生心律失常的风险非常低，而且非致死性心律失常或非特异性心电图异常的儿童通常在 24 小时内无须干预就可痊愈。因此，推荐健康的儿童在接触普通家庭电流后可以出院回家，无须进行初步的心电图筛查或入院进行心电监护。

41. 如何处理遭受电击伤的孕妇？

胎儿接触电流后和成人一样，有心脏停搏风险，而且胎儿心脏停搏风险要高一些，因为胎儿组织电阻比出生后组织电阻要低。胎儿皮肤的电阻比出生后皮肤的低 200 倍，根据一项研究，胎儿暴露在 100 ～ 380V 的环境中 0.3 秒可能导致死亡。在考虑胎儿的风险时，最关键的是电流路径及电流是否通过子宫。最常见的是手到脚的通路。当照顾一个电击伤的怀孕患者时，要像照顾其他情况的患者一样。对于胎儿，建议进行胎儿心脏多普勒监护。如果患者以前没有进行过超声检查或无法进行多普勒监护，则应

进行超声检查，以确认宫内妊娠和胎心。如果孕妇有任何胎儿窘迫、胎儿活动减少或死亡迹象，应对其进行 24 小时监测，出院后应建议其产科医师进行密切随访观察。

关键点：雷击伤和电击伤

（1）一般的分类原则不适用于雷击伤受害者；要记住与一般的分类原则相反，重点集中在心搏呼吸骤停的患者身上。

（2）确保现场安全：救援人员不应该成为受害者。

（3）假设有隐蔽性损伤，记住电流入口和表面烧伤处可能存在组织损伤。根据皮肤损伤的程度来预测皮下组织损伤的程度是不可行的。

（4）在相同电压下，接触交流电比直流电要危险得多，仅次于破伤风引起的肌肉收缩。

网址

（1）American Burn Association：http：//ameriburn.org/；accessed 2-9-15.

（2）American Heart Association：http：//circ.ahajournals.org/content/112/24_suppl/IV-154.full；accessed 2-9-15.

（3）Lightning Injury Research Program：www.uic.edu/labs/lightninginjury/；accessed 2-9-15.

（4）Lightning and Atmospheric Electricity Research at Global Hydrology and Climate Center：http：//thunder.msfc.nasa.gov/primer/；accessed 2-9-15.

（5）National Oceanic and Atmospheric Administration：：www.nssl.noaa.gov/education/svrwx101/lightning/faq/；accessed 2-9-15.

致谢

感谢 Gabrielle A. Jacquet 和 Timothy R Hurtado 对本章的贡献。

（张寒钰　译）

参考文献

1. Arnoldo B, Purdue G, Kowalske K, et al: Electrical injuries: a 20-year review. *J Burn Care Rehabil* 25:479–784, 2004.
2. Arrowsmith J, Usgaocar P, Dickson WA: Electrical injury and the frequency of cardiac complications. *Burns* 23:576–578, 1997.
3. Chen E, Sareen A: Do children require ECG evaluation and inpatient telemetry after household electrical exposures? *Ann Emerg Med* 49:64–67, 2007.
4. Davis C, Engeln A, Johnson E, et al: Wilderness medical society practice guidelines for the prevention and treatment of lightning injuries. *Wilderness Environ Med* 23:260–269, 2012.
5. Einarson A, Bailey B, Inocencion G, et al: Accidental electric shock in pregnancy: a prospective cohort study. *Am J*

    Obstet Gynecol 176:678–681, 1997.
6. Fatovich D: Electric shock in pregnancy. *J Emerg Med* 11:175–177, 1993.
7. Ferreiro I, Melendez J, Regalado J, et al: Factors influencing the sequelae of high tension electrical injuries. *Burns* 24:649–653, 1998.
8. Fish R: Electric injury. Part I. Treatment priorities, subtle diagnostic factors, and burns. *J Emerg Med* 17:977–983, 1999.
9. Kopp J, Loos B, Spikler G, et al: Correlation between serum creatinine kinase levels and extent of muscle damage in electrical burns. *Burns* 30:680–683, 2004.
10. Koumbourlis A: Electrical injuries. *Crit Care Med* 30(Suppl 11):S424–S430, 2002.
11. Luz DP, Millan LS, Alessi MS, et al: Electrical burns: a retrospective analysis across a 5-year period. *Burns* 35:1015–1019, 2009.
12. Rai J, Jeschke M, Barrow R, et al: Electrical injuries: a 30-year review. *J Trauma* 46:933–936, 1999.
13. Singerman J, Gomez M, Fish J: Long-term sequelae of low-voltage electrical injury. *J Burn Care Res* 29:773–777, 2008.
14. Zijlmans M, Rinkel G: Electrical injury to the brain. *J Neurol Neurosurg Psychiatry* 83:933–934, 2012.

第 57 章　溺水

Andrew Schmidt，DO，MPH；Jedd Roe，
MD，MBA，FACEP

1. 溺水的定义

2002 年世界防溺水大会制定了溺水标准的定义：因被淹没或浸入液体中导致呼吸功能损伤的过程。根据这个定义，溺水有无发病、发病和死亡 3 种结局。此外，推荐停止使用近乎、干性、湿性、主动、被动和二次等术语描述溺水。这些术语只会引发混淆，并且没有临床价值。

2. 每年有多少人发生溺水？

在美国，每年有超过 4000 人死于溺水（世界范围估算约为 50 万人），且这是 1～19 岁的儿童与青少年损伤致死的第二大原因。最重要的是，每年世界范围内有约 800 万非致命性溺水事件，其中有许多可能导致严重疾病。

3. 哪些人会发生溺水，为什么？

溺水主要发生在年轻人群，发生率在幼童和青少年两组人群中达到峰值。其中，最易发病的人群是幼童（1～4 岁），其风险是由于他们天性好奇，同时他们的体格条件不足以摆脱泳池、水桶、浴缸、厕所和洗衣机等危险环境。此外，即使只有片刻，看护不力也是幼童发生溺水的主要因素。人们在评估一个溺水儿童的情况时，必须考虑虐待儿童的可能性，因为被迫浸没所导致的溺水在所有 5 岁及以下儿童的溺水中占到了 1.5%～8.0%。在 15～24 岁的人群中，近 80% 溺水伤亡者为男性。因为年轻男性时常在游泳、划船、潜水和其他水上活动时存在冒险行为，同时，饮酒是 60% 以上青少年和青年溺水的影响因素。

其他全年龄段人群的危险因素如下。

- 不会游泳。
- 癫痫。
- 心血管疾病。
- 长 Q-T 间期综合征。
- 滥用药物。
- 创伤（潜入浅水、划船）。
- 低温。
- 自由潜水训练（过度换气）。

4. 是什么导致了溺水者死亡?

溺水者死亡的主要原因是缺氧。在过去,人们错误地将注意力集中在吸入液体的类型(海水与淡水)、吸入液体的量及是否发生喉痉挛上。实际上,无论由什么病理生理事件导致,最终结局往往是缺氧。此外,通常吸入液体的实际量比最初假设的要小得多。因此,侧重将液体排出肺部而非逆转缺氧的复苏策略,弊大于利。

5. 在溺水过程中发生了什么?

首先发生的事件是意料之外的或长时间的淹没在水下。此时,溺水者开始挣扎并感到恐慌,然后开始感到疲劳,并产生呼吸窘迫的症状。最终反射性的吸气将越过屏气的状态,溺水者会将水吸入,误吸导致喉痉挛的发生,痉挛可能持续几分钟。低氧血症进一步恶化,随之意识丧失。如果溺水者没有得到迅速的救援和复苏,几分钟内就会出现中枢神经系统的损伤。

6. 描述溺水者的首发症状

患者表现出的肺部首发症状是多样的。患者可能完全无症状、有轻微咳嗽、有轻微呼吸困难和呼吸急促,或有暴发性肺水肿。中枢神经系统损伤的临床诊断类型可能从意识模糊或昏睡到昏迷。有些患者可能出现心脏停搏。

7. 肺部的病理生理学是怎么样的?

所有溺水事件的中心临床症状是喉痉挛或误吸引起的低氧血症。氧分压下降,二氧化碳分压上升,合并呼吸性和代谢性酸中毒。如果患者成功复苏,恢复期往往合并有液体抽出物和呕吐物。误吸可引起:颗粒导致的气道阻塞、直接刺激导致的支气管痉挛、实质损伤导致的肺水肿所引起的急性呼吸窘迫综合征、肺表面活性物质丢失导致的肺不张和肺部细菌感染。一些患者可能随后发展为肺脓肿或脓胸。

8. 溺水对心脏有何影响?

心脏失代偿和节律障碍(最常见的是心脏无收缩或无脉性电活动),由低氧血症和合并的继发性酸中毒引起。心脏对低氧损伤具有相对较强的耐受,通过适当的复苏,恢复心搏是常见的,但常常会发生严重的中枢神经系统损伤。心脏对治疗的反应,特别是抗心律失常药物的治疗效果,可能受到低氧血症、酸中毒和低温这三个问题的限制。初步治疗的目标在于逆转这三个问题。

9. 院前治疗包括哪些?

治疗溺水者最重要的是在院前阶段立即进行复苏。溺水者如果得到了恰当的气道保护并迅速重建通气,便可避免缺氧性脑损伤,同时也有了迅速完全恢复的可能性。如果溺水者没有立刻得到气道保护并重建通气,则会产生不可逆转的缺氧性脑损伤,同时不会对复苏措施产生反应,再或者于初次复苏后情况逐渐恶化。治疗必须尽快纠正低氧血症。根据患者病情,重建气道保证气道通畅并予以正压辅助通气。虽然颈椎固定对怀疑有脊柱损伤的患者来说非常重要，但脊柱损伤在溺水病例中的发生率很低，脊柱损伤的推断大多来自面部创伤、中毒或目击者的描述。此外，对于危重患者，颈椎固定绝对不能耽误恰当的通气措施。如果溺水者没有脉搏，应立即采用高级心脏生命支持方案，开始心肺复苏（并通气）。

注：没有证据证明，也不推荐使用腹部冲击术或体位引流术。

10. 什么时候需要气管插管？

任何精神状态改变或缺乏气道保护的患者都需要气管插管。在初步稳定的患者中，使用非重复呼吸面罩，高流量吸氧下氧分压无法维持 60mmHg 以上，提示可能存在广泛的肺损害或急性呼吸窘迫综合征。早期气道保护采用正压通气和呼气末正压通气可适当减少肺内分流。如果高度怀疑颈椎损伤（目击从高处跳水或坠落、已知乙醇摄入、面部外伤），只要不延误气管插管，应采取适当的预防措施保持生理弯曲固定。

11. 如果怀疑存在误吸，需要哪些治疗？

肺部治疗属于支持治疗。需要密切观察肺部感染或急性呼吸窘迫综合征发展的征象。一些严重误吸的病例可能需要支气管镜来清除颗粒物和顽固分泌物。如果明显可见支气管痉挛，则应予以 β 受体激动剂进行支气管扩张治疗。

12. 常规胸片能排除肺部损伤吗？

不能，常规的初始胸片不能预测损伤程度或临床病程。胸片的表现各不相同，但严重损伤的患者往往表现出与急性呼吸窘迫综合征相似的影像。

13. 预防性使用抗生素有作用吗？

当涉及高度污染的水（如污水）时，可考虑预防性使用抗生素。但在所有其他情况下，预防性使用抗生素的优势尚未被证实。它们的使用指征为初步复苏后，有临床依据提示存在肺部感染，并应根据支气管肺泡取样的结果使用。

14. 复苏时是否有使用碳酸氢钠的指征？

现在没有很好的证据支持在复苏过程中使用碳酸氢钠。

15. 治疗意识水平下降或昏迷患者的方法

缺氧性损伤会导致脑水肿，并伴有颅内压升高。虽然人们最初对于使用神经肌肉阻滞、过度通气、甘露醇、巴比妥诱导昏迷、低温疗法和类固醇等常见方式治疗已经认定的颅内高压抱有希望，但最近的研究显示，这些疗法并没有改善预后。支持治疗是治疗的重点。应注意，任何有精神状态改变的划船或跳水损伤患者，要考虑是否存在颅骨或脊柱损伤的可能性。不要忘记自杀或虐待儿童的可能性。如果对病史存在疑义，只要相关治疗不会延误气道支持，就假定有大脑和颈椎损伤。若存在中毒的可能性也应该以适当的毒理学筛查来查明。

16. 需要使用糖皮质激素、巴比妥诱导昏迷或诱导低温疗法吗？

不需要。这两种疗法还未被证明有效并且存在争议。有证据显示，低温疗法有利于心脏停搏的恢复，同时案例报道中指出在溺水者中也存在类似的治疗效果。低温疗法应该在恰当的复苏措施后再进行，同时要关注通气情况。此外，低温疗法只能在具备了合理方案、充足设备和培训人员的机构中进行，并持续 24 ～ 48 小时。

17. 冷水溺水有何特殊之处？

偶尔有案例报道，长时间在冷水中的溺水者成功复苏后没有明显的神经系统后遗症。然而，这个数字仍然很小。从理论上讲，突然淹没在冷水中会引起哺乳动物的潜水反射，即血液从外周被分流至核心。诱导产生的低体温导致代谢需求减少，减少了长期窒息可能导致的缺氧损伤。然而，冷水确实有潜在的有害影响。最显著的是由低体温、疲劳和精神状态改变引起的心脏应激反应。对低体温溺水者的复苏应该持续到患者复温充分或低温治疗所需要的水平（见第 58 章）。值得注意的是，文献中体外膜氧合在溺水者的治疗中越来越受到重视。如果可行，可以考虑用于严重或难治性低温或低氧血症。

18. 什么时候不应该进行复苏？

总体来说，所有溺水者都应接受复苏。有一些案例报道显示，患者在长时间的溺水后依然能够生存，特别是在冷水中溺水的儿童。证据表明，溺水超过 10 分钟或复苏时间超过 25 分钟，与死亡或是伴有较严重神经功能障碍的生存存在一定关联性。从历史上来看，需要对溺水者采取复苏措施直到核心体温恢复正常。尽管这种理念有一定的价值，但更重要的是，需要承认，在长时间的溺水和复苏措施后，患者及其家属往往需要接受神经功能严重受损的结果。

19. 对溺水者的处理有哪些？

对所有心脏停搏的溺水者都应该积极地进行着重于逆转缺氧的院前和院内复苏。所有溺水者都需要密切监护。有些溺水者的呼吸道并发症出现时间较晚，通常在溺水 4 ～ 6 小时后出现。在初步的复苏和稳定后，任何有持续的呼吸系统不适或症状、精神状态改变、胸片异常或表现出对氧气的需求的患者，应在医院密切监测至少 24 小时。无任何症状、评估完全正常的患者，经 4 ～ 6 小时观察后可出院，但如果发生呼吸窘迫，则应立即返回医院。

20. 评估预后最重要的因素有哪些？

文献中所见的最一致的预后指标是溺水时间，低氧血症在损伤过程中具有关键作用。其他被发现具有一定评估预后价值的因素如下。
- 未能及时开始心肺复苏。
- 未能及时到达急诊科得到急救。
- 需要长时间的复苏措施。

- 格拉斯哥昏迷量表评分小于或等于 5。
- 血浆 pH < 7。
- 抵达急诊部门时心脏已经停搏。

David Szpilman 博士基于发生在巴西 19 年间共计 1831 例溺水案例的分析，提出了一项溺水的临床分类。该分类基于现场得到的临床调查结果，不同分类的死亡率详见表 57–1。

表 57–1　Szpilman 溺水分级

分级	临床表现	死亡率（%）
1	肺部听诊正常伴（或不伴）咳嗽	0
2	肺部部分区域存在湿啰音和水泡音	0.6
3	肺部各处均存在湿啰音，没有低血压	5.2
4	肺部各处均存在湿啰音，伴有低血压	19.4
5	呼吸骤停，不伴心脏停搏	44
6	心搏呼吸骤停	93

21. 预防溺水的措施

许多引起溺水致死的因素是可以避免的，同时可以对高危人群，尤其是儿童进行指导。措施如下。

- 参加游泳课程。
- 对私人和公共游泳池采取护栏防护。
- 使用个人辅助漂浮装置。
- 在水边加强对婴儿和幼童的看护。
- 提高公众对日常接触水环境的风险认知。
- 认识到个人健康状况的不足和局限性。
- 强调不要在饮酒的同时参加与水相关的活动。

关键点：溺水事故

（1）幼童和青少年发生溺水致死的风险最高。

（2）院前治疗至关重要，并着重于纠正潜在的低氧状态。

（3）常规胸片无法排除肺部损伤。

（4）无症状的溺水者在经过 4 ～ 6 小时的留院观察后可以安全出院。

（5）大部分溺水是可以避免的。

网址

www.ondrowning.com; accessed 8−20−15.

www.lifeguardswithoutborders.org; accessed 8−20−15.

（王元龙　译）

参考文献

1. Bowman SM, Aitken ME, Robbins JM, et al: Trends in US pediatric drowning hospitalizations, 1993-2008. *Pediatrics* 129:275–281, 2012.
2. Causey AL, Tilelli JA, Swanson ME: Predicting discharge in uncomplicated near-drowning. *Am J Emerg Med* 18:9–11, 2000.
3. Dyson K, Morgans A, Bray J, et al: Drowning related out-of-hospital cardiac arrests: characteristics and outcomes. *Resuscitation* 84:1114–1118, 2013.
4. Gelissen H, Vincent J-L, Thijs L: Hospital treatment. In Bierens JL, editor: *Handbook on drowning*, ed 1, Berlin, 2006, Springer-Verlag.
5. Quan L, Mack CD, Schiff MA: Association of water temperature and submersion duration and drowning outcome. *Resuscitation* 85:790–794, 2014.
6. Schoene RB, Nachat A, Gravatt AR, et al: Submersion incidents: drowning and near-drowning. In Auerbach PS, editor: *Wilderness emergency medicine*, ed 5, St. Louis, 2007, Mosby.
7. Sempsrott J, Schmidt A, Hawkins S, et al: Silent struggle. *JEMS* 37:60–62, 64, 2012.
8. Szpilman D: Near-drowning and drowning classification: a proposal to stratify mortality based on the analysis of 1,831 cases. *Chest* 112:660–665, 1997.
9. Szpilman D, Bierens JL, Handley AJ, et al: Drowning. *N Engl J Med* 366:2102–2110, 2012.
10. Warner D, Knape J: Brain resuscitation in the drowning victim. In Bierens JL, editor: *Handbook on drowning*, ed 1, Berlin, 2006, Springer-Verlag.

第 58 章　低温和冻伤

Martin R. Huecker，MD；Daniel F. Danzl，MD

低温

1. 什么是意外低温?

意外低温是指核心体温在无意中降低至 35℃以下。下丘脑前部 – 视前区通常保持昼夜温度变化在 1℃内。

2. 什么因素在低温的流行病学中很重要?

原发性意外低温是由于直接暴露于寒冷环境引起的。继发性低温是许多系统性疾病的自然并发症，包括脓毒症、癌症和创伤。继发性低温的死亡率要高得多。虽然户外暴露很常见，但许多老年患者都是在室内被发现的。

3. 体温如何正常调节?

正常的生理性体温调节被冷暴露激活，产生反射性的血管收缩并刺激下丘脑核。保温机制包括颤抖、自主神经和内分泌反应，以及适应性行为反应。虽然适应热应激是有效的，但人类无法适应"三犬之夜"（需要抱三只狗才足够取暖的夜晚，指某些特别寒冷的天气）。

关键点：热量损失的共同机制

（1）辐射。
（2）传导。
（3）呼吸。
（4）蒸发。

---

4. 低温的常见表现

• 轻度低温（32.2℃～35.0℃），抑制 CNS 并且增加代谢率、脉搏和颤抖以产热。构音障碍、失忆症、共济失调和冷漠是常见的表现。

• 中度低温（27.0℃～32.2℃），逐渐降低意识水平和生命体征。颤抖停止了，通常心律失常开始出现。QT 间隔延长，J 波（Osborn 波）可能出现在 QRS 波和 ST 段交界处。患者体温过低，且不能自主复温。冷利尿是由最初的中心性高血容量引起的，这是由于外周血管收缩导致的。

- 重度低温（<27℃），可导致昏迷和反射消失，伴随生命体征严重下降。温度每降低8℃，二氧化碳生成量下降50%，咳嗽反射减弱。

5. 哪些因素导致患者低温？

- 热量产生减少。
- 热量损失增加。
- 体温调节受损。

6. 什么减少了热量产生？

在以下条件下，产热量减少很常见。
- 极端年龄。
- 身体储存的能量不足。
- 内分泌或神经肌肉功能不全。

即使没有紧急分娩，新生儿也很难适应寒冷并复温。老年人的热感觉逐渐受损。低血糖或更严重的营养不良等任何情况都能对核心体温构成威胁。内分泌紊乱包括黏液性水肿、垂体功能低下和肾上腺功能减退。

7. 热量损失增加的常见原因是什么？

热量损失增加的常见原因是暴露或皮肤病导致皮肤的完整性被破坏。医源性原因包括紧急分娩、低温输注和中暑的治疗。

8. 体温调节是如何受损的？

体温调节受损是由中枢、外周、代谢或药物毒性等机制造成损伤。各种CNS疾病过程可影响下丘脑功能。创伤性或肿瘤性病变和退行性病变可诱发低温。急性脊髓横断可消除外周血管收缩，这可以阻止保温。异常血浆渗透压常见于代谢紊乱，包括糖尿病酮症酸中毒和尿毒症，这是另一个原因。许多药物和毒素在治疗剂量或中毒剂量时都会损害体温调节中枢。

9. 什么时候应该怀疑低温？

当暴露史明显时，诊断很简单。但在都市中，暴露史可能无法获得，隐匿性低温更常见。共济失调和构音障碍可能与脑血管意外或中毒类似。避免漏诊的唯一安全方法是常规测量患者的深部温度。

10. 是否存在混淆体格检查的因素？

如果心动过速与体温不成比例，可以怀疑是低血糖、药物过量或血容量不足。大多数血管舒张患者需要补充血容量。中度或重度低温出现的过度通气表明可能存在中枢病变或全身性酸中毒的情况，如糖尿病酮症酸中毒或乳酸酸中毒。寒冷诱发的直肌痉挛和肠梗阻可能被掩盖或与急腹症表现相似。意识水平下降的程度与体温变化不一致时，应该怀疑是否存在药物过量、酒精中毒或中枢神经系统损伤。

11. 有哪些方法可用于测量深部体温？

可以测量直肠、食管、鼓室和膀胱部位的温度。直肠温度可能会滞后，如果探头处于冷粪便中，则可能会错误地低估体温。食管温度在热吸入后可能被错误地评估。鼓室温度的可靠性尚不清楚。

12. 体温降低如何影响血液学评估？

贫血被掩盖，因为温度每升高 1℃血细胞比容就会增加 2%。不要凭借白细胞增多来预测脓毒症，因为白细胞经常被"扣押"（不活跃），没有安全预测值。冷血凝反应可增加血黏度，通常会导致血栓形成或溶血，以及一种弥散性血管内凝血综合征。看似正常的国际标准化比值无法反映凝血障碍，因为这项检测通常是在血液回热到 37℃时进行的。

13. 是否应根据体温纠正动脉血气？

不需要，纠正意味着酸中毒是有益的。若未纠正的血浆 pH 为 7.4，且 PCO_2 为 40mmHg，则可认为在所有温度下都是酸碱平衡的。

14. 关于复温的关键决策是什么？

主要的初步决策是：是否使患者被动或主动地复温。被动复温是非侵入性的，包括在温暖的环境中简单地覆盖患者。这个技术是既往健康的轻度低温患者的理想选择。

15. 什么情况下需要积极复温？

- 心血管不稳定。
- 体温低于 32.2℃。
- 极端年龄。
- 神经功能或内分泌功能减低。

16. 什么是核心体温续降？

核心体温续降是核心体温降低后启动复温后常见的温度持续下降，有两个原因。
（1）组织之间的温度平衡。
（2）冷的外周血循环回归核心。

17. 外部复温需考虑的因素有哪些？

复温时，将热量由外部直接传递到患者躯体是最安全的。在慢性低温患者中，迅速复温血管收缩的四肢可能抑制心血管系统功能，并导致心血管衰竭。通常使用强制加热空气复温毯和循环水毯。在加热的浴缸中监控患者的情况可能是困难的，而血管收缩的皮肤很容易被电热毯灼伤。

18. 什么可构成主动核心复温？

主动核心复温涉及将热量直接传递到核心的技术，包括热吸入、热输液、灌洗和体外复温。

19. 如何进行气道复温？

可通过面罩或气管导管给予加热和加湿的氧气。热传递面罩不是最重要的，但可以在患者逐渐复温时减少呼吸的热损耗。

20. 加热灌注的技术有哪些？

来自胃肠道灌洗的热传递是最小的。在严重情况下应考虑其他技术。在严重的情况下，胸腔造口双管灌注是更有效的方法。静脉注射 40℃～42℃的液体在主要容积复苏期间特别有效。

21. 何时应考虑加热腹腔灌洗？

双导管腹腔灌洗可以有效地帮助严重低温的患者复温。该侵入性技术一般应保留给严重低温、病情不稳定或某些液体过量的患者。在 40℃～45℃下注入 2L 等渗透析液停留 20 分钟后抽吸。

22. 何时进行体外复温？

体外循环、持续动静脉和静脉复温，以及血液透析，在心脏停搏情况下可以挽救生命。对于四肢完全冰冻的患者，这种方式控制也更容易造成严重横纹肌溶解和主要的电解质流。

23. 意外低温心肺复苏的禁忌证有哪些？

除非确认无复苏状态，或确认存在致命伤害，或没有生命迹象，或胸壁冻结不能按压，否则均应立刻启动心肺复苏。因为严重低温的患者可能会死亡，可能难以获得生命体征，应使用心电监测仪 30～45 秒，以确认没有生命迹象。

24. 低温期间是否有独特的药理学考虑因素？

随着体温下降，蛋白质结合增加，大多数药物变得无效。通常应避免对脉搏和血压进行药理学调控。

25. 室上性和室性心律失常的重要性

室上性心律失常通常具有缓慢的心室反应，这类情况通常无须处理。在复温期间，先前存在的室性心律失常可能会重新出现，并使心电图不易诊断。治疗室性心律失常较为困难，因为低温下的心脏可能对心血管药物治疗没有反应。如果患者处于室颤过程，则仅进行一次除颤（2J/kg）直至核心体温至30℃以上。

冻伤

26. 什么是冻伤？

冻伤是最常见的组织损伤。它发生在组织温度降至0℃以下。冰晶的形成破坏了细胞结构，并且使血液停滞进而出现微循环血栓形成。

27. 哪些因素导致冻伤？

当与过冷的良好导热体接触时，组织会迅速冻结，包括金属、水和金属挥发物。直接暴露于寒风（风寒指数）会迅速冻结肢体区域（如手指、足趾、耳、鼻）。多种情况会影响外周循环并易于出现冻伤。衣服覆盖面积小和缺乏肢体活动减少了身体向远端组织的热量传递。血管收缩药物（包括尼古丁）可以加剧冻伤，特别是在有潜在的血管疾病时，如动脉粥样硬化。

28. 出现冻伤前外周循环有何变化？

人类具有低温下减少外周血的作用机制，有助于预防全身性体温过低。皮肤中的动静脉吻合将血液从肢端区域分流，以限制辐射热量的损失。

29. 冻伤前阶段还会发生哪些皮肤事件？

组织温度降至10℃以下，可发生麻痹。内皮细胞渗漏血浆，微血管收缩。结晶通常可见，直到向深部组织传导和辐射热量。

30. 冻伤的冻结期间会发生什么？

暴露类型决定了冰晶形成的速率和位置。通常，冰晶最初于细胞外形成，导致水离开细胞并诱导细胞脱水，出现高渗、塌陷和凋亡。

31. 解冻后，可能会发生什么？

在深度冻伤中，进行性微血管损伤进展。血液淤滞和停止流动始于毛细血管并进入小静脉和小动脉。组织被剥夺了氧气和营养素。血浆渗漏和动静脉分流增加了组织压力，并导致血栓形成、缺血和坏死。

32. 什么是进行性皮肤缺血？

这是对可能存活组织的额外损害，其部分由血栓素介导。花生四烯酸分解产物从潜在的受损组织释放到水疱中。前列腺素和血栓素引发血小板聚集和血管收缩。

33. 什么延迟了生理事件的发生？

水肿进展 2～3 天。随着水肿的消退，无活力组织显现出早期坏死。最终划界通常会延迟至 60～90 天。正如格言所说，一月冻伤，七月截肢。

34. 冻疮的症状有哪些？

感觉减弱总是存在，影响轻触、疼痛和温度感知。冻疮只有短暂的麻木和刺痛感。因为没有组织破坏，这不是真正的冻伤。严重时，患者将其描述为"大块木头"的麻木感觉和笨拙。

35. 哪些成像技术可能有助于评估冻伤的严重程度？

常规 X 线片在冻伤出现时及伤后 4～10 周可以检查软组织肿胀或明确的骨质破坏。闪烁显像扫描可以预测组织损伤并监测治疗效果。磁共振血管造影也可以预测组织分界。

36. 什么是唇冻疮？

重复暴露于干燥寒冷会诱发唇冻疮（唇疱疹），特别是在年轻女性中。瘙痒、红斑和轻度水肿可能演变成斑块、蓝色结节和溃疡。手和足的正背两面通常均受到影响。

37. 什么是壕沟足？

长时间暴露在湿冷的冰点以上的环境中会导致壕沟足（浸泡足）。最初，足部出现水肿、寒冷和发绀。毛囊形成的后续发展可能类似冻疮。液化坏疽是一种比壕沟足更常见的后遗症。

38. 如何分类冻伤？

没必要与烧伤一样按度进行分类，并且通常二者的预后也不同。表浅的或轻度冻伤不会导致实际组织丢失，深度或严重的冻伤则会导致。

39. 各种冻伤迹象表明了什么？

冻伤的最初表现看似良性。冷冻组织呈黄色，蜡状，斑驳的，或白色的紫罗兰色。有利的迹象包括复温后恢复正常的感觉、温度和颜色。早期有明显的疱疹形成的患者比延迟出血性疱疹的患者治疗效果更好。冻伤可导致真皮下血管网的损伤。水肿形成的缺乏也提示了主要组织损伤。

40. 如何解冻冷冻组织？

通过浸入 40℃～41℃ 的循环水中快速完全解冻是理想的选择。重建灌注是非常痛苦的，并且在严重的情况下需要使用肠外麻醉剂。过早终止解冻是一个常见的错误，因为不完全解冻会增加组织损伤。切勿使用干热或让组织重新冷冻。摩擦或按摩可能有害。

关键点：冻伤常见的后遗症

（1）感觉异常。

（2）多汗症。

（3）热错觉。

（4）骨骺损伤。

（5）指甲畸形。

41. 解冻后应立即采取哪些措施?

- 轻柔处理组织，抬高受伤部位，以减少水肿形成。
- 如果解冻后仍然发绀，请监测组织筋膜室压力。
- 考虑预防链球菌感染和破伤风。
- 避免使用压缩敷料，并使用每日漩涡水疗法。
- 严重者考虑使用苯氧基苯甲胺（减少血管收缩的 α 受体阻滞剂）。
- 尽可能推迟关于截肢的手术决定，直到明确分界为止。
- 磁共振血管造影可以比临床划分更早地预测分界。

42. 如何治疗水疱?

在无菌条件下，可以暂时保持透明水疱完整，也可将水疱吸空。清创后，使用抗生素软膏或特定的血栓素抑制剂，如外用芦荟。与系统性布洛芬联合使用，可以最大限度地减少花生四烯酸的积累。相反，出血性水疱应保持完整以防止组织干燥。

43. 有其他辅助治疗方式吗?

各种血管扩张治疗方案，包括内科和外科交感神经切除术，以及葡聚糖、肝素和各种抗炎药，不能最终增加组织抢救。在特定情况下，热缺血时间 6 小时内，溶栓治疗可能减少截肢的需要。

网址

www.emedicine.com；accessed 2-9-15.

www.hypothermia.org；accessed 2-9-15.

www.uptodate.com；accessed 2-9-15.

（王　艳　译）

参考文献

1. Brown D, Brugger H, Boyd J, et al: Accidental hypothermia. *N Engl J Med* 367:1930–1938, 2012.
2. Danzl DF: Accidental hypothermia. In Marx JA, Hockberger RS, Walls RM, editors: *Rosen's emergency medicine: concepts and clinical practice*, ed 8, Philadelphia, 2014, Mosby Elsevier, pp 1883–1895.
3. Danzl DF: Frostbite. In Marx JA, Hockberger RS, Walls RM, editors: *Rosen's emergency medicine: concepts and clinical practice*, ed 8, Philadelphia, 2014, Mosby Elsevier, pp 1877–1882.

第 59 章　中暑

Christopher B. Colwell, MD; Elena Garcia, MD

1. 身体如何调节体温?

下丘脑控制体温调节中枢。后部区域涉及储热,而视前区域涉及散热。有关体温的信息被从皮肤和核心受体传输到下丘脑,然后下丘脑发出信号进行调节,增加或减少血液流向周边(用于冷却)或核心(用于加热)。这是一个关键功能,因为人体系统在很窄的温度范围内运行(35.0℃~38.2℃)。此外,交感神经系统调节汗液的产生有助于冷却身体。

2. 散热的 4 种机制

(1)传导:温度梯度,热量通过直接接触从一个物体(身体)传递到另一个物体。

(2)对流:热量损失到身体周围循环的空气或水分子中。

(3)辐射:电磁波传热;占凉爽环境下热量损失的 65%,而且是炎热气候下热量增加的主要来源。

(4)蒸发:从液相转变为气相(如汗液)。

3. 哪种机制对冷却身体最有效?

蒸发是冷却身体最有效的方法。

4. 大气的相对湿度如何影响正常人体的冷却机制?

水分梯度必须是空气比身体干燥。随着湿度上升,蒸发变得不那么有效。热量以较慢的速度从身体中排出,导致更大的热量保存。当湿度超过 75% 时,汗液蒸发停止。

5. 有没有办法预测热应激?

湿球温度代表绝对温度、辐射热吸收和湿度,用于记录热指数。湿球温度可与其他测量在更大的范围内预测特定环境中发生高温的概率,并可以提示活动是否应该进行(如是否应推迟竞赛事件,如马拉松比赛)。

6. 热辐射如何伤害身体?

热辐射直接对细胞有毒,可使蛋白质变性,破坏细胞膜和细胞核,导致细胞凋亡和坏死。来自热量的压力导致几种炎症细胞因子释放,可以引起严重的 SIRS。此外,热量直接损伤血管内皮,导致血管通透性增加,凝血级联激活和 DIC。热量也可能加速生化反应，这反过来可能会导致代谢异常。41.6℃以上被认为高于人类能耐受的临界温度，并且可在暴露后数小时内造成细胞损伤。气温高于49℃会导致人类几乎立即死亡和组织坏死。较长时间的低温可能导致与较短时间的高温相同程度的损害，湿度增加会使热指数恶化并损害身体的散热能力。

7. 为什么热暴露流行病学非常重要？

在美国，每年平均有600多人死于过度热暴露。与热有关的疾病在美国的学校运动员中有高发病率和死亡率。

8. 为什么有人无法适当散热？

- 能量产生增加（如运动、谵妄、癫痫发作、发热、拟交感神经药物、甲状腺风暴）。
- 导热系统受损（如动脉粥样硬化、糖尿病）。
- 恒温功能失常（如下丘脑出血）。
- 泵血功能失常 / 心输出量减少（如心脏病、β-受体阻滞剂）。
- 低冷却水平 / 脱水（如摄入不足、腹泻、呕吐、利尿剂）。
- 散热功能失常（如皮肤病、无汗、闭塞性服装、抗胆碱能药物）。

9. 哪些风险因素可以降低中暑阈值？

除了前面提到的因素，年龄（婴儿、幼儿和老年人）、无法生活自理、酗酒、肥胖和非适应性可能会限制自己对温度变化做出反应的能力。

10. 为什么幼儿患高热病的风险较高？

他们具有更高的体表比例，这增加了对热量的吸收。另外，他们用以调节热量流失的汗腺的比例较低。

11. 热相关疾病的种类

- 热水肿：手、足和踝的短暂肿胀，是由于外周血管舒张的间质性水肿，常发生在不适应环境的个体中。通常自行消退，并且可以通过压力袜和下肢抬高好转。利尿药没有用，应该避免使用，因为它们可能会加重热相关疾病。
- 痱子（也称热疹或热藓）：在红斑的基础上出现瘙痒性水疱疹，是由出汗过多和汗道堵塞引起的，主要发生在紧身衣物覆盖的身体部位。堵塞的汗道可以进一步感染，可用氯己定乳膏和1%的水杨酸处理局部区域。应避免常规使用滑石粉或婴儿爽身粉。
- 热痉挛：运动和大量出汗后出现大量肌群的疼痛性不自主痉挛，通常认为是盐消耗过多造成的。如果患者出现热痉挛，应进行额外的对于容量减少和其他热病的评估。可口服盐溶液（不是可以延缓胃排空的盐片）或静脉输注液体治疗。
- 热晕厥：由于外周血管舒张从中心分流血液，引起血压急剧下降而导致意识丧失。特点是能够迅速恢复精神状态和身体功能。脱水和长时间站立可能使情况变得更糟。

- 热衰竭：过度脱水和电解质耗尽，导致疲劳等症状（如恶心、头痛、肌肉痉挛）。患者可能存在低血压但通常不存在高热。
- 中暑：由神经功能障碍和体温过高引起的医疗急症体温高于 40℃。神经系统的变化可能从意识错乱和谵妄到癫痫发作和昏迷，患者可能发汗也可能不发汗。一些人主张将热病大致描述为两类：中暑，以及在炎热环境中可能发生的其他情况（例如，电解质补充和运动导致痉挛、晕厥和耗尽）可能由热暴露这些情况直接引起。

12. 如何治疗热相关疾病？

一般管理包括将患者从炎热的环境中移到阴凉处或空调区域，以及口服电解质和盐溶液补充液体损失，更严重者应进行静脉补液。

应立即开始降温，特别是在中暑的情况下。主动降温是最有效的方法，应去除患者的所有衣服，沾湿患者身体，并使用风扇为患者提供循环空气（促进对流和蒸发热量）。也可以在腹股沟和腋窝应用冰袋，但效果有限。冰水浴是一种非常有效的降温方法（利用水的传导率比空气高 25 倍）；但是，这在许多情况下都不实用。冰毯的作用有限，不应取代蒸发降温方法。有创降温技术等如冰水洗胃、腹腔或直肠灌洗，以及体外循环，不确定是否比蒸发降温更有优势，并且可能导致起始治疗的延迟。

应监测核心体温（直肠测温被认为是金标准）。脱水应在 48 小时内缓慢纠正，因为过度矫正高钠血症可导致脑水肿。

13. 更多关于热衰竭的信息

热衰竭是由水或盐耗尽引起的，或两者兼而有之。在炎热的环境中工作时人体会随着水丢失而导致进行性脱水（定义为主动脱水，因为个体通常只能补充他们水消耗的 2/3），这可以进展成中暑。在盐耗尽的形式中，出汗过多被自由水取代，导致低钠血症和体重接近正常的低氯血症。

无论主要原因如何，症状都可以变化，包括疲劳、虚弱、头痛、判断力下降、眩晕、恶心、呕吐，以及偶尔会出现的肌肉痉挛（如果是盐耗竭）。可能出现直立性头晕和晕厥，并且可能出很多汗。心率可能正常或出现心动过速。体温会适度升高（<40℃）或者可能体温升高是正常的表现。主要中枢神经系统功能障碍（癫痫发作、昏迷）或体温超过 40℃预示着更严重的诊断（热射病）。

14. 为什么热射病如此糟糕？

热射病是一种危及生命的医疗急症，其特征是核心体温升高（＞40℃），CNS 功能障碍伴有不同程度的休克和多器官衰竭，皮肤很热，患者可能出汗也可能不出汗。症状包括肌肉抽搐、意识模糊、嗜睡、定向障碍、共济失调、焦虑、精神病、癫痫发作和昏迷。此外，肾和内脏循环的血管收缩可导致急性肾衰竭、肝脏损伤和肠缺血。SIRS 和（或）DIC 可能由肝损伤介导的凝血功能障碍、凝血因子的激活、血小板减少、纤维蛋白溶解和直接血管内皮的热损伤引起。

15. 两种类型的热射病

经典热射病发生在持续的高温和高湿环境，特别是那些通风不良的地方（无空调）。易受这种疾病影响的人群包括社会经济地位低下的人群、老年人、婴儿、酗酒者和因慢性疾病或服用药物导致适应炎热环境能力变差的患者。常见无汗，而实验室检查异常一般是轻微的。

在活跃的、年轻的、健康的个体（例如，运动员和军事新兵）中观察到劳力性中暑，他们对炎热气候的正常适应性反应不堪内源性产热（剧烈活动）的重负。持续出汗，乳酸酸中毒、横纹肌溶解和肾功能衰竭很常见，因为糖原耗尽会导致低血糖储存并增加葡萄糖代谢。

16. 如何治疗中暑患者？

首先应关注气道、呼吸和循环（ABC 复苏方案）。必须立即启动快速降温，使患者体温在 30 分钟内低于 38.9℃，以尽量减少器官损伤。不应该延迟降温来确定确切的体温，在治疗期间应监测核心体温。不能降温太快。冷水浴已被证明对劳力性中暑患者有效。蒸发降温对经典热射病和劳力性中暑都有效。

此外，如果患者无法维持自主呼吸，可能需要气管插管；患者可能会由于误吸、肺阻塞或肺水肿导致低氧血症。

虽然冷却可以使外周血管收缩从而增加血压，但是伴随的脱水需要使用静脉注射进行复苏。电解质补充应根据特定的实验室检查结果进行调整。血流动力学和尿液输出有助于指导复苏工作。中心静脉压可能是具有欺骗性的复苏标志指标，因为患者可能存在较高的心脏指数、低周围血管阻力和由分布性休克状态引起的暂时性右心衰竭。应避免过度复苏，因为可能加剧肺水肿。

横纹肌溶解通常用液体复苏治疗，但可能需要尿液碱化治疗。在少尿患者中，应避免使用甘露醇，在严重的情况下应考虑血液透析。

由中暑引起的快速心律失常一般可随降温而缓解，应避免心脏复律，因为它可能会加重心肌损害。

17. 中暑治疗中是否有任何使用药物的指征，是否有什么应该避免的药物治疗？

如上所述，蒸发降温和支持性护理至关重要。苯二氮䓬类可用于控制寒战，氯丙嗪虽然能有效地控制寒战，但却有抗胆碱能特性，应仅限于因剧烈寒战而无法充分降温的严重情况。丹曲林钠可用于治疗恶性高热，但对于治疗热射病无效。

尚未显示解热药如对乙酰氨基酚或水杨酸对于治疗是有益的，实际上可能会因肝损伤恶化而造成伤害（在应用对乙酰氨基酚的情况下）或加重的热病和凝血异常（水杨酸盐）。应避免使用 α- 肾上腺素能药物，如去甲肾上腺素，因为它们可以加重血管收缩和减少皮肤热交换（因此影响降温处理）。阿托品和其他抑制出汗的抗胆碱能药也应该避免使用。

18. 热相关疾病患者有哪些实验室指标异常？

严重中暑和热射病的患者可能有急性肾功能衰竭的证据（肌酐升高）、血液浓缩（血红蛋白/血细胞比容升高）、横纹肌溶解（肌酐激酶升高）、高钠血症或低钠血症、高钾血症或低钾血症、白细胞增多及 DIC（凝血酶原时间和部分促凝血酶原激酶时间延长，D- 二聚体升高）。重要的是，升高的肝酶可以帮助区分严重的中暑和轻度中暑，因为氨基转移酶在中暑时可能达到数万，但可能需要超过 24 小时的时间进展出现。

19. 中暑病因的鉴别诊断是什么？

- 感染。
  - 全身性（如脓毒症、疟疾、伤寒、破伤风）。
  - 中枢神经系统（如脑炎、脑膜炎、脑脓肿）。
- 药物/毒素。
  - 中毒（如苯环利定、苯丙胺、可卡因、抗胆碱药、水杨酸盐、利尿剂、抗精神病药物吩噻嗪）。
  - 戒断（如乙醇）。
  - 5- 羟色胺综合征。
  - 神经阻滞剂恶性综合征。
  - 恶性高热。
  - 药物热。
- 内分泌紊乱。
  - 甲状腺危象、嗜铬细胞瘤。
- 神经系统疾病。
  - 癫痫持续状态、脑出血。
- 血栓。
  - 深静脉血栓形成、肺栓塞、深部血肿。

20. 中暑的死亡率是多少？

死亡率因许多因素而异，例如年龄、潜在的并发症，最重要的是，体温过高的程度和持续时间；死亡率可以在 20%～ 60%。较差的预后人群包括高龄患者、持续性低血压需要血管加压治疗的患者和呼吸衰竭需要插管的患者。

21. 如何预防热相关疾病？

穿轻便、宽松的衣服（可以增强对流和蒸发）以最大限度地散热，并确保在任何炎热的环境中进行剧烈活动之前和期间充分地补充水分和电解质。通过限制运动来减少热应激的可能。

22. 如何适应环境？

适应性是正常人由于重复暴露于热应激而发展的生理适应。这种适应使出汗提前

（在较低的核心体温下）、汗液量增加，汗液电解质浓度降低。另外，随着心血管系统适应热环境，心率通常会降低，并且随着心血管系统的适应热环境，心搏量会变得更加稳定。这个过程可能需要1周或更长时间，在此期间应限制活动量。

关键点：热相关疾病

（1）中暑可危及生命，被定义为体温高于40℃并伴有精神状态改变。中暑患者可能出汗也可能不出汗。

（2）怀疑中暑后应立即开始降温，患者降温的速度不能过快。

（3）蒸发降温快速、安全、有效。

（4）解热药对环境导致的高温无效。

（王艳　译）

参考文献

1. Atha W: Heat-related illness. *Emerg Med Clin North Am* 31:1097–1108, 2013.
2. Bouchama A, Knochel JP: Heat stroke. *N Engl J Med* 3346:1978–1988, 2002.
3. Hadad E, Rav-Acha M, Heled Y, et al: Heat stroke: a review of cooling methods. *Sports Med* 34:501–511, 2004.
4. Joslin J, Mularella J, Worthing R: Heat-related illness: time to update our lexicon. *Wilderness Environ Med* 25:249–251, 2014.
5. Lipman G, Eifling K, Ellis M, et al: Wilderness medical society practice guidelines for the prevention and treatment of heat-related illness. *Wilderness Environ Med* 24:351–361, 2013.
6. Lugo-Amador NM, Rothenhaus T, Moyer P: Heat-related illness. *Emerg Med Clin North Am* 22:315–327, 2004.
7. Platt M, Vicario S: Heat illness. In Marx JA, Hockberger RS, Walls RM, editors: *Rosen's emergency medicine: concepts and clinical practice*, ed 8, Philadelphia, 2014, Elsevier Saunders, pp 1896–1905.

第 60 章　高山病和气压病

Jeffrey Druck，MD；Alex Badulak，MD

1. 高山病的临床类型是什么?

高山病主要包含 3 种不同的临床类型。

（1）急性高山病（acute mountain sickness，AMS）。

（2）高山肺水肿（high-altitude pulmonary edema，HAPE）。

（3）高山脑水肿（high-altitude cerebral edema，HACE）。

2. 急性高山病的症状是什么?

急性高山病是指最近到达高海拔地区时出现头痛并有以下症状之一。

- 食欲不振。
- 恶心。
- 呕吐。
- 疲乏无力。
- 虚弱。
- 眩晕。
- 头晕。
- 入睡困难。

这是临床上的定义。

3. 进入高海拔地区后多久开始出现急性高山病的症状? 发生急性高山病的最低海拔是多少?

通常来说，进入高海拔地区 6～12 小时后开始出现急性高山病的症状。根据记录，发生急性高山病的最低海拔是 2000m。

4. 如何治疗急性高山病?

急性高山病通常是一种自限性疾病，适应环境后（通常 1～2 天）症状可逐渐缓解。真正需要关注的是后续进一步进展到高山肺水肿（HAPE）或高山脑水肿（HACE）的情况。治疗要根据症状的严重程度进行调整，包括降低所处的海拔高度、使用乙酰唑胺（250mg bid）、吸氧、应用地塞米松。

5. 急性高山病的头号危险因素是什么？

急性高山病的最大的独立危险因素是患者有之前在海拔上升过程中发生急性高山病的病史。其他主要独立危险因素包括快速的海拔上升（在大于 2000m 的海拔上每天上升大于 625m）和缺乏环境适应能力（在高海拔处的前 2 个月，且在海拔 3000m 以上的时间不超过 5 天）。

其他可能的危险因素如下。

• 到达高海拔地区费力。

• 年龄低于 46 岁。

• 女性。

• 有偏头痛病史。

• 到达的海拔高度。

• 在高海拔处停留的时间。

• 环境温度低。

最近的一项研究表明，过度通气能力（过度通气 1 分钟后的血氧饱和度）可能是急性高山病的一个直接危险因素。

6. 有没有预防急性高山病的方法？

数据支持的预防急性高山病的非药物治疗包括：1 周的适应居住、2000 ～ 3000m 海拔高度的体力活动、在到达海拔 2500m 后缓慢上升（每天不超过 500m，每 3 ～ 4 天后休息 1 天）。药物治疗包括非甾体抗炎药（NSAID；阿司匹林，登山前 1 小时开始，每次 325mg，每 4 小时一次；布洛芬，登山前几小时开始，每次 600mg，每天 3 次），乙酰唑胺 125mg，每天 2 次，或者地塞米松 4mg，每天 2 次，都需从登山前一天开始服用，到达最高海拔后再持续服用 2 天。高风险患者应该口服乙酰唑胺 250mg 每天 2 ～ 3 次和（或）地塞米松 4mg 每天 3 次。有关银杏叶治疗急性高山病的数据仍然存在争议。研究表明，银杏叶中不同的纯度可能会导致不同的疗效。

7. 什么是高山脑水肿?

高山脑水肿（HACE）是一个以意识的改变和伴随的共济失调为特征的临床疾病，通常上升到一定海拔高度（一般为 4000 米）时会出现低热。HACE 的患者的磁共振成像检查可以发现血管源性脑水肿和胼胝体微出血，以及会导致死亡的脑疝。

8. 什么时候会发生 HACE？

HACE 通常在到达海拔高度 2 ~ 5 天内发生。

9.HACE 的治疗方法是什么?

治疗包括立即下降海拔高度、补充氧气和给予地塞米松。如果无法下降海拔，高压疗法（模拟下降海拔）是可行的；其他方式，如使用利尿剂或乙酰唑胺，是未经测试的和未经证实的有利方法。

10. 如何预防 HACE？

由于 HACE 被认为是高山疾病的最终表现，HACE 的预防策略与急性高山病（AMS）的预防策略相同。

11. 什么是高山肺水肿?

高山肺水肿（HAPE）包括在最近海拔升高时出现至少 2 种以下症状。
- 休息时呼吸困难。
- 咳嗽。
- 虚弱或运动耐受性下降。
- 胸部紧缩感或胸闷并包括至少 2 种以下症状。
  - 至少有一个肺野听诊有爆裂声或哮鸣音。
  - 中心性发绀。
  - 呼吸急促。
  - 心动过速。

HAPE 被认为是由肺泡 – 毛细血管屏障受损引起的非心源性的肺水肿。对寒冷的应激和用力会使肺动脉压升高，从而导致肺水肿。

12. 什么时候发生 HAPE？

通常，HAPE 在到达较高高度 2 ~ 3 天内发生。

13. 如何治疗 HAPE？

立即降低所处的海拔高度、补充氧气、高压氧疗法是治疗的关键。用硝苯地平和面罩予呼气末正压通气的方法降低肺动脉压的短暂措施已经被证明是有帮助的，但是 HAPE 的缓解期以天数计算，所以以明确有效的疗法——例如下降海拔高度，是极力推荐的。促进肺泡内液体吸收的 β– 受体激动剂可能对 HAPE 也有益。其他血管扩张剂——如一氧化氮、他达拉非和西地那非——正在进行研究，并在小型随机对照试验中显示出治疗前景。

14. 如何预防 HAPE？

目前硝苯地平已被证实可减少曾患 HAPE 患者的复发。尽管乙酰唑胺可能对居住在高海拔地区、前往低海拔又回到高海拔时易发展为 HAPE 的儿童再发生 HAPE 有一定预防作用，但最新的数据表明乙酰唑胺并不能预防 HAPE。大剂量地塞米松也可能起到预防 HAPE 的作用。通常来说，降低 AMS 发病率的原则（缓慢地上升速度、在高海拔地区减少活动，不使用镇静剂）也同样适用于 HAPE。

15. 会同时发生 HAPE、HACE 和（或）AMS 吗？

HACE 被认为是终末阶段的 AMS，所以二者不会同时出现。HACE 经常与 HAPE 一起发生，但是可以在没有任何 AMS 或 HACE 迹象时看到 HAPE。

16. 哪种形式的高山病最常见？哪一种最易导致死亡？

研究中发现，高原疾病的发病率取决于所达到的海拔高度。
- AMS：发病率 15%～70%（最常见）；死亡率 0%。
- HACE：发病率 1%～2%；死亡率未知，因为常与 HAPE 共存。
- HAPE：发病率 1%～15%；未经治疗死亡率高达 50%。

17. 什么是气压病？

气压病是指与压力有关的疾病，但通常仅限于潜水损伤（水下压力变化）引起的疾病。这一类别具体包括与压力变化及其物理效应有关的疾病（如中耳气压伤、气胸、动脉气体栓塞、纵隔气肿和气压性窦炎），以及与气泡形成有关的疾病［如肺减压病（decompression sickness，DCS）、脊髓减压病和潜涵病］。

18. 潜水员在水下 10m 承受多大的压力？

每 10m 相当于 1atm（1 个标准大气压）。由于海平面相当于 1 atm，水下 10m 即为 2 atm，相当于 29.4 psi 或 1520mmHg。

19. 什么是潜涵病？

潜涵病，也称沉箱病（以在水下空间工作的潜水员命名），是一种比较常见的气压病。当压力变化时，溶解于血液中氮气会在组织中形成气泡，从而导致肌肉和关节疼痛。

20. 什么时候会发生潜涵病？

当人从潜水深处上升的速度太快时，就会发生潜涵病。

21. 为什么氮气会在组织中沉积？

根据波义耳的气体定律，理想气体的压力与体积成反比。结合亨利定律，即气体的分压与该气体溶在溶液内的摩尔浓度成正比。因此，随着水下压力的增大，气体的体积减小，气体在血液中的浓度（即溶解于血液中的气体数）也增加。但是，随着人从水下快速上升，气体会膨胀，而后从血液中出去，导致气泡形成，并可能会在组织中沉积。而缓慢上升时，气泡体积的逐渐增加及血液中气体数量的逐渐改变可使气体继续溶解于循环血液中，并通过呼吸系统排出体外。

22. 什么是氮麻醉？

如前所述，血液中的每一种气体的含量随着压力的增加而增加（或随着深度的增加而增加，因为深度的增加会导致压力的增加）。氮气是空气中占比最大的组成部分，大量的氮气溶解于血液中，溶解量随着压力的增加而增加。这种高浓度的氮会有麻醉剂般的效果，会导致运动控制的缺乏和不适当的行为，并最终导致无意识状态。氮麻醉通常在 30m 或更深的深度下出现。为避免氮麻醉的发生，建议潜水深度小于 30m 并选择吸入含氮组分少的混合气体。

23. 什么是中耳气压伤？

中耳气压伤发生于下降过程中水对鼓膜的压力和咽鼓管的压力不平衡时。通常情况下，潜水员会机械地增加其中耳的压力，迫使空气通过咽鼓管来平衡鼓膜的压力（Valsalva 动作）。如果不做这个动作的话，水对鼓膜的外部压力的增加会引起疼痛，甚至发生鼓膜破裂，而鼓膜破裂可能会导致严重的眩晕。

24. 潜水员为什么会在上升的过程中患上气胸呢？

如果潜水员屏住呼吸潜入水下 10m（或 2 atm），肺容量将减少到先前体积的一半（1atm × 正常肺容量 =2atm × 1/2 正常肺容量）。如果潜水时通过上升的方式使肺容量恢复正常，不继续正常呼吸而是屏住呼吸，那么潜水员的肺容量就会增加 1 倍，导致肺实质破裂，从而引起气胸。

25. 什么是动脉气体栓塞？

动脉气体栓塞发生在过多的气体使肺泡破裂，气体被迫进入肺血管时。气体进入动脉系统，会造成意识丧失、呼吸暂停和心脏停搏。这是潜水相关死亡的第二常见原因。

26. 电影中潜水时人的眼睛会出血，这真的会发生吗？

带上潜水专用眼罩，会在眼前形成一个人造的空气空间。潜水员下潜时，这个空气空间和潜水员一样有相同的气体定律，在 1atm 水下（实际上是 2atm），眼罩中的空气体积减少至一半，在 3atm 时减少 1/3，以此类推。这种压力变化会在眼罩中产生真空效应，从而导致点状出血、结膜下出血，甚至视神经损伤，即面部气压伤。潜水员避免这一问题的办法通常是戴上罩住鼻子的口罩，然后通过将空气吹入面罩来平衡压力。

27. 什么是减压病?

减压病是指当气体（通常是氮气）从血液中形成气泡溢出时所发生的疾病。最早的减压病（DCS）形式是以四肢和关节疼痛为主要表现的潜涵病。之前的研究认为，潜涵病是关节内气体沉积而导致的，但进一步的研究发现气体的沉积膨胀主要发生在韧带和腱鞘上。其他的 DCS 形式包括肺 DCS（窒息）、皮肤 DCS（皮肤的潜涵病）和脊髓 DCS。Ⅰ型 DCS 包括皮肤和肌肉骨骼症状；Ⅱ型 DCS 包括所有其他症状。

关键点：DCS 的类型

（1）Ⅰ型：皮肤 DCS（皮肤的潜涵病）和肌肉骨骼 DCS（潜涵病）。
（2）Ⅱ型：肺 DCS（窒息）、脊髓 DCS、中枢神经系统 DCS。

---

28. 什么是窒息?

窒息是肺 DCS 的常见症状。肺 DCS 表现为大静脉气体栓塞，即气体进入肺动脉循环，而导致的咳嗽、气短、胸痛症状。

29. 什么是皮肤潜涵病?

皮肤潜涵病指皮肤 DCS，气泡导致内皮损伤，从而形成弥漫、网状、斑点样皮疹，进而导致血液外渗。它也可以指仅在高压舱的人工环境中出现的皮肤瘙痒症状。

30. 什么是脊髓 DCS?

脊髓 DCS 是一种以脊髓硬膜外静脉腔内气体栓塞所致渐进感觉异常和瘫痪为特征的综合征。

31. 存在中枢神经系统 DCS 吗?

存在。它通常表现为头痛、视力模糊、构音障碍、复视和不恰当的行为。中枢神经系统 DCS 的确切机制尚不清楚，有人认为是由静脉气体栓子穿过未闭的卵圆孔，从而进入脑动脉循环。

32. 如何区分中枢神经系统和动脉气体栓塞?

一个关键点是中枢神经系统 DCS 通常不伴有意识丧失。但是，因为两者的治疗方法相同，所以区分两者几乎没有什么意义。

33. 如何治疗气压病?

在通常情况下，DCS 和动脉气体栓塞应立即在高压氧舱内进行再加压治疗。延迟治疗的时间越长，发病率和死亡率就越高。急性压力性损伤（如气胸、纵隔气肿）应采用标准疗法，而鼓膜破裂和内耳功能障碍应根据耳鼻喉科医师的指导治疗。面部气压伤的患者应评估是否存在更严重的伤害，但通常不需要进一步的治疗。预防气压伤的最好方法是防止其发生。在运送到高压氧舱过程中进行急救氧疗可能会有好的预后。非甾体抗炎药，如替诺昔康，以及混合气如氦氧混合气，可能可以减少需要再加压治疗的患者的数量，但似乎不会改变预后。

34.DCS 的易患因素有哪些？

尽管存在争议，仍有数据显示年龄增加是患 DCS 的危险因素。此外，DCS 的发生也与缺乏经验有关。

35. 如何降低患 DCS 的风险？

缓慢上升所处的海拔高度是关键。建议潜水后 24 小时内不要坐飞机，因为飞机舱的压力约为 2438m，这种较低的压力可能导致 DCS 或潜涵病。使用氮氧混合气（氧含量超过 21%），或氦氧混合气（氦气和氧气的混合气体），特别是深潜时，也可降低患DCS 的风险。

网址

Preventing the bends：www.ntnu.no/gemini/2003−06e/15.htm；accessed 2−9−15.

（王国兴　王　铮　译）

参考文献

1. Bartsch P, Swenson ER: Acute high altitude illnesses. *N Engl J Med* 368:2294–2302, 2013.
2. Basnyat B, Gertsch JH, Johnson EW, et al: Efficacy of low dose acetazolamide (125 mg bid) for the prophylaxis of acute mountain sickness: a prospective, double-blind, randomized, placebo controlled trial. *High Alt Med Biol* 4:45–52, 2003.
3. Basnyat B, Hargrove J, Holck PS, et al: Acetazolamide fails to decrease pulmonary pressure at high altitude in partially acclimatized humans. *High Alt Med Biol* 9:209–216, 2008.
4. Bennet MH, Lehm JP, Mitchell SJ, et al: Recompression and adjunctive therapy for decompression illness. *Cochrane Database Syst Rev* (5):CD005277, 2012.
5. Ellsworth AJ, Larson EB, Strickland D: A randomized trial of dexamethasone and acetazolamide for acute mountain sickness prophylaxis. *Am J Med* 83:1024–1030, 1987.
6. Gallager SA, Hackett PH: High altitude illness. *Emerg Med Clin North Am* 22:329–355, 2004.
7. Hayat A, Hussain MM, Aziz S, et al: Hyperventilatory capacity: a predictor of altitude sickness. *J Ayub Med Coll Abbottabad* 18:17–20, 2006.
8. Leadbetter G, Keyes LE, Maakestad KM, et al: *Gingko biloba* does—and does not—prevent acute mountain sickness. *Wilderness Environ Med* 20:66–71, 2009.
9. Longphre JM, Denoble JM, Moon RE, et al: First aid normobaric oxygen for the treatment of recreational diving injuries. *Undersea Hyperb Med* 34:43–49, 2007.
10. Luks AM, McIntosh SE, Grissom CK, et al: Wilderness Medical Society consensus guidelines for the prevention and treatment of acute altitude illness. *Wilderness Environ Med* 21:146–155, 2010.
11. Maggiorini M, Brunner-La Rocca HP, Peth S, et al: Both tadalafil and dexamethasone may reduce the incidence of high-altitude pulmonary edema. *Ann Intern Med* 145:497–506, 2006.
12. Richalet JP, Larmignat P, Poitrine E, et al: Physiological risk factors of severe high altitude illness: a prospective cohort study. *Am J Respir Crit Care Med* 185:192–198, 2012.

13. Sartori C, Allemann Y, Duplain H, et al: Salmeterol for the prevention of high altitude pulmonary edema. *N Engl J Med* 346:1631–1636, 2002.
14. Schneider M, Bernasch D, Weymann G, et al: Acute Mountain Sickness: influence of susceptibility, pre-exposure, and ascent rate. *Med Sci Sports Exerc* 34:1886–1891, 2002.
15. Shockley LW: Scuba diving and dysbarism. In Marx JA, Hockberger RS, Walls RM, et al, editors: *Rosen's emergency medicine: concepts and clinical practice*, ed 5, Chapter 137, St. Louis, 2002, Mosby.

第十三部分

新生儿和儿童疾病

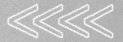

第 61 章　3 岁以下儿童发热的评估

Genie E. Roosevelt，MD，MPH

1. 什么是发热?

一般认为直肠温度在 38℃以上为发热。但家长往往认为体温不到 38℃也是发热，比如家长说孩子发热了，体温 37.3℃。

2. 婴幼儿如何测量体温?

从出生至 3 个月的婴儿，对其体温最合理、最准确的测量方法是测量肛温。耳温测量适用于 3 个月以上的儿童。出于安全考虑，婴幼儿一般不采用口腔温度测量的方法。腋窝温度虽然测量方便，但数据不准确，不推荐使用。

3. 肛温测量安全吗?

许多家长，甚至是一些医务人员，都会对这种操作感到担心。英国的调查研究表明，这是既安全又经济的方法，受伤的风险极低。

4. 什么是重症细菌感染?

重症细菌感染包括以下内容。
- 菌血症。
- 尿路感染。
- 细菌性脑膜炎。
- 肺炎(胸片上可见局部浸润)。

5. 儿童发热有危险吗?

3 ~ 36 个月的儿童高热(肛温 40.5℃)与重症细菌感染有关(发生率 4%)。但是，不论肛温如何，出现全身感染中毒症状的患儿都应评估是否有重症细菌感染。

6. 什么是全身感染中毒症状?

出现全身感染中毒症状的患儿可以表现为面色苍白、嗜睡或无力，也可出现灌注不良表现(如皮肤青紫或周围毛细血管收缩)或呼吸形态的改变(如呼吸急促或呼吸表浅)，无法与外界交流(目光呆滞、喂养困难、对刺激无反应)。这些患儿情况一般都比较严重，需要立即进行评估和抢救。

（1）嗜睡。　　　　（2）皮肤青紫。　　　　（3）呼吸急促。
（4）精神萎靡。　　　（5）对刺激无反应。

7. 哪种解热药物最适合儿童使用？

研究表明，对乙酰氨基酚（15mg/kg；悬浮液 160mg/5ml）和布洛芬（10mg/kg；悬浮液 100mg/5ml）退热效果相似，两者对发热患儿都有很好的退热作用。在家庭中使用勺子测量容易造成剂量不准确，应鼓励家长使用注射器测量药物。

注意：大多数 5ml 儿童解热药含量是成人片剂含量的一半。例如，布洛芬的成人片剂解热药的含量是 200mg，而儿童解热药含量是 100mg/5ml。

8. 解热效果不好的常见原因是什么？

家长可能不知道患儿的体重，没有计算出合适的给药剂量，或者不熟悉计量单位（如 ml），造成给药剂量或时间错误。家长通常认为使用解热药以后就应该不会再发热了，可能会说"孩子用药后热退了一段时间，但很快又重新发热"。因此，对家长进行宣教和使用注射器测量口服药物剂量有助于解决这个问题。

9. 儿童应用阿司匹林需注意什么？

某些病毒感染的儿童使用阿司匹林与瑞氏综合征（脑病和急性肝衰竭）有关。这种综合征虽然非常罕见，但死亡率很高（20% ～ 40%）。尽管一些儿科疾病（如幼年类风湿关节炎和川崎病）需要使用阿司匹林治疗，但对于病因不明的发热，应严格避免使用阿司匹林。

10. 发热的患儿可以不治疗吗？

不可以，发热的儿童会感觉不适，食欲差，让看护者担心；让他们缓解不适的最快方法就是退热。但是，发热本身对身体无害。

11. 什么是热性惊厥？

热性惊厥是儿童最常见的惊厥发作之一（发病率 4%），常在疾病早期高热时出现。没有证据支持热性惊厥发作与体温上升速度或绝对温度有关。有重症细菌感染的发热患儿与没有重症细菌感染的发热患儿相比，发生热性惊厥的风险未升高。单纯性热性惊厥的发作特点一般是强直阵挛性发作，24 小时内不重复发作，与发热有关，持续时间不超过 15 分钟，神经系统检查正常，好发年龄为 3 个月至 5 岁。尽管单纯性热性惊厥在发作时令家长非常担心，但长期的随访观察数据显示其对儿童远期认知发展能力或智力没有影响。

12. 预防服用解热药物是否可以防止热性惊厥复发？

不能，热性惊厥预防使用解热药物组与安慰剂组对照试验显示复发率没有差异。约 1/3 的患儿可能出现第二次热性惊厥。复发的危险因素包括家族史、年龄（发病的年龄越小复发的可能性越大）和体温（发作时体温越低越有可能复发）。研究还表明，单纯性热性惊厥的患儿，在随后的发热过程中，使用地西泮不能预防热性惊厥的复发。

13. 新生儿发热如何评估？

出生 28 天内新生儿发热（38℃）应注意是否有败血症。
- 尿液分析和培养（膀胱插入导尿管或膀胱穿刺留尿液标本）。
- 全血细胞计数和培养。
- 腰椎穿刺。
- 胸部 X 线片（用于有呼吸道症状的患儿）。
- 粪便白细胞计数和培养（如果有腹泻病史）。
新生儿应给予静脉注射抗生素并住院。

注：发热时的年龄根据胎龄计算而不是出生后的日龄。如胎龄 32 周的早产儿出生 6 周后仍被认为年龄不到 28 天。

14. 1～3 个月婴儿发热如何评估？

1～3 个月不明原因发热的婴儿，建议进行风险分层分析。
参见图 61-1。

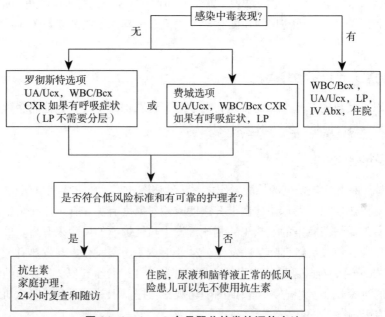

图 61-1　1～3 个月婴儿的发热评估方法

Abx，抗生素；Bcx，血培养；CXR，胸片；IV，静脉注射；LP，腰椎穿刺；UA，尿常规；Ucx，尿培养；WBC，白细胞计数。

15. 年龄大于 3 个月婴儿和幼儿发热怎么办？

3 ～ 36 个月的儿童不明原因发热，请按照图 61-2 中的方法（请注意此年龄阶段患儿的不同体温节点）进行风险分层分析。

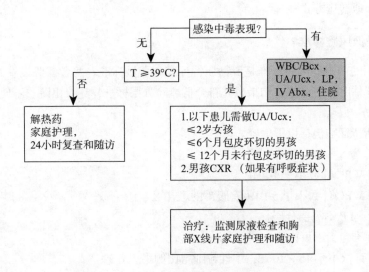

图 61-2　3 ～ 36 个月婴幼儿的发热评估方法

Abx，抗生素；Bcx，血培养；CXR，胸片；IV，静脉注射；LP，腰椎穿刺；T，体温；UA，尿常规；Ucx，尿培养；WBC，白细胞计数

16. 如何确定何时对年龄较大的婴儿和幼儿进行腰椎穿刺检查？

所有出现感染中毒症状或有脑膜炎症状的患儿均应进行腰椎穿刺检查。需注意的是，部分患儿没有脑膜炎的典型表现，幼儿神经系统表现没有特异性（如布氏征、克氏征、颈强直或前囟膨隆）。

17. 如果患儿有明确病源，或者在检查过程中发现病源怎么办？

这取决于感染的是何种病源和发病年龄。病毒感染时菌血症和脑膜炎的发病风险降低，如果患儿的临床表现完全可以用病毒感染来解释，可以停止进一步检查和治疗。如果不能除外其他感染，需按照前面所述完成评估。需要注意，尿路感染很少引起菌血症，可同时存在于病毒感染，呼吸道感染如支气管炎，以及胃肠道感染。

18. 是否必须始终遵循临床指南，还是可以有自行选择的空间？

一项针对美国各地近 600 名儿科医师诊治过的 3000 多名发热婴儿的研究表明，有经验的临床医师基于临床经验进行选择性检测，以确定患儿是否有重症细菌感染，比依据临床指南效果更好。该项研究建议，如果可以进行密切的随访监测，有经验的临床医师可以不按照公布的指南，而是按照他们的管理策略管理发热的婴儿，根据临床经验选择性进行检查。但是急诊医师多数无法做到这种密切的观察。

19. 如果患儿看起来状态很好可以同意其回家吗?

年龄在 1 个月以上，没有感染中毒症状，符合低风险标准的儿童，可出院回家继续密切观察和护理，定期随访。前提是患儿有可靠的看护者，有稳定的社会基础，并有合适的交通转运方式。

20. 什么是低风险标准?

最常用的两组低风险标准是罗彻斯特标准和费城标准。两者都假设患儿既往身体健康，在评估时状态良好。如果患儿符合低风险分层标准，建议出院、不使用抗生素，24 小时随访。

罗彻斯特标准包括以下内容。
- WBC 为 $5 \sim 15 \times 10^9$/L。
- 尿液 WBC 计数小于 10/HP。
- 大便 WBC 计数小于 5/HP（有腹泻的患儿）。
- 注意：LP 不需要分层。

费城标准包括以下内容。
- WBC 计数小于 15×10^9/L，中性粒细胞比例小于 0.2。
- 尿液 WBC 计数 小于 10/HP，革兰染色没有细菌。
- 脑脊液 WBC 计数小于 8/HP。
- 脑脊液革兰染色阴性。
- 大便和胸片检查阴性（如果做了检查）。

21. 隐匿性菌血症（血液中存在细菌但是没有明显的感染灶）的风险是什么?

虽然隐匿性菌血症通常会自愈，但它可能会引起局部感染，如脑膜炎、肺炎或骨髓炎。有证据表明，自广泛使用肺炎球菌疫苗（13 价）以来，在 $3 \sim 36$ 个月一般情况良好的发热儿童中，菌血症的发生率明显低于 1%，因此，建议 3 个月以上的低风险儿童不需要进行常规血培养检查。目前污染的阳性率与真正血培养的阳性率的比例为 8:1。

22. 菌血症应经验性使用什么抗生素?

小于 28 天新生儿：头孢噻肟 50mg/kg，IV（在出生第 1 周可考虑用庆大霉素 2.5mg/kg，IV，代替治疗 B 组链球菌感染）；联合使用氨苄西林 50mg/kg，IV（用于李斯特菌）。

28 天至 3 个月婴儿：头孢噻肟 50mg/kg，IV。

$3 \sim 36$ 个月儿童：头孢曲松 50mg/kg，IV 或肌内注射（IM; 24 小时剂量）或头孢噻肟 50mg/kg，IV。

23. 哪些婴儿应该接受阿昔洛韦治疗?

新生儿 HSV 感染的危险因素如下。

- 产妇分娩时有 HSV 感染（2/3 产妇是无症状的）。
- 产妇有 HSV 或其他性传播疾病史。
- 疱疹。
- 惊厥发作。
- 脑脊液（淋巴）细胞数增多（WBC 计数 20 ～ 100/HP）。

年龄在 22 天之内，有高危因素的患儿，在脑脊液 HSV 聚合酶链反应检测之前，应给予阿昔洛韦治疗。由于最初的聚合酶链反应检测可能出现假阴性，应根据临床判断何时停止使用阿昔洛韦。剂量为 20mg/kg，IV，每 8 小时 1 次（剂量和给药频率根据胎龄和肾功能调整）。

24. 发热患儿皮肤瘀斑迅速增多应如何处理？

需考虑播散性脑膜炎球菌败血症，除非有明确证据除外。这类感染的患儿病情进展可能非常迅速。腰椎穿刺检查可以推迟到患儿稳定时再做，应积极给予抗生素治疗。下面的药物剂量对于可引起瘀斑的侵入性、耐药性肺炎球菌脑膜炎同样有效。

- 头孢噻肟 75mg/kg，IV，立即。
- 万古霉素 15mg/kg，IV，立即。

网址

Pediatric febrile seizures：http：//emedicine.medscape.com/article/1176205–overview；accessed 10–1–15.

（杨爱君　译）

参考文献

1. Bachur RG, Harper MB: Predictive model for serious bacterial infections among infants younger than 3 months of age. *Pediatrics* 108:311–316, 2001.
2. Baraff LJ: Clinical policy for children younger than three years presenting at the emergency department with fever. *Ann Emerg Med* 42:546–549, 2003.
3. Centers for Disease Control and Prevention: Direct and indirect effects of routine vaccination for children with 7-valent pneumococcal conjugate vaccine on incidence of invasive pneumococcal disease: United States, 1998-2003. *MMWR Morb Mortal Wkly Rep* 54:893–897, 2005.
4. Gorelick MH, Hoberman A, Kearney D, et al: Validation of a decision rule identifying febrile young girls at high risk for urinary tract infection. *Pediatr Emerg Care* 19:162–164, 2003.
5. Kupperman N, Fleisher GR, Jaffe DM: Predictors of occult pneumococcal bacteremia in young febrile children. *Ann Emerg Med* 31:679–687, 1998.
6. Pantell RH, Newman TB, Bernzweig J, et al: Management and outcomes of care of fever in early infancy. *JAMA* 291:1203–1212, 2004.
7. Stoll ML, Rubin LG: Incidence of occult bacteremia among highly febrile young children in the era of the pneumococcal conjugate vaccine. *Arch Pediatr Adolesc Med* 158:671–675, 2004.
8. Wilkinson M, Bulloch B, Smith M: Prevalence of bacteremia in children aged 3-36 months presenting to the emergency department with fever in the post pneumococcal conjugate vaccine era. *Acad Emerg Med* 16:220–225, 2009.

第62章　婴幼儿及儿童惊厥

Andrew M. White, MD, PhD

1. 如何确定一个儿童的症状是惊厥发作?

许多看似惊厥的症状实际上是非癫痫性的,可按症状发生的年龄对此进行分类。以下问题有助于确定症状是否为惊厥发作。

• 动作是否可以被抑制? 即使有人控制肢体,惊厥发作仍将继续。但抽搐或刻板动作(重复或仪式性的动作、姿势、话语)是可以被抑制的。

• 发作能被中断吗? 呼唤患儿的名字,惊厥仍会继续,而单纯发愣则不会。

• 这些动作是抽搐还是抖动? 典型的惊厥发作包括有节奏的抽搐,而不是抖动或臀部晃动。头部左右晃动通常也不是惊厥发作。最好有一个在场人员来描述这些动作,或者最好拍个视频。

• 这些发作常被诱发吗? 惊厥通常不能被诱发;屏气发作是容易被诱发的;当儿童心烦或受伤开始哭泣并停止呼吸时,通常伴有抽搐。

• 发作期间是否会咬伤舌头,如果会,位置在哪里? 在惊厥发作时,通常会咬伤舌头一侧。晕厥时,舌头通常不会被咬伤,但如果被咬,通常是舌尖。

• 有尿失禁或大便失禁吗? 有这些症状有利于诊断为真正的惊厥发作。

• 它只在活动时发生吗? 如果是活动时发生,则更有可能是心脏事件。

• 惊厥发作时眼睛处于什么状态? 在大多数惊厥发作时,眼睛是睁开的。眼球可能向上,也可能偏向一侧或另一侧。

• 它只在一天中的某个时间发生吗? 惊厥可以发生在一天中的任何时候发生,但某些类型更倾向于在睡眠时出现(良性 Rolandic 癫痫),还有一些类型在清醒时更常见(良性婴儿部分性癫痫)。

• 只有站立的时候才会发生吗? 这种情况可能是由直立性晕厥或心脏原因引起的。

• 发作结束后患儿有什么表现? 除了失神或肌阵挛发作外,患儿在惊厥发作后会出现发作后表现(疲劳、意识不清)。

• 患儿在发作时是否有意识? 如果全身性强直 - 阵挛发作(抽搐)患儿是没有意识的,因为大脑两个半球都参与了放电。部分性惊厥发作或短暂失神发作可能仍有意识。

• 患儿能记得发作吗? 通常,患儿不会记得复杂的部分性(局灶性)发作的全部过程或全身性强直 - 阵挛发作(抽搐)的任何部分。根据失神时间的长短,可能会有回忆(小于6秒)。

2. 关于病史需要了解什么?

• 对发作前、中、后过程进行逐步描述。

- 了解惊厥发作前的活动（如诱发的屏气发作）。
- 对惊厥本身进行详细描述，包括发作和演变的方式、发作持续时间（家长通常高估这一段时间），以及发作后患儿的情况。
- 询问其他问题以确定惊厥发作的原因，包括最近有何疾病、创伤和发育进展。
- 获取既往史以及惊厥家族史。
- 对于已确诊的癫痫患者，有必要询问用药依从性。

3. 体格检查时应注意哪些方面?

对初次发作的患儿进行全面的神经系统查体。检查内容如下。
- 精神状态。
- 颅神经。
- 运动能力。
- 协调性。
- 反射。
- 感觉。
- 步态。

如果患儿发热，应该寻找发热的原因，应仔细寻找任何头部外伤（视网膜出血、瘀伤、骨折）的证据。

4. 儿童惊厥是如何分类的?

儿童惊厥有几种分类方法。首先是根据临床表现（局灶性还是全身性），确定惊厥是部分性还是部分继发全身性发作，或起始就是全身性的，这点很重要。如果惊厥是局灶性的，那么很重要的一点是对发作如何发生要有确切的描述，如果可能的话，还要了解惊厥发作前儿童的经历，这对确定癫痫病灶的部位可提供很大帮助。惊厥还可以通过综合征、预后和病因进行分类。最近分类系统更新了。最新的分类系统（2010）描述了全身性、局灶性和不明原因的惊厥发作类型。也可以基于惊厥病因（遗传、结构/代谢或不明原因）进行分类，并且根据是否是某种综合征进一步分类，如果是，则对应于该综合征的特定年龄组。

5. 新生儿惊厥的常见病因是什么?

新生儿惊厥最常见病因是缺氧缺血性脑病。其他病因如下。
- 颅内出血（足月儿的蛛网膜下腔出血，早产儿的生发基质出血）。
- 代谢紊乱（低血糖、低钙血症、药物戒断、氨基酸血症、有机酸尿症、尿素循环障碍）。
- 感染：TORCH（弓形虫、风疹病毒、巨细胞病毒、单纯疱疹病毒）感染、大肠埃希菌感染、肺炎链球菌感染。
- 皮层发育不良。
- 良性新生儿或婴儿家族性惊厥。

6. 对于惊厥发作的新生儿应该做什么检查?

测定血清电解质水平,包括葡萄糖、钙和尿液毒理学检查。测定血氨水平(自由流动收集),了解是否为尿素循环障碍。除非发现其他病因,否则应进行腰椎穿刺检查以确定感染原因。脑脊液检查应包括细胞计数、蛋白、葡萄糖、氨基酸、乳酸、丙酮酸、针对疱疹的聚合酶链反应和对胆红素(出血前)的评估。也应进行 TORCH 检查。血清氨基酸和尿液有机酸可以检测其他先天性代谢障碍。有一种婴儿癫痫基因检测包可以用于检查,但费用相当昂贵。头颅影像学检查包括超声、CT 或 MRI。虽然需要患儿处于安静状态才能进行 MRI 检查,但是 MRI 检查是金标准,而且可以确定皮层发育不良。虽然 CT 检查比 MRI 检查更容易,但其分辨率不如 MRI 检查,并且对新生儿来说有辐射。超声波仪器更便携且方便,但是对皮质凸面的观察效果不好,其实用性受限。住院可以进行脑电图检查。

7. 治疗新生儿惊厥的药物有哪些?

在治疗新生儿惊厥方面缺乏证据确凿的有效药物。长期以来,一直使用的药物有苯妥英钠、苯巴比妥和劳拉西泮。最新的用于新生儿惊厥的药物包括托吡酯(妥泰)和左乙拉西坦(开浦兰)。

8. 患儿发生惊厥的常见原因是什么?

常见原因如下。
- 发热。
- 服用抗癫痫药物的依从性差。
- 感染。
- 创伤。
- 代谢异常。
- 毒物。
- 肿瘤。
- 遗传因素(离子通道病、染色体异常)。
- 结构异常(皮层发育不良)。

9. 热性惊厥的定义是什么?

根据美国国立卫生研究院的定义,热性惊厥通常发生在 3 个月至 5 岁的婴儿或儿童,与发热有关,但无颅内感染或其他明确病因。排除曾发生过无热惊厥的患儿发生发热抽搐的情况。国际抗癫痫联盟有类似的定义但将年龄范围扩展到 1 个月。

10. 热性惊厥与遗传有关吗?

热性惊厥的确与遗传因素有关。两个包含热性惊厥的综合征是全面性癫痫伴热性惊厥附加症和严重肌阵挛癫痫。大约 1/3 的患者有热性惊厥的家族史。在热性惊厥患儿的家庭中,其弟弟或妹妹有 20% 的可能会患热性惊厥。

11. 热性惊厥有哪些类型？

热性惊厥有两种类型：单纯性热性惊厥和复杂性热性惊厥。复杂性热性惊厥是指有局灶性发作（4%），持续时间超过 15 分钟（8%），或在一天或一个热程中多次发作（15%）。大约 1/3 的热性惊厥是复杂性热性惊厥。如果一个患儿出现过一次复杂性热性惊厥，那么下一次热性惊厥也可能是复杂性的。单纯性热性惊厥缺少这些特征。

12. 哪些因素会造成热性惊厥复发？

热性惊厥复发风险约为 1/3。无论是单纯性热性惊厥还是复杂性热性惊厥，风险是一样的。复发的危险因素如下。
- 首次发作的年龄较小。
- 一级亲属有热性惊厥病史。
- 癫痫家族史。
- 神经系统查体异常。
- 惊厥开始时体温较低。
- 发热距离惊厥发作时间短。
- 容易生病（幼儿园）。

13. 热性惊厥后应该做什么检查？

应该对单纯性热性惊厥的患儿进行评估，并仅针对发热进行治疗，因为伴随惊厥发作不会增加患严重细菌感染性疾病的风险。对于没有明确原因的复杂性热性惊厥，请考虑以下因素。
- 全血细胞计数、葡萄糖、电解质、钙、镁、尿液分析和粪便培养，特别是对于复杂性热性惊厥（有关小儿发热的进一步讨论，见第 61 章）。对于 18 个月以下而没有发热症状的患儿，强烈建议行 LP 检查。
- 头部 CT 检查适用于具有局灶性神经功能异常或精神状态改变的患儿。
- 如果临床表现复杂或有明确癫痫家族史，则进行脑电图检查（如果患儿神经系统恢复到基线状态，则可以门诊就诊）。
- 普通门诊 MRI 检查及儿科神经科随诊。

14. 热性惊厥的患儿在什么情况下应该治疗，应该使用什么方法治疗？

能有效减少热性惊厥发生的两种药物是苯巴比妥和丙戊酸钠。然而，苯巴比妥可能对患儿的认知功能造成影响。神经病学专家也使用左乙拉西坦。由于丙戊酸钠（德巴金）可能有致命的肝脏毒性，因此 2 岁以下的儿童不建议使用。只有在以下情况（咨询儿童神经科医师）才应用药：发作频率高、持续时间长或家庭距离医疗机构远。

尝试用对乙酰氨基酚或布洛芬等药物控制发热，但经常失败；惊厥通常是疾病的第一个征兆。对于发作时间长（超过 5 分钟）的热性惊厥患儿，使用地西泮直肠或鼻内给药治疗惊厥，并帮助家长减轻焦虑。

15. 患有热性惊厥的儿童最终发展为癫痫的可能性有多大？

患有单纯性热性惊厥的儿童发展为癫痫的风险约为 1%，只是略高于普通人的患病风险。患有复杂性热性惊厥的儿童发展为癫痫的风险约为 6%。

16. 什么是婴儿痉挛，有哪些常见的病因？

婴儿痉挛在婴儿中的发病率为 1/3000，典型的发病年龄在 3～8 个月。病因包括 TORCH 感染、皮层发育不良、缺氧缺血性脑损伤、遗传性疾病（结节性硬化症、唐氏综合征、神经纤维瘤病、色素失调症）、代谢性疾病（苯丙酮尿症、枫糖尿症、吡哆醇依赖性癫痫）和创伤。婴儿痉挛最初表现为身体突然屈曲或伸展的痉挛动作，早期通常为单次，但随后可发展为持续数分钟的成串痉挛发作。抽搐可以是单侧，也可以是双侧的，常伴随突然喊叫。发育倒退是预后不良的一个标志。脑电图上与综合征相关的形式是高振幅混合波，称为高度失律。脑电图记录的痉挛与"电衰减"或电压降低有关。

17. 婴儿痉挛的标准治疗方案是什么？

婴儿痉挛的标准治疗方案是应用促肾上腺皮质激素。促肾上腺皮质激素可能出现严重的副作用，包括高血压、骨质疏松和对感染的抵抗力下降。促肾上腺皮质激素已经变得非常昂贵（每个疗程 10 万美元，约合人民币 65 万元），医师正在尝试使用类固醇和其他新型药物来治疗，如唑尼沙胺或托吡酯。在美国，氨己烯酸在特殊情况下是允许使用的，对结节性硬化症是首选药物。它相对价格低（1 万美元，约合人民币 6.5 万元），只是在研究中效果稍差，一个可能的副作用是永久性的周边视野缺损。

18. 婴儿痉挛的预后如何？

婴儿痉挛的预后很差，据报道死亡率高达 33%，存活至成年的儿童只有 12% 智力正常。目前还没有行之有效的治疗方法。

19. 什么是癫痫？

癫痫是无明显诱因的反复惊厥发作。在实际工作中，一个人曾有 2 次或 2 次以上惊厥发作才被诊断为癫痫。

20. 儿童癫痫有哪些常见形式？

• 儿童失神癫痫：起病年龄为 4～8 岁，每天可有上百次的癫痫发作，典型患者智力及头颅影像学正常，每次发作持续 5～10 秒，发作后意识恢复。过度通气可诱发失神发作。可使用乙琥胺治疗，如果伴有全身性强直-阵挛发作，则用丙戊酸。女童可考虑使用拉莫三嗪。近来使用的其他药物包括托吡酯和氯巴占。

• 良性 Rolandic 癫痫：起病年龄为 6～10 岁，表现为面部和上肢抽搐，言语不清和流涎。偶尔也会大发作。一般无须治疗，除非发作主要发生在白天，如果出现这种情况，那么应用卡马西平或奥卡西平是合理的。

• 青少年肌阵挛癫痫：起病年龄为 12～18 岁，发作形式包括晨起肌阵挛性发作、全身性强直 – 阵挛发作和失神发作组成的三联征。癫痫发作可由压力、酒精和睡眠剥夺引起。通常需要终生应用药物治疗，如丙戊酸或拉莫三嗪。

21. 无症状儿童出现一次无热惊厥后应做什么检查？

如果患儿已经恢复正常，可以回家观察，后续门诊行脑电图和 MRI 检查，还应安排神经科就诊。如果患儿未恢复到基线水平，除了标准的实验室检测（如即刻血糖、CBC、电解质、肝功能检测、血氨或尿液毒理学）外，还应紧急进行影像学检查（CT 或 MRI）。若临床怀疑脑膜炎则进行 LP 检查。偶尔，也应该在临床症状停止后立即行脑电图检查，以排除亚临床状态，尤其是对 1 岁以下的儿童。

22. 无热惊厥在什么情况下应该使用抗癫痫药物来治疗？

惊厥的抗癫痫治疗需要平衡复发与药物治疗之间的风险。通常在第 2 次发作后才开始应用抗癫痫治疗。在首次发作后再发无热惊厥的风险略低于 50%。若有脑电图明显异常、明确家族史及神经系统检查异常的患儿应在咨询儿科神经科医师的情况下接受癫痫预防治疗。

23. 传统和新型的抗癫痫药有哪些，它们有什么不同？

• 传统抗癫痫药：苯巴比妥、扑米酮、苯妥英、卡马西平、乙琥胺、乙酰唑胺、氯硝西泮、丙戊酸钠。
• 新型抗癫痫药：托吡酯、拉莫三嗪、左乙拉西坦、非尔氨酯、加巴喷丁、奥卡西平、唑尼沙胺、普瑞巴林、氯巴占、噻加宾、艾司利卡西平、拉科酰胺、氨己烯酸、吡仑帕奈、依佐加滨、卢非酰胺。

传统药物有价格低、用药经验丰富的优势。新型药物副作用更小，药物浓度监测需求减少，给药频率更低，与其他药物的相互作用小。

24. 不同的抗癫痫药物有哪些重要的副作用？

几乎所有的抗癫痫药物都与自杀行为有关。特殊副作用如下。
• 苯巴比妥：镇静、过度运动和认知功能障碍。
• 卡马西平（得理多）：共济失调、头晕、镇静和皮疹。
• 丙戊酸（德巴金）：脱发、体重增加和震颤。
• 苯妥英钠（大仑丁）：多毛症、牙龈增生和共济失调。
• 琥珀乙烷（乙琥胺）：胃肠道不适、头痛、嗜睡和呃逆。
• 左乙拉西坦（开浦兰）：精神病行为和易激惹。
• 拉莫三嗪（利必通）：皮疹。
• 吡仑帕奈（卫克泰）：嗜睡、头痛、疲劳和易激惹。
• 托吡酯（妥泰）：镇静、青光眼和肾结石。
• 非尔氨酯（商品名：Felbatol）：再生障碍性贫血（可能致命）、失眠和纳差。

- 噻加宾（商品名：Gabitril）：胃肠不耐受。
- 奥卡西平（曲莱）：低钠血症。
- 唑尼沙胺（商品名：Zonegran）：体重减轻、肾结石、头痛和少汗。
- 拉科酰胺（商品名：Vimpat）：头晕、头痛、恶心和复视。
- 卡立氨酯（商品名：Comfyde）：头晕、头痛、嗜睡和恶心。
- 普瑞巴林（利瑞卡）：横纹肌溶解。
- 加巴喷丁（商品名：Neurontin）：嗜睡、头晕、共济失调、眼球震颤、头痛、震颤和体重增加。
- 卢非酰胺（商品名：Banzel）：嗜睡、恶心和头痛。
- 氯巴占（商品名：ONFI）：嗜睡。
- 氨己烯酸（喜保宁）：周边视野缺损。

25. 如果患儿因为没有癫痫发作而停止服用抗癫痫药物，若重新服用这些药物，应从什么剂量起始？

如果停药已经超过 1 周，药物必须按医嘱重新开始（通常是逐渐加量）。对于拉莫三嗪这样的药物来说，这点尤其重要，因为如果加量过快，会引起皮疹或 Stevens-Johnson 综合征。

26. 什么时候应该停用抗癫痫药？

一般是 2 年内无癫痫发作可以停用一种抗癫痫药物。但存在明显的脑电图异常或神经系统查体异常则要除外；对于新生儿癫痫，可以考虑缩短停药周期。大约 2/3 的患儿在停药后无癫痫发作。80% 的复发都在治疗停止后的 6 个月内。

27. 如果漏服一种抗癫痫药怎么办？

如果到了下次服药的时间，只需按原方案继续，不额外给药。如果未到下次服药时间，补服药物，并稍微推迟下次服药时间。

28. 如果服用抗癫痫药物不久出现呕吐怎么办？

呕吐如果在服药 1 小时后出现，不需要采取任何措施；如果在服药后 30 ～ 60 分钟出现，补服一半剂量；如果在 30 分钟内出现，重复给药 1 次。

29. 什么是癫痫持续状态？

癫痫持续状态是持续或间歇性癫痫发作活动持续超过 30 分钟。

30. 癫痫持续状态的治疗方法是什么？

首先稳定气道，呼吸和循环（ABC 复苏方案）。监测即刻血糖、生化（含钙、镁和磷）、尿液毒理学和抗癫痫药物血药浓度，以及头颅影像（通常是 CT）。如果可能的话，动态脑电图（经神经科医师会诊）是有帮助的，如果惊厥不能停止，应该建立突发抑制模式。

如果没有静脉通路，可以考虑地西泮直肠给药或咪达唑仑鼻腔给药（或肌内注射）。建立静脉通路后，给予苯二氮䓬类药物，如劳拉西泮，必要时重复多次给药。如果癫痫仍持续，则给予苯巴比妥、苯妥英或左乙拉西坦。如果癫痫仍未得到控制，下一步是咪达唑仑滴注、丙泊酚或戊巴比妥。

31. 如果患儿癫痫发作，周围目击者应该怎么做？

- 把患儿放在身边。
- 清除口腔内所有东西。
- 移走任何可能造成伤害的物品。
- 在患儿头下铺垫柔软的物品。
- 发作计时。
  - 如果持续时间少于 5 分钟，则可能不需要采取任何措施。
  - 如果持续时间超过 5 分钟，则地西泮直肠给药或咪达唑仑鼻腔（或 IM）给药，或将患儿送到急诊室。
- 如果应用了地西泮或咪达唑仑，且惊厥持续时间超过 10 分钟，将患儿送至急诊室。

32. 对有癫痫发作儿童的父母的警告

- 患儿不能单独洗澡或游泳。
- 不要让进行在梯子上或处在高于肩部位置的活动。
- 如果患儿暂时失去知觉，不要进行可能造成伤害的活动。
- 驾驶指南各洲不同。
- 完整的建议清单可在癫痫基金会的网站上查阅。

关键点：婴儿期和儿童期的癫痫发作

（1）要考虑到癫痫有其独特的模式，与非癫痫事件相区别。参照典型的儿童惊厥发作模式来指导预后和治疗。

（2）儿童癫痫发作的急诊室评估取决于年龄、发作类型和临床怀疑感染还是非意外创伤。

（3）对癫痫持续状态或精神未恢复到基线状态的儿童进行评估，治疗需要咨询儿科神经科医师并进行脑电图监测。

（孔玮晶　译）

参考文献

1. Berg AT, et al: Revised terminology and concepts for organization of seizures and epilepsies: report of the ILAE Commission on Classification and Terminology, 2005-2009. *Epilepsia* 51:676–685, 2010.
2. Berg AT, Scheffer IE: New concepts in classification of the epilepsies: entering the 21st century. *Epilepsia* 52:1058–1062, 2011.
3. Fenichel GM: *Clinical pediatric neurology: a signs and symptoms approach*, ed 6, Philadelphia, 2009, Saunders.
4. Pellock JM, Bourgeois BFD, Dodson WE, et al, editors: *Pediatric epilepsy: diagnosis and therapy*, ed 3, New York, 2008, Demos Medical Publishing.
5. Wylie E, Gupta A, Lachhwani DK: *The treatment of epilepsy: principles and practice*, ed 4, Philadelphia, 2005, Lippincott Williams & Wilkins.

第 63 章　儿童急性呼吸系统疾病

Cortney Braund，MD；Genie E. Roosevelt，MD，MPH

1. 儿童呼吸窘迫的症状和体征有哪些?

呼吸窘迫的病情进展如图 63–1 所示。呼吸急促常是年幼儿童中早期症状，因为它们不显著增加潮气量。儿童正常呼吸频率随年龄增长而减少，新生儿呼吸频率高达每分钟 60 次，而 12 个月大的婴儿平均呼吸频率为每分钟 30 次。动脉血气分析在临床中的价值是有限的，除非呼吸衰竭导致通气不足和高碳酸血症。血氧饱和度不是病情严重程度的唯一决定因素，临床中病情状态是决定是否需要干预的基本因素。精神状态往往是最重要的参数，在检查时哭泣是正常的表现（乖巧的儿童实际上可能会不同）。

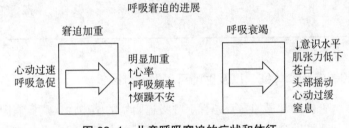

图 63–1　儿童呼吸窘迫的症状和体征

2. 为什么儿童的呼吸道问题比成人更严重?

成人和儿童呼吸道之间存在几个重要差异。儿童的舌头大是导致呼吸道阻塞的最常见原因。小儿呼吸道的最窄部分位于环状软骨，导致声门下阻塞病变较成人更容易发生。儿童呼吸道比较窄（出生时约为成人呼吸道直径的 1/3），意味着呼吸道直径的微小变化会导致阻力显著增加（物理学提示阻力与半径的四次方成反比）。儿童的高耗氧量是使呼吸道阻塞后动脉血氧水平的下降更加快速的原因。

3. 如何确定问题所在?

不是所有嘈杂的呼吸都是哮喘；几秒钟的观察通常有助于区分上下呼吸道阻塞。通常胸外病变（如会厌部病变）产生吸气性喘鸣（即刺耳的、振动的声音），而胸内病变（如哮喘、细支气管炎）产生延长的呼气性喘鸣（即高音）。无论位置如何，严重的病理性破坏都会产生吸气和呼气的杂音。

4. 儿童上呼吸道阻塞的常见原因是什么?

见表 63–1。

表 63-1　上呼吸道阻塞的原因

病因		年龄范围	起始症状	中毒症状	卡他症状	治疗
喘息	副流感病毒1型，甲型和乙型流行性感冒，RSV，鼻病毒，人间质肺病毒，腺病毒	6~36个月	上呼吸道感染症状	中度	无	雾化，类固醇，雾化吸入肾上腺素
会厌炎	流感嗜血杆菌A组，β-溶血性链球菌，金黄色葡萄球菌，肺炎链球菌，病毒	3~7岁	急性	明显	一般	呼吸道管理
咽后壁脓肿	多种厌氧菌	0~6岁	上呼吸道感染症状喉咙痛	多样	多样	抗生素，引流
细菌性支气管炎	金黄色葡萄球菌，H型流感病毒，肺炎，卡他莫拉菌，（通常在病毒感染后发生）	0~6岁	喘息症状	中度	通常无	呼吸道管理，抗生素
异物		5~36个月	急性	多样	一般	气管导管，内镜取出异物

注：RSV，呼吸道合胞病毒。

5. 喘息的原因、症状和体征，以及医师可以做些什么？

喉炎或喉气管炎是常见的导致急性上呼吸道阻塞的感染性疾病。病因是病毒（如流感、副流感和呼吸道合胞病毒）感染并伴随声带下方气管的充血和水肿，患儿通常有"吠叫"或"鸡鸣样"咳嗽。发病年龄从6~36个月，平均发病年龄为18个月。秋季和初冬的季节发病率增加，患儿常有发热，伴有轻度上呼吸道症状进展为喘息、躁动不安，夜间症状严重，通常在发病的第2天最明显。因为肺没有受到直接影响，即使在疾病严重时也可以保持血氧饱和度正常，实验室检查没有帮助。临床诊断，除非诊断不明确或考虑异物阻塞，否则不需要放射线检查。

6. 哪类患者需要雾化吸入肾上腺素？

雾化吸入肾上腺素可减少呼吸阻塞，适用于安静时有喘鸣或活动时喘息的儿童（如呼吸急促、缓慢）。最常用的是外消旋肾上腺素（0.5ml的2.25%溶液），与L-肾上腺素（5ml的1:1000溶液至最大剂量5ml）是等效的。在30分钟内观察到最大效应，约3小时内反弹至基线。3小时后安静时没有喘息的患儿可以安全地离院回家。住院的标准包括安静时持续喘鸣、发绀、呼吸窘迫、脱水或需要持续观察的症状，很少需要气管插管，即使插管也使用相对较小的气管导管。

7. 是否使用类固醇激素治疗喘息？

任何患有喘息的儿童都应考虑使用类固醇激素，单次口服地塞米松可降低住院和再次到急诊治疗的可能。通常，地塞米松 0.6mg/kg（最大剂量 10mg）口服给药；但研究表明，口服剂量为 0.15mg/kg 和 0.3mg/kg 的效果相似。没有证据表明需要重复给药，但这可能适用于在疾病高峰期前（即第 1 天）寻求治疗的年轻患者。雾化布地奈德并不优于地塞米松，但可以在不能口服类固醇药物的患者中使用。

> **关键点：哮吼**
>
> （1）口服地塞米松 0.6mg/kg（最大剂量 10mg）治疗。
> （2）外消旋肾上腺素用于中度至重度呼吸窘迫或休息时喘息的患者。

8. 什么时候应该担心会厌炎和细菌性支气管炎？

尽管这两种情况都很少见，但仍值得仔细考虑。儿童通常表现为状态差，症状发展迅速。会厌炎是声门上结构的细菌性蜂窝织炎，表现最明显的是会厌的舌面，由于 B 型流感嗜血杆菌疫苗普遍接种，目前发病较少见。儿童表现出流涎、吞咽困难、喘鸣和偏爱嗅觉等症状。X 线片表现为肿胀的会厌（拇指征）、增厚的杓状褶皱和会厌谷的消失。细菌性气管炎虽然罕见，但可能正在成为一个更为重要的问题，患儿有类似喉炎的症状，但状态差，伴有严重的呼吸窘迫。X 线片可能显示声门下狭窄和气管模糊影。呼吸道管理和广谱抗生素（第三代头孢菌素加抗葡萄球菌药物，如万古霉素或克林霉素）是这两种疾病的主要治疗方法。

9. 对疑似会厌炎的患者进行适当的初始治疗是什么？

立即建立一条紧急气道并呼叫外科或耳鼻喉科会诊，以便在手术室内进行预期的气道管理；不要以任何方式激惹患儿。如果怀疑有会厌炎，请让患儿保持舒适的位置（通常在父母的膝盖上）并推迟检查咽部，因为直接检查咽部会导致咽部肌肉收缩并加重气道阻塞。如果患者在没有激惹的情况下可以耐受它，则通过呼吸器储氧面罩（如果可用，也可以使用氦氧混合气）吸入高流量氧气。如果患儿的气道阻塞，应首先尝试进行袋 – 阀 – 面罩通气，而 X 线检查、血液检查、建立静脉输液通路和抗生素使用可以推迟。

10. 什么是咽后间隙感染？

咽后间隙是位于咽、喉和气管后面的潜在空隙。感染可能直接导致穿透性损伤或引起耳鼻咽喉的急性感染，并扩散到椎前间隙的淋巴结，甚至形成脓肿。约 90% 的患儿年龄小于 6 岁，受影响的患儿通常会发热（但有轻度中毒反应），他们可能出现颈部运动范围受限（特别是不能伸展）、上呼吸道症状、吞咽困难或颈部肿胀。

11. 哪些影像学检查有助于诊断咽后感染？

侧位颈椎 X 线片是具有诊断性的（90% 灵敏度），但根据呼吸时相和颈部位置可能很难解释。为了避免假阳性结果，应在吸气期间获得影像，颈部保持正常伸展。结果包括椎前间隙的宽度增加到大于相邻颈椎体的前后宽度，气道位置前移以及喉部水平的正常标志的消失。脓肿形成后可见气液平面（图 63-2）。高敏感的计算机断层扫描用于区分脓肿与痰或软组织蜂窝织炎。

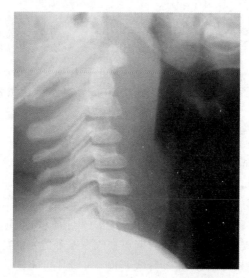

图 63-2　侧位颈部 X 线片显示椎前间隙增厚

12. 如何治疗咽后部感染？

治疗包括入院、外用抗生素治疗，如果出现脓肿，则切开引流。大多数儿童不需要急性气道管理。

13. 什么时候应该怀疑气道异物？

大多数异物吸入患儿是 5 ～ 36 个月的男孩。虽然吸入事件（发病率为 50% ～ 70%）是最具预测性的因素，但任何突然发作的咳嗽、呼吸困难或喘息都应引起怀疑，也可能没有喘鸣或局灶性喘息等呼吸道症状。X 线仅显示不透射线的物体。呼气或侧卧位 X 线片缺乏敏感性或特异性，需内镜检查进行诊断。

14. 对怀疑气道异物患儿如何管理？

根据呼吸窘迫的程度采取措施，除非即将发生呼吸衰竭，否则应尽量减少干预。对于无意识的患者，立即耳鼻喉科会诊并尝试直接喉镜检查，并用 Magill 镊子去除任何可见的异物。如果失败，尝试进行袋 – 阀 – 面罩通气和插管将造成堵塞的物体推入一个支气管。如果患儿的气道不能插管，可在环甲膜处置入带孔的针。

15. 什么是细支气管炎及其影响？

常见于 2 岁以下的儿童，细支气管炎主要发生在冬季（通常是 RSV），其特征在于细支气管炎症、水肿和黏液积聚。疾病的进展导致低位气道阻塞，导致通气 – 血流失调。小细支气管更易发生黏液堵塞和阻塞，婴儿 3 ～ 6 个月时是发病高峰且病情更严重。

16. 细支气管炎患者的临床症状和体征有哪些?

发热、呼吸急促、喘息和呼吸窘迫的症状，如鼻翼扇动，伴有大量的黏液分泌物。1 ～ 2 天的大量卡他前驱症状、咳嗽和低热，进展为下呼吸道症状和呼吸窘迫，症状第 3 ～ 4 天达到高峰，可闻及不同程度的弥散性喘息和湿啰音。严重的可伴有低氧血症，不能进食，易怒和嗜睡，年幼的婴儿可能会经历一段时间的呼吸暂停。

17. 细支气管炎患儿是否需要胸部 X 线片检查?

患有细支气管炎的患儿不需要任何实验室或放射学检查。X 线片上的胸部表现是非特异性的，包括过度通气、空气滞留致膈肌下降、肺门支气管渗出和肺不张。结果可能与肺炎混淆并导致不必要的抗生素使用。临床表现或检查结果不典型的患儿可能需要进行 X 线片检查以排除其他引起首次喘息的原因，包括异物、先天性气道异常、充血性心力衰竭或细菌性肺炎。

18. 细支气管炎患儿何时进行实验室检查?

实验室检查不适于细支气管炎诊断，患有细支气管炎 1 个月以上婴儿发生严重侵袭性细菌感染的风险较低。血常规检查、腰椎穿刺检查或血培养是不必要的。患有细支气管炎和发热的婴儿存在并发尿路感染的风险，应该导尿留取尿样进行培养。新生儿（< 1 个月）患细支气管炎的发热管理没有变化，包括完整的败血症评估。

19. 细支气管炎的治疗方法是什么?

细支气管炎治疗是支持性的，包括鼻导管吸氧和湿化。没有证据支持在急诊中常规使用支气管扩张剂、类固醇或抗病毒药物。最新综述显示，对于患细支气管炎住院婴儿第一次喘息时使用支气管扩张剂（沙丁胺醇）没有显著的益处，血氧饱和度没有改善，没有减少住院需求，没有缩短住院时间或在家里生病的时间。此外，沙丁胺醇可能使通气 / 灌注比例失调并加重低氧血症。关于使用雾化高渗盐水的研究表明，它可以改善临床严重程度评分，但不会减少住院治疗的需求。雾化吸入肾上腺素可能稍微有效，可能是因为血管收缩作用。与安慰剂组相比，入院患者的住院时间没有差异，但发现肾上腺素可能对降低住院率有效。

关键点：细支气管炎

（1）细支气管炎的治疗是支持性的，包括吸氧、吸痰和湿化治疗。

（2）雾化吸入肾上腺素有助于减少入院的可能。

（3）常规放射检查和实验室检查没有必要。

20. 什么样的细支气管炎患儿需要住院治疗？

有低氧血症、轻度呼吸窘迫、呼吸暂停史或无法自我补水的患儿应该住院治疗，所有具有严重疾病危险因素的患儿都应该考虑入院治疗（表 63-2）。一些医疗中心使用家庭氧疗方案，用于每小时需氧量低于 0.5L 的表现良好的患儿，这些患儿需要 24 小时随访以及可靠的看护观察。

表 63-2 细支气管炎：疾病严重的危险因素

先天性心脏病
慢性肺疾病（囊性纤维化，支气管肺发育不良）
先天性或后天性免疫缺陷
严重的先天性异常
早产小于 37 周
年龄小于 12 周

21. 支气管扩张剂如何用于治疗哮喘急性发作？

选择性 β_2- 受体激动剂（如沙丁胺醇）是逆转支气管痉挛的主要药物，通过雾化器或计量吸入器吸入沙丁胺醇已被证明具有相同的临床有效性，4～10 次 MDI 喷雾相当于一次雾化器治疗。对于年幼患者而言，通过雾化器吸入仍然是急诊中的首选途径，和 MDI 配合使用具有相同的效果。沙丁胺醇是该化合物的 R 和 S 异构体的外消旋混合物，与 S 异构体相比，R 异构体对支气管扩张的影响最大。左旋沙丁胺醇是纯 R 异构体，可以较少引起心动过速，但在大型临床试验中，已证明其更有效但成本更高。在患有中度至重度哮喘的儿童中，吸入抗胆碱药物（异丙托溴铵）与 β_2- 受体激动剂（沙丁胺醇）联合治疗可降低疾病严重程度和住院率。

22. 何时以及如何使用类固醇激素？

控制炎症是哮喘治疗的基石，关于类固醇激素治疗的剂量和持续时间缺乏共识。一般来说，在急诊中给予负荷量的泼尼松 2mg/kg（最大剂量 80mg），4 天疗程，1mg/（kg·d），每日 1 次或 2mg/（kg·d），分 2 次使用。静脉注射类固醇激素可用于不能耐受口服药物的儿童。地塞米松具有更高的效力和更长的半衰期，是一种极具吸引力的替代品。多项小型研究表明，给予一次口服地塞米松 0.6mg/kg（最大剂量 16mg）与轻度至中度哮喘儿童使用 5 天泼尼松效果相似。

23. 什么时候行胸部 X 线片检查，以及典型的表现是什么？

给哮喘患儿做常规评估没必要行胸部 X 线片检查，但如果怀疑患儿有肺炎、气胸、纵隔气肿或异物，则应进行胸部 X 线片检查。放射线检查示肺气肿、肺不张和支气管周围增厚，提示气道阻塞较轻。气胸很罕见。纵隔气肿在年龄较大的儿童（年龄＞10 岁）中更常见，而浸润在儿童中更常见。

24. 概述急诊中哮喘急性发作的评估和治疗

（1）初步评估：①5岁以上的患儿监测脉搏血氧饱和度，观察是否需要辅助呼吸机、是否出现三凹征，以及意识状态、呼气峰流速和听诊，以评估生命本征；②考虑对哮喘进行客观评估，随后重新评估哮喘评分（表63-3）。

表 63-3　小儿哮喘评分

	评分		
	1	2	3
呼吸频率			
2～3 yr	≤ 34	35～39	≥ 40
4～5 yr	≤ 30	31～35	≥ 36
6～12 yr	≤ 26	27～30	≥ 31
> 12 yr	≤ 23	24～27	≥ 28
氧气需要	空气状态下 > 90%	空气状态下 85%～90%	空气状态下 < 85%
听诊	正常或呼气末少许喘鸣	呼吸时喘鸣音	吸气/呼气时喘鸣或呼吸音减弱
反复次数	0～1次	2次	3次
呼吸困难	说话成句、咕咕声、痰鸣音	说话不成句、短暂的哭泣	单词、短语、咕噜声

注：引自 Kelly CS, Anderson CL, Pestian JP, et al. Improved outcomes for hospitalized asthmatic children using a clinical pathway. Ann Allergy Asthma Immunol 84：509‐516，2000.

（2）初步治疗：需要吸氧以保持血氧饱和度在正常范围内，连续3次雾化吸入沙丁胺醇（每次治疗 2.5～5mg 或 0.15mg/kg）加 250～500μg 异丙托溴铵。

（3）重复评估：①初始治疗后应对患儿进行重复评估，以确定是否需要进行额外治疗或是可以出院观察，沙丁胺醇发挥全部作用可能需要15分钟；②如果 PEFR 大于基线的70%并且患儿在最后一次雾化治疗后至少2小时没有喘息、反复或使用辅助呼吸机，则患儿可以安全地出院（步骤4a）。如果症状持续，应给予患儿额外的治疗（步骤4b）。

（4a）出院：患儿出院回家，需有可靠的看护人员、患者教育、药物和后续指导。出院药物应包括沙丁胺醇雾化或吸入，如有喘息可每4小时1次并口服类固醇药物。

（4b）继续治疗：连续雾化吸入沙丁胺醇（7.5～10mg/h，可增加至 20mg/h），异丙托溴铵 500μg 每4小时1次，经常重新评估患者。

（5）入院标准：每2小时或更频繁需要沙丁胺醇治疗，脉搏血氧仪检测持续低氧血症，持续的治疗反应不佳，需要升级治疗。

25. 使用镁怎么样？

镁在哮喘中的作用可能是通过拮抗钙离子抑制支气管平滑肌收缩。它可能具有减少炎症介质作用、抑制肌肉纤维兴奋和促进一氧化氮及前列环素合成的作用。对于病情轻度至中度的患儿的好处尚不清楚，通常使用在那些严重痛苦或对沙丁胺醇和类固醇无反应的患儿。在最近的一项荟萃分析中，静脉注射硫酸镁改善了患儿呼吸功能并减少了儿科住院患者的数量。剂量范围为 25～75mg/kg 静脉注射（最大值 2g）。

26. 氨茶碱有用吗?

氨茶碱和茶碱在急诊小儿哮喘患者的常规治疗中没有作用。静推氨茶碱已被证明可改善严重哮喘急性发作患儿的肺功能，但不能减轻症状、减少雾化器治疗次数或住院时间。一些研究未能证实在非重症患儿中使用支气管扩张剂和类固醇激素时加入茶碱的益处。有确凿的数据表明，茶碱可能对儿科重症监护室患儿治疗具有与特布他林同样的效果。

27. 胃肠外 β 受体激动剂怎么样?

全身 β 受体激动剂的使用是有争议的，很少有精心设计的研究评估它们的作用。可考虑用于对最大吸入疗法无反应的严重恶化的患儿。特布他林，皮下或静脉注射，首次以 2～10μg/kg 推注给予，然后以 0.5μg/（kg·min）开始连续输注。肾上腺素也可以皮下注射，但这些药物的应用不应该中断雾化吸入治疗，需要监测心脏功能和血清钾水平。

28. 如果患儿出现呼吸衰竭，该怎么办?

考虑使用镁、特布他林和肾上腺素治疗。小型研究中显示，双水平气道正压（最初设定为 10/5）通气可以改善儿童的呼吸频率和氧合作用。如果需要插管，氯胺酮（与麻醉药物一起）会刺激儿茶酚胺的释放，引起支气管扩张，使其成为首选诱导剂（剂量为 1～2mg/kg 静脉注射）。为了优化氧合作用并防止气压伤，呼吸机初始设置应设置为 8～12 次 / 分钟的呼吸频率，允许一定范围的高碳酸血症。

关键点：呼吸系统疾病的评估

（1）听诊前的观察有助于定位和区分小儿呼吸道的病因。
（2）任何有气道阻塞症状的儿童都应怀疑可能有异物。
（3）在许多儿童呼吸道疾病中，放射线检查和常规实验室检查是不必要的。

致谢

感谢 Kelly Flett 和 Joan Bothner 对本章的贡献。

（王新宝　崔　红　译）

参考文献

1. Ralston SL, Lieberthal AS, Meissner HC, et al: Clinical practice guideline: the diagnosis, management, and prevention of bronchiolitis. *Pediatrics* 134:e1474–e1502, 2014.
2. Carbone P, Capra G, Brigger M: Antibiotic therapy for pediatric deep neck abscesses: a systematic review. *Int J Pediatr Otorhinolaryngol* 76:1647–1653, 2012.
3. Gadomski AM, Scribani MB: Bronchodilators for bronchiolitis. *Cochrane Database Syst Rev* (6):CD001266, 2014.
4. Hartling L, Bialy LM, Vandermeer B, et al: Epinephrine for bronchiolitis. *Cochrane Database Syst Rev* (6):CD003123, 2011.
5. Petrocheilou A, Tanou K, Kalampouka E, et al: Viral croup: diagnosis and treatment algorithm. *Pediatr Pulmonol* 49:421–429, 2014.
6. Russel KF, Liang Y, O'Gorman K, et al: Glucocorticoids for croup. *Cochrane Database Syst Rev* (1):CD001955, 2011.
7. Schwarz ES, Cohn BG: Is dexamethasone as effective as prednisone or prednisolone in the management of pediatric asthma exacerbations. *Ann Emerg Med* 65:81–82, 2015.
8. Shan Z, Rong Y, Yang W, et al: Intravenous and nebulized magnesium sulfate for treating acute asthma in adults and children: a systematic review and meta-analysis. *Respir Med* 107:321–330, 2013.
9. Wade A, Chang C: Evaluation and treatment of critical asthma syndrome in children. *Clin Rev Allergy Immunol* 48:66–83, 2015.
10. Zhang L, Mendoza-Sassi RA, Wainwright C, et al: Nebulized hypertonic saline solution for acute bronchiolitis in infants. *Cochrane Database Syst Rev* (7):CD006458, 2013.

第64章 儿童胃肠功能紊乱和脱水

Joshua S. Easter, MD, Msc

1. 儿童腹痛的常见原因是什么？

腹痛是儿科常见主诉，其鉴别诊断需根据患者年龄、病史、体格检查和诊断检查来进行（表64-1）。

表64-1 基于年龄的非创伤性腹痛的鉴别诊断

新生儿	2～24个月
肠旋转不良	嵌顿性疝
坏死性小肠结肠炎	肠套叠
睾丸扭转（可能是隐睾）	尿路感染
2～5岁	6～18岁
阑尾炎	阑尾炎
异物	卵巢/睾丸扭转
肠套叠	肾和胆囊结石
卵巢扭转	糖尿病酮症酸中毒
尿路感染	异位妊娠
链球菌性咽炎	盆腔炎性疾病
过敏性紫癜	胆囊疾病

2. 儿童脱水最强的指征是什么？

阳性体征［如毛细血管充盈时间延迟（超过2秒）、异常的皮肤肿胀和呼吸深快］是提示严重脱水的最强指征。

病史方面（如湿尿布的数量、呕吐或腹泻的频率和经口进食的多少）是脱水相对较弱的预测因素。

实验室检查方面（如升高的血尿素氮和肌酐水平、阴离子间隙和尿比重的升高）也是脱水相对较弱的预测因素。

3. 如何处理不同程度的脱水患儿？

• 轻度脱水（临床表现最轻）：口服补液，根据患儿欲望尽可能多地经口补液。母乳、配方奶、含糖电解质液和WHO推荐的口服补液盐均是合适的可供选择液体。单纯补水会导致低钠血症；高糖饮料如苹果汁和苏打水等可加重腹泻。

• 中度脱水（毛细血管再充盈时间正常或延迟，皮肤正常或异常肿胀，疲劳感）：口服补液是理想的治疗方式。选择 WHO 推荐的口服补液盐或含电解质糖水。具体用法是：总补液量为 50～100ml/kg，2～4 小时内给完，使用医用滴管或注射器，按每 5 分钟补液 1 次，每次补液量为 5ml 的整数倍。也可选用更简单的策略，每 5 分钟补液 1ml/kg，持续 4 小时。如果患儿呕吐，可等 15 分钟后再次尝试。这些治疗方案与静脉补液相比，成功率相似，但口服补液起始治疗时间更短，急诊留观时间更短。如果患儿持续呕吐或拒绝口服的情况下，可考虑静脉补液。

• 重度脱水（临床表现较重，患儿呈病态）：这些患儿通常需要多次静脉注射生理盐水以纠正脱水且第 1 小时内需补给 30ml/kg 的液量。对无休克指征的患儿，快速［60ml/（kg·h）］静脉补液并不比标准补液更有效。静脉补液中加入葡萄糖与单纯使用生理盐水补液相比可更迅速降低血酮体水平，但并未降低住院率。

4. 如何补充维持量？

患儿每小时的液体维持量是根据患儿体重（以千克计算）以及 4-2-1 规则制定：1～10kg：4ml/kg；11～20kg：2ml/kg；20kg 以上：1ml/kg。

举例，体重为 32kg 的患儿应补给的维持液量：（4ml/kg×10kg）+（2ml/kg×10kg）+（1ml/kg×12kg）=72ml/h。通常使用的是含 20～30mmol/L 钾与 5% 葡萄糖的 0.45% 生理盐水（$D_5\frac{1}{2}NS$）的混合液。补钾时需确保患儿无肾功能衰竭或高钾血症。

5. 镇吐药在儿科呕吐治疗中的角色是什么？

正在接受口服补液治疗的儿童如果出现呕吐需应用镇吐药。昂丹司琼可减少呕吐和因呕吐导致的静脉注射需求及住院需求。可以片剂、液体或分散片形式口服。儿童可很好地耐受，副作用较少，且不会掩盖阑尾炎或肠套叠等其他疾病的诊断。

6. 儿童不伴腹泻的呕吐可能的原因有哪些？

单纯呕吐的鉴别诊断是广泛的，包括早期胃肠炎、尿路感染、阑尾炎、糖尿病酮症酸中毒、中耳炎、肺炎、链球菌性咽炎、睾丸或卵巢扭转、中毒、脑膜炎和头部外伤。

7. 怎样区分胃肠炎与更严重的腹部疾病？

这可能会有点困难，通常需要在急诊科观察一段时间来明确是否有其他症状和体征。红色危险信号包括含胆汁的、血性和喷射性呕吐，腹部局限性压痛，高热，经补液后不能改善的心动过速。

8. 是否应该对胃肠炎患儿进行诊断性检查？

大多数患儿无须检查。呈疾病貌的婴儿可能已经耗尽了其糖原储备因此需要床旁血糖检测。如果存在低血糖，小于 3 月龄婴儿按照 4ml/kg 给予 10% 葡萄糖，大于 3 月龄患儿按照 2ml/kg 给予 25% 葡萄糖。呈疾病貌的患儿也需要接受电解质检查，以确定有无高钠血症或肾功能不全。

9. 如何区分是细菌还是病毒引起的腹泻？

儿童腹泻大都是由病毒引起的。自引入轮状病毒疫苗后，目前诺如病毒是最常见的病原。病毒性腹泻倾向于引起大量水样便并伴弥漫性腹肌痉挛。典型的细菌性腹泻会引起下腹痛和血性或黏液性大便。然而，这些病史和体征并不是区分细菌性腹泻和病毒性腹泻的可靠依据。

10. 哪些腹泻患儿需要接受诊断性检查？

以下腹泻患儿需考虑便培养：伴有严重并发症、呈疾病貌、血便、严重腹肌痉挛、近期有抗生素使用史（也需接受艰难梭菌毒素检测）、旅游史、腹泻持续时间超过 1 周（也需接受寄生虫和虫卵检测）或与已明确的细菌性腹泻患者的暴露接触史。

11. 抗动力药物和抗生素是否被推荐用于儿童腹泻患者？

• 由于其副作用，抗动力药物在儿童腹泻中应避免使用，尤其对于年幼的患儿。

• 抗生素也应该避免使用，除非患儿患有旅游者腹泻或病原体明确且该抗生素对该病原体有效。

• 吃固体食物并不增加腹泻。因为有一些患儿会出现短暂的乳糖不耐受，因此，避免乳糖摄入在年幼患儿中可能会减少腹泻持续时间。

• 益生菌可能会减少腹泻持续时间。

12. 溶血性尿毒症综合征的典型表现是什么？

该疾病由于感染肠出血性大肠埃希菌引起，2 周以内持续血便。另外，患儿可出现贫血、血小板减少和急性肾功能衰竭。一些研究显示，对感染肠出血性大肠埃希菌引起腹泻的患儿，应用抗生素治疗可能增加发生 HUS 的风险。

关键点：脱水和胃肠炎

（1）年幼儿童患有胃肠炎很容易引起脱水。

（2）儿科患者中呕吐的鉴别诊断很广泛，不能先入为主地将呕吐认为是胃肠炎。

（3）大多数患儿不需要诊断性测试和静脉补液即可被成功诊疗。

---

13. 急性腹痛患儿在等待外科评估的过程中，麻醉药物应该被限制使用吗？

答案是否定的。多项研究表明，在患者疼痛被控制后，通过体格检查而明确诊断的准确率提高了。同时，疼痛控制后，超声诊断价值也提高了。

14. 年幼患儿阑尾炎有哪些表现?

阑尾炎是儿童最常见的非创伤性外科急症。在年幼患儿中,由于其症状表现大都为非特异性,阑尾炎通常被漏诊。呕吐、腹痛、发热、腹泻、易激惹、右髋部疼痛等症状为阑尾炎的典型表现,时常被归因于其他原因。类似的,患儿阑尾炎的体格检查通常表现为弥漫性腹部压痛和腹胀,局限于右下腹的疼痛很少见到。婴儿阑尾炎只在穿孔后才因表现典型而被诊断,而穿孔的发生率高达 70% ~ 95%。

15. 年长患儿阑尾炎的体格检查有哪些表现?

右下腹麦氏点(脐与髂前上棘连线中、外 1/3 处)压痛是最常见的体征。罗夫辛征(触诊左下腹时引起右下腹痛),闭孔肌试验阳性(髋部屈曲内旋时出现右下腹痛)和腰大肌征(右大腿后伸时出现右下腹痛)在儿童阑尾炎患儿体格检查时并无特别的敏感性和特异性。上述体征阴性也不能排除阑尾炎。

16. 哪些实验室检查有助于儿童阑尾炎的诊断?

如果通过询问病史和体格检查高度怀疑阑尾炎,可不做进一步检查,建议患儿外科就诊。

白细胞计数也没有提供有效的诊断敏感性和特异性。白细胞计数大于 10×10^9/L 诊断敏感性为 88%,而特异性只有 53%。白细胞计数大于 15×10^9/L 可将诊断特异性提高到 60% 以上,但是诊断敏感性却降低至 19%。CRP 升高与白细胞计数大于 10×10^9/L 诊断敏感性和特异性类似。尿常规异常也不能除外阑尾炎,因为 30% 的阑尾炎患儿同时有脓尿或菌尿。

17. 不同的影像学检查方法诊断阑尾炎的优缺点是什么?

• 腹部平片:诊断阑尾炎的敏感性和特异性均不高,阑尾炎患儿腹部平片正常者约 82%,此项检查不应常规采用。

• 超声:如条件允许,应该首选超声。该检查无放射线接触,且儿童因腹部脂肪少行该项检查时成像清晰。有经验的超声医师为阑尾炎患儿行超声检查诊断阑尾炎的敏感性高达 92%,诊断特异性为 98%。阑尾炎在超声下常表现为阑尾直径大于 6mm,阑尾壁增厚大于 2mm,阑尾腔梗阻,阑尾炎症,阑尾周围强回声或盲肠周围游离液体。患儿肥胖、检查不配合或阑尾位置不典型等限制该项检查的应用。如果超声下不能观察到阑尾,不能排除阑尾炎,这些患儿应该留观(在急诊或门诊)或根据需要进行 CT 检查。

• CT:CT 检查诊断阑尾炎敏感性优于超声检查,但是费用更高,可能需要镇静及存在放射线的暴露。增强 CT 和非增强 CT 对诊断青少年的阑尾炎同样有效。

18. 阑尾炎如何治疗?

阑尾切除术。对于单纯的阑尾炎,腹腔镜下阑尾切除术相比于开腹阑尾切除术降低了术后切口感染概率,缩短了术后恢复时间。而对于已穿孔的阑尾炎,开腹阑尾切除术相比于腹腔镜下阑尾切除术减少了术后脓肿形成的风险。在急诊科，围手术期应使用广谱抗生素，因为这可以降低发生手术并发症的风险。目前越来越多的证据表明，对于单纯阑尾炎可以使用抗生素给予保守治疗。

> **关键点：阑尾炎**
>
> （1）在年幼儿童中，阑尾炎很少见。其表现不典型，因此常被延误诊断并导致较高的穿孔发生率。
>
> （2）实验室检查对阑尾炎患者的评估诊断帮助不大。
>
> （3）对疑似阑尾炎的患儿，超声检查应该是首选的影像检查。CT 检查仅在超声结果模棱两可但临床高度怀疑阑尾炎时使用。

19. 肠套叠有哪些临床表现？

肠套叠，即一部分肠腔套入远端肠腔（通常发生在回盲部），好发于婴儿至 3 周岁儿童。仅有不到 25% 的患儿出现经典的肠套叠三联征：腹部绞痛、呕吐和血便。间歇性易激惹，发作时患儿可能抬高膝盖蜷缩至胸前，这通常是唯一的症状。而发作间期，患儿可能未诉不适。尽管疾病早期大便检查通常显示潜血阳性，但胶冻状果酱样血便少见，其出现提示为疾病晚期可能存在肠道缺血坏死，通常预后不良。年幼患儿可能出现非特异性的临床表现，例如，精神状态改变或昏睡。

20. 如何诊断肠套叠？

肠套叠包块在腹部平片中表现出典型新月征的很少。不过，腹部放射线检查在低风险病例中是有用的。当 3 个姿势中（仰卧位、俯卧位、侧卧位）有 2 个姿势发现升结肠存在空气，肠套叠可能性就大幅降低。肠套叠患儿超声检查可发现同心圆征或靶环征，其敏感性和特异性几乎可达 100%。空气灌肠可被用于肠套叠的诊断和治疗。

21. 肠套叠如何治疗？

空气灌肠与灌肠剂灌肠相比，成功率相似（约 90%），且具有更少的放射线暴露。然而对年龄在 3 月龄以下和 5 岁以上、症状持续大于 48 小时、血便或放射学检查提示有梗阻征象的患儿，复位成功率较低。因为这部分患儿通过灌肠将套叠的肠管还纳后，有不到 1% 的穿孔风险，此时应请外科医师介入治疗。肠套叠可复发，不到 5% 的复发会发生在第一个 24 小时内。因此，还纳后看起来恢复很好的患儿应在门诊观察。复发患儿可接受二次空气灌肠治疗，存在游离气体或腹膜炎的患儿应接受外科还纳治疗。

22. 新生儿胆汁性呕吐的意义是什么？

在没有被证实之前，新生儿胆汁性呕吐属外科急症，因为它可能代表患儿存在伴有中肠扭转的肠旋转不良。先天性中肠扭转不良易导致肠扭转，引起肠梗阻和血管危象，甚至可在最短 2 小时内引起受累肠段的坏死。

中肠扭转经典表现为突然出现胆汁性呕吐、腹痛和随后的血便；然而在疾病早期阶段，超过一半的患儿仅表现为腹部体格检查正常的胆汁性呕吐。因此，所有存在胆汁性呕吐的新生儿即使腹部体格检查正常也应进行诊断试验。尽管肠扭转的患儿放射学检查可以显示小肠梗阻、双泡征或远端肠腔内仅有少量气体伴肠扭转，但是腹部平片检查经常是正常的。上消化道造影检查是诊断肠旋转不良的金标准，所有胆汁性呕吐患儿在除外肠旋转不良前均应完善该项检查。表现为造影剂的"螺纹征"或十二指肠空肠袢于右侧腹部垂直下行不能横跨至脊柱左侧。

如果怀疑肠扭转，应给予静脉补液，插入鼻胃管和使用广谱抗生素抗感染，立即请外科会诊，因为患者需要立即施行肠扭转复位术。

23. 患者病史有什么特征可有助于鉴别婴儿呕吐是由于幽门狭窄还是其他原因引起的？

真正的喷射性呕吐，即呕吐物喷射较远，是幽门狭窄最常见的临床表现。出生后 2～8 周时形成幽门肥厚，呕吐多发生于婴儿进食结束时或进食 30 分钟内，不同于其他严重的情况，如肠旋转不良。由于狭窄邻近十二指肠，因此呕吐物通常不含胆汁。另外，幽门狭窄的患儿会一直感到饥饿并且试图继续进食。在疾病早期或患儿清醒时很少见到肥厚性幽门狭窄的典型体征，即由于幽门肥厚而导致的、查体时可在右上腹出现触及类似"橄榄"的包块。

24. 幽门狭窄会出现哪些可用于诊断的临床表现？

呕吐导致经胃丢失大量氢离子，作为对脱水的代偿，肾脏为保钠，排钾入尿，导致机体出现低钾低氯性代谢性碱中毒。

用于诊断的检查可选择超声，其敏感性和特异性接近 100%。在幽门狭窄病例中，表现为幽门壁宽度大于 3mm 或长度大于 14mm。对于超声可疑的病例，可行上消化道造影检查，阳性结果为造影剂通过狭窄的幽门时呈现线样征。

幽门狭窄的患儿需要接受补液及外科手术治疗（幽门括约肌切开术）。在部分发展中国家，患者经常接受足够长时间的支持治疗以使肥厚的幽门恢复正常而无须手术治疗。

25. 腹股沟疝危险吗？

1%～2% 的儿童患有腹股沟疝；腹股沟斜疝即肠管脱入腹股沟管或阴囊是最常见的。近 10% 的疝将最终变为嵌顿性疝（变为不可还纳），其中 60% 的嵌顿性疝发生于 1 岁以内的儿童。如果嵌顿持续，肠道可出现绞窄、血供中断，导致肠梗阻或坏死。发生嵌顿性疝的患儿通常有呕吐、易激惹和腹股沟区或阴囊的肿胀等表现。

除非怀疑存在肠坏死，对嵌顿性疝应尝试手法复位从而预防肠绞窄。患儿经适当的镇痛后处于特伦德伦伯格卧位（头低脚高卧位），向腹股沟环缓缓施加恒定的压力，此时，另一只手如挤奶一样挤压疝内的液体或气体，使之回到腹腔内。85% 的腹股沟斜疝可被转复，这些患儿可安全出院等待门诊外科修补。如果转复失败，或怀疑出现绞窄，请外科医师会诊。

26. 疝和鞘膜积液的区别是什么？

鞘膜积液是由于鞘膜的闭塞不全导致腹膜移位至阴囊内而出现的。与疝不同，鞘膜积液呈透光性且通常无痛。如果通过体格检查不能区分鞘膜积液和疝，可完善阴囊超声检查。鞘膜积液是良性病变，经常可自行消失。

关键点：年幼儿童的外科急症

（1）肠套叠通常仅表现为间歇性的易激惹或呕吐。超声可协助诊断，尽管空气灌肠既可用于诊断又可用于治疗。

（2）新生儿胆汁性呕吐是外科急症。除非确认是其他原因引起，否则应行上消化道造影检查或请外科医师会诊。

（3）幽门狭窄的婴儿表现为非胆汁性呕吐、持续的饥饿感且对进食感兴趣。超声检查协助诊断。

---

27. 为什么新生儿黄疸会令人担忧？

虽然新生儿通常会有生理性黄疸且呈自限性，但是明显升高的非结合胆红素可导致胆红素脑病，核黄疸可引起耳聋、发育迟缓或死亡。胆红素升高的原因很多，其中包括 Rh 或 ABO 血型不合、早产、红细胞增多症、肠梗阻、脓毒症或脱水。所有肉眼可见黄疸的患儿均需记录胆红素水平，如果升高，需查找病因，包括血型、Coombs 试验和血常规检查。高于对应日龄的黄疸正常值的患者可能需要接受光疗，是否需要治疗的阈值基于美国儿科学会光疗图表。胆红素明显增高者（大于 428μmol/L）需考虑换血疗法。

28. 儿童患有便秘是否正常？

婴儿排便时用力是正常的，且排便间期个体差异很大。配方奶喂养的婴儿通常每隔 1 天排便 1 次，母乳喂养的婴儿可能每次喂养均会排便，7～10 天排便 1 次的情况很少。婴儿阶段，典型的表现是排便频率随年龄增加而逐渐减少，至 4 岁时，平均每天 1～2 次大便。

婴儿的便秘极少出现更严重的情况。完整的病史采集和体格检查可以给我们提供一些线索：包括出生后第 1 周的开始时症状，通过直肠检查排空直肠内容物，或出生后 24 小时没有排出胎粪（先天性巨结肠），注意异常的音调、昏睡及哭声无力（肉毒杆菌中毒和甲状腺功能减退），及腹部查体（肠扭转）。便秘的诊断应基于是否存在排便困难或疼痛，而不是绝对的排便频率。便秘最常见于饮食变化后或液体摄入不足时。学龄期儿童便秘可能会存在行为因素，如害怕在学校排便以至于影响了他们的排便习惯。

29. 在急诊科应如何处理便秘?

大多数患儿的便秘是由于非紧急的病因引起的,这些患儿可以在门诊处理。如果怀疑是牛奶不耐受引起的婴儿便秘,各种豆制婴儿食品可以缓解。临时的一次性灌肠可偶尔使用 1 次,但是应避免采用高渗性磷酸盐灌肠剂和自来水灌肠,因为这可能会导致严重的电解质紊乱。矿物油 $[1 \sim 3ml/(kg \cdot d)]$、乳果糖 $[1 \sim 2ml/(kg \cdot d)]$、氢氧化镁 $[$含氧化镁的牛奶,$1 \sim 3ml/(kg \cdot d)]$ 或聚乙二醇 $[1g/(kg \cdot d)]$ 可以短期使用。长期管理包括增加液体摄入和食物中增加膳食纤维。

30. 儿童下消化道出血的常见原因是什么?

见表 64-2。

表 64-2　基于年龄的下消化道出血鉴别诊断

新生儿	2 ~ 24 个月
吞咽母亲的血液	肛裂
过敏性结肠炎	过敏性或感染性结肠炎
感染性结肠炎	肠套叠
肠扭转	梅克尔憩室
坏死性小肠结肠炎	炎症性肠病
2 ~ 5 岁	**6 ~ 18 岁**
肛裂	肛裂
感染性结肠炎	感染性结肠炎
肠套叠	痔疮
息肉	炎症性肠病
梅克尔憩室	息肉
炎症性肠病	肠道血管发育不良

31. 什么是梅克尔憩室?

梅克尔憩室是一种发生于儿童中的卵黄管残留疾病,是引起儿童无痛性直肠出血的最重要的原因,并且其可导致大量出血、憩室炎或肠套叠。如果怀疑此病,[99m]锝梅克尔扫描可以识别异位的胃黏膜组织,从而确诊。

32. 什么是梅克尔"2"原则?

梅克尔憩室人群发病率为 2%;2% 的患者表现出症状;典型憩室长约 5.1cm,距离回盲瓣约 61cm 以内；发病平均年龄为 2 岁。

33. 消化道异物如何处理？

消化道异物的处理取决于吞咽下的异物的性质和所处位置。所有明确吞入异物的患儿如果出现血便、黑便或急腹症等情况应立即请外科医师会诊（表 64-3）。

表 64-3 消化道异物的处理

急诊内镜	请胃肠病专家会诊
食管内尖锐物体	纽扣电池通过食管
食管内纽扣电池	尖锐物体通过幽门
异物引起大量的分泌物和呼吸困难	长物体（大于 5cm）通过幽门
异物在食管停留时间超过 24 小时	许多磁铁

34. 食管异物的可能并发症有哪些？

气道梗阻、食管狭窄、食管穿孔、主动脉食管瘘、纵隔炎或食管周围脓肿等均可由食管异物导致。

35. 硬币被吞咽至咽部，如何确定其在咽部的位置（气管还是食管）？

硬币位于食管的典型的表现是异物呈冠状面（正位显示为圆形），而在气管异物表现为矢状面（正位显示为竖着或一条线），然而，这也不是绝对准确。一旦怀疑硬币位于气管，应着手准备手术，同时应完善胸部侧位片以明确硬币位于气管的位置。

36. X 线片上如何区分纽扣电池和硬币？

纽扣电池是圆形的，直径可达 20mm，因此与硬币大小类似。在 X 线片上很容易混淆上述异物。分不清两者可导致毁灭性后果，因为纽扣电池在食管中停留可以导致糜烂和食管穿孔。与硬币不同，纽扣电池是双层的，因此在 X 线片上可见双环或晕征。在侧位片上，纽扣电池有一定的厚度，而硬币却没有。

37. X 线片典型表现与疾病的关系？

见表 64-4。

表 64-4 儿科腹痛 X 线片征象

征象	影像学描述	疾病
双泡征	在胃和十二指肠内见伴有气泡的少量气体	肠扭转
新月征	靠近横结肠肝曲曲线样团块	肠套叠
肠壁积气	肠壁内有气体	坏死性小肠结肠炎
增大的幽门或胃泡	幽门壁厚 >4mm，幽门管 >14mm	幽门狭窄

致谢

感谢 Mark Anderson 博士为之前版本做出的贡献。

（李真真　译）

参考文献

1. Freedman SB, Parkin PC, Willan AR, et al: Rapid versus standard intravenous rehydration in paediatric gastroenteritis: pragmatic blinded randomised clinical trial. *BMJ* 343:d6976, 2011.
2. Gray MP, Li SH, Hoffmann RG, et al: Recurrence rates after intussusception enema reduction: a meta-analysis. *Pediatrics* 134:110–119, 2014.
3. Hartling L, Bellemare S, Wiebe N, et al: Oral versus intravenous rehydration for treating dehydration due to gastroenteritis in children. *Cochrane Database Syst Rev* (3):CD004390, 2006.
4. Kwok MY, Kim MK, Gorelick MH: Evidence-based approach to the diagnosis of appendicitis in children. *Pediatr Emerg Care* 20:690–698, 2004.
5. Levine DA: Oral ondansetron decreases vomiting, as well as the need for intravenous fluids and hospital admission, in children with acute gastroenteritis. *Evid Based Med* 17:112–113, 2012.
6. Levy JA, Bachur RG, Monuteaux MC, et al: Intravenous dextrose for children with gastroenteritis and dehydration: a double-blind randomized controlled trial. *Ann Emerg Med* 61:281–288, 2013.
7. Roskind CG, Ruzal-Shapiro CB, Dowd EK, et al: Test characteristics of the 3-view abdominal radiograph series in the diagnosis of intussusception. *Pediatr Emerg Care* 23:785–789, 2007.
8. Spandorfer PR, Alessandrini EA, Joffe MD, et al: Oral versus intravenous rehydration of moderately dehydrated children: a randomized, controlled trial. *Pediatrics* 115:295–301, 2005.
9. Steiner MJ, DeWalt DA, Byerley JS: Is this child dehydrated? *JAMA* 291:2746–2754, 2004.
10. Sturm JJ, Hirsh DA, Schweickert A, et al: Ondansetron use in the pediatric emergency department and effects on hospitalization and return rates: are we masking alternative diagnoses? *Ann Emerg Med* 55:415–422, 2010.

第 65 章　小儿传染病

Roger M. Barkin，MD，MPH，FACEP，FAAP

1. 传染病在儿科患者中的重要性

在儿科急诊中，患传染性疾病的患儿占比非常高。虽然大多数患儿的感染都是自限性的，但有些感染可能涉及多系统，甚至危及患儿生命。因此，在鉴别诊断时需要结合主诉、临床表现、症状、检查结果加以充分考虑。

2. 麻疹的传播机制

麻疹通过直接接触传染性飞沫传播或空气传播。

3. 麻疹的潜伏期

麻疹的潜伏期即从暴露在麻疹环境（感染）到出现麻疹症状的时间，为 8 ～ 12 天，而到出现皮疹的时间约为 14 天。患儿在出现症状前 1 ～ 2 天到皮疹出现后 4 天具有传染性。

4. 麻疹患儿的常见症状和体征

- 高热。
- 三 "C" 症状：可观察到结膜炎（conjunctivitis）、鼻炎（coryza）及咳嗽（cough）。
- 皮疹：离散性红斑丘疹首先出现在前额，在疾病的第 3 天沿着躯干一直延伸到足部，此时皮疹已开始融合。之后，皮疹以与出现时相同的头部到足部的模式逐渐消退。
- Koplik 斑（又称科普利克斑、科氏斑、麻疹黏膜斑）：首先出现在下磨牙相对的颊黏膜上的蓝白色斑点，直径 1 ～ 3mm，周围有红晕。Koplik 斑是麻疹的一种特征性表现，一般在出疹前约 48 小时内出现，初起仅数个，后迅速增多，且可融合。Koplik 斑可累及颊黏膜至唇部黏膜，并在出疹后第 2 天消失。
- 畏光。

5. 麻疹的并发症

麻疹的并发症包括中耳炎、支气管肺炎，也可能发生脑炎。

6. 亚急性硬化性全脑炎

亚急性硬化性全脑炎（subacute sclerosing panencephalitis，SSPE）是一种非常罕见的中枢神经系统退行性疾病，由麻疹病毒感染引起，在麻疹病毒感染后 10 年左右出现。患儿具有进行性智力和行为的损害，并会出现抽搐症状。SSPE 没有传染性。

7. 描述风疹的出疹，为什么风疹被称为"3 天麻疹"？

风疹出疹时，许多离散的玫瑰红色斑丘疹首先出现在脸上，并向下延伸累及躯干和四肢，犹如麻疹。第 2 天，脸上的皮疹消退，躯干上的皮疹逐渐融合成片。第 3 天，皮疹逐渐消失。这就是为什么风疹也被称为"3 天麻疹"。由于可通过免疫接种预防风疹的发生，因此美国现在很少报告风疹病例。

8. Forschheimer 斑

在风疹的早期可以看到软腭上出现明显的红斑，然而与麻疹的 Koplik 斑不同，它们并不是风疹的特征性表现。

9. 腮腺炎的潜伏期和传染期

腮腺炎的潜伏期为 12～18 天。患者在腮腺肿胀发作前 1～2 天（最多 7 天）具有传染性，而在腮腺肿胀发作后 7～9 天不再具有传染性。

10. 腮腺炎的主要并发症

- 约 0.5% 的腮腺炎患儿发生脑膜脑炎。
- 青春期后睾丸炎伴继发性不育症（罕见）。
- 关节炎、肾脏损害、甲状腺炎、乳腺炎以及听力障碍等（均为罕见）。

11. 传染性红斑的特征性皮疹

传染性红斑（又称第五病）的特征是双耳红斑以及双脸颊上出现斑丘疹，它们合并形成典型的"掌掴脸颊"外观。皮疹在 1～2 天后蔓延至四肢，融合的皮疹由中心开始消退时呈网状或条带状。人类细小病毒 B19 是传染性红斑的病原体。

12. 玫瑰疹（幼儿急疹）的典型研究进展

玫瑰疹常发生于 0.5～2 岁（4 岁以下）的儿童，有持续 3 天的高热史和轻微症状，而在发热突然消退后，躯干和大腿上出现红斑疹。玫瑰疹是由人类疱疹病毒 6 型引起的。

13. 水痘的潜伏期和传染期

水痘的潜伏期为 10～20 天。传染期从皮疹出现前 1～2 天直到没有新的病变形成（通常在皮疹出现后 7～10 天）。儿童的水痘皮疹一旦结痂和干燥，通常就被认为不具有传染性。

14. 传染性单核细胞增多症的传播方式和病因

传染性单核细胞增多症通过直接和长期接触口咽分泌物传播。它是由 EB 病毒感染引起的急性自限性传染病。

15. 传染性单核细胞增多症的临床表现

- 持续发热 1 ～ 2 周。
- 淋巴结肿大（通常无触痛、无红斑覆盖、双侧颈部最常见、上颌淋巴结肿大、滑车上淋巴结肿大，可提示传染性单核细胞增多症）。
- 扁桃体炎和（或）咽峡炎（通常有渗出物，咽拭子培养排除 A 族链球菌）。
- 脾脏或肝脏肿大。
- 幼儿：也可能有皮疹、腹痛、上呼吸道感染、咳嗽、发育不全和早发性中耳炎。

16. 肠外抗生素引起年长儿和成人传染性单核细胞增多症患者的皮疹

氨苄西林和阿莫西林可导致大龄儿童和成人传染性单核细胞增多症患者出现皮疹，其作用机制尚未阐明。

17. 传染性单核细胞增多症的血液学指标

虽然儿童的非典型淋巴细胞相对百分比可能低于成人，但传染性单核细胞增多症患儿典型的血液学表现是淋巴细胞群相对值增多（占白细胞比例超过 50%）和非典型淋巴细胞增多（比例大于等于 10%）。

18. 嗜异性抗体

嗜异性抗体是血清免疫球蛋白 M（IgM）抗体，能非特异性地凝集马红细胞（优于绵羊或牛红细胞），对牛红细胞的结合能力可区分传染性单核细胞增多症患者血清中嗜异性抗体与正常血清中 Forssman 抗体及患者血清中的病原抗体。嗜异性抗体滴度大于40，且有明确的传染性单核细胞增多症临床经历，能够有力地支持诊断。嗜异性抗体在 90% 的传染性单核细胞增多症病例中呈阳性，除了幼儿外几乎没有假阳性结果，因此幼儿需要 EB 病毒血清学检查来确诊。

19. 传染性单核细胞增多症检测试剂盒

传染性单核细胞增多症检测试剂盒为定性的、快速载玻片测试，用于检测血清中嗜异性抗体。在发病第 1 周的患者中，其检测阳性率为 70%；在发病第 3 周的患者中，其检测阳性率达 85% ～ 90%。对于 4 岁以下的传染性单核细胞增多症患儿，由于嗜异性抗体水平较低，该检测可能呈阴性。

20. 无并发症传染性单核细胞增多症的治疗

支持治疗和休息是传染性单核细胞增多症的主要治疗方法，以镇痛为主（包括咽喉疼痛、头痛和肌肉疼痛等），对乙酰氨基酚和布洛芬可能有效，服用口服制剂可防止因吞咽不适导致的脱水，尽量减少活动。

21. 传染性单核细胞增多症的并发症

- 呼吸系统。

· 扁桃体肥大导致的气道阻塞。	· 鼻窦炎。	· 肺炎。
· 血液系统。		
· 血小板减少。	· 溶血性贫血。	· 粒细胞减少。
· 神经系统。		
· 脑炎。	· 小脑共济失调。	· 吉兰－巴雷综合征。
· 横贯性脊髓炎。	· 贝尔麻痹。	
· 心脏。		
· 心包炎。	· 心肌炎。	
· 眼睛。		
· 视神经炎。	· 葡萄膜炎、角膜炎。	· 其他。
· 脾破裂。	· 慢性疲劳。	

22. 皮质类固醇在传染性单核细胞增多症治疗中的作用

类固醇可通过减少淋巴组织水肿和增生来降低传染性单核细胞增多症进展为上气道梗阻的风险。在给药后 6～24 小时，该症状通常会有所改善。对于无并发症的传染性单核细胞增多症，通常并不使用类固醇。

23. 脾破裂的风险

脾破裂较为罕见，通常发生在病程的第 2 周或第 3 周。当脾脏出现增大时，患者必须避免运动。后续检查可以确定何时能安全地进行接触性运动。

24. 儿童肉毒杆菌感染最常见的症状及其治疗

见第 52 章。

25. 白喉的临床表现

白喉棒状杆菌是一种无包囊的革兰阳性芽孢杆菌，可产生外毒素，导致 4 种临床表现。咽－扁桃体复合表现，包括咽喉痛、发热、呕吐、吞咽困难和与紧密附着的灰色假膜相关的不适，可能导致呼吸道阻塞；白喉少见，伴随声音嘶哑和失声，可引起呼吸道水肿导致呼吸道阻塞；鼻分泌物可持续数周，通常无全身表现；在皮肤上形成具有膜质基底的明显界限的溃疡，这种皮肤表现主要存在于热带地区人群或者酗酒者和社会经济地位较低的人群。白喉的确诊还需经 Löffler 培养基培养、亚碲酸盐琼脂培养以及革兰染色等病原菌检测。

26. 白喉的治疗方法

在确保气道稳定并确认没有继发于心肌炎的相关心血管功能障碍后，应在皮内或结膜测试马血清抗毒素的敏感性，并在测试后即开始使用抗毒素治疗。同时，使用青霉素治疗，对青霉素过敏的患者应使用红霉素治疗。对于病原菌携带者，也应使用抗生素治疗。

27. 川崎病的临床表现及诊断

川崎病是一种多系统疾病，主要发生于 5 岁以下的儿童，也被称为小儿皮肤黏膜淋巴结综合征。虽然流行病学尚未证实，但其病因被认为与嗜淋巴细胞逆转录病毒有关。川崎病的临床表现呈"三相期"，其诊断主要依靠急性发热（体温＞38.5℃，至少5 天）伴以下 5 个主要临床表现中的至少 4 个以明确诊断。

（1）双侧结膜炎，无渗出物，通常在发热后 2 天内发生，持续至 2 周。

（2）口腔病变，包括红斑、裂隙、嘴唇结痂、弥漫性口咽红斑及草莓舌。口腔病变在发病后 1 ~ 3 天出现，可能持续 1 ~ 2 周。

（3）四肢出现硬肿，手指和脚趾出现红斑、脱皮。肢体病变在发病 3 ~ 5 天后发生，持续 1 ~ 2 周。指（趾）甲周脱皮在发病后 2 ~ 3 周发生。

（4）红斑、多形性皮疹与发热同时发生，出疹从四肢扩散到躯干。它通常会在 1 周内消失。

（5）颈部淋巴结肿大，直径超过 1.5cm。

28. 川崎病最重要的并发症

川崎病最重要的并发症是由动脉炎、动脉瘤或血栓形成引起的冠状动脉疾病。其他并发症包括腹泻、呕吐、胆囊积液、白细胞增多、咳嗽、蛋白尿、关节炎、脑膜炎和脑脊液细胞增多症。川崎病的治疗包括使用大剂量阿司匹林和静脉注射免疫球蛋白。

29. 弥漫性红皮病患儿应考虑的传染性疾病

一些急性传染性疾病可引起弥漫性红皮病，并可能危及患儿生命。
- 由 A 族链球菌引起的瘢痕样皮疹。
- 病毒性疾病。
- 烫伤样皮肤综合征（金黄色葡萄球菌）。
- 多种感染和药物引起的中毒性表皮坏死松解症或多形性红斑。
- 川崎病。
- 中毒性休克综合征（金黄色葡萄球菌）。
- 钩端螺旋体病。

另见表 55-3。

30. 百日咳患儿临床进展的 3 个阶段

百日咳是由百日咳鲍特菌引起的急性呼吸道传染病。百日咳鲍特杆菌是一种存在于所有年龄组的革兰阴性杆菌，在夏末秋初它的传染性达到峰值，潜伏期为 7 ~ 10天。典型患者的病程为 6 ~ 8 周，临床进展可分为 3 个阶段。

- 最初的卡他性阶段：患者出现发热、流涕、喷嚏等呼吸道症状以及结膜炎，持续 2 周。如果在此阶段开始治疗，效果会更好。

- 发作阶段：阵发性、痉挛性咳嗽伴随着可能发生的呕吐，持续 1 ~ 6 周。呼吸暂停、肺炎、气胸、癫痫发作和缺氧可能使疾病复杂化。

- 恢复阶段：咳嗽发作次数减少，程度减轻，仅有相关的残余咳嗽。

31. 瑞氏综合征的典型阶段

瑞氏综合征是一种罕见的急性非炎症性脑病，广泛的线粒体功能障碍为其病理生理基础，典型瑞氏综合征呈"双相期"疾病特征，患儿常先有病毒感染症状，接着表现为意识水平改变，无血管周围炎症或脑膜炎症的脑水肿以及肝脏脂肪变性。瑞氏综合征是一种多系统疾病，发病原因目前尚未完全清楚，可能有许多原因，但水痘或流感等病毒感染时服用水杨酸类药物会患此病。临床上，患者先有呼吸道或胃肠道前驱症状，数天后就会出现脑病，表现为行为改变和意识障碍，脑干功能障碍逐步进展。

0：警觉，清醒。

1：嗜睡，语言表达正常，姿势正常，有目的的疼痛反应，瞳孔对光反射活跃，头眼反射正常。

2：好斗或昏睡，语言表达不恰当，姿势正常，有目的或无目的的疼痛反应，瞳孔反射迟缓，以及不良眼球共轭运动。

3：昏迷，去皮质体位，疼痛反应减弱，瞳孔反射迟缓，不良眼球共轭运动。

4：昏迷，去皮质体位，疼痛反应减弱，瞳孔反射迟缓，头眼反射不一致或消失。

5：昏迷，乏力，对疼痛无反应，瞳孔反射消失，头眼反射消失。

关键点：小儿传染病

（1）传染病是儿童急诊就诊的最常见原因，区分自限性与危及生命的传染病非常重要。

（2）儿童传染病通常为特定年龄发病，对其管理必须反映儿童的年龄及医疗条件。

（3）疫苗接种改变了儿童传染病的模式。

（4）儿童多系统感染常伴有皮肤病症状，但需要处理潜在的并发症。

网址

Centers for Disease Control and Prevention：www.cdc.gov；accessed 2-10-5.

American Academy of Pediatrics：www.aap.org；accessed 2-10-5.

（姜丽娜　译）

参考文献

1. American Academy of Pediatric: *Red book 2015: report of the Committee on Infectious Diseases*, ed 30, Elk Grove, IL, 2015, American Academy of Pediatrics.
2. Chang C: Cutting-edge issues in rheumatic fever. *Clin Rev Allergy Immunol* 42:213–237, 2012.
3. Feigin RD, Cherry JD: editors: *Textbook of pediatric infectious diseases*, ed 7, Philadelphia, 2013, Saunders.
4. Galazka A: The changing epidemiology of diphtheria in the vaccine era. *J Infect Dis* 181(Suppl 1):S2–S9, 2000.
5. Mandell GL, Douglas RG, Bennett JE: *Principles and practice of infectious diseases*, ed 8, Philadelphia, 2014, Churchill Livingstone.
6. Scuccimarri R: Kawasaki disease. *Pediatr Clin North Am* 59:425–445, 2012.

第 66 章　急诊室对儿童虐待的评估

Kathryn Wells, MD, FAAP; Daniel Lindberg, MD

1. 什么是儿童虐待?

简而言之, 儿童虐待是指 "儿童监护人或其抚养者对儿童身体或精神造成实际性的或潜在的伤害、性侵犯、忽视或粗暴对待"[《联邦儿童虐待预防和治疗法案》第 42 条, 美国代码 5106g (4)]。因为各个地区的社会规范及价值观不同, 虐待的具体定义因文化而异。重要的是, 这一定义把性虐待和强奸区分开来, 把身体虐待和人身攻击区分开来。虽然这种区别可能对受伤儿童的医疗评估几乎没有影响, 但它在向儿童保护组织 (child protective services, CPS) 或执法机关汇报情况时非常重要。

- 身体虐待是指监护人对儿童身体造成任何伤害的行为。
- 情感虐待是监护人反复对儿童灌输他没有价值、有缺陷、不被爱、多余或他的价值只在于满足其他人的需求。这可能包括辱骂、恐吓和骚扰。
- 当儿童的基本需求得不到满足时, 就会发生忽视。这包括拒绝基本需求, 比如医疗 / 牙科保健、食物、住所、衣服、情感支持、教育或保护。
- 性虐待是指让任何儿童从事儿童无法理解的、在发育过程中没有准备的、不能给予知情同意的或违反社会性和法律禁忌的性活动。这包括所有形式的口交、生殖器接触或肛交, 还包括裸露癖、窥阴癖和儿童色情书刊。

身体虐待

2. 什么情况下我们应该考虑 "身体虐待"?

因为监护人资料不完善以及查体结果不满意, 身体虐待非常难以被发现, 而且通常会被忽略。虽然我们需要记住 "任何一个孩子都有可能受到虐待", 但通常并不是特别有用。尽管身体虐待在任何年龄都可能发生, 但在年龄较小的儿童中更为常见。对于年龄小于 3 岁的儿童, 特别是不能自主活动 (<6 个月) 的儿童, 虐待发生的风险非常高。此外, 年轻的父母、贫穷、情绪紧张以及没有血缘关系的家庭照料者都是虐待发生的危险因素。

3. 什么是暗示可能会发生儿童虐待的危险信号?

- 外伤史不明或与儿童发育年龄不符的外伤。
- 既往史不明或缺失。
- 不合理地延误就医。

- 由于监护人失误而引发的事件（如哭闹、如厕意外等）。
- 对儿童不切实际的期望。
- 儿童周围环境中的危机或压力。
- 对儿童或家庭的孤立。
- 监护人在儿童时期曾受到虐待。

4. 哪些损伤可以特异性地指向身体虐待?

下面所列情况，如果没有严重的类似于车祸之类的机械损伤，应始终考虑为虐待所致。
- 发生在 6 个月以下或尚不会行走的婴儿身上的瘀青。
- 发生在耳朵、颈部、躯干、膝盖、面颊及眼睑的擦伤。
- 发生在口腔或咽部的损伤，且这损伤没有明确的原因，如含着牙刷跑步等。
- 腹部脏器的损伤。
- 小于 12 个月的婴儿长骨骨折。
- 颅内出血。
- 肋骨骨折。
- 干骺端骨折。
- 任何年龄阶段的多发性骨折。
- 有图案的瘀伤或烧伤，如咬痕或伤口看起来像工具的形状等。

任何没有既往史或与所提供的既往史不符的伤害，都应引起我们对儿童虐待的警惕。记住婴儿及儿童发育阶段的特点，并时常提醒自己，这个年龄段的儿童是否会出现监护人所说的行为。例如，一个 2 个月大的婴儿不能翻身，所以他不可能从沙发上翻下而导致骨折。

5. 为什么我们对虐待性伤害所做的检查比普通的伤害要多很多?

- 法律方面的意义：确诊正在治疗中的儿童的肋骨骨折是由于虐待所致，将会对虐待的认定产生显著影响。
- 虐待的升级：如果儿童受到虐待但没有被发现，他们通常会回到危险的环境中，那时虐待可能会继续或恶化。
- 其他受害者：暴力是一种影响家庭的"疾病"，确认儿童受到虐待并及时解救他们，可以防止他们的兄弟姐妹、父母甚至宠物受到虐待。
- 长期影响：对幸存者来说，虐待会对未来产生严重而广泛的影响。

6. 我们一旦考虑到虐待，哪些部位的体检是最重要的?

特别是对于年幼的婴儿，即使是一次彻底的体检也可能遗漏严重的伤害。然而，所有怀疑被虐待的儿童都应进行仔细检查，具体如下。
- 口咽：检查嘴唇、系带（唇和舌）、牙齿、上腭、舌头和咽部。
- 耳朵：检查耳道及耳郭的后面。

• 囟门：如果婴儿囟门未闭合，需要检查囟门是否饱满，以确定其是否有颅内压增高的表现。

• 眼睛：检查是否存在结膜下出血及视网膜出血，如果儿童有骨折应该检查是否有蓝色巩膜，这是成骨不全症的标志。

• 皮肤：检查身体表面所有的皮肤。

• 生殖器：脱掉尿布检查生殖器。

• 如果条件允许，尽量使用生长量表，尤其是头围部分：确保儿童的身高、体重、头围均已达标，因为生长发育迟缓可以作为"忽视虐待"的一个标志。

7. 哪些儿童需要骨骼检查？

骨骼检查是一系列的 X 线片检查，旨在单独评估每一块骨骼，并用于评估怀疑受虐待的语前儿童。"婴儿图"（婴儿身体的单一前后视图）不能称为骨骼检查。所有 2 岁以下的儿童在受到虐待时都必须接受骨骼检查。对于 3 岁以下的儿童，可以酌情进行骨骼检查。骨骼检查对 5 岁以上的儿童意义不大，除非他们的活动能力或交流能力下降。一项高质量的骨骼检查大约需要 20 张胶片（至少 2 张颅骨和脊柱的图像，肋骨的正位、侧位、斜视图片，至少一个方位的肱骨、前臂、手、股骨、胫骨和足的图像），并且应该由一个有经验的放射科医师读片。2 周后复查 X 线片（尤其是肋骨片）也是很必要的，因为复查时常常会发现病初检查时无明显表现的骨折存在愈合迹象。因此，对因虐待而接受检查的婴儿进行密切随访观察是很重要的。

8. 为什么干骺端骨折暗示虐待？

儿童干骺端骨折又称桶柄骨折、角状骨折，是儿童遭受身体虐待的强烈暗示。这些骨折发生在骨骺和干骺端交界处，是由生物力学力引起的，在婴儿中很少因为意外创伤而发生。它们被认为是由旋转力或剪切力（摇动或拉 / 扭）引起的。桶柄骨折和角状骨折在结构上相似，但在普通胶片上的外观略有不同，这取决于拍片的角度。但是，所有骨折都应该结合儿童的年龄、活动能力、发育阶段和提供的病史进行解释。没有哪种骨折是虐待的特异性特征。

9. 哪些儿童需要做神经影像学检查（CT 或 MRI）？

脑损伤在受虐儿童中很常见，很容易被忽视。几项研究显示，在接受虐待评估的幼儿中，有很高比例（37%）的隐匿性脑损伤。6 个月以下的婴儿应进行神经影像学检查，12 个月以下的婴儿应考虑进行神经影像学检查，其指标如下。

• 面部擦伤。

• 多发性骨折。

• 肋骨骨折。

• 体格检查时有头部受伤的体征或精神状态改变、癫痫发作、昏迷、摇头或头部外伤史。

CT 是最常用的成像技术，但如果担心辐射，MRI 是一个合理的选择。超声不是可接受的替代品。

10. 哪些儿童需要进行视网膜检查？

虽然检查视网膜是无创的，但对于没有脑损伤的儿童来说，视网膜出血是罕见的。如果头部 CT 显示正常（或显示一个简单的线性顶骨骨折），几乎没有必要进行专门的视网膜检查。

注：视网膜检查不应用于确定哪些儿童需要神经学检查，因为相当一部分头部外伤的儿童没有视网膜出血。

11. 哪些儿童需要进行隐匿性腹部损伤的影像学检查？

腹部损伤的致死率虽然远远低于头部损伤，但也不能被忽略。腹部损伤的临床症状特异性非常高，但敏感性不高。目前建议对于所有怀疑被虐待的儿童进行谷草转氨酶（AST）和谷丙转氨酶（ALT）的检测。若 AST 或 ALT 大于 80 IU/L，建议行腹部 CT 检查。对于有腹部挫伤、肿胀、腹胀，或有虐待性腹部外伤史的儿童也要进行腹部 CT 检查。AST 和 ALT 在数小时或数天内即可恢复正常，因此，对这两项检查进行复查不能作为判断是否有腹部损伤的标准。超声对腹部实体器官损伤的敏感性有限，不应取代 CT。

12. 关于身体虐待最常见的误区是什么？

• 螺旋骨折尤其值得关注。螺旋骨折是指围绕骨轴的扭转或扭转力所造成的骨折，但其本身并不比其他的骨折形态更值得关注。事实上，胫骨近端螺旋骨折是最常见的幼儿意外骨折之一。

• 瘀伤的时间可以由颜色进行判定。虽然这是最直观的，但并不准确。事实上，研究发现，瘀伤的颜色往往不能反映瘀伤发生的时间。瘀伤的位置和深度的不同以及患者的肤色不同，瘀伤的颜色则不同。通常，判断瘀伤发生时间的最佳方法是根据证人的报告，如果有瘀伤的话，他们会注意到的。

• 混合密度的硬膜下血肿（subdural hematomas，SDH）提示多发性损伤。尽管人们普遍相信这一点，但数据表明，事实并非如此。对 SDH 儿童的研究表明，混合密度（亮血和暗血）的 SDH 可在单一创伤后发生。这可能是由于创伤后脑脊液与血液混合，或者是由于存在急性出血区域造成的。不管是什么原因，不要根据 SDH 在 CT 上的表现来推测它发生的时间。

13. 哪些情况与虐待儿童造成的伤害类似？

• 意外伤害：了解详细的受伤害经过。

• 凝血功能障碍：如有瘀青、视网膜出血或颅内出血，确定凝血酶原时间/部分凝血活酶时间和血小板水平。

• 骨质疏松症（如成骨不全症、佝偻病、早产）：检查血清钙、血清磷、血清 25-羟基维生素 D。

・胶原蛋白疾病（如埃勒斯 – 当洛斯综合征）：进行完善的身体检查，获取家族史来帮助排除这些因素。
・皮肤疾病：感染所致的紫癜 / 瘀斑或蒙古斑。
・植物性皮炎：食用或接触光敏性食物后皮肤暴露在阳光下时会出现烧伤样皮疹。
・传统疗法
　・硬印：用力揉搓硬币会产生线性瘀斑。
　・拔火罐：环形瘀斑。

14. 如果一个婴儿在出生时死亡，而且没有外部损伤的体征，该怎么办？

任何因这种情况来急诊室的儿童，应被诊断为不明原因的婴儿死亡，并应转至死因裁判办公室做进一步评估及调查。一旦完成了彻底的评估（包括完整的尸检、临床病史回顾和死亡现场调查），并且没有发现其他死因，死亡可被判定为婴儿猝死。这一术语在很大程度上取代了婴儿猝死综合征。这时，这个家庭仍然应该得到尊重和同情，因为进一步的检查可能仍然无法发现其他死因，或者死因可能是以前未查明的疾病。

15. 对于家里的兄弟姐妹和其他儿童，该怎么办？

暴力是一种影响全家的"疾病"。我们应该经常询问住在怀疑被虐待儿童家中的其他儿童的情况。CPS 可以帮助安排其他孩子进行测试。对那些居住在高度怀疑被虐待和至少有一次严重伤害（如骨折、脑损伤）的儿童家中的其他 2 岁以下儿童，进行骨骼检查。

性虐待

16. 哪些情况下应该考虑性虐待？

大多数急诊医师对性虐待的评估都是基于看护人的担忧或儿童的虐待报告。然而，对于表现出以下症状的儿童，也应考虑性虐待的可能性。
・生殖器损伤或出血（尿路感染或出血性膀胱炎除外）。
・生殖器缺失。
・行为改变，如遗尿、噩梦、重复行为、情绪波动等。
・与遭受性虐待的兄弟姐妹或其他儿童同住。
・性感的行为。

而一些令人惊讶的行为（触摸生殖器或手淫，甚至在公共场合）在儿童中很常见，要求进行性行为，将物体插入生殖器，模仿性交，触摸动物生殖器，表现出持久的、抵抗性的行为，或引起异常情绪和身体痛苦的行为，应该引起虐待关注。

17. 当看到关于虐待的报告时，应该怎么办？

为了在医学和法律方面共同发挥作用，法医的面谈需要经过培训的、有经验的和持续的同行审查，这超出了大多数急诊医师的能力范围。然而，急诊医师适当的做法是分别从儿童的看护人和儿童获得病史，以确定引起担忧的原因以及如何（或是否）向儿童提出虐待的概念。急诊医师应该从信息中确定被虐待的儿童是否需要进行紧急干预（如儿童是否感到疼痛？是否有其他感染或损伤的症状或体征？最近是否因需要预防感染或妊娠而有体液接触）。服务提供者应该熟悉当地的程序和资源，以便以后可以和法医进行完整的面谈（例如，在转诊中心的虐待儿童小组，CPS 和儿童宣传中心）。孩子自发的叫喊应该尽可能用孩子自己的话记录下来。

18. 我们应该怎样询问一名儿童以获得病史并指导我们的评价？

我们的提问应该基于儿童的发展能力。3 岁以下儿童很少能问出有用的信息。6 岁以下的儿童通常在时间问题上比较模糊，但在"什么"或"谁"问题上比较清楚。例如，一名 5 岁的儿童不太可能告诉你一起袭击事件是发生在周六，但他们可能告诉你这起袭击事件发生在他们朋友的生日聚会上，或者那个时候电视上正在播放足球比赛。提问者应该注意使用儿童熟悉的概念和词汇，并进行开放式的、非引导性的提问。医师可能会发现知道儿童对生殖器和其他身体部位的称呼是有帮助的。有用的询问用语如下。

- 再多告诉我一些。
- 然后发生了什么？
- 你的身体感觉如何？

19. 哪些儿童需要立即进行生殖器检查？

对可疑性虐待造成急性身体不适（如出血、疼痛、排尿困难、血尿、分泌物增多）的儿童，或在过去 72 小时内报告遭受性虐待的儿童，应在就诊时即刻进行检查。对于没有出现急性症状的儿童，可以酌情被儿科医师、儿童保护中心或初级保健医师转到诊所进行检查。不要强迫不情愿的儿童接受生殖器检查。对于有严重急性损伤（如大量出血等）的儿童，可以麻醉后进行检查。

20. 应该怎样做生殖器检查？

再次提醒，不要强迫不情愿的儿童接受生殖器检查。把生殖器检查和身体检查结合起来，用实事求是的语气可以让被检查的儿童安心。有用的短语如下。

- 我要检查你的全身，从你的头部到脚趾，以及中间的所有部位。
- 这没什么，因为我是个医师，妈妈也在这里，妈妈说没事。

大多数检查可以在仰卧 - 蛙腿姿势下完成，如脚跟并拢、膝盖分别向两侧贴放在检查床上，然而许多儿童还是觉得坐在父母的怀里更舒服。检查女生时，需要用拇指与示指远端指间关节夹住大阴唇，把阴唇拉向自己一侧（而不是侧向拉）。可以用同样的力量拉嘴唇或脸颊进行牙齿检查。通常，检查结果用钟面来描述，如肚脐在 12 点位置，肛门在 6 点位置。

青春期前的女孩会有光滑而薄的处女膜，它们非常敏感，检查人员应注意不要用棉签、探针或其他异物进行接触。相比之下，青春期女孩的处女膜会变厚、皱褶增多，对接触不那么敏感。内窥镜在青春期前女孩的检查中用处不大，而且不应在未麻醉的青春期前女孩中使用。

21. 对于性行为或性虐待，哪些检查结果重要？

在大多数情况下，儿童提供的病史、目击者证词或在现场发现的证据是确认性虐待的决定性因素。即使发生性虐待，绝大多数检查，特别是急性期以外的检查，也多是正常的。这时，病历可以记录正常检查但不能排除性虐待。在紧急情况下，最重要的是要警惕急性出血、挫伤以及生殖器或肛门的擦伤。这时，如果可以，应该联系该地区的儿童虐待相关专家或小组，以获得进一步的援助。其他非急性发现，如处女膜横断，也应提交到地区的儿童虐待专家处进行非急性检查。最后，对于青少年而言，没有任何检查能最终区分自愿性行为和虐待性行为。对于病历记录，应该只是客观性的描述，而非主观性的解释。

22. 哪些儿童需要进行证据收集？

儿童受害者除了需要进行全面的身体检查，可能还需要收集证据。在72小时内有过性接触史的儿童均应收集证据，其中包括可能含有DNA的体液，如唾液、精液、血液等。符合条件的儿童应尽快收集证据，因为试剂盒的作用在72小时内会逐渐下降。年幼的儿童很少需要进行完整的强奸成套检查，证据的收集应具体根据指控和检查进行。阴道内窥镜检查不应在青春期前女孩身上进行。即使有严重生殖器创伤的儿童也很少需要镇静后检查或在手术室麻醉后进行修复。需要收集的证据最常见的是儿童的内衣（即使它们不是虐待发生时所穿的内衣）。

23. 哪些儿童需要接受性传播疾病检测？

性传播疾病可以显著影响对性虐待的认定，应该对所有青春期前女孩的分泌物及接受生殖器检查的青春期儿童进行淋病或衣原体检查。同时，也可以考虑对乙型肝炎病毒和丙型肝炎病毒、HIV和梅毒螺旋体进行检测。下列情况应做性传播疾病的检测。
- 曾受多个人的性侵犯。
- 侵犯者可能或已患有某种已知的疾病。
- 被同一个人侵犯的另外一个儿童患病。
- 存在另一种性疾病，如人乳头瘤病毒或单纯疱疹病毒感染。
- 患儿或家长要求筛查。

分泌物培养是诊断的金标准。如果使用棉签采集样本，要避免接触青春期前女孩的处女膜。核酸扩增试验表明，即使使用脏的尿液，其培养的敏感性也越来越高，而且更容易获得。

24. 涉嫌性虐待的儿童是否应该接受性传播疾病的经验性治疗？

出于多方面的原因，青春期及青春期前的儿童应该区别对待。虽然经验性或预防性治疗淋病和衣原体对许多青少年和年轻人是合理的，但不要对青春期前的儿童进行经验性淋病或衣原体的治疗。对年龄较大的女孩进行早期治疗可以预防盆腔上行性感染（如盆腔炎性疾病 PID、输卵管与卵巢脓肿），但因为生理上的差异，使得这些上行性感染在青春期前儿童中极为罕见。性传播疾病在青春期前儿童中的存在通常会对性侵犯的认定产生深远的影响。因为高风险的决定（如刑事诉讼、儿童监护安排）往往取决于是否存在性病，并且一些诊断性检查的结果经常在法庭中受到质疑，需要重复检查。

HIV 的暴露后预防更为复杂。性侵犯传播艾滋病的概率取决于被侵犯者、侵犯者及侵犯的方式。在进行 HIV 的暴露后预防之前，应该向儿童虐待专家或团队以及传染病专家进行咨询。在美国，疾病控制和预防中心为暴露后预防提供了 24 小时热线服务，它可以提供关于 HIV、乙型肝炎病毒和丙型肝炎病毒需要的暴露后预防专家建议。

25. 哪些儿童需要妊娠检查或预防？

应对处于青春期或即将进入青春期的被虐待儿童进行妊娠检查。在 120 小时（5天）内遭受过性侵犯的青春期儿童应使用左炔诺孕酮（方案 B）1.5mg 预防妊娠。如服药后 2 小时内呕吐，可重复给药。由于其作用机制是抑制排卵，因此左炔诺孕酮不会终止已确定的妊娠。在美国，17 岁以上的女性可以在药店买到左炔诺孕酮。

26. 哪些情况与性虐待造成的伤害类似？

广泛的传染性和炎性疾病以及正常变异可导致儿童生殖器异常，引起人们对性虐待的担忧。常见的疾病如下。

- 对于站着小便的男孩来说，掉落的马桶座圈会造成阴茎尖端的瘀青，就像咬痕一样。
- 在女童中，阴道分泌物过多或呈异常颜色（如黄色或绿色）应引起对性虐待的关注，但细菌感染（如链球菌、大肠埃希菌、肠球菌、沙门菌等）、真菌感染、异物或卫生不良也可存在异常分泌物。
- 轻微的生殖器红斑或尿路感染是儿童的非特异性表现，可能与常见的卫生问题有关，如很少洗澡或擦拭不当。
- 阴道溃疡或小疱可引起对 HSV 的警惕，但其也可由 EB 病毒、巨细胞病毒、炎症性肠病或阴道口疱疹引起。
- 骑跨伤可导致外生殖器或大阴唇与小阴唇的擦伤，但很少对处女膜、舟状窝或内生殖器造成损伤。
- 尿道脱垂可引起排尿困难和阴道出血。进行生殖器检查时，医师应始终观察尿道口，以确定是否存在尿道脱垂。
- 肛周神经丛周围的静脉曲张常被误诊为瘀青，但这很容易与虐待造成的瘀青相区分，尤其是对于能够排便的患儿。

27. 应该给家长什么建议？

对性虐待的担忧会导致家长的信息超负荷，家长可能无法或不愿意问一些基本的问题。预期指导或出院指示应强调以下各点。

- 告诉家长不要单独找法医面谈，这会妨碍调查。然而，如果孩子想了解这个事件，家长应该创造一个安全和开放的氛围。研究表明，只要有一名监护人相信并支持他们的孩子，其结果会有所改善。

· 告诉家长，在绝大多数情况下，生殖器检查都是正常的，而且多数都会完全愈合。尽管检查不能确定也不能排除是否发生了性虐待，但告知患者和监护人他们是完全正常和健康的也会减轻他们的担忧。还需要指出的是，未来没有任何人（配偶、医师、一起洗澡的朋友等）仅仅通过检查身体就能知道是否发生过性虐待。

· 安抚那些担心自己的孩子是否还是处女的监护人，虽然他们不愿意问这个问题。

· 向当地的儿童保护中心或儿童保护小组提供监护人联系方式。如果不能通过急诊医师获得咨询推荐，可以建议家长与他们的初级保健医师或儿童保护小组讨论这个问题。

与儿童虐待有关的报告

28. 一名儿童对身体虐待或性虐待的披露有多可靠？

急诊医师应该严肃对待被虐待儿童披露的虐待行为，相信被虐待儿童说的是真话，并做出相应的反应。卫生保健提供者的工作是向有关部门报告涉嫌虐待儿童的情况，而不是证明儿童受到虐待。作为一名被授权的报告者，向有关部门报告披露的信息以供进一步调查是我们的法律义务。请记住，医疗小组观察到的只是一部分，所以你应该谨慎地假设监护人的行为是否合适，或者家庭成员虐待儿童的可能性有多大。

29. 应该何时向中心报告医师的担忧？

在急诊医师治疗期间，几乎不可能而且也没有必要最终确定虐待是否发生。在美国，医师有权利向公共 CPS 机构报告任何有关虐待儿童的合理担忧。在谁必须报告和何时报告方面，美国不同的司法管辖区有不同的规定，但一个共同的现象是，医师往往不会逃避报告。有时候，尽管医师通过询问病史、检查及检测中没有发现虐待的迹象，但家长仍然高度担心虐待问题。这时，医师可向家长提供 CPS 的联络资料。

30. 应如何进行报告？

美国每个司法管辖区都有不同的程序来报告虐待儿童的问题，但在大多数情况下，可以拨打公共热线电话，然后书面总结虐待儿童的关键信息。在互联网上搜索"报告虐待儿童（插入州/地区）"可以找到具体的报告说明。如有可能，儿童保护小组或临床社会工作者可协助报告虐待情况。由于热线将决定案件的管辖权，医师在报告时可能需要以下信息。

· 儿童的身份信息（姓名、生日、地址）。

· 父母/监护人信息（姓名、生日、地址、电话号码）。

· 涉嫌虐待的地点（如果知道）。

· 有关施虐者的任何资料（姓名、地址、年龄）。

· 是否有其他儿童接触到施虐者。

31. 医师会不会因为举报未被施虐儿童而受到起诉?

《联邦儿童虐待预防和治疗法案》规定,善意举报的人不承担民事和刑事责任。请记住,没有找到足够的证据起诉并不意味着医师的怀疑是不正确的。《隐私法》,特别是《健康保险可携性和问责法》,为那些向有关部门进行善意报告的人提供了具体的豁免权。有关报告、应对和预防虐待儿童的地方和国家资源的更多信息,请访问儿童福利信息门户网站(www.childwelfare.gov/index.cfm),该网站是美国卫生和公众服务部儿童局、儿童与家庭管理局的一个服务网站。

关键点

(1)发生身体虐待的高风险儿童往往是不能准确表达自己的年龄小于3岁的儿童,尤其是不能自由活动的小于6个月的儿童。

(2)临床意义很小的症状可以有非常重要的法律意义。尽管干骺端骨折可自行愈合,但确认骨折可以帮助保护儿童免受未来的虐待。

(3)如果担心身体虐待,那么可以对所有2岁以下的儿童进行骨骼检查。如果您的医疗中心不能进行骨骼检查,则可能需要转诊到另一个医疗中心。

(4)不要强迫不情愿的儿童接受生殖器检查。即使发生了性虐待,绝大多数检查也是正常的。

(5)在诊断结果出来之前,不要对青春期前儿童进行淋病或衣原体感染经验性的治疗。

(6)无论何时,只要存在对虐待的合理怀疑,美国和加拿大的医师都有向CPS报告这些怀疑的权利。

(付培培 译)

参考文献

1. Adams JA, Kaplan RA, Starling SP, et al: Guidelines for medical care of children who may have been sexually abused. *J Pediatr Adolesc Gynecol* 20:163–172, 2007.
2. American College of Radiology appropriateness criteria: suspected physical abuse—child. 2012. Available online at https://acsearch.acr.org/docs/69443/Narrative/; accessed 7-8-15.
3. Flaherty EG, Perez-Rossello JM, Levine MA, et al: Evaluating children with fractures for child physical abuse. *Pediatrics* 133:e477–e489, 2014.
4. Kleinman PK, Di Pietro MA, Brody AS, et al: Diagnostic imaging of child abuse. *Pediatrics* 123:1430–1435, 2009.
5. Levin AV, Christian CW: The eye examination in the evaluation of child abuse. *Pediatrics* 126:376–380, 2010.
6. Maguire SA, Kemp AM, Lumb RC, et al: Estimating the probability of abusive head trauma: a pooled analysis. *Pediatrics* 128:e550–e564, 2011.
7. Sheets LK, Leach ME, Koszewski IJ, et al: Sentinel injuries in infants evaluated for child physical abuse. *Pediatrics* 131:701–707, 2013.
8. Wood JN, Fakeye O, Feudtner C, et al: Development of guidelines for skeletal survey in young children with fractures. *Pediatrics* 134:45–53, 2014.

第 67 章　儿科患者的镇静镇痛操作

Joe Wathen, MD; Guy L. Upshaw, MD

1. 为什么叫镇静镇痛操作？

我们现在认为以往所谓的清醒镇静更准确的叫法是镇静镇痛操作（procedural sedation and analgesia, PSA）。即单独或联合使用镇静剂、解离剂和镇痛剂帮助患者忍受不愉快的操作，维持心肺功能。镇痛药可治疗疼痛，镇静或抗焦虑药物可减轻恐惧和焦虑。镇痛药，特别是阿片类药物，有镇静和镇痛的作用，这使得它们在一些操作中非常有用。

2. 对儿童进行操作时需要使用镇静镇痛药吗？

进行以下操作时使用镇静镇痛药可以使儿童更好地耐受疼痛。这些操作包括骨折复位或错位复位、撕裂伤修复、脓肿切开或引流、烧伤处理、性侵犯后的检查，以及诊断性操作如腰椎穿刺、CT 检查或 MRI 检查。较大的儿童可以保持冷静，所以对其进行局部麻醉就可以很好地控制疼痛，因此不需要对其进行全身性镇静或镇痛。细心的同事或家庭成员也可以帮助镇静，许多急诊中心为此聘用了儿童生活倡导者。

关键点：为什么给儿童提供镇静镇痛操作？

（1）减少恐惧和焦虑。
（2）提供必要的镇痛。
（3）帮助遗忘不愉快的操作。
（4）为操作提供最佳结果。
（5）提供大多数患者期待或欣赏的标准护理。

---

3. 什么是"野蛮操作"，医师能这样做吗？

操作时简单粗暴地控制患儿而不使用任何药物，虽然是一种快速的方法，但却不是理想的、完美的方法。使用镇静镇痛剂有助于防止或减少患儿哭闹、扭动。PSA 不仅为操作者提供一个很好的操作机会，而且可以控制疼痛、减少焦虑，有时候还可以起到遗忘创伤的效果。患儿持续哭闹导致患儿、家长、医师精疲力竭，甚至看起来像接受一种酷刑。为儿童提供镇静镇痛操作已被接受并被期待成为急诊医学的一部分。

4. 镇静的不同分级

• 轻度镇静（解除焦虑）指药物诱导下患儿反应正常，意识等级（level of consciousness，LOC）几乎没有抑制，是存在焦虑情绪的较大儿童的理想无痛操作模式。

• 中度镇静 / 镇痛，以往称为清醒镇静，指药物诱导下 LOC 有抑制，对语言或轻触刺激可做出有目的的反应以保护气道反射。患儿仍有意识，但是眼皮下垂，言语不清。这种级别的镇静只能容忍最低程度的疼痛操作如缝合修复。

• 深度镇静 / 镇痛指 LOC 有抑制，患儿不易唤醒，可能需要气道和通气辅助。较强程度的疼痛操作需要这种级别的镇静，如骨折复位。

• 全身麻醉是最高级别，如果给予足够剂量，许多镇静药可以达到这一目的。由于全身麻醉可能造成心肺抑制、气道反射消失、误吸，因此这种级别的镇静不可取。

5. 列出用于镇静镇痛操作的药物理想特性

• 可产生有效的抗焦虑作用，甚至在有痛操作过程中也可有这种作用。

• 药物安全，给定剂量下产生可预测的镇痛级别，同时对呼吸道和心肺功能影响最小。

• 操作中帮助遗忘创伤。

• 与其他药物同时使用不会产生不良的相互作用。

• 作用可逆。

• 可无痛给药。

• 可滴定（静脉给药的优点）。

• 起效快，持续时间短，快速恢复（最重要）。

6. 镇静药物的使用途径有哪些？

镇静镇痛操作有几个给药途径。给药途径需与镇静深度和操作类型相平行。包括口服、经黏膜给药（如鼻黏膜、口腔黏膜、直肠黏膜）、肌内注射、静脉或吸入等给药方式。静脉和吸入途径需充分考虑滴定药物逐渐加量至有效量的重要特性。但是，一些患儿很难获得静脉途径给药。某些情况下，如果需要中度或深度镇静，肌内注射可能是比较理想的给药途径（如氯胺酮肌内注射）。同样，如果需要抗焦虑或轻度镇静，口服或经鼻给予咪达唑仑即可。轻 – 中度有痛操作时，鼻内给予芬太尼有效。

7. 进行镇静镇痛操作前需要获得哪些重要的医学信息？

主要是关于镇痛病史的信息。

• 症状 / 体征：有无呼吸道感染或阻塞（打鼾 / 喘鸣）、心脏疾病、反流等疾病？

• 过敏：有无对任何镇静镇痛药物、鸡蛋、大豆、乳胶过敏？

- 药物：有无与其他同时使用的药物（如麻醉毒品）产生增强效应或抵抗效应？
- 既往药物和镇静病史：有无慢性疾病用药史（如癫痫、慢性肺病）及既往镇静镇痛有无问题？
- 上一次用餐、液体摄入（误吸风险）：上一次口服摄入液体 / 固体时间？
- 需要进行镇静镇痛操作的原因：头部损伤、吞咽、坠落？

8. 镇静前的禁食有指南吗？

美国麻醉学家协会对选择性操作都有官方指南。但是，遵循这些镇静前禁食原则并没有改变不良事件的发生率。适用于 PSA 的大多数急诊操作都是紧急的、迫切的，到达急诊前的禁食时间不确定。美国急救医师协会共识委员会为这些急诊 PSA 患者提出了临床实践指南。他们建议基于 PSA 的深度和广度，以操作前 3 小时口服摄入食物的性质为参考，来平衡患者的风险因素和操作的紧急性。

9. PSA 前哪些体格检查发现是非常重要值得注意的？

- 需要注意的项目是：呼吸道的异常表现，如扁桃体或腺样体肥大；先天异常导致松软或气道解剖学异常（如唐氏综合征，皮埃尔·罗班综合征，特雷彻·柯林斯综合征），或下呼吸道异常如肺部听诊闻及哮鸣音、湿啰音等。
- 肥胖儿童可能有睡眠呼吸暂停，增加不良呼吸事件的风险。
- 张嘴目测可发现的上呼吸道异常，以及松动的牙齿或牙套。
- 对心脏、神经系统进行详细的体格检查也是非常必要的。

10. 什么样的儿童不能接受 PSA？

急诊进行镇静操作的相对禁忌证包括误吸及气道管理存在潜在困难。需要在手术室更加严格的控制条件下操作的情况如下。
- 不稳定的患者（精神状态异常或血流动力学不稳定的儿童）。
- 大于 6 个月的婴儿。
- 颅面畸形的儿童，如患有皮埃尔·罗班综合征。
- 脑瘫患儿（吞咽机制异常）。
- 打鼾、喘鸣、呼吸暂停或呼吸调节异常的儿童。
- 抽搐控制很差的儿童。
- 呕吐或胃肠反流的儿童。
- 患有严重全身疾病的儿童。
- 预期复杂或操作时间长，最好在手术室进行操作的儿童。

11. PSA 需要什么样的监测？

监测级别与镇静级别匹配。最佳监测者是不参与操作、有能力、热心的观察者，需要观察儿童的意识级别、对语言和物理刺激的反应、气道是否通畅、呼吸功能以及灌注情况，镇静儿童必须有人监测。

监测和复苏设备如下。

- 心肺监测仪。
- 脉搏血氧仪。
- 二氧化碳监测仪。
- 血压袖带。
- 吸引装置。
- 与氧气源相连的尺寸合适的面罩。
- 尺寸合适的高级气道装置（如气管导管和喉镜）。

镇静是持续的，因此，安全性和监测指导原则应该包括患者一旦从初始的镇静级别进入深层次镇静级别后能够安全快速地被抢救。

12. 儿童 PSA 的药物有哪些？

熟知具体药物以及使用时舒适度对于 PSA 实践的安全性至关重要，见表 67-1。

表 67-1　镇静镇痛操作药物

药物	剂量	途径	建议
抗焦虑药			
咪达唑仑	0.1mg/kg	IV、IM	逐渐加量至有效剂量
	$0.2 \sim 0.4$mg/kg	IN	最大量 10 ～ 12mg（黏膜雾化给药是理想的给药方式）
	0.5mg/kg	PO、PR	最大量 15mg
镇静镇痛药			
芬太尼	$1 \sim 3$ug/kg	IV	避免快速、大剂量滴注
	$1 \sim 2$ug/kg	IN	
吗啡	0.1mg/kg	IV、IM	
哌替啶	1mg/kg	IV、IM	
解离剂			
氯胺酮	$1 \sim 2$mg/kg	IV	静脉给药需 2 分钟以上
	$2 \sim 4$mg/kg	IM	恢复时间长，呕吐多见
单纯镇静药			
戊巴比妥	$4 \sim 6$mg/kg	IM	
	$2 \sim 4$mg/kg	IV	
依托咪酯	$0.1 \sim 0.2$mg/kg	IV	起效超快，注射痛
丙泊酚	$0.5 \sim 1$mg/kg[*]	IV	起效快，消退快，注射痛
美索比妥	1mg/kg	IV	起效超快，研究有限
	$20 \sim 30$mg/kg	PR	

药物	剂量	途径	建议
联合用药			
酮酚合剂	$1 \sim 2$mg/kg（1：1混合）	IV	逐渐加量至有效剂量，儿童用药研究有限
吸入药物			
一氧化二氮	$30\% \sim 70\%$NO$_2$	吸入	需患儿合作，有吹气系统
对抗药物			
纳洛酮	每次 $0.01 \sim 0.1$mg/kg	IV、IM、IO	可 5 分钟重复 1 次，最大量 4mg 是阿片类药物的对抗药物
	最大量 2mg		
	单次最大量 4mg	ETT	
氟马西尼	0.01mg/kg	IV	逐渐加量至最大量 1mg 是苯二氮䓬类药物对抗药
	单次最大剂量 0.2mg		
	累计最大量 1mg		

注：ETT，气管插管；IM，肌内注射；IN，鼻内给药；IO，骨内给药；IV，静脉注射；N$_2$O，一氧化二氮；PO，口服；PR，直肠给药。

*可持续滴注；$25 \sim 150$µg/（kg·min），必要时每 3 分钟给予 0.5mg/kg。

13. 对年幼儿童进行 CT 检查时应该使用什么药物？

诊断性放射检查是非常常见的，临床证实无恰当的镇静很难进行。越先进的 CT 检查，越有可能不用镇静药物就可获得快速诊断结果。如果需要用药，通常单独使用镇静药物即可。可以使用的药物包括：戊巴比妥、咪达唑仑或美索比妥。对儿童进行放射性诊断，戊巴比妥（97%）比咪达唑仑（19%）镇静更有效。

14. CT 扫描的制剂是否适用于 MRI？

MRI 检查不是特别快速的事件，所以孩子必须长时间保持不动。超剂量镇静剂不是最好的选择。相反，可以持续输注的药物（异丙酚）或作用时间较长的药物（水合氯醛）将是首选，在许多机构中，由于监测时间过长，都是由镇静部门或麻醉部门管理的。

15. 用丙泊酚进行 PSA 有些哪些优缺点？

见表 67-2。

表 67-2　镇静镇痛操作使用丙泊酚的建议

优点	缺点
镇静催眠特性	呼吸暂停风险
快速起效，快速消退	低氧-换气不足，2%～31%
高效	剂量相关的低血压
记忆缺失	亲脂性悬浮 = 注射痛
可长时间持续滴注	有痛操作需要阿片类药物
	鸡蛋或大豆过敏者禁止使用

16. 2 岁儿童伴有面部裂伤应采用什么样的药物？

对于大多数患者来说，局部麻醉如局部注射利多卡因、肾上腺素、盐酸丁卡因，或局部注射利多卡因足以。困难在于减少儿童焦虑，咪达唑仑静脉注射、鼻内或口服给药可有效镇静。艰难的修复操作如跨越嘴唇的裂伤，如果咪达唑仑不能提供恰当的镇静和动作控制，静脉或肌内注射氯胺酮可起到很好的效果。

17. 6 岁儿童进行前臂骨折复位需要什么药物？

骨折复位疼痛明显且伴有焦虑，都需要处理。下列几种药物有效。
- 芬太尼或吗啡加咪达唑仑。
- 氯胺酮。
- 丙泊酚加阿片类药物。
- 酮酚合剂（氯胺酮联合丙泊酚）。
- 有血肿肿块时使用一氧化二氮。

与芬太尼和咪达唑仑相比，氯胺酮很少引起呼吸系统不良事件。

18. 氯胺酮作为 PSA 药物为什么有用？

氯胺酮是解离剂，可引起类似发呆样的全身僵硬状态，是镇静镇痛操作的常用药物。它能产生很强的镇静镇痛和记忆缺失效果，同时可维持心血管稳定，保护呼吸道反射。静脉给药数分钟，肌内给药 5～10 分钟，氯胺酮起效。氯胺酮可增加唾液分泌，但同时给予止涎药物（如阿托品）并不推荐，因为它不能减少呼吸道不良事件的发生。同时给予咪达唑仑并不能减少恢复期躁动或突发现象（如非常逼真的梦境、幻觉、谵妄），但是可减少恢复期呕吐（15%～20% 的患者发生）。昂丹司琼也被证实可减少恢复期呕吐。虽然氯胺酮可保护呼吸道反射，但是与呼吸道并发症（发生率 4%）、暂时性呼吸暂停（发生率 1%）、暂时性喉痉挛（发生率 0.3%）等不良事件密切相关。

19. 氯胺酮的禁忌证

绝对禁忌证包括：患儿小于 3 个月，患儿患有精神分裂症或精神病。相对禁忌证如下。

- 刺激后咽部的操作（如内窥镜、典型的急诊口咽部操作）。
- 呼吸道不稳定（如气管手术、狭窄）。
- 肺部感染或肺部疾病的活跃期（包括上呼吸道感染或呼吸道疾病的活跃期）。
- 心血管疾病。
- 高血压。
- 卟啉病。
- 既往有过不良反应。
- 中枢神经系统包块或阻塞性脑积水（与颅内压升高轻度相关，但头部外伤不是禁忌）。
- 青光眼或眼内压升高（证据冲突）。

20. 镇静镇痛操作的并发症有哪些？

过度镇静有以下风险。
- 呼吸道事件：误吸（呕吐或呼吸道反射丧失）、通气不足、缺氧、喉痉挛、呼吸暂停。
- 心血管事件：低血压、心动过缓。
- 呕吐。

在镇静恢复期，儿童可出现呕吐、易激惹、运动失调、烦躁不安或其他急性反应。此外，有痛刺激操作结束时，呼吸抑制概率上升。密切观察或家长安慰是必要的。由于操作具有风险，至少要有口头知情同意或签署知情同意书。

关键点：儿童镇静镇痛操作如何避免不良事件

（1）一定要明确婴儿/儿童是否有全身性疾病、气道阻塞性疾病、重度肥胖，或是否处于呼吸道感染活跃期。
（2）熟知镇静镇痛药物的特点。
（3）用药前明确体重是以千克而不是磅计算。
（4）依靠设备和专业护理人员遵循美国科学院儿科和美国急救医师学会指南密切监测。
（5）应当注意有痛刺激结束后儿童更容易出现呼吸抑制。
（6）开始镇静镇痛操作前，高级呼吸道设备已准备好，包括吸引、吸氧、尺寸合适的球囊。
（7）局部麻醉时（如利多卡因）通常给予镇静镇痛操作的第1剂（如氯胺酮），可减少再次用药的需求。

---

21. 与芬太尼相关的并发症有哪些？

芬太尼是急诊常用的麻醉药，镇静镇痛起效快，消退快。芬太尼用药有以下注意事项，如果芬太尼给药过快或剂量较大，可引起胸部僵硬综合征（胸廓、腹壁僵硬）。这种肌肉僵硬可被纳洛酮或神经肌肉阻滞剂逆转。此外，芬太尼可引起呼吸暂停，但不伴有常见的精神状态下降，因此，全面监测十分必要，包括不断的血压监测。

22. 某些药物是否比另一些药物更安全？

恰当的监测下，大多数药物可以使用，出现不良事件可及时处理。很少情况下需要使用对抗剂。不同药物相关的不良事件见表 67-3。

表 67-3　不同药物的不良事件

镇静药物	呼吸系统事件*（%，OR）	呕吐（%，OR）
氯胺酮单用	6%，1	10%，1
氯胺酮 / 咪达唑仑	10%，1.7	5%，0.5
芬太尼 / 咪达唑仑	19%，3.7	2%，0.2
咪达唑仑单用	6%，0.9	0.8%，0.07

注：OR，Odds 比率。

*呼吸系统事件包括缺氧、喉痉挛、呼吸暂停。

23. 儿童可用什么样的逆转药物？

阿片类药物和苯二氮䓬类药物可用特殊的逆转药物。纳洛酮（每次 0.01 ～ 0.1mg/kg，最大量 2mg，IV、IM 或 IO 给药，气管内给药单次最大量 4mg）可逆转阿片类药物的效应，氟马西尼（0.01mg/kg，IV，最大单次剂量 0.2mg，最大累积剂量 1mg）可逆转苯二氮䓬类药物效应。

总体措施

• 非持续镇静或使用麻醉药。

• 维持气道通畅，提供辅助通气，开始可使用带阀门的复苏囊通气，必要时可进行气管插管。

• 如果出现低灌注或休克（如毛细血管再充盈时间大于 2 秒、四肢凉、脉搏弱、声音低弱），则立即建立静脉通路，用 20ml/kg 的晶体液迅速输入。

24. 儿童进行镇静镇痛操作后多久可以出院？

生命体征正常，合理的警醒状态，不需要辅助可坐在儿童椅上，并能很好地控制头部活动，正常声音下的指令动作可完成。

网址

Agency for Healthcare Research and Quality. National guideline clearinghouse：www.guideline.gov； accessed 2-12-15.

（丁瑛雪　译）

参考文献

1. Anderson JL, Junkins E, Pribble C, et al: Capnography and depth of sedation during propofol sedation in children. *Ann Emerg Med* 49:9–13, 2007.
2. Borland M, Jacobs I, King B, et al: A randomized controlled trial comparing intranasal fentanyl to intravenous morphine for managing acute pain in children in the emergency department. *Ann Emerg Med* 49:335–340, 2007.
3. Green SM: Clinical practice guideline for emergency department ketamine dissociative sedation: 2011 update. *Ann Emerg Med* 57:449–461, 2011.
4. Green SM, Roback MG, Miner JR, et al: Fasting and emergency department procedural sedation and analgesia: a consensus-based clinical practice advisory. *Ann Emerg Med* 49:454–461, 2007.
5. Klein EJ, Brown JC, Kobayashi A, et al: A randomized clinical trial comparing oral, aerosolized intranasal and aerosolized buccal midazolam. *Ann Emerg Med* 58:323–329, 2011.
6. Lane RD, Schunk JE: Atomized intranasal midazolam use for minor procedures in the pediatric emergency department. *Pediatr Emerg Care* 24:300–303, 2008.
7. Miner JR, Burton JH: Clinical practice advisory: emergency department procedural sedation with propofol. *Ann Emerg Med* 50:182–187, 2007.
8. Shah A, Mosdossy G, McLeod S, et al: A blinded, randomized controlled trial to evaluate ketamine/propofol versus ketamine alone for procedural sedation in children. *Ann Emerg Med* 57:425–433, 2011.
9. Zier JL, Liu M: Safety of high-concentration nitrous oxide by nasal mask for pediatric procedural sedation: experience with 7802 cases. *Pediatr Emerg Care* 26:1107–1112, 2011.

第 68 章　儿童和新生儿复苏

Kelly Stermer，RN，BSN；Katherine M. Bakes，MD

1. 什么是儿科评估三角？

儿科评估三角是一种快速病房内评估儿童器官灌注情况的评估工具。三角的 3 个点分别是呼吸、一般状况和皮肤循环。该方法可在 1 分钟内快速评估患儿状况，从而明确包含氧合、通气、灌注和脑功能的生理状态。

2. 使用儿科评估三角，我们该关注什么？

三角中最重要的是一般状况的评估。在不触摸患儿的情况下，可以评估患儿的肌张力、互动、可安抚情况，以及外观 / 眼神和语音 / 哭声。观察患儿的呼吸状态比呼吸频率或听诊呼吸音能更准确地评估患儿的氧合和通气情况。先通过视诊和听诊寻找异常，观察有无异常体位、鼻扇、三凹征和异常呼吸音。观察皮肤是否苍白、发花或发绀可以评估患儿的中心灌注和心排血量。可以说，这是一种快速确定病态与非病态的方法。

3. 如何为来到急诊科的心脏骤停患儿做好准备？

- 使用者需了解所用的设备，经常检查和复习 Broselow 条带尺或类似条带尺在儿科急诊中的应用。
- 熟悉为儿童困难气道准备的设备，并考虑其使用的场景。
- 保留一份用于抢救儿童心脏骤停的设备清单，并定期检查清单上的设备以备不时之需。

4. 还需要做哪些具体准备？

需要准备不同大小的面罩、气囊、气管插管以适应早产儿和接近成人的青少年，以及介于二者之间各年龄段儿童的需要。进行儿科复苏模拟训练，以发现设备、药物和复苏过程中的缺漏。儿童的复苏需要团队的努力，其中每个人都需要了解可用资源及基于不同年龄和体重的患儿的需求。复苏团队分工明确有助于患儿更好的转归。

5. 儿童和成人心脏停搏后的存活率是否有差异？

研究人员对这两组人群进行平行研究发现，成人院外心脏停搏后的预期生存率较儿童稍高，但由于有些术语的不一致，评估儿童心脏停搏后的确切存活率比较困难。总体而言，只有约 4% 的院外心脏停搏患儿存活出院，其中许多幸存者伴有神经系统损伤。然而，院内心脏停搏的存活率，儿童略高于成人，约为 27%。儿童心脏停搏幸存至出院的比率为 2%～12%，而神经系统未受损的不足 2%。年龄较小的患儿该比率更高。

6. 儿童心脏停搏的病因有哪些？

由于不可逆病因导致的儿童心脏停搏的预后很差。儿童心脏停搏的原因可以根据年龄分组。1 岁以下儿童死亡的主要原因包括先天性异常、婴儿猝死综合征和败血症。1 岁以上儿童死亡的原因中创伤和呼吸道感染导致的败血症占首位。与成人一样，初始节律为心室颤动或无脉性室性心动过速的患儿生存概率大于心搏停止或无脉性电活动的患儿。虽然预后很差，但发展成完全心脏停搏的儿童所占比例很低。

7. 儿童心脏停搏结局的预测因素有哪些？

死亡的预测因素如下。
- 年龄小于 1 岁。
- 心动过缓。
- 需要超过 2 剂肾上腺素给药或需要超过 30 分钟的心肺复苏术。

儿童呼吸暂停但仍有脉搏者有 75% 的生存机会，而无脉搏患儿生存的机会只有 2%～12%。

8. 儿童气道和成人气道的根本区别是什么？

由于软骨和支撑结构发育不全，儿童气道更靠前并偏向头侧，且更容易变形。这些特征使儿童气道极易弯曲和伸展，医师应注意这一特征，以便确定气道位置。年龄越小，其颏下和下颌下组织越多，舌头相对越大，在使用气囊面罩通气期间对这些区域的任何压迫都会增加医源性上呼吸道阻塞的风险。将卷起的毛巾放置在婴儿肩膀下或放在较大儿童枕下有助于气道维持在最佳位置以保持气道通畅。小儿气道的形状类似沙漏，由环状软骨构成气道的最窄部分。婴儿的气管直径大约是一个小手指的直径，因此即使是少量的分泌物、血液、水肿或小异物也会使其面临气道阻塞的风险。

相比之下，成人气道的形状为圆锥形，声带入口是其最窄的部分。儿童会厌比成人会厌更大、更松软，形状类似 "Ω"。因此，儿童气管内插管，需要将喉镜尖端直板放在会厌下以抬起会厌，方便看到声带。

9. 患儿在进行有效通气时是否需要对环状软骨加压？

需要。人们常误认为因环状软骨是儿童气道的最狭窄部位，所以在气囊面罩通气过程中不需要对环状软骨加压。与成人一样，对儿童进行环状软骨加压也是为了压闭食道防止胃内容物反流。此外，由于儿童的胸部在解剖学上较小，因此防止胃内容物反流对于防止儿童胃膨胀和阻碍通气至关重要。要注意对环状软骨加压的力度，防止力度过大阻碍了气囊面罩通气。可以通过轻轻下推环状软骨，直到气囊通气受阻，然后再轻轻上提来找到合适的加压力度。过度胃扩张会阻碍膈肌运动，进而导致严重的通气障碍，因此，应在复苏早期放置口胃管或鼻胃管。

10. 气管插管模式下是否需要对环状软骨加压？

插管模式下不需要对环状软骨加压，并且此模式下对环状软骨加压会妨碍气道通气。插管操作者可以用自己的手来活动环状软骨或甲状软骨，以便提供更好的视野，方便暴露声带。这时，另一个操作者可以接管压力的放置，以方便插管。

11. 儿童急救 ABC 复苏方案中的 B（呼吸）与成人相比有何不同？

儿童功能残气量仅为成人的 40%，而儿童的代谢率和每分钟耗氧量均较高。因此，儿童呼吸困难出现较早。除此之外，患儿越小，其调节心脏收缩力的能力就越小。因此，儿童主要依靠增加心率来维持血压。所有这些可以导致儿童迅速而突然地发生代谢失调。应该密切关注患儿精神状态和呼吸运动的细微变化，这些变化可以提示突然的代谢失调的发生。

12. 应该选择多大尺寸的气管插管？

年龄在 1～8 岁的儿童，可使用简单公式，其中无套囊插管的选择尺寸为（年龄 /4）+4，有套囊插管的选择尺寸为（年龄 /4）+3.5。越来越多的证据表明，新生儿最好选择有套囊的气管插管防止漏气的发生，因为漏气不但会影响有效通气，还有可能需要进行危险的更换插管的操作（儿童特别需要较高呼吸机压力）。套囊压力必须用压力计进行监测，不得超过 $20cmH_2O$，即使 30 分钟的气道高压也会导致永久性气道损伤。

13. 有哪些可在儿科人群中使用的替代气道装置？

在 2010 年最新的《儿科高级生命支持指南》（Pediatric Advanced Life Support，PALS）中，基于专家共识意见，推荐使用喉罩的证据等级为 II a。喉罩作为一种有效的儿童和婴儿通气替代装置，已经获得越来越多的认可。当不能选择气管插管或气囊面罩通气，或者仅需要短期应用通气设备时，喉罩是一种可行的替代通气装置。对颅骨畸形的儿童，喉罩通气则更加适用。

14. 环甲膜切开术是否可用于儿童？

8 岁以下儿童环甲膜呈缝隙状，且气管容易被切断，所以不建议进行环甲膜切开术。环甲膜穿刺术作为其替代术式也较少应用。具体操作方法如下，用 16～18 号针穿过环甲膜到达气道，外接喷射通气装置进行肺部通气，注意控制压力在 1293～1552mmHg。

15. 儿科复苏中常用的药物及剂量

肾上腺素是儿科复苏中最常用的一线药物。1∶10000（标准剂量）肾上腺素按照 0.1ml/kg（0.01mg/kg）使用。尽管 PALS 将 1∶1000 高浓度肾上腺素气管内给药列为一种选择，但没有证据表明其在儿科复苏中有更好的效果。如果在 90 秒内未建立静脉通路，则医护人员应建立中心静脉或骨髓内通路。如果有足够的医护人员，可同时建立替代通路并准备气管内给药，但不要延迟建立 IV/IO 通路。

16. 儿童实施胸外按压的时机

发生无脉性停搏或者心率小于 60 次 / 分并伴有终末器官灌注不良时需要进行胸外按压。按压频率为 100 次 / 分，深度为胸部前后径的 1/3 ～ 1/2。PALS 与其他先进的生命支持要求一样，强调胸外按压连续、有力和快速，并且尽量不要中断。

17. 儿童应该在何处建立静脉通路？

有血压的儿童应该首选外周静脉通路。如果患儿心脏停搏，应该立即建立骨髓通路，胫骨近端前是最容易穿刺的部位。应注意针头与穿刺部位保持 90° 垂直。早期新生儿可以选择股骨远端作为更稳定且不易骨折的骨髓通路位置。股静脉是儿童最常用的中心静脉置管部位。但不论成人还是儿童，不论选择哪个部位，都应尽可能地在超声引导下进行中心静脉置管。

18. 新生儿出生后成功复苏的最小胎龄是多少？

2006 年，胎龄 21 周加 6 天，体重不足 284g 的 Amillia Sonja Taylor 于出生后复苏成功。

19. 正常新生儿出生后应该注意哪几点？

新生儿出生后，应立即关注以下 3 点。
（1）足月吗？
（2）有呼吸或哭声吗？
（3）肌张力好吗？

如果以上问题的答案都是肯定的，建议进行常规护理（保暖、干燥、必要时吸引）。评估期间，新生儿应该与母亲在一起。

20. 急诊室分娩后，新生儿照护的首要任务是什么？

新生儿照护的首要任务是防止体热散失。应该将新生儿立即擦干和保暖，防止皮肤表面羊水蒸发散热。拿开湿布，将新生儿放置在辐射加热装置下以减少辐射散热。如果没有保暖装置，但新生儿足月，有哭声，肌张力好，可将新生儿与母亲放在一起，让新生儿和母亲的肌肤进行亲密接触，并盖上暖毯。

由于新生儿头部散热较多，复苏早期要带上绒线帽，这一点对早产儿尤其重要。以上这些出生后最初的护理步骤可能仅需要几秒钟就可完成，但对严重的代谢紊乱的预防极为重要。因此，建议在 CPR 开始之前完成这些步骤。即使使用最好的复苏抢救措施，保暖不好的新生儿的复苏效果也很差。

21. 健康新生儿中枢性发绀应该在出生后何时消退？

新生儿出生后几分钟内出现轻度发绀并不罕见。健康新生儿出生后手足出现的外周性发绀可持续数分钟。仅限于手足出现的发绀被称为手足发绀，并且这种单纯的手足发绀通常不具有临床意义。有研究表明，临床评估皮肤颜色并不可靠，因此建议任何持续性中心发绀或口腔黏膜发绀均应通过脉搏血氧仪来确定。

22. 正常新生儿的脉搏血氧饱和度是多少？

研究表明，正常新生儿的血氧饱和度可能需要几分钟的时间才会从 60%（正常胎儿宫内状态）升至超过 90%（健康新生儿理想状态）。此过程最长需要 10 分钟。应监测动脉导管前血氧饱和度（在右手腕或右手测量的血氧饱和度），并通过该值指导给氧量。足月儿应该在室内空气中进行最初的复苏通气（表 68-1）。

表 68-1　出生后导管前目标血氧饱和度

1 分钟	60% ~ 65%
2 分钟	65% ~ 70%
3 分钟	70% ~ 75%
4 分钟	75% ~ 80%
5 分钟	80% ~ 85%
10 分钟	85% ~ 90%

23. 如何处理胎粪污染的新生儿？

吸入胎粪（无论薄厚）会对婴儿呼吸系统带来严重危险。胎粪中含有胆汁酸等可导致肺损伤的有害物质。最新的新生儿复苏指南要求，对于呼吸困难、肌张力差、心率低于 100 次 / 分的新生儿要先进行气管插管和胎粪吸引（最好使用胎粪吸引器），然后再用吸引球进行吸引。

24. 新生儿完成干燥、吸引、保暖步骤后，哪些情况需要进一步的积极干预？

仅有约 10% 的新生儿需要额外干预，而只有 1% 的新生儿需要进一步的生命支持治疗。如果新生儿有活力、哭闹、心率大于 100 次 / 分，则很少需要进一步干预。如果新生儿出现呼吸暂停、心动过缓或中心性发绀，则需使用气囊面罩通气。对于出生后 30 秒仍有呼吸暂停的新生儿继续进行刺激将浪费宝贵的抢救时间。大多数情况下，对接近足月的新生儿进行正压通气，几个有效辅助呼吸后新生儿心率会有所反应。

25. 新生儿心动过缓的定义及干预指征

出生 30 秒后新生儿心率低于 100 次 / 分，即为新生儿心动过缓。如果新生儿出现发绀或在擦干和刺激 30 秒后心率仍低于 100 次 / 分，则应开始正压通气和给氧。如果提供 30 秒有效呼吸支持后新生儿心率没有改善则需考虑通气操作是否正确，建议记住以下符号 MR SOPA。

M：调整面罩位置。

R：重新摆正体位，开放气道，推动下颌。

S：口腔吸引。

O：张口。

P：增加气道压力（最高可达 40cmH$_2$O）。

A：替代气道。

如果心率持续低于 100 次 / 分，则应继续进行正压通气。

26. 需要开始胸外按压的指征

如果有效正压通气后心率低于 60 次 / 分则需给予胸外按压，胸外按压时间选择双手环抱按压法，频率为 100 次 / 分。施救者拇指放于两乳头连线与胸骨交汇处，剑突的上方。注意避免按压肝脏，以防止肝脏破裂的发生。

27. 何时停止胸外按压？

每隔 45 ~ 60 秒重新评估心率，胸外按压应配合呼吸支持同时进行。当心率持续大于 60 次 / 分时，可停止胸外按压。

28. 有多少新生儿需要气管插管通气？

几乎所有新生儿都可以接受气囊面罩通气。注意选择专为足月儿和早产儿设计的气囊面罩通气设备。使用充气气囊、自动充气气囊或者 T- 组合复苏器均可有效地实施新生儿通气。通气是新生儿复苏中最重要的干预措施。目前的指南建议用空气，或根据维持导管前目标血氧饱和度需要调节的空氧混合气体开始进行复苏。有效的正压通气表现为心率增快，血氧饱和度升高。为避免气道压力性损伤，建议足月儿通气压力维持在 15 ~ 20cmH$_2$O，并且不超过 40cmH$_2$O。早产儿通气压力应该维持在 20 ~ 25cmH$_2$O。由于肺部发育不成熟，早产儿通气更为困难，可能需要更高的通气压力。所有的新生儿气囊均应配备压力表，以监测通气压力。

29. 选择静脉置管的时机及部位

出现需要紧急给药或扩容的情况，应该尝试使用脐静脉置管（早产儿使用 3.5Fr，足月儿使用 5.0Fr）。需要脐静脉置管的概率不大，但急诊室仍需常备脐静脉置管包。请记住，脐带处有 1 条脐静脉和 2 条脐动脉（表 68-2）。也可选择外周静脉通路或者骨髓通路作为通道。

表 68-2 基于患儿年龄、身长 / 身高和体重的中心静脉导管型号

年龄	体重（kg）	身长 / 身高（cm）	导管型号（Fr）
早产	≤ 2.5	< 50	2 ~ 2.5
出生~ 30 天	3 ~ 4	50 ~ 55	3
1 ~ 12 个月	4.5 ~ 10	50 ~ 75	3 ~ 4
1 ~ 7 岁	11 ~ 25	70 ~ 120	4 ~ 5
7 ~ 15 岁	26 ~ 60	125 ~ 175	5 ~ 8

注：引自 Nadel FM：Vascular access. In Baren JM，Rothrock SG，Brennan J，et al，editors：Pediatric emergencymedicine，Philadelphia，2008，Saunders.

30. 新生儿复苏用药的时机及用药方法

因为早期气囊通气的应用，只有不到 1% 的新生儿在复苏期间需要药物治疗，并且药物治疗通常不需要重复使用超过 2 次。

• 新生儿复苏过程中的任何时间出现心率消失持续超过 6 ～ 10 秒或者有效气囊面罩通气及胸外按压 30 秒后心率仍小于 60 次 / 分，则使用 1∶10000 肾上腺素，按照 0.1 ～ 0.3ml/kg（0.01 ～ 0.03mg/kg）脐静脉或外周静脉 / 骨髓给药。如果气管内给药容易实施，新生儿复苏计划指南建议在建立静脉通道的过程中可以先气管内给予高剂量（0.5 ～ 1ml/kg）的肾上腺素。为避免药物管理错误，最好使用两种不同规格的注射器给药：3ml 注射器用于气管内给药，1ml 注射器用于脐静脉或外周静脉给药。由于气管内给药吸收较慢且不可预测，因此还是以静脉给药为首选途径。如果心动过缓持续存在，可间隔 3 ～ 5 分钟再次给药。

• 尽管新生儿血糖正常低限为 1.7mmol/L，但对血糖低于 2.2mmol/L，临床发现并怀疑低血糖的新生儿应给予 10% 的葡萄糖溶液 2ml/kg 进行治疗。新生儿低血糖的危险因素包括母亲患有糖尿病、胎龄过小或过大、存在呼吸窘迫或者早产。新生儿低血糖的临床表现包括呼吸窘迫、呼吸暂停、嗜睡、肌张力减低、惊厥、震颤、肌阵挛、体温波动、哭声弱或哭声高尖。

• 如果有婴儿失血证据，可通过脐静脉扩容。小于 32 周的早产儿有中枢神经系统出血的风险，故需谨慎进行快速扩容。扩容常用药物有生理盐水或者 5% 白蛋白，均按 10ml/kg 给予治疗。

• 新生儿急救复苏中不建议使用纳洛酮，即便患儿母亲为阿片类药物依赖者也不主张使用。因为突然停药对新生儿有害，可导致患儿癫痫发作和不必要的窘迫。新生儿复苏的重点应该放在气道和呼吸支持上。

31. 评估新生儿复苏效果的最佳方法是什么？

尽管有一定的局限性，但 Apgar 评分仍然是评估新生儿复苏效果的标准。Apgar 评分分别于出生后 1 分钟和 5 分钟进行。然而，Apgar 评分并不能指导复苏进行过程，并且复苏应该开始于 1 分钟的 Apgar 评分之前。如果 5 分钟 Apgar 评分低于 7 分，则应该于 5 分钟后再次进行 Apgar 评分。

表 68-3　Apgar 评分系统

体征	0	1	2
心率（次 / 分）	无	慢（＜ 100）	＞ 100
呼吸	无	慢，不规则	佳，有哭声
肌张力	松软	稍屈曲	主动活动
反射兴奋性 （经鼻插管）	无反应	痛苦状	咳嗽或喷嚏
颜色	青或白	躯干粉红，四肢青	全身粉红

（崔　红　译）

参考文献

1. Berg MD, Schexnavder SM, Chameides L, et al: Pediatric basic life support: 2010 American Heart Association guidelines for cardiopulmonary resuscitation and emergency cardiovascular care. *Circulation* 122:S862–S875, 2010.
2. Davis PG, Dawson JA: New concepts in neonatal resuscitation. *Curr Opin Pediatr* 24:147–153, 2012.
3. Girota S, Spertus JA, Li Y, et al: Survival trends in pediatric in-hospital cardiac arrests: an analysis from Get with the Guidelines-Resuscitation. *Circ Cardiovasc Qual Outcomes* 6:42–49, 2013.
4. Janeczek M, Rice C, Aitchison R, et al: Pediatric resuscitation guidelines. *Dis Mon* 59:182–195, 2013.
5. Kleinman ME, Chameides L, Schexnayder SM, et al: Pediatric advanced life support: 2010 American Heart Association guidelines for cardiopulmonary resuscitation and emergency cardiovascular care. *Circulation* 122:S876–S908, 2010.
6. Nadel FM: Vascular access. In Baren JM, Rothrock SG, Brennan J, editors: *Pediatric emergency medicine*, Philadelphia, 2008, Saunders.
7. Ostermayer DG, Gausche-Hill M: Supraglottic airways: the history and current state of prehospital airway adjuncts. *Prehosp Emerg Care* 18:106–115, 2014.
8. Park E, Pearson NM, Pillow MT, et al: Neonatal endocrine emergencies: a primer for the emergency physician. *Emerg Med Clin North Am* 32:421–465, 2014.
9. Perlman JM, Wyllie J, Kattwinkel J, et al: Part 11: Neonatal resuscitation: 2010 international consensus on cardiopulmonary resuscitation and emergency cardiovascular care science with treatment recommendations. *Circulation* 122(16 Suppl 2):S516–S538, 2010.
10. Writer H: Cardiorespiratory arrest in children (out of hospital). *BMJ Clin Evid* 11:307, 2010.

第十四部分

中毒急症

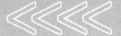

第 69 章　常见中毒途径

Katherine M. Hurlbut，MD

1. 中毒救治中心报告的急性中毒致死的 15 种最常见原因

- 镇静药 / 催眠药 / 抗精神病药：14.1%。
- 心血管药物：12.2%。
- 阿片类药物：8.9%。
- 合用对乙酰氨基酚：6.4%。
- 兴奋剂和毒品：6.1%。
- 单独使用对乙酰氨基酚：5.5%。
- 酒精：5.1%。
- 抗抑郁药：4.4%。
- 选择性 5– 羟色胺再摄取抑制剂：3.1%。
- 抗组胺药：2.4%。
- 三环类抗抑郁药：2.4%。
- 烟雾 / 气体 / 蒸气：2.3%。
- 单独使用阿司匹林：2.3%。
- 肌松剂：2%。
- 抗惊厥药：2%。

注意：尽管这些物质毒性并非最大，但却最易获得，所以中毒发生率高。

一些致命暴露涉及多种物质，死亡风险基于人体暴露量而不是毒物总量。

2. 活性炭的作用是什么？

　　活性炭是应用最广泛的胃肠道去污剂。研究显示它可以减少毒物吸收，但过量应用活性炭并未显示可进一步改善临床结果。活性炭在摄入毒物 1 小时内给药最为有效，当毒物为缓释或控释剂型时，摄入 1 小时后也可应用，它可以延缓高毒性物质的吸收。但是并非所有毒物都能被活性炭吸附，锂、钾、铁等金属和酒精不能被较好的吸附。摄入碳氢化合物后禁用活性炭，因为通常这些毒物经胃吸收并非主要问题，而活性炭可能导致呕吐，增加发生吸入性肺炎的风险。摄入酸或碱后也未显示应用活性炭有效，因为它们的主要毒性是局部黏膜烧伤而非全身吸收。活性炭的不良反应包括误吸（特别是意识状态低下和呕吐的患者）和结石形成。应用活性炭时应考虑潜在的益处（摄入毒物的数量、时间和毒性）和风险，不应对所有患者进行常规应用。一般摄入微量毒物的患者（通常是儿童）不需要活性炭治疗。

3. 洗胃在治疗急性中毒中的作用是什么?

洗胃的作用非常有限,主要用于治疗近期大量摄入可能危及生命的毒性物质的患者。尚未证实洗胃可改善大剂量服用过量毒物患者的临床结果。虽然洗胃的严重并发症很少见,但依然有误吸、喉痉挛和食管损伤的风险,尤其对不合作的患者来说受伤风险更大。对于意识状态改变或无法保护气道的患者,可考虑洗胃之前进行气管插管。虽然大多数患者在没有事先气管插管的情况下可以完成灌洗,但应在床旁准备包括抽吸在内的气道开放设备。将患者置于轻度头低脚高左侧卧位有助于防止呕吐时发生误吸。鼻胃管管径太小,无法去除药丸或大的片剂,应该用大管径(36F 或 40F)粗管经口洗胃。带有气道的口腔咬合块可防止患者咬管。在灌洗或给予活性炭之前,必须经临床或放射学检查确认洗胃管在胃中的正确位置,曾有通过洗胃管将活性炭注入气管导致死亡的报道。洗胃一般用于在摄入毒物后 1 ~ 2 小时内到达急诊室,过量毒物致病情危重或危及生命的少数患者。在美国 2012 年的中毒中心病例中,0.15%的患者进行了洗胃。

4. 无症状毒物过量患者怎么办?

有人主张对无症状过量毒物服用的患者进行简单观察,只在出现症状时进行治疗。虽然这种方法对于许多摄入低毒性毒物的患者是安全的,但如果患者摄入了毒性很强的物质,在症状出现之前没有做任何处理则可能会失去预防吸收的机会。给所有近期摄入可导致中重度中毒物质的患者服用一剂活性炭易于实施(尽管通常实施混乱)且可能减轻中毒。如果据可靠病史表明患者摄入毒性很小的物质,或摄入的时间很长,则不需要活性炭。

5. 泻药在治疗急性中毒方面有用吗?

泻药治疗急性中毒的理论依据是它们可加速胃肠道运转,可能减少毒物吸收并可能阻止药物从活性炭中解吸。但泻药并未显示可减少毒物吸收和显著改善临床转归,而且它可导致呕吐、腹痛和电解质紊乱,因此使用泻药是不合理的。

6. 全肠灌洗在急性中毒治疗中的作用是什么?

全肠灌洗使用聚乙二醇电解质溶液,因其不被吸收,可通过胃肠道快速冲洗毒物或化学物质。当摄入不透射线的片剂或化学品时,该方法似乎最为有用,因为可以通过射线监测这些物质在胃肠道中的运动。当摄入不被活性炭吸附(铁、锂、重金属)的有毒物质时也应考虑使用。当摄取多包毒品(如海洛因或可卡因)并且需要尽快通过胃肠道清除时这种方法也常用,服用过量的缓释毒物后也可考虑使用。该方法的局限性在于,除非患者清醒合作并且能够坐在马桶上,否则除了昏迷患者在床上的大量腹泻排泄物的处理问题之外还存在呕吐和误吸的风险。

7. 多剂量活性炭在急性中毒治疗中的作用是什么?

多剂量活性炭被证实可以清除从胃肠道吸收或静脉内给药的许多药物,这个过程被称为胃肠道透析，已被证实对茶碱和苯巴比妥中毒有效。许多其他药物也可以通过多剂量活性炭改变其药物代谢动力学，但目前尚不清楚这是否会影响临床转归。许多毒物表观分布容积大，消除血液中存在的少量药物不太可能有益。茶碱、苯巴比妥、苯妥英、卡马西平和奎宁过量最常使用多剂量活性炭。

8. 利尿治疗急性中毒有益吗？

几乎没有药物不经生物转化经尿液排出，因此即使尿量显著增加到基线以上也不太可能有益。然而，通过碳酸氢盐溶液输注改变尿液的 pH 及增加尿量在某些情况下可增加药物消除，最常用于水杨酸盐和苯巴比妥中毒。将 3 安瓿碳酸氢钠溶于 1 升的 5% 葡萄糖溶液中，加入氯化钾，使尿液 pH 为 7.5，并足以产生正常尿量或更高的速率输注该溶液，可以增加水杨酸盐和苯巴比妥的消除。应每小时监测液体出入量及尿液 pH。当存在肺水肿或脑水肿的情况下对严重水杨酸盐中毒患者碱性利尿是危险的，不应进行。对于氯苯氧基除草剂中毒，碱性利尿也可以通过类似的方式起作用，但这些药物的急性中毒罕见。

临床常用大量生理盐水治疗锂中毒，此时保持足够的尿量和血清钠很重要。然而目前尚不清楚锂中毒时，强制生理盐水利尿与仅仅确保正常肾流量相比是否会有额外获益。

9. 什么时候应用血液透析和血液灌流等体外技术？

只有当毒物具有相对小的表观分布容积并且在循环中发现大量药物时才能通过体外操作成功地清除药物，只有少数药物是这种情况。相反，快速、彻底地分布于全身组织的毒物则不可使用体外技术去除。在实践中，最常通过透析清除过量的毒素包括阿司匹林、锂、甲醇、乙二醇和茶碱。透析具有优于活性炭血液灌流的优点，因为它通常能更容易和更快地实施，并且它可以在清除药物的同时纠正代谢性酸中毒和体液失衡及电解质紊乱。因为毒物过量时与蛋白质结合是饱和的，所以血液透析可以有效地清除严重过量的一些在治疗剂量下高血浆蛋白结合率的药物。随着蛋白质结合饱和，增加的药物作为未结合游离态药物存在于血清中，可以通过血液透析清除（丙戊酸是个例子）。

活性炭血液灌流可以更有效地去除高血浆蛋白结合率的药物，因为毒物对活性炭的亲和力可能高于对蛋白质的亲和力。血液灌流的缺点是可及性低，通常会引起低钙血症和血小板减少，并且可导致碳罐凝结。常使用活性炭血液灌流的药物包括茶碱、苯巴比妥和一些其他不太常见的药物，如百草枯和蝇蕈毒素。

10. 当患者意识障碍且病史不可用时，如何诊断药物过量？

急性中毒有时难以诊断，需要医师进行一些侦查工作。所有意识障碍的患者都应接受快速床边血糖测定（如果无法进行床旁血糖检测则应静脉注射葡萄糖）；如果患者表现与阿片类药物过量一致（中枢神经系统和呼吸抑制，瞳孔缩小）则应给予纳洛酮；对这些药物有反应可帮助诊断。

尽可能检查患者可能使用的药瓶，查看其医疗记录，与患者家人和朋友交谈以确定处方药，打电话给开处方的药房可能会有帮助。确认患者应用了何种毒物，包括毒品，是非常重要的。如果看到注射痕迹，应考虑静脉注射了常用的药物，如阿片类药物、可卡因和安非他明。体格检查有助于将诊断范围缩小到一类毒品或化学品。对特定类别毒物的反应通常称为中毒综合征（表 69-1）。

表 69-1　常见的中毒综合征

综合征	共同标志	常见原因
抗胆碱	躁动、谵妄，通常伴有幻视和言语笨拙、心动过速、皮肤干燥、瞳孔散大、肌阵挛、体温轻微升高、尿潴留、肠鸣音减少。严重的情况下可能会癫痫发作和心律失常	抗组胺药、抗帕金森病药物、阿托品、东莨菪碱、金刚烷胺、抗精神病药、抗抑郁药、抗痉挛药、散瞳药、骨骼肌松弛剂、许多植物（最著名的是曼陀罗）
拟交感神经	妄想、躁动、偏执、心动过速、高血压、高热、出汗、毛发直立、轻微瞳孔缩小、反射亢进。严重情况下可能会出现癫痫和心律失常	可卡因、安非他明、甲基苯丙胺（和衍生物 MDA、MDMA、MDEA）、非处方减充血剂（苯丙醇胺、麻黄碱、伪麻黄碱）、咖啡因和茶碱过量引起儿茶酚胺释放继发类似表现
镇静	昏迷、呼吸抑制、瞳孔缩小、低血压、心动过缓、体温过低、急性肺损伤、肠鸣音减弱、反射减弱、针痕	麻醉药、巴比妥酸盐、苯二氮䓬类、乙氯炔醇、鲁米特、甲基吡啶、甲喹酮、甲丙氨酯
胆碱能	中枢神经系统混乱／抑郁、无力、流涎、流泪、尿失禁和大便失禁，胃肠痉挛、呕吐、出汗、肌肉震颤、肺水肿、瞳孔缩小、心动过缓（或心动过速）、癫痫发作	有机磷酸酯和氨基甲酸酯杀虫剂、毒扁豆碱、嗜食盐菌、某些蘑菇（鹅膏毒蕈、伞形毒蕈、胞浆菌、阴蒂霉）、某些阿尔茨海默病药物
血清素	发热、震颤、动作不协调、情绪激动、心理状态改变、发汗、肌阵挛、腹泻、僵硬	氟西汀、舍曲林、帕罗西汀、文拉法辛、氯米帕明；前述药物与单胺氧化酶抑制剂联合使用

注：MDA，亚甲二氧基苯丙胺；MDEA，甲基二乙醇胺；MDMA，3，4-亚甲二氧基甲基苯丙胺。

11. 毒理学筛查和其他辅助实验室检查如何诊断急性中毒？

尿液毒理学筛查在毒物过量患者的评估中作用有限。毒理学筛查费用高，通常不精确，并且通常不能提供临床医师所期望的所有信息。重要的是仔细解读毒理学筛选结果并了解哪些药物和化学品被排除在外。多项研究表明，尿液毒理学筛查很少影响临床决策，常规使用是不合理的。毒理学筛查可用于评估精神状态持续改变或显著生命体征异常的患者。

尿液免疫检测常用并且相对容易实施；然而它筛查的药物类别有限（主要是滥用

药物），并且假阳性和假阴性都很常见。此外这些是定性检测，并且通常筛查的是代谢物而非母体药物，因此检测到物质存在不一定表示中毒。许多新的滥用药物在常规尿液毒理学筛查中并不能检出。

毒理学筛查的替代方案包括基于患者的临床表现和（或）已知患者可获得的物质测试疑似毒素的血清浓度。在临床上，血清浓度通常仅用于治疗用浓度和毒性浓度已明确并且临床实验室可快速测出血清或血液浓度的物质。

全面的尿液毒理学筛查可以检测出多种毒素，然而执行起来很耗时，并且结果的准确性非常依赖于检测人员的技能和经验。尽管通常摄入的许多药物都可在全面毒理学筛查中找到，但仍有许多毒物和化学品在典型的毒理学筛查中找不到。与实验室沟通怀疑何种药物中毒，患者服用何种药物以及患者的临床表现很重要。当临床怀疑与毒理学筛查结果之间存在差异时，应与毒理学实验室人员进行沟通并确定是否进行其他可能有益的检测。

12. 其他哪些研究对评估中毒患者有用？

• 对于故意服用过量对乙酰氨基酚的患者应该获得其浓度水平，因为这种药物广泛使用，过量服用几乎不会引起初始症状。摄入 8 小时内应用 N- 乙酰半胱氨酸治疗最佳。

• 通常有用的非毒理学实验室检查包括心电图，可以帮助诊断三环类抗抑郁药或心脏药物过量；肺部症状或缺氧患者的胸部 X 线片呈现急性肺损伤应想到水杨酸盐、碳氢化合物或阿片类药物过量；较少应用的肾脏、输尿管和膀胱 X 线检查可以来寻找不透射线的材料，协助诊断怀疑摄入重金属、铁、吩噻嗪、水合氯醛或氯化烃类溶剂。

• 大多数毒物过量服用后肝酶水平检测并非必要，但检测肌酐水平有助于诊断肝脏毒素（如对乙酰氨基酚或四氯化碳）中毒。

• 尿液分析发现草酸钙结晶和（或）血尿提示乙二醇中毒。

• 患者的酸碱状态很重要，应在所有故意服用过量毒物的患者中进行评估。持续不明原因的代谢性酸中毒应寻找阿司匹林、铁、甲醇或乙二醇中毒的诊断线索。许多其他药物可引起持续无法解释的代谢性酸中毒，包括摄入酸类、氰化物、一氧化碳、茶碱等。请记住，酸碱变化通常只在毒素被吸收和代谢后才会发生。尽管摄入了可导致代谢性酸中毒的大量毒素，但摄入后不久获得的标本酸碱状态可能显示正常。

• 在持续酸中毒的检查中，通过冰点降低进行的血清渗透压检测可能有用。虽然测量的渗透压和计算的渗透压之间的差异大于 10 有显著性，但正常的渗透压差不能排除酒精的大量摄入。

• 应考虑进行妊娠检测，因为意外妊娠可能是过量用药的诱因。孕妇需要考虑药物对胎儿的潜在影响。

（1）活性炭对大多数服药过量患者有足够的清除能力。

（2）精神状态和生命体征正常的患者不适用于尿液毒理学筛查。

（3）故意服用过量药物的患者应获得其血清电解质和对乙酰氨基酚浓度。

（4）虽然特定毒物有一些解毒剂，但大多数中毒患者在支持治疗后恢复。

13. 常见中毒的一些有用的解毒剂

• 纳洛酮和葡萄糖是最常见的解毒剂。任何精神状态改变且无法快速进行床边血糖测量的患者应给予静脉注射葡萄糖。使用纳洛酮后清醒，符合急性阿片类药物过量诊断。如果为阿片类药物中毒应先使用小剂量的纳洛酮 0.2mg，然后逐渐增加，因为该类患者有阿片类药物依赖，大剂量的纳洛酮会导致戒断反应。如果难以获得静脉通路，纳洛酮还可以通过肌肉、鼻内或雾化使用。如果摄入长效或改良释放的阿片类药物，则可能需要持续输注纳洛酮。

• 毒扁豆碱是抗胆碱能综合征的解毒剂。当患者出现疑似抗胆碱能综合征时，它可用于诊断和治疗。毒扁豆碱不应用于治疗三环类抗抑郁药物中毒（或心电图改变提示三环类抗抑郁药物中毒，如 QRS 波形增大或 AVR 导联大 R 波）。尽管极为罕见，但还是有在这种情况下使用毒扁豆碱可导致癫痫发作和心律失常的报道。成人缓慢静脉内给予 1～2mg 通常就足够了。

• 地高辛抗体（Digibind，DigiTAb）是安全有效的洋地黄中毒解毒剂，它可迅速逆转可能危及生命的心律失常和高钾血症。与纳洛酮相比，地高辛抗体不能立即起效，给药后约 20 分钟内看不到治疗反应。当洋地黄用量和血清浓度未知时，对于致命的洋地黄过量患者应给予 10 支地高辛抗体。

• 阿托品和解磷定是胆碱酯酶抑制剂的解毒剂。这类杀虫剂包括有机磷和氨基甲酸酯，常存在于家用杀虫剂中。阿托品主要用来抑制肺部等腺体分泌，而解磷定主要用于逆转这些毒物的骨骼肌毒性，包括肌无力和肌束震颤。

• 氟马西尼是苯二氮䓬类拮抗剂，可用于急性苯二氮䓬类药物过量。它的使用可导致苯二氮䓬类药物戒断反应，包括癫痫发作。当三环类抗抑郁药、其他促惊厥药与苯二氮䓬类药物共同使用时，或患者有癫痫病史时，均不应使用此药。通常成人剂量是在 30 秒内给予 0.2mg 氟马西尼静脉注射，如果 30 秒后反应不明显，则在 30 秒内再次给予 0.3mg 氟马西尼静脉注射。如果需要，可以每隔 1 分钟给予 0.5mg 静脉注射，总计量最多可给予 3mg。

• 乙醇和甲吡唑是醇脱氢酶阻滞剂，用于治疗甲醇和乙二醇中毒，它们能阻止甲醇和乙二醇代谢为有毒物。静脉注射乙醇比甲吡唑便宜，但使用起来有点困难。10% 乙醇初始静脉注射剂量为每 30 分钟 8ml/kg，之后平素不饮酒者 0.8ml/（kg·h）输注，长期饮酒者则 1.5ml/（kg·h）输注。静脉注射后应立即测定血乙醇浓度，初始每小时重复一次，调整剂量使血乙醇浓度维持在 22～27.5mmol/L。甲吡唑的负荷剂量为 30

分钟内静脉使用 15mg/kg，随后每 12 小时 10mg/kg。接受透析的患者必须增加两种药物的剂量。

• N–乙酰半胱氨酸预防对乙酰氨基酚诱导的肝损伤非常有效。在摄入 8 小时内给药是最有效的，即使在已经发生对乙酰氨基酚诱导的急性肝衰竭患者中应用也降低了死亡率。它可以口服给药（负荷剂量 140mg/kg，后续剂量 70mg/kg，每 4 小时 1 次）或静脉注射（初始剂量 150mg/kg，溶于 5% 葡萄糖 200ml 15 分钟，然后 50mg/kg 溶于 5% 葡萄糖 500ml 静脉滴注超过 4 小时，然后 100mg/kg 溶于 5% 葡萄糖 1000ml 输注超过 16 小时 ）。

（王振洲　译）

参考文献

1. American Academy of Clinical Toxicology, European Association of Poisons Centres and Clinical Toxicologists: position paper: whole bowel irrigation. *J Toxicol Clin Toxicol* 43:129–130, 2005.
2. Benson BE, Hoppu K, Troutman WG, et al: Position paper update: gastric lavage for gastrointestinal decontamination. *Clin Toxicol (Phila)* 51:140–146, 2013.
3. Chuyka PA, Seger D, Krenzelok EP, et al: Position paper: single-dose activated charcoal. *J Toxicol Clin Toxicol* 43:61–87, 2005.
4. Mowry JB, Spyker DA, Cantilena LR, et al: Annual report of the American Association of Poison Control Centers' National Poison Data System (NPDS): 30th annual report. *Clin Toxicol* 51:949–1229, 2013.
5. Pond SM, Lewis-Driver DJ, Williams GM, et al: Gastric emptying in acute overdose: a prospective randomised controlled trial. *Med J Aust* 163:345–349, 1995.
6. Proudfoot AT, Krenzelok EP, Vale JA: Position paper on urine alkalinization. *J Toxicol Clin Toxicol* 42:1–26, 2004.
7. Vale JA, Krenzelok EP, Barceloux GD: Position statement and practice guidelines on the use of multi-dose activated charcoal in the treatment of acute poisoning. *J Toxicol Clin Toxicol* 37:731–751, 1999.

第70章 醇类：乙二醇、甲醇、异丙醇和乙醇相关并发症

Louis J. Ling, MD

乙二醇和甲醇

1. 为什么理解乙二醇的代谢如此重要？

乙二醇无毒，而它的代谢产物有毒。有毒代谢产物的形成依赖于醇脱氢酶从无毒亲本转化。乙醇和甲吡唑［4-甲基-1H-吡唑（4-methyl-1H-pyrazole，4-MP）］，一个能消化醇脱氢酶，一个能阻断醇脱氢酶，它们都可以阻碍乙二醇和甲醇代谢成毒物。吡哆醇（维生素 B_6）和硫胺素是将有毒产物继续代谢，最终转化为无毒物质的辅助因子，乙二醇中毒时可使用它们确保最大转化速度。而草酸盐结晶有可能直到中毒后期才出现（图70-1）。

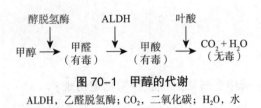

图 70-1 甲醇的代谢

ALDH，乙醛脱氢酶；CO_2，二氧化碳；H_2O，水

2. 乙二醇中毒会有哪些表现？

开始有中枢神经系统中毒和胃肠道刺激表现，然后是代谢性酸中毒。肾衰竭经常发生，但通常是延迟出现。颅神经缺损也是一种罕见的中毒并发症。

3. 为什么乙二醇对动物如此危险？

乙二醇中毒是摄取抗冻剂的动物的一个常见死亡原因（特别是狗，狗对饮品并无挑剔）。乙二醇的味道甜美，饮用量很小就可致命。明确这些动物的死亡原因可能并不简单，因为毒性发作较为延迟，动物离开现场后很久才会发生死亡。

4. 为什么抗冻剂有如此鲜亮的颜色？

为了使自动散热器的泄漏很容易被检测到，因此防冻剂被制成鲜亮的颜色，且使用紫外线照射就可发出荧光。如果用紫外线检查饮用了防冻剂的患者的口腔和尿液，

约30%的患者可检测到荧光素（请注意，这并不是一个特异性的测试，因为许多食物会导致尿液发出荧光）。出现阳性结果提示应该对患者做进一步检查，但是出现阴性结果会漏诊2/3的患者。

5. 为什么了解甲醇的代谢过程很重要？

与乙二醇一样，乙醇和4-MP分别消化和阻断醇脱氢酶，抑制甲醇转化为有害代谢物。叶酸是甲酸分解中的辅助因子，并且在猴（和其他灵长类动物）中，叶酸补充剂最大限度地加速了甲醇有害代谢物的继续代谢，从而减少有毒代谢物对身体的伤害。对甲醇代谢知识的了解有助于指导治疗。

6. 甲醇中毒的症状和体征

- 胃肠道毒性。
  - 恶心和呕吐。
  - 腹痛。
- 中枢神经系统毒性。
  - 头痛。
  - 意识水平下降。
  - 精神错乱。
- 眼毒性。
  - 视网膜水肿。
  - 椎间盘充血。
  - 视力下降。
- 代谢性酸中毒。

7. 为什么乙二醇和甲醇中毒表现的症状经常延迟出现？

因为有毒代谢物累积到足够引起症状的过程可能需要6～12小时。乙醇中毒出现症状的时间延迟会更长，因为乙醇会减缓甲醇和乙二醇代谢的速度，从而延迟毒性代谢物的出现。

8. 甲醇和乙二醇中毒怎么如此相似？

甲醇和乙二醇最初都由醇脱氢酶代谢。甲醇进一步代谢为甲酸，乙二醇则代谢为乙醇酸、乙醛酸、草酸盐和几种无毒代谢物。正因为这些终极代谢物，所以两种毒物都会导致高阴离子间隙代谢性酸中毒。同时，两者的分子量都很低，都会增加渗透压间隙。

9. 什么是阴离子间隙？

阴离子间隙是测定和未测定的阴阳离子之间的差异。阴离子包括各种蛋白质、有机酸和磷酸盐等，阳离子包括钾离子、钙离子和镁离子等。阴离子间隙可以通过以下公式计算：

$$阴离子间隙 = (Na^+) - (HCO_3^- + Cl^-)$$

10. 导致阴离子间隙增加的原因是什么？

当摄入非挥发性酸导致代谢性酸中毒时，带正电荷的氢离子增加。因为未测定的带负电荷的阴离子同样增加但氯化物没有增加，所以所测量的阳离子和测量的阴离子之间的差异增加，导致阴离子间隙增加。正常阴离子间隙为 6 ~ 10mmol/L。阴离子间隙增加的原因可以通过一个助记符来加强记忆，即 A MUD PILES，由这些原因的单词的首字母组成。

A 酒精。

M 甲醇。

U 尿毒症。

D 糖尿病酮症酸中毒。

P 三聚乙醛。

I 铁，异烟肼。

L 乳酸。

E 乙二醇。

S 水杨酸盐。

11. 什么是渗透压间隙？

溶液中的小原子和分子具有渗透活性，并且该活性可以通过凝固点时体积的收缩或沸点体积的膨胀来测量。

如果丙酮、甲醇、乙醇、甘露醇、异丙醇或乙二醇等低分子量分子增加，其重量摩尔渗透压浓度大于一般的血清分子。实际测量的重量摩尔渗透压浓度与计算的重量摩尔渗透压浓度之间的差异是渗透压间隙，并且大于约 10 mOsm 的间隙被认为是异常的。

12. 如何计算渗透压间隙？

公式如下。

[2×Na$^+$（mmol/L）] + [葡萄糖（mmol/L）18] + [BUN（mmol/L）] + [乙醇（mmol/L）1.01]

BUN——血液中的尿素氮。

乙醇水平的纳入排除了单独摄入乙醇导致高渗透压间隙的患者。

使用国际单位系统（SI）时，重量摩尔渗透压浓度的计算公式如下。

2×Na（mmol/L）+ 葡萄糖（mmol/L）+BUN（mmol/L）+1.25× 乙醇（mmol/L）

乙二醇中毒水平为 25mg/dl，预计可增加 5mmol/L 的渗透压间隙。由于该计算对重量摩尔渗透压浓度的影响很小且测量不精确，因此该结果不够精确，进而渗透压间隙正常时也不能排除甲醇或乙二醇已达中毒水平。实验室必须使用凝固点液体体积收缩的方法，防止在温度升高到沸点过程中挥发性醇会蒸发掉，导致渗透压间隙低估。

13. 阴离子间隙或渗透压间隙改变，哪一个改变先发生呢？

随着毒物的缓慢吸收，小母体分子会引起早期渗透压间隙改变，但随着代谢进展，毒物转化为酸性代谢物，逐步导致高离子阴离子间隙酸中毒。

14. 甲醇或乙二醇有多危险？

据报道，有人仅摄入 15～30ml（1～2 汤匙）甲醇即出现死亡，但大多数人在更大的摄入量下仍能存活。乙二醇的最小致死剂量为 1～2ml/kg。任何蓄意摄入都应该引起我们的重视。

15. 如何治疗甲醇和乙二醇中毒患者？

对于意识水平降低或呼吸抑制的患者，气道保护至关重要。少量摄取和快速吸收限制了洗胃和活性炭的效果。酸中毒（pH 7.2）应该用碳酸氢钠或血液透析进行积极治疗。乙醇和 4-MP 是解毒剂，可以竞争性地阻止甲醇和乙二醇转化为有毒代谢物，从而可以在机体不受伤害的情况下消除原毒物。对于乙二醇中毒，应给予吡哆醇（每 6 小时 50mg）和硫胺素（每 6 小时 100mg），对甲醇中毒应给予叶酸（每 4 小时 50mg），因为它们是将以上毒物代谢成无毒最终产物的辅酶因子。

16. 如何选择 4-MP 和乙醇？

乙醇难以持续给予，需要通过检测乙醇血液水平来调整剂量，并且输注可引起疼痛，需要使用中心静脉管进行输注。乙醇可能导致低血糖（理论上）和呼吸抑制，对幼儿尤其如此。这些患者通常需要在 ICU 密切监测。4-MP 正在迅速取代乙醇，因为它没有镇静的不良作用，不需要血液检测，很容易以推注方式给药，并且不需要 ICU 管理。如果乙醇是您唯一可用的药物，ADH 对乙醇的亲和力要高于乙二醇，您可以将患者的血清乙醇浓度维持在 22mmol/L，这可以通过口服乙醇或将乙醇稀释成 5%～10%的溶液通过中心静脉管静脉滴注来实现。

17. 如何使用 4-MP？

静脉内给 15mg/kg 的负荷剂量，12 小时后每 12 小时给 10mg/kg，总共 4 次。如果需要治疗超过 48 小时，则必要时每 12 小时将剂量增加至 15mg/kg。如果使用血液透析作为额外疗法，则建议每 4 小时给 1 次 4-MP。

18. 血液透析的适应证有哪些？

血液透析是乙二醇中毒最明确的治疗方法，因为它可以清除血液中的乙二醇和甲醇及其有毒代谢物，并纠正任何类型的代谢性酸中毒。

血液透析的适应证包括代谢性酸中毒（血清 pH < 7.2）、靶器官中毒表现（如癫痫发作和昏迷）和肾衰竭。

19. 如果无法进行透析怎么办？

如果没有酸中毒或肾衰竭，乙二醇中毒患者可以单独使用 4-MP 治疗，无须血液透析。因为乙二醇的半衰期延长至 17 小时，所以可将治疗时间延长，从而避免血液透析这种有创治疗。甲醇中毒时，4-MP 可以减缓甲醇代谢过程，并将甲醇的代谢半衰期延长至 30～52 小时，因此，中毒治疗需要更长的时间。

关键点：乙二醇和甲醇

（1）两者中毒的症状和酸中毒的出现往往都会延迟。
（2）尿草酸盐晶体、早期渗透压差和代谢性酸中毒都提示乙二醇中毒。
（3）对蓄意过量服用保持高度警惕。
（4）4-MP、乙醇和血液透析均可用于治疗以上两者中毒。

高纯度异丙醇（异丙醇）

20. 异丙醇中毒与甲醇和乙二醇中毒有何不同？

异丙醇或外用酒精在肝脏中代谢为丙酮，从而导致血清中出现可测量的酮血症。丙酮通过肾脏排泄，导致酮尿，也可通过肺部呼出，患者呼吸时会带有酮味。由于这些代谢物不是酸性的，因此异丙醇中毒不会导致代谢性酸中毒，并且毒性远低于甲醇或乙二醇。高纯度异丙醇引起高渗透压间隙，但不会导致代谢性酸中毒，因为它是一种二级醇，不会代谢成酸。

21. 高纯度异丙醇摄入的症状有哪些？

高纯度异丙醇具有三碳链而不是乙醇的双碳链。因此，它可以更快地穿过血脑屏障，中毒速度大约是乙醇的两倍。因为它通常以浓缩形式出现，并且性烈，所以患者 CNS 抑制可以快速发生，由于胃中的残余毒物的缘故，CNS 抑制会持续存在。异丙醇比乙醇对胃黏膜的刺激更大，并且经常引起腹痛、呕吐和呕血。

22. 为什么异丙醇如此普遍地被滥用？

异丙醇很容易合法获得，外用酒精是 70％ 的异丙醇。与消费品啤酒、葡萄酒和烈酒不同，它不征税，非常便宜。

23. 异丙醇中毒的治疗方法是什么？

需要观察患者是否有呼吸抑制，这点类似于乙醇中毒的患者。异丙醇浓度大致相当于乙醇浓度的两倍。异丙醇浓度的检测通常不会增加太多临床观察的时间。对于极少数异丙醇浓度大于 500mg/dl 的昏迷或呼吸抑制的患者，可能需要气管插管和机械通气，同时给予血液透析以促进异丙醇从体内的清除。解毒剂不适用于异丙醇中毒（也不需要）。

关键点：异丙醇

（1）临床症状和毒性与甲醇和乙二醇中毒完全不同。
（2）可能会出现酮症，但不会导致酸中毒。
（3）几乎在所有的中毒情况下都需要足够的支持治疗。

乙醇相关并发症

24. 乙醇会引起什么并发症？

乙醇（酒精）摄入大大增加了一个人成为急诊患者的概率。乙醇除了可增加许多疾病的患病风险，还对患者有更直接的影响。最致命的影响是呼吸抑制和窒息，由于运动失调或判断力差造成的创伤也很危险，有时甚至会因此致命。

25. 何时对急性中毒患者进行气管插管？

虽然低通气和换气不足偶尔也是问题，但更为常见的问题是患者无法保护呼吸道。对于重度中毒但被认为不需要气管插管的患者，首选侧卧位姿势。如果患者采用仰卧位或俯卧位，这样将有误吸和呼吸道受阻的风险。

26. 哪种药物最适用于戒酒？

苯二氮䓬类药物——通常是地西泮或劳拉西泮，可以口服、静脉注射或两种方式结合给药，并根据患者的临床反应进行滴注。尽管静脉给药起效更快且更容易调控药量，但口服给药更便宜。氟哌啶醇是一种用于治疗应激行为或幻觉的辅助用药。理论上氟哌啶醇可降低癫痫发作阈值和加剧血流动力学异常，但尚未得到证实。当患者接受医务人员观察时，越严重的戒断综合征越需要使用这类药物进行更为积极的治疗。

27. 对于重复戒酒癫痫发作的患者，应如何做全面检查？

对疑似戒酒癫痫发作（alcohol withdrawal seizures，AWDS）的后续探视需要询问详尽的病史和进行细致的体格检查，以确保期间尚无新的其他病理情况发生。如果表现与之前的病情记录相符，并且当前神经系统检查的结果正常，则不需要进行其他检查，包括CT检查。癫痫发作后的精神错乱迟迟不好转，则需要进一步检查葡萄糖和电解质。如果病史或检查较前明显不符或出现令人担忧的情况，临床医师应该从头开始全面检查。

28. 如何管理 AWDS？

• 急性期：与所有癫痫发作一样，需确保患者呼吸道通畅，并静脉注射50%右旋糖和苯二氮䓬类药物（根据需要）。最好临床观察 6 小时，因为在此期间癫痫再次发作很常见。急性期应立即给予苯二氮䓬类药物，并使用苯二氮䓬类药物维持治疗 2 天，可减少癫痫的再发率。

• 慢性期：癫痫发作具有致痫灶（如陈旧性硬膜下血肿）的患者应该给予抗惊厥药，例如苯妥英。但是，患者的依从性通常很差。对于单纯 AWDS 患者，禁止进行长期抗惊厥治疗。除非有明确的理由，否则医师必须拒绝开这类药物处方。

29. AWDS 可以预防吗？

在患者急性戒断期间使用苯二氮䓬类药物，特别是有 AWDS 病史的患者，可以减少癫痫的发作。

30. 谁有酒精性低血糖的风险？

由于糖原储存不足造成的酒精性糖异生受损，进而导致酒精性低血糖，因此易患酒精性低血糖的 3 组患者分别是慢性酒精中毒者、酗酒者和幼儿。

31. 酒精性低血糖的临床表现是什么？

酒精性低血糖可能在中毒期间或最后一次饮酒后 20 小时内发生。神经低血糖症的表现（如头痛、精神低迷、癫痫发作或昏迷）最常见。儿茶酚胺过量表达，导致典型的胰岛素诱导的低血糖症（颤抖、冷汗和焦虑）不常发生。癫痫发作是儿童酒精性低血糖的常见表现。局部中枢神经系统症状，包括类似卒中的情形（酒精引起的低血糖偏瘫），经常发生在成人身上。

32. 酒精性酮症酸中毒（alcoholic ketoacidosis，AKA）如何进展？

AKA 通常发生在大量酗酒患者身上，伴随进食少和呕吐，偶尔表现为呼吸浅短（库斯莫尔呼吸）和腹痛。酮症酸中毒是由乙酰乙酸积累，尤其是 β- 羟丁酸的积累引起的。

因为后者在常规血液和尿液检查中不可测量，因此应动态监测患者酮体变化，并且在初诊时酮体可出现假阴性。随着患者一般情况的改善和 β- 羟丁酸代谢为乙酰乙酸，尿液和血清酮可能会出现反常的飙升。

在就诊时，血清 pH 和碳酸氢盐的平均值分别为 7.1 和 10，但由于通常合并酮症酸中毒（代谢性酸中毒）、戒断相关的过度通气（呼吸性碱中毒）和长期呕吐（代谢性碱中毒），这些值变异很大。当上述三者重合时，结果是三重酸碱失衡。这使您可以以任何方式来解释血气分析结果，至少有一部分是正确的。钾和磷酸盐在体内的储存典型下降。在 AKA 中，血糖通常正常或低，这与糖尿病酮症酸中毒明显不同。

33. 我该如何管理 AKA？

治疗措施应包括含葡萄糖的晶体液、镇吐药、用于戒断的苯二氮䓬类药物，以及相应的钾和磷酸盐。代谢异常通常在有效治疗后 12 ～ 16 小时内缓解，因此治疗上很少需要碳酸氢盐。

34. 酒精和代谢性酸中毒之间有什么关系？

· 乙醇：急性乙醇摄入会导致乳酸与丙酮酸比率轻微增加，但不会产生临床上显著的代谢性酸中毒。

· AKA：乙醇戒断综合征造成乙酰乙酸和 β- 羟丁酸产生明显的升高，导致高阴离子间隙代谢性酸中毒，并且偶尔会导致显著的高阴离子间隙代谢性酸中毒。在校正阶段，纠正到正常化的过程中，常常会出现负阴离子间隙高氯血症的情况（因为一些碳酸氢盐结合的酮体通过尿液排出）。

· 乙二醇和甲醇：这些化合物的有毒代谢产物会增加阴离子间隙代谢性酸中毒。

· 异丙醇：大部分异丙醇代谢为丙酮。这是一种酮，但不是酮酸，可导致酮症和酮尿，但不会导致酸中毒。

35. 慢性酒精性中毒患者的凝血情况如何？

乙醇引起的骨髓抑制、叶酸缺乏和门静脉高压继发的脾功能亢进都会导致血小板减少，但血小板计数一般不可能低于 30×10^9/L。慢性酒精性中毒患者也会出现血小板质量缺陷。慢性酒精性肝病消耗除Ⅷ因子以外的所有凝血因子，尤其是Ⅱ、Ⅶ、Ⅸ和Ⅹ因子。

36. 维生素 K 什么时候有用？

酗酒患者通常缺乏维生素 K，维生素 K 是生成Ⅱ、Ⅶ、Ⅸ和Ⅹ因子的必需物质。当慢性酒精中毒的患者出现胃肠道出血时，静脉给予维生素 K 补充剂是有用的。维生素 K 在注射 2 ～ 6 小时后才开始发挥恢复凝血因子的作用，因此对于紧急情况，可使用新鲜冰冻血浆来即时补充凝血因子。

37. 酒精中毒患者必须在使用葡萄糖之前服用硫胺素吗？

韦尼克 - 科尔萨科夫综合征进展数小时至数天。尽管葡萄糖诱发韦尼克 - 科尔萨科夫综合征的起始从未得到证实，但神经低血糖症的不良后果在 30 分钟内出现，并且很容易预防。对于已知或疑似低血糖症的酒精中毒患者，应尽快给予葡萄糖，并且尽早给予硫胺素。因为镁是硫胺素的辅助因子，并且饮酒患者通常存在低镁血症，所以对于怀疑是韦尼克 - 科尔萨科夫综合征的患者还应静脉给予 2g 镁。

38. 静脉注射硫胺素是否危险？

口服硫胺素通常在饮酒患者中吸收不良。肌内注射会引起疼痛，并且在凝血功能受损的患者中可导致血肿或脓肿。静脉注射硫胺素最为普遍。硫胺素可以放在液体中输注或静脉推注。

39. 有宿醉的治疗方法吗？

可能没有，至少没有一个具有坚实的科学基础的方法。然而，解救学说种类繁多，从老生常谈的"宿醉醒来再来一杯"（即再次饮用）到最近广受好评的维生素 B_6 复合物、非甾体抗炎药和静脉水合。唯一可信的措施首先还是避免过度饮酒。

关键点：酒精相关性疾病

（1）急性中毒患者是否需要气管插管是基于临床医师对患者的体格评估。

（2）苯妥英只能用于有明确致痫灶的患者，并不适用于预防 AWDS。

（3）治疗戒断可能需要大剂量的苯二氮䓬类药物。

（4）AKA 的改善需要时间和静脉水合。

（魏红涛　译）

参考文献

1. Caravati EM, Erdman AR, Christianson G, et al: Ethylene glycol exposure: an evidence-based consensus guideline for out-of-hospital management. *Clin Toxicol* 43:327–345, 2005.
2. Couter C, Farquhar S, McSherry C, et al: Methanol and ethylene glycol acute poisonings-predictors of mortality. *Clin Toxicol* 49:900–906, 2011.
3. Glaser DS: Utility of the serum osmol gap in the diagnosis of methanol or ethylene glycol ingestion. *Ann Emerg Med* 27:343–346, 1996.
4. Hovda KE, Andersson KS, Urdal P, et al: Methanol and formate kinetics during treatment with fomepizole. *Clin Toxicol* 43:221–227, 2005.
5. Mayo-Smith MF: Pharmacological management of alcohol withdrawal: a meta-analysis and evidence-based practice guideline. *JAMA* 278:144–151, 1997.
6. McDonald AJ 3rd, Wang N, Camargo CA Jr: US emergency department visits for alcohol-related diseases and injuries between 1992 and 2000. *Arch Intern Med* 164:531–537, 2004.
7. Paasma R, Hovda KE, Tikkerberi A, et al: Methanol mass poisoning in Estonia: outbreak in 154 patients. *Clin Toxicol* 45:152–157, 2007.
8. Rathlev NK, Ulrich A, Shieh TC, et al: Etiology and weekly occurrence of alcohol-related seizures. *Acad Emerg Med* 9:824–828, 2002.
9. Shale JH, Shale CM, Mastin WD: A review of the safety and efficacy of droperidol for the rapid sedation of severely agitated and violent patients. *J Clin Psychiatry* 64:500–505, 2003.
10. Wiese JG, Shlipak MG, Browner WS: The alcohol hangover. *Ann Intern Med* 132:897–902, 2000.

第71章　解热镇痛药物中毒

James C. Mitchiner，MD，MPH

水杨酸中毒

1. 水杨酸过量的原因是什么？

水杨酸过量可能是有意的也可能是意外的。家长给儿童服用成人剂量的阿司匹林可能导致中毒。包含 162mg 水杨酸盐的次水杨酸铋（碱式水杨酸铋），有时候也是罪魁祸首。在成人中，同时摄入阿司匹林和含阿司匹林的处方药或非处方药可能导致意外过量，并可能形成胃结石。液态水杨酸甲酯（冬青油）因其高水杨酸含量（1 茶匙 = 9g 水杨酸盐）和快速吸收所以毒性很强。经皮肤外用水杨酸膏剂是急性水杨酸中毒的罕见原因。最小急性中毒的摄入量为 150mg/kg。

2. 急性水杨酸过量的患者的临床表现是什么？

早期诊断至关重要。患者可能出现恶心、呕吐、耳鸣、眩晕、发热、出汗、意识错乱的症状。过度换气可能被错误地认为是由于焦虑。患者还可能有头痛或慢性疼痛，因为这会导致患者过量摄入水杨酸。

3. 列出急性水杨酸中毒的一些常见临床特征

见表 71-1。

表 71-1　急性水杨酸中毒的常见临床特征

一般表现	高热、脱水
呼吸系统	过度通气（可能被误认为是焦虑），非心源性肺水肿
中枢神经系统	耳鸣，意识错乱，谵妄，癫痫发作，昏迷
胃肠道	恶心，呕吐，腹泻，消化道出血
皮肤表现	眼睑瘀点
实验室检查	酸碱平衡紊乱，氮质血症，高钾血症或低钾血症，低血糖症（儿童），肌酸激酶水平升高（横纹肌溶解综合征），凝血功能障碍

4. 描述与水杨酸中毒相关的酸碱平衡紊乱

急性呼吸性碱中毒，无缺氧，是由水杨酸盐刺激呼吸中枢所导致的。如果患者有缺氧表现，应考虑是水杨酸盐诱导的非心源性肺水肿。在摄入水杨酸后 12～24 小时内，由于乳酸和酮酸的累积，未经治疗的患者的酸碱状态向阴离子间隙代谢性酸中毒转变。混合性呼吸性碱中毒和代谢性酸中毒通常见于成人。对于呼吸性酸中毒的患者，应怀疑其同时摄入了中枢神经系统镇静剂。代谢性酸中毒是儿童、服用大量水杨酸的患者、血流动力学不稳定的患者及所有年龄段患有慢性水杨酸中毒的患者的主要酸碱平衡紊乱。

5. 急性水杨酸中毒的其他代谢紊乱是什么？

患者可能因呕吐、肾钠排泄增加的利尿作用或高热状态引起的发汗而脱水。过度换气患者的不可察觉的水丢失增加。低钾血症是由肾脏钾排泄、呼吸和代谢性碱血症（继发于碳酸氢盐治疗）引起的。

6. 笔者认为阿司匹林是一种解热药，它是如何引起发热的？

在细胞水平上，水杨酸中毒导致氧化磷酸化的解偶联。当这种情况发生时，通过氧还原和烟酰胺腺嘌呤二核苷酸氧化还原所获得的能量，通常以三磷酸腺苷的形式获得，并以热量的形式释放出来。

7. 列举一些血液学异常

这些在急性过量中很少见。特点包括凝血酶原（Ⅱ因子）和Ⅶ因子的产生减少，毛细血管内皮脆性增加，血小板数量和功能减少（即血液黏滞度降低）。严重的出血不常见。

8. 如何评估水杨酸盐过量的严重性？

急诊室应首先检测患者血清水杨酸浓度，并间隔 2 小时复查 1 次，同时患者仍要留在急诊室中观察，以便预测中毒的严重程度。阿司匹林列线图仅具有历史意义，已不再推荐使用。大多数患者在 40mg/dl 或更高的水杨酸浓度下出现中毒症状。

9. 需要哪些实验室检查？

最初应在急诊室中每隔 2 小时测定一次连续的血清水杨酸浓度，直到水杨酸浓度的下降趋势确定，最近的浓度应低于 20mg/dl，且患者无症状，呼吸频率正常。其他检查包括完整的血细胞计数、血清电解质、血尿素氮、肌酐和血糖水平及尿液分析。同时应考虑凝血酶原时间、国际标准化比值和动脉血气分析。定量的对乙酰氨基酚浓度被推荐用于排除对乙酰氨基酚的协同毒性。

10. 急性水杨酸过量的初始急诊室治疗有什么？

如果中毒是通过皮肤接触，应该用大量自来水清洗皮肤。对于急性摄入，应首先给予静脉注射生理盐水。如果患者已中毒，则应进行碱性利尿。一种混合有泻药（山梨醇或者硫酸镁）的活性炭浆液体，如果可以忍受的话应该口服，或者通过胃管注入，剂量为每千克体重 1g 活性炭。即使患者在摄入后数小时来到急诊室，洗胃也可能是有用的，因为大量的阿司匹林可能在持续吸收的情况下形成胃结石。

11. 在急诊室还需要做些什么？

患者出现利尿反应后，应以 20 ～ 40mEq/L 的氯化钾补充钾流失。高热患者应利用冰毯物理降温。低血糖症患者应静脉注射 50% 葡萄糖液治疗。阿司匹林导致的非心源性肺水肿患者应该接受氧气、无创通气（CPAP 或 BiPAP），或者气管插管和呼气末正压通气治疗。如果可以应避免使用镇静药，因为有呼吸抑制的风险，进而导致呼吸性酸中毒和中枢神经系统毒性加剧。

12. 活性炭的重复使用有用吗？

由于阿司匹林从胃肠道中的阿司匹林－活性炭复合物中释放并重吸收，因此在使用单剂量活性炭后水杨酸浓度可能不会显著下降。使用重复剂量的活性炭（每 3 小时 25g，不含泻药）被证明可能增加水杨酸清除率。

13. 碱性利尿的原理是什么？

因为阿司匹林是一种有机酸，所以静脉注射碳酸氢盐会提高血液的 pH 并捕获水杨酸盐离子，从而限制跨过血脑屏障的水杨酸盐的量。同样的，碱化尿液保留了水杨酸盐离子，防止它们被肾小管重吸收。等渗性碱性利尿是通过在 1L 5% 葡萄糖水溶液中加入 3 安瓿碳酸氢钠，以 2 ～ 3ml/（kg·h）的速度输注而实现的。应监测患者是否出现肺水肿。

14. 解释血清水杨酸浓度降低和临床毒性增加的矛盾

血清水杨酸浓度本身并不反映药物的组织分布。如果患者的血液呈酸性，水杨酸呈未电离状态，更多的会穿透血脑屏障导致中枢神经系统中毒。水杨酸浓度应根据患者临床情况和血液酸碱度来解读；酸性酸碱度与毒性有关，无论水杨酸水平如何。

15. 血液透析的适应证是什么？

标准适应证包括持续、难治性代谢性酸中毒（动脉血 pH < 7.10）、肾衰竭伴少尿、心肺功能不全（如肺水肿、心律失常、心脏停搏）、中枢神经系统衰退（如癫痫发作、昏迷、脑水肿）和血清水杨酸浓度在摄入 6 小时后大于 100mg/dl。因为摄入超过 300mg/kg 体重会预示严重的毒性，因此在预期可能需要血液透析时应及早咨询肾病专家。

16. 慢性水杨酸中毒最常见的症状是什么？

与急性水杨酸中毒相比，慢性水杨酸中毒通常是偶然的。主要诊断特征是精神状态的改变，表现为虚弱、耳鸣、嗜睡、意识模糊、困倦、言语不清、幻觉、躁动或癫痫发作。由于这些症状在许多其他疾病中都很常见，因此通常会误诊，导致 25% 的死亡率。大多数患者有呼吸急促，这是对阴离子间隙代谢性酸中毒的代偿性反应。血清水杨酸浓度可能正常或轻微升高。

对乙酰氨基酚中毒

17. 对乙酰氨基酚毒理学有什么新发现吗？

是的，现在还有很多需要担心的问题，因为有大量延长缓释制剂以及由于无意的超治疗性摄入导致的肝毒性的报告。解毒剂 N- 乙酰半胱氨酸的静脉注射形式比口服制剂更常用。

18. 对乙酰氨基酚过量的特点是什么？

对乙酰氨基酚是急性镇痛药摄入中最常见的药物。可以作为单一药物，也可以与各种咳嗽、感冒或疼痛药物联合使用。早期诊断急性对乙酰氨基酚中毒很重要，因为早期症状可能很轻微或不明显；主要表现肝毒性发作在摄入后延迟数天。在摄入后 16 小时内未能识别和治疗中毒会导致显著的发病率和死亡率。治疗中的主要问题是预防肝毒性。

19. 概述对乙酰氨基酚过量的 4 个阶段

见表 71-2。

表 71-2　对乙酰氨基酚中毒的阶段

阶段*	发病时间	临床表现	实验室结果
Ⅰ	< 24 小时	厌食，恶心，呕吐，发汗（患者可能无症状）	有毒的对乙酰氨基酚的浓度
Ⅱ	24 ~ 72 小时	右上腹部疼痛	肝功能检查轻度异常
Ⅲ	3 ~ 5 天	呕吐，黄疸，脑病，少尿	肝功能检查显著异常，凝血功能障碍，氮质血症，低血糖症，低磷血症
Ⅳ	大概 1 周	毒性逐渐消退	实验室检查结果好转

注：*请注意，这些在临床实践中很少使用，但有助于诊断。

20. 对乙酰氨基酚中毒时，最早出现的中枢神经系统表现是什么？

在早期阶段没有症状，精神状态或意识水平的异常应该归因于其他药物（如水杨酸盐、阿片类药物、镇静药）或其他疾病状态。最初大量摄入时偶尔会有轻微的恶心或呕吐。肝性脑病可发生在第三阶段。

21. 描述对乙酰氨基酚中毒的病理生理学

对乙酰氨基酚主要由肝脏代谢，约 90% 与葡萄糖醛酸或硫酸结合形成无毒化合物经尿液排出。大约 2% 的药物以原形从尿液中排出。其余部分由细胞色素 P-450 混合功能氧化酶系统代谢。这涉及有毒的中间化合物的形成，即与肝脏谷胱甘肽快速结合。由此产生的结合物进一步代谢，其副产物从尿液排出。因为肝脏通常含有固定量的谷胱甘肽，在急性药物过量时会迅速耗尽。然后有毒的中间物聚积，未经代谢并与肝酶的巯基结合，结果导致不可逆的小叶中心肝坏死。

22. 如何预测肝毒性？

急性摄取 7.5g 或 150mg/kg（以剂量较小者为准）通常可预测肝毒性。肝毒性最准确的预测指标是急性摄入后 4～24 小时内获得的血清对乙酰氨基酚浓度。Rumack-Matthew 列线图，根据摄入后的小时数绘制血清浓度图，是预测急性过量时肝毒性的参考标准。某些药物，如西咪替丁通过细胞色素 P-450 途径与对乙酰氨基酚竞争代谢，理论上可提供一定的肝毒性保护。其他药物，如苯妥英钠和苯巴比妥可诱导细胞色素 P-450 酶促进对乙酰氨基酚代谢到毒性中间物，从而增加肝毒性风险。值得注意的是，同时摄入苯海拉明可能改变对乙酰氨基酚的吸收。如果初始浓度接近列线图上的治疗线，考虑在 2 小时内检查另一个浓度。

23. 连续的血清对乙酰氨基酚浓度有帮助吗？

如果无法准确估计摄取时间则无法使用列线图。这时可以将患者视为摄入时间不明，检查单个对乙酰氨基酚浓度和肝功能；如果对乙酰氨基酚浓度大于 20μg/ml 或肝功能异常，则用解毒剂 N- 乙酰半胱氨酸治疗 12 小时然后重复上述检查。如果对乙酰氨基酚浓度检测不到且肝功能有所改善，则可以停止使用解毒剂 N- 乙酰半胱氨酸；否则继续使用并联系当地毒检中心。

24. 为什么儿童的肝毒性很少见？

没有人知道确切原因。即使儿童体内的乙酰氨基酚浓度达到中毒水平，但儿童中毒也很少见。一种理论认为，对乙酰氨基酚在儿童体内的代谢表现出对其他途径的偏好，而不是细胞色素 P-450 系统，或者它是以溶液的形式存在。有研究认为，从幼年到成年代谢的转变发生在 6～9 岁。

25. 哪些实验室检查有帮助？

如果血清对乙酰氨基酚浓度在列线图上的毒性范围内，则应采集额外的血液进行完整的血细胞计数、电解质、尿素氮、葡萄糖、凝血酶原时间、国际标准化比值和肝功能检查。同时还应进行有限的毒理学筛查，注意药物可治疗的同时摄入物，例如水杨酸盐、阿片类药物、巴比妥酸盐、乙醇和环类抗抑郁药。

26. 概述对乙酰氨基酚中毒的一般治疗方法

活性炭（1g/kg）与泻药（如山梨醇或硫酸镁）混合后，应口服或通过胃管（如果气道受到保护且解毒剂 N- 乙酰半胱氨酸延迟应用）给药。特效的解毒剂是 N- 乙酰半胱氨酸，该制剂是一种具有较高的治疗毒性安全比的谷胱甘肽替代物，应该在急性过量服药且血清对乙酰氨基酚浓度高于列线图上的治疗线后 10 小时内尽快口服或静脉注射。在急性摄入超过 150mg/kg 或 7.5g 总剂量时（以剂量较小者为准）建议应用 N- 乙酰半胱氨酸。对于怀疑有对乙酰氨基酚中毒的肝衰竭患者，也应静脉给予 N- 乙酰半胱氨酸，无论服药后的时间或对乙酰氨基酚的浓度如何。

> ### 关键点：急诊室镇痛药物中毒的治疗方法
>
> （1）在将自杀患者送入精神科病房之前，应使用连续水杨酸盐水平排除中毒。
> （2）必须根据患者的临床情况、药物的配方（药片、胶囊或液体）以及同时出现的血液 pH 来解释水杨酸的浓度。
> （3）治疗对乙酰氨基酚中毒的主要目的是预防肝毒性。
> （4）对乙酰氨基酚过量的解毒剂是 N- 乙酰半胱氨酸。无论是口服还是静脉注射，10 小时内给药最有效。

27. 如何给予 N- 乙酰半胱氨酸？

传统上，先用水或果汁 1：5 稀释后，再经口或鼻胃管将 N- 乙酰半胱氨酸作为口服制剂给予。负荷剂量为 140mg/kg，随后给予维持剂量 70mg/kg 每 4 小时补充 17 剂。如果患者在 1 小时内吐出 1 剂则应重复该剂量。如果持续呕吐应服用止吐药。由于使用方便、呕吐风险小、输液更快（21 小时，口服为 72 小时），临床医师现在更常使用静脉注射制剂（乙酰半胱氨酸），剂量为 150mg/kg 溶于 5% 葡萄糖液中超过 15 ～ 60 分钟，随后为 50mg/kg 超过 4 小时，然后为 100mg/kg 超过 16 小时。缺点包括不良反应发生率较高（高达 17%）和费用较高。目前尚无证据表明，在降低肝毒性风险方面，两种途径哪个更优。

28. 使用 N- 乙酰半胱氨酸的时间窗？

尽可能地在急性对乙酰氨基酚过量后 10 小时内给予 N- 乙酰半胱氨酸。如果急性摄入超过 10 小时，特别是服用缓释制剂或摄入剂量大的患者，以及对乙酰氨基酚持续中毒或肝酶升高的患者，应用 N- 乙酰半胱氨酸仍可能受益。在这些情况下，建议采用静脉注射。

29. 如果患者有肝性脑病，N- 乙酰半胱氨酸治疗是否为时已晚？

不，应以常规剂量静脉注射 N- 乙酰半胱氨酸，然后以 6.25mg/（kg·h）持续输注，直至患者临床表现好转且 INR 小于 2。未能改善表明需要进行肝移植，应咨询当地的毒物管制中心。

30. 应该关注静脉注射 N- 乙酰半胱氨酸潜在的不良反应吗？

不良反应的发生率为 5% ～ 17%，并且在输注负荷剂量期间容易发生。不需要治疗的典型症状包括短暂的恶心、呕吐和潮红；轻度荨麻疹可用苯海拉明治疗。无须中断 N–乙酰半胱氨酸治疗，但应减慢初始输注速度。严重的反应，如支气管痉挛、血管水肿和低血压，需要用抗组胺药、类固醇、沙丁胺醇和肾上腺素进行积极治疗，并停止静脉注射 N–乙酰半胱氨酸。口服 N–乙酰半胱氨酸可以替代。

31. 什么是对乙酰氨基酚酒精综合征？

急性酒精中毒据说是有保护作用的，因为酒精与对乙酰氨基酚竞争作为细胞色素 P–450 的底物，从而限制了毒性代谢物的产生。相反，慢性酒精滥用会以两种方式影响对乙酰氨基酚的解毒作用。

（1）它可以降低肝脏谷胱甘肽的储存量，导致有毒代谢物的解毒能力降低。

（2）它诱导细胞色素 P–450 系统，增加摄入的对乙酰氨基酚转化为有毒的代谢产物的比例。

诊断结果包括有对乙酰氨基酚摄入史，以及经常服用对乙酰氨基酚的已知或隐性酒精滥用患者的谷草转氨酶水平升高（通常大于 800IU/L）。最初有 1/3 的病例漏诊，死亡率超过 30%。治疗通常是支持性的，尽管已经尝试过应用 N–乙酰半胱氨酸，但肝移植也是一种选择。

32. 慢性对乙酰氨基酚中毒的治疗方法是什么？

对于可检测到对乙酰氨基酚浓度大于 20μg/ml 且有肝损伤症状的患者推荐使用 N–乙酰半胱氨酸。治疗 12 小时后重复对乙酰氨基酚浓度和肝功能检测。如果不能检测到对乙酰氨基酚并且肝功能好转或正常可以停止治疗，否则，继续用药并联系当地的毒物控制中心以获取指导。

布洛芬中毒

33. 布洛芬过量的特点是什么？

布洛芬一种很容易买到的非处方药，用于治疗轻中度疼痛和发热。因其可被人体快速吸收，所以其在人体内的药物浓度 2 小时内可达到峰值。症状通常在摄入后 4 小时内出现并且可能在儿童中更严重。摄入量低于 100mg/kg 的患者毒性有限，而摄入量超过 400mg/kg 的患者（主要是儿童）则可能出现更严重症状。

34. 列出布洛芬中毒的主要症状

- 胃肠道毒性表现为恶心、呕吐、腹痛和呕血。
- 肾毒性导致急性肾衰竭。
- 中枢神经系统毒性（主要见于儿童）包括嗜睡、呼吸暂停、癫痫发作和昏迷。
- 严重的代谢性酸中毒和血小板减少症。

35. 应该检查血清布洛芬浓度吗?

不,因为血清布洛芬浓度与临床症状无关,所以该检测在医学决策中无意义。

36. 简述布洛芬中毒的治疗方法

治疗的目的是减轻症状和提供支持性护理,主要是静脉输液和应用镇吐药。如果出现吐血,应进一步检查。如果患者处于中枢性抑郁状态,建议进行有限的毒理学筛查来寻找其他易于治疗的毒素(如水杨酸盐、对乙酰氨基酚、阿片类药物、巴比妥类药物、环类抗抑郁药和乙醇)。癫痫发作应采用静脉注射地西泮治疗。大量摄入时应进行肾功能和肝功能检查。摄入超过 400mg/kg 的儿童应在医院观察。不建议对患者进行强制利尿、碱化尿液和血液透析治疗。

(吴 兰 译)

参考文献

1. Bailey B, McGuigan MA: Management of anaphylactoid reactions to intravenous *N*-acetylcysteine. *Ann Emerg Med* 31:710–715, 1998.
2. Boyer EW, Weibrecht KW: Salicylate (aspirin) poisoning in adults. *UpToDate*. Available at www.uptodate.com/contents/salicylate-aspirin-poisoning-in-adults; accessed 8-14-15.
3. Green JL, Heard KJ, Reynolds KM, et al: Oral and intravenous acetylcysteine for treatment of acetaminophen toxicity: a systematic review and meta-analysis. *West J Emerg Med* 14:218–226, 2013.
4. Heard K, Dart R: Acetaminophen (paracetamol) poisoning in adults: treatment. *UpToDate*. Available at www.uptodate.com/contents/acetaminophen-paracetamol-poisoning-in-adults-treatment; accessed 8-14-15.
5. Johnson SC, Pelletier LL: Enhanced hepatotoxicity of acetaminophen in the alcoholic patient: two case reports and a review of the literature. *Medicine* 76:185–191, 1997.
6. Levine M, Khurana A, Ruha AM: Polyuria, acidosis, and coma following massive ibuprofen ingestion. *J Med Toxicol* 6:315–317, 2010.
7. Oker EE, Hermann L, Baum CR, et al: Serious toxicity in a young child due to ibuprofen. *Acad Emerg Med* 7:821–823, 2000.
8. Smilkstein MJ, Knapp GL, Kulig KW, et al: Efficacy of oral *N*-acetylcysteine in the treatment of acetaminophen overdose: analysis of the national multicenter study 1976-1985. *N Engl J Med* 319:1557–1562, 1988.
9. Wolf SJ, Heard K, Sloan EP, et al: Clinical policy: issues in the management of patients presenting to the emergency department with acetaminophen overdose. *Ann Emerg Med* 50:292–313, 2007.

第72章　蚊虫叮咬伤

Shawn M.Varney，MD，FACEP，FACMT

蛛形纲（恙螨、疥疮、蝎子及蜘蛛）

1. poisonous 与 venomous 二者的区别是什么？

poisonous 是指吸收、摄入或吸入可能导致中毒或死亡的物质（如触摸毒箭蛙、舔蟾蜍）。venomous 是指将毒液传递给受害者的机制（如被蛇咬、被蝎子蜇）。关键区别在于二者的交付机制。

2. 什么是狼蛛？

它是捕鸟蜘蛛科的大蜘蛛。最大的是南美洲彭巴斯茶红蜘蛛，它的腿长达 27cm，身体长可达 10cm。狼蛛毒液包含一系列电压门控性钠通道调节剂，可麻痹被其捕食的昆虫。对于人体几乎没有毒性，但可造成局部疼痛、麻木及淋巴管炎。狼蛛咬伤通常不会引起坏死或严重的后遗症。通常情况下，它几乎没有有刺的螯毛，可引起持续数周的皮肤及黏膜刺激，并伴有水肿和瘙痒。触及眼部可引起严重的角膜结膜炎及结节性眼炎。

3. 被什么蜘蛛咬伤可能会出现问题？

虽然所有蜘蛛都有毒液，但在美国，有两种蜘蛛具有特别的临床重要性：Latrodectus（黑寡妇）和 Loxosceles（棕色隐士）。2012 年，美国毒物管制中心协会（American Association of Poison Control Centers，AAPCC）报告了 2246 例被 Latrodectus 咬伤事件及 1365 例被 Loxosceles 咬伤事件。2246 例被 Latrodectus 咬伤的事件中并无 1 例死亡，仅 21 例的主要反应归因于 Latrodectus 咬伤（0.94%）。相同的，1365 例被 Loxosceles 咬伤的事件中无 1 例死亡，只有 11 例主要反应归因于 Loxosceles 咬伤（0.81%）。这两种蜘蛛的中毒综合征和治疗方法是截然不同的（表 72-1）。

表 72-1　Latrodectus（黑寡妇）与 Loxosceles（棕色隐士）的鉴别

Latrodectus（黑寡妇）	Loxosceles（棕色隐士）
标志	
腹部为红色沙漏状（雌性）	黑色，小提琴形状的前穴

Latrodectus（黑寡妇）	Loxosceles（棕色隐士）
描述	
咬伤后 1 小时内疼痛	通常，最初是温和的咬伤，以红斑为特征
靶形红斑，肿胀，局部出汗	咬伤在 2～4 天内变为坏死性
·弥漫性大肌肉痉挛，包括背部、胸部和腹部（可能会出现假性腹膜炎）	全身反应可能在 1～2 天内发生
	·发热
·中毒：特征性面部肌肉痉挛，流泪，畏光和眶周水肿	·寒战
	·呕吐
·头痛	·关节疼痛
·眩晕	·肌肉疼痛
·恶心和呕吐	·溶血
	·凝血功能障碍
严重的中毒可能会导致吞咽困难、高血压、呼吸衰竭、休克甚至昏迷	可能导致肾衰竭和死亡
治疗	
·伤口护理	·伤口护理
·阿片类镇痛药、苯二氮䓬类药物用于痉挛	·镇痛药
·破伤风预防治疗	·破伤风预防治疗
·马血清 IgG 抗蛇毒血清：给予皮下试验剂量之后，若没有严重反应，在 30 分钟内将 1 小瓶马血清 IgG 抗蛇毒血清与 50ml 生理盐水混合静脉注射	·外科清创，超过 2cm 的病变可能需要移植
	·输血或血液透析
·新 Latrodectus 免疫 F（ab）2 抗蛇毒血清正在研究中	·可考虑应用高压氧疗法、皮质类固醇或氨苯砜，但是目前没有证据证明对人类有效
	·没有可用的抗蛇毒血清

注：引自 Saucier JR：Arachnid envenomation. Emerg Med Clin North Am 22：405－422，ix，2004.

4. 什么是 Mustov 病？

这是一个文字游戏。虽然 AAPCC 报道在 2012 年有 9343 例蜘蛛咬伤事件，但这个数字却低估了真正的发病率，因为这些仅是上报至 AAPCC 的事件数据。另一项干扰因子是 Mustov 病的影响（如"医师，我醒来后就有这个，我一定是睡梦中被蜘蛛咬伤了"）。许多非咬伤性皮肤病变（特别是社区获得性耐甲氧西林金黄色葡萄球菌脓肿）被不公平地归咎于蜘蛛。Mustov 病并不是蜘蛛咬伤的特异性疾病。

5. 一名 5 岁的男孩坐在草坪上观看烟花表演几个小时后开始出现生殖器瘙痒。他的检查显示在他的腹股沟周围有强烈的瘙痒及红斑丘疹。造成这种情况的原因是什么？治疗方案是什么？（线索：他一直穿着短裤。）

恙螨是微小的螨幼虫（0.3mm），可引起剧烈的瘙痒。诊断依据在于鉴别患有这种特征性皮肤病变的人是否户外暴露于易发生恙螨的区域。暴露后几个小时内可出现瘙痒，1～2 天内丘疹可扩大形成结节。治疗以上症状可应用局部治疗（炉甘石）或口服抗组胺药物（羟嗪、苯海拉明）和类固醇。用热水洗涤衣物和（或）使用二氯苯菊醚酯处理。螨虫并没有钻入皮肤内，直到螨虫脱落后，瘙痒反应才会出现。

6. 疥疮的显著特征是什么？

疥疮叮咬通常发生于手指和脚趾的网状空间（还有阴茎、面部以及儿童的头皮）。与恙螨相反，疥疮会形成瘙痒的、白色的、线状的洞穴，在洞穴的封闭端有小灰点的图案。治疗上可应用5%二氯苯菊醚酯乳膏从颈部完全地涂抹，8～14小时后洗掉（1周后重复）或者口服伊维菌素200μg/kg一次，2周后重复。

7. 被蝎子蜇伤有多危险？

北美洲的蝎子通常没有危险性或侵略性。他们不寻找猎物，而是隐藏和等待。蝎子在五段腹部的最后一段（尾节）有成对的毒腺。他们用钳子抓住他们的猎物，将他们的尾巴拱在身上，并刺痛（不是咬伤）受害者。主要的毒素是多肽和低分子量蛋白质、组胺和吲哚化合物（包括5-羟色胺）。毒液导致突触前神经元的钠通透性增加，这导致连续的去极化。除了树皮蝎（刺尾蝎属）之外，美国本土的大多数蝎子都具有低毒性。在北美洲，墨西哥雕像木蝎（在加利福尼亚半岛发现）和雕刻刺尾蝎（在墨西哥索诺拉州和美国西南部：亚利桑那州、犹他州、新墨西哥州、内华达州和加利福尼亚州可发现）通常在蝎子的幼年期能够产生全身毒性。他们可以搭乘毫无防备的旅行者的行李。2012年，AAPCC报告了19262名被蝎子蜇伤的患者。其中中度蜇伤患者3.6%，重度蜇伤患者0.03%，无死亡。

8. 蝎子中毒有何症状？

刺痛是非常痛苦的。全身性的临床表现很少见，主要发生于儿童，其中存在较大的毒液体重比。清醒患者全身毒性的主要症状是流涎、心动过速、眼球转动、无意识的肌肉抽搐、角弓反张及舌状肌束震颤。

9. 被蝎子蜇伤的治疗方法是什么？

局部伤口护理，阿片类镇痛和苯二氮草类药物等支持护理是神经肌肉症状治疗的主要方法。美国食品药品监督管理局批准的蝎子特异性片段抗原结合F（ab'）2抗蛇毒血清（肛镜、罕见病治疗学、富兰克林，TN）在美国上市，标准的三小瓶治疗剂量的售价超过11000美元（约合人民币71401元）。在具有神经毒性作用的重症儿童中，抗蛇毒血清已被证实可在4小时内缓解临床症状，减少苯二氮草类药物镇静的需要，并降低循环未结合毒素的浓度。

蚁科（蚂蚁）

10. 我有一位患者受到火蚁多次叮咬，我该怎么办？

不要惊慌。火蚁属于膜翅目，包括黄蜂和蜜蜂。治疗方法与被蜜蜂蜇伤相同。火蚁在攻击期间蜂拥而至，每次叮咬都会导致总抗原负荷。个别叮咬导致强烈的瘙痒性丘疹，可在 24 小时内进展为无菌脓疱。可能会发生局部坏死和瘢痕形成。对于局部叮咬，冷敷、口服抗组胺药物和局部使用类固醇即可。对于多次叮咬，如果存在全身性过敏表现，则使用类似的方法，同时口服皮质类固醇。

膜翅目（蜜蜂和黄蜂）

11. 被膜翅目昆虫蜇伤后会出现何种反应？

被膜翅目的昆虫蜇伤后出现的反应共有 4 种类型。

（1）毒性反应是对毒液的非抗原反应，其特征是在蜇伤部位有局部刺激，并且可能出现呕吐、腹泻、眩晕和晕厥。也可能有头痛、发热、嗜睡、无意识的肌肉痉挛、无荨麻疹性水肿，偶尔也会出现抽搐。局部毒性反应可通过支持疗法进行治疗，包括冷敷和使用镇痛药。

（2）过敏反应最常见于胡蜂科（即黄蜂、大黄蜂、小黄蜂）蜇伤。这些反应可以发生在蜇伤后 15 分钟到 6 小时，程度可从轻微至致命。治疗方法同其他过敏反应。

（3）延迟反应表现为血清病样综合征，在蜇伤后 10 ～ 14 天出现。可应用抗组胺药物及皮质类固醇治疗。

（4）异常反应，被膜翅目蜇伤后出现，包括脑炎、神经炎、血管炎及肾炎。

12. 被蜜蜂蜇伤与被黄蜂蜇伤二者有何不同？

蜜蜂有带倒钩的刺，通常留在受害者体内，并将毒液囊从蜜蜂身上拉下来。蜜蜂在单次针刺后死亡，然而黄蜂能够多次针刺。此外，膜翅目可以释放出防御信息素，吸引其他膜翅目并诱导它们针刺。最好是使用卡片刮掉蜜蜂这些刺，而不是冒着无意间会被注入更多毒液的危险，用手指或镊子捏住或拔除它们。应当尽快去除毒刺，因为毒液囊在从蜜蜂脱离后的 1 分钟内会继续脉冲毒液。

13. 什么是杀人蜂？

非洲蜜蜂（Apis mellifera scutellata）于 1956 年作为热带环境中潜在的蜂蜜生产者被引入巴西，现已迁移到美国。非洲蜜蜂和欧洲蜜蜂的外观、毒液毒性、携带的毒液量及针刺的次数（1 次相似）。不同之处在于他们积极的防御行为。他们大量涌入，在更远的距离（远至 1 千米）追捕受害者，并且具有较低的刺痛阈值。因此，受害者通常在攻击期间受到多次蜇伤，因此毒液负担更大。出于这个原因，非洲蜜蜂被称为杀人蜂。

14. 被蜜蜂蜇伤的患者发生过敏反应后幸存，应该怎样做才能为此患者做好准备以防将来被再次蜇伤？

首先，告诉患者远离蜜蜂和黄蜂。其次，让他或她携带描述蜂蜇过敏的医学鉴定，例如医疗警报手环。最后，患者应携带并学习使用肾上腺素自我注射器（抗核抗体试剂盒或肾上腺素笔）。

毒蜥属（蜥蜴）

15. 世界上存在有毒的蜥蜴吗？

是的，共有 2 种：墨西哥念珠蜥蜴（Heloderma horridum）和钝尾毒蜥（Heloderma suspectum）。两种蜥蜴都生活在美国西南部和墨西哥的沙漠地区。这些蜥蜴的毒液有类似于响尾蛇的毒液，尽管临床过程通常较温和。这些爬行动物更严重的问题是它们强有力的下颚（以及它们紧紧抓住受害者不放）。他们通过咀嚼组织并将毒液滴入由牙齿形成的撕裂伤中来释放毒液。他们的牙齿通常也会在伤口中脱落并成为异物，如果不去除则会成为感染的病灶。在 X 线片上很难看到牙齿。大约 70% 的咬伤事件出现中毒现象。

16. 我如何打开钝尾毒蜥的下颚？

打开钝尾毒蜥强有力的下颚有以下几种方法：将蜥蜴淹没在水下、用毛巾包住蜥蜴头部吓唬它、向它倒酒精或者用棍子撬开它的嘴。

蚊科（蚊子）

17. 被蚊子叮咬后的主要临床意义是什么？

蚊子种类超过 3000 种，除南极洲外，每个洲都有蚊子。它们的叮咬比任何其他吸血生物的叮咬都多。它们被二氧化碳、乳酸、体温和汗液吸引。1 岁以下的婴儿很少会对叮咬产生皮肤反应；而到 5 岁时，几乎所有的儿童都会出现反应，包括即时和迟发的超敏反应。然而，主要意义在于蚊子作为疾病媒介物的作用。他们可以传播脑炎、疟疾、黄热病、登革热、丝虫病、西尼罗病毒、罗斯河病毒、奇昆古尼亚热和裂谷热。它们每年向 7 亿多人传播疾病，在非洲、南美洲和中美洲、墨西哥和亚洲造成至少 200 万人死亡。

哺乳动物（蝙蝠、犬、猫、狐狸、马、人类、浣熊、臭鼬和土拨鼠）

18. 美国每年有多少例被犬和猫咬伤的事件？感染的风险是什么？

大多数需要医疗照顾的被哺乳动物咬伤来自犬。据估计，每年发生 450 万次犬咬伤事件，导致多达 88.5 万名受害者寻求医疗救助。被猫咬伤的年发病率约为 40 万。咬伤感染的风险取决于多种因素，包括咬伤的部位（手部比较严重）、伤口的类型（犬的挤压伤和猫的穿刺伤比较严重）、咬人的动物种类和宿主因素（免疫功能低下的并发症）。狗咬伤手的感染风险可高达 30%。猫咬伤的感染率高达 80%，这可能是伤口深处感染细菌的结果。

19. 我应该给被犬或猫咬伤的受害者预防性应用抗生素吗？

这是有争议的。细致的伤口护理是减少感染可能的最有效方式。在 1994 年的一项荟萃分析中，Cummings 表示为了防止犬咬伤后的伤口感染，对 14 名患者进行了治疗。抗生素可以将感染率降低接近一半。高危伤口（免疫功能低下的患者，穿刺伤、组织挤压、手足受累，12 小时后治疗，已有感染症状）应用抗生素治疗效果可能好于低危伤口。穿刺伤和伤口大于 3cm 时，感染风险增加 3 倍。最后，被猫或犬咬伤的伤口感染通常在咬伤后 12 ～ 24 小时内出现感染的症状和体征。在选择抗生素时，需要考虑这些感染（葡萄球菌、链球菌、巴斯德菌、厌氧菌）的多种微生物特性及抗生素的成本。阿莫西林 - 克拉维酸（安灭菌或 Dog-mentin）是青霉素过敏患者的首选药物。

20. 犬咬伤后是否先关闭伤口（缝合）？

是的。犬咬伤缝合时有一些注意事项。有利条件包括小于 8 小时的伤口、高压冲洗和用聚维酮碘清洁。缝合和未缝合伤口的感染率相似，并且在所有年龄组中相当。缝合伤口具有更好的美观评分，长度 < 3cm 及头部或面部伤口可以增加美观评分。

21. 什么是犬咬二氧化碳嗜纤维菌？

犬咬二氧化碳嗜纤维菌 [dysgonic fermenter（DF2）] 是一种革兰氏阴性杆菌，需要特殊的生长培养基，并且在被狗咬伤后会引起脓毒血症。这类感染者有 80% 是免疫功能低下者（即脾切除术、恶性血液病、肝硬化、获得性免疫缺陷综合征或长期应用类固醇）。这是一种罕见的感染，死亡率为 25% ～ 36%。应询问被犬咬伤的患者是否切除了脾脏。

22. 哪种咬伤类型有狂犬病传播的风险？

狂犬病是由接种传染性唾液传播的 RNA 弹状病毒引起的疾病。除了一些无狂犬病地区外，它在全世界都很普遍：夏威夷、英格兰、澳大利亚、日本和加勒比海的部分地区。该病毒主要影响中枢神经系统，几乎是致命的。在美国，被浣熊、臭鼬、蝙蝠、狐狸和土拨鼠等动物咬伤应被视为一种风险。家畜、啮齿动物和兔类动物的咬伤暴露很少需要暴露后预防，因为宿主在狂犬病病毒可以充分复制之前已经死亡。有关当地的建议，请咨询你所在国家的卫生部门。

23. 什么是狂犬病暴露后预防？

暴露后预防是指在高风险暴露后出现疾病之前尝试预防疾病。首先，彻底清洁伤口。然后给予 20IU/kg 人狂犬病免疫球蛋白（如果可能的话，在伤口内和周围注射 50% 人狂犬病免疫球蛋白，在臀肌中肌内注射 50% 人狂犬病免疫球蛋白）。在当天、第 3 天、第 7 天和第 14 天，将 1ml 人狂犬病疫苗注入三角肌（或幼儿大腿的前外侧）。不要在同一部位给予狂犬病疫苗和免疫球蛋白。还应询问破伤风免疫情况。

24. 什么是战斗性咬伤？

战斗性咬伤或握紧拳头伤害是人咬伤，发生于当拳头撞击对手的牙齿时，通常优势手的指关节受伤。裂伤可涉及指伸肌腱及其腱鞘、浅筋膜和深筋膜，以及关节囊。这些结构在受伤时被口腔菌群污染，手指弯曲受伤后会受到感染。在战斗性咬伤中人类唾液最常见培养的生物体是链球菌，其次是金黄色葡萄球菌（通常是青霉素抗性）；31% 的伤口感染是由革兰阴性菌引起的，43% 是混合革兰氏阴性菌和革兰氏阳性菌的结果。这些感染中高达 29% 可能是由兼性厌氧革兰氏阴性杆菌侵蚀艾肯菌（Eikenella corrodens）引起的。它通常对半合成青霉素、克林霉素和第一代头孢菌素具有抗性。但是，它通常对青霉素和氨苄西林敏感。这些伤口需要彻底的探查和冲洗。在选择抗生素时，需考虑这些感染的多种微生物特性。如果患者有感染的伤口，应给予广谱抗生素静脉注射（IV）并为可能需要的清创手术寻求外科咨询。

海洋动物（水母、鲨鱼和毒鱼）

25. 我该如何治疗水母或其他腔肠动物的蜇伤？

水母是无脊椎动物，具有凝胶状的伞状体，不具有软骨或鳞片，它不是鱼。一个更准确的术语是胶状物或海蜇。水母的触须上拥有成千上万的刺丝囊，通过向它们的猎物发射小的鱼叉形刺注入毒液。通过物理接触或化学刺激（如淡水）触发放电。通常，触须中未放电的刺丝囊仍与受害者的皮肤接触，可能会无意中受到刺激并注入额外的毒液。在受影响的区域倒入醋酸（醋）30 秒，以抑制大多数水母的刺丝囊放电。僧帽水母属（蓝樽水母）对约 45℃ 热水，持续 60 分钟反应更好。虽然民间说法很受欢迎，但尿液不会抑制刺丝囊放电，甚至可能会刺激放电。避免用淡水冲洗。残留在皮肤中的刺丝囊可用剃须膏、滑石粉、小苏打或面粉覆盖，然后剃掉该区域，或用信用卡刮擦皮肤及使用胶带来除去。同样的治疗方法也可用于海葵或火珊瑚的蜇伤。有一种澳大利亚箱形水母（海黄蜂），治疗其蜇伤可应用抗蛇毒血清。抗蛇毒血清的推荐剂量为 1～3 安瓿。

26. 举例一些毒鱼，并说明它们的毒液有何共同点。如何将毒液应用于治疗？

毒鱼利用刺注入热不稳定的毒物（热度会破坏毒素）。毒鱼包括黄貂鱼、狮子鱼、蝎子鱼、石头鱼、鲶鱼（即淡水鲶鱼、海鲶鱼、珊瑚鲶鱼）、鲈鱼以及其他鱼类。倒钩和刺可能会嵌入伤口，应立即去除。通过将受害者的受影响的肢体末端放入热水（45℃）中 60 分钟，可以使毒液无毒。治疗石头鱼的毒液可以使用抗蛇毒血清，1～3安瓿肌内注射。

27. 我如何获得外来蛇或海洋毒液的抗蛇毒血清？

请致电您当地或地区的毒物中心寻求帮助。他们可以从当地的动物园或水族馆或另一个毒物中心获得抗蛇毒血清。请注意，尽管动物园和水族馆可能拥有针对外来毒液的抗蛇毒血清，但其使用主要是针对紧急情况下它们的工作人员。他们可能会选择根据富有同情心的使用条款让与特异性抗蛇毒血清，但他们没有义务这样做。

28. 全世界每年有多少人被鲨鱼杀死？

2006—2010 年，全世界平均每年有 4.2 人因无故的鲨鱼袭击而死亡。

蝰亚科（响尾蛇、铜头蛇和水蝮蛇）及眼镜蛇科（珊瑚蛇）

29. 蝰亚科（蝮蛇）与眼镜蛇科二者物理特征的区别是什么？

蝮蛇包括响尾蛇、铜头蛇和水蝮蛇（或棉口蛇），可根据位于三角形头部上的鼻孔和椭圆形瞳孔间的热感应凹加以鉴别。热感应凹可使蛇能够感知猎物的方向和大小。眼镜蛇科包括珊瑚蛇（北美洲的主要本土眼镜蛇）和眼镜蛇，它们有圆形的头部和圆形的瞳孔。并非所有的蝮蛇都会摇尾，也并不是所有的响尾蛇都会使用它们的尾环摇尾。

30. 什么是干蛇咬伤？

干蛇咬伤是指没有引入毒液的咬伤。在美国所有蝮蛇咬伤事件中 20%～25% 不会导致中毒。珊瑚蛇，缺少长尖牙，需通过咀嚼皮肤注入毒液。高达 50% 的珊瑚蛇咬伤是干蛇咬伤。

31. 蝮蛇咬伤与眼镜蛇咬伤有何区别？

蝮蛇毒液含有导致局部组织破坏的毒素，而眼镜蛇毒液具有可能导致虚弱和呼吸麻痹的神经毒素。蝮蛇毒液中毒的临床症状包括存在 1～2 个尖牙齿痕，并渗出不凝固的血液，周围有瘀斑、局部水肿和严重的灼痛。在珊瑚蛇的毒液中毒过程中，通常很少有局部组织损伤，并且全身体征可能会延迟长达 12 小时。珊瑚蛇毒液中毒神经毒性效应的最早症状和体征包括恶心、呕吐、头痛、腹痛、出汗和脸色苍白。凝血障碍和组织破坏并不是珊瑚蛇毒液中毒的特性，但呼吸麻痹是令人畏惧的结果。

32. 对与错：在美国，蛇咬伤并不常见，但却有高致死性

这种说法既是正确的，也是错误的。在美国，本土的蛇咬伤并不常见，死亡率也很低。蛇咬伤是发病率而非死亡率的问题。2012 年 AAPCC 报告记录了 3663 例蝮蛇咬伤事件和 84 例珊瑚蛇咬伤事件，但只有 2 例死亡（1 例为响尾蛇咬伤，另 1 例为棉口蛇咬伤）。响尾蛇咬伤占主要医疗结果的一半以上（即产生危及生命的症状或体征，或导致严重的后遗症残疾或毁形），铜头蛇咬伤约占 1/4。另外 2854 例蛇咬伤来自无毒的蛇和未知物种的蛇，造成 1.3% 的主要医疗结果，但没有死亡。

33. 列出美国蛇咬伤的一些流行病学特点

- 75% 发生在 4 ～ 10 月。
- 45% 发生在下午 2：00 ～ 6：00。
- 男女受害者比例为 7 ：1。
- 55% 的受害者年龄在 17 ～ 27 岁。
- 85% 的咬伤都在手指或手部；15% 涉及足部或脚踝。
- 30% ～ 60% 的受害者因乙醇中毒（特别是如果涉及宠物蛇）。
- 15% 曾有蛇咬伤。

34. 列出 3 个蝮亚科（蝮蛇）中毒的主要临床症状

蝮亚科蛇咬伤的 3 个主要临床症状。
（1）局部（如疼痛、水肿、瘀斑、肺大疱、渗血）。
（2）全身性（如恶心、虚弱、低血压、肌束震颤或多器官功能障碍综合征）。
（3）凝血功能障碍（如血小板低、INR 升高，纤维蛋白原低）。

35.FDA 批准的抗蛇毒血清在美国是否可应用于蝮亚科（蝮蛇）中毒？且何时应该使用？

CroFab（蝮蛇多价免疫片段，绵羊抗蛇毒血清）是由 4 种蝮蛇蛇毒（西部菱斑响尾蛇，东部菱斑响尾蛇，蒙亚夫响尾蛇和棉口蛇）中的一种免疫绵羊血清合并产生的抗蛇毒血清，然后用木瓜蛋白酶消化产生抗体片段（Fab 和 Fc）。在纯化过程中消除了更具免疫原性的 Fc 部分，留下 4 种单特异性的 Fab 制剂，它们组合后形成最终的抗蛇毒血清。这款抗蛇毒血清是冻干粉末，使用时必须重新配制（需要 30 分钟）。目标是通过在咬伤后 6 小时内应用 4 ～ 6 安瓿的初始负荷剂量来实现初始控制（可描述为阻止毒液所有组分的进展，包括局部效应、全身效应和凝血功能障碍）。初始控制后，在 6、12 和 18 小时输注额外的 2 安瓿维持剂量。CroFab 每安瓿的花费大约 2000 美元（约合人民币 12982 元）。

抗蛇毒血清适用于任何具有进行性局部组织效应、血液学效应（显著 PT 异常，血小板计数和纤维蛋白原水平异常）或由毒液引起的全身体征（恶心、呕吐、低血压、局部肌束震颤）的患者。抗蛇毒血清不适用于局部疼痛和水肿的患者，且不会持续 4～6 个小时。

36. 是否总是要维持抗蛇毒血清剂量？

这是有争议的。有些人坚持给予维持剂量，因为 FDA 批准用于 CroFab 的研究数据中包括了此项内容。其他人指出，抗蛇毒血清剂量应根据毒性的严重程度进行调整，这样可充分实现初始控制。一些医师报告指出被铜头蛇咬伤一般不太严重，可能不需要维持剂量或任何抗蛇毒血清。目前正在进行一项随机双盲试验，将 CroFab 与安慰剂进行比较，以获得铜头蛇的轻度至中度毒液效应。

37. 理论上，CroFab 抗蛇毒血清的哪些方面导致患者需要额外和（或）维持剂量的抗蛇毒血清？

由于 Fab 分子相对较小和随后的肾脏清除，治疗蝮蛇毒液中毒，有效的 CroFab 作用持续时间可能不足一个剂量。FDA 批准了 CroFab 维持剂量。墨西哥制药公司 Bioclon 研究所（墨西哥城，墨西哥）开发了一种马衍生的多价蝮蛇免疫片段 F（ab'）2 抗蛇毒血清（Anavip），它可有效中和北美蛇的 15 种毒液并改善凝血功能。F（ab'）2 片段比 Fab 片段大，并且不像 Fab 片段抗蛇毒血清那样可以快速地从患者的循环系统中移除。F（ab'）2 抗蛇毒血清正在接受 FDA 审查，但未获批准。

38. 被蝮蛇咬伤会导致骨筋膜室综合征吗？

由于毒液通常沉积在皮下组织中，而不是在筋膜室中，因此骨筋膜室综合征很少由蝮蛇毒液中毒引起。然而，体重较小且存在相对较深的毒液中毒的儿童更容易发生骨筋膜室综合征，但这种情况罕见。如果不直接测量筋膜室内压力，则不能可靠地诊断骨筋膜室综合征，因为它的临床症状和体征（如感觉异常、运动时疼痛和脉率减慢）与中毒的症状和体征相似。抗蛇毒血清可治疗骨筋膜室综合征。此外，抬高患肢。

39. 珊瑚蛇着色的重要性是什么？它的毒液有哪些活性成分？

这种小的（通常约 45.7cm）、细而色彩鲜艳的蛇是有毒的；然而，无毒性的蛇王具有相似的颜色，但有不同的图案。"Red on yellow, kill a fellow（红黄色，可杀死一个人）"（珊瑚蛇）。"Red on black, venom lack（红黑色，毒液缺乏）"（无害的蛇）。

这种押韵只对识别北美珊瑚蛇有帮助。珊瑚蛇毒液含有神经毒素，不可逆地与突触前神经末梢结合并阻断乙酰胆碱受体。再生受体可能需要数周时间。临床表现是言语不清、眼睑下垂、瞳孔散大、吞咽困难和肌痛。死亡的原因是进行性瘫痪和呼吸衰竭。几乎没有局部组织破坏。

40. 如何治疗珊瑚蛇毒液中毒？

抗珊瑚蛇毒血清已不再在美国制造。任何剩余供应已超过其初始保质期，但 FDA 继续延长其保质期。治疗方法即支持疗法、良好的伤口护理和对即将发生的肌肉麻痹的关注。Coralmyn 是由墨西哥制药公司 Bioclon 研究所生产的抗珊瑚蛇毒血清，必须经过 FDA 的审查才能在美国使用。Coralmyn 可有效中和美国临床上重要的珊瑚蛇毒液。

41. 针对蝮蛇咬伤的哪些院前治疗现在被认为是无效或有害的？

切开伤口并尝试通过口吸方法（切割和吸吮）取出毒物、毒液提取装置、电击使毒素蛋白质变性、碳酸、士的宁、灌肠、尿液、烧灼、预防性抗生素使用、冰袋（冷冻疗法）以及动脉止血带均无效，甚至在某些情况下是有害的。毒液提取装置不会去除大量有意义的毒液（在一项研究中为 0.04% ～ 2%）。非甾体抗炎药可能会使蝮蛇毒液引起的血小板减少性出血，复合成血栓，应该避免使用。

42. 哪些院前非抗蛇毒血清治疗是正确的？

保持冷静、避免活动、移除珠宝或束紧物品、固定患肢、遵循良好的基本生命支持原则，并迅速将患者运送到急诊室。淋巴收缩带的使用（宽带和扁平带而不是绳状止血带）有争议，但可将其用于施加足够大的压力以阻塞浅静脉和淋巴管（通常为 2.67kPa），使用时的松紧度以容纳一根或两根手指为宜。它可以延迟毒液的全身吸收，并可在运输时间延长的情况下使用。尽管美国心脏协会在其 2010 年指南中采用了这种做法，但许多毒理学家仍然建议不要使用收缩带。因为其可能导致局部组织损伤，并且人们难以施加正确量的压力。

43. 什么是外来性蛇（基于北美洲标准的外来性）？

2012 年，AAPCC 报告了 110 例外来性蛇暴露事件（即有毒、无毒、是否有毒未知）。4 例有主要医疗结果（3.6%）和 1 例死亡。现在的抗蛇毒血清指数信息包括由北美动物园和水族馆库存的所有抗蛇毒血清的目录。拥有外来毒蛇可能受法律限制，这些案例应向有关部门报告。

44. 被蝮蛇咬伤的患者的一般护理指南是什么？

蛇咬伤不需要抗生素治疗。抬高患肢并使用抗蛇毒血清可减轻疼痛。由于蛇毒的抗血小板作用，应避免使用非甾体镇痛药。移除患肢侧收缩带 / 珠宝。给予成人和儿童相同剂量的抗蛇毒血清，因为治疗剂量是基于被注入的毒液量而不是患者体积的大小。最后，避免筋膜切开术。

网址

（1）Chiggers: www.uptodate.com/contents/chigger-bitessource=search_result&search=chiggers&selectedTitle=1～6 accessed 2-13-15.

（2）Scabies: www.uptodate.com/contents/scabiessource=search_result&search=scabies&selectedTitle=1～66accessed 2-13-15.

（3）African honeybees: http//labs.biology.ucsd.edu/nieh/TeachingBee/eds_africanized.htmaccessed 2-13-15.

（4）Animal bites: http//emedicine.medscape.com/article/768875-overview#a0199 accessed 2-13-15.

（5）Centers for Disease Control and Prevention, rabies: www.cdc.gov/rabies/medical_care/index.html accessed 2-13-15.

（6）Dog bites: www.cdc.gov/HomeandRecreationalSafety/Dog-Bites/ accessed 2-13-15.

（7）Hymenoptera stings: http//emedicine.medscape.com/article/768764-overview accessed 2-13-15.

（8）Initial management of animal and human bites: www.uptodate.com/contents/initial-management-of-animal-and-human-bitessource=search_result&search=dog+bites&selectedTitle=1%7E24 accessed 2-13-15.

（9）Instituto Bioclon: www.bioclon.com.mx/bioclon/html/investigacionc_en.html accessed 2-13-15.

（10）Management of crotaline (rattlesnake, water moccasin [cottonmouth], or copperhead) bites in the United States: www.uptodate.com/contents/management−of−crotalinae−rattlesnake−water−moccasin−cottonmouth−or−copperhead−bites−in−the−united−statessource=search_result&search=snakebite&selectedTitle=2%7E29#H17 accessed 2−13−15.

（11）Scorpion envenomation: http//emedicine.medscape.com/article/168230−overview accessed 2−13−15.

（12）Black widow spider envenomation: http//emedicine.medscape.com/article/772196−overview accessed 2−13−15.

（肖红丽　张美莹　译）

参考文献

1. Auerbach PS, editor: *Wilderness medicine*, ed 6, St. Louis, 2012, Mosby.
2. Boyer L, Degan J, Ruha AM, et al: Safety of intravenous equine F(ab′)2: insights following clinical trials involving 1534 recipients of scorpion antivenom. *Toxicon* 76:386–393, 2013.
3. Boyer LV, Theodorou AA, Berg RA, et al: Antivenom for critically ill children with neurotoxicity from scorpion stings. *N Engl J Med* 360:2090–2098, 2009.
4. Boyer LV, Theodorou AA, Chase PB, et al: Effectiveness of *Centruroides* scorpion antivenom compared to historical controls. *Toxicon* 76:377–385, 2013.
5. Cummings P: Antibiotics to prevent infection in patients with dog bite wounds: a meta-analysis of randomized trials. *Ann Emerg Med* 23:535–540, 1994.
6. Lavonas EJ, Ruha AM, Banner W, et al: Unified treatment algorithm for the management of crotaline snakebite in the United States: results of an evidence-informed consensus workshop. *BMC Emerg Med* 11:2, 2011.
7. Mowry JB, Spyker DA, Cantilena LR Jr, et al: 2012 Annual report of the American Association of Poison Control Centers' National Poison Data System (NPDS): 30th annual report. *Clin Toxicol* 51:949–1229, 2013.
8. Paschos NK, et al: Primary closure versus non-closure of dog bite wounds: a randomised controlled trial. *Injury* 45:237–240, 2014.
9. Sánchez EE, Lopez-Johnston JC, Rodríguez-Acosta A, et al: Neutralization of two North American coral snake venoms with United States and Mexican antivenoms. *Toxicon* 51:297–303, 2008.
10. Saucier JR: Arachnid envenomation. *Emerg Med Clin North Am* 22:405–422, ix, 2004.

第 73 章　急性烟雾吸入性损伤

Richard E. Wolfe，MD

1. 火灾中最常见的死因是什么?

尽管在火灾中死亡的原因有许多种，但吸入烟雾是迄今为止最常见的原因，因吸入烟雾在火灾中死亡的人数占总死亡率人数的 80%。高达 20% 的火灾受害者有吸入性伤害。烟雾相关肺损伤的患病率随着烧伤面积的增加而增加，但即使没有皮肤烧伤，仍可能出现明显的肺部并发症。

2. 吸入的烟雾如此致命，是因为它会对肺部造成热灼伤吗?

并不常见：空气的导热能力极低，很少造成下呼吸道损伤。上呼吸道通常在热空气到达声带之前冷却热空气。因此，来自热空气的损伤通常限于上呼吸道。吸入烟雾引起的肺损伤通常是由多种有毒物质引起的，这些物质会引起从气管到肺泡的直接化学损伤以及炎症反应。然而，蒸汽的导热能力是空气的 4000 倍，其可导致严重的上呼吸道灼伤和致命的声门水肿，以及支气管黏膜破坏和肺泡出血。

3. 为何吸入性烟雾如此危险?

二氧化碳和一氧化碳是烟雾的主要成分，它使环境中的氧气浓度从 22% 下降到 5% ~ 10%。一氧化碳和更少见的氰化氢会阻碍氧的摄取和利用，导致严重的组织细胞低氧血症。根据燃料、温度和加热速率的不同，火灾烟雾中可包含各种各样的毒素。烟灰可以作为载体将这些有毒气体输送到下呼吸道，在那里这些毒物溶解形成酸和碱。某些毒素会使呼吸道纤毛去除烟灰的功能受损，导致严重的、延迟性肺炎。

4. 列举吸入烟雾造成的临床症状

（1）急性呼吸窘迫发生在伤后 1 ~ 12 小时，由支气管痉挛、喉头水肿和支气管炎引起。

（2）非心源性肺水肿（成人呼吸窘迫综合征）发生在伤后 6 ~ 72 小时，继发于毛细血管通透性增加。

（3）颈部周围烧伤的患者颈部焦痂形成后 60 ~ 120 小时可发生窒息。

（4）肺炎发生于受伤后 72 小时，通常由金黄色葡萄球菌、铜绿假单胞菌或革兰阴性菌引起。

5. 对于吸入烟雾的患者，在火灾现场的应急处理措施是什么?

所有受害者都应该被给予 100% 非循环式储氧面罩，即使他们没有症状。高浓度吸氧能显著加速 CO 的排出，将室内空气条件的 4 小时缩短至约 90 分钟。气管插管适用于呼吸窘迫患者。当对患者进行气管插管时，应同时尽量吸除患者吸入的烟灰。出现意识丧失或精神状态改变的患者应被送往能够提供 HBO 的医疗机构。

6. 我应当向急救医疗技术人员询问哪些关于火灾的内容？

询问患者是否被困在封闭的空间内，因为在开放区域不会造成明显的吸入性损伤。尝试确定燃烧的材料，燃烧材料的确定对成分和评估患者的风险至关重要。

7. 列举一些烟雾产生的毒素及其来源

- 氰化氢：家具和纸张中常见的羊毛、丝绸、尼龙和聚氨酯的燃烧产物。
- 醛类、丙烯醛：木材、棉花、纸张和塑料材料。
- 氯化氢、光气：氯化聚合物的热解、聚氯乙烯（电线绝缘材料）、氯化丙烯酸，和墙壁、地板及家具的覆盖物。
- 氮氧化物：硝化纤维素膜。
- 二氧化硫、硫化氢：橡胶。

8. 接触烟雾后急性吸入性损伤最早出现的临床表现是什么？

鼻孔发炎、咳嗽、咳痰和声音嘶哑是受伤后最早出现的症状。这是因为鼻咽和喉部暴露于最高浓度的吸入毒素中，因而造成的化学灼伤最严重。此外，近端气道通常是气道中唯一受到热灼伤的部分。然而，即使已经存在损伤，鼻咽和喉头部位水肿也可能延迟。此外，症状轻微的患者有可能会迅速发展为完全气道阻塞。因此，为确保患者安全，医务人员通常需要密切观察患者并对其进行早期气道管理。

9. 为什么 HBO 被认为对治疗烟雾吸入性损伤有益？

- HBO 治疗为被 CO 和氰化物抑制后造成功能不良的线粒体酶提供更多的氧气。
- 3 个标准大气压的 HBO 治疗可将体内 CO 的半衰期缩短至 23 分钟。
- HBO 治疗已被证明可以减少因吸入烟雾引起的肺水肿。
- 在细胞水平，HBO 治疗可减少内皮细胞膜上细胞间黏附分子的形成，从而防止中性粒细胞浸润中枢神经系统并引起破坏性炎症反应和永久性神经系统后遗症。

尽管有这些理论上的好处，但尚未有足够的证据使急性烟雾吸入性损伤治疗中应用 HBO 疗法在所有医疗工作者中达成共识。

10. 如何诊断急性烟雾吸入性损伤？

需要应用支气管镜检查来确认是否存在吸入性损伤。呼吸道中的烟灰沉积、广泛的水肿、黏膜红斑、出血和溃疡能够确诊已发生的烟雾吸入性损伤。最初的支气管镜检查可能相对正常，因为充血和水肿的形成可能需要一些时间。近端呼吸道正常不能除外更远端呼吸道存在损伤。

11. 如何管理无症状患者？

首先患者应在急诊室中留观几个小时。如果仍无症状，应提供有关何时复诊的全面的出院说明。尽管体格检查不能完全排除并发症，如延迟性非心源性肺水肿或肺炎，但过度辅助检查和继续急诊或院内观察并不符合医疗成本效益。应告知这些出院患者如果出现呼吸短促、胸痛或发热，及时返回急诊室就诊。

12. 如果患者的脉搏血氧饱和度正常，动脉血气分析是否能提供额外的信息？

在一氧化碳血红蛋白存在的情况下，脉搏血氧饱和度可能产生错误的升高（正常）读数。动脉血气分析的用途有限，只有在直接测量血氧饱和度而不是通过测量动脉氧分压的情况下才有用。虽然肺泡 – 动脉氧气梯度增加可能与烟雾吸入性损伤有关，但它不能预测损伤的严重程度。动脉血气分析在确定通气不足（二氧化碳分压增加）和代谢或呼吸性酸中毒的存在时最有用。

13. 我是否应该对所有有吸入烟雾病史的患者进行胸部 X 线片检查？

吸入烟雾后，即刻的胸部 X 线片表现正常，而异常通常会延迟出现。无症状患者通常不需要检查胸部 X 线片，且多数情况下，它仅作为有症状患者的基础检查。是否需要完善 X 线片检查应视患者的临床表现，根据具体情况来判断。

14. 对于急性烟雾吸入性损伤的患者，我可以使用烧伤标准公式计算用于静脉注射的液体量吗？

存在皮肤和吸入性损伤的患者的难点在于，他们通常液体需求量较大，但由于毛细血管渗漏，他们更容易发生膜透性肺水肿。液体输入量必须通过临床定期重新评估（即呼吸音、血氧饱和度、尿量、生命体征）而不是通过公式来计算。有必要者可用 Swan–Ganz 导管（气囊漂浮导管）进行血流动力学监测。

15. HBO 治疗是唯一可用于氰化物中毒的治疗方法吗？

不，Lilly 氰化物解毒剂套装或羟钴胺素（CYANOKIT）均可用于氰化物中毒的患者。

16. 简述羟钴胺素的使用方法

羟钴胺素（维生素 B_{12}）通过与氰化物结合形成氰钴胺来降低氰化物浓度。对于昏迷、心脏停搏或有明显心血管疾病症状的受害者，可以考虑使用它。如果使用羟钴胺素，应尽早给予。通常的剂量是 5g 静脉推注。与氰化物解毒剂套装不同，它不会引起高铁血红蛋白血症，可根据需要进行再次推注。

17. Lilly 氰化物解毒剂套装的作用机制

氰化物与铁离子结合，阻断线粒体细胞色素氧化酶途径和细胞呼吸。氰化物解毒剂套装有两种方式限制该情况。

（1）亚硝酸盐产生高铁血红蛋白，产生血红素 – 铁离子，与氰化物竞争线粒体上的铁离子。

（2）硫转移酶（硫氰酸盐）将氰化物分子与形成硫的硫氰酸盐结合，硫氰酸盐无毒，可以在尿液中被清除。硫代硫酸盐通过增加可用的硫分子来加速这一过程（图 73–1）。

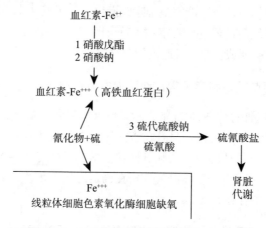

图73-1 Lilly氰化物解毒剂套装作用机制

18. 什么时候应该应用氰化物解毒剂套装？

有症状的患者可能存在CO或氰化物中毒。亚硝酸盐可导致低氧血症和一氧化碳血红蛋白分数升高的患者窒息时间更长。这些药物应留给极危重患者或气管插管并100%给氧后仍然危重的患者。即使测量出患者的血氧饱和度低，也可以安全地使用试剂盒中的硫代硫酸钠部分。可通过乳酸水平的升高帮助区分氰化物和CO，因为血清乳酸的升高与氰化物毒性呈现良好的相关性。

关键要点：急性烟雾吸入性损伤

（1）检测CO水平并应用非循环式储氧面罩予高流量吸氧，可用于治疗所有封闭空间内急性烟雾吸入性损伤的患者。

（2）当患者吸入燃烧的家具织物（如羊毛、丝绸或聚氨酯）产生的烟雾时，应考虑氰化物中毒。

19. 如何使用氰化物解毒剂套装？

给予12.5g硫代硫酸钠静脉注射。患者如因极端情况无静脉通路，可用亚硝酸戊酯吸入器，每3~4分钟给一次。如果患者呼吸暂停，则在复苏袋内打开一支亚硝酸戊酯吸入剂。当建立静脉通路且患者有应用亚硝酸盐的适应证时，应使用10ml安瓿或300mg亚硝酸钠，缓慢静脉推注超过4分钟。

20. 为何一氧化碳中毒如此危险？

CO是一种无色无味的气体，它与血红蛋白的亲和力比氧气高210倍。即使浓度处于低水平其作用也会累积，导致细胞氧利用功能受损。胎儿的血红蛋白对CO的亲和力更高。

21. 在急诊室内如何做出（CO 中毒的）诊断？

具有明确的密闭空间内暴露于火或烟的病史。更微妙的临床表现是清晨头痛，症状在离开存在加热系统缺陷的住宅后有所改善。对考虑该诊断的所有患者均应检测 CO 水平。

争议探讨

22. 急性烟雾吸入性损伤的患者出现早期呼吸衰竭，是否会因过度液体复苏而恶化？

由间质水肿引发呼吸衰竭罕见，其发生是由于肺组织炎症引起的毛细血管渗漏引起的。在复苏期间应用的晶体液量不会增加出现肺水肿的风险或严重程度。对于严重皮肤或呼吸道灼伤的患者，不应限制补液。

23. 如何治疗 CO 中毒？

所有患者都应通过储氧面罩给予高流量吸氧，这将使 CO 在室内空气中的半衰期从 4～5 小时缩短至 1 小时。尽管 HBO 的长期益处在已经发表的研究中存在争议和质疑，但大多数人仍然建议将其用于以下患者中。

- CO 水平高于 15 的孕妇。
- 所有存在神经系统异常（即昏迷或意识改变）的患者。
- 所有心肌缺血或不稳定的患者。

（刘芳睿　译）

参考文献

1. Blinn DL, Slater H, Goldfarb W: Inhalation injury with burns: a lethal combination. *J Emerg Med* 6:471–473, 1988.
2. Borron SW, Baud FJ, Barriot P, et al: Prospective study of hydroxycobalamine for acute cyanide poisoning in smoke inhalation. *Ann Emerg Med* 49:794–801, 2007.
3. Cohen MA: Inhalation of products of combustion. *Ann Emerg Med* 12:628–631, 1983.
4. Dries DJ, Endorf FW: Inhalation injury: epidemiology, pathology, treatment strategies. *Scand J Trauma Resusc Emerg Med* 21:31–46, 2013.
5. Hampson N, Hyperbaric Oxygen Therapy Committee: *Hyperbaric oxygen therapy. 1999 committee report*, Kensington, MD, 1999, Undersea and Hyperbaric Medical Society.
6. Holm C, Tegeler J, Mayr M: Effect of crystalloid resuscitation and inhalation injury on extravascular lung water: clinical implications. *Chest* 121:1956–1962, 2002.
7. Kirk MA, Gerace R, Kulig KW: Cyanide and methemoglobin kinetics in smoke inhalation victims treated with the cyanide antidote kit. *Ann Emerg Med* 22:1413–1418, 1993.
8. Miller K, Chang A: Acute inhalation injury. *Emerg Med Clin North Am* 21:573–577, 2003.
9. Miller AC, Elamin ME, Suffredini AF: Inhaled anticoagulant regimen for the treatment of smoke inhalation and associated acute lung injury: a systematic review. *Crit Care Med* 42:413–419, 2014.
10. Nelson LS, Hoffman RS: Inhaled toxins. In Marx J, Hockberger R, Walls R, editors: *Rosen's emergency medicine: concepts and clinical practice*, ed 7, St. Louis, 2009, Mosby, pp 2031–2038.
11. Stewart RJ, Mason SW, Taira MT, et al: Effect of radical scavengers and hyperbaric oxygen on smoke-induced pulmonary edema. *Undersea Hyperb Med* 21:21–30, 1994.

第74章 药物滥用

Vikhyat S. Bebarta，MD；Lt Col，USAF，MC

1. 海洛因和其他阿片类药物滥用的发生率是在逐渐下降吗？

实际上，恰恰相反。AAPCC 收集的数据表明，自 1995 年以来，与阿片类药物相关的死亡人数逐年增加，自 2003 年以来呈现急剧增长趋势。自 1995 年以来，镇痛药（阿片类药物和非阿片类药物）是最常见的导致死亡的有毒药物，其中阿片类药物所导致的死亡约占每年死亡人数的一半。美国疾病控制与预防中心报告说，自 2008 年以来，导致意外死亡的最常见原因，主要是由于阿片类药物的无意识过量服用，其高于机动车事故造成的创伤性死亡。

2. 鸦片、阿片、阿片类药物和麻醉剂的含义是什么？

- 鸦片是从罂粟中提取的生物碱类混合物，包括吗啡和可待因。
- 阿片是一种源自鸦片的天然药物（如海洛因、可待因和吗啡）。
- 阿片类药物是任何具有鸦片样活性的药物，包括阿片类物质以及能与体内阿片受体相互作用的所有合成和半合成药物（如氢可酮和羟考酮）。
- 麻醉剂没有特殊性，它指的是任何能够减轻疼痛、改变情绪和行为，并且诱导睡眠或昏迷的成瘾药物，是需要特殊管制的药物。

3. 阿片类药物中毒的典型临床表现是什么？

阿片类药物中毒的典型的三联征表现是中枢神经系统抑制、呼吸功能抑制及瞳孔缩小。过量使用阿片类药物的患者具有反射亢进和肠鸣音减弱的表现。他们可能会出现低体温、发绀、轻度血压下降和心动过缓。

4. 所有阿片类药物中毒患者都会出现瞳孔缩小吗？

不是，在下列情况下可发生瞳孔散大或正常。
- 特殊的合成阿片类药物（如哌替啶、丙氧酚或喷他佐辛）的中毒。
- 使用地芬诺酯 – 阿托品。
- 使用纳洛酮。
- 缺氧。
- 使用散瞳滴眼液。
- 其他具有扩大瞳孔作用的药物（如抗胆碱能药）的使用。
- 有时，由医护人员用鼻插管注入患者鼻孔的去甲肾上腺素可能会溅入患者的眼睛，导致瞳孔散大（表 74-1）。

表 74-1	非阿片类药物相关性瞳孔缩小的常见原因
交感神经药	可乐定，抗精神病药，羟甲唑啉和四氢唑啉
胆碱能药物	有机磷酸酯，氨基甲酸酯，尼古丁，毛果芸香碱，苯环利定和类似的同源物
其他	脑桥梗死和霍纳综合征

5. 如何治疗因阿片类药物过量所致的患者的呼吸抑制？

复苏优于纳洛酮给药。首先给予患者储氧面罩通气，并给予阿片类拮抗剂，如果患者在使用纳洛酮后意识未恢复，则给予呼吸暂停及发绀患者气管插管，确保其身体有足够的时间对纳洛酮有反应。吸氧并监测血糖，如果是最近摄入的阿片类药物并且气道已受到保护，可考虑使用活性炭。

6. 适当的纳洛酮剂量是多少？

对于 5 岁以下或小于 20kg 的儿童，在治疗其呼吸抑制时，开始给予 0.01mg/kg，IV；如果没有反应，可给予 0.1mg /kg，IV；昏迷和呼吸抑制（严重的呼吸暂停或缺氧）的成年患者，开始可给予的 0.2 ～ 0.4mg，IV，如果对该剂量没有反应，可以重复给药，总量不超过 2mg。对于呼吸暂停和发绀的成人或儿童可给予初始剂量 1 ～ 2mg，IV，对于滥用阿片类药物或使用阿片类药物治疗慢性疼痛的患者，注射 0.05 ～ 0.1mg 药物可以使患者清醒并且不会引起阿片类药物戒断。对于长期服用阿片类药物的患者，应明智审慎地增加剂量，阿片类药物引起的戒断反应会造成患者不愉快，但不会危及生命。

7. 纳洛酮可以通过 IV 以外的其他途径给药吗？

是的，如果无法进行静脉给药，可以肌内注射或皮下注射给予纳洛酮。肌内注射 0.8mg 与静脉注射 0.4mg 的效果一样。纳洛酮也可以通过气管导管、鼻雾化器、骨内注射或舌下注射给药。由于首关效应，纳洛酮口服是无效的。

8. 所有患者都对标准剂量的纳洛酮有反应吗？

不是的，可能需要更大剂量的纳洛酮来拮抗合成的阿片类药物，例如可待因、地芬诺酯 - 阿托品、丙氧酚、喷他佐辛、可待因、右美沙芬和芬太尼衍生物。如果怀疑阿片类药物过量，并且患者对首剂纳洛酮没反应，可以增加剂量重复给药，直到患者有反应或者总剂量达 10mg。如果患者对 10mg 纳洛酮没有反应，则可能不是单纯的阿片类药物过量。

9. 纳洛酮的临床疗效持续多久？

由于纳洛酮血清半衰期短，静脉注射纳洛酮的作用持续时间为 40 ～ 75 分钟。大多数口服和注射阿片类药物可产生持续 3 ～ 6 小时的临床效果。虽然大多数阿片类药物的作用持续时间比纳洛酮长得多，但镇静作用并不常见，特别是对于短效肠外阿片类药物（如海洛因）。大多数口服阿片类药物作用时间可持续数小时，特别是长效药物（如美沙酮或缓释吗啡），需要增加纳洛酮用量和住院治疗。

10. 如何治疗由长效阿片类药物所致的镇静和呼吸抑制？

收入重症监护病房，给予大剂量纳洛酮治疗，并给予吸氧及心电监护。有时，患者在短时间内需要静脉给予大剂量纳洛酮才能维持正常的氧合。在这些情况下，可以给予持续静脉泵入纳洛酮。每小时给予所需纳洛酮剂量的 2/3 来减轻呼吸抑制。因此，给药剂量乘以 6.6，混合成 1L 晶体，按 100ml/h 速度给药。可以根据患者的戒断或镇静症状调整输液速度。

11. 纳洛酮是否预防性的给予有精神改变的患者？

不，尽管纳洛酮是一种安全的药物，但对纳洛酮的反应偶尔会影响诊断结果。如患者有明显的拟交感神经或抗胆碱能综合征（即如果患者感到焦虑和刺激），他将无法从纳洛酮中获益。另外，如果阿片类药物中毒明显，患者通气情况良好，纳洛酮可诱发阿片类药物戒断，在繁忙的急诊科中，这比轻微镇静的患者更难控制。

12. 什么样的患者应该在急诊室观察，观察多长时间？

这需要根据情况而定。注射阿片类药物的患者在使用纳洛酮后至少需要观察 2 小时，因为在此期间很容易发生反复镇静和非心源性肺水肿。大多数人认为，在无症状患者中给予最后一次纳洛酮后观察长达 4 小时的时间是合适的。在这段延长期内有可能会再次出现认知障碍和呼吸抑制。有时，在观察期内，患者存在通气不足需要接受治疗，或者发生了阿片类药物使用的并发症。摄入短效口服阿片类药物（如羟考酮或氢可酮）的患者观察 8 小时。摄入并注射长效阿片类药物（如美沙酮或长效羟考酮制剂）的患者观察 12 ～ 24 小时或更长时间。如果患者已经纠正缺氧、清醒和可以正常走动，那么可以出院。患者最好由有能力的成年人照料。

13. 阿片类药物戒断的症状是什么？

戒断的症状包括焦虑、打哈欠、流泪、鼻漏、出汗、瞳孔散大、恶心和呕吐、腹泻、毛发直立、腹痛和弥漫性肌痛。阿片类药物戒断通常发生在最后一次使用海洛因后约 12 小时和最后一次使用美沙酮后 30 小时。癫痫发作、心理改变、心律失常和其他威胁生命的并发症不符合阿片类药物戒断。

14. 如何治疗阿片类药物戒断？

对症治疗。可应用静脉注射液、镇静剂、镇吐药和止泻药治疗；一般情况下，口服 0.1 ～ 0.2mg 的可乐定有效。但是，有些已经发表的文章报道了可乐定滥用的情况，因为使用者感觉它增强了阿片类药物的兴奋感。如果给予纳洛酮，最严重的戒断症状通常在 45 ～ 75 分钟内消退。

15. 什么是体藏药品和身体填塞物？

体藏药品是指个人将大量非法药品装入小玻璃瓶或塑料瓶，密封后和促动力药一起服用后，乘飞机或其他交通工具，以运送海洛因或可卡因等非法毒品到他国。患者通过排便排出毒品给买家。体藏药品包装通常很少破裂，一旦破裂将危及生命。身体填塞物是卖家为了逃避执法快速吞入非法毒品包装，通常为小塑胶袋，药品含量通常少于体藏药品包装，并且很容易在体内被缓慢吸收从而使人出现中毒症状。

16. 如何处理身体填塞物和体藏药品？

尿液药物筛查对确定服用了哪种药物（如果有的话）没有帮助。此外，患者服用药物的时间、成分和摄入药物量的病史是不可靠的。

• 身体填塞物检测应使用活性炭，并在监控环境下观察至少 8 小时。X 线片没有帮助。如果患者出现症状，则将其送入重症监护病房观察。

• 在腹部平片、消化道造影（泛影葡胺）或腹部计算机断层扫描（CT）上可以看到包装袋。在有限的数据基础上，消化道造影和 CT 扫描是最敏感的。体藏药品治疗应采用活性炭和聚乙二醇电解质溶液（golyly），以加强通过结肠的排泄。聚乙二醇电解质溶液可通过鼻胃管以大约 2L/h 的速度给药，直到所有的包装袋被清除。排泄物清澈并没有达到标准。应使用腹部 CT 或口腔造影重复放射学检查，以确定是否所有包装袋均已清除。如果包装袋在结肠远端或直肠指诊时能够感觉得到，可以使用灌肠疗法。一般情况下，肠道冲洗超过 6 小时对于移动顽固的小瓶是无效的。很少需要手术来移除未清除的包装袋。偶尔，藏药袋可能需要几天的时间才能排出。

17. 阿片类药物的毒理学筛查有用吗？哪些阿片类药物不能被检测？

阿片类药物筛查在处理急性药物中毒时通常意义不大，不仅结果回报慢，且临床用途远低于药物敏感试验。阿片类药物筛查不能检测到美沙酮或其他合成类阿片药，如芬太尼，喷他佐辛，咪哌啶，羟吗啡酮和丙氧酚。摄入罂粟种子因为检验阈值的提高，通常不会报为阳性，但经过进一步试验可排除这种结果误判。氟喹诺酮类药物也可导致阿片类药物筛查试验假阳性。

18. 阿片类药物摄入患者是否应该进行其他检查？

对所有患者进行对乙酰氨基酚浓度检查，因为它通常与氢可酮、羟考酮、丙氧酚和可待因联合使用。同时也要进行生化检查、水杨酸浓度及心电图检查。

19. 阿片类药物使用最常见的肺部并发症是什么？

非住院阿片类药物中毒患者中有 3% 的患者发生非心源性肺水肿。机制尚不清楚，可能是由于毛细血管通透性增加和液体漏出，或由于在声门关闭的同时，呼吸加深加快。患者表现为咳粉红色泡沫痰、发绀和听诊可闻及湿啰音。胸部 X 线片上可见双肺浸润影，纳洛酮不能逆转这一过程，许多患者需要机械通气。海洛因、美沙酮、吗啡和丙氧酚的使用都有可能出现非心源性肺水肿。

20. 阿片类药物会引起癫痫发作吗？

治疗剂量的阿片类药物很少引起癫痫发作，但据报道，使用合成阿片类药物（即哌替啶、曲马朵、喷他佐辛和丙氧酚）和长期使用吗啡有可能会引起癫痫发作。

21. 服用抗抑郁药物的患者同时服用右美沙芬或哌替啶是否安全？

同时使用阿片类药物与抗抑郁药物可能会导致血清素综合征。哌替啶和右美沙芬抑制血清素再摄取，作用类似于选择性 5- 羟色胺再摄取抑制剂。这些阿片类药物也不能和单胺氧化酶抑制剂联合使用，因为单胺氧化酶抑制剂可降低血清素代谢。

22. 为什么应该避免开哌替啶处方？

哌替啶的作用持续时间仅为 2 ~ 3 小时，比吗啡或氢吗啡酮短。与吗啡相比，肝脏疾病患者，哌替啶的半衰期延长，导致肝病患者重复给药后产生毒性作用。癫痫发作是诺美哌啶的一种副作用，诺美哌啶是一种经肾清除的哌替啶代谢产物。诺美哌啶水平会随着口服哌替啶的重复给药、肾功能衰竭以及同时使用诱导肝酶（如苯妥英、苯巴比妥和氯丙嗪）的药物而升高。纳洛酮不会终止癫痫发作。诺美哌啶可引起中枢神经系统的躁动、震颤和精神疾病。哌替啶与其他 5 - 羟色胺能药物联合使用可产生 5 - 羟色胺综合征。

23. 摄入哪种止泻药会引起严重的毒性？

联苯氧酸二甲酯 2.5mg 加上阿托品 0.025mg 可能引起毒性。大多数中毒病例发生在儿童。典型的过量中毒表现为两阶段过程：第一阶段，具有抗胆碱能症状（脸红、口干）；第二阶段，阿片效应。然而，这种表现并不常见。已有迟发性报告，因此所有儿童都应在监测环境中观察至少 24 小时。

洛哌丁胺（Imodium）是一种非处方止泻药，由苯乙哌啶（diphenoxylate）衍生而来，急性过量通常只产生轻微的睡意。

24. 哪一种阿片类药物可引起室性心律失常、宽 QRS 复合体、瞳孔扩大和癫痫发作？

异丙酚有类似奎宁的作用，可以阻断钠通道，类似于抗抑郁药物，大剂量的纳洛酮（10mg）可以逆转中枢神经系统的抑郁，但不能逆转心脏毒性作用。碳酸氢钠已成功用于丙氧酚所致心律失常。丙氧酚的镇痛效果并不比水杨酸盐、对乙酰氨基酚或可待因更有效。

25. 什么是设计者药物，使用过的两种最臭名昭著的设计者药物是什么？

设计者药物是受其他非法药物使用者欢迎的化学品或药物的替代品。它们是在秘密实验室廉价制造的。3- 甲基芬太尼是芬太尼的类似物，被称为中国白或波斯白。它的效力是吗啡的 2000 倍，芬太尼的 20 倍。它能迅速引起呼吸系统的损害。它不会导致短暂的海洛因激增，而是会导致欣快感持续时间较长。

1- 甲基 -4- 苯基 -1，2，5，6 四氢吡啶是咪哌啶的类似物，在合成去甲基丙哌或 1-

甲基 -4- 苯基 -4- 丙哌啶时意外产生的化合物。1- 甲基 -4- 苯基 -1，2，5，6 四氢吡啶对黑质多巴胺能神经元具有细胞毒性。单一摄入 1- 甲基 -4- 苯基 -1，2，5，6 四氢吡啶后，它会导致帕金森综合征，这是永久性的。这些症状对典型的抗帕金森病药物没有反应。

26. 青少年有时会滥用哪些非处方感冒药？

右美沙芬是可待因的 D- 异构体。它的代谢物会刺激血清素的释放，并在苯环己哌啶体上起作用，这也是它被作为致幻剂滥用的原因。虽然 Coricidin 是最广为人知的商标名，但右美沙芬在许多其他止咳药物中都有。它也被称为 ROBO、DEX、red devils、triple C、CCC 和 skittles。右美沙芬毒性可表现为阿片类药物毒性症状，但更常见的表现为言语含糊、眼球震颤、亢奋、呕吐和共济失调。并非所有人都能将右美沙芬代谢成其精神活性代谢物。纳洛酮通常不能逆转毒性症状。右美沙芬在尿液筛查中确实会导致苯环己哌啶假阳性，但在阿片类药物筛查中通常不会产生阳性结果。辅助成分可能会促使其导致临床综合征（抗胆碱能或交感神经系统中毒）。对乙酰氨基酚是一种常见的辅助成分，应在所有滥用右美沙芬的患者中进行筛查。

27. 列举一种类似可待因的药物

曲马朵是可待因的一种合成类似物。过量服用的常见结果是轻度镇静和阿片类药物的作用。过量服用有时与癫痫发作、高血压、呼吸抑制和躁动有关。癫痫发作对纳洛酮没有反应。虽然该药物的滥用较低，但不推荐有阿片类药物依赖史的患者使用。

镇静催眠药

28. 什么是镇静催眠药？

镇静催眠药主要引起放松和镇静，并引起困倦和睡眠。这一组药物之间没有一致的结构关系。在药物剂量足够时，均可导致中枢神经系统抑制。

29. 哪些药物属于这一类？

有四组：苯二氮䓬类药物、巴比妥酸盐、"Z 类药物"（唑吡坦、佐匹克隆、扎来普隆、埃索匹克隆）和杂项组。杂项组镇静催眠药包括水合氯醛、乙醇、γ- 羟基丁酸（γ-hydroxy butyrate，GHB）等。许多杂项组药物也属于临床药物。例如，乙醇用于甲醇和乙二醇毒性的治疗，而 GHB（Xyrem）用于嗜睡的治疗。这些药物也经常被滥用。

30.Z 类药物是什么？

这些药物是非苯二氮䓬类药物，用于治疗失眠。这些药物的名称大多数以字母 Z 开头，机制类似于苯二氮䓬类，通过与 γ- 氨基丁酸 α-1 亚基受体结合，用于治疗失眠。由于与 α-1 亚基有特殊的亲和力，唑吡坦具有轻微的肌肉松弛、抗焦虑和抗惊厥的作用。因此，中毒常表现为中枢神经系统抑制，呼吸抑制并不常见。它们的结构不同于苯二氮䓬类。Z类药物可以用氟马西尼逆转。在使用这些药物时，幻觉和精神疾病罕见，但却是不寻常的副作用。Z类药物在服用后可损害驾驶和警觉性长达8小时。女性可能比男性更容易受到镇静的影响，因此建议女性服用较低的剂量。

31. 镇静催眠药中毒的典型表现是什么？

轻度中毒表现为说话含糊不清、共济失调和失去协调性。中度至重度中毒表现为更强的中枢神经系统抑制。大量摄入镇静催眠药可导致呼吸抑制，与其他抑制呼吸动力的药物如阿片类药物或乙醇混合使用时也可导致呼吸抑制。瞳孔通常中等大小，反应灵敏，可能不对称。个别药物也有些特殊的症状。一些实例是合成水合物（梨气味）、乙氯炔醇（肺水肿、乙烯基气味）和谷氨酰胺（抗胆碱能作用）（表74-2）。

表74-2　不常见镇静催眠药物的临床表现

水合氯醛	呕吐和室性心律失常
乙氯戊烯炔醇	呼吸有乙烯基气味，长期昏迷，非心源性肺水肿
格鲁米特	周期性昏迷，抗胆碱能症状（心动过速不常见），以及浓稠的分泌物
甲喹酮	反射亢进、阵挛和肌肉亢进
甲丙氨酯/异丙基甲丁双脲	欣快感和在X线片上可以看到胃石

32. 许多药物过量使用后似乎都有这些表现，那么镇静催眠药又有哪些不同？

许多药物过量表现为中枢神经系统抑制。然而，一些中毒也表现为一种称为毒血症的症状（表74-3）。抗精神病药物中毒的症状包括镇静和类似于镇静催眠，但通常也出现心动过速，轻度低血压，偶尔有瞳孔缩小。中枢神经系统抑制除了是药物中毒的表现，也是其他疾病的常见表现。评估这些患者的疾病，例如脑膜脑炎、颅内出血、低血糖、休克和脓毒症，会出现较大的差别。

表74-3　中毒导致的抑郁或精神状态改变

中毒药物	表现
阿片样物质	中枢神经系统抑制、瞳孔缩小、呼吸抑制、低体温和轻度心动过缓
拟交感神经药	精神运动性躁动、瞳孔散大、高血压、心动过速、出汗、高热、癫痫发作
胆碱能药物	心动过缓、支气管黏液分泌过多、瞳孔缩小、流涎、流泪、排尿、出汗、腹泻、呕吐、腹泻、精神状态改变、癫痫发作
抗胆碱能药物	谵妄、镇静、瞳孔散大、皮肤干燥/发红、心动过速、降低/无肠鸣音、癫痫发作、轻度发热

33. 镇静催眠药是如何引起中枢神经系统抑制的？

大多数镇静催眠药物，尤其是苯二氮䓬类药物和巴比妥类药物，通过以下途径引起中枢神经系统抑制，增强 GABA 的作用，GABA 是大脑中的一种抑制性神经递质。苯二氮䓬类药物增加与 GABA 相关的氯通道的打开速率。异丙酚和巴比妥酸盐打开氯通道，可能导致更强的镇静和呼吸抑制。异丙酚还可抑制兴奋性脑神经递质，增加 GABA 效应。

34. 我们如何诊断镇静/催眠过量的患者所引起的中枢神经系统抑制？

很难做出诊断。可以向朋友、家人和相关的院前活动提供者以及警察寻求帮助。检查患者以前的医疗记录，并搜索他或她的随身物品和空瓶子。通常一些特殊的药物无法被识别；相反，只有镇静催眠药中毒的一系列症状可以辨认出来。常规实验室和放射学检查，包括化学、脑脊液流变学分析和颅内 CT 扫描，可能有助于排除代谢、传染性和中枢神经系统疾病的原因。尿液药物筛查可行，但通常对诊断没有帮助或检测不及时。

35. 药物筛查或特定药物浓度测定是否有用？

常规药物筛查在这些患者的急性治疗中通常无效。该方法检测特异性药物的敏感性和特异性可变。例如，在最常用的尿液药物筛查中对苯二氮䓬类药物的检测仅用于检测一些较老的、长期使用的苯二氮䓬类药物的代谢物。许多新的苯二氮䓬类药物将检测不到。许多巴比妥酸盐也是如此。大多数镇静催眠药在常规的尿液药物筛查中都没有经过检测，因此不能排除它们的使用。如果检测是阳性的，它只表明在过去几天内使用过，可能与临床表现无关。其他因素也可能导致假阳性结果，导致无法找出精神状态改变的真正病因。此外，许多其他化学物质和药物会导致精神状态改变，但不会出现在尿液毒理学筛查中（如曼陀罗、异丙醇、吸入毒品、锂、氯胺酮、水合氯醛和溴化物）。

由于镇静催眠药中毒最重要的治疗方法是对症支持治疗，因此识别中毒类型比毒理学检测更有帮助。

36. 怎样治疗镇静催眠药使用过量？

快速复苏是最初的治疗方法。管理患者的气道，评估呼吸情况和氧合，评估循环和灌注，检查神经系统疾病（ABCDS）。复苏后，开始用活性炭清除胃肠道药物（大约在药物摄入后 1 小时内），然后查找其他导致心理状态改变、酸碱紊乱或血流动力学不稳定的原因。不要在未明确的药物中毒中使用氟马西尼。

37. 患者死于镇静催眠药使用过量的原因是什么？

呼吸抑制和由此产生的缺氧是死亡的主要原因。

38. 净化胃肠道的方法是什么？

在 1 小时内摄入药物并且有生命危险的所有患者，口服活性炭 1g/kg。吸入活性炭会引起严重的肺炎，偶尔还会有永久性的后遗症。在使用活性炭前，对意识不清和呼吸抑制的患者进行气管插管。不要对镇静催眠药中毒患者进行洗胃。对于镇静或呕吐的患者，不要插入胃管，因为患者可能吸入活性炭而引起慢性肺部疾病。

39. 镇静催眠药中毒有特定的解毒剂吗？

氟马西尼可用于苯二氮䓬类药物及唑吡坦等相关药物的中毒。

40. 氟马西尼的作用机制是什么？

苯二氮䓬类和唑吡坦通过激动 GABA-α 受体起作用。氟马西尼通过竞争性地抑制 GABA 受体来对抗这些药物的作用。给予 0.2～0.5mg 氟马西尼 IV，可逐渐增加给药剂量，最大剂量为 5mg。大多数患者对 0.6～1mg 有反应；也可予 0.2mg/min 的速度注入。如果给予 5mg 没有反应，那么中毒可能是由于其他药物中毒、共同摄入或其他病因引起。

41. 氟马西尼是否应该应用于所有精神抑郁患者？

不是，氟马西尼可用于医源性中毒患者或无意摄入苯二氮䓬类药物的儿童或成人。单一的苯二氮䓬类药物过量导致的显著中枢神经系统抑制可考虑应用氟马西尼。它在未明确或混合药物过量中没有作用，因为它可以诱发癫痫发作，增加其他药物的副作用，引起罕见的危及生命的心律失常。氟马西尼也可诱发癫痫发作和长期使用苯二氮䓬类患者的停药症状。氟马西尼的起效时间为 1～5 分钟，持续时间为 1～4 小时。镇静剂的作用消失后，镇静作用将恢复。大多数服用过量苯二氮䓬类药物的患者只需要支持性治疗，不需要使用氟马西尼。

使用氟马西尼最理想的患者应该是没有以下症状的医源性过度镇静患者。

- 既往癫痫发作史。
- 三环类抗抑郁药物的心电图证据。
- 长期使用苯二氮䓬类药物。
- 生命体征异常，包括缺氧。
- 可引起癫痫发作或心律失常的混合药物

42. 什么是 GHB ？

GHB 是一种自然产生的人类神经递质，结构类似于 GABA。GHB 被用作睡眠辅助剂、麻醉剂和肌肉增强剂。它在网上出售，由于其轻微的镇静作用和可产生欣快感而被滥用。尽管在 20 世纪 90 年代受到美国食品药品监督管理局（FDA）的限制，但 GHB（商品名 Xyrem）作为一种严格控制的治疗嗜睡症的药物再次出现。然而，它很容易合成，方法和原料很容易获得。类似物，包括 γ 丁内酯和 1,4- 丁二醇，可代谢成 GHB，和 GHB 有相同的作用。

43.GHB 过量如何表现？

大多数 GHB 的摄入是轻微的，产生较轻微的镇静作用和欣快感。很少有患者因为服用过量 GHB 出现意识水平下降而来急诊。与其他镇静催眠药中毒相比，意识水平的改变包括从轻微激动到严重的中枢神经系统抑制。气道反射通常完整，经常是高度敏感的。直接喉镜检查可能会使患者迅速坐起并激动几分钟。由于 GHB 的临床效果通常持续不到 6 小时，因此，关于气道管理的决定应该基于患者的呼吸状况和在急诊中密切监测氧合的情况。尽管纳洛酮、氟马西尼和毒扁豆碱被描述为 GHB 中毒的拮抗剂，但没有一种解毒剂始终是有效的。死于 GHB 中毒通常是由于呼吸衰竭。

44. 停用 GHB 会出现什么反应？

吸食 GHB 者，如果突然停用，会出现焦虑、失眠、定向障碍、心动过速、高血压、视听幻觉等戒断症状。GHB 戒断在表现上类似于苯二氮䓬类药物，但强度更大。

45. 什么是 Mickey Finn，什么是迷奸药？

Mickey Finn 是一种与毒品有关的饮料，以 20 世纪 20 年代芝加哥一位与 Mafi 有关联的调酒师命名，具体地说，它是水合氯醛和酒精的混合物。乙醇和水合氯醛通过相同的途径代谢，增强了彼此的作用，延长了它们的作用时间。芬恩先生会用这种饮料使受害者失去知觉，然后把他们所有的贵重物品拿出来。迷奸药（包括大量引起中枢神经系统抑制的药物）经常以类似的方式被用来诱发中枢神经系统抑制，使受害者失去知觉并被袭击（见第 78 章）。

蘑菇

46. 蘑菇中毒的症状和体征是什么？

许多蘑菇含有毒素，可引起恶心、呕吐和腹泻等胃肠症状。某些种类的毒素与更严重的肠道表现或其他特征性症状和体征有关（表 74-4）。

表 74-4　蘑菇中毒表现

蘑菇种类	毒素	症状和体征
毒鹅膏、盔孢伞属	鹅膏毒素	迟发胃肠道表现、肝衰竭
鹿花菌属	甲基联氨	迟发胃肠道表现、中枢神经系统表现、溶血
裸盖菇	裸盖菇素	抗胆碱能（包括幻觉和癫痫发作）
大杯蕈属	蕈毒碱	胆碱能作用
鬼伞属	墨盖蘑菇氨酸	与乙醇的二磺胺类反应

47. 哪种蘑菇的毒素最令人担忧？

最令人担忧的是阿马特毒素，这是一种环肽，发现于白毒伞和一些盔孢伞属物种。阿马特霉素中毒的典型表现包括最初 6 ～ 12 小时无症状，随后出现胃肠道症状。严重的肝毒性在最初摄入的 24 小时到几天后变得明显。

48. 6小时内出现症状是否能够完全排除阿马特霉素中毒？

不，不是所有的患者都表现出典型的症状。蘑菇的摄食通常涉及多个种类。要在所有的情况下考虑摄入阿马特霉素的可能性。

49. 如何治疗蘑菇中毒的人？

治疗上以对症支持治疗为主，包括容量复苏、癫痫控制和躁动的治疗。如果可能的话，确定摄入的蘑菇种类。当摄入奥来毒素、阿玛托辛或单甲基肼时，监测延迟出现的症状。某些蘑菇毒素可采用特定的解毒剂疗法。

迷幻药

50. 什么是迷幻药？

通常，迷幻药指的是能够改变人的思维并以娱乐为目的的药物。许多物质（包括蘑菇和兴奋剂）可引起幻觉，以及没有任何现实基础的知觉或认知的改变。

51. 列举一些迷幻药

- N, N – 二异丙基 –5– 甲氧基色胺（Foxy-Methoxy）。
- 麦角酸二乙基酰胺。
- 大麻。
- 三甲氧苯乙胺。
- 3, 4– 甲二氧基苯丙胺（MDMA，摇头丸）。
- 1–（1– 苯基环己基）哌啶（苯环克利丁或 phencyclidine）。

52. 列出迷幻药对身体的危害

常见的反应是癫痫发作、体温升高、代谢性酸中毒、高血压和心律失常。横纹肌溶解可继发。迷幻药的作用是不可预测的，每次使用的效果都不一样。创伤通常是由滥用迷幻药，引起抑制解除和侵略行为的结果。

53. 为什么会有人"舔癞蛤蟆"？

幻觉由蟾毒色胺产生，蟾毒色胺是蟾蜍皮肤分泌物中的一种物质。蟾毒色胺和许多其他天然毒素多年来一直被用来产生幻觉。三甲氧苯乙胺是一种在美国西南部和墨西哥发现的佩奥特掌中的毒素，佩奥特掌是仙人掌中的一种。裸盖菇素（4– 磷酰氧基 – N, N – 二甲基色氨酸）存在于某些蘑菇中；N, N – 二甲基色胺（DMT）存在于许多植物和种子中。天然药物（如这些）及其合成衍生物被用于致幻目的。

54. 迷幻剂中毒的治疗方法是什么？

安抚、一个平静的环境、避免进一步的创伤以及良好的支持性护理是很重要的。

使用苯二氮䓬类药物治疗焦虑或癫痫发作的患者。对出现幻觉和精神错乱的患者可考虑使用抗精神病药物。有时，为了保护患者或工作人员不受伤害，身体约束也是必要的。

兴奋剂

55. 兴奋剂有哪些?

- 可卡因。
- 快克可卡因。
- 安非他命。
- 甲基苯丙胺。
- 摇头丸（MDMA）。
- 咖啡因。

56. 可卡因和安非他命有什么区别?

这两种药物都是兴奋剂，都通过增加去甲肾上腺素、肾上腺素、多巴胺和5-羟色胺的释放而起作用。可卡因具有直接的血管收缩作用，阻断神经系统和心脏钠通道，作用时间比安非他命短。

57. 我应该怎样筛查可卡因的使用情况?

筛查近期可卡因使用情况的最佳方法是尿液药物筛查。可卡因代谢迅速，血液中母体化合物的检测表明最近使用过可卡因。然而，血液检测很少用于可卡因。可卡因经非酶降解为苯甲酰腺嘌呤和炔甲酯。这些代谢物通过肾脏排出，在首次暴露后的几天内可在尿液中检测到。常见的尿液药物筛选对可卡因的降解产物呈阳性。

58. 什么是自由碱可卡因和爆裂可卡因?

可卡因通常以白色粉末可卡因盐酸盐的形式进入美国。这种粉末是高水溶性的，因此可以很快地穿过黏膜和肠黏膜。汽化需要很高的温度，所以这种粉末不适合吸食。这种粉末可以用碳酸氢钠（小苏打）或氨水溶解。溶解后的溶液可以用乙醚处理、蒸馏、干燥，形成自由碱可卡因，也可以煮沸、加冰降温、干燥，形成爆裂可卡因（由于加热过程中会发出爆裂声而得名）。自由碱和爆裂可卡因都耐高温，可以被吸食。

59. 服用可卡因后的胸痛有何意义?

当吸食可卡因时，进行瓦尔萨尔瓦动作后可能发生气胸或纵隔气肿。主动脉夹层很少见。心肌梗死和急性冠状动脉综合征是经鼻、静脉注射和吸食可卡因后出现的症状，即使在冠状动脉正常的年轻患者中也是如此。苯二氮䓬类药物是治疗可卡因引起胸痛的首选药物。

60. 同时摄入乙醇会改变可卡因的效果吗？

是的，在乙醇的存在下，可卡因被代谢成可卡乙碱，一种保留可卡因血管收缩特性的代谢物。可卡因和乙醇可引起心室收缩和舒张的协同抑制。同时摄入乙醇和经鼻使用可卡因与单独经鼻使用可卡因相比，可使血浆可卡因峰值浓度增加20%。可卡因浓度增加会增加欣快感，因此导致可卡因的滥用。

61. "冰毒"是什么？

冰毒是一种可以吸食的甲基苯丙胺，因其透明晶体的外观而得名。与可卡因盐酸盐相比，这种纯碱形式的甲基苯丙胺的盐酸盐在室温下很容易蒸发，并从肺部被迅速吸收。与静脉注射甲基苯丙胺类似，它能立即产生欣快感，但没有静脉注射毒品的风险。甲基苯丙胺的临床表现是由于增加了儿茶酚胺的活性，且不论给药途径如何，其临床表现是相同的。潜在的副作用包括高血压、心律失常、颅内出血、癫痫和体温升高。

62. 什么是"摇头丸"，什么是 Eve？

Adam、摇头丸、E 和 XTC 是 MDMA 的俗称。Eve 是 3，4– 甲基二氧基乙基安非他命的俗称，不太常用。这些是安非他命的合成药物类似物，是非法的。与其他安非他命类药物相比，这些药物更能增加血清素的释放和减少其降解。它们独特的化学结构导致更明显的欣快感和更少的拟交感神经毒性。MDMA 对实验动物的大脑造成长期的神经毒性损伤。大量过量的 MDMA 或 3，4– 甲基二氧基乙基安非他命，两者都是苯乙胺，和安非他命毒性相似。体温过高［由药物引起，在狂欢（舞会）时又热又拥挤］和癫痫发作都是导致死亡的原因。此外，摇头丸的使用可产生严重的低钠血症，这与狂欢期间的水摄入量增加和药物诱导的抗利尿激素分泌增加有关。摇头丸和其他合成类药物不会在常规的安非他命尿液药物筛查中被检测到。

63. 我应该如何治疗因兴奋剂中毒的人？

3C 法。
- 使他们安静。
- 使他们冷静。
- 发现并发症。

用苯二氮䓬类药物治疗躁动和癫痫。可能需要大剂量和重复使用。积极治疗高热，通过使躁动的患者保持镇静状态，通过增加冷却措施（如蒸发、冷却毯和冷却静脉注射液体），或通过麻痹方法保持镇静。刺激性并发症包括横纹肌溶解、发热、酸中毒、颅内出血、纵隔积气、腹部缺血和注射相关并发症（如脓肿、心内膜炎和蜂窝织炎）。根据需要，通过病史、体格检查和必要的化验来评估患者的这些并发症。可卡因更容易引起并发症，因为它除了增加去甲肾上腺素、肾上腺素、血清素和多巴胺的释放和减少摄取外，还直接导致血管收缩。

64. 如何治疗兴奋剂诱导的高血压？

兴奋剂中毒引起的高血压通常是短暂的。大多数病例可以用苯二氮䓬类药物治疗。一个真正的高血压紧急情况，尽管罕见，可以使用苯二氮䓬类药物和硝酸甘油治疗。酚妥拉明、硝普钠和钙通道阻滞剂很少使用，支持性数据也很有限。硝酸甘油和其他心脏干预措施可用于血管收缩或心肌梗死引起的缺血性胸痛患者。可卡因中毒患者应避免使用 β 受体阻滞剂，如普萘洛尔。因为它们会增加 α 受体的作用，这可能导致高血压和冠状动脉血管收缩。

65. 什么是"浴盐"？

浴盐是合成的 β-ketone cathinones 类药物，在结构上类似安非他命。它们是一种白色粉末，外观类似泻盐和其他的浴盐。它们通常被当作百花香或"人类不可食用"的植物食品出售，以避开禁止这些产品的法律。其作用类似于安非他命（心动过速、高血压、躁动），精神疾病、幻觉和攻击性可能在这些药物中毒中更常见。常见的此类药物有甲氧麻黄酮、甲基噻酮、甲二氧焦戊酮、甲酮、焦戊酮。

66. 什么是合成大麻素？

合成大麻素是一种研制的化学物质，类似于四氢大麻酚、大麻二醇和大麻酚。这些化学物质被注入草药中，然后由使用者食用（最常见的是熏制）。常见的名字是 spice、space、K2 和 chill out。它们作为"人类不可食用"的药物在出售毒品的商店出售，类似于浴盐。尽管大多数消费者购买它是用于吸食或摄入，但它们被当作百花香或植物食品出售。产生的影响包括典型的大麻使用症状，包括眼睛注射、兴奋、饥饿、心动过速和偏执。此外，这些药物可引起精神疾病、癫痫、幻觉和急性肾损伤。它们没有在四氢大麻酚的药物筛选中被检测到。治疗上都是进行支持性治疗。

67. 可食用或可饮用的大麻会导致患者来急诊室吗？

是的，用于消费的（可食用或饮用）四氢大麻酚产品是浓缩的，所含的四氢大麻酚含量是大麻烟的 5～50 倍。特别是儿童，意外摄入会出现镇静、幻觉和心理变化。成年人如果大量摄入或故意"过量"食用浓缩四氢大麻酚产品，也会出现类似症状。

68. 我有一个患者因为吸食可卡因而出现耳朵和鼻子缺血，为什么会这样？

单独使用可卡因不会引起这种局灶性缺血。然而，大多数可卡因是掺假或受污染的，一种常见的掺假剂是左旋咪唑。左旋咪唑是一种驱虫剂和免疫调节剂，它能引起血管炎和中性粒细胞减少症。

抗胆碱能药物

69. 什么是抗胆碱能药物？它们是如何表现的？

常见的抗胆碱能药物，包括抗组胺药、经典的苯海拉明，以及其他非处方咳嗽和感冒药。另一种具有很强抗胆碱能的物质是曼陀罗，这种杂草在美国随处可见，经常被泡茶饮用；它具有很强的抗胆碱能作用。抗胆碱能毒血症包括无攻击性的心理状态的改变、皮肤干燥发红、瞳孔散大、高血压、高热、心动过速、尿潴留和癫痫发作。毒扁豆碱可用于确定可能摄入了曼陀罗的患者；但是，如果使用了三环类抗抑郁药或苯海拉明等其他药物，则必须谨慎。

70. 什么是兴奋剂引起的隐匿性死亡三联征？

隐匿性死亡三联征：酸中毒、横纹肌溶解、发热。这三种隐匿的症状经常发生，在烦躁不安的患者中容易漏诊，如不及早发现，可导致死亡。对于中度或重度躁动的患者，测量动脉或静脉的 pH。同时，监测肌酸激酶水平，如果患者继续躁动，重复上述监测。最后，在处理患者之前，尽早再次检查患者的核心体温。

关键词：药物滥用

（1）阿片类药物中毒的典型三联征是中枢神经系统抑制、呼吸抑制和瞳孔缩小。

（2）在阿片类药物中毒继发的呼吸系统损害患者中，复苏优先于阿片类拮抗剂的使用，如纳洛酮。

（3）氟马西尼是苯二氮䓬类药物中毒的解毒剂，是 GABA-α 受体的特异性拮抗剂。它在未分类或混合用药过量中无作用。

（4）常规毒理学筛查在未鉴别的过量用药中一般是没有用的，原因是结果呈假阳性、筛选药物数量有限、与临床表现相关性不强，且获取结果的时间较长。

（5）白毒伞菌种的蘑菇与阿马特霉素导致的迟发性暴发性肝衰竭有关。

（6）同时使用可卡因和乙醇会降低心肌收缩力。

（7）摇头丸（MDMA）可引起低钠血症和发热。

（8）评估因兴奋剂引起的躁动而导致的隐匿性死亡三联征：发热、酸中毒和横纹肌溶解综合征。

（杨凤春　译）

参考文献

1. Babu K, Boyer EW, Hernon C, et al: Emerging drugs of abuse. *Clin Pediatr Emerg Med* 6:81–84, 2005.
2. Dawson AH: Naloxone, naltrexone, and nalmefene. In Dart RC, editor: *Medical toxicology*, ed 3, Philadelphia, 2004, Lippincott Williams & Wilkins, pp 228–230.
3. Diaz J: Evolving global epidemiology, syndromic classification, general management, and prevention of unknown mushroom poisonings. *Crit Care Med* 33:419–426, 2005.
4. Diaz J: Syndromic diagnosis and management of confirmed mushroom poisonings. *Crit Care Med* 33:427–436, 2005.
5. Ernst T, Chang L, Leonido-Yee M, et al: Evidence for long-term neurotoxicity associated with methamphetamine abuse. *Am Acad Neurol* 54:1344–1349, 2000.
6. Farre M, de la Torre R, Gonzalez ML, et al: Cocaine and alcohol interactions in humans, neuroendocrine effects and cocaethylene metabolism. *J Pharmacol Exp Ther* 283:164–167, 1997.
7. Henning RJ, Wilson LD, Glauser JM: Cocaine plus ethanol is more cardiotoxic than cocaine or ethanol alone. *Crit Care Med* 22:1896–1906, 1994.
8. Keyes DC: Body packers and stuffers. In Dart RC, editor: *Medical toxicology*, ed 3, Philadelphia, 2004, Lippincott Williams & Wilkins, pp 59–62.
9. Kirages TJ, Sule HP, Mycyk MB: Severe manifestations of Coricidin intoxication. *Am J Emerg Med* 21:473–475, 2003.
10. Lange RA, Hillis LD: Cardiovascular complications of cocaine use. *N Engl J Med* 345:351–358, 2001.
11. Lee DC: Sedative-hypnotic agents. In Goldfrank LR, Flomenbaum NE, Lewin NA, et al, editors: *Goldfrank's toxicologic emergencies*, ed 7, New York, 2002, McGraw-Hill, pp 929–945.
12. Milroy CM: Ten years of ecstasy. *J R Soc Med* 92:68–72, 1999.
13. Nelson LS: Opioids. In Goldfrank LR, Flomenbaum NE, Lewin NA, et al, editors: *Goldfrank's toxicologic emergencies*, ed 7, New York, 2002, McGraw-Hill, pp 901–923.
14. Snead OC, Gibson KM: Gamma hydroxybutyric acid. *N Engl J Med* 352:2721–2736, 2005.
15. Sporer KA, Firestone J, Isaacs SM: Out-of-hospital treatment of opioid overdoses in an urban setting. *Acad Emerg Med* 3:660–667, 1996.
16. Wolfe T, Barton E: Nasal drug delivery in EMS: reducing needlestick risk. *JEMS* 28:52–63, 2003.

第 75 章　心血管系统毒理学

Ryan Chuang, MD; Jennie A. Buchanan, MD

1. 不同的毒物如何影响心率、血压和 QRS 间期？

见表 75-1。

表 75-1　不同毒物的心血管效应

心动过缓与高血压

- 中枢性突触前 α_2- 激动剂（可乐定、胍法辛、羟甲唑啉和四氢唑啉）：患者到达医院时会发展为心动过缓和低血压；最初的高血压和心动过缓是暂时性的

伴有低血压和复杂窄 QRS 间期的心动过缓

- 中枢性突触前 α_2- 激动剂（可乐定、胍法辛、羟甲唑啉和四氢唑啉）：抑制中枢神经系统中的交感神经流出，导致低血压、心动过缓、针尖样瞳孔和嗜睡
- 没有钠通道效应的 β 受体阻滞剂
- 钙通道阻滞剂
- 强心苷
- 镇静催眠药、阿片类药物、苯二氮䓬类药物和巴比妥类药物可减少中枢神经系统的交感神经流出。低血压和心动过缓通常很少见。
- 有机磷酸酯和氨基甲酸酯通过增加迷走神经张力引起症状

伴有低血压和复杂宽 QRS 间期的心动过缓

- 利多卡因、妥卡尼（1b 类抗心律失常药）：伴有低血压和复杂宽 QRS 间期的心动过缓
- 具有钠通道作用的 β 受体阻滞剂（即普萘洛尔、醋丁洛尔或美托洛尔）
- 钙通道阻滞剂（严重毒性导致心室逸搏节律）
- 强心苷（严重毒性导致心室逸搏节律）
- 普罗帕酮和氟卡尼（引起钠通道阻滞的 1c 类抗心律失常药）：起初，患者因心脏传导减慢出现心动过缓和宽 QRS 波，随后可能退化为室性心动过速
- 奎尼丁、普鲁卡因胺和丙吡胺（引起钠通道阻滞，延长 QRS 和 QT 间期的 1a 类抗心律失常药）：患者可能出现由心脏传导减少引起的心动过缓，这可能会退化为室性心动过速
- 强心苷、β 受体阻滞剂和保钾利尿剂引起的高钾血症

心动过速伴高血压

- 拟交感神经药（安非他命、可卡因、麻黄碱、伪麻黄碱）通过刺激交感神经系统引起症状
- 抗胆碱能药（苯海拉明和阿托品）：由于迷走神经张力降低和谵妄引起的躁动

心动过速伴低血压

- 单胺氧化酶抑制剂：抑制中枢神经系统突触中儿茶酚胺的破坏，伴低血压和复杂窄 QRS 间期的心动过速。过量服用，可引起高血压
- α_1- 拮抗剂（即哌唑嗪、特拉唑嗪、多沙唑嗪）：引起血管舒张和反射性心动过速

- 吩噻嗪类药物：α_1-拮抗剂引起血管舒张和反射性心动过速
- 利尿剂：继发于脱水的通常轻度的心动过速和低血压
- 硝酸盐：引起血管扩张和反射性心动过速
- 茶碱和咖啡因：腺苷受体的抑制，儿茶酚胺释放引起 β- 肾上腺素能刺激，导致心动过速和低血压

心动过速伴低血压和复杂宽 QRS 间期

- 三环类抗抑郁药(阿米替林和丙米嗪)、环苯扎林和苯海拉明[钠通道阻滞导致 QRS 波增宽(严重毒性)，尽管抗胆碱能作用导致心动过速，但这仍有可能导致低血压]
- 可卡因：钠通道效应，在进程后期，超过通过心动过速和血管收缩而维持血压的能力

2. 什么药物通过阻断心脏钠通道导致心血管毒性?

钠通道阻滞的主要临床表现是 QRS 间期延长和室性心律失常。

· 对钠通道具有主要毒性作用的药物包括奎尼丁、氟卡尼、美西律、丙吡胺和普鲁卡因胺。

· 具有钠通道效应和其他重要作用的药物包括三环类抗抑郁药、普萘洛尔、可卡因、苯海拉明、卡马西平、利多卡因氯喹、环苯扎林和去甲丙氧酚（丙氧酚的代谢产物）。使用这些药物而中毒的患者会有其他症状，但如果出现 QRS 间期延长或心律失常，应观察和治疗。

3. 什么是引起钠通道阻滞药物的解毒剂?

使用 1 ～ 2mEq/kg 的碳酸氢钠静脉推注可用于治疗在摄入任何这些药物后发生的心律失常或 QRS 间期延长。如果在给予碳酸氢钠后 QRS 间期没有缩短，应给予第二次静脉推注。应启动过度通气以诱导血清 pH 为 7.5 ～ 7.55。也可以给予 7.5％的 200ml 或 3％的 400ml 高渗盐水。除碳酸氢钠外，心血管毒性患者也经常需要补液和用于低血压的血管加压药，以及用于癫痫发作的苯二氮䓬类药物和用于改变精神状态的气管插管术。

4. 钙通道阻滞剂服用过量的患者会出现什么症状?

钙通道阻滞剂减少钙流入心脏组织和血管平滑肌。心脏依赖钙来维持自律性、通过房室结的传导性和收缩性。血管平滑肌需要钙来维持张力。钙通道阻滞剂过量的患者会出现低血压（继发于心脏收缩力降低和血管张力降低）、心动过缓和房室传导阻滞。如果低血压显著，患者可能出现精神状态改变、器官缺血和酸中毒，也有可能出现高血糖。

5.CCB 服用过量的治疗方法是什么?

通过处理呼吸道、呼吸和循环开始治疗。在气道得到充分保护后，可以进行胃净化（如洗胃、活性炭和全肠灌洗）。最初可用快速液体静滴（即 2L 生理盐水）治疗低

血压，用阿托品或起搏器治疗症状性心动过缓。接下来使用正性肌力药，例如多巴胺、去甲肾上腺素或肾上腺素，需要时可大剂量使用。在中毒时钙是一种辅助的治疗方法，剂量是静脉注射 1～2g 氯化钙或葡萄糖酸钙，并且可以每 10 分钟 1 次，重复 3～4 次。由于有静脉坏死的风险，氯化钙需要经中心静脉或粗大静脉使用，但与葡萄糖酸钙相比，氯化钙中元素钙的含量却是其 3 倍。输注钙可用于将血清钙保持在正常的上限。可给予胰高血糖素（5～10mg 静脉推注），如果病情有改善，可以 5～10mg/h 持续静滴。胰高血糖素可能引起呕吐，因此患者必须能够维持自己的正常气道或对气道进行气管插管才能给药。高胰岛素 – 正常血糖疗法或高剂量胰岛素（1U/ kg 静脉推注，25g 葡萄糖静脉推注，然后以 0.5U/（kg·h）短效胰岛素 +0.5g/（kg·h）葡萄糖 + 钾静滴）是一种新的有效的治疗方法。一些重大措施，如使用静脉用脂肪乳剂（1～2ml/kg 的 20% 脂肪乳剂单次快速静脉给药，然后以 0.25ml/（kg·min）的速度静脉输注，持续 30～60 分钟）、体外膜肺氧合、主动脉内球囊泵以及体外循环，可用于严重的难治性病例。其他实验性疗法包括亚甲蓝（1～2mg/kg）、钙增敏剂左西孟旦（6～12μg/kg 静脉推注 10 分钟，然后以 0.05～0.2μg/（kg·min）的速度连续静脉输注）和 L– 肉碱（6g 静脉推注，然后每 4 小时静脉注射 1g）。

6.β 受体阻滞剂中毒的患者有哪些症状？

β 受体阻滞剂与内源性儿茶酚胺竞争受体位点，这会减弱正常的肾上腺素能反应，导致心动过缓、房室传导阻滞和心肌收缩力下降引起的低血压。β 受体阻滞剂中毒的患者与钙通道阻滞剂过量的患者有相似的症状。然而，可能存在一些差异，这取决于涉及哪个 β 受体阻滞剂。一些 β 受体阻滞剂，例如普萘洛尔，是脂溶性的，它能进入中枢神经系统，导致癫痫发作和与血压无关的精神状态改变。一些 β 受体阻滞剂（即普萘洛尔、醋丁洛尔、阿普洛尔和氧烯洛尔）拮抗钠通道，导致 QRS 间期增宽。索他洛尔还可以阻断钾通道，导致 QT 间期延长和尖端扭转性室速。有时可能发生低血糖症。

7. 描述 β 受体阻滞剂中毒的治疗

其治疗类似于钙通道阻滞剂过量的治疗。胰高血糖素用于补液、血管加压剂和阿托品之后的治疗。胰高血糖素的剂量与钙通道阻滞剂过量的剂量相同。高剂量胰岛素治疗也可能有益。对于治疗 β 受体阻滞剂过量，钙尚未得到很好的研究。与低血压无关的癫痫发作应使用苯二氮䓬类药物治疗；碳酸氢钠用于治疗 QRS 间期增宽。难治性交感神经性心动过缓应采用外部心脏起搏治疗。有病例报告称，使用透析可治疗阿替洛尔过量，因为它具有相对低的蛋白结合和分布容积。

8. 描述急性和慢性地高辛中毒的表现

• 急性地高辛中毒发生在意外或有意摄入超治疗量的含地高辛的产品后。儿童剂量超过 1mg，成人超过 3mg，可能中毒。急性地高辛中毒的患者经常出现胃肠道症状，例如恶心或呕吐。最常见的心脏影响是心动过缓和心脏传导阻滞。地高辛摄入后，通过阻断细胞钠 – 钾交换泵导致全身性高钾血症。如果不治疗，严重的高钾血症（血清浓度＞5.5mmol/

L）与死亡率大于 90% 相关。

• 当接受地高辛治疗的患者的地高辛剂量或清除率发生变化时，会发生慢性地高辛中毒。开始用奎尼丁、胺碘酮、螺内酯或维拉帕米治疗时可能会改变地高辛的稳态清除并导致毒性。当患者出现肾功能不全时，可能会降低地高辛的清除率。慢性地高辛中毒的症状通常是微妙和非特异性的，包括意识模糊、厌食、呕吐、视觉变化和腹痛。患者通常会发生心动过缓，并伴有不同程度的心脏传导阻滞。患者可能发生房性期前收缩、室性期前收缩、室上性心动过速、室性心动过速或心室颤动。与急性地高辛中毒相反，血清钾通常是正常的或下降的，除非患者患有肾功能不全引起的高钾血症。

9. 地高辛特异性抗体片段（Fab）有哪些适应证？

最常见的适应证是症状性心动过缓、完全性心脏传导阻滞、室性心动过速或心室颤动。通常，必须将地高辛特异性 Fab 施用于重症患者，而无须实验室确认地高辛浓度升高。急性摄入者就诊时存在高钾血症或血流动力学不稳定的心律失常时应该给予 Fab 治疗。慢性地高辛中毒患者的 Fab 治疗适应证尚未明确。对于血流动力学显著不稳定的心动过缓、多灶性心室异位起搏和室性心律失常的患者，应考虑治疗。由于血清地高辛浓度与症状相关性较差，因此没有特定的血清地高辛浓度被认为是地高辛 Fab 的绝对适应证。

10. 地高辛 Fab 如何使用？

地高辛 Fab 可以以几种方式使用，这取决于临床医师可获得的信息。

• 如果患者病情危重，应凭经验给予 10 ～ 20 瓶。

• 如果地高辛摄入量已知，所需治疗瓶数 = 地高辛摄入量（mg）/0.5。

• 如果体内地高辛稳态浓度已知，所需瓶数 = 血清地高辛浓度（ng/ml）× 理想患者体重（kg）/100（这通常导致慢性中毒患者接受 1 ～ 3 瓶药物）。

关键点：心血管系统毒理学

（1）对于钠通道阻滞剂，如果患者有 QRS 波宽大和临床中毒症状，可给予碳酸氢钠静脉推注。

（2）对于钙通道阻滞剂和 β 受体阻滞剂的过量服用，目前还没有一种被证明是成功的治疗方法。严重的过量摄入通常需要多种干预措施。首先从症状性和支持性治疗开始（ABC 复苏方案），然后是静脉输液和使用加压药。记住阿托品、胰高血糖素、钙和高剂量胰岛素。

（3）没有特定的血清地高辛浓度被认为是地高辛特异性 Fab 的绝对适应证。

致谢

感谢 Christopher DeWitt、Jody J. Rodgers 和 Kennon Heard 在以前的版本中所做的

贡献。

（钱海超　译）

参考文献

1. Antman EM, Wenger TL, Butler VP: Treatment of 150 cases of life threatening digitalis intoxication with digoxin specific Fab antibody fragments: final report of a multi-center study. *Circulation* 81:1744–1752, 1990.
2. Hack JB, Lewin NA: Cardioactive steroids. In Flomenbaum NE, Goldfrank LR, Hoffman RS, et al, editors: *Goldfrank's toxicologic emergencies*, ed 8, New York, 2006, McGraw-Hill, pp 971–981.
3. Kerns W: Management of beta blocker and calcium channel antagonist toxicity. *Emerg Med Clin North Am* 25:309–331, 2007.
4. McCabe JL, Cobaugh DL, Menegazzi JJ, et al: Experimental tricyclic antidepressant toxicity: a randomized, controlled comparison of hypertonic saline solution, sodium bicarbonate and hyperventilation. *Ann Emerg Med* 32:329–333, 1998.
5. Wax PM: Sodium bicarbonate. In Flomenbaum NE, Goldfrank LR, Hoffman RS, et al, editors: *Goldfrank's toxicologic emergencies*, ed 8, New York, 2006, McGraw-Hill, pp 565–571.
6. Yuan TH, Kerns WP, Thomaszewski CA, et al: Insulin-glucose as adjunctive therapy for sever calcium channel antagonist poisoning. *J Toxicol Clin Toxicol* 37:463–474, 1999.

第76章　小儿误食

George Sam Wang，MD，FAAP

1. 小儿误食有多普遍?

据美国毒物中心报道，大约2/3误食事件患者为小儿。误食患儿中80%是小于6岁的儿童。小儿误食流行病学曲线呈双峰，主峰为6岁以下的儿童，第二高峰为青春期的青少年。6岁以下的儿童行动自如，且对事物充满好奇，但还不具备完全了解潜在误食危险的认知能力。青少年误食的多发主要是自我伤害或滥用等自我管理能力差造成结果。绝大多数小儿误食会导致较小或无不良临床后果，总体死亡率不足1%。美国毒物中心报道约2%小儿暴露导致中度或严重后果，甚至死亡，在青少年年龄组大约为50%。

2. 儿童误食与暴露和成人有什么不同?

幸运的是，大部分误食实际上是用嘴唇接触、喝一口或尝一口，而不是大量，所以发病率和死亡率不高。但是，少量的高浓度产品或一些药物的成人治疗量对儿童来说非常危险。浓厚的气体和水蒸气暴露使儿童更易受伤害，因为他们身材更矮小，更靠近地面，离开危险环境的能力弱，且他们有更大的分钟通气量。儿童有很大的体表面积/体重比值，皮肤暴露和体温过低使其更易受到伤害。青少年误食与成人误食相似，因为通常是药物滥用或自杀意愿导致。

3. 什么家庭日常用品有危害?

大部分家庭日常用品是温和的，意外误食或暴露危害小。但是，下面这些物质低剂量也是很危险的：腐蚀性物质、烃类、含有乙醇或有毒醇的产品，纽扣电池，磁铁和樟脑。

4. 什么生活用品有腐蚀性?

很多清洁洗涤剂包含碱或酸等腐蚀性物质，如浴室和厨房清洁剂、漂白剂、除锈剂和汽车清洁剂。

5. 误食腐蚀性物质会有什么表现?

大部分腐蚀性物质浓度都比较低，小量暴露不会导致严重损伤。但是误食量大、或误食了浓度高的产品，会导致食管烧伤。严重症状包括喘鸣、持续性呕吐和流涎。一些产品，如羟氟酸，误食后会产生全身症状，如低钙血症。

6. 什么产品含有烃类？暴露会产生什么症状？

烃类包括精油、煤油和石油馏分。部分烃类会导致镇静和中枢神经系统（CNS）抑制，但是最令人担心的暴露是吸入导致的肺炎。

7. 该如何管理烃类暴露？

无症状的儿童 6 小时后胸部 X 线片正常，将不会出现严重毒性反应；其他则因低氧或呼吸窘迫需要住院。以往病例并未显示抗生素和类固醇药物对急性暴露后有显著疗效。并发症包括呼吸衰竭、CNS 抑制、多重感染肺炎、肺大疱形成。由于呼吸窘迫、急性呼吸窘迫综合征或差的氧合需要气管插管的严重中毒患者，给予高频通气、体外膜肺氧合、肺表面活性物质后，可得到成功治疗。

8. 什么产品含有乙醇和毒醇？

许多产品含有高浓度乙醇，包括手消毒溶液、香水、发胶和食物萃取物。挡风玻璃雨刮液通常含有甲醇，防冻液中含有乙二醇。小量乙醇暴露后，与成人相比，儿童患者会出现更严重的 CNS 抑制和可能的低血糖。

9. 什么情况下纽扣电池和磁铁误食有危险？

纽扣电池持续在食管内会导致食管壁全层严重灼伤、前哨出血和死亡。磁铁也一样危险，因为误食多个磁铁会导致肠壁缺血。

10. 使用哪些非处方药可能有危险？

镇痛药，如对乙酰氨基酚和水杨酸，很常见，会分别导致肝衰竭和酸中毒。冬青油包含大量的水杨酸甲酯（见问题 35、36）。复方苯乙哌啶片（见问题 19）也会导致严重中毒。许多非处方药如多种维生素含有铁剂（在糖果维生素中通常被遗漏）。许多止咳和感冒药内含有对乙酰氨基酚、右美沙芬和抗组胺药（苯海拉明、多西拉敏、氯苯那敏、溴苯那敏）。眼药水和鼻血管收缩剂含有咪唑啉，可导致与可乐定相似的毒性（见问题 32）。

11. 多少铁可导致严重毒性反应？会出现什么症状？

按体重计算，大约 20mg/kg 铁元素可导致中毒症状。常见配方包括富马酸亚铁（33% 铁元素）、葡萄糖酸铁（12%）和硫酸亚铁（20%）。典型症状进展分 5 个阶段。

（1）呕吐 / 胃肠道症状。

（2）潜伏。

（3）代谢性酸中毒 / 休克。

（4）肝衰竭。

（5）胃出口梗阻。

12. 非处方药止咳感冒药过量的症状是什么？

右美沙芬会导致精神失常、兴奋、幻觉和镇静，很少导致癫痫发作、5- 羟色胺能样毒性反应。苯海拉明会出现抗胆碱能样毒性反应，大量过量用药会出现癫痫、心律失常，类似三环类抗抑郁药的毒性反应。

13. 樟脑误食会有什么表现？

误食樟脑最初导致胃肠道症状，如嘴和喉咙烧灼感、呕吐。严重毒性反应表现为神经系统症状，如癫痫、反射亢进、肌阵挛样痉挛和昏迷。在暴露后 5～90 分钟，这些症状迅速出现。没有特效解毒剂，治疗主要是对症支持治疗。一组 2009 例病例分析提示在广泛应用某种物质的社区儿童中，樟脑应被考虑为他们未分化癫痫发作的原因之一。这些产品中含樟脑，如 Campho-Phenique，Vick's Vaposteam，Vick's VapoRub，Tiger Balm，Anbesol Cold Sore，Therapy Ointment，BenGay Ultra Strength 和许多其他的非处方外用面霜。美国食品药品监督管理局规定在美国出售的产品，樟脑含量不得超过 11%。但是国外产品可能含更高百分比的樟脑。误食 500mg 樟脑可导致儿童严重毒性反应，约等于 4.6ml 11% 的溶液。

14. 为什么儿童更易患有高铁血红蛋白血症？

小于 4 月龄的儿童患高铁血红蛋白血症的风险更高，因为他们没有大龄儿童和成人的能力，不能将三价铁降为亚铁。引起高铁血红蛋白血症的常见病因包括亚硝酸盐 / 硝酸盐（井水和食物）、表面麻醉药（苯佐卡因、利多卡因）、氨苯砜磺胺类药物、萘和硝酸银。

15. 高铁血红蛋白血症如何治疗？

静脉注射亚甲蓝 1mg/kg。适应证包括高铁血红蛋白浓度大于 20% 的有症状的患者。

16. 是否有植物可导致严重疾病？

大部分植物小剂量不会导致严重毒性反应。但是某些植物可能是危险的，如洋地黄、铃兰、夹竹桃（地高辛样毒性）、曼陀罗 / 月光花（抗胆碱能毒性）、芹叶钩吻（呼吸麻痹）和毒芹（癫痫）。

17. 儿童"一片致命"的药物目录包含什么？

这个目录中的药物，它们的成人治疗剂量对儿童来说可能是致命的。实际上，文献可能不支持一片药物致命的事实。换言之，可能没有儿童误食单独一片药物致死的报告。无论如何，这个药物目录中的任何药物被儿童误食，都要考虑到低剂量可能导致严重毒性反应。

18. "一片致命"目录包括什么药物？

虽然不是一个一致认同的目录，但这些药物经常被提及。

• 苯乙哌啶和阿托品（复方苯乙哌啶）。

- 三环类抗抑郁药。
- 钙通道阻滞剂。
- β受体阻滞剂。
- 可乐定。
- 樟脑。
- 水杨酸。
- 吩噻嗪。
- 阿片样物质。
- 苯佐那酯。

19. 复方苯乙哌啶含有什么成分？会导致那些临床表现？作用机制是什么？

复方苯乙哌啶是一种止泻药，由苯乙哌啶（一种阿片样物质）和阿托品（一种抗胆碱能物质）构成。

复方苯乙哌啶误食的经典表现，分两个阶段。第一阶段包括抗胆碱能毒性反应，第二阶段是阿片类毒性反应。这个经典表现并不常见，复方苯乙哌啶误食应当作为误食长效阿片制剂考虑，可能包含阿托品毒性特征。复方苯乙哌啶误食应观察 24 小时。

20. 三环类抗抑郁药（tricyclic antidepressant，TCA）可能的致死剂量是多少？

误食 10 ~ 20mg/kg 可导致显著毒性，250mg 阿米替林可致儿童死亡。

21. 什么心电图表现对判断儿童误食 TCA 有帮助？

QRS 波终末段 40ms 是识别成人 TCA 过量的一个有效的标志物。一项 35 例儿童 TCA 误食的回顾性研究显示，QRS 波终末 40ms 对预测 TCA 误食没有帮助。对儿童和青少年的一项研究中，QRS 波增宽与血清三环类药物的浓度相关，表明与成人 TCA 误食相似，QRS 波宽度可能有预测价值。

22. 有无单独误食二氢吡啶（如硝苯地平）儿童死亡的报道？

有！虽然误食二氢吡啶被认为比误食苯烷基胺（如维拉帕米）和地尔硫䓬类（如地尔硫䓬）药物的危害小，但二氢吡啶有直接心脏毒性。有 1 例 14 月龄儿童误食 10mg 硝苯地平死亡的报道。

23. 治疗儿童钙通道阻滞剂误食，需要多少剂量的钙？

钙被认为是治疗钙通道阻滞剂误食的一线用药，它能够提高心肌收缩力和提升血压。对于儿童，可静脉推注 0.1 ~ 0.2ml/kg 10% 氯化钙或 0.3 ~ 0.5ml/kg 10% 葡萄糖酸钙，每 10 ~ 20 分钟重复，直到给予 3 ~ 4 个剂量。但是，对于严重中毒患者，钙剂的作用经常微不足道或短暂。而且，氯化钙可能导致静脉硬化，这是处理儿童小口径静脉时的一个问题。严重中毒患者，补充钙剂的同时开始其他治疗要慎重，如同时应用血管升压药和正性肌力药。

24. 对误食钙通道阻滞剂和 β 受体阻滞剂还有其他治疗方法吗？

有证据表明对于钙通道阻滞剂中毒动物模型，高胰岛素血症 / 正常血糖治疗有效。现在没有人类临床试验，但已发表的人类个案报道和病例总结可提供依据，表明儿童和成人胰岛素 / 葡萄糖管理均使血流动力学改善。建议初始剂量 1U/kg 胰岛素静脉注射，继而给予 0.5 ～ 1U/（kg·h）持续输注，调整剂量达到目标值，也有报道称胰岛素剂量可高达 10U/（kg·h）。应注意维持正常血糖。

25. 儿童误食 β 受体阻滞剂和钙通道阻滞剂除心血管毒性外还有什么潜在副作用？

曾有报道称严重低血糖与误食普萘洛尔相关。但是，一项 208 例儿童的前瞻性病例研究表明，1 或 2 种 β 受体阻滞剂药物不太可能产生毒性。钙通道阻滞剂毒性反应可表现为高血糖，因为胰岛素释放是钙依赖的细胞外分泌。

26. 儿童误食磺脲类药物需观察多长时间？

儿童应被观察 12 ～ 20 小时，时间取决于误食磺脲类药物的品种和制剂类型。有报道最初误食后 21 小时才发生低血糖的病例。误食格列吡嗪药片可导致儿童和缺乏经验的成人发生低血糖。

27. 多长时间进行一次血糖监测？

最初，血糖 1 小时监测 1 次。

28. 儿童误食磺脲类药物后，是否应预防性给予葡萄糖？或维持给予葡萄糖液？

答案为不，葡萄糖会增加磺脲类药物所致的胰岛素释放。在许多迟发性低血糖的报道中，儿童接受了给予葡萄糖的预防性治疗。应让儿童进食无浓缩糖的正常饮食。如果儿童的血糖下降，那么需要葡萄糖治疗来升高血糖。

29. 什么是 50 规则？

"50 规则"是儿科复苏葡萄糖剂量计算的记忆方法。当葡萄糖溶液浓度乘以葡萄糖剂量（ml/kg）等于 50 时，提供 0.5g/kg 葡萄糖。例如，给予 10% 葡萄糖溶液 5ml/kg，或给予 25% 葡萄糖溶液 2ml/kg，都提供 0.5g/kg 葡萄糖。

30. 磺脲类药物误食的解毒剂是什么？

奥曲肽是解毒剂。葡萄糖（和磺脲类药物）打开电压门控性钙通道，通过细胞内信号触发胰岛素分泌。奥曲肽独立关闭这些通道，导致胰岛素分泌下降。重点说明的是，奥曲肽不会升高血糖，只是阻止胰岛素进一步分泌。给予奥曲肽时，仍需要给予患儿葡萄糖来维持正常血糖。

31. 磺脲类药物误食时儿科应如何应用奥曲肽?

儿科磺脲类药物误食涉及的适当的剂量、用药频率和副作用,还未严格研究过。一般成人磺脲类药物应用剂量为 50 ～ 100μg,每 8 ～ 12 小时 1 次。建议儿科剂量为 1μg/kg 皮下给予一个初始剂量后,每 6 小时一次。

32. 可乐定误食会观察到什么心血管影响?

最常报道的是心动过缓和低血压。但是,儿童也有高血压的报道。这可能由于外周 α_2 受体的激活。一般情况下,高血压持续时间短,无须进行特殊治疗。其他报道中常见的影响是 CNS 抑制、呼吸抑制、体温过低和瞳孔缩小。无特殊解毒剂;治疗重点通常放在呼吸和血流动力学支持上。大多数误食这样做就好。

33. 儿科可乐定误食可以应用纳洛酮吗?

儿科可乐定误食应用纳洛酮的经验与成人误食治疗经验大部分相似;它只在很短的时间内有效。在一份儿科误食接受不同剂量纳洛酮治疗的综述中,纳洛酮在 16% 的患者中有疗效。虽然可乐定误食经常表现为与阿片制剂误食相似,但纳洛酮的效果尚不完全清楚。

34. 有哪些常见的非处方产品,包含与可乐定作用机制相似的药物?

羟甲唑啉、萘甲唑啉、赛洛唑啉、四氢唑啉都是咪唑啉类,作用机制与可乐定相同。眼药水和鼻血管收缩剂中,都有这些成分。这些产品误食可导致严重后果。0.05% 四氢唑啉溶液只要 2.5 ～ 5ml 可导致 1 岁女童嗜睡、心动过缓、呼吸抑制、四肢末梢发凉和瞳孔缩小。症状出现非常迅速,在 15 ～ 30 分钟出现。

35. 儿童一次误食多大剂量水杨酸盐会出现毒性反应?

儿童和成人,都是大约 150mg/kg 水杨酸盐可导致急性毒性反应。300mg/kg 可能会出现严重毒性反应。

36. 水杨酸甲酯药效同水杨酸盐相比如何?

1mg 水杨酸甲酯药效大体上同 1.4mg 水杨酸盐相当。冬青油、许多局部用 OTC 药膏和许多亚洲草药都含有水杨酸甲酯。

37. 多大剂量阿司匹林(或乙酰水杨酸)与 100% 水杨酸甲酯 5ml 相当?

100% 水杨酸甲酯 5ml(或 1 汤匙)约等于水杨酸盐 7000mg,或约等于成人阿司匹林常规片剂 22 片。对于一名 10kg 的儿童,就是 700mg/kg,无疑是危及生命的摄入量。冬青油通常含有 98% ～ 100% 水杨酸甲酯,误食 4ml 会导致儿童死亡。

38. 为什么吩噻嗪类药物被认为是最危险的儿科误食?

几乎记录的每一例严重儿科误食事件都是氯丙嗪(盐酸氯普马嗪)所致。只要

280mg 氯丙嗪可致 2 岁儿童死亡。可购得的氯丙嗪药物浓度最高为 100mg/ml。吩噻嗪毒性表现为 CNS 抑制、低血压和抗胆碱能症状。急性摄入吩噻嗪类后出现抗精神病恶性综合征致死的儿科病例已有报道。单独误食小剂量的止吐吩噻嗪类药物、异丙嗪（非那根）和丙氯拉嗪（甲哌氯丙嗪）目前并没有报道严重的发病率或死亡率。

39. 误食氯喹和羟氯喹会导致什么病理生理改变？

这些药物被认为呈现奎尼丁样作用，抑制心脏钠钾通道，可能表现为 QRS 波增宽、房室阻滞、ST 压低、T 波低平和 QT 间期延长。在美国家庭一般找不到氯喹，因为它主要用于疟疾预防和治疗。但是羟氯喹越来越多地作为一种抗感染药物使用。虽然羟氯喹被认为比氯喹安全，但二者都有导致严重毒性反应的潜在可能性，包括心脏毒性、呼吸抑制、CNS 抑制和癫痫发作。

40. 治疗氯喹中毒，除了标准治疗还有其他药物吗？

除 QRS 波增宽应用碳酸氢钠外，可以尝试应用地西泮（2mg/kg IV，大于 30 分钟）。虽然地西泮的作用机制不清楚，随机试验未能证实明显获益，但在严重中毒中可以考虑应用地西泮。

41. 什么新型阿片类药物，误食一片会导致严重中毒反应？

丁丙诺啡是一种新型阿片类药物，就是市场上销售的舒倍松（Suboxone），包含纳洛酮，经常被用于治疗鸦片成瘾。它通常被制成舌下含片，使儿童潜在中毒风险提高。误食一片会导致显著呼吸抑制，儿童暴露后要观察 24 小时。纳洛酮应用于丁丙诺啡或其他阿片类药物中毒，儿童呼吸抑制予 0.01mg/kg IV，窒息时予 0.1mg/kg IV（最大 2mg）。

42. 误食苯甲酸盐（特萨隆）软明胶胶囊后会出现什么症状？

儿童仅误食少量苯甲酸盐软明胶胶囊后就会出现症状。毒性与局部麻醉药毒性相似，可导致癫痫发作、CNS 抑制和心律失常。

关键点：儿童误食

（1）大多数儿童误食和暴露危险小，不会发生严重中毒。

（2）但是一般情况下，儿童患者药物小量暴露也会很容易达到中毒剂量。

（3）因为婴幼儿误食的具体量通常很难确定，经常需要延长观察时间以排除潜在的毒性误食。

（4）虽然毒性范围有变化，但儿童治疗通常与成人类似误食相似。

致谢

本章的编辑和作者感谢 Dr.Shan Yin 对本章写作做出的贡献。

（尹秋艳 译）

参考文献

1. Alzahem AM, Soundappan SS, Jeffereies H, et al: Ingested magnets and gastrointestinal complications. *J Paediatr Child Health* 43:497–498, 2007.
2. Berkovitch M, Matsui D, Fogelman R, et al: Assessment of the terminal 40-millisecond QRS vector in children with a history of tricyclic antidepressant ingestion. *Pediatr Emerg Care* 11:75–77, 1995.
3. Bronstein AC, Spkyker DA, Cantilena LR, et al: 2011 annual report of the American Association of Poison Control Centers' National Poison Data System (NPDS): 29th annual report. *Clin Toxicol* 50:911–1164, 2012.
4. Centers for Disease Control and Prevention (CDC): Injuries from batteries among children aged <13 years, United States, 1995-2010. *MMWR Morb Mortal Wkly Rep* 61:661–666, 2012.
5. Clemessy JL, Angel G, Borron SW, et al: Therapeutic trial of diazepam versus placebo in acute chloroquine intoxications of moderate gravity. *Intensive Care Med* 22:1400–1405, 1996.
6. Crain EF, Gershel JC, Mezey AP: Caustic ingestions-symptoms as predictors of esophageal injury. *Am J Dis Child* 138:863–865, 1984.
7. Dahshan A, Donovan GK: Severe methemoglobinemia complicating topical benzocaine use during endoscopy in a toddler: a case report and review of the literature. *Pediatrics* 117:e806–e809, 2006.
8. Dart RC, Paul IM, Bond GR, et al: Pediatric fatalities associated with over the counter (nonprescription) cough and cold medications. *Ann Emerg Med* 52:411–417, 2009.
9. Davis JE: Are one or two dangerous? Methyl salicylate exposure in toddlers. *J Emerg Med* 32:63–69, 2007.
10. Dean BS, Krenzelok EP: Multiple vitamins and vitamins with iron: accidental poisonings in children. *Ven Hum Toxicol* 30:23–25, 1988.
11. Dougherty PP, Lee SC, Lung D, et al: Evaluation of the use and safety of octreotide as antidotal therapy for sulfanuria overdose in children. *Pediatr Emerg Care* 29:292–295, 2013.
12. Engebretsen DK, Kacsmarek KM, Morgan J, et al: High-dose insulin therapy in beta-blocker and calcium channel-blocker poisoning. *Clin Toxicol (Phila)* 49:277–283, 2011.
13. Hayes BD, Klein-Schwartz W, Doyon S: Toxicity of buprenorphine overdoses in children. *Pediatrics* 121:e782–e786, 2008.
14. Jolliff HA, Fletcher E, Roberts KJ, et al: Pediatric hydrocarbon-related injuries in the United States: 2000-2009. *Pediatrics* 131:1139–1147, 2013.
15. Khine H, Weiss D, Graber N, et al: A cluster of children with seizures caused by camphor poisoning. *Pediatrics* 123:1269–1272, 2009.
16. Lee DC, Greene T, Dougherty T, et al: Fatal nifedipine ingestions in children. *J Emerg Med* 19:359–361, 2000.
17. Love JN, Sikka N: Are 1-2 tablets dangerous? Beta-blocker exposure in toddlers. *J Emerg Med* 26:309–314, 2004.
18. Love JN, Smith JA, Simmons R: Are one or two dangerous? Phenothiazine exposure in toddlers. *J Emerg Med* 31:53–59, 2006.
19. Lowry JA, Brown JT: Significance of the imidazoline receptors in toxicology. *Clin Toxicol (Phila)* 52:454–469, 2014.
20. McCarron MA, Challoner KR, Thompson GA: Diphenoxylate-atropine (Lomotil) overdose in children: an update (report of eight cases and review of the literature). *Pediatrics* 87:694–700, 1991.
21. McLawhorn MW, Goulding MR, Gill RK, et al: Analysis of benzonatate overdoses among adults and children from 1969-2010 by the United States Food and Drug Administration. *Pharmacotherapy* 33:38–43, 2013.
22. Michael JB, Sztajnkrycer MD: Deadly pediatric poisons: nine common agents that kill at low doses. *Emerg Med Clin North Am* 22:1019–1050, 2004.
23. Ranniger C, Roche C: Are one or two dangerous? Calcium channel blocker exposure in toddlers. *J Emerg Med* 33:145–154, 2007.
24. Rosenbaum TG, Kou M: Are one or two dangerous? Tricyclic antidepressant exposure in toddlers. *J Emerg Med* 28:169–174, 2005.
25. Wang GS, Le Lait MC, Heard K: Unintentional pediatric exposures to central alpha-2 agonists reported to the National Poison Data System. *J Pediatr* 164:149–152, 2014.

第十五部分

妇产科急症

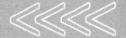

第 77 章　盆腔炎

David B. Richards, MD; Bartholomew B. Paull, MD

1. 什么是盆腔炎？

盆腔炎（pelvic inflammatory disease，PID）是一系列涉及女性上生殖道结构的炎症性病变。PID 可包括以下任何一种：宫颈内膜炎、子宫内膜炎、输卵管炎、卵巢炎、输卵管卵巢脓肿或腹膜炎。通过性传播的微生物如淋病奈瑟球菌和沙眼衣原体通常是致病因素，但与阴道菌群也有关。

2. PID 的风险因素是什么？

拥有多个性伴侣的年轻女性患 PID 的风险最大。其他风险因素包括第一次性交年龄较早，宫内节育器置入手术（与节育器本身存在无关），以及月经期间或月经后的性活动。性伴侣年龄较大、先前参与儿童保护机构、自杀未遂、性交前饮酒以及并发沙眼衣原体感染也被证明会增加 PID 的风险。

3. PID 的症状和体征有哪些？

没有针对 PID 诊断的特定症状或体征。下腹部疼痛是一种常见的症状，性交困难、阴道分泌物异常、子宫异常出血或排尿困难可能是唯一的症状。在检查时，患者可能具有下腹部压痛、宫颈举痛和（或）双侧附件压痛。

4. 微生物学因素是什么？

PID 是一种社区获得性感染，通常由性传播因素引起，最常见的是淋病奈瑟球菌或沙眼衣原体，尽管在许多情况下 PID 的病因尚不清楚。一般认为，许多社区获得性药物能够扰乱正常的子宫颈黏膜屏障，允许阴道菌群进入女性的上生殖道。临床上，应将 PID 视为在起始事件后的混合（兼性和厌氧）微生物感染。在这些感染中发现的微生物包括盆腔厌氧菌、内源性盆腔菌群、革兰阴性杆菌、B 族链球菌、人型支原体、金黄色葡萄球菌、阴道加德纳菌和流感嗜血杆菌。

5.PID 的诊断标准是什么？

PID 的诊断没有金标准，实验室检测对诊断的影响很小。应保持较低的诊断阈值，因为治疗延迟会导致较高的发病率。疾病控制和预防中心建议在性活跃的年轻女性或其他有性传播疾病风险的女性中，当宫颈举痛、子宫压痛或附件压痛与下腹部疼痛或盆腔疼痛相关时，应进行 PID 经验性治疗。任何有发热、阴道分泌物、异常出血、性交困难或痛经的女性患者都应考虑诊断。

用于支持 PID 诊断的其他标准如下。

- 口腔温度高于 38.3℃（100.9 ℉）。
- 宫颈或阴道排出脓性黏液。
- 在阴道分泌物的显微镜检查中发现增加的白细胞。
- 红细胞沉降率升高。
- C 反应蛋白升高。
- 宫颈感染淋病奈瑟球菌或沙眼衣原体的实验室证据。

诊断 PID 的最特异性标准包括如下。

- 子宫内膜活检显示子宫内膜炎。
- 影像学显示增厚、充满液体的输卵管，有或没有盆腔积液或输卵管充血。
- 与 PID 一致的腹腔镜异常表现。

6. 对怀疑患有 PID 的患者应进行哪些诊断检查？

- 妊娠试验，以排除妊娠并发症。
- 导尿管来源样本的尿液分析可能提示尿路感染。
- 应进行沙眼衣原体和淋病奈瑟球菌的核酸扩增。
- 超声检查所有怀孕患者以排除异位妊娠、因全身症状考虑入院的患者或可能患有输卵管性脓肿的患者。

没有腹腔镜检查结果，则没有可靠的检查可以排除 PID。虽然异常的实验室结果可提供支持性证据，但所有实验室检查在患有 PID 的患者中可能是正常的。

7. 还应该考虑哪些其他疾病？

鉴别诊断如下。

- 宫颈炎。
- 卵巢囊肿。
- 自然流产。
- 异位妊娠。
- 阑尾炎。
- 胃肠炎。
- 肾盂肾炎。

- 子宫内膜异位症。
- 卵巢扭转。
- 流产感染。
- 胆囊炎。
- 憩室炎。
- 膀胱炎。
- 肾绞痛。

在一些患者中，尽管进行了大量检查，但仍未诊断出盆腔疼痛的原因。

8. PID 的后果是什么？

PID 与许多严重的短期和长期并发症有关。急性 PID 可导致输卵管卵巢脓肿、肝周炎（Fitz–Hugh–Curtis 综合征）或腹膜炎。

长期后遗症包括慢性盆腔疼痛、输卵管因素不孕和增加异位妊娠风险。多达 33% 的 PID 患者可能出现慢性盆腔疼痛。随着 PID 的每次发作，不孕症和异位妊娠的发生率显著增加。这被认为主要是由输卵管腔内的瘢痕和粘连引起的输卵管阻塞所致。患有 PID 的女性发生可能致命的异位妊娠的概率升高 12% ~ 15%。

9. 谁应该住院治疗？

对于 PID 临床严重程度轻度至中度的女性，门诊治疗是合理的。疾病预防控制中心建议的一些住院治疗标准如下。

- 不能排除外科急症（如阑尾炎）。
- 怀孕的患者。
- 临床上对口服抗菌治疗没有反应的患者。
- 无法遵循或耐受门诊口服方案的患者。
- 严重不适、恶心、呕吐或高热的患者。
- 输卵管卵巢脓肿患者。

10. 总结推荐的 PID 抗生素治疗方案

见表 77-1。请注意，治疗建议可能存在区域差异。

表 77-1 盆腔炎的治疗

推荐的门诊治疗方案

单次头孢曲松 250mg IM 加多西环素 100mg bid PO 14 天，联用或不联用甲硝唑 500mg PO bid 14 天

或

头孢西丁 2g IM 或其他肠外第三代头孢菌素（如头孢唑肟或头孢噻肟）加丙磺舒 1g PO 同时单次给药，加多西环素 100mg PO bid 14 天，联用或不联用甲硝唑 500mg PO bid 14 天

推荐的住院治疗方案 A

头孢替坦 2g 每 12 小时 IV 或头孢西丁 2g 每 6 小时 po，加多西环素 100mg 每 12 小时 IV 或 PO

注意：由于输注多西环素引起的疼痛，即使患者住院，也应尽可能口服多西环素。多西环素的口服和静脉内给药生物利用度相似。如果需要静脉注射，应用利多卡因或其他短效局部麻醉剂、肝素或类固醇，使用钢针输液器或延长输注时间可减少输注并发症。在患者临床改善后 24 小时可以停止肠外治疗，并且使用多西环素（100mg bid）持续口服治疗 14 天。当存在输卵管卵巢脓肿时，克林霉素或甲硝唑可与多西环素一起用于持续治疗，而不是单独使用多西环素，因为它提供更有效的厌氧菌覆盖。

推荐的住院治疗方案 B

克林霉素每 8 小时 900mg IV 加庆大霉素（2mg/kg 体重）负荷剂量 IV 或 IM，然后每 8 小时维持剂量（1.5mg/kg）。每日单次给药可以替代。

注意：虽然没有评估使用一日剂量的庆大霉素治疗 PID，但在类似的情况下它是有效的。24 小时后可停止肠外治疗。患者临床改善后，应用多西环素 100mg PO bid 或克林霉素 450mg PO qid 完成 14 天疗程。当存在输卵管卵巢脓肿时，持续治疗应使用克林霉素而不是多西环素，因为克林霉素能更有效覆盖厌氧菌。

注：引自 Centers for Disease Control and Prevention: Sexually transmitted diseases treatment guidelines 2015. MMWR Recomm Rep 64:1 - 37, 2015.

bid, 每日 2 次；IM, 肌内注射；IV, 静脉注射；PID, 盆腔炎；PO, 口服；qid, 每日 4 次。

11.PID 是否有其他门诊治疗方案？

具有生殖道感染／炎症，却没有盆腔器官压痛的患者，在给予头孢曲松治疗宫颈炎基础上，应用阿奇霉素比多西环素更有效。在一项宫颈炎患者的试验中，肌肉注射头孢曲松 250mg，每周一次口服阿奇霉素 1g，持续 2 周，对比多西环素 200mg/d，持续 14 天，结果显示阿奇霉素组与多西环素组的治愈率分别为 90.3% 和 72.4%。疾病预防控制中心不建议使用氟喹诺酮治疗淋病奈瑟球菌感染和相关疾病，如 PID。

12. 宫内妊娠的存在是否有效排除了 PID？

尽管极为罕见，但 PID 可能发生在孕妇身上。在病例报告中报告的妊娠早期的化脓性输卵管炎，通常被认为与受精同时发生。

13. 输卵管结扎史是否排除了 PID 的诊断？

不，有报道称输卵管卵巢脓肿发生于输卵管结扎后 20 年。

14. PID 患者的适当的后续护理是什么？

门诊患者应在 3 天内接受评估。对于较可信的患者，后续电话回访可能就足够了。建议所有患者在初次干预后 3 ～ 6 个月，进行重复检查和宫颈沙眼衣原体和淋病奈瑟球菌核酸扩增检查，以确定是否治愈。

15. 总结急性 PID 管理的原则

- 排除妊娠和外科紧急情况。
- 保持对 PID 的低度怀疑，因为未经治疗的 PID 的后果包括不孕和慢性盆腔疼痛。
- 如果怀疑 PID，请尽早给予抗生素治疗。
- 建议所有 PID 患者接受其他性病，特别是梅毒，乙型肝炎和丙型肝炎以及艾滋病的检测。
- 告知患者的伴侣也需要接受治疗以防止再次感染。

关键点：PID

（1）对于任何患有盆腔疼痛的性活跃患者，要高度怀疑 PID。

（2）没有任何病史、查体或实验室发现可以最终诊断 PID。

（3）PID 需要进行抗生素治疗。

（4）异常子宫出血可能是 PID 的唯一表现。

（5）怀孕和输卵管结扎均不能排除诊断 PID。

（6）在凭经验治疗 PID 之前，排除外科急症和妊娠并发症。

致谢

感谢医学博士 Leslie L. Armstrong 和 Susan Brion 对本章写作做出的贡献。

（孙晓萌　译）

参考文献

1. CDC: Sexually transmitted diseases treatment guidelines 2015. *MMWR Recomm Rep* 64:1–137, 2015.
2. Haggerty CL, Peipert JF, Weitzen S, et al: Predictors of chronic pelvic pain in an urban population of women with symptoms and signs of pelvic inflammatory disease. *Sex Transm Dis* 32:293–299, 2005.
3. Levgur M, Duvivier R: PID after tubal sterilization: a review. *Obstet Gynecol Surv* 55:41–50, 2000.
4. Mitchell C, Prabhu M: Pelvic inflammatory disease: current concepts in pathogenesis, diagnosis, and treatment. *Infect Dis Clin North Am* 27:794–809, 2013.
5. Ness RB, Trautmann G, Richter HE, et al: Effectiveness of inpatient and outpatient treatment strategies for women with pelvic inflammatory disease: results from the Pelvic Inflammatory Disease Evaluation and Clinical Health (PEACH) randomized trial. *Obstet Gynecol* 106:573–580, 2005.
6. Savaris RF, Teixeira LM, Torres TG, et al: Comparing ceftriaxone plus azithromycin or doxycycline for pelvic inflammatory disease: a randomized controlled trial. *Obstet Gynecol* 110:53–60, 2007.
7. Soper DE: Pelvic inflammatory disease. *Obstet Gynecol* 116(2 Pt 1):419–428, 2010.
8. Wiesenfeld H, Hiller S, Meyn L, et al: Subclinical pelvic inflammatory disease and infertility. *Obstet Gynecol* 120:37–43, 2012.
9. Yip L, Sweeny P, Bock B: Acute suppurative salpingitis with concomitant intrauterine pregnancy. *Am J Emerg Med* 11:467–469, 1993.

第 78 章 性侵犯

Michelle Metz, RN, BSN, SANE-A, CEN;
Jennie A. Buchanan, MD

1. 性侵犯的定义是什么?

性侵犯的法律定义因州而异。性侵犯通常是指故意与生殖器、肛门或口腔区域发生性接触;用武力手动侵入被害人身体;威胁性身体虐待;胁迫;滥用权力;或未经被害人同意。由于麻醉剂或中枢神经系统病变而导致精神问题的个体不属于性侵犯。美国联邦调查局将更传统的术语"强奸"定义为未经受害人同意,任何身体部位或物体的阴道或肛门侵入(无论有多轻微),或其他人的性器官的口腔侵入。性侵犯的定义包括性别、年龄和性偏好。性侵犯是一种暴力和控制犯罪。

2. 性侵犯有多常见?

性侵犯是报案最少的犯罪之一;只有 40% 的性侵犯被报告给执法部门。每 2 分钟,美国就有人遭到性侵犯。每 6 名妇女中就有 1 人以及每 33 名男子中就有 1 人在一生中报告强奸既遂或未遂。16 ~ 19 岁的女性遭受性侵犯的可能性是其他女性的 4 倍。在报告被强奸的妇女中,44% 的人不满 18 岁。儿童和青少年时期遭受性侵犯的女性在她成年后遭受性侵犯的风险更大。虽然性侵犯的大多数受害者是女性,但男性也可能被其他男性性侵,女性也可能对其他女性或男性实施性侵犯。大约 2/3 的性侵犯是由受害者认识的人实施的,只有 3% 侵犯者被判入狱。

3. 医疗提供者在性侵犯案件中扮演什么角色?

急诊室是性侵犯受害者进行紧急医疗护理和法医取证的最常见的地点。32% 的 18 岁以上的被性侵犯的妇女报告称在性侵中受伤,36% 的妇女寻求某种医疗治疗,包括治疗外伤。医师的主要职责是为患者的身心健康提供保障。然后,如果患者同意,医师应向警方提供确凿的法医证据。应当鼓励被害人尽快接受证据审查,因为如果审查延误,关键证据可能会丢失。被害人后来可能选择不通过刑事司法系统,因为取证并不意味着他或她寻求起诉。

许多医院现在都有性侵犯护士 / 法医检查人员,他们经过专门培训来照顾这些暴力受害者。这些性侵犯护士 / 法医检查人员接受教育和培训,以完成全面的医疗法律考试。如果没有性侵犯护士 / 法医检查人员,每个急诊室都应该有一个全面的急诊室性侵犯方案,解决医疗保健和证据收集问题。

4. 在患者病史中应该获得哪些信息？

• 应获取患者的一般健康、药物和过敏反应的相关信息，以及完整的妇科病史，包括避孕与否、最后一次自愿性交的日期和时间、最后一次月经期以及性侵前最近妇科症状的病史。关于性侵前发生的体表损伤的问题也应记录在案。

• 直接的性侵历史包括性侵的具体时间和地点；关于受害者与性侵者关系的信息；性行为的类型和细节，包括使用的武力或威胁的类型。必须在没有执法人员在场的情况下，在私人场所获取历史记录。

5. 体检应该包括哪些方面？

体检的目的是检测需要治疗的损伤，并记录和收集法医证据。无论执法部门是否要求法医检查或患者是否同意法医检查，都应进行完整的从头到脚的医疗检查。全身创伤比生殖器创伤更常见。受伤可能包括但不限于手臂、头部和颈部的擦伤和瘀伤；约束迹象（如捆绑伤或口腔损伤）；牙齿断裂、鼻子或下巴被打或拍；肌肉酸痛；或允许性侵犯的位置约束僵硬。如有可能，这些损伤应记录在人体图上（即大小、颜色和形状），并附有照片文件。

妇科检查应包括彻底检查是否有挫伤、擦伤、撕裂、出血或压痛。精液或唾液可在替代光源下发出荧光。甲苯胺蓝染料不能显示肉眼看不到的损伤，但突出了生殖器损伤，如撕裂或擦伤。阴道镜检查可能有助于确定肛门生殖器和宫颈损伤，如果可能，应拍摄生殖器区域的照片。在直肠受侵犯的情况下，应仔细进行直肠检查，如果有血液存在，可能需要进行肛门镜检查或乙状结肠镜检查，以确定内部损伤。

6. 作为法医检查的一部分，应收集哪些证据？

法医证据可分为 4 类：被害人的对照样本、可能确定袭击者身份的证据、最近性接触的证据或证明以及暴力或胁迫的证据或证明（表 78-1）。

表 78-1　法医证据包含内容：基于司法权

受害者的对照样本
• 头发样本
• 唾液样本
• 阴毛样本
用于识别性侵者的样本
• 用皮肤擦洗收集性侵者的唾液或精液
• 指甲刮伤或剪伤（来自受害者）
• 阴毛梳理
• 痕迹证据（如散乱的头发、衣服碎片、异物）

近期性接触证据

- 口腔、阴道或肛门拭子找精液
- 用皮肤擦洗找唾液或精液
- 任何留在阴道穹隆的棉条、阴道垫或避孕套（如有）

证明武力或胁迫的证据

- 检查中发现的受伤记录和照片
- 指甲刮伤或剪伤
- 用于毒理学测试的尿液或血液（如果怀疑药物导致性侵犯）
- 所有服装

注：引自 Patel M，Minshall L：Management of sexual assault. Emerg Med Clin North Am 19：817 - 831，2001；and Feldhaus KM：Female and male sexual assault. In Tintinalli JE，Kellen GB，Stapcznski JS，editors：Emergency medicine：a comprehensive study guide，ed 6，New York，2004，McGraw-Hill，pp 1851 - 1854.

7. 需要进行哪些实验室研究？

尿液或血清妊娠试验将排除先前存在的妊娠。如果怀孕了，患者应该放心，这次怀孕不太可能是性侵的结果。淋病或衣原体培养物的常规收集是有争议的。从医学法律的角度来看，阳性培养结果表明先前存在性传播疾病，犯罪者的辩护律师会使用该结果作为受害者性滥交的证据。约 5% 的性侵受害者中存在一种先前存在的感染，与一般人群中的感染率相同。仅对有感染症状或体征的患者进行检测，并为防止可能的暴露对所有患者进行经验性治疗是合理的。如果受害者不希望在急诊室接受预防性抗生素治疗，应在 2 周内进行衣原体和淋病奈瑟球菌培养。

8. 血液酒精浓度和药物使用测试情况如何？

一般来说，不建议进行常规药物筛查和酒精含量常规测试。在法庭上可以或不可以对被害人使用醉酒或吸毒证明。另外，收集血液或尿液可能有助于证明被害人喝得太醉而无法同意。如果测试是医学上指定的，并且会影响治疗（如有不明原因的精神状态改变的患者，或患者有不明原因的心动过速），则可以进行实验室测试。

9. 什么样的病史特征可能表明是药物导致的强奸？

有失忆史或在社交活动中突然感到非常醉，应该引起人们对药物促进性侵犯的关注。有时患者只是单纯地讲述了一段没有穿衣服就起床的历史，不确定发生了什么，但生殖器或盆腔疼痛。在这种情况下，应获取尿液和血液进行药物测试。这项检测可在急诊室收集，并直接交给执法部门保存证据链，应告知被害人，毒物学筛查中还可能发现以前的任何自愿、娱乐性毒品使用（如可卡因或大麻）。执法部门收到样本后，应将其冷藏，以保存滥用药物的检测结果。对性侵犯的定罪会增加法律处罚。

10. 由于性侵犯而感染的最常见的性传播疾病是什么？

性侵犯受害者有衣原体感染、淋病、细菌性阴道病、滴虫病、乙型肝炎和人类免疫缺陷病毒的风险。由于性侵犯而感染衣原体、淋病或细菌性阴道病的风险很难估计；风险因地理区域和侵犯类型而异。一般来说，感染衣原体感染或淋病的风险为4%～17%，感染细菌性阴道病的风险略高。乙型肝炎、丙型肝炎和人类免疫缺陷病毒可以通过性接触传播。

11. 是否有针对性侵犯受害者的经验性抗生素治疗？接种疫苗怎么样？

由于性侵犯受害者的随访率历来很低，加上感染性病的巨大风险，应向所有受害者提供预防措施。有效的治疗方案包括阿奇霉素1g口服，或土霉素100mg口服，每天2次，治疗7～10天，预防衣原体感染，或头孢曲松250mg肌内注射单剂量。如果没有头孢曲松，口服头孢克肟400mg可作为淋病覆盖范围的替代品；单独口服2g甲硝唑可治疗滴虫性和细菌性阴道病。疾病预防和控制中心也建议孕妇采用同样的治疗方案。妊娠期应避免使用喹诺酮类和四环素类药物。妊娠期感染细菌性阴道病有胎膜早破、早产和绒毛膜羊膜炎的风险；应鼓励孕妇寻求妇科医师的随访治疗，如果出现细菌性阴道病，应接受治疗。

疾病预防控制中心还建议，如果受害者以前没有接种过乙肝疫苗，则应在初次检查时接种乙肝疫苗。应在第一次给药后1～2个月和4～6个月进行后续疫苗的接种。

12. 性侵犯后妊娠的风险有多大？

虽然人们认为，在月经周期的非生育期，单次性接触后妊娠的风险小于1%，但在月经中期，这一风险明显较高，约5%的性侵犯受害者因性侵犯而妊娠。必须在急诊室中确定是否存在先前存在的妊娠。

13. 目前预防妊娠的方法是什么？

如果排除了已有的妊娠，性交后避孕药可通过抑制或中断排卵、抑制受精或着床来防止妊娠。一旦发生着床，紧急避孕是无效的，它不会破坏现有的妊娠。两种最常见的口服紧急避孕药是Plan B，其中含有左炔诺孕酮，以及含有醋酸乌利司他的Ella。产品可在性接触后5天内服用，但最好在72小时内服用。常见的副作用包括恶心、呕吐和阴道点滴出血。Plan B的失效率小于2%。宫内节育器也可以在事件后5天内放置作为紧急避孕。如果没有专门的紧急避孕产品，可以使用含左炔诺孕酮的口服避孕药。

14. 男性性侵犯受害者的特殊特征是什么？

男性性侵犯受害者的治疗应与女性受害者相似。应特别注意口腔、生殖器、肛门和直肠。男性性侵犯受害者约占报告的性侵犯受害者的5%。

15. 讨论儿童性侵犯的特殊特征

在儿童性侵犯中，性侵者通常为受害者所认识，有时有反复性侵犯的历史。除了记录急性创伤的体征外，检查人员还应寻找先前创伤的体征，如愈合的处女膜撕裂 / 横断、后窝或舟状窝撕裂以及愈合的肛门损伤。重要的是要寻找阴道分泌物，关注外阴阴道炎或异物。肛门生殖器检查应考虑到性侵事件的披露。在儿童中，青春期前阴道入口和处女膜是非常敏感的，任何接触（如窥镜或阴道拭子）都不应在未镇静的儿童中进行。只有在担心阴道穹隆出血时才需要进行窥镜检查，最好由妇科医师和专攻儿童虐待的医师进行监督。应立即转介适当的社会服务机构，保护儿童免受进一步虐待。

16. 儿童患者是否应给予预防性抗生素？

预防性抗生素并不总是针对性虐待的青春期前儿童。儿童的基线感染率明显低于成人，儿童的性病包括人乳头瘤病毒和单纯疱疹病毒的存在高度暗示了虐待。在儿童中，尿液中衣原体和淋病核酸扩增试验的耐受性比阴道标本好。应根据风险水平并咨询儿科传染病医师，考虑预防人类免疫缺陷病毒。

17. 性侵犯受害者后续护理的重要方面

后续医疗护理应确保任何身体伤害都已正确愈合（可拍摄后续照片），进行了充分的避孕，治疗了性病，并且受害者获得了支持性咨询。提供关于社区资源的书面护理说明和信息至关重要。

18. 性侵犯受害者会经历什么样的情感创伤？

创伤后应激障碍的发展，表现为睡眠障碍、负罪感、记忆障碍和脱离世界以及其他方面，可能发生在性侵后的几天到几周内。以强奸创伤综合征为形式的长期心理后遗症也可能发生。许多社区都有强奸危机中心，里面有接受过为性侵犯幸存者提供咨询服务的社会工作者和志愿者。性侵反应小组已在其他领域组织起来，为性侵受害者提供协调的方法，包括在事件发生后提供情感支持。医师应了解此类服务的可用性，以便向患者推荐。

19. 我的患者在受到性侵犯后害怕感染 HIV，我现在该怎么办？

就传播风险提供咨询，并提供非职业性暴露后预防（nonoccupational postexposure prophylaxis，nPEP）。

20. 什么是非职业性暴露后预防（nPEP）？

nPEP 是为那些因性接触、注射药物使用或其他非职业环境（即非保健、卫生、公共安全或实验室工作环境）而接触潜在感染血液或体液的个人提供暴露后抗反转录病毒治疗。

21. 受到性侵犯后感染 HIV 的风险有多大？

风险大小取决于性侵者的人类免疫缺陷病毒状况、性接触的类型以及所涉及的黏膜创伤的数量。应考虑来源的人类免疫缺陷病毒状况。已知性侵袭是 HIV 阳性吗？已知性侵袭者来自人类免疫缺陷病毒感染率高的群体（即注射吸毒者、商业性工作者或与男性发生性关系的男性）吗？对监狱人群的研究表明，男性性侵者的人类免疫缺陷病毒感染率高于一般男性人群（1% : 0.3%）。在大多数性侵犯案件中，性侵者的人类免疫缺陷病毒状况不为人所知。与性侵犯有关的生殖器创伤、出血和炎症增加了人类免疫缺陷病毒传播的风险。一般来说，接受性肛交的血清转化率为 50/1 万。相比之下，来自感染源的经皮穿刺针携带 30/1 万感染艾滋病毒的风险。接受阴茎 - 阴道性交后感染艾滋病毒的风险为 10/1 万。

22. 我如何为我的患者提供 nPEP？

　　基线人类免疫缺陷病毒检测应在受害者身上进行，最好使用美国食品药品监督管理局批准的快速检测试剂盒（1 小时内可获得结果）。nPEP 应在暴露 72 小时内开始，越早越好。如果性侵后超过 72 小时，抗反转录病毒治疗的风险可能超过获益。没有证据表明任何特定的抗反转录病毒药物或药物组合最适合用作 nPEP。根据对某些药物的经验，有一些首选方案，包括非核苷逆转录酶抑制剂为基础的治疗方法和蛋白酶抑制剂为基础的治疗方法。

　　建议使用 3 ～ 5 天的启动包，并安排随访，以审查人类免疫缺陷病毒检测结果，审查基线实验室数据，讨论药物副作用，必要时更换治疗方法。此时应提供一个完整的 28 天疗程的药物治疗。

关键点：性侵受害者的护理

（1）首先，照顾受害者的医疗和情感需求。

（2）未经被害人同意，法医取证不得进行。

（3）必须告知受害者他们在报告和收集证据方面的选择。可以向执法机关举报并收集证据，可以拒绝向执法机关举报并收集证据，也可以拒绝举报并拒绝收集证据，但必须选择治疗。

（4）所有受害者都应接受性病预防性抗生素治疗。

（5）应告知育龄妇女紧急避孕事项；如果医院不向受害者提供紧急避孕措施，则应转诊，以便患者能够及时接受紧急避孕措施。

（6）书面推荐社区资源进行性侵后咨询至关重要。

网址

Antiretroviral postexposure prophylaxis: www.cdc.gov/hiv/basics/pep.html; accessed 2-20-15.

Facts about sexual assault: www.rainn.org/statistics; accessed 2-20-15.

National Crime Victimization Survey 2014: http://ovc.ncjrs.gov/ncvrw2014/pdf/ StatisticalOverviews.pdf; accessed 2-20-15.

Centers for Disease Control and Prevention: 2015 sexually transmitted disease treatment guidelines. Available at www.cdc.gov/std/tg2015/sexual-assault.htm; accessed 7-31-15.

Sexual violence fact sheet: www.cdc.gov/ncipc/factsheets/svfacts.htm; accessed 2-20-15.

致谢

编辑们感谢本章前几版作者 Kim M.Feldhaus、Katherine M.Bakes 和 Bernadine L.Mellinger 的贡献。

（王斯佳　译）

参考文献

1. Cheng L, Gulmezoglu AM, Oel CJ, et al: Interventions for emergency contraception. *Cochrane Database Syst Rev* (3):CD001324, 2004.
2. Feldhaus KM, Tintinalli JE, Kellen GB, et al: Female and male sexual assault. In Tintinalli JE, Kellen GB, Stapcznski JS, editors: *Emergency medicine: a comprehensive study guide*, ed 6, New York, 2004, McGraw-Hill, pp 1851–1854.
3. Patel M, Minshall L: Management of sexual assault. *Emerg Med Clin North Am* 19:817–831, 2001.
4. Resnick HS, Holmes MM, Kilpatrick DG, et al: Predictors of post-rape medical care in a national sample of women. *Am J Prev Med* 19:214–219, 2000.
5. Riggs N, Houry D, Long G, et al: Analysis of 1.076 cases of sexual assault. *Ann Emerg Med* 35:358–362, 2000.

第79章　自然流产、异位妊娠和阴道出血

Brandon H. Backlund, MD, FACEP

1. 急诊室评估妊娠早期阴道出血或腹痛的重要原因有哪些?

- 自然流产。
- 异位妊娠。
- 妊娠滋养细胞疾病（葡萄胎妊娠）。
- 绒毛膜下出血。
- 阴道或宫颈创伤。
- 考虑非生殖器官（如泌尿或胃肠道）来源的出血。

关键点：重点关注妊娠试验阳性的妊娠早期阴道出血或腹痛的患者

（1）立即认识到这种临床情况可能代表异位妊娠。这些患者存在急性血流动力学恶化的风险，应该予以高度重视。

（2）建立适当的静脉通路。如果怀疑血流动力学不稳定，建议使用两个大管径（18号或更大）静脉输液管路。

（3）获得血红蛋白和（或）血细胞比容或全血细胞计数的测量值。如果患者可能需要输血，应该检查血型。

（4）检查孕妇 Rh 类型以确定对 Rh 免疫球蛋白的需要。

（5）定量血清 β–人绒毛膜促性腺激素测定有助于评估异位妊娠的风险和指导观察随访。

（6）如患者病情需要，用静脉输液或输血治疗低血压或心动过速。

（7）进行窥器和双合诊以评估出血来源，并检查宫颈口以评估子宫颈或阴道穹隆中胚胎的存在。

（8）如果出现活动性出血，使用环钳轻轻牵引去除任何可见的组织；这可能有助于减轻持续出血。

（9）明确先前是否通过超声检查确诊宫内妊娠。如果没有确诊宫内妊娠，则应进行超声检查以评估异位妊娠的可能。不应允许没有明确诊断的患者离开急诊室。

（10）如果患者在急诊室持续大量出血，低血容量休克，血红蛋白或血细胞比容持续降低，应尽快请妇产科专家会诊，了解宫颈口的情况（怀疑难免流产或不全流产）。

2. 什么是自然流产？

宫内妊娠在达到胎儿体重或者与存活相应的成熟度以前自然中止，如妊娠时间短于 20～22 周，或胎儿体重小于等于 500g。

3. 自然流产的发病率和时间描述

10%～20% 的临床确认妊娠者在孕 20 周之前流产；其中 80% 的患者在妊娠的前 12 周发生流产。约 70% 的流产发生在临床发现妊娠之前。

4. 自然流产的类型有哪些？

- 先兆流产：在妊娠 28 周前伴有阴道出血和宫颈口闭合，都认为是先兆流产。可伴随强烈的腹痛和腰背痛。
- 难免流产：如果在妇科检查时见宫颈口开大，则认为是难免流产。
- 不全流产：妊娠物在患者的宫颈外口出现或者在阴道腔内，认为是不全流产。
- 完全流产：所有的妊娠物均已经排出后的阶段。疼痛和流血会在完全流产后消失。
- 过期流产：妊娠物已经死亡但没有排出，妊娠物在子宫内存在 4～8 周甚至更长时间，在此阶段子宫缩小，妊娠症状经常自发地减退。

5. 检查和治疗自然流产时，我们要考虑的重要问题有哪些？

- 患者血流动力学是否稳定？
- 有没有腹部压痛或反跳痛（提示异位妊娠的可能）？
- 妊娠物在宫颈或者阴道内是否可见（是否是不全流产）？
- 宫颈口开大（难免流产）还是闭合？
- 患者是否发热，提示可能是流产感染？

6. 什么是流产感染？

流产感染是一种自然流产并发子宫内膜炎、宫旁组织炎或腹膜炎。

7. 流产感染的症状和体征是什么？

- 从宫颈或者阴道内有恶臭物排出。
- 盆腔和腹部疼痛。
- 子宫压痛。
- 发热。
- 脓毒症或感染性休克。

8. 流产的最早症状是什么？

阴道出血或者混浊物经常最先出现，随后是急性腹盆腔痛或腰痛。

9. 先兆流产患者的预后

出现阴道出血且宫颈口闭合的患者中35% ~ 60% 会发生流产。如果在超声检查中可见到胎心搏动，流产的概率会大大降低。没有治疗方案可以影响先兆流产的进程。当妊娠时间短于13周，并且母体具有稳定的生命体征并没有发热时，妇女早期妊娠失败的保守治疗和手术一样有效。

10. 诊断性 X 线片是否会导致自然流产？

不会。放射性诊断（X 线片拍摄小于 10 rads）尽管可能增加胎儿染色体异常的风险，但对于妊娠期妇女仅有极少或者根本不增加流产概率。放射性治疗和抗肿瘤药物的确可以增加自然流产的概率。

11. 哪些因素与自然流产和（或）胎儿异常有关？

在妊娠的 4 ~ 8 周，最重要的因素是染色体异常导致受精卵的异常发育，可见于 50% ~ 60% 的自然流产中。

在妊娠早期的晚期，诸如分离的染色体异常、母体因素（如黄体酮产生不足，或使用酒精、可卡因、烟草或非甾体抗炎药）和结构性子宫异常等因素变得重要。其他因素如下。

• 含黄体酮，而非含铜宫内节育器可提高自然流产的概率（无论是妊娠前或者妊娠中口服避孕药对自然流产都没有任何影响）。

• 周围环境的化学物质（麻醉剂、砷剂、苯胺、苯酚、环氧乙烷、甲醛和铅）。

• 维 A 酸（在妊娠期妇女或者计划妊娠的妇女中都不要应用）。

• 母体经产数越多，母亲和父亲的年龄越大，危险性越高（母亲在 20 ~ 26 岁时自然流产的概率为 12%，在 40 岁时自然流产的概率增加到 40%）。

• 分娩后 3 个月内再妊娠。

• 母体的全身性疾病（如糖尿病、肿瘤、甲状腺功能减退或者甲状腺功能亢进）。

• 开腹手术：手术的盆腔内器官离子宫越近，自然流产的危险性越大。

• 子宫疾病，包括获得性子宫肌瘤，其位置比其大小更重要（黏膜下子宫肌瘤具有更高的风险）；子宫发育异常包括输卵管异常或者融合，纵隔子宫、双角子宫或者单角子宫。

12. 轻微创伤是否与自然流产有关？

不是。胎儿受到母体结构和羊水的良好保护，轻微跌落或打击不容易导致自然流产，但穿透性创伤，如枪伤或刺伤，对胎儿来说是危险的。

13. 宫颈机能不全的定义

宫颈机能不全是指在妊娠中期（妊娠 13 ~ 24 周）子宫颈无痛性扩张，随后出现胎膜自发性破裂，并娩出妊娠物。

14. 列出控制 Rh 免疫的药物名称

Rh 免疫球蛋白。所有妊娠期间出现阴道出血的妇女都必须进行 Rh（rheSUS）血型检查；如果母体血型为 Rh 阴性并且妊娠时间短于 12 周，可以接受小剂量的 Rh 免疫球蛋白 50μg 肌内注射。如果妊娠时间长于 12 周，就应该接受全剂量的 Rh 免疫球蛋白，300μg。也有研究表明，无论胎儿的胎龄如何，都要给予所有患者 300μg Rh 免疫球蛋白。

15. 对于先兆流产的患者随诊期的建议是什么？

应仔细叮嘱患者，如果疼痛明显增加、出血更多或者出现血流动力学的不稳定症状，如晕厥等应及时返回医院。应告知患者将她娩出的任何组织带给急诊室或者她的初级护理医师。应安排她们重复进行 β–hCG 测定。 对于那些反复出现流产的患者应建议她们到专家门诊以进行进一步的检查。

16. 早期流产的情绪方面的因素是什么？

流产与多种心理压力密切相关。重要的治疗信息包括告知患者早期流产比较常见，通常与胎儿的染色体异常有关，与患者本身的行为没有太大关系。

17. 什么是异位妊娠？

异位妊娠是指受精卵着床于子宫以外的位置。在绝大多数情况下，异位妊娠定位于输卵管中，但异位妊娠也可以发生在间质部或者子宫角（2%）、腹腔内（1.5%）、卵巢（0.1%）或者宫颈内（0.1%）。美国每 60 位妊娠妇女中就有 1 位发生异位妊娠。异位妊娠对于高龄孕妇和未成年孕妇危险性更高。异位妊娠仍是妊娠相关的妊娠前 3 个月中母体死亡的最主要原因。大部分急诊病例报道大约 7% 的妊娠前 3 个月急诊患者被诊断为异位妊娠。一般的异位妊娠患者通常有急性腹痛、闭经或者阴道出血。然而，大于 50% 的异位妊娠妇女在输卵管破裂前没有症状或者没有异位妊娠的危险因素。

18. 异位妊娠的常见危险因素是什么（表 79–1）？

- 盆腔感染性疾病，50% 的异位妊娠患者中可发现组织病理学改变。
- 既往异位妊娠史。
- 输卵管结扎。
- 应用宫内节育器。
- 盆腔手术史。
- 不育症患者受精过程（新技术的使用，如人工授精、促排卵药物、输卵管疏通术等，都会增加异位妊娠的风险）。

表 79-1　异位妊娠危险因素

风险程度	危险因素
高危（危险度 2.4 ～ 25）	既往异位妊娠史 既往输卵管手术史 输卵管疾病 使用宫内节育器
中危（危险度 2.1 ～ 21）	既往生殖系统感染导致不孕症 多个性伴侣
低危（危险度 0.9 ～ 3.8）	既往盆腔 / 腹部手术史 吸烟 有阴道冲洗史 过早性交史（＜ 18 岁）

注：Modifi ed from data in Ankum WM, Mol BWJ, Van Der Veen F, et al: Risk factors for ectopic pregnancy: a meta-analysis. Fertil Steril 65:1093 - 1099, 1996.

19. 异位妊娠的主要风险因素是什么，它的发生率是多少？

最重要的风险因素是辅助生育治疗。异位妊娠在自然受孕的人群中的发生率低，有文献记载为 30000 ：1，但是也有文献认为比例较高，有人估计发生率为 4000 ：1 或更高。在接受生育治疗的患者中的发生率要高得多，在该人群中发生率为 100 ：1 或更高。

20. 异位妊娠患者进行常规血清和尿液妊娠检查可靠性如何？

异位妊娠患者进行血清和尿液妊娠检查时多为阳性。受精卵着床后即可分泌 β-hCG，该激素在受精卵着床后 7 ～ 8 天即可被检测出。99% 的异位妊娠患者中，β-hCG 为阳性，浓度水平为 10 ～ 50U/L。而家庭自测妊娠试验及其他敏感性较低的试验因为阈值较高可导致假阴性。如果阈值相似，血清和尿液检查可提供类似的定性检测准确度。

21. 哪些临床症状和体征疑似异位妊娠？

异位妊娠最常见的症状和体征包括阴道出血、腹部或下腹部疼痛、停经和附件包块。但这些症状和体征敏感性不高，也没有特异性。仅 85% 的异位妊娠患者会停经。当异位妊娠继续发展导致破裂或种植部位扩张变形时，就会出现阴道出血和腹痛。有一半的患者即使在麻醉状态下也能扪及附件包块，而附件包块出现较多见的情况是妊娠黄体形成，并不一定是异位妊娠。在妊娠前 3 个月出现下腹部疼痛则提示极有可能是异位妊娠。腹膜炎体征、下腹部剧烈压痛以及宫颈触痛都提示异位妊娠的可能。但无论是既往病史还是临床症状和体征都不能绝对确诊或排除异位妊娠的可能，此时需要行相关的辅助检查。

22. 输卵管破裂的发生率和危险因素有哪些？

输卵管妊娠破裂的发生率约为 18%，而且发生输卵管妊娠破裂也不会影响之后的宫内妊娠。输卵管妊娠破裂的危险因素如下。

- 从未使用过避孕措施。
- 有输卵管损伤病史和不孕不育史。
- 使用了促排卵药物。
- 高浓度 β-hCG（若怀疑为输卵管妊娠破裂，β-hCG 浓度至少为 10kU/L）。

23. 为什么异位妊娠需和黄体囊肿鉴别？

起源于卵泡的卵巢黄体，在妊娠 6～7 周通过分泌 β-hCG 和黄体酮供给胚胎，之后可以囊性化，直径可超过 5cm。在妊娠 3 个月内囊肿可破裂，症状和异位妊娠相似，也表现为急腹症、单侧腹膜炎体征、附件触痛和包块。

24. 如何在急诊室快速地确诊或排除异位妊娠？

对早期妊娠患者首选的辅助检查是超声检查。通过超声检查，50%～75% 的患者能确立异位妊娠或宫内妊娠的诊断。宫内妊娠 5.5 周时，阴道超声检查就可发现宫内胚胎的存在，若是异位妊娠，超声检查时子宫内无胚胎。有 25%～50% 的患者超声检查并不能确立诊断，此时需要进行 β-hCG 定量检查。如果是宫内妊娠，β-hCG 水平超过 2kU/L 时超声检查应该能发现宫内胚胎。

25. 床边超声检查对于早期妊娠患者在急诊室评估中的作用

急诊医师操作的急诊超声已经成为评估妊娠早期疼痛或出血患者的一种越来越常见的方式。当正确使用时，与影像科进行的超声相比，急诊医师操作的急诊超声可以更快地确认正常宫内妊娠的诊断，并且明显减少患者在急诊室的停留时间。在这种情况下，床边超声检查的目的不是排除异位妊娠，而是明确正常宫内妊娠。在缺乏异位妊娠的危险因素或症状和体征的情况下，急诊医师操作的急诊超声对正常宫内妊娠的明确诊断，可排除使异位妊娠。它还可用于评估腹腔内是否存在游离液体，当存在异位妊娠破裂时观察腹腔积液。

26. 描述健康妊娠期间的早期超声检查结果

- 妊娠囊：利用经阴道超声在妊娠 4～5 周时观察到的最早的正常妊娠结果之一。这是子宫内膜腔内的腔隙，其内充满液体。真正的妊娠囊被两层组织包围，形成"双蜕膜"标志：内层，称为蜕膜囊；外层，称为蜕膜，区分真正的妊娠囊和假窦，在子宫内膜腔内可以用超声观察到的液体边界不明。
- 卵黄囊：妊娠 5 周时可通过经阴道超声检查观察到。这是在妊娠囊内看到的明确的回声环。出于急诊床边超声的目的，许多作者认为这是确认 IUP 存在的最可靠的发现，并且很容易被超声检查者识别。
- 胚胎：妊娠囊内可见胎儿极，妊娠 5～6 周时可通过经阴道超声检查观察到。

胎儿心脏活动通常可于妊娠 6 ～ 7 周时观察到。

27. 血清 β–hCG 水平变化的意义

在正常妊娠的早期阶段，β–hCG 水平以可预测的速度增加，与胎儿发育的预期阶段相关。如果存在正常发育的宫内妊娠，应该可通过超声检查观察到。对于经阴道超声检查，有阳性发现时对应的 β–hCG 水平通常为 1 ～ 2kU/L，这取决于医疗机构的标准值。对于腹部超声检查，β–hCG 水平约为 6500U/L。如果患者的血清 β–hCG 水平高于预期值，但超声检查未见宫内妊娠，则应高度怀疑异位妊娠。

28. β–hCG 定量检查有何意义？

在正常妊娠期的前 7 ～ 8 周，β–hCG 的水平每 2 ～ 3 天都会成倍升高。许多女性并不清楚其末次月经时间，此时 β–hCG 定量检查有助于预测预产期和估测超声检查时妊娠环的大小。当 β–hCG 水平超过高限时，如果是宫内妊娠，通过经阴道超声就能发现宫内胚胎。如果妊娠期前 7 周，检查的 β–hCG 水平并未成倍升高，往往提示流产或异位妊娠。如果超声检查未发现宫内胚胎，而 β–hCG 水平超过 2000kU/L 或持续升高（一般每隔 2 天检查 1 次），异位妊娠可能性较大。如果 β–hCG 水平迅速降低，异位妊娠的可能性就较小。但如果 β–hCG 水平缓慢下降，仍不能排除异位妊娠。在人流手术刮宫时，如果未检测到绒毛或胚胎组织，也高度提示异位妊娠。

29. 每个有妊娠早期出血或疼痛的患者是否需要在急诊出院前进行超声检查？

直到确诊宫内妊娠之前，所有妊娠早期的症状都应该按照异位妊娠处理。一般而言，所有妊娠试验阳性合并阴道出血或疼痛的患者都应进行超声检查。不稳定的患者或有腹膜刺激征的患者，严重疼痛或大量持续出血的患者都应在急诊室进行超声检查。如果没有急诊超声，则应预约影像科超声检查。

30. 疑似异位妊娠时，超声检查有哪些发现？

见表 79–2。

表 79–2　疑似异位妊娠患者超声检查结果

确诊为宫内妊娠	疑似异位妊娠
宫内胚胎点或卵黄囊	没有宫内妊娠的中到大量无效腔积液
宫内胎儿心脏活动	没有宫内妊娠的附件肿物 *
确诊为异位妊娠	**不能确定**
异位胎儿心脏活动	宫内无胚胎
异位胚胎点	非特异性的液体样回声
	异常妊娠囊

注：引自 Dart RG：Role of pelvic ultrasonography in evaluation of symptomatic first trimester pregnancy. Ann Emerg Med 33:310‐320, 1999.

* 提示异位妊娠的复杂肿块，但是也可能是囊肿。

31. 哪些异位妊娠患者可离开急诊室继续治疗？

疼痛明显或有明显失血症状的患者需要住院治疗。对于症状较重、危险因素较多或依从性较差的患者可在急诊室留观或住院治疗，进行快速超声检查、定量 β-hCG 检查以及详细的体格检查。对于超声已基本排除异位妊娠或已确诊为异位妊娠但病情相对稳定的无症状患者可出院继续观察治疗。对那些症状较轻、激素水平较低的患者，可由该患者的产科医师开具化疗处方。急诊室医师的职责是明确诊断，迅速排除或确诊是否为异位妊娠，并使患者意识到这是一种可能危及生命的疾病，她应该密切关注自己的症状和体征。

32. 哪些异位妊娠患者适用氨甲蝶呤化疗？

相对于腹腔镜手术，化疗通常较便宜。单倍剂量的氨甲蝶呤化疗的成功率大约是85%。氨甲蝶呤是一种叶酸拮抗剂，能抑制 DNA 复制和细胞分裂，对于快速生长的妊娠胚胎细胞是一种化学毒性药物。对于那些异位妊娠破裂风险低的患者（通常胎心未形成，妊娠囊直径 < 3.5cm，β-hCG 水平 < 5U/L，无腹膜刺激征），氨甲蝶呤化疗已经取代了许多患者的手术治疗。由于存在较高的失败率，必须密切监测患者的病情变化。当 β-hCG 水平高于 5000U/L 时，失败率更高。氨甲蝶呤化疗数天后，患者常会出现伴有或不伴有腹膜刺激征的腹痛。生命体征不稳定、血细胞容积下降或出现弥漫性腹膜炎都提示异位妊娠破裂。只有妇产科医师才能开具化疗处方。

关键点：氨甲蝶呤化疗的适应人群

（1）血流动力学稳定。
（2）没有异位妊娠破裂的证据。
（3）化疗后有能力且愿意密切随访者。
（4）异位妊娠囊 <3.5cm[*]。
（5）超声检查无胎心活动者[**]。

---

[*] 引自 American College of Obstetricians and Gynecologists: ACOG Practice Bulletin No. 94: Medical management of ectopic pregnancy. Obstet Gynecol 111:1479–1485, 2008.

[**] 囊大小 > 3.5cm 或存在心脏活动是相对的，而不是绝对的禁忌证。

33. 异位妊娠的氨甲蝶呤治疗有哪些禁忌证？

- 血流动力学不稳定。
- 哺乳。
- 免疫缺陷。
- 酗酒。
- 肝脏或肾脏疾病。
- 先前存在的血液系统疾病（如显著的白细胞减少、贫血、血小板减少症）。

- 活动性肺病。
- 消化性溃疡。
- 已知对氨甲蝶呤的敏感性。

34. 什么是妊娠滋养细胞疾病？

妊娠滋养细胞疾病也称为葡萄胎妊娠，是一种在胎盘滋养细胞中发育的肿瘤。症状和体征包括无痛性妊娠早期或妊娠中期阴道出血、剧痛、妊娠晚期发生的高血压，以及双手触诊时比孕龄更大的子宫大小。对比末次月经时间，血清 β-hCG 测量值通常显著高于孕龄预测值。超声显示出"暴风雪"样表现，低回声区散布在子宫内的高回声背景中。当诊断出这种情况时，应该咨询妇产科医师，如果怀疑有恶性肿瘤，可能需要行子宫切除术。

35. 什么是绒毛膜下出血？

绒毛膜下出血是在绒毛膜层和子宫壁之间发生的出血。这是活胚胎最常见的超声检查异常。原因尚不清楚，因为它可能会自然发生，但有时可能会在钝器创伤后出现。大的绒毛膜下出血可能会增加流产的风险，但小的绒毛膜下出血被认为不会显著影响怀孕的过程。

36. 妊娠晚期阴道出血的来源和原因

阴道出血可来源于阴道、宫颈以及子宫。阴道出血的原因如下（带星号表示致命性原因）。
- *前置胎盘发生率 0.3% ～ 0.5%。
- *胎盘早剥发生率 0.8% ～ 1.2%，其中 15% ～ 20% 可无阴道出血。
- *子宫破裂发生率约 0.05%。
- 胚胎窦破裂。
- 见红。
- 局部创伤。
- 宫颈息肉病变。

37. 前置胎盘的定义？

当胎盘定植在宫颈上或靠近宫颈时即会形成前置胎盘，如果胎盘完全覆盖宫颈，称为完全性前置胎盘；胎盘部分覆盖宫颈则称为部分性前置胎盘；当胎盘靠近但并未覆盖宫颈时称为边缘性前置胎盘。

38. 前置胎盘如何诊断？

通常在妊娠早期即可发现前置胎盘，此时会进行超声跟踪检查直到分娩，有 90% 的患者在妊娠 20 周时可自然缓解。在急诊室，妊娠晚期的孕妇有阴道新鲜出血时，应怀疑有前置胎盘。前置胎盘通常是无痛的，可伴有或不伴有子宫收缩。前置胎盘是危险的，因为在盆腔检查时，后穹隆穿刺或触碰宫颈可能使胎盘血管破裂并导致大量出血。通过彩色多普勒超声对前置胎盘诊断，其敏感性为 82%，特异性为 91% ～ 96%。

39. 前置胎盘患者如何治疗？

如果怀疑为前置胎盘患者，应立即请妇产科专科会诊。吸氧，开放两条大静脉通路，并监测母亲的生命体征同时进行胎心监护。除非在手术室并有产科医师的协助，你才能进行阴道检查，否则稍不注意将会导致致命的大出血。监测全血细胞计数、血红蛋白水平、血细胞比容、检查血型，包括 Rh 血型，为输血做准备。患者保持左侧卧位。对于病情稳定的患者，可以行超声检查明确诊断。因为前置胎盘可能出现危及生命的出血，如果高度怀疑前置胎盘，请不要进行盆腔检查。对于那些出血量小、血流动力学稳定的患者，应持续监测孕妇和胎儿的生命体征，平稳的患者可以考虑延迟分娩时间，使胎儿发育得更好。不稳定的患者，或病情危及孕妇的生命，应考虑手术治疗。

40. 什么叫胎盘早剥？为什么胎盘早剥非常危险？

未成熟的胎盘从子宫壁过早分离，分离时大量的血液残留在胎盘和子宫壁之间，可导致孕妇休克和胎儿死亡，称为胎盘早剥。胎盘早剥可自然发生，也可发生在外伤后。此时子宫较硬，常伴随严重腹痛症状。约 80% 患者会出现阴道出血和低血压。如确实发生阴道出血，通常血液为暗红色。需要通过超声来诊断胎盘早剥。

41. 胎盘早剥如何治疗？

应立刻请妇产科专科会诊。立即建立两条大静脉通道、吸氧、监测胎心和产妇生命体征。如果可能，应进行胎儿的生命监护。监测全血细胞计数、血红蛋白水平、血细胞比容，检查血型，包括 Rh，为输血做准备，并进行凝血功能检查。如果产妇和胎儿都较稳定，应立即安排超声检查，不稳定的患者则应立即进行手术分娩。

42. 什么叫子宫破裂？有何危险？

子宫收缩导致子宫破裂是妊娠晚期的一种严重并发症。子宫破裂时可发生致命的腹腔内大量出血。产妇死亡率是 8%，而胎儿死亡率高达 50%。伴随子宫的收缩而出现的子宫破裂，常表现为突然出现的腹痛和休克。此时较少出现阴道出血，但腹部非常柔软。子宫破裂最主要的危险因素是既往剖宫产史或其他子宫手术史。

43. 子宫破裂如何治疗？

开放两条大静脉通道，吸氧，并在必要时给予呼吸支持和血流动力学支持，立即请急诊妇产科会诊，因为有紧急剖宫产手术和子宫切除术指征。需鉴别子宫破裂和胎盘早剥时，可行超声检查。

44. 妊娠晚期见红的非致命性原因有哪些？

见红是在分娩前数小时到 1 周，宫颈产生变化而分泌粉红色黏膜分泌物。妊娠晚期宫颈较易出血，包括性交在内的阴道局部创伤都可导致出血。而宫颈糜烂和宫颈息肉的存在可掩盖出血。胎盘边缘血窦破裂是指胎盘边缘与子宫分离时的出血。

致谢

编辑们非常感谢上一版本章作者 Dane M. Chapman 博士的贡献。

（张　鹏　译）

参考文献

1. American College of Obstetricians and Gynecologists: ACOG Practice Bulletin No. 94: medical management of ectopic pregnancy. *Obstet Gynecol* 111:1479–1485, 2008.
2. Chou MM, Ho ES, Lee YH: Prenatal diagnosis of placenta previa accreta by transabdominal color Doppler ultrasound. *Ultrasound Obstet Gynecol* 15:28–35, 2000.
3. Dart RG, Kaplan B, Varaklis K: Predictive value of history and physical examination in patients with suspected ectopic pregnancy. *Ann Emerg Med* 33:283–290, 1999.
4. Garcia CR, Barnhart KT: Diagnosing ectopic pregnancy: decision analysis comparing six strategies. *Obstet Gynecol* 97:464–470, 2001.
5. Goddijn M, Leschot NJ: Genetic aspects of miscarriage. *Baillieres Best Pract Res Clin Obstet Gynaecol* 14:855–865, 2000.
6. Luise C, Jermy K, May C, et al: Outcome of expectant management of spontaneous first trimester miscarriage: observational study. *BMJ* 324:873–875, 2002.
7. Mirza F, Gaddipati S: Obstetric emergencies. *Semin Perinatol* 33:97–103, 2009.
8. Nadukhovskaya L, Dart R: Emergency management of the nonviable intrauterine pregnancy. *Am J Emerg Med* 19:495–500, 2001.
9. Oyelese Y, Smulian J: Placenta previa, placenta accreta, and vasa previa. *Obstet Gynecol* 107:927–941, 2006.
10. Paul M, Schaff E, Nichols M: The roles of clinical assessment, human chorionic gonadotropin assays, and ultrasonography in medical abortion practice. *Am J Obstet Gynecol* 183:S34–S43, 2000.
11. Reardon R, Joing S: First-trimester pregnancy. In Ma OJ, Mateer J, Blaivas M, editors: *Emergency ultrasound*, ed 2, New York, 2008, McGraw-Hill, pp 279–318.
12. Shelley JM, Healy D, Grover S: A randomized trial of surgical, medical and expectant management of first trimester spontaneous miscarriage. *Aust N Z J Obstet Gynaecol* 45:122–127, 2005.
13. Stein J, Wang R, Adler N, et al: Emergency physician ultrasonography for evaluation patients at risk for ectopic pregnancy: a meta-analysis. *Ann Emerg Med* 56:674–683, 2010.

第 80 章　妊娠晚期并发症及分娩

Deborah Vinton，MD

1. 常见的妊娠期高血压疾病都有哪些?

- 慢性高血压。
- 妊娠高血压。
- 子痫前期。
- 慢性高血压并发子痫前期。

2. 什么是子痫前期?

子痫前期是发生于妊娠 20 周后,以新发高血压伴蛋白尿或终末器官因血管内皮损伤和血管痉挛导致功能障碍为特征的状况。有从轻型到重型的各种分型。

3. 什么是妊娠高血压,它与慢性高血压有何区别?

妊娠高血压是指既往血压正常的孕妇,在妊娠 20 周后,出现收缩压高于 140mmHg 或舒张压高于 90mmHg,且不存在子痫前期的症状和体征。血压在产后 12 周内恢复正常。慢性高血压发生在妊娠之前,可在妊娠 20 周之内被发现。

4. 确诊子痫前期的必备条件有哪些?

- 高血压:在两次间隔大于 4 小时的血压测量中出现新发收缩压高于 140mmHg 或舒张压高于 90mmHg,或单次测量收缩压高于 160mmHg 且舒张压高于 110mmHg。或既往高血压患者收缩压较前升高 30mmHg 或舒张压升高 15mmHg。

同时合并下列情况之一。
- 蛋白尿:24 小时尿蛋白大于 300mg。
- 血小板减少:低于 100×10^9/L。
- 新发肾功能不全:无基础肾病患者血肌酐升高大于 97.24μmol/L。
- 肝功能受损:转氨酶浓度升高 2 倍以上。
- 肺水肿。
- 脑部或视觉症状。

注意:既往诊断子痫前期需存在蛋白尿,但是在目前的标准中,高血压合并其他靶器官损伤,诊断亦可成立。

5. 重度子痫前期的诊断标准是什么?

出现下列一种或多种情况则构成重度子痫前期。

- 两次间隔大于 4 小时的血压测量中收缩压大于 160mmHg 或舒张压大于 110mmHg。
- 肺水肿。
- 血小板减少（低于 $100 \times 10^9/L$）。
- 出现中枢神经系统功能障碍，如严重头痛、视觉改变、神志状态改变。
- 转氨酶浓度升高两倍以上，中上腹或右上腹疼痛。
- 逐渐进展的肾功能不全，肌酐大于 97.24μmol/L 或翻倍。

6. 如何诊断基于慢性高血压病的子痫前期？

患者于妊娠早期即存在高血压，并突然出现蛋白尿、血压进一步升高，或新出现的子痫前期相关症状体征如血小板减少、右上腹痛、妊娠 20 周后新发肾功能不全。

7. 子痫前期的诱因是什么？

确切的病理生理机制不详。研究显示，可能由于细胞滋养层侵入子宫螺旋动脉，引起胎盘血管系统异常，从而导致胎盘低灌注、低氧和缺血。胎盘释放炎性物质进入母体血液循环，形成广泛内皮功能障碍和靶器官损伤。

8. 子痫前期的危险因素有哪些？

子痫前期主要发生于初次妊娠。其他危险因素包括个人或家族中有子痫前期病史、怀孕年龄小于 20 周岁、多胎妊娠、高龄妊娠、体重指数偏高、前次妊娠预后不良。其他可导致子痫前期的情况包括抗磷脂抗体综合征、胰岛素依赖型糖尿病、结缔组织病、肾病和高血压。

9. 子痫前期常见吗？

世界范围内子痫前期患病率为 5% ～ 18%，美国为 3% ～ 4%。

10. 子痫前期的关键治疗方法是什么？

胎儿的分娩是子痫前期的关键治疗方法，分娩的决定是基于孕龄、病情严重程度以及母体和胎儿的健康做出的。

11. 立即分娩的指征是什么？

立即分娩的指征是孕周大于 34 周，符合重度子痫前期诊断标准，或者无论孕周长短，出现母体或胎儿状态不稳定。对于轻症患者，孕周达到 37 周则可以进行分娩。

12. 在急诊科对子痫前期的治疗有哪些？

应给予硫酸镁治疗。镁可减缓神经肌肉传导，降低中枢神经系统敏感性，但不能降血压。因此对于收缩压持续高于 160mmHg 或舒张压持续高于 110mmHg 的患者应请产科医师会诊使用降压药。对于妊娠 24 ～ 34 周的急诊患者应给予糖皮质激素促胎肺成熟。

13. 可以应用哪种降压药物？

- 肼屈嗪：每 20 分钟给予 5 ～ 10mg 静脉注射，至达到目标血压，总剂量不超过 30mg。
- 拉贝洛尔：20mg 静脉注射；如无效则 10 分钟内再次注射 40mg，之后每 10 分钟 80mg，最大剂量 300mg。
- 硝苯地平：10mg 口服，每 15 ～ 30 分钟 1 次，总量不超过 3 次。

14. 妊娠期哪些降压药物应避免使用？

- 血管紧张素转换酶（ACE）抑制剂，血管紧张素 II 受体阻滞剂（ARB）以及直接肾素抑制剂应避免使用，这些药物与胎儿肾脏异常有关。
- 硝普钠也最好避免使用，氰化物对胎儿有毒性反应，只在其他药物治疗无效的难治性高血压急症下使用。

15. 镁中毒可出现哪些异常表现，患者应如何监护？

镁中毒患者可出现膝腱反射消失、嗜睡、言语不清、脸红。当血镁浓度达到 3.29 ～ 4.93mmol/L 时可出现上述典型表现。当血镁浓度达到 6.17 ～ 6.99mmol/L 时，可出现肌肉瘫痪和呼吸停止。血镁浓度达到 12.33 ～ 14.39mmol/L 时可出现心跳停止。对于接受镁剂静脉注射的患者，应每小时检查膝腱反射和呼吸频率，每 4 ～ 6 小时抽血检查血镁浓度。如果出现镁中毒表现，应给予葡萄糖酸钙 1g 静脉注射。

16. 子痫前期的并发症有哪些？

子痫前期有多种并发症，最严重的是子痫；颅内出血；HELLP 综合征即溶血伴肝酶升高、血小板下降；肾衰竭以及可逆性后部脑病综合征。

17. 胎儿可出现什么并发症？

子痫前期可出现胎儿生长受限和羊水过少。

18. 有没有方法预防子痫前期？

尚无经过验证的有效方法预防子痫前期，部分研究阐述对于存在产生子痫前期高危因素的患者给予小剂量阿司匹林进行预防。服用鱼油或维生素 C 和维生素 E 并没有显示出对子痫前期发作的预防作用。

19. 什么是子痫？

子痫是指具有子痫前期症状体征且无其他神经系统疾病的患者新发全身性强直 - 阵挛发作或无法解释的昏迷。症状可出现于妊娠中期到产后的任何时间。患者可能诉说在抽搐发作之前数小时内出现持续性头痛、视觉障碍、右上腹痛或神志状态改变。2% ～ 3% 的重度子痫前期患者可出现子痫。

20. 子痫如何治疗?

必须立即稳定气道、呼吸和循环状态（ABC 复苏方案），吸氧、建立静脉通路、严密监护孕妇及胎儿。患者取左侧卧位，避免压迫下腔静脉。给予硫酸镁 4 ~ 6g 缓慢静脉注射 15 ~ 20 分钟，之后以 2g/h 的速度持续滴注。如再次抽搐发作，可考虑给予苯二氮䓬类药物如地西泮或劳拉西泮。给予镁剂后应使用肼屈嗪或拉贝洛尔控制血压。甘露醇对于子痫的治疗没有作用。与子痫前期相似，分娩是子痫的有效治疗方法。子痫是即刻分娩的决定指征。

21. 子痫前期－子痫患者的常见死亡原因是什么?

常见死亡原因为中枢神经系统并发症，如脑水肿、脑出血、脑梗死以及肺水肿。

22. 子痫前期或子痫一定发生在妊娠期吗?

不是，也可见于产后阶段。常见于产后 48 小时内，也可迟至产后 1 个月出现。

23. 子痫前期或子痫有无不典型表现?

有，子痫前期或子痫可发生于妊娠 20 周之前，首先是在葡萄胎妊娠或部分葡萄胎妊娠的情况下。然而，相比其他实验室检查异常，妊娠 20 周之前出现高血压和蛋白尿可能提示孕妇存在其他疾病，如溶血性尿毒症综合征、抗磷脂抗体综合征、狼疮肾炎或血栓性血小板减少性紫癜。

24. 什么是 HELLP 综合征?

HELLP 是溶血、肝酶升高和血小板减少的英文首字母缩写。HELLP 综合征可代表重症子痫前期。HELLP 综合征患者的典型表现有中上腹或右上腹痛、恶心、呕吐。一些患者可以出现精神萎靡、头痛或视觉障碍。一些患者可以出现不典型症状，可被误诊为病毒感染症状或病毒性肝炎。

25. 如何诊断 HELLP 综合征?

· 微血管病性溶血性贫血：血涂片可见破碎细胞或其他溶血的诊断依据如间接胆红素升高、血清结合球蛋白降低。
· 血小板计数低于 100×10^9/L。
· 总胆红素大于 20.52μmol/L。
· 血清谷草转氨酶大于 70U/L。

26. HELLP 综合征如何治疗?

对于孕周大于 34 周及母体或胎儿严重窘迫的患者，应选择立即分娩。

如孕周为 27 ~ 34 周，给予糖皮质激素促进胎肺成熟，建议在评估并稳定病情的基础上于 48 小时内分娩。对于严重高血压的降压药物选择与子痫前期相似（拉贝洛尔、肼屈嗪或硝苯地平）。此外，也应给予镁剂治疗。

如孕周小于 27 周，可保守治疗并观察 48 ～ 72 小时，同时给予糖皮质激素促胎肺成熟。

27. HELLP 综合征的并发症有哪些？

HELLP 综合征最常见的并发症为弥散性血管内凝血（DIC）。此外，还包括胎盘早剥、产后大出血、肝被膜下血肿破裂、颅内出血或脑梗死、肺水肿以及急性肾衰竭。

28. HELLP 综合征的母婴死亡率有多高？

- 母体死亡率大约为 1.1%，也有一些研究报道称母体死亡率高达 25%。母体死亡的最主要原因为颅内出血、脑梗死和肝破裂。
- 胎儿死亡率为 7% ～ 20%，孕 32 周以后生存率提高。HELLP 综合征时新生儿死亡的最主要原因为前置胎盘、胎盘功能不良和早产。

关键点：子痫前期与子痫

（1）子痫前期的特征为发生于孕 20 周后到产后 4 周之内的新发高血压伴靶器官功能障碍。

（2）分娩是治疗子痫前期、子痫和 HELLP 综合征的有效方法。

（3）在急诊科，硫酸镁联合拉贝洛尔或肼屈嗪是子痫前期或子痫的一线治疗药物。

---

29. 在急诊科，如何稳定妊娠患者的病情？

在急诊科，非计划分娩时有发生。好在分娩是一个自然过程，通常只需适当干预措施，没有太多困难。当妊娠患者到达急诊科时，完善生命体征检查和主诉问诊后，应立即建立静脉通路。通常，在转运妊娠患者时，应采取左侧斜卧位以减轻对下腔静脉的压迫。如果患者可能在急诊科分娩，应寻求产科医师和儿科医师的帮助。

30. 恰当处置妊娠患者需获取哪些信息？

应获取患者的年龄、预产期、既往妊娠次数。询问孕妇是否感知胎动、有无宫缩、阴道出血或阴道漏液。询问本次或既往妊娠有无异常，如妊娠糖尿病、妊娠高血压或子痫前期。明确本次是否为单胎妊娠。另外要明确患者目前用药情况，有无过敏史，是否使用违禁药物。问清患者在哪里进行产前检查以及医师或助产士的姓名。

31. 如何对胎儿及妊娠状况进行评估？

对胎儿的间接评估可以提供一些信息。一旦母体状态稳定后，应进行胎心检查。正常的胎儿心率为 120 ～ 160 次 / 分。通过测量宫底高度（耻骨联合到妊娠子宫顶部的距离）可以大致估计孕周。例如，宫底高度 32cm 提示孕周为 30 ～ 34 周。如果时间允许，可以使用床旁超声检查明确胎位、胎儿数量、胎心活动和羊水量。

32. 如何检查宫颈扩张度？

在无菌条件下进行盆腔指诊。以厘米为单位评估胎头前方的宫颈扩张程度。测量值从闭合到 10cm。医师需经过训练提高测量准确度。对于出现阴道出血的中晚期或晚期孕妇，不要进行盆腔指诊。

33. 紧急分娩包内应准备什么物品？

各医院紧急分娩包内容物可能种类不一，但至少要具备以下物品。
- 清理婴儿口鼻所用的大注射器。
- 为接生人员准备的各种型号的无菌手套。
- 为擦干婴儿和婴儿保暖准备的无菌巾。
- 准备 4 把止血钳用于脐带或会阴止血。
- 剪脐带用的组织剪。
- 卵圆钳。
- 3 包 4×4 医用海绵。
- 盛放胎盘的容器。

34. 如何判断孕妇是否即将分娩？

这可能很困难。孕妇即将分娩的征象有黏液栓排出（常称为见红）、羊膜囊破裂或孕妇因胎儿沉入产道造成的压力而做出的用力反应。产妇可能会说孩子要出来了或想要排便。可见到产妇随宫缩而用力。然而，也有一些产妇在即将分娩时没有任何痛苦表现。如果指诊发现宫口开到 6cm 以上，产妇可能在转运到产房途中分娩。

35. 急诊科有一个产程发动的孕妇，胎儿下沉使产妇会阴部膨胀。产科医师无法及时赶到，应该怎么做？

戴无菌手套，轻柔地按压胎头和会阴以防止胎儿突然娩出并让会阴逐渐延展。当胎头拨露，立即清理胎儿口鼻。轻柔地引导胎头向下以分娩前肩，然后向上轻提胎头分娩后肩。一旦双肩娩出，其余的部分娩出会非常迅速，因胎儿湿滑一定注意抓稳。当足部娩出，将胎儿翻转 180° 并再次清理胎儿口鼻，在距脐带根部 7～10cm 处双钳夹闭脐带并在中间剪断。

36. 胎儿已经部分娩出，我是否应该拉扯胎儿帮助分娩？

大多数情况下，产妇可无须帮助自行分娩。除非你对分娩很有经验，否则拉扯胎儿可能干扰正常的分娩过程。最佳的辅助方法是用手控制和引导胎儿娩出。

37. 什么是肩难产？

肩难产缘于胎儿的前肩或后肩嵌顿在耻骨联合后方或骶骨岬上。这是一个临床诊断，当胎头娩出后又缩回会阴，常规轻柔地向下牵引胎头无法娩出前肩时，应怀疑肩难产。

38. 分娩过程中，什么手法可用于解决肩难产？

应首先使用 McRoberts 手法，因为这种手法无创且通常有效。让两名助手将产妇的大腿贴向腹部并让产妇持续用力。其他方法包括耻骨弓上按压、分娩后上肢或使用 Woods screw 手法，通过按压胎儿后肩的锁骨面使胎儿翻转 180 度。应避免过度牵拉 / 旋转胎儿颈部或按压宫底，那样会加重肩部嵌顿、损伤臂丛神经或导致子宫破裂。

39. 如果分娩过程中发生脐带绕颈，应该怎么处理？

如果发生脐带绕颈，在分娩的过程中应在胎头上方轻柔地拉扯脐带，避免勒紧胎儿颈部。如果脐带过紧无法从胎头上松解，应小心地用两个止血钳夹闭脐带并剪断，这样脐带可被松解开，胎儿得以顺利分娩。

40. 胎盘未能娩出，应该怎么办？

如果没有大出血的情况，在产科医师到达前不用着急娩出胎盘。

如果有大出血，让产妇尝试用力娩出胎盘。用卵圆钳轻拉脐带远端，在胎盘娩出后将脐带缠在卵圆钳上；切忌用力牵拉脐带，那样将导致子宫回缩。如果胎盘自行分娩，适度按压子宫使其回缩呈硬质球状。只要子宫保持收缩状态，出血就会减少（正常情况下不超过 500ml）。

41. 如何处理臀位分娩？

臀位分娩的最大风险是胎头包绕；发生率约为 4%。一旦发现臀位，应立即请产科医师和儿科医师辅助。如果即将分娩，应旋转胎儿以便四肢娩出。如果出现胎头包绕，应在耻骨弓上方按压并用手指将胎儿下颌贴近胸壁。

42. 产后出血的定义是什么？

产后出血定义为经阴道分娩后出血量大于 500ml 或因大量出血导致患者出现症状，包括面色苍白、头晕、心悸、神志障碍、短暂意识丧失或与失血相关的其他症状。

43. 产后出血的常见原因有哪些？

宫缩乏力是最常见的原因，占产后出血原因的 80%。宫缩乏力常见于多胎妊娠后羊水过多导致的子宫过度拉伸。另外，宫缩乏力还可见于感染状态、产程延长、引产、子宫脱出或胎盘残留。产程中裂伤、存在基础凝血功能障碍如血友病也可导致产后出血。

44. 产后出血如何处理？

建立中心静脉通路，给患者吸氧。用晶体液进行液体复苏。如果患者在给予 2～3L 晶体液复苏后仍存在低血压，应输注血液制品。首先给予 2U 压积红细胞，并用力按摩和压迫子宫。检查阴道和宫颈有无裂伤并进行修复。清除妊娠组织残留物。

如果经过子宫按摩后仍宫缩乏力，可给予促宫缩药物。予催产素 10 ～ 40mU/min，通过调节输注速度保持宫缩。如无其他促宫缩药物，可舌下给予米索前列醇 400μg。

> **关键点：在急诊科内分娩**
>
> （1）分娩是一个自然过程，通常没有太多困难就能完成。然而，一旦怀疑孕妇即将分娩，应立即通知产科医师和儿科医师。
>
> （2）在急诊条件下，在分娩过程中必须吸氧和开放静脉通路。
>
> （3）在分娩过程中，医务人员应避免通过牵拉胎儿以加快产程；但如果出现肩难产，应首先采取 McRoberts 手法辅助。

致谢

作者对于 Gina Soriya 医师在上个版本对章节编写所做的努力表示衷心的感谢。

（张天鹏　译）

参考文献

1. Ananth CV, Keyes KM, Wapner RJ: Pre-eclampsia rates in the United States, 1980-2010: age-period-cohort analysis. *BMJ* 347:f6564, 2013.
2. Barton JR, Sibai BM: Prediction and prevention of recurrent preeclampsia. *Obstet Gynecol* 112:359–372, 2008.
3. Haddad B, Sibai BM: Expectant management in pregnancies with severe preeclampsia. *Semin Perinatol* 33:143–151, 2009.
4. Haram K, Svendsen E, Abildgaard U: The HELLP syndrome: clinical issues and management. A review. *BMC Pregnancy Childbirth* 9:8, 2009.
5. Henry CS, Biedermann SA, Campbell MF, et al: Spectrum of hypertensive emergencies in pregnancy. *Crit Care Clin* 20:697–712, 2004.
6. Koopmans CM, Bijlenga D, Groen H, et al: Induction of labour versus expectant monitoring for gestational hypertension or mild pre-eclampsia after 36 weeks gestation (HYPITAT): a multicenter, open-label randomized controlled trial. *Lancet* 374:979, 2009.
7. Maynard S, Epstein FH, Karumanchi SA: Preeclampsia and angiogenic imbalance. *Annu Rev Med* 59:61–78, 2008.
8. Maynard SE, Karumanchi SA: Angiogenic factors and preeclampsia. *Semin Nephrol* 31:33, 2011.
9. Rumbold AA, Duley L, Crowther CA, et al: Antioxidants for preventing preeclampsia. *Cochrane Database Syst Rev* (1):CD004227, 2008.
10. Sibai BM: Diagnosis and management of atypical preeclampsia-eclampsia. *Am J Obstet Gynecol* 200:481e1–e7, 2009.
11. Sibai BM: Diagnosis, controversies, and management of the syndrome of hemolysis, elevated liver enzymes, and low platelet count. *Obstet Gynecol* 103(5 Pt 1):981–991, 2004.
12. Sibia BM, Ramadan MK, Usta I, et al: Maternal morbidity and mortality in 442 pregnancies with hemolysis, elevated liver enzymes, and low platelets (HELLP syndrome). *Am J Obstet Gynecol* 169:1000–1006, 1993.
13. Stallard TC, Burns B: Emergency delivery and per-mortem C-section. *Emerg Med Clin North Am* 21:679–693, 2003.
14. Steeger EA, von Dadelszen P, Duvekot JJ, et al: Pre-eclampsia. *Lancet* 376:631–644, 2010.
15. Trogstad L, Magnus P, Stoltenberg C: Pre-eclampsia: risk factors and causal models. *Best Pract Res Clin Obstet Gynaecol* 3:329–342, 2011.

第十六部分

创　伤

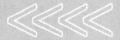

第 81 章　多发性创伤

Peter Rosen，MD

1. 什么是多发性创伤?

多发性创伤是涉及一个以上身体主要系统或器官的重大损伤。

2. 损伤机制的描述

损伤机制是指导致创伤性损伤的事件和条件。主要的损伤机制多与多发性创伤有关。不太明显的机制更应得到关注，特别是年龄的增长以及伴随疾病。很多时候，当患者到达急诊室或创伤救治站时，损伤的机制是模糊的或未知的；如果能了解以下信息会对诊疗有所帮助：现场是否有人死亡、重伤，患者接受治疗前是否被挪动过，因为有时会发生远程创伤或有多人伤亡。

3. 影响损伤机制的哪些因素应引起关注?

使损伤程度明显加重的因素之一是患者的年龄，老年患者无法承受严重创伤。相比健康的年轻人，一名 70 岁的强直性脊柱炎患者对脊柱的钝器伤或骨盆创伤承受力更差。即使是微不足道的损伤机制也会对伴随病的患者或高龄患者造成严重损害。加强对 60 岁以上人群各级伤害的关注是比较谨慎的做法。

4. 举些严重损伤机制的例子

- 钝器伤。
  - 车祸：现场死亡或同一车辆内的乘客死亡，乘客甩出车外，车辆侧翻，严重的内部损坏。
  - 汽车行人事故：高速、车辆外部损坏。
  - 坠落：超过一层［12 ～ 15 英尺（3.6 ～ 4.5m）］。
- 穿透性创伤。
  - 对头部、颈部或躯干造成伤害的枪伤。
  - 刺伤颈部或躯干。

5. 列出在急诊室处理多发创伤的首要流程

- 启动创伤复苏团队。
- 指定创伤团队队长，如果院前抢救流程提示存在生命体征，联系 O 型 Rh 阴性血。

•根据病情需要，使用预防脊髓损伤措施，将患者从救护车担架或其他运输工具转移到急诊复苏床。

•快速获取病史，包括受伤机制、现场治疗情况和对现场治疗的反应。

•在脱掉患者衣服时获取生命体征。

•评估患者的气道、呼吸和循环，并根据需要进行干预。

•抽血进行血型检查、交叉配型和基线实验室检查。

6. 患者的衣服应该如何脱掉?

排除脊柱损伤前通常需要制动固定，应该避免一切移动。因此，为了保护脊柱快速将衣服剪掉即可。请记住，脱掉衣物的目的之一是清除患者身上可能对患者造成进一步伤害或对医务人员造成伤害的物品，如玻璃碎片、金属碎片或武器。

7. 什么是创伤的 ABC（和 D）复苏方案?

A：气道

B：呼吸

C：循环

D：神经系统

8. 关于气道评估

通过听取患者发声，询问患者姓名，并在患者口中查看是否有气道阻塞情况（如是否有血液、牙齿、呕吐物或外来碎片）来评估气道通畅性。创伤团队队长必须确定患者是否需要主动气道管理，对不需要立即插管的患者给予持续吸氧处理。

9. 什么时候需要气道管理?

创伤气道管理的绝对适应证如下。

•面部严重创伤。

•头部创伤后格拉斯哥昏迷量表评分小于8。

•颅顶贯通伤。

•颈部的子弹贯通伤。

•颈部钝器伤，血肿逐渐变大或出现声音改变。

•多系统创伤伴有持续性休克。

•任何有可能导致患者解剖结构改变的损伤（如颈部贯通伤）。当患者解剖结构改变、气道阻塞时，紧急气道管理变得困难，为这些患者气管插管时应更谨慎。

创伤气道管理的相对适应证如下：

•任何原因导致的上呼吸道阻塞。

•患者存在任何导致影响通气功能的创伤。

•连枷胸呼吸频率增加或氧合作用恶化。

•发生一根或多根肋骨骨折且需要使用呼吸机或进行全身麻醉。

- 双侧气胸。
- 双侧胸部子弹贯通伤。
- 严重低血容量性休克。
- 复发性血胸患者或胸腔引流无效。

10. 氯胺酮在创伤患者处理中的作用如何？

多年来，氯胺酮在创伤患者的气道管理中被认为是有害的，因为它可能会升高患者颅内压。但最新的研究表明，对于需要紧急气道管理的严重创伤患者来说，它可能非常有用。与大多数镇静剂不同，氯胺酮能升高血压，还能快速稳定严重创伤的患者，不仅有助于紧急插管，也有助于其他任何需要进行急诊有创性操作的情况。

11. 气管切开在急诊室中的作用是什么？

即使在创伤患者中气管切开的适应证也很少，但仍然会有一些情况需要进行气管切开，中央面部的创伤就是这样一个例子，甚至可以在有或没有可视性喉镜的情况下对患者进行气管插管。用毛巾裹住舌向前拉，可以显露声门，从而进行经口气管插管，进而避免做环甲膜切开术。

12. 如何评估呼吸？

通过观察胸部的对称性起伏以及通过听前胸和腋窝上的双侧呼吸音来评估呼吸。把戴着手套的手放在鼻子和嘴上，可以计算呼吸次数和估计潮气量。可以通过轻轻触诊胸部来检查皮下气肿和骨擦音。应连续监测血氧饱和度。创伤团队队长决定是否需要立即进行管状胸腔造口术或通气支持。

13. 如何评估循环？

通过记录患者的精神状态、皮肤颜色和特征（凉、湿冷或温暖、干燥），生命体征以及是否存在桡动脉、股动脉和颈动脉搏动来评估循环功能。应启用连续心电监护。评估院前血管通路和静脉液体输入的类型和数量。创伤团队队长决定是否需要额外的血管通路及扩容，以及是否应该输血。应对所有躯干外伤患者进行超声检查，重点检测评估腹腔、盆腔的游离液体（血）（见第5章）。

14. 超声在急诊室创伤急救中的作用是什么？

床边超声检查已成为评估多发性创伤患者的标准方法。它能提供肺、心脏和腹部的即时准确信息。在诊断胸腔前部和上部的气胸方面，它比普通胸片更准确。与CT一样，超声检查可能会发现很多的小气胸，其中大部分都不需要干预，除非患者要进行机械通气。

床边超声还可以显示腹腔的液体。但在患者的病程早期进行检查时，超声图像可能无法提示液体存在，因此建议进行动态复查。与诊断性腹膜灌洗（diagnostic peritoneal lavage，DPL）类似，它只显示腹腔存在液体，但不能显示出血器官损伤的严重程度，因此仍然必须通过多次的体格检查和持续监测生命体征来加以确定。

15. DPL 的作用是什么？

几十年来 DPL 一直是对腹部创伤进行客观评估的主要诊断手段，现在在腹部创伤的治疗中作用有限（见第 88 章）。

16. 如何评估神经系统？

应评估患者的神经系统状态（意识水平和大体运动功能），明确患者在急诊室的格拉斯哥昏迷量表评分，并将其与院前的格拉斯哥昏迷量表评分进行比较。根据意识的变化，判断是否有必要进行直肠检查以确定肛门括约肌的张力情况。

17. 对患有严重创伤的患者应该建立什么类型的静脉通路（Ⅳ）？

应放置至少 2 个大口径（16 号针头）静脉通路导管。首选部位是前臂或肘前静脉。虽然锁骨下和颈内静脉置管可以进行中心静脉压监测，但除非将 Cordis 导管留在原位，否则它们很少能够进行大剂量的静脉输液。有其他静脉通路的情况下尽量不使用锁骨下和颈内静脉置管，如果不怀疑锁骨下血管损伤，导管应尽量放置在胸部创伤的同侧。血压下降的患者会出现股静脉收缩，因此需要进行快速大容量补液。使用超声波探头可以辅助放置定位中心线，这样插入更安全。

18. 如何简化操作？

从踝关节入路，在胫骨前肌腱和内踝之间可以找到大隐静脉远端。

关键点：多发性创伤

（1）创伤救治是一项涉及院前救助人员、急诊医师和外科医师协同的团队活动。

（2）所有创伤患者应该完全脱掉衣服并接受充分的体格检查，包括身体正面和背面。

（3）必须评估所有创伤受害者的颅顶、胸部和腹部的隐性出血。

（4）当损伤机制、症状体征提示可能发生脊柱损伤时，必须采取脊柱保护措施，直到确认脊柱没有损伤。

---

19. 多发创伤患者应监测哪些指标？

监测生命体征、神经系统状态、心率、血氧饱和度，如果可能的话，监测中心静脉压和尿量。如果患者已进行气管插管，还应进行呼气末二氧化碳监测。低温会对患者产生不利影响，当患者脱去衣服并接受大量低温的静脉输液时，体温会迅速下降。呼吸急促是缺氧和酸中毒的敏感体征，应准确地测量而不是估计。应监测神经状态、皮肤颜色和特征以及尿量变化。

20. 何时应该输血？

O 型 Rh 阴性血液（通用供血者）应保留给存在成功复苏机会的低血容量休克的患

者。孕妇应使用 O 型 Rh 阳性血液。如果按照 50ml/kg 的晶体量（最多 2L）快速输注后患者的循环状态没有明显改善，则应使用特定类型的非交叉配血（见第 4 章）。根据在海湾战争中获得的经验，在医院处理无法控制的出血时，采用红细胞、新鲜冷冻血浆和血小板相结合的复苏方法比传统的晶体复苏方法更可取。

21. 什么是控制性低血压？

这个概念指的是允许创伤患者在控制出血源之前保持适度的低血压。研究表明，在出血控制之前将创伤患者的血压恢复到正常水平会增加失血量。因此，液体复苏的目标是使没有脑损伤的创伤患者的血压维持在 80 ～ 90mmHg，使有脑损伤的创伤患者的血压维持在 90 ～ 100mmHg。

22. 关于氨甲环酸（TXA）及其在创伤治疗中的作用，需要了解哪些内容？

氨甲环酸是一种抗纤维蛋白溶解剂，作为创伤患者的潜在治疗方法，已经引起了人们的极大关注。已有两项研究（CRASH–2 和 MATTERS）显示，在严重创伤后的 3 小时内给予氨甲环酸可提高伤者生存率。但是，关于氨甲环酸的应用仍然存在一些问题，并发症中深静脉血栓形成（DVT）和肺栓塞（PE）的发生率显著升高。此外，两项研究中的设置和情形与美国有组织的紧急医疗服务（EMS）和创伤系统有很大不同。因此，氨甲环酸在美国创伤管理中的具体作用尚不确定。

23. 实验室检查有用吗？

所有严重创伤患者都应该抽血送检完善血型检查和交叉配型。血细胞比容和血清淀粉酶（最好是脂肪酶）的基线值可用于检测隐匿性损伤（当连续复查时）和之前存在的贫血。应进行尿液分析以检测血尿。许多创伤中心都设有覆盖多学科的创伤小组，这在患者需要手术或患有潜在疾病时优势明显。然而，没有任何实验室检查能明确判定损伤情况，而且创伤小组在确定早期处理、治疗或手术指征方面几乎没有指导作用。常见的多发性创伤初期实验室检查包括以下内容。

- 完整的血常规。
- 电解质。
- 血尿素氮、血肌酐。
- 血糖。
- 凝血酶原和部分凝血活酶时间。
- 血型和交叉配型。
- 尿液常规。
- 血酒精浓度。
- 毒素分析。
- 淀粉酶、脂肪酶。

24. 什么是二次调查？

二次调查是在评估和稳定 ABC 后进行的完整体格检查。包括评估胸部、腹部、盆腔、背部和四肢。还应该再次进行完整的神经系统检查和直肠检查。直肠检查的目的是确定直肠是否有大量积血，括约肌张力和感觉是否正常，男性患者检查前列腺是否处于正常位置。

25. 需要立即完善哪些放射学检查？

• 当患者病情稳定后，应获得颈椎、胸部和骨盆的 X 线片。如果准备对患者这些区域进行 CT 扫描，则可以先不进行平片检查。

• 在枪伤中，可能需要通过两个体位的平片来确定子弹的位置。

• 如果损伤的机制是弹射伤或跌倒，则应在 X 线检查时加上腰椎。

26. 我如何确定诊断检查的优先顺序？

确定优先级是基于潜在的生命威胁。控制外出血后，优先诊断腹腔内是否出血。若没有立即开腹探查手术的指征，患者应进行腹部超声或腹部 CT 扫描以评估腹腔内情况。在这些检查之后，应注意排除可纠正的颅内出血，如硬膜下血肿或硬膜外血肿。根据损伤的机制和患者的初始情况，还应进行主动脉和腹膜后损伤情况的评估。如果患者有出血性疾病（如血友病）或正在服用抗凝药物，即使是轻微的头部损伤也需要进行 CT 扫描。

27. 在儿科创伤中如何进行补液管理？

首先推注生理盐水（NS）或乳酸盐林格液（LR）20ml/kg。持续补充，可以加量至50ml/kg。此后，开始输注压积红细胞 10ml/kg（见第 91 章）。

28. 腹部钝器伤对孕妇危害的严重性是什么？

• 在妊娠早期，胎儿能得到母体很好的保护，最佳治疗方法是保护母亲避免发生低血容量性休克。

• 在妊娠中期，胎儿更容易受到伤害，必须观察母亲有无胎盘早剥的症状。

• 在妊娠晚期，胎儿是最脆弱的，即使是轻微的创伤也需要几个小时的胎儿监测。如果发生胎盘早剥的症状，必须进行紧急剖宫产术（见第 90 章）。

（王宝军　白晓冬　译）

参考文献

1. CRASH-2 trial collaborators; Shakur H, Roberts I, et al: Effects of tranexamic acid on death, vascular occlusive events, and blood transfusion in trauma patients with significant haemorrhage (CRASH-2): a randomised, placebo-controlled trial. *Lancet* 376:23–32, 2010.
2. Gross EA, Martel ML: Multiple trauma. In Marx JA, Hockberger RS, Walls RM, editors: *Rosen's emergency medicine: concepts and clinical practice*, ed 8, Philadelphia, 2014, Elsevier Saunders, pp 287–295.
3. Harris T, Thomas GO, Brohi K: Early fluid resuscitation in severe trauma. *BMJ* 345:e5752, 2012.
4. Legome EL, Rosen P: General principles of trauma. In Wolfson AB, Hendey GW, Ling LJ, et al, editors: *Harwood-Nuss' clinical practice of emergency medicine*, ed 5, Philadelphia, 2010, Lippincott Williams & Wilkins, pp 126–134.
5. Morrison JJ, Dubose JJ, Rasmussen TE, et al: Military application of tranexamic acid in trauma emergency resuscitation (MATTERs) study. *Arch Surg* 147:113–119, 2012.

第 82 章　颌面部创伤

Joshua J. Solano，MD；Ethan M. Ross，MD；
Carlo L. Rosen，MD

1. 面部骨有哪些？

面部骨是指额骨、颞骨、鼻骨、筛骨、泪骨、腭骨、蝶骨、犁状骨、颧骨、上颌骨和下颌骨。

2. 对颌面部创伤患者的初步治疗方法是什么？

对颌面部创伤患者的初始治疗应遵循创伤的 ABC 复苏方案。气道是主要问题，对这类患者的处理可能难度较大。由于出血、肿胀、牙齿松动或上下颌骨骨折等严重的面部创伤可能导致气道变形扭曲。在下颌骨骨折的患者中，舌头失去支撑进而可能后坠阻塞气道。

3. 如何治疗颌面部创伤患者的气道？

对于有明显中面部或下颌骨损伤的患者，特别是当他们出现任何气道窘迫的症状时，应考虑早期气管插管。首先尝试标准的插管方法，例如使用直接气管插管或可视性喉镜进行快速序列插管。当面部创伤引起气道变形或扭曲导致困难气道时，则需要行环甲膜切开术。所有存在面部和头部外伤的患者均应该假设合并颈椎损伤。在插管期间应使用轴向固定颈椎。面部创伤患者颈椎损伤的发生率为 1%～4%。

4. 颌面部创伤患者禁用哪些操作？

不应进行鼻胃管放置操作，因为放置时可能存在通过筛板中的骨折处意外置入颅内的风险。鼻胃管的尺寸小且柔韧性好，当颌面部骨折时易出现误置入颅内的情况。置入经鼻气管导管时同样存在穿过筛状板放入颅内的风险。然而，气管插管比鼻胃管更大且更硬。文献表明，鼻气管导管置入颅内的风险极低。

5. 什么是爆裂性骨折，什么是夹闭综合征？

爆裂性骨折是眶底骨折，由于直接撞击眼眶而导致眶内压突然增高进而引起眼眶底部破裂。夹闭综合征的症状表现为双眼复视和向上凝视，这是由于眶底缺损处的下直肌夹闭引起的。通过让患者注视并向上凝视并计数手指数量来检查复视。其他体格检查包括检查眶下麻痹和眼球内陷（眼球球体向后移位到眼眶内）情况。患者可能在眼眶下缘或因上颌窦骨折引起的皮下气肿处有压痛或明显的拒按情况。即使最初视力正常，也应考虑对相关的眼外伤（眼球破裂、前房积血、视网膜撕裂或脱落、失明）

进行眼科评估，并进行眼底检查。

6. 什么是侧角切开术，什么时候需要？

这是一个涉及切开眼眶外侧韧带的手术。如果患者眼眶的创伤导致球后血肿，那么球后压力的增加会导致视神经和视网膜的缺血和永久性失明。这种并发症可能在受伤后 90 ～ 120 分钟内发生。侧角切开术可以缓解球后压力。

7. 哪些发现表明需要进行侧角切开术？

眼眶钝性创伤患者有眼球突出、眼外运动受损、视力下降和眼压升高的体征时，需要进行侧角切开术。

8. 什么是 Le Fort 骨折？

Le Fort 骨折分类用于描述上颌骨骨折（图 82-1）。中面部骨折时通常可以通过抓住上牙槽嵴并注意中面的哪个部分移动来诊断。

· Le Fort Ⅰ：在鼻窝水平的牙齿上方的横向骨折，导致牙槽嵴和硬腭的活移位。

· Le Fort Ⅱ：锥形骨折，其顶点恰好位于鼻梁上方，横向延伸并穿过眶下缘；导致上颌骨、鼻和眶下缘的移位。

· Le Fort Ⅲ：最严重的 Le Fort 骨折，代表完全颅面分离，并涉及颧骨、眶下缘和上颌骨骨折。

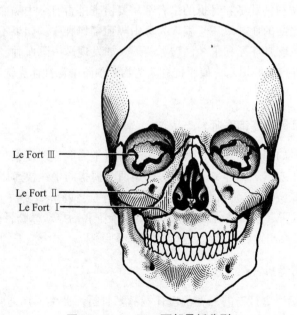

图 82-1　Le Fort 面部骨折分型

Le Fort Ⅰ，腭裂；Le Fort Ⅱ，锥形骨折；Le Fort Ⅲ，颅面分离（引自 Cantrill SV: Face. In Marx JA, Hockberger RS, Walls RM, et al, editors: *Rosen's emergency medicine: concepts and clinical practice*, ed 5, St. Louis, 2002, Mosby, p 325.）

这些骨折类型很少孤立地发生，它们通常是联合出现的（例如一种在脸的同侧，另一种在对侧）。

9. 是否有必要对 Le Fort 骨折患者进行脑血管损伤筛查？

颈动脉或椎动脉的钝性脑血管损伤在钝性创伤中越来越得到重视，并且当使用筛查方案时，在所有钝性创伤患者中发生率接近 1%。如果不治疗这些血管损伤，就会导致并发症的发生率和死亡率升高，而且通常在症状出现前有一段临床静默期。虽然没有筛查标准，但即将出台的指南建议对有钝性脑血管损伤体征或症状的患者和高风险患者进行计算机断层扫描血管造影（CTA）筛查。应筛查的高风险患者包括发生 Le Fort Ⅱ 或Ⅲ骨折，特定类型颈椎骨折（半脱位、骨折延伸至横突孔、C1 ～ C3 骨折），伴有颈动脉受累的颅骨基底骨折，弥漫性轴索损伤伴格拉斯哥昏迷量表评分低于 6，或有缺氧性脑损伤的患者。

10. 何时需要拍摄鼻部 X 线片？

鼻骨折通常是临床诊断，几乎不需要拍摄常规 X 线片。体格检查可能出现鼻部肿胀、成角、骨性偏曲、畸形、触痛、鼻出血和眶周瘀斑。鼻部 X 线片对于诊断骨折既不敏感也不具有特异性。X 线检查结果对治疗没有指导意义。

11. 什么是鼻中隔血肿，为什么重要？

所有鼻腔损伤和怀疑鼻腔骨折的患者都需要检查是否有鼻中隔血肿，即黏膜软骨膜和鼻中隔软骨之间的血肿块。它表现为鼻中隔葡萄样肿胀。如果不清除血肿，可能导致中隔脓肿、鼻软骨坏死和永久性鞍鼻畸形。如发现鼻中隔血肿，应在急诊进行切开和引流，随后进行鼻腔填塞，使用抗真菌药物（预防中毒性休克综合征的措施），并立即转诊到耳鼻喉科。

12. 何时应该就鼻骨折咨询医师？

如果没有明显的畸形和移位，大多数鼻骨骨折不需要立即复位。用利多卡因或丁卡因浸泡过的纱布或拭子麻醉鼻子后，医师用两个拇指向中线快速用力推压来早期复位成角的骨折。复位时疼痛会很剧烈，可以考虑行全身麻醉后复位。患者应在 4 ～ 7 天内转诊至耳鼻喉科、颌面外科或整形外科进行检查和治疗。鼻腔骨折伴有面部骨折、脑脊液鼻漏和持续鼻出血的患者建议立即咨询专科医师。

13. 如何诊断额窦骨折？

任何额部经受严重打击的患者都应怀疑额窦骨折。此类损伤通常伴有颅脑损伤。临床症状包括眶上神经麻痹、嗅觉不全、脑脊液鼻漏、结膜下出血、痉挛和触痛。诊断方式优先选择 CT 检查以确定是否涉及额窦前壁或后壁的骨折或颅内出血。

14. 额窦骨折如何治疗?

经过手术指征评估后,无移位的前壁骨折患者可出院并预防性应用抗生素,注意避免 Valsalva 动作,在 1 周内复诊。前壁移位和窦底骨折的患者则应进一步评估手术指征,需要入院和使用抗生素治疗。后壁骨折患者需要应用抗生素并立即请神经外科医师进行会诊评估。

15. 什么是典型的颧骨骨折?

颧骨骨折的发生率在常见面部骨折类型中排第三位(发生率低于鼻骨和下颌骨骨折)。颧骨骨折分为 3 种基本类型。

(1)拱形:可能在一处或两处发生骨折,可能无移位或有内侧移位。邻近下颌骨冠突的骨弓碎片会引起疼痛和牙关紧闭。由于咬肌起源于颧骨,任何肌肉运动都会导致拱形的进一步破坏。通过 X 线片检查骨折显示桶柄样改变(颏下骨块)。

(2)三线型:也被称为颧骨颌骨骨折,是最严重的颧骨骨折类型,涉及眶下缘、颧骨前额缝以及颧骨颞骨缝。临床症状包括畸形(脸颊平坦)、眶下神经痛觉过敏、下直肌夹闭和向上凝视的复视。尽管可以在 X 线片上发现这些骨折(枕骨位及枕骨前位),但为了更好地确定骨折的范围有必要行颌面部 CT 检查。这种骨折类型需要住院并咨询整形或颌面部外科医师。

(3)体部骨折:颧骨体的骨折,涉及三线型骨折的临床症状和体征,多是由严重暴力所致并导致巨大的颧骨凹陷。

16. 下颌骨骨折的典型表现是什么?

下颌骨骨折患者在下颌骨处存在压痛和畸形、舌下血肿和咬合不齐。下颌部看起来不对称,偏向骨折侧。

17. 什么是压舌板试验?

要求患者用力咬住压舌板,并保持压舌板固定在牙齿之间,检查者试着折弯压舌板,如果下颌骨没有骨折,压舌板应该被折断,如果存在下颌骨骨折,那么患者会由于骨折引起的疼痛而张口,压舌板则保持完整。

18. 诊断下颌骨骨折应该进行哪些影像学检查?

下颌骨骨折是第二常见的面部骨折。由于骨的环状结构,多数情况下颌骨骨折时会发生多处骨折(大于 50%),应注意检查可能存在的多部位骨折。全下颌骨 X 线片是检测下颌骨骨折最有用的影像学片位。它提供了 180° 的下颌骨视图,可以检测下颌骨所有区域的骨折,包括其他片位可能遗漏的骨折。如果没有全景 X 线检查机,则考虑行颌面部 CT 检查以了解骨折情况。

19. 下颌骨最常见的骨折区域是哪里?

最常见的骨折部位是体部、髁突和下颌角。

20. 颞下颌关节脱位的机制是什么，如何治疗？

颞下颌关节脱位可能是由于下颌骨的钝器伤造成的，但也可能因颌骨过度张开或闭合而导致，例如在癫痫发作或打哈欠时。颞下颌关节脱位患者，如果是单侧脱位则下颌偏离脱位侧，如果是双侧脱位则下颌被推向前方（反颌）。在使用苯二氮䓬类药物对患者进行镇静以及镇痛后，急诊医师应将用纱布包裹的拇指放在患者后臼齿上，站在患者的后侧方；或患者坐位时医师站在患者面前，然后将下颌向下和向后推。另一种方法是在下颌支上施加旋转力，其中示指和中指在臼齿上施加顺时针力，拇指在下颌骨部分顺时针推动。

21. 在颌面部创伤的评估中何时进行 CT 检查？

对于有面部创伤史的患者，当体格检查结果考虑骨折或诊断不清时，虽然颌面 CT 敏感性高，是许多部位的首选检查方法，但传统的平片检查仍作为常用的筛查手段。面部的标准检查系列平片包括枕骨位、枕骨前位、颏顶位和侧位。枕骨位可显示眶缘、眶下段、上颌和上颌窦，可作为怀疑眶底骨折患者的初步检查。由于患者处于俯卧位，拍此片位时需要患者颈椎保持合适体位。上颌窦内出现液体是骨折的间接证据。枕骨前位可以显示眶上缘和额窦。侧位可以显示额窦的前壁和上颌窦的前壁和后壁。

对于具有高度提示面部骨折体征（压痛、凹陷、痉挛或有夹闭症状）的患者，一些学者建议直接进行 CT 检查，也有利于制订手术计划。高分辨率、薄扫的 CT 检查是分辨颌面部创伤中骨和软组织损伤的首选方式。对于怀疑有三线型骨折，如眼眶或中面骨折的患者，这种 CT 检查是首选检查手段。对于疑似眼眶骨折的患者，应行冠状位和矢状位的 CT 检查（2～3mm 薄扫）。

22. 如何识别腮腺导管受伤？

腮腺导管起源于腮腺，从外耳道水平（浅表）穿过颊肌，在上第二恒磨牙水平打开（图 82-2）。沿着这条通路的任何裂伤都可能累及腮腺、腮腺导管或面神经的颊支。腮腺系统的创伤可通过伤口流出唾液或导管口的血性引流液来辨别。应仔细探查出血是来自腮腺还是导管。此外，面神经的颊支在 Stensen 管道附近走行，该神经损伤导致上唇下垂，这一体征提示可能同时存在腮腺导管的损伤。应该挤压腮腺以评估腮腺导管的通畅性，看唾液是否能从腮腺导管的口内开口处流出。腮腺导管损伤需要咨询整形外科医师并进行支架修复。

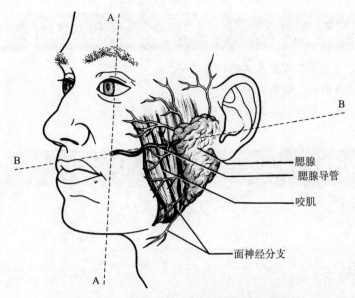

图 82-2 腮腺和腮腺导管附近有面神经分支

B 线显示从腮腺到腮腺导管的大致走向，在 A 线和 B 线交界处进入口腔（引自 Cantrill SV：Face. In Marx JA, Hockberger RS, Walls RM, et al, editors：*Rosen's emergency medicine*：*concepts and clinical practice*，ed 5，St. Louis，2002，Mosby，p 323.）

23. 什么时候应该延迟缝合面部裂伤？

急诊时对面部撕裂的缝合取决于面部和全身损伤的严重程度。需要手术干预的复杂撕裂伤患者应先使用生理盐水清洁伤口，用湿纱布覆盖，手术中再缝合伤口。面部血管组织丰富，缝合时间可能延迟至伤后 24 小时。涉及面神经、泪道、腮腺导管和组织撕脱的伤口应交给专科医师进行最终治疗。

24. 耳朵钝性损伤可能导致什么畸形？

急性耳郭血肿是耳部受到撞击后，血液聚集并使软骨膜与软骨层分离所形成的。修复耳郭钝伤继发的耳郭裂伤或者耳郭血肿切开引流时，如果血肿清除不彻底或未进行耳郭加压包扎，则会导致软骨坏死进而出现畸形，称为菜花耳畸形。

25. 耳朵怎么麻醉？

在耳郭根部皮下注射普通利多卡因。外耳道的撕裂需要使用 4% 利多卡因局部注射进行麻醉。

（王宝军　白晓冬　译）

参考文献

1. Cantrill SV: Face. In Marx JA, Hockberger RS, Walls RM, et al, editors: *Rosen's emergency medicine: concepts and clinical practice*, ed 5, St. Louis, 2002, Mosby, pp 314–329.
2. Cothren CC, Biffl WL, Moore EE, et al: Treatment for blunt cerebrovascular injuries: equivalence of anticoagulation and antiplatelet agents. *Arch Surg* 144:685–690, 2009.
3. Druelinger L, Guenther M, Marchand EG: Radiographic evaluation of the facial complex. *Emerg Med Clin North Am* 18:393–410, 2000.
4. Ellis E, Scott K: Assessment of patients with facial fractures. *Emerg Med Clin North Am* 18:411–448, 2000.
5. Jones SE, Mahendran S: Interventions for an acute auricular haematoma. *Cochrane Database Syst Rev* (2):CD004166, 2004.
6. Lowery LE, Beeson MS, Lum KK: The wrist pivot method, a novel technique for temporomandibular joint reduction. *J Emerg Med* 27:167–170, 2004.
7. MacLaughlin J, Colucciello S: Maxillofacial injuries. In Wolfson AB, Hendey GW, Hendry PL, et al, editors: *Harwood-Nuss' clinical practice of emergency medicine*, ed 4, Philadelphia, 2005, Lippincott Williams & Wilkins, pp 928–937.
8. Paul M, Dueck M, Kampe S, et al: Intracranial placement of a nasotracheal tube after transnasal trans-sphenoidal surgery. *Br J Anaesth* 91:601–604, 2003.
9. Rosen CL, Wolfe RE, Chew S, et al: Blind nasotracheal intubation in the presence of facial trauma. *J Emerg Med* 15:141–145, 1997.
10. Bromberg WJ, Collier BC, Diebel LN, et al: Blunt cerebrovascular injury. Eastern Association for the Surgery of Trauma guideline. *J Trauma* 68:471–477, 2010.

第 83 章　颈椎和脊髓损伤

Gladston R. Hackett; MD, Robert M. McNamara,
MD, FAAEM

1. 美国脊髓损伤（spinal cord injury，SCI）的年发病率是多少？

美国每年大约有 12 000 个新发病例。这些病例中，运动相关损伤所占的比例一直在减少，而跌倒相关损伤的比例一直在增加。

2. 脊髓损伤最常见的原因及占比

- 车祸（36.5%）。
- 跌倒（28.5%）。
- 暴力，主要是枪伤（14.3%）。
- 体育（9.2%）。
- 其他（11.4%）。

3. 最常见的损伤节段是哪些？

成人最常见的损伤节段是 C5，其次是 C4、C6、C7、T12 和 L1。总而言之，大约一半的脊柱损伤是颈椎损伤。在儿童中，C1 和 C2 的骨折更常见。

4. 脊髓损伤主要发生在哪些人群中？

脊髓损伤主要影响年轻、健康的成年人，大多数是青年男性（男性占 80.7%），因此是一种破坏性和改变命运的损伤。平均受伤年龄是 42.6 岁，主要年龄范围在 16～30 岁。

5. 在出院时存在神经功能障碍的患者中，截瘫的比例是多少，四肢瘫痪的比例是多少（全瘫）？

7 节颈椎中的任意一个节段受伤都可导致四肢瘫痪。胸椎、腰椎或骶椎受伤可导致患者截瘫。自 20 世纪 70 年代以来，四肢不完全性瘫痪患者的比例有所增加，而完全性截瘫患者和四肢完全性瘫痪患者的比例则有所减少。

- 四肢不完全性瘫痪（40.6%）。
- 不完全性截瘫（18.7%）。
- 完全性截瘫（18.0%）。
- 四肢完全性瘫痪（11.6%）。

仅不到 1% 的患者出院时达到完全康复。

6. 如果大多数脊髓损伤不会导致永久性神经损伤，我为什么要担心？

任何脊髓损伤的处理都很重要，因为不恰当的护理会导致永久性的神经损伤。能够怀疑或诊断损伤以及正确地固定和处理患者是十分重要的。拥有高质量的诊断成像也同样重要，影像分析不全面或者解读错误可能导致误诊，进而造成永久性伤害。

7. 脊髓损伤造成的经济负担如何？

经济负担巨大。医疗保健和生活费用负担可能差别很大，具体取决于患者受伤的严重程度和受伤时的年龄。估计年度费用为 41393 ～ 181328 美元（约合人民币 268884 ～ 1177888 元），这还未将伤后一年的费用计算在内。一年的费用则取决于受伤的严重程度、住院和康复的时间、受伤时的教育和就业状况，费用为 340787 ～ 1044197 美元（约合人民币 2213718 ～ 6782999 元）。

8. 列出脊髓损伤患者预期寿命缩短的原因

肺炎和败血症。

9. 什么情况下会导致发生脊髓损伤或增加发生概率？

较小的外力就可以引起老年人的骨折。类风湿关节炎可导致 C1 和 C2 半脱位的发生。患有唐氏综合征的患者可能出现齿状突发育异常。骨质疏松症和转移性癌症患者受到轻微创伤就可能发生椎体骨折。

10. 如何固定潜在的脊髓损伤患者？

一般情况下，当怀疑存在脊柱损伤时，整个脊柱都要固定在长板上，同时放置一个刚性颈托以固定颈椎。稳定颈椎还包括将前额固定于板上，并用毛巾或其他支撑物来防止颈部进一步移动。有趣的是，完全固定脊柱从未被证明是有益的，并且长背板的使用已经受到严重质疑。

11. 为什么认为使用背板存在问题？

已经证实将患者固定到背板上会在短时间内引起患者的明显不适。使用背板还可能会影响某些患者的通气状态。需要长时间固定在板上的患者可能出现皮肤破损和压疮性溃疡。鉴于以上这些原因，最初因病情需要固定在背板上的患者，应该根据实际情况尽快拆除背板。

12. 背板会引起这么多问题，是否还应该使用它？

背板是帮助救治患者或远距离转运患者的理想设备，应继续用于特定的治疗目的。但其作为固定装置的功能尚未得到明确证实。

13. 我应该如何处理潜在的脊髓损伤患者？

对于任何创伤患者的初步救治都有几个方便记忆的方法。高级创伤生命支持主张

ABCDE 记忆法。

A：气道。　　　　　　　B：呼吸。

C：循环。　　　　　　　D：能力丧失情况。

E：神经系统。

另一个记忆法，必须基于准确的病史（助记词 A MUST）。

神志改变（Altered mental state）：检查药物使用情况或饮酒情况。

受伤机制（Mechanism）[1]：是否存在受伤的可能性？

潜在情况（Underlying conditions）：是否存在骨折的高风险因素？

症状（Symptoms）：疼痛、感觉异常或神经系统受损是否存在？

时间（Timing）：与事件有关的症状是什么时候开始的？

14. 体格检查应该评估什么？

有两个关键领域：脊柱本身和神经系统检查。触诊脊柱以评估压痛、畸形 / 椎体移位和椎旁肌肉痉挛。需要警惕的是，检查者查体时只能感觉到椎体的后部，因此，尽管没有压痛，也可能出现骨折。神经系统检查应包括运动功能、感觉功能、后柱功能的某些方面（位置感和振动感），以及直肠检查，从而评估括约肌的肌力和感觉。感觉功能测试方面，轻触皮肤以评估后柱神经的完整性，针刺测试评估前脊髓丘脑束。在无意识的患者中，脊髓损伤的唯一线索可能是直肠括约肌张力差、阴茎异常勃起、深反射消失或膈肌辅助呼吸。

15. 什么是神经源性休克，如何治疗？

神经源性休克是由神经功能丧失和伴随的失神经支配所引起的综合征。通常表现为弛缓性麻痹、反射丧失、二便障碍。伴随症状还有低血压、心动过缓、低体温和肠梗阻。只有在排除了所有其他类型的休克，尤其是出血性休克后，才能做出神经源性休克的诊断。低血压可以通过快速输注晶体进行治疗。如果静脉补液不足以维持器官灌注，可以使用多巴胺或去甲肾上腺素进行有效治疗。心动过缓可用阿托品或多巴胺治疗。在难治性心动过缓的治疗中，可能需要安装心脏起搏器。在大多数神经源性休克病例中，低血压在 24 ～ 48 小时内缓解。

16. 急诊治疗脊髓损伤患者的一般原则是什么？

首先，避免伤害加重。如前所述，仅在必须移动患者时，才能在正确固定并协同转运的前提下移动患者。越高位的颈椎损伤对患者的伤害越大。任何高于 C5 节段的脊髓损伤患者都应该考虑气管插管，因为控制膈肌的膈神经根从 C3 ～ C5 发出。快速顺序插管（RSI）即经口腔气管插管加徒手颈椎同轴固定被认为是最安全的插管方法。还应在早期放置胃管及导尿管。应避免补液过多，以免引起肺水肿。在脊柱损伤平面以下由于没有痛觉容易掩盖其他损伤。伴有神经功能障碍的患者在住院期间将面临很多

---

[1] 跌倒损伤很常见。在跌倒的情况下，医师应该获得关于跌倒的高度和任何跌倒前事件的信息，例如晕厥、胸痛或癫痫发作。

困难，急诊治疗时应尽可能采取预防措施以保证所有操作完全无菌，如放置导尿管或开放中心静脉通路。

17. 如何确定哪些患者需要行脊柱 X 线片检查？

急诊医师可以根据两种已经验证过的原则进行决策。一个是 NEXUS 决策原则。另一个是加拿大颈椎损伤处理原则（CCR）。两者都被证明可以在识别重要颈椎损伤时减少 X 线片拍摄数量。

18. NEXUS 标准是什么？

- 没有颈椎中线压痛。
- 没有局灶性神经功能丧失。
- 正常的敏感度。
- 无酗酒。
- 无导致弥漫性疼痛的损伤。

如果患者符合标准，则他们的受伤概率可能很低，并且不需要进行颈椎影像学检查。在一项大型多中心研究中，4000 例患者的颈椎损伤发生数量低于 1 例。请注意，在应用 NEXUS 标准时，必须对前五个标准的具体内容进行核查。该标准对于严重损伤具有 99.6% 的敏感性和 12.9% 的特异性。

19. 什么是 CCR？

CCR 提出三个问题。

（1）是否有需要影像学检查的任何高风险因素？
- 年龄超过 65 岁。
- 高能量伤［如超过 1 米高度的坠落伤、轴向负荷损伤、高速机动车事故 / 侧翻 / 弹出、自行车碰撞］。
- 存在感觉异常。

（2）是否可以安全地评估患者的运动功能（低能量伤，急诊室中可以坐位就诊，任何时候都可以走动，颈部疼痛延迟发作，或没有中线颈椎压痛）？

（3）患者可以主动将颈部向左和向右旋转 45° 吗？

该研究对于确定临床上严重的颈椎损伤具有 100% 的敏感性和 42.5% 的特异性。同样，临床医师需要在完全理解该规则后才可将其应用于治疗患者。

20. 什么是弥漫性损伤？

- NEXUS：包括如下疾病，如长骨骨折、大面积撕裂伤、内脏损伤和烧伤。
- CCR：如骨折等严重疼痛以致颈部检查不可靠的损伤。

21. 这些决策规则可以适用于儿童吗？

在儿童中很难验证 NEXUS 或 CCR，因为缺乏在儿童群体中的研究结果。此外，由于儿童发育不成熟且言语交流受限，CCR 和 NEXUS 规则中的一些标准很难在幼儿和儿童中进行验证。

22. 应该完善哪些 X 线检查？

颈椎的 3 个标准片位是正位（AP）、侧位和开口位（齿状突）。在初始评估阶段，应采用水平侧位 X 线片，因为不需要患者颈椎进行任何运动。非常重要的是，不能仅根据水平侧位片判断是否需要采取颈椎预防保护措施。一些研究报道，单独使用水平侧位 X 线片可能漏掉高达 18% 的颈椎损伤。最常见的伤害是在 C1 ～ C2，然后是较低的 C6—C7—T1 交界处。在老年人中，C1 和 C2 骨折约占颈椎骨折的 70%。拍摄颈椎损伤系列片还应包括颈椎的斜位片和轴位片。

23. 如何解读颈椎侧位 X 线片？

第一条规则是确保 X 线片拍摄合格，可以看到全部 7 节颈椎，并且 X 线片上可以看到 T1 的顶部。接下来按照 ABCS 记忆法。

对线：检查椎体前部和后部 C1 ～ T1 连续的平滑线以及棘突线（图 83-1）。

骨骼：检查每个椎体以确保前后高度一致（大于 3mm 的差异表明椎体骨折）；沿着椎体检查椎板和棘突。仔细观察可能发生骨折的上下颈段，避免漏诊骨折。检查 C2 的"环"，此处可以显示穿过 C2 的椎体上部的骨折。

软骨：检查颈椎关节间隙和小关节。

软组织：观察椎体前方软组织肿胀，特别是在 C2 ～ C3 区域（大于 5mm），并检查齿状突前间隙（图 83-2），成人应小于 3mm，儿童小于 5mm。C4 ～ C7，软组织厚度不应大于 22mm。

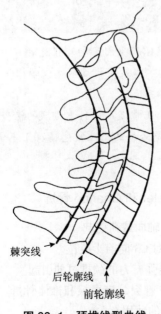

棘突线
后轮廓线
前轮廓线

图 83-1　颈椎线型曲线

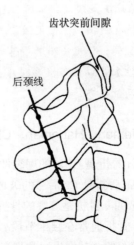

齿状突前间隙
后颈线

图 83-2　后颈线和齿状突前间隙

24. 颈椎过伸过屈位的适应证有哪些？

基于 NEXUS 研究，在钝性创伤患者的急性评估中不需要过屈过伸位 X 线片。计算机断层扫描或磁共振成像在临床需要时可以提供更多信息，可以显示 X 线片上无法诊断的骨折或韧带损伤。

25. 什么时候需要完善 CT 或 MRI 检查？

常规适应证是当 X 线片无法确定或难以解释且医师怀疑存在脊髓损伤时。CT 有利于检查骨皮质损伤并确定手术条件，例如椎管内的血肿或椎间盘碎片。随着快速螺旋扫描的出现，许多医学中心正在逐步使用 CT 扫描代替 X 线片检查，特别是当患者出现需进行头部 CT 检查的指征时，这两项检查可以同时完成。昏迷的患者需要进行 CT 扫描以排除颈椎问题。在一项对创伤性脑损伤患者的研究中发现：5.4% 的患者有 C1 或 C2 骨折，4% 的患者有枕骨髁骨折，这些骨折在颈椎正侧位与开口位 X 线片检查时没有被发现。

MRI 有助于识别神经功能受损时脊髓本身的损伤。MRI 可以显示脊髓的挫伤和水肿区域。MRI 还可以显示椎间盘破裂和韧带损伤。CT 对于椎体骨折的鉴别优于 MRI。

26. 什么是 SCIWORA ？

指脊髓损伤且无影像学异常。儿童相对更容易出现 SCIWORA，因为儿童的颈椎结构具有更大的弹性。这导致短暂的椎体半脱位和脊髓过伸损伤。这些儿科患者可能出现上肢无力或感觉异常的短暂发作，神经功能受损的表现可延迟数小时至数天出现。应对所有无影像学异常的脊髓损伤患者进行 MRI 检查。

关键点：脊髓损伤

（1）重要的是要保持对可疑损伤的关注并确保正确固定和处理患者。

（2）使用临床决策规则，如 NEXUS 或 CCR，以最大限度地减少颈椎 X 线片检查。

（3）在钝性脊髓损伤中使用激素不是标准治疗。

（4）特殊人群，如儿童和老年患者，需要比正常成人进行更彻底的检查。

（5）正侧位加开口位颈椎系列片在评估中是必须的，在紧急情况下不需要进行过伸过屈位检查。

---

27. 描述 Jefferson、Hangman、Clay shoveler 和 Chance 骨折

- Jefferson 骨折是 C1 环的爆裂性骨折，由轴向载荷引起。
- Hangman 骨折是 C2 后弓的破坏，C2 相对 C3 向前半脱位。
- Clay shoveler 骨折是棘突的骨折，通常由强有力的颈椎过伸引起。
- Chance 骨折通常在腰椎节段，涉及后方棘突、椎弓根和椎体骨折。它是由脊柱的屈曲暴力引起的，其发生通常与汽车安全带的使用有关。

28. 描述不完全性脊髓综合征或损伤

• 前脊髓综合征：导致脊髓前 2/3 部分的功能丧失，包括皮质脊髓束和脊髓丘脑束的损伤。造成损伤平面以下自主运动功能和痛、温觉丧失，后柱功能的位置觉保留。如果可以去除压迫脊髓的血肿或椎间盘碎片，这种损伤具有潜在可逆性。这种情况需要立即进行神经外科的评估。

• 中央脊髓综合征：由脊髓中央部分的损伤引起。因为更多的近端神经支配位于脊髓的中央，所以这种病变导致上肢受累多于下肢，通常直肠和膀胱功能能够保留。损伤的机制是颈椎的过伸引起，并且椎管空间由先天性变异、退行性改变或韧带肥厚导致变窄。这种综合征可以在没有实际骨折或韧带撕裂的情况下发生。

• 布朗 – 塞卡综合征：是脊髓的半切综合征，通常来自贯穿伤。对侧的痛、温觉丧失，损伤侧运动和后柱功能丧失。

• 马尾综合征：因腰椎、骶椎和尾椎神经根的损伤引起周围神经受损。下肢可能出现运动和感觉丧失，直肠和膀胱功能障碍，以及会阴部痛觉消失（鞍区麻醉）。

29. 骶段保留和脊髓休克的意义是什么？

骶段保留是指保留任何骶段神经根的功能，例如脚趾运动或肛周感觉。如果存在骶段保留，神经功能恢复预期良好。脊髓休克是一种暂时性症状，类似于震荡伤，在这种情况下，脊髓介导的反射消失，如肛门括约肌收缩。脊髓休克也可能导致心动过缓和低血压。在这些反射恢复之前，不能确定脊髓损伤和预后的程度。

30. 预防脊髓损伤，急诊医师可以做些什么？

急诊医师应参与预防伤害和宣传教育。由于车辆撞击是导致 SCI 的主要原因，人们需要减少酒后驾驶，以及减少驾驶时使用手机。此外，无论患者来治疗的起因如何，每次出院时都应强调使用安全带。适当的公共教育和指导可以减少潜水和运动时发生的伤害。

争议

31. 脊髓损伤中类固醇激素的使用情况如何？

这是一个非常有争议的话题。1975 年，第一届美国急性脊髓损伤研究学会（National Acute Spinal Cord Injury Study，NASCIS）成立。在随后的第二届 NASCIS（1992）和第三届 NASCIS（1998）中，均正面评价了高剂量甲泼尼龙的治疗方案。最初使用类固醇激素的治疗方案受到支持，然而对 NASCIS 的研究和其他文献的多次回顾研究表明，没有足够的证据来支持使用皮质类固醇治疗急性 SCI 患者。此外，最近的 I 级研究表明，接受高剂量甲泼尼龙治疗的患者严重并发症的发生率较高，如胃肠道出血和肺炎。实际上，出于强烈希望严重损伤能得到改善的目的，许多机构已将应用类固醇作为治疗标准。最近美国急诊医学会和加拿大急诊医师协会的声明指出，使用类固醇可以被视为一种治疗选择，但不应被视为一种治疗标准。美国神经外科学会和神经外科医师大会更进一步建议在脊髓损伤后 24 ～ 48 小时内不要使用类固醇激素。鉴于这些观点，在考虑使用类固醇激素治疗之前，更谨慎的做法是咨询神经外科医师。

网址

American Academy of Emergency Medicine：www.aaem.org/positionstatements/steroidsinacuteinjury.shtml；accessed 3-2-14.

Canadian Association of Emergency Physicians：www.caep.ca/；accessed 3-2-14.

Eastern Association for the Surgery of Trauma：www.east.org；accessed 3-2-14.

National Spinal Cord Injury Statistical Center：www.east.org；accessed 3-2-14.

（王宝军　白晓冬　译）

参考文献

1. Barry TB, McNamara RM: Clinical decision rules & cervical spine injury in an elderly patient: a word of caution. *J Emerg Med* 4:133-136, 2005.
2. Bracken MB: Steroids for acute spinal cord injury. *Cochrane Database Syst Rev* (2):CD001046, 2002.
3. Bracken MB, Shepard MJ, Holford TR, et al: Administration of methylprednisolone for 24 or 48 hours or tirilazad mesylate for 48 hours in the treatment of acute spinal cord injury: results of the third national acute spinal cord injury randomized controlled trial. *JAMA* 227:1597-1604, 1997.
4. Congress of Neurological Surgeons: Pharmacological therapy after acute cervical spinal cord injury. *Neurosurgery* 50(Suppl 3):S63-S72, 2002.
5. Dickinson G, Stiell IG, Schull M, et al: Retrospective application of the NEXUS low-risk criteria for cervical spine radiography in Canadian emergency departments. *Ann Emerg Med* 43:507-514, 2004.
6. Knopp R: Comparing NEXUS and Canadian C-spine decision rules for determining the need for cervical spine radiography. *Ann Emerg Med* 43:518-520, 2004.
7. Link TM, Schuierer G, Hufendiek A, et al: Substantial head trauma: value of routine CT examination of the cervicocranium. *Radiology* 196:741-754, 1995.
8. Manoach S, Paladino L: Manual in-line stabilization for acute airway management of suspected cervical spine injury: historical review and current questions. *Ann Emerg Med* 50:236-245, 2007.
9. Mower WR, Hoffman J: Comparison of the Canadian C-spine rule and NEXUS decision instrument in evaluating blunt trauma patients for cervical spine injury. *Ann Emerg Med* 43:515-517, 2004.
10. National Spinal Cord Injury Statistical Center, University of Alabama at Birmingham: 2004 Annual Statistical Report, 2004, p 119.
11. Nesathurai S: Steroids and spinal cord injury: revisiting the NASCIS 2 and NASCIS 3 trials. *J Trauma* 45:1088-1093, 1998.
12. Stiell IG, Clement CM, McKnight D, et al: The Canadian C-spine rule versus the NEXUS low-risk criteria in patients with trauma. *N Engl J Med* 349:2510-2518, 2003.
13. Stiell IG, Wells GA, Vandemheen KL, et al: The Canadian C-spine rule for radiography in alert and stable trauma patients. *JAMA* 286:1841-1848, 2001.

第 84 章　头部创伤受伤

Edward Newton，MD

1. 美国头部创伤的概况如何?

美国每年有 130 多万人次因脑外伤到急诊就诊，大约 52000 人因脑外伤死亡。尽管严重的头部损伤的发生率在增加，但是死亡率却在降低，这很可能得益于机动车驾驶时头盔、安全带和安全气囊的使用。尽管如此，头部创伤仍然是最严重的致命性创伤并导致大部分的永久性残疾。头部损伤主要发生于 15 ～ 24 岁年龄组，男性受伤概率是女性的两倍。头部损伤的涉及范围相对较小，例如撕裂伤和头皮挫伤，以及致命的颅内创伤。在特定情况下区别轻微和潜在致命的头部伤害，是急诊医师面临的最困难的任务之一。

2. 哪一组患者特别容易受到头部创伤?

对精神状态的评估是判断患者颅脑损伤严重程度的一个重要组成部分，那些因语言障碍（如婴儿）、醉酒、精神障碍、失语症而无法沟通的患者让医务人员面临特殊挑战。当存在这种沟通障碍时，应该有一个判断标准来决定是否进行计算机断层扫描。

有较高颅内损伤风险的年龄组如下。

婴儿的风险较高，因为他们的头部尺寸和颅骨相对较大。婴儿也有很高的非事故性外伤风险（如虐待性头部外伤，也被称为摇晃婴儿综合征），在这种情况下，可能无法获得准确的病史或者病史被故意隐瞒。如果颅缝和囟门没有闭合，颅骨可以因颅内出血而扩张。婴儿可以因为颅内大量出血而导致出血性休克，而在年龄较大的儿童和成人中，其他部位的出血才是导致休克的主要原因。

老年人也有较高的颅内损伤风险，特别是硬膜下血肿。脑萎缩导致桥接静脉从硬脑膜延伸至脑实质，使这些静脉容易受到减速力而引发撕裂。

慢性酒精中毒患者由于头部外伤、脑萎缩和凝血功能障碍的发生率较高而面临风险升高。

服用抗凝剂或抗血小板药物或具有内在出血倾向的患者比凝血功能正常的患者脑损伤的死亡率更高。

3. 什么是脑震荡？

脑震荡是继发于创伤的一种突发的、短暂的中枢神经功能丧失。其特征是意识丧失（LOC，不是诊断必需的）、短暂的失忆、困惑、定向障碍或短暂的视觉变化，而检查时没有任何严重的脑异常或神经系统损伤。

4. 什么是震荡后综合征？

尽管发生脑震荡后的患者可能其神经检查完全正常，但这种类型的损伤仍有常见的后遗症，通常为偏头痛、头晕、注意力不集中和易怒。在 90% 的病例中，这些症状于 2 周内消失，很少能持续 1 年以上。应以支持性治疗为主，长期预后良好。

5. 什么是二次冲击综合征？

二次冲击综合征是指在脑震荡后的脆弱时期，头部再次受到创伤后导致严重的、通常是致命的弥漫性脑水肿。因此，运动员在所有的后遗症症状消失之前不应再次运动。反复的脑震荡可导致认知、言语、平衡和运动功能的永久性损害。

6. 颅底骨折的并发症有哪些？

颅底骨折常并发脑神经或脑血管损伤。CT 造影经常被用来检查与颅底骨折相关的血管损伤。当患者出现颅底骨折的症状（如浣熊眼、鼓膜充血或 Battle 征），或鼻腔、耳道出现清澈流出液时应怀疑有脑脊液漏。用血糖仪分析或实验室分析引流液中的葡萄糖含量可以区分脑脊液（含 60% 的葡萄糖）和鼻腔分泌黏液（不含葡萄糖）。如果血液与脑脊液混合，在滤纸上滴下一滴该液体，就会呈现靶形，即以血液为中心，粉红色脑脊液形成一个外环。但是，床边测试对于检测脑脊液漏既不特异也不敏感。脑脊液漏可能在受伤后几天或几周出现。

7. 如何治疗脑脊液漏？

对硬脑膜撕裂处的脑脊液漏通常采用保守治疗。预防性使用抗生素是有争议的，因为它们没有被证明能显著降低脑膜炎发病率，反而可能会引起细菌耐药。因为有发生脑膜炎的风险，必须对患者进行监护直到硬脑膜撕裂愈合。2～3 周不能自愈的硬脑膜撕裂通常需要手术或内镜修复。

8. 硬脑膜外血肿患者的症状或体征是什么？

硬脑膜外血肿的发生率占头部严重损伤的 5%～10%。在典型病程中，患者最初受到创伤失去意识，几分钟后逐渐恢复，再进入清醒间期，患者相对无症状，神经系统检查正常。在此间期内，动脉血（通常来自撕裂的脑膜中动脉）在硬膜外间隙积聚，最终导致大脑在中线的压迫和移位。这一过程伴随意识水平的第二次降低，以及瞳孔改变和突出运动征。然而，这种典型的过程只出现在大约 30% 的案例中。许多患者在初次撞击后仍无意识或有轻微出血，他们可能不会出现颅压（ICP）升高。硬脑膜外血肿的 CT 特征性表现是一种高密度透镜状血液积聚，它使相邻的脑实质凹陷，并且不延伸到硬膜附着的颅缝之外。

9. 硬脑膜下血肿怎样出现？

硬脑膜下血肿可分为急性、亚急性（6～14 天）或慢性（创伤后超过 14 天）。

• 急性硬脑膜下血肿与潜在脑损伤的高发病率有关。其表现随潜在损伤的严重程度不同而不同，但患者的意识水平、头痛程度和局部神经功能通常会降低，并与脑损伤区域相对应。如果出血量增大，颅压则会增加，并可能发生脑疝。急性硬脑膜下血肿 CT 扫描的特征性表现是新月形高密度影，常延伸至颅缝（图 84–1）。有时，损伤导致的出血量较少，患者不会立即就诊。硬脑膜下血肿经过几天的分解，最终形成囊状。

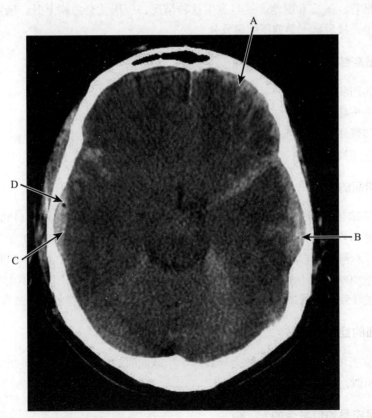

图 84–1　头部 CT 扫描显示蛛网膜下腔出血（A）、硬脑膜下出血（B）和硬脑膜下出血（C）伴有颅内气体（D，黑点）

• 临床诊断亚急性或慢性 SDH 是困难的，因为症状不够明显并且缺乏特异性（如持续性头痛、注意力不集中、嗜睡），以及创伤病史可能被遗忘。即使是 CT 扫描诊断也很困难，因为亚急性 SDH 呈现等密度影，无法与周围大脑区分，除非应用特殊 CT 增强技术。慢性 SDH 表现为包裹性新月形液体聚集，与急性 SDH 相同。

10. 什么是轴索剪切损伤？

因为白质和灰质的密度和减速率不同，突然减速时白灰质界面产生的剪切力易导致轴索剪切性损伤，引起严重的神经紊乱，如长期昏迷或持续植物状态。CT 扫描可能显示完全正常或只显示小的瘀点。脑 MRI 是一种更敏感的检测手段，但目前在急性期并不能广泛应用。

11. 什么是脑疝？

脑疝是由颅压升高引起的。因为颅骨是一个刚性结构，内容物的体积变化会引起压力变化。血液约占颅内容积的 10%，脑脊液也占 10% 左右，其余为脑实质和细胞内液。血液、肿瘤或水肿所引起的颅内容物增加都可以引发临床症状。最初，脑脊液被压迫进入椎管、脑室和脑池。一旦发生这种情况，颅压就会急剧上升，脑实质被压迫而发生移位，最后脑干受到压缩导致死亡。

12. 列出脑疝综合征的 4 种类型

（1）钩回疝。
（2）中央疝。
（3）扣带回疝。
（4）后颅窝疝。

13. 描述钩疝的症状

钩是半球最内侧的部分，通常是第一个将半球与中脑分开的幕下可移动的结构。由于钩受到向内侧和向下的压力，压迫同侧第Ⅲ对脑神经，导致瞳孔扩张、上睑下垂和动眼神经麻痹。随着脑疝的进展，同侧大脑脚和锥体束被压迫，导致对侧偏瘫。

在大约 10% 的病例中，偏瘫发生在脑损伤同侧，这使得定位损伤不太可靠。病情进一步发展导致脑干压迫伴呼吸和心脏停搏。经幕疝是这种类型的疝中最常见的一类。

14. 中央疝的症状有哪些？

有时位于顶叶或额叶的血肿会导致两个半球同时通过小脑幕向下突出。临床表现与钩回疝相似，但多双侧运动无力。

15. 扣带回疝是如何发生的？

很少情况下，扣带回受扩张的侧血肿压迫而位于镰刀内侧下方，导致脑室受压并减少脑供血。

16. 解释后颅窝疝

后窝出血或水肿可导致小脑扁桃体向上穿过幕或向下穿过大孔疝出。在后一种情况下，昏迷和致命的脑干功能障碍可能发生得很快，几乎没有预警。

17. 颅压增高的急诊室治疗

· 保持足够的脑灌注压：尽管对伴有头部和全身损伤患者的液体治疗经常被误导，但保持脑灌注是复苏成功的关键。必须避免低血压，腹部手术纠正腹腔内出血必须优先于神经外科手术。低血压（收缩压小于 90mmHg）可使患者的死亡率增加两倍。

· 避免对中枢神经系统的继发性损伤：脑外伤后，会有一系列对神经功能恢复不利的继发性神经代谢损伤发生。目前，很少有干预措施能有效限制这些变化。某些其他治疗可能会增加大脑的代谢需求或减少大脑灌注。除非这些情况得到纠正，否则会使预后恶化。应该避免或及时纠正"五 H"（低血压、缺氧、高碳酸血症、低血糖和高热）和癫痫。对于穿透性损伤和颅骨凹陷性骨折可使用二苯海因或左乙拉西坦进行抗惊厥预防。应注意避免缺氧，因为头部受伤的患者缺氧时（氧分压 <60mmHg）死亡率可增加两倍。因此，及早进行气道管理和通气至关重要。应用新鲜冰冻血浆来纠正凝血功能障碍。近期服用阿司匹林或其他抗血小板药物的患者应考虑进行血小板输注。

· 过度通气：二氧化碳是脑血管张力的主要决定因素之一，高浓度二氧化碳会导致脑血管扩张；低浓度二氧化碳会导致血管收缩。过度通气可减少大脑的血管间隔，可能会为手术争取时间。然而，当血液流向大脑时，内含的氧气和葡萄糖也会减少，导致缺血性损伤和更严重的水肿，所以这种干预仅用于神经系统迅速恶化（即脑疝）的患者。二氧化碳最适浓度尚不确定，但大多数临床医师建议采用中短期过度通气治疗。有脑疝的患者的二氧化碳分压水平以不低于 35mmHg 作为目标。为了达到这个目标，必须通过快速顺序插管和通过动脉血气监测确定机械通气的设置，过度换气不能作为预防性应用。

· 利尿：使用渗透性利尿剂，如甘露醇静脉注射 0.5 ～ 1.0g/kg 超过 15 分钟；或循环利尿剂，如呋塞米静脉注射 0.5 ～ 1.0mg/kg，可有效减轻脑水肿。输注甘露醇在血管内和细胞外液之间产生渗透梯度，减少细胞外液体量并减少大脑含水量和颅压。甘露醇被肾脏过滤，导致全身脱水。临床经验和动物研究似乎支持低血容量性休克患者同时用渗透性利尿剂和进行容量复苏。

· 高渗生理盐水：不同浓度的高渗生理盐水（3% ～ 23%）被用来减轻脑水肿，维持脑灌注压，恢复系统容量。已经证明，它至少与甘露醇治疗颅压升高一样有效，并且可能比甘露醇有更持久的作用。因此，在低血压患者中首选高渗生理盐水。接受高渗生理盐水治疗的患者会出现明显的高钠血症和高渗透压。除非血清钠浓度超过 160mmol/L，否则这些异常在几天内可逐渐缓解。

· 开窗减压术：尽管通常是重症监护室医师掌握该技术，但在急诊室实施脑室外引流（EVD）移除脑脊液，可能是监测和快速降低颅内压最有效的方法。

·镇静剂：清醒的患者也必须服用镇静剂。短效巴比妥酸盐（如硫喷妥钠）是达到这一目的的理想药物，因为它能降低颅压、预防癫痫发作和降低大脑代谢率。然而，这种药物不能用于低血压患者。这种情况下，首选可逆药物，如吗啡（0.1mg/kg）、氯拉西泮（0.05～0.2mg/kg）或咪达唑仑（0.1mg/kg），随后以 0.01～0.2mg/（kg·h）输注，因为特定拮抗剂可逆转对血压和心排血量的不利影响。依托咪酯 0.2mg/kg 是一种短效药，可以降低颅内压，而不会对心排血量、脑灌注压和全身血压产生不利影响，并且可以用于镇静，但可能抑制肾上腺功能。异丙酚［诱导剂量 2～2.5mg/kg，随后输注 0.1～0.4mg/（kg·min）］通常用于麻醉诱导和持续镇静。在老年虚弱患者或肝衰竭患者中应使用低剂量以避免出现低血压或呼吸暂停。芬太尼（0.1～0.3μg/kg）会导致颅压略有增加，并不是脑外伤患者镇静的首选药物。

18. 在脑外伤患者中采取治疗性低温有什么作用吗？

将患者体温降至 32～33℃（90～93 ℉），持续 24～48 小时，对维持心脏停搏幸存者的神经功能有一定的帮助，并对脑损伤患者也有同样的帮助。然而，这一方法的几次试验结果是矛盾的。该方法对格拉斯哥昏迷量表评分为 5～8 分的患者可能有益，但即使在这些患者中，治疗也应被视为试验性的。应积极治疗发热，并且允许轻度低温的急诊患者适当保暖。

关键点：颅脑损伤的治疗

（1）保持脑灌注，避免低血压。

（2）保持氧合。

（3）快速诱导插管保证格拉斯哥昏迷量表评分小于8分患者的气道安全。

（4）用二苯海因（静脉注射 15mg/kg）或左乙拉西坦（keppra）预防癫痫发作。

（5）只有当患者的颅压升高且临床上有脑疝症状时，才会使用过度通气治疗，使 PCO_2 升至 35mmHg。

（6）渗透疗法应使用甘露醇或高渗盐水。

（7）纠正凝血功能障碍。

---

19. 头部外伤后患者的 CT 检查结果如果正常，是否完全安全？

没有完全安全。有大量文献记载损伤后数小时内可能发生延迟性硬脑膜外出血和硬脑膜下出血。因此，尽管出院时患者是安全的，但仍应向负责的家庭成员提供头部伤害指南。如果症状恶化，患者应立即返回医院。如果患者缺少家庭成员看护，则必须对损伤机制的严重性和出院风险做出判断。醉酒的患者应接受观察，直到可以正确评估他们的精神状态。

20. 复查头部 CT 的指征是什么？

对初次 CT 检查提示颅内出血阳性的患者，一些中心通常在此后常规安排复查一次头部 CT，尽管不推荐这种做法。

重复头部 CT 检查的指征如下。

- 精神状态恶化、局灶性神经病变进展或格拉斯哥量表昏迷评分下降。
- 患者接受香豆素或其他抗凝药物治疗后，即使最初的头部 CT 正常，仍有 2% ～ 3% 的可能性发生延迟性颅内出血。初步的研究推荐 6 小时重复头部 CT 检查。服用阿司匹林或氯吡格雷等抗血小板药物的患者，头部外伤后总的颅内出血风险较高，出血后预后较差。然而，通常最初的头部 CT 便可发现出血，似乎没有增加延迟性出血的风险，因此这些患者不需要重复 CT 检查。

（王宝军　刘振宇　译）

参考文献

1. Faul M, Xu L, Wald MM, et al: *Traumatic brain injury in the United States: emergency department visits, hospitalizations and deaths 2002-6*, Atlanta, 2010, Centers for Disease Control and Prevention.
2. Bey T, Ostick B: Second impact syndrome. *West J Emerg Med* 10:6–10, 2009.
3. Kristen L, Hugkins B, Hudgkins PA: Skull base fractures and their complications. *Neuroimaging Clin N Am* 24:439–465, 2014.
4. Heegaard W, Biros M: Traumatic brain injury. *Emerg Med Clin North Am* 25:655–678, 2007.
5. Stocchetti N, Maas AIR: Traumatic intracranial hypertension. *N Engl J Med* 370:2121–2130, 2014.
6. Perry EC, Ahmed HC, Origitano TC: Neurotraumatology. In Biller J, Ferro JM, editors: *Handbook of clinical neurology*, vol 121, 3rd series, Amsterdam, 2014, Elsevier.
7. Kheirbek T, Pascual JL: Hypertonic saline for the treatment of intracranial hypertension. *Curr Neurol Neurosci Rep* 14:482–488, 2014.
8. Marion D, Bullock MR: Current and future role of therapeutic hypothermia. *J Neurotrauma* 26:455–467, 2009.
9. Geijerstam JL, Britton M: Mild head injury: reliability of early computed tomographic findings in triage for admission. *Emerg Med J* 22:103–107, 2005.
10. Almenawer SA, Bogza J, Blake Y, et al: The value of scheduled repeat cranial computed tomography after mild head injury: single center series and meta-analysis. *Neurosurgery* 72:56–64, 2013.

第 85 章 外伤性眼科急症

Peter T. Pons，MD，FACEP

1. 列举眼科中两个最紧迫的紧急情况

视网膜中央动脉阻塞和眼部化学烧伤是眼科急诊中最紧迫的紧急情况。

2. 眼部化学烧伤的治疗方法是什么？

立即用大量清水冲洗眼睛至少 20 分钟，应在到急诊室之前便开始冲洗。自来水可能比生理盐水更有效。

3. 如何判断眼睛冲洗已经足够？

用硝嗪黄试纸检测酸碱度已纠正到正常。每只眼睛通常需要至少 3L 生理盐水，并持续冲洗 20 分钟。碱会导致最具破坏性的烧伤，且容易黏附在眼睛组织上，很难用冲洗法完全清除。冲洗后，需要紧急眼科会诊。高流量氧气也被认为可以改善视力。

4. 若损伤后眼部疼痛不能被表面麻醉缓解则说明什么问题？

表面麻醉可以完全缓解症状表明损伤仅累及角膜的表面。如果患者在使用麻醉剂后仍有明显的疼痛，即使有明显的表面损伤，也必须怀疑有较深层的损伤（通常是创伤性虹膜炎）。

5. 列举针对眼睛钝伤患者的 9 个必须考虑的潜在损伤

- 眶底骨折。
- 角膜擦伤。
- 前房积血。
- 晶状体脱位。
- 创伤性黏液症。
- 玻璃体积血。
- 视网膜脱离。
- 创伤性虹膜炎。
- 球体破裂（钝伤后罕见）。

6. 在急诊室最常见的眼部损伤是什么？

急诊室最常见的眼部损伤是角膜擦伤，伴或不伴表面异物。

7. 角膜擦伤是如何诊断的？

眼部麻醉后用荧光素进行染色，并用紫外线灯或伍德灯照射，若角膜缺损则呈现亮黄色橙色荧光。应检查眼睛和视力，特别是前房，以寻找前房积血。

8. 角膜擦伤的治疗方法是什么？

因为这种损伤非常痛苦，所以需要进行麻醉或使用镇痛剂。不建议进行过表面麻醉的患者出院回家。治疗时常忽视散瞳剂的使用，应用环戊二酸酯（环戊二酯）缓解眼部损伤伴随的睫状肌痉挛。还需要评估患者是否需要采取破伤风预防措施。大多数患者应接受局部抗生素、滴眼剂或软膏治疗。非甾体抗炎滴眼液被证明有效。

9. 贴片在角膜擦伤治疗中的作用是什么？

压力贴片曾被认为是角膜擦伤治疗中最重要的措施。过去人们认为贴片可以增加舒适度，加速愈合。然而现在我们知道，眼罩不仅会让人不舒服，而且不会增加愈合速度，可能还会导致感染。贴片不能阻止受累的眼睛移动，也不能用于大多数角膜擦伤。如果患者使用了贴片，一定要指导患者不要驾驶或使用重型机械，因为深度感知依赖于双眼视觉。

10. 角膜接触镜擦伤与其他原因造成的擦伤有什么不同？

由于过度使用角膜接触镜而引起的角膜擦伤可能涉及细菌感染，通常是假单胞菌。应给予这些患者外用抗生素（妥布霉素或庆大霉素）治疗假单胞菌，并且不应使用贴片。如果急诊医师无法进行裂隙灯检查，应尽早安排前往眼科就诊排除溃疡性角膜炎（角膜溃疡）。

11. 眼部异物最常见的位置是什么？

异物通常沿着眼睑结膜滞留在上眼睑内。需要用棉签外翻眼睑，以充分检查这一区域。当用荧光检查发现角膜上有许多垂直的线状条纹时，应怀疑结膜异物。

12. 角膜异物的正确治疗方法是什么？

用丙胺卡因实施表面麻醉。应使用无菌、湿润的棉签去除未嵌入的异物；用 27 号针或眼钻清除嵌入的异物。大多数金属异物都会留下一个残留的锈环，在角膜软化后大约 24 小时内可以去除。

13. 什么是前房积血？

前房积血即血液积聚在前房，常见于当患者坐位时，血液在眼底聚集。当患者卧位时，不容易辨认出前房积血，因为其可能表现为前房弥漫性模糊。微丝出血只能用裂隙灯识别。

14. 前房积血如何治疗？

过去的标准方法是让所有的患者都卧床休息，现在的主要趋势是进行门诊治疗。患者应保持直立，用眼罩覆盖眼睛后，进行眼科会诊，或安排电话会诊（远程会诊）。并发症包括再出血、形成青光眼（尤其是镰状细胞特征患者）和角膜染色。

15. 什么样的物理检查结果应怀疑爆裂性骨折？

爆裂性骨折（下眶壁骨折、眼内容物疝入上颌窦）的典型表现如下。
（1）眼眶下缘感觉减退，延伸至鼻子边缘和同侧上唇，继发于眶下神经受损。
（2）眼球内陷或眼睛凹陷，可能被水肿掩盖。
（3）由于下直肌的压迫而导致的向上注视麻痹或局限（表现为复视）。

16. 什么是创伤性瞳孔炎？

创伤性瞳孔炎是一种传出神经性瞳孔缺陷，表现为瞳孔散大（大多数情况下不规则），直接或间接对光反射消失，通常是由于轻微创伤所致。因为这类患者有伴随其他更严重的眼部损伤的风险，所以必须进行仔细的眼部检查。如果患者瞳孔出现完全圆形、无反应、不对称、散大的情况并伴有意识水平下降，应考虑颅内损伤继发钩回疝的可能。如果意识水平没有改变，那么很可能是一种局限性的眼部损伤。

17. 为什么询问眼部损伤患者是否有锤击金属的病史很重要？

通常情况下，高速运动的小碎片穿透眼球时痕迹轻微或无法察觉。这种损伤可能在几周后引起炎症，可通过眼眶软组织 X 线片或 CT 检查诊断。

18. 哪些眼睑裂伤应该由眼科医师或整形医师修复？

眼科医师或整形外科医师应修复涉及以下内容的损伤。
- 眼睑缘。
- 下眼睑泪管。
- 睑板或提肌。

19. 什么时候应该怀疑眼球穿透性损伤？

瞳孔通常是畸形的，指向穿透的方向。由于眼压降低，球体可能变得柔软。如果怀疑有眼球穿透性损伤，不应测试眼压，因为会促进房水的挤压。

20. 列举需要立即进行眼科会诊的眼外伤

- 眼部化学烧伤。
- 眼眶出血伴眼压升高。
- 眼球或角膜穿孔。
- 涉及眼睑边缘、睑板或泪管的裂伤。
- 晶状体脱位。

21. 列举 2 个需要紧急眼科会诊的眼科损伤（12 ~ 24 小时）

前房积血与爆裂性骨折。

22. 什么是阳光性角膜炎？

阳光性角膜炎也被称为闪光烧伤或雪盲，是由于过度暴露于紫外线而引起的角膜损伤。用荧光素染色进行诊断，显示有多个点状角膜损伤。治疗包括用适当的麻醉镇痛剂使眼睛休息。在 12 ~ 24 小时内可实现自行缓解。

23. 眶后血肿的意义是什么？

眶后血肿（球后出血）可导致眼眶压升高，若超过视网膜灌注压，则导致局部缺血。治疗用侧眼角切除术，手术可扩开眼角，把眼睛固定在眼窝里。这就暂时缓解了眶后压力的升高，维持了视网膜的血流。

24. 外用毛果芸香碱不能收缩扩大的瞳孔的原因是什么？

用缩瞳剂不能收缩扩大的瞳孔，可能是因局部使用了散瞳剂所致，例如使用东莨菪碱贴片（用于运动病）后。

关键点：眼科急诊

（1）化学烧伤的视力保护与开始冲洗的时间直接相关；不要等患者到达医院才开始。
（2）禁止给因角膜接触镜造成眼睛损伤的患者使用贴片；因为贴片为细菌增殖提供了有利环境。应该给予这些患者氨基糖苷软膏治疗。
（3）仰视复视是眶底爆裂性骨折的标志。

（王宝军 刘振宇 译）

参考文献

1. McInnes G, Howes D: Lateral canthotomy and cantholysis: a simple, vision-saving procedure. *CJEM* 4:49–52, 2002.
2. Quinn SM, Kwartz J: Emergency management of contact lens associated corneal abrasions. *Emerg Med J* 21:755, 2004.
3. Sharifipour F, Baradaran-Rafii A, Idani E, et al: Oxygen therapy for acute ocular chemical or thermal burns: a pilot study. *Am J Ophthalm* 151:823–828, 2011.
4. Sharifipour F, Zamani M, Idani E, et al: Oxygen therapy for severe corneal alkali burn in rabbits. *Cornea* 26:1107–1110, 2007.
5. Turner A, Rabiu M: Patching for corneal abrasion. *Cochrane Database Syst Rev* 2:264–270, 2006.
6. Weaver CS, Terrell KM: Evidence-based emergency medicine. Update: do ophthalmic nonsteroidal anti-inflammatory drugs reduce the pain associated with simple corneal abrasion without delaying healing? *Ann Emerg Med* 41:134–140, 2003.

第86章 颈部创伤

Christina H. Georgopoulos，MD

1. 为什么颈部创伤是一个复杂的话题？

由于缺乏骨骼保护，颈前部尤其容易受到严重的危及生命的伤害。包含循环、呼吸和消化系统在内的许多重要解剖结构在颈部暴露，导致产生了无数与治疗方式相关的争论和观点。

2. 哪些常见表现提示颈部严重受伤？

· 涉及血管的损伤可导致血肿、出血、脉搏缺失、休克和继发于动脉血流中断的神经损伤。

· 喉和气管损伤会引起声音改变、气道受损、皮下气肿、捻发音和咯血。

· 食管损伤会引起疼痛、颈部压痛、皮下气肿、吞咽困难和口腔或鼻胃管出血。

3. 在颈部创伤的初始治疗中最迫切的问题是什么？

必须首先完成气道管理和出血控制。颈部创伤时的气道管理比本章讨论的任何其他创伤都重要。早期气管插管适用于任何有气道受损症状或潜在气道受损症状的患者，包括精神状态改变、血肿扩大、通气不足或缺氧，气管或喉受到直接创伤。由于解剖结构肿胀、变形和压迫，气道管理延迟增加了插管困难。应使用两根手指在出血源上直接按压控制出血，而不是用大面积盲压或盲夹的方式。一旦气道和出血得到控制，应立即检查伤口以确定是否累及颈阔肌。避免对伤口进行盲目探查，因为当取出或松开填塞物时，停止出血的血管可能会重新出现大出血造成严重后果。

4. 保护气道的首选方法是什么？

快速顺序插管与口腔气管插管是对气道轻微变形患者不造成危害的初始气道保护方法。对气道变形的患者使用气囊阀面罩发生通气困难时，应通过局部气道麻醉或镇静辅助口腔气管插管来管理气道。首选的镇静药物包括咪达唑仑和芬太尼，因为它们效应是可逆的，也可选择氯胺酮，因为它不抑制自主呼吸。应立即在床边准备气道手术设备，如果无创性气管插管失败，应采用环甲膜切开术。如果喉和环状软骨前有血肿或可见损伤，最好由经过适当培训的医师进行气管造口术，而不是环甲膜切开术。

5. 颈部外伤时颈椎固定的适应证是什么？

对于钝性创伤患者，颈椎固定的适应证包括颈后部压痛、颈部运动时疼痛或检查时出现局灶性神经系统症状。在贯穿伤患者中，脊髓损伤的情况极为罕见。只有当患者被麻醉，或精神状态改变或检查过程中出现局部神经功能紊乱时，才需要对这些患者进行颈椎固定。对于需要固定的患者，在固定气道的同时，一定要保持轴向的稳定。

6. 颈部的 3 个解剖区是什么？

（1）Ⅰ区是环状软骨下方的区域。枪弹造成的该区域损伤，弹道可能还涉及其他解剖区域，包括胸部和心脏。

（2）Ⅱ区从环状软骨延伸至下颌角。这是最经典的颈部手术区。

（3）Ⅲ区从下颌角延伸到颅底。弹道可能涉及颅内。

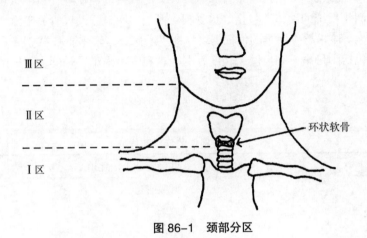

图 86-1 颈部分区

7. 为什么颈部分为 3 个区域？

一般情况下，较稳定的穿透性颈部损伤患者需要常规进行Ⅰ区和Ⅲ区血管造影，因为这些区域的复杂解剖结构不允许轻易进行暴露手术。在过去 20 年随着螺旋 CT 血管造影的改进，传统血管造影在评估这些区域的损伤方面的作用越来越小。此外，在稳定的Ⅱ区损伤患者中，正式手术探查的作用较小。因此，将颈部划分为不同区域的作用变小。目前，检查与否不是取决于颈部受伤的区域，而是取决于患者的稳定性和体格检查的情况。

8. 颈部贯通伤处理的主要争议是什么？

在 20 世纪 90 年代，外科医师从对所有颈部贯穿伤进行强制性探查转变为选择性进行。20 世纪 40 年代早期，外科医师对所有累及颈阔肌的贯穿伤都进行探查。这一方法显著降低了死亡率，直到 70 年代中期，这仍是唯一的治疗方式。在这种情况下，阴性探查率为 50%，因此增加手术成本和延长住院时间是不合理的。许多这样的操作可以通过一种更具选择性的颈部探查方法来避免。随着辅助检查（主要是 CTA，以及食管造影、食管镜检查和喉镜检查）的敏感性和特异性的提高，对特定患者应用非手术方法是安全的。

9. 目前针对颈部贯穿伤的治疗方案是什么？

对血流动力学不稳定或有明显颈部创伤症状的患者（见问题2）应立即进行手术探查。现在应采用CTA来评估血流动力学稳定的患者是否存在血管或呼吸结构的隐性损伤，而非采用手术探查。CTA正常但体格检查时有软体征的患者可通过辅助检查进一步评估，包括食管造影、食管镜检查、喉镜检查，少数情况下可行血管造影。

10. 颈部贯穿伤的软硬体征是什么？

血管的硬体征包括明显出血、杂音和震颤、大的或搏动性血肿、精神状态改变和休克。呼吸和消化系统的硬体征包括气道受损、撕裂、明显累及气管、咯血、呕血和通过伤口的气泡。体格检查困难的体征需要立即手术探查，软体征需要CTA和辅助测试。这些体征包括少量出血和血肿、轻度吞咽困难和发声困难、轻度皮下气肿和颈部压痛。

详见表86-1。

表 86-1　系统损伤的症状和体征

血管	呼吸道和上消化道
血肿	呼吸窘迫
出血	喘鸣
神经功能缺陷	发绀
脉搏短绌	咯血
霍纳综合征（颈动脉损伤）	气管偏离
低血容量性休克	皮下气肿
血管杂音或震颤	气胸
感觉改变	开放性气胸
刺耳机械性胸前杂音（空气栓塞）	言语障碍、失声、声音嘶哑
	吞咽困难
	痛觉缺失

11.CTA 能否代替传统的血管造影检查颈部贯穿伤的血管情况？

在目前使用多探头螺旋CT扫描仪的研究中，CTA对颈动脉损伤的敏感性为90%～100%，特异性为100%，阳性预测值为100%，阴性预测值为98%。螺旋CTA的局限性和缺陷包括患者肩部的子弹碎片及其他金属异物产生的伪影。条纹伪影与内膜撕裂类似。在检查不足或CTA结果可疑的情况下，该方法应视为非诊断性的，患者必须接受常规血管造影。CTA检查结果不具诊断性的发生率仅为1.1%。

12. 哪些诊断研究对疑似喉部损伤很重要？

• 软组织颈椎影像可显示喉部骨折、皮下空气或椎前空气。

•CT 能准确识别喉部骨折的位置和程度。当喉部骨折的诊断呈阴性，但仍怀疑喉部骨折时，或无法进行软喉镜检查时（如插管患者），应进行 CT 检查。

• 软喉镜提供了有关软骨框架完整性和声带功能的重要信息。

13. 哪些诊断方法对疑似食管损伤很重要？

颈椎软组织 X 线片可显示皮下气肿或椎前软组织阴影增加。胸部 X 线片检查可显示胸腔积液、气胸、纵隔充气和纵隔扩大，若在病程早期进行胸部 X 线片检查，则可能表现正常。食管造影如果呈阴性，则应重复使用钡剂进行检查，以提高诊断率。这些方法有 30% ~ 50% 的假阴性率，应该对疑似食管损伤患者进行食管镜检查。任何方法都不能排除食管穿孔；应结合体征、X 线片和食管双侧对比以及食管镜进行诊断。钝性损伤后孤立性食管损伤极为罕见。

14. 钝性颈动脉或椎动脉损伤的症状和体征是什么？

在钝性颈动脉损伤患者中，25% ~ 50% 的患者没有外伤症状。通常会发生延迟的神经系统症状；只有 10% 的患者在受伤后 1 小时内出现短暂性脑缺血发作或卒中症状。大多数患者在最初的 24 小时内出现症状，但 17% 的患者在受伤几天或几周后出现症状。颈动脉损伤可伴有颈外侧血肿、颈动脉杂音、霍纳综合征、短暂性脑缺血发作、失语症或轻度偏瘫。椎动脉损伤的临床表现包括共济失调、眩晕、眼球震颤、偏瘫、构音障碍和复视。

15. 钝性颈外伤患者影像学评价血管损伤的适应证是什么？

传统上，颈动脉损伤的机制包括颈动脉过度伸展和旋转、过度活动或受到直接撞击。急诊影像学指征为头或颈部动脉出血或血肿扩大，50 岁以下患者出现颈挫伤，以及局灶性神经功能异常。如果患者有以下症状，也应考虑对其进行影像学检查以筛查血管损伤。

• 颈部过度伸展和旋转或过度屈曲损伤。

• Le Fort Ⅱ 或 Ⅲ 中面骨折。

• 颅底骨折。

• 格拉斯哥昏迷量表评分低于 6 分的闭合性头部损伤。

• 颈椎骨折。

• 近悬吊事件。

16. 在检测钝性血管损伤时首选什么诊断测试？

• 在筛查出的钝性血管损伤高危患者中，有 27% 的患者出现钝性血管损伤 [结合损伤机制（颈部过度伸展或过度屈曲，颈部直接受到撞击，近悬吊）和损伤模式（颈动脉管，中面和颈椎骨折）]。可选择对急性损伤和有症状患者行血管造影检查。90% 的病变发生在颈动脉分叉处或更高处。由于 40% ~ 80% 的患者出现多发性血管损伤，所以建议采用四血管造影。随着 CT 敏感性的提高，血管造影正转向治疗作用。

• 随着更好的 CT 技术的应用，CTA 的诊断准确率得到了提高。Eastman（2006）利用 16 层 CT 发现 CTA 的敏感性为 97%，特异性为 100%。CTA 已被证明可以显著缩短损伤的诊断时间。

17. 多普勒超声在钝性血管损伤中有什么作用吗？

彩色血流多普勒超声能快速识别和量化颈动脉夹层，但无法评估远端上颅外动脉和颅内、颈内动脉，且高度依赖于操作者的经验。尽管一些学者建议，对于经验丰富的操作员，超声检查可以作为低风险患者的筛查试验，但东方创伤外科协会（Bromberg 2010）发布了一项指南，指出由于其局限性，不推荐使用双相超声筛查钝性脑血管损伤。

18. 磁共振检查怎么样？它能用来鉴别钝性血管损伤吗？

磁共振血管成像能准确检测颈动脉和椎动脉损伤，对颈动脉夹层的敏感性和特异性大于 95%。对于稳定的患者它是理想的随访检查方法；磁共振血管成像在急性受伤的不稳定患者中很难应用。

19. 钝性血管损伤的适当处理是什么？

对于与颈动脉或椎动脉夹层相关的缺血性卒中患者，应给予抗血小板或抗凝治疗 3～6 个月。许多医师应用 CT 血管造影术复查，以便在停药前确认血管再通。对于接受药物治疗后仍有复发性脑缺血症状的患者，应考虑使用血管内支架。如果患者支架置入失败或血管内治疗无效，应考虑对其进行手术干预。

关键点：颈部外伤的处理

（1）在气道变形发生之前尽早处理气道。
（2）初始气道管理应选择口腔气管插管和快速顺序插管。
（3）尝试口腔气管插管时，始终在床边设置备用手术气道。
（4）在靠近 I 区和 III 区的解剖区域工作时需谨慎。
（5）CTA 阴性后仍怀疑有隐性损伤的患者应接受辅助检查，包括常规血管造影、食管镜 / 食管造影和（或）喉镜检查。
（6）CTA 是对钝性颈血管损伤进行检查和筛查的可靠方法。

（王宝军　刘振宇　译）

参考文献

1. Biffl WL, Cothren CC, Moore EE, et al: Western Trauma Association critical decisions in trauma: screening for and treatment of blunt cerebrovascular injuries. *J Trauma* 67:1150–1153, 2009.
2. Biffl WL, Moore EE: Identifying the asymptomatic patient with blunt carotid arterial injury. *J Trauma* 47:1163–1164, 1999.
3. Bromberg WJ, Collier BC, Diebel LN, et al: Blunt cerebrovascular injury practice management guidelines: the Eastern Association for the Surgery of Trauma. *J Trauma* 68:471–477, 2010.
4. Deshaies EM, Nair AK, Boulos AS, et al: Blunt traumatic injuries to the carotid and vertebral arteries of the neck and skull base. *Contemp Neurosurg* 30:1–6, 2008.
5. Eastman AL, Chason DP, Perez CL, et al: Computed tomographic angiography for the diagnosis of blunt cervical vascular injury: is it ready for prime time? *J Trauma* 60:925–929, 2006.
6. Inaba K, Branco BC, Menaker J, et al: Evaluation of multidetector computed tomography for penetrating neck trauma: a prospective multicenter study. *J Trauma Acute Care Surg* 72:576–583, 2012.
7. Kernan WN, Ovbiagele B, Black HR: Guidelines for the prevention of stroke in patients with stroke and transient ischemic attack: a guideline for healthcare professionals from the American Heart Association/American Stroke Association. *Stroke* 45:2160–2236, 2014.
8. Knaut AL, Kendall JL: Penetrating neck trauma. In Wolfson AB, Hendey GW, Hendry PL, et al, editors: *Clinical practice of emergency medicine*, ed 4, Philadelphia, 2005, Lippincott Williams & Wilkins, pp 956–962.
9. LeBlang SD, Nunez DB: Noninvasive imaging of cervical vascular injuries. *AJR Am J Roentgenol* 175:1269–1278, 2002.
10. Múnera F, Cohn S, Rivas LA: Penetrating injuries of the neck: use of helical computed tomographic angiography. *J Trauma* 58:413–418, 2005.
11. Múnera F, Soto JA, Palacio D, et al: Diagnosis of arterial injuries caused by penetrating trauma to the neck: comparison of helical CT angiography and conventional angiography. *Radiology* 216:356–362, 2000.
12. Schaider JJ, Bailitz J: Neck trauma: don't put your neck on the line. *Emerg Med Pract* 5:1–23, 2003.
13. Tisherman SA, Bokhari F, Collier B, et al: Clinical practice guideline: penetrating zone II neck trauma. *J Trauma* 64:1392–1405, 2008.

第87章　胸部创伤

Jennifer A. Salotto, MD; Robert T. Stovall, MD

1. 胸部创伤患者的初始治疗方法是什么？

对胸部创伤患者的初步治疗应遵循标准的高级创伤生命支持方案，包括评估气道、呼吸、循环和残疾，以及患者暴露。

· 首先评估气道通畅或阻塞、气流运动、喘鸣和插管需要。格拉斯哥昏迷量表评分低于8分、大咯血或难以供氧或通气的患者应进行气管插管，以进行气道控制。

· 肺部可听到双侧呼吸音。

· 确定外周脉搏，建立静脉通路，输注液体或血液。对患者进行监护以持续测量生命体征。直接加压控制外出血。

· 镇静前应进行神经系统检查。

· 应将患者衣物完全脱去进行彻底检查。应该从患者、负责警察或院前急救人员那里获取创伤现场的细节，以及任何已知的病史。

2. 胸部的正确检查方法是什么？

观察、听和感觉。

· 观察（检查）：脱去患者的衣服后，检查整个胸部，包括腋窝和背部。有贯穿伤的患者应尽早进行手术，确定背部是否有危及生命的伤口。应注意瘀伤或裂伤，并识别枪伤或刺伤。胸部异常隆起或反常运动可能提示肋骨骨折或连枷胸。

· 听（听诊）：听双侧呼吸音。呼吸音减少或缺失可能提示气胸、血胸或膈肌损伤。如果已放置气管内插管，一侧无呼吸音可能提示主支气管插管。

· 感觉（触诊）：应触诊胸部，寻找是否存在皮下气肿（潜在的气胸症状）、骨折或压痛。应根据需要使患者轴向平稳翻身，并检查和触诊背部及胸椎。

3. 胸外伤后对生命的直接威胁是什么？怎么鉴别？

对生命的直接威胁包括气道阻塞、张力性气胸、开放性气胸、连枷胸、大量血胸、心脏压塞。气道阻塞、张力性气胸、开放性气胸、严重连枷胸均可以通过体格检查诊断。胸部X线检查可诊断大量血胸和连枷胸。超声心动图可用于心脏压塞的诊断。

4. 哪些主要器官可能在钝性或穿透性胸部贯穿伤中受伤？

· 肺和气管支气管树。

· 心脏和大血管：主动脉、腔静脉、肺动脉、腋窝和锁骨下血管。

· 食管、膈肌、胸导管。

• 胸壁：肋骨、锁骨、肩胛骨、胸骨和胸椎。

5. 什么是气胸，造成气胸的常见原因是什么？

气胸是指气体进入胸膜腔，造成气体积聚，由任何允许空气通过气管支气管树、
肺、纵隔或胸壁进入胸膜空间的开口引起的。

6. 气胸的症状和体征是什么？

气胸的症状和体征可能包括呼吸短促、胸痛、缺氧、呼吸急促、心动过速、受影
响一侧呼吸音减弱和皮下捻发音 / 感。在某些情况下，患者可能无症状。

7. 如何诊断气胸？

最常见的是使用胸片作为气胸初步诊断和复查的方式。计算机断层扫描可以诊断
平片上看不到的少量气胸。熟练的医师可以使用超声检查评估气胸，但是超声检查阴
性并不能排除气胸诊断。胸部 X 线检查仍然是首选的诊断方式。

8. 如何治疗气胸？

采用胸膜腔造口置管术治疗。在没有伴发血胸时可以采用较小的胸管治疗。小的、
无症状的气胸可以观察无须干预。在没有干预的情况下必须进行胸片随访。

9. 什么是张力性气胸？

张力性气胸是由于胸膜空间在压力下积聚空气造成的。当压力达到临界水平时，
心脏的位移会影响静脉回流到心脏，导致心搏减少，心排血量减少，出现潜在的心血
管衰竭。

10. 张力性气胸可能的症状和体征是什么？

可能出现单纯性气胸的所有体征，也可能伴有张力性气胸、心动过速、颈静脉扩
张、低血压、气管偏离（晚期体征）甚至心血管衰竭。

11. 如何诊断张力性气胸？

张力性气胸是一种危及生命的紧急情况，应进行临床诊断。

12. 张力性气胸如何治疗？

立即进行胸膜腔减压治疗。有时这既是诊断性的（正压气流）又是治疗性的。在第2或第3肋间隙前行大口径针暂时性减压，随后行胸膜腔造口置管术。也可以首选快速放置的胸管，这取决于设置和可用的设备。在真正危急的情况下，也可以选择手术刀进入胸膜腔，对胸膜腔进行临时减压以挽救生命。

> **关键点：张力性气胸**
>
> （1）张力性气胸是一种临床诊断。
> （2）呼吸音消失、低血压和颈静脉扩张应作为诊断依据。
> （3）治疗包括立即用大口径针、胸管或手术刀进行胸膜腔减压。

13. 什么是开放性气胸，如何诊断？

开放性气胸也称为吸入性胸部创伤，是胸膜空间与大气直接、开放相通。开放性气胸可能直接威胁生命，因为它可能危及通气和氧合。通常在体检时进行临床诊断。

14. 如何治疗开放性气胸？

通常在院前使用三面敷料。这可以阻止胸膜腔内压力的积聚和张力性气胸的发生，同时改善患者的呼吸动力学，也可以使用特制的排气式胸部封条。一旦进入医院，必须放置胸管，在开放伤口上覆盖封闭敷料。如有必要，应及时进行手术治疗。

15. 什么是血胸？如何诊断？

血胸是胸腔内积血。这些血液可能有多种来源，包括肺、胸内血管或心脏的创伤。血胸通常通过胸部X线和CT检查来诊断。症状和体征与气胸相似，包括呼吸短促、缺氧、呼吸衰竭和呼吸音减低。如果血胸容积足够大，可能会出现低血容量的症状。

16. 血胸的治疗方法是什么？

对于血流动力学稳定的患者，引流是标准的治疗方法，可采用胸膜腔造口置管术。在尝试引流之前，关于血胸量为多少时需要引流还存在一些争论。应用于中等量到大量的血胸，有些人主张应用于胸片上看到的任何血胸。一般情况下，引流血胸用大口径（32法式或更大口径）胸管，但有些人认为，可能较小尺寸的胸管就足够。对于血流动力学不稳定的患者，持续的引流性复苏仍然是第一选择，但手术控制出血对患者的生存至关重要。

17. 胸管不能完全排干胸腔血液该怎么办？

可以考虑加用另外一个胸管。然而，如果有可用的胸腔镜技术，早期视频辅助胸腔镜冲洗残留血胸是一个不错的选择。如果在加用第二个胸管后仍有残余血，若患者病情稳定，最好进行胸腔镜冲洗。

18. 什么是大量血胸？

当超过 1500ml 的血液或患者血液体积的 1/3 的血液积聚在胸部时，即为大量血胸。大量血胸的患者通常表现出失血性休克和呼吸衰竭的症状。初步治疗包括胸膜腔造口置管术、静脉输液和血液制品快速复苏。随后进行外科手术治疗。

19. 胸管引流量为多少是手术探查指征？

如果患者的血流动力学不稳定，胸部存在可能的血胸来源，则应手术探查。如果钝性创伤后患者的血流动力学稳定，但引流血液量超过 1500ml 并持续出血则是手术干预的指征。对于贯穿伤患者，在引流 1000ml 血液后仍持续出血，则需要进行外科手术。最后，引流量大于 200ml/h 并超过 2 小时也是钝性或贯穿伤的手术探查指征。

20. 外伤后胸膜腔内还有哪些液体？

有些是乳糜、浆液性液体、胰腺液体和胆汁，尽管几乎任何液体都可能出现，但这种情况通常罕见。

21. 胸部外伤后初次胸部 X 线检查无气胸、血胸，无症状、血流动力学稳定的患者的最佳治疗方法是什么？

在急诊室观察。如果没有其他身体异常，在 3 小时内进行胸片复查，如果仍然正常，患者可以出院回家。

22. 什么是肺挫伤，如何诊断？

肺挫伤是对肺实质的一种损伤，导致肺间隙中血液和液体积聚。程度从无症状到严重呼吸衰竭。症状包括缺氧、呼吸短促、咯血和胸壁疼痛。通过胸片或 CT 检查进行诊断。肺挫伤影像学表现为毛玻璃状或实变，不局限于肺叶。肺挫伤通常在损伤后 24 ~ 48 小时内发生，导致呼吸状态比受伤时更差。几乎所有钝性胸部创伤后都应怀疑肺挫伤；然而，它通常与肋骨骨折有关，尤其与连枷胸发生的节段有关。

23. 如何治疗肺挫伤？

疼痛控制、补充氧气和肺冲洗是治疗的主要手段。严重情况下可能需要机械通气。观察、持续脉搏血氧饱和度监测和预防性治疗是关键，因为临床症状和体征在最初出现后可能恶化。

24. 胸内气管支气管树损伤的症状和体征是什么？

气管支气管树损伤的症状包括呼吸短促、缺氧、插入胸管后持续性气胸或胸管大量持续性漏气。小的损伤很容易被忽略，可出现延迟症状，如肺炎、肺脓肿、纵隔炎或脓毒症。

25. 如何诊断和治疗气管支气管树损伤？

气管支气管树损伤可在手术探查或支气管镜检查中诊断。支气管损伤最常见于右侧距隆突 2.5cm 处。影像学检查可能提示有损伤，但支气管镜检查确认通常是必要的。导致这种损伤的影像学表现包括气管和支气管管腔外空气、肺功能下降、皮下气肿和纵隔气肿。轻微创伤可以观察，严重损伤需要手术修复。

26. 心脏压塞的症状和体征是什么？

心包囊充满血液等液体时发生心脏压塞。在最严重的情况下，心脏压塞可导致心源性休克和血流动力学衰竭。心脏压塞的早期症状包括心动过速、奇脉和颈静脉压升高。心音低沉、颈静脉扩张和低血压的结合称为贝克三体征，与心脏压塞有关。

27. 如何诊断心脏压塞？

它可以在创伤室中经胸超声快速诊断（快速检查）。出现任何失代偿症状时该测试可以快速重复，具有高敏感度和特异性。

28. 如何治疗心脏压塞？

快速检查诊断后应迅速转移至手术室，切开心包治疗。只有在无法或不能迅速进行手术干预的情况下，才建议对创伤性心脏压塞进行心包穿刺减压。心包穿刺术不是治疗心脏压塞的最终方法，但可以在手术治疗前稳定患者的血流动力学。心脏压塞导致生命体征丧失是复苏性开胸和打开心包的指征。

关键点：创伤性心脏压塞

（1）心包囊充血时发生心脏压塞。
（2）症状和体征包括呼吸困难、心动过速、颈静脉压升高和低血压。
（3）训练有素的医师在床边进行超声检查时，可以迅速做出诊断。
（4）最佳的治疗方法是手术减压。

---

29. 什么是钝性心脏损伤？

钝性心脏损伤发生在胸部受钝力伤害导致心脏结构或功能改变时。钝性心脏损伤是一系列疾病，包括心脏挫伤、冠状动脉血栓形成、心脏破裂、心包破裂和抽动性心脏病（胸部突然受到撞击后的室性心动过速或心室颤动）。临床上，这些症状可能表现为胸痛、心电图改变，或新的心律失常。

30. 可疑钝性心脏损伤的适当处理是什么？

任何怀疑有钝性心脏损伤的患者都应入院进行心电图检查。钝性心脏损伤后最常见的心电图表现是窦性心动过速或期前收缩。但是单凭心电图不能排除 BCI。如果心电图显示有新的心律失常、新的心脏传导阻滞或缺血性改变，患者应接受持续心电监护。有症状或心电图出现新的心律失常或发生缺血性改变的患者都应进行超声心动图检查。

31. 什么时候应该怀疑有心脏贯穿伤，怎么诊断？

靠近心脏的任何贯穿伤都应怀疑心脏穿透性损伤。如果患者病情稳定，应进行快速超声心动检查以评估心包积血，如果检查结果为阳性，则应进行心包开窗检查，通常在手术室进行。胸片可显示心脏损伤引起的血胸。对于血流动力学不稳定的患者，应在手术室紧急进行诊断和治疗。

32. 血流动力学稳定与不稳定的疑似纵隔枪伤的患者的治疗方法有什么不同？

任何子弹弹道穿过中线的患者都应评估其纵隔结构的潜在损伤。

• 在血流动力学稳定的患者中，进行一次和二次检查，获得静脉通路，并根据需要进行胸膜腔造口置管术。影像学检查应包括胸部 X 线检查、在伤口上用放射标记物来识别轨迹、超声心动图检查，以及胸部 CT 检查和静脉造影。辅助诊断方法包括血管造影、支气管镜检查、食管镜检查或食管造影。

• 怀疑有纵隔枪伤的血流动力学不稳定的患者应立即送入手术室。创伤室的管理应限于建立气道和静脉通道，必要时进行胸部减压，配血，以及进行胸部 X 线检查。应在患者抵达后 15 分钟内对生命体征丧失的患者进行复苏性开胸手术。

33. 什么是钝性主动脉损伤，如何发生？

钝性主动脉损伤发生在对躯干和主动脉施加剪切力、扭转力或压缩力时，最常见的是在机动车碰撞减速之后。内膜或中层撕裂可导致主动脉夹层或假性动脉瘤，并易使该部位破裂。主动脉破裂是钝性胸外伤院前死亡的常见原因。

34. 哪些主动脉解剖位置是钝性外伤后最常见的损伤部位？

钝性主动脉损伤发生在主动脉固定的部位，包括主动脉根部、动脉韧带和膈肌。钝性主动脉损伤最常见的部位是动脉韧带，就在左锁骨下动脉起始点的远端。

35. 钝性主动脉损伤如何诊断？

在临床上钝性主动脉损伤通常是隐性的，因为患者可能没有任何症状，也没有任何外伤的外部体征。胸痛、呼吸短促或背痛是可能出现的症状。体格检查时，患者胸骨或前肋骨可能有压痛或瘀伤，上肢有时出现动脉梯度异常。高度重视和了解损伤机制对及时诊断至关重要。

36. 哪些方法被用来诊断钝性主动脉损伤，影像学学检查的结果什么？

胸部 X 线和 CTA 是高机械性钝性创伤的一线检查方法。胸片检查可显示纵隔增宽、主动脉结模糊或血胸，但这些表现并不总是存在。CTA 表现包括造影剂渗出、主动脉夹层、假性动脉瘤、内膜瓣、主动脉血栓和主动脉周围血肿。如果患者急需去手术室做其他检查，可以先做经胸超声心动图。

37. 钝性主动脉损伤如何治疗？

推荐采用血管内或开放手术进行修复。在完成修复之前，应使用短效药物（如艾司洛尔或尼卡地平）严格控制血压。血流动力学控制的目标包括心率低于 100 次 / 分，收缩压为 100mmHg。

38. 大血管的贯穿伤是如何出现的？

大血管包括主动脉、锁骨下动脉、腋下动脉、肺动脉和肺静脉，以及上下腔静脉。需要紧急修复血管损伤的指征包括搏动性出血、血肿扩大、远端脉搏缺失以及四肢冰冷或心血管衰竭。还可能出现胸腔出血、腹膜出血、心脏压塞或咯血。大血管损伤会导致失血，生命体征丧失。在这些病例中，应采用复苏性开胸手术直接闭塞受伤的血管。

39. 如何评估大血管损伤，治疗方法是什么？

CTA 是评价稳定患者大血管损伤的最佳方法。CTA 可显示造影剂渗出、动脉夹层、假性动脉瘤或血肿。患者可采用血管内或开放手术治疗。血流动力学不稳定患者应直接到手术室进行外科修复。

40. 急诊胸腔复苏术的目的是什么？

复苏性开胸手术是一种挽救生命的手术，在患者创伤后失去生命体征时进行。复苏性开胸手术的目标如下。
- 心包减压。
- 维持脑灌注压，主动脉阻断，以减少循环血量。
- 控制胸腔内出血。
- 进行有效的心脏按压。
- 暂时控制腹内出血伴主动脉血流阻断。

41. 急诊复苏性开胸手术的禁忌证是什么？

急诊复苏性开胸手术的禁忌证如下。
- 钝性创伤后院前心肺复苏超过 10 分钟，无生命体征。
- 穿透性创伤院前心肺复苏超过 15 分钟后，没有生命体征。
- 无心脏压填塞时出现心脏停搏。

42. 胸段食管损伤最常见的机制是钝性还是穿透性？

食管贯穿伤比钝性食管损伤更常见。钝性食管损伤罕见，可能是因为它位于后纵隔的相对保护位置。

43. 食管损伤和破裂的症状和体征是什么？

症状很难具体归因于食管，通常患者的食管损伤是多发性的，可能发生阻塞，但常见症状是胸部疼痛。影像学上可以看到食管周围有炎症和空气。可能出现单侧或双侧胸腔积液。不明原因的纵隔气肿具有提示性，应进一步调查。穿透性创伤后，损伤轨迹靠近食管应提高对食管损伤的怀疑。气胸或血胸的胸管可引流出胃内容物。

44. 如何检查可疑的胸段食管损伤？

理想的诊断方法是泛影葡胺吞咽。如果结果阴性，而问题仍然存在，可以用薄钡重复评估。胸部 CT 扫描可提示纵隔气肿、食管周围空气和新的多发性积液。如果患者需紧急手术，直接食管镜检查有助于诊断，但不能代替正式的吞咽检查。

45. 食管损伤的治疗方法是什么？

食管损伤的治疗方法是引流和及时手术修复。

46. 为什么要了解膈肌损伤？

腹部内固定的膈肌压力突然增加后致其撕裂，从而导致膈肌损伤。由于肝脏的保护作用，膈肌损伤在左侧的概率较右侧高 3 倍。膈肌撕裂可使腹部内容物疝入胸部。当腹内器官疝气扭转、绞窄或穿孔时，这些损伤可能导致发病率和死亡率升高。

47. 如何诊断膈肌损伤？

膈肌损伤在临床上无特定症状和体征。可能出现胸痛和呼吸短促。在较严重的损伤中，胸片可显示胸部有胃泡，膈肌上有鼻胃管，或膈肌上有腹部内容物。较轻的缺损可能难以被胸片发现。如有疑问，应通过腹腔镜或胸腔镜进行确诊。

48. 钝性胸外伤导致乳糜漏的表现是什么？如何确认诊断？

乳糜漏通常是由于胸导管外伤引起的，可以表现为无痛锁骨上肿块、颈瘘或乳糜胸。通过检测甘油三酯的水平进行诊断。

49. 肋骨骨折的症状和体征是什么？如何诊断？

肋骨骨折的症状和体征包括骨折处疼痛和远离部位压痛、异常活动、骨擦音、骨擦感、瘀青。胸部 X 线和 CT 检查可确认诊断。

50. 肋骨骨折后的潜在并发症有哪些？

- 肺炎。
- 脓胸。
- 血胸。
- 呼吸机依赖。
- 慢性疼痛。

- 运动耐力下降。

51. 肋骨骨折怎么治疗？

肋骨骨折采用支持性治疗，包括疼痛控制和肺部冲洗。主要的并发症来自对疼痛的控制不足以及随后的肺通气损伤，导致肺炎。多模态疼痛疗法对这些患者有益。麻醉药、非甾体抗炎药和肌肉松弛剂可能都是有益的。对于多发性肋骨骨折的患者，可以使用包括硬膜外和肋旁疼痛导管在内的局部和区域麻醉技术。

52. 肋骨骨折发病率和死亡率增加的危险因素是什么？

发病率和死亡率与年龄和肋骨骨折数量有关，潜在的并发症也会影响骨折的临床转归。

53. 什么是连枷胸？

连枷胸的发生是由于多个连续的肋骨多处骨折，导致一部分胸腔完全脱离其余的骨性胸腔。肋骨在呼吸时发生反常运动。近 1/2 的连枷胸患者需要机械通气，因为连枷胸常常与潜在肺挫伤有关。

54. 连枷胸的治疗方法是什么？

与单独的肋骨骨折相似，治疗目标包括最大限度地控制疼痛和肺通气。正在进行的肋骨骨折稳定手术相关研究表明，对于某些肋骨骨折的修复是有益的，但目前还没有得到充分的证实。

关键点：肋骨骨折、连枷胸

（1）肋骨骨折是胸部创伤后常见的损伤。

（2）诊断从体格检查开始，症状和体征包括骨擦音 / 感、胸壁不稳定、压痛或肋骨瘀伤。

（3）连枷胸是多个连续的肋骨多处骨折，导致一部分胸腔与骨性胸腔的其余部分分离。

（4）治疗包括疼痛控制、补充氧合和肺清洗。

（5）高龄和多发性肋骨骨折是导致发病率和死亡率增加的危险因素。

---

55. 胸锁后脱位和肩胛骨骨折与哪些损伤有关？

胸锁后脱位可导致大血管、气管和食管损伤。与肩胛骨骨折相关的损伤包括血气胸、肺挫伤或裂伤、脊柱骨折、锁骨下血管损伤和臂丛损伤。

56. 胸骨骨折的意义是什么？如何诊断？

与第 1 和第 2 肋骨骨折相似，胸骨骨折被认为是具有高度指示性的标志，应该引起对未确诊的其他胸内损伤的关注。胸骨骨折可在胸部侧位片上看到，但通常通过 CT 检查诊断。

57. 疑似胸椎损伤的影像学检查方式是什么？

胸椎 CT 检查在识别胸腰段脊柱骨折方面比平片更敏感。存在背痛、压痛、精神状态改变、注意力分散或高强度损伤机制的患者应接受胸椎 CT 检查及脊柱重建。胸椎成像应在已知有颈椎或腰椎骨折的患者中进行，以排除伴随胸椎骨折。

58. 什么是神经源性休克，它是如何表现的？

神经源性休克发生在颈部或胸部高位损伤后，引起心脏和周围交感神经受损，导致血管扩张、低血压和代偿性心动过速。四肢因周围血管扩张而皮温升高。处理方法是补液治疗，随后根据需要使用周围血管收缩剂，如多巴胺或去甲肾上腺素。

59. 儿童胸部创伤与成人胸部创伤有何不同？

儿童胸部创伤在许多方面不同于成人。在血流动力学上，儿童在面对严重损伤时能够维持更长时间的正常生命体征。心动过速和低血压是迟发性表现，可能会迅速导致血流动力学崩溃和停止。儿童的骨骼更柔韧，因此任何可见的肋骨骨折都表明有高强度损伤，反之，没有肋骨骨折并不能排除潜在的器官损伤。儿童具有相对更大的体表面积，因此儿童更容易发生体温过低。

（王宝军　刘振宇　译）

参考文献

1. American College of Surgeons Committee on Trauma: *Advanced trauma life support program for doctors*, 9th ed, Chicago, 2012, American College of Surgeons.
2. Burack JH, Kandil E, Sawas A, et al: Triage and outcome of patients with mediastinal penetrating trauma. *Ann Thorac Surg* 83:377–382, 2007.
3. Clancy K, Velopulos C, Bilaniuk JW, et al: Screening for blunt cardiac injury. *J Trauma Acute Care Surg* 73:S301–S306, 2012.
4. Demehri S, Rybicki FJ, Desjardins B, et al: ACR appropriateness criteria blunt chest trauma-suspected aortic injury. *Emerg Radiol* 19:287–292, 2012.
5. Demetriades D, Chahwan D, Gomes H, et al: Penetrating injuries to the subclavian and axillary vessels. *J Am Coll Surg* 188:290–295, 1999.
6. Hanpeter DE, Demetriades D, Asensio JA, et al: Helical computed tomographic scan in the evaluation of mediastinal gunshot wounds. *J Trauma* 49:689–695, 2000.
7. Jones TS, Burlew CC, Stovall RT, et al: Emergency department pericardial drainage for penetrating cardiac wounds is a viable option for stabilization. *Am J Surg* 209:931–934, 2014.
8. Mollberg N, Wise SR, De Hoyos AL, et al: Chest computed tomography for penetrating thoracic trauma after normal screening chest roentgenogram. *Ann Thorac Surg* 93:1830–1835, 2012.
9. Moore EE, Knudson M, Burlew CC, et al: Defining the limits of resuscitative emergency department thoracotomy: a contemporary Western Trauma Association perspective. *J Trauma* 70:334–339, 2011.
10. Mowery N, Gunter O, Collier B, et al: Practice management guidelines for management of hemothorax and occult pneumothorax. *J Trauma* 70:510–518, 2011.
11. Nagy K, Fabian T, Rodman G, et al: Guidelines for the diagnosis and management of blunt aortic injury: an EAST practice management guidelines work group. *J Trauma* 48:1128–1143, 2000.
12. Shatz DV, de la Pedraja J, Erbella J, et al: Efficacy of follow-up evaluation in penetrating thoracic injuries: 3- vs. 6-hour radiographs of the chest. *J Emerg Med* 20:281–284, 2001.

第 88 章　腹部外伤

Alexander P. Morton, MD; Ernest E. Moore, MD

1. 什么是 ABCDE，为什么它与腹部严重创伤的评估有关？

A：气道。

B：呼吸。

C：循环。

D：神经系统。

E：暴露情况。

这些首字母代表了识别和治疗最危及生命的创伤时应进行的系统性的初步调查。气道、呼吸、循环、神经系统和暴露情况是初步评估创伤患者的重要因素。循环包括评估血流动力学和识别活动性出血。腹部创伤时持续的血流动力学不稳定是急诊剖腹探查的指征。腹部、盆腔、背部、臀部和会阴的暴露和检查往往会有重要发现，包括贯穿伤、活动性出血、明显钝性创伤的证据（如安全带勒痕、骨盆不稳定）、腹部压痛或弥漫性腹膜炎。严重的功能丧失（即神经损伤）会导致临床体格检查效果降低，因此需要进行更多的诊断检查手段。

2. 讨论后续评估在腹部创伤评估方面的关键作用

后续评估实质上是一个全面的病史采集和完整的体格检查，对于确定初步诊断的顺序和程度非常重要。院前病史提供者可以提供关于事故或伤害的机制和外力情况、受伤时间、安全带使用情况、安全气囊打开情况、人员从车辆被抛出情况、药物和酒精使用以及患者临床状态变化趋势（有所好转还是情况恶化）等宝贵信息。下胸部和上腹部创伤应视为一个单元；在乳头水平以下或肩胛骨后方下缘以下的任何穿透性伤口都应怀疑有腹部损伤。存在明显损伤时，腹部会出现压痛和腹壁紧张的早期症状，但反跳痛和肌紧张相对不常见。最重要的是，20%～40%的严重腹内损伤患者可能没有任何症状。后续评估期间的影像学检查应包括对胸腹部进行多次创伤超声重点评估。有大的钝性创伤时应进行胸部和骨盆 X 线片检查，但计算机断层扫描可靠性更高。

3. 钝性创伤和贯穿伤有哪些生物力学原理？

创伤是由碰撞物体（如子弹、汽车）向患者传递动能的结果。钝性创伤的严重程度和位置取决于撞击类型（如压缩与剪切暴力）、所涉及物体的动量以及受影响组织的特性（图 88-1）。在贯穿伤中，当刀、子弹或其他物体穿过组织时，组织破坏是由能量消散引起的。伤害模式取决于伤害物的动能及其穿过身体的轨迹。与刀刺伤相比，枪伤由于动能显著增加以及在体内不可预测的轨迹往往会产生意外的伤害，从而造成组织的广泛损伤。因此，腹部枪弹贯穿伤通常需要剖腹手术，同时对腹腔内出血或损伤进行广泛探查修复；而刺伤通常可以选择性地进行手术治疗（图88-2）。

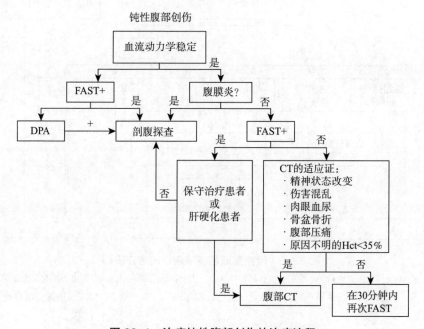

图 88-1　治疗钝性腹部创伤的治疗流程

腹膜炎、血流动力学不稳定且 FAST 或 DPA 检查阳性是进行剖腹探查术的指征

CT，计算机断层扫描；DPA，诊断性腹膜穿刺；FAST，创伤超声聚焦评估；Hct，红细胞比容

关键点：剖腹探查手术的适应证

（1）弥漫性腹膜炎。

（2）血流动力学不稳定伴有腹部损伤的证据。

（3）累及腹膜的枪弹贯穿伤。

（4）伤及脏器的穿刺伤。

腹部贯穿伤

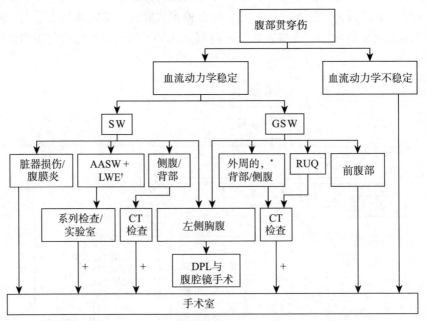

图 88-2　治疗穿透性腹部创伤的治疗流程

注：穿透性创伤伴有血流动力学不稳定、前腹部枪伤和合并内脏损伤的腹部刺伤是立即进行剖腹探查手术的指征。
AASW，前腹刺伤；A/P，腹部 / 骨盆；DPL，诊断性腹膜灌洗；GSW，枪伤；LWE，局部伤口探查；RUQ，
右上象限；SW，刺伤。

*外周的 GSW 也可以对诊断性腹腔镜手术进行评估。

†局部伤口 LWE 阳性定义为侵犯腹膜。

前腹部：从腹股沟韧带到肋缘，两侧腋前线之间。

侧腹 / 背部：肋骨下方和骨盆上方之间从腋前线后方至对侧腋前线之间的区域。

LWE：如果有腹膜贯穿，则为阳性。

系列检查：每 2 小时按照上一级流程记录。

如果病情稳定的患者血红蛋白（Hb）下降且没有腹膜炎表现则考虑行 CT A/P 检查。

如果 RUQ SW 评估单独肝脏损伤，则考虑行 CT A/P 检查。

4. 最常受伤的腹部器官是什么？

肝和脾是最常受伤的腹部实体器官。胃和小肠是最常受伤的腹腔空腔脏器。

5. 什么是安全带印记？

它是佩戴安全带的乘客在前胸或腹部上的安全带或肩带的瘀斑印记，表明机动车碰撞时存在迅速减速。一旦出现安全带印记，则提示有 20% 的可能性存在腹腔内损伤。

6. 低位肋骨骨折通常与腹腔内损伤有关吗？

低位肋骨骨折与肝和脾的损伤有关。

7. 什么是 Chance 骨折？

Chance 骨折是由于背部屈曲引起的下胸椎或腰椎的横行骨折，并且与使用两点式安全带相关。Chance 骨折时伴发相关腹腔内损伤的发生率接近 50%，包括小肠和腹主动脉。

8. 腹部损伤与骨盆骨折有关吗？

骨盆骨折与腹腔实体脏器（11%）、腹腔空腔脏器（4%）、膈肌（2%）、膀胱和尿道（6%）的损伤有关。

9. 创伤背景下，肉眼血尿的意义是什么？

血尿表明泌尿系统损伤，包括肾脏、输尿管、膀胱或尿道。体格检查可以获得关于损伤位置的关键信息，例如侧腹瘀斑，肾脏或膀胱附近的贯穿伤，会阴裂伤或高位前列腺损伤。重要的诊断方法包括逆行膀胱尿道造影术以确定膀胱破裂和尿道损伤，以及肾脏排泄期的 CT 平扫 + 增强，以确定有无肾和输尿管损伤。

10. 描述创伤中膈肌破裂的发生率以及如何在胸部 X 线片上做出诊断

钝性创伤中膈肌损伤的发生率为 1%～7%，贯穿伤中膈肌损伤发生率为 10%～15%。当鼻胃管移位且穿过左半胸时提示膈肌破裂。然而，在左侧膈肌损伤患者中，多达一半的患者的胸片表现正常，并且右侧膈肌损伤患者的胸片通常也正常。由于肝在右侧，受伤时吸收更多动能从而保护膈肌，因此左侧膈肌损伤较右侧更常见。在穿透性胸腹部创伤的情况下，临床上应高度怀疑膈肌损伤的可能。

11. 血清淀粉酶检查结果正常是否能排除胰腺损伤？

不能排除，早期的血清淀粉酶试验对胰腺损伤的诊断既不敏感也不特异（即正常的淀粉酶结果不能排除胰腺损伤），升高的淀粉酶也可能是唾液淀粉酶增加的结果。因创伤进行剖腹探查手术的患者，术中 3%～6% 发现存在胰腺损伤。由于其与许多重要脏器结构关系紧密，超过 90% 的病例中胰腺损伤与其他损伤有关。

关键点

（1）某些伤害的出现应引起临床上对钝性创伤后腹腔内损伤的怀疑，包括安全带印记、低位肋骨骨折、严重骨盆骨折和 Chance 骨折。

（2）最常见的实体器官损伤是肝损伤和脾损伤。最常见的空腔脏器损伤是胃和小肠损伤。

（3）血尿是泌尿系创伤的表现，如尿道、膀胱、输尿管和肾脏。

12. 初始评估腹部创伤的成像方式是什么？

FAST 是评估钝性腹部创伤的首选检查。FAST 是一种快速、无痛、敏感性高的检查，可用于识别腹腔内积液，可由急诊内科医师和外科医师操作完成。血流动力学不稳定的患者即使最初检查结果为阴性，也有必要进行复查，因为肝肾隐窝内血液聚集超过 250ml 时才能在 FAST 检查中看到液体条纹信号，因此 FAST 的单次阴性结果不能排除腹部损伤。

13. 描述在 FAST 检查中需要评估的 4 个位置以及评估它们的顺序

（1）心包：评估是否存在心包积液。
（2）右上象限：肝肾隐窝（无论受伤部位如何，此处是最常见的 FAST 结果为阳性位置）。
（3）左上象限：脾肾区域和膈下区域。
（4）耻骨上区：膀胱和直肠区域。

14. CT 检查的作用是什么？

腹盆 CT 检查是对血流动力学稳定的严重钝性腹部创伤患者进行评估的首选检查。适应证包括出现腹部损伤的症状或体征，严重神经损伤或合并其他损伤（如股骨骨折），以及在 DPL、FSAT 或 X 线片检查时发现的损伤。腹部 CT 检查在评估脾、肝、肾损伤是否需要进行手术治疗时起着重要作用，它能够提供损伤分级和活动性动脉出血的诊断依据。

15. DPL 的作用是什么？

DPL 的主要优势是其对腹腔内出血的鉴别灵敏度高于 95%。由于该操作是有创性操作并且 DPL 无法确定出血来源，因此其使用已经较前减少（FAST 已成为常规检查手段）。对于血流动力学不稳定的患者，FAST 是一种更快速、无创的检查，但是依赖于操作者的主观性。如果 FAST 结果为阴性，同时又无法解释患者的急性失血时使用DPL 进行诊断优势明显。DPL 通常在没有液体灌洗的情况下完成（即诊断性腹腔穿刺抽液）。如果患者由于腹腔内出血导致血流动力学不稳定，则应在插入导管时留取血液样本。

16. DPL 结果如何解释？

如果吸出超过 10ml 的不凝血或任何肠内容物，则诊断性腹腔穿刺检查为阳性。否则输注 1L 温热的生理盐水，将至少 75% 的灌洗液进行回收检测。分析灌洗液的红细胞计数、白细胞计数、淀粉酶、碱性磷酸酶和胆红素。阳性结果标准如下。

- 红细胞计数大于 0.1×10^{12}/L。
- 白细胞计数大于 0.5×10^{9}/L。
- 淀粉酶大于 175 IU/ml。
- 出现任何胆汁、细菌或食物颗粒。

DPL 阳性是开腹手术的指征。

17. 孕妇腹部创伤有哪些特殊问题？

怀孕患者会出现一系列生理变化，包括血容量增加、外周血管阻力降低、静脉回流减少和血压降低，这可能掩盖休克症状或导致仰卧位低血压综合征。怀孕患者的血液呈高凝状态，导致静脉血栓栓塞的风险增加，并且他们的腹部器官由于怀孕发生移位，使得体格检查结果不太可靠。只有对母亲进行最佳护理才能确保胎儿获得最佳结果；因此，初步检查应侧重于孕妇的护理。将患者置于左侧卧位以避免或缓解腔静脉压迫和静脉回流受阻。在初步检查完成后，如果胎儿的胎龄大于 24 周，则应使用连续无创胎儿监测来评估是否有胎儿窘迫的症状。对稳定的钝性腹部损伤孕妇保守治疗是首选治疗方法。血流动力学不稳定、子宫破裂、胎盘早剥和其他需要立即修复的损伤是进行腹部探查手术的指征。需要进行开腹手术的患者，其早产风险随着孕龄增加而增加。

18. 老年人创伤的一般处理原则是什么？

慢性疾病、脏器功能储备下降和动脉粥样硬化等因素的综合作用使老年患者特别容易受到创伤的伤害。受伤前使用 β 受体阻滞剂可抑制失血性休克的生理反应，并与死亡率增加有关。抗凝剂（如华法林）可延长凝血时间，并可增加头部损伤患者的死亡率。年龄相关的心脏功能障碍可导致心排血量和心率相对稳定，这使得血管收缩成为血容量不足的唯一因素。由于掩盖了传统意义上的失血性休克体征，此类患者保守治疗失败率更高，并且死亡率也高于年轻的类似损伤患者。鉴于传统的低血容量和保守治疗指标在老年患者人群中可能不准确，因此，必须保持对腹腔内出血的高度警惕。

19. 在腹部创伤的处理中，儿童真的只是小成人吗？

不，与成人相比，儿童的伤害模式因其身材大小和组织弹性的差异而不同。即使在严重的钝性创伤和腹内损伤的情况下，他们损伤的外伤症状也可能很轻微。儿童腹壁薄而且腹部脏器位置紧凑，即使是单处的创伤打击也会有多器官损伤的风险。安全带印记、腹部压痛等外伤症状，高度提示腹部损伤的可能性。尽管腹部实体脏器的钝性损伤在儿童中往往是自限性的，但是那些血流动力学不稳定或持续／进行性失血的患者应进行手术治疗。此外，由于代偿机制的作用，儿童血压和心率有可能对诊断产生误导。血流动力学的不稳定可以被掩盖，直到失血性休克情况更加严重并发生循环衰竭。与任何儿科损伤一样，临床上应该怀疑是否存在虐待情况，是否有病史不一致以及体格检查发现存在虐待的症状，例如多处愈合的瘀伤以及陈旧性骨折的证据，或者没有腹部外伤史的腹部器官损伤。

关键点：腹部创伤

（1）腹部创伤后持续血流动力学不稳定或腹膜炎患者需要紧急开腹手术。

（2）详细的病史采集和体格检查是评估清醒创伤患者的关键因素。

（3）FAST 的单次阴性结果不能排除严重的腹腔内损伤。

（4）观察创伤患者是一个动态的过程，包括反复体格检查和重复多次的腹部超声检查。

（5）孕妇、老年人和儿童创伤患者具有独特的解剖学和生理学特点，这些因素会影响损伤方式、对创伤的生理反应和治疗程序。

（王宝军　白晓冬　译）

参考文献

1. Ballard RB, Rozycki GS, Knudson MM, et al: The surgeon's use of ultrasound in the acute setting. *Surg Clin North Am* 78:337–364, 1998.
2. Blackwood GA, Blackmore CC, Mann FA, et al: The importance of trauma series radiographs: have we forgotten the ABC's? In *13th Annual Scientific Meeting of the American Society of Emergency Radiology*, Orlando, FL, March 16-20, 2002.
3. Bouwman DL, Weaver DW, Walt AJ: Serum amylase and its isoenzymes: a clarification of their implications in trauma. *J Trauma* 24:573–578, 1984.
4. Carroll PR, McAninch JW: Major bladder trauma: mechanisms of injury and a unified method of diagnosis and repair. *J Urol* 132:254–257, 1984.
5. Codner PA, Brasel KJ: Initial assessment and management. In Mattox KL, Moore EE, Feliciano DV, editors: *Trauma*, ed 7, New York, 2013, McGraw-Hill Professional, Chapter 10.
6. Coimbra R, Hoyt DB, Bansal V: Trauma systems, triage, and transport. In Mattox KL, Moore EE, Feliciano DV, editors: *Trauma*, ed 7, New York, 2013, McGraw-Hill Professional, Chapter 4.
7. Croce MA, Fabian TC, Menke PG: Nonoperative management of blunt hepatic trauma is the treatment of choice for hemodynamically stable patients: results of a prospective trial. *Ann Surg* 221:744–753, 1995.
8. Dahmus MA, Sibai BM: Are there any predictive factors for abruption placentae or maternal-fetal distress? *Am J Obstet Gynecol* 169:1054–1059, 1993.
9. Dai LY, Yao WF, Cui YM: Thoracolumbar fractures in patients with multiple injuries: diagnosis and treatment—a review of 147 cases. *J Trauma* 56:348–355, 2004.
10. Demetriades D, Gomez H, Chahwan S, et al: Gunshot injuries to the liver: the role of selective nonoperative management. *J Am Coll Surg* 188:343, 1998.
11. Demetriades D, Karaiskakis M, Toutouzas K, et al: Pelvic fractures: epidemiology and predictors of associated abdominal injuries and outcomes. *J Am Coll Surg* 195:1–10, 2002.
12. Dente CJ, Rozycki GS: Surgeon-performed ultrasound in acute care surgery. In Mattox KL, Moore EE, Feliciano DV, editors: *Trauma*, ed 7, New York, 2013, McGraw-Hill Professional, Chapter 16.
13. DuBose J, Inaba K, Teixeira PG, et al: Selective non-operative management of solid organ injury following abdominal gunshot wounds. *Injury* 38:1084–1090, 2007.
14. Fackler ML, Dougherty PJ: Theodor Kocher and the scientific foundation of wound ballistics. *Surg Gynecol Obstet* 172:152–160, 1991.
15. Hanna WC, Ferri LE: Acute traumatic diaphragmatic injury. *Thorac Surg Clin* 19:485–489, 2009.
16. Harbrecht BG, Peitzman AB, Rivera L, et al: Contribution of age and gender to outcome of blunt splenic injury in

adults: multicenter study of the Eastern Association for the Surgery of Trauma. *J Trauma* 53:15–20, 2002.

17. Holmes JF, Nguyen H, Jacoby RC, et al: Do all patients with left costal margin injuries require radiographic evaluation for intraabdominal injury? *Ann Emerg Med* 46:232–236, 2005.

18. Hunt JP, Marr AB, Stuke LE: Kinematics. In Mattox KL, Moore EE, Feliciano DV, editors: *Trauma*, ed 7, New York, 2013, McGraw-Hill Professional, Chapter 1.

19. Kao LS, Bulger EM, Parks DL, et al: Patterns of morbidity after traumatic pancreatic injury. *J Trauma* 55:898–905, 2003.

20. Kommu SS, Illahi I, Mumtaz F: Patterns of urethral injury and immediate management. *Curr Opin Urol* 17:383–389, 2007.

21. Martin JT, Alkhoury F, O'Connor JA, et al: "Normal" vital signs belie occult hypoperfusion in geriatric trauma patients. *Am Surg* 76:65–69, 2010.

22. Mirvis SE, Shanmuganagthan K: Imaging hemidiaphragmatic injury. *Eur Radiol* 17:1411–1421, 2007.

23. Mooney DP, Downard C, Johnson S, et al: Physiology after pediatric splenic injury. *J Trauma* 58:108–111, 2005.

24. Mundy AR, Andrich DE: Pelvic fracture-related injuries of the bladder neck and prostate: their nature, cause and management. *BJU Int* 105:1302–1308, 2010.

25. Neideen R, Lam M, Brasel K: Preinjury beta blockers are associated with increased mortality in geriatric trauma patients. *J Trauma* 65:1016–1020, 2008.

26. Paddock HN, Tepas JJ, 3rd, Ramenofsky ML, et al: Management of blunt pediatric hepatic and splenic injury: similar process, different outcome. *Am Surg* 70:1068–1072, 2004.

27. Peng MY, Parisky YR, Cornwell EE, et al: CT cystography versus conventional cystography in evaluation of bladder injury. *AJR Am J Roentgenol* 173:1269–1272, 1999.

28. Ryan MF, Hamilton PA, Chu P, et al: Active extravasation of arterial contrast agent on post-traumatic abdominal computed tomography. *Can Assoc Radiol J* 55:160–169, 2004.

29. Scharff JR, Naunheim KS: Traumatic diaphragmatic injuries. *Thorac Surg Clin* 17:81–85, 2007.

30. Sears FW, Zemansky MW: *University physics*, Reading, MA, 1949, Addison-Wesley.

31. Smith CV, Phalen JP: Trauma in pregnancy. In Clark SL, Cotton DB, Hankins GDV, et al, editors: *Critical care obstetrics*, ed 2, Boston, 1991, Blackwell, pp 498.

32. Stylianos S: Compliance with evidence-based guidelines in children with isolated spleen or liver injury: a prospective study. *J Pediatr Surg* 37:453–456, 2002.

33. Thaker LK, Parks J, Thal ER: Diagnostic peritoneal lavage: is 100,000 RBCs a valid figure for penetrating abdominal trauma? *J Trauma* 62:853–857, 2007.

34. Tuggle DW, Kreykes NS: The pediatric patient. In Mattox KL, Moore EE, Feliciano DV, editors: *Trauma*, ed 7, New York, 2013, McGraw-Hill Professional, Chapter 43.

35. Visser BC, Glasgow RE, Mulvihil KK, et al: Safety and timing of nonobstetric abdominal surgery in pregnancy. *Dig Surg* 18:409–417, 2001.

36. Wherrett LJ, Boulanger BR, McLellan BA, et al: Hypotension after blunt abdominal trauma: the role of emergent abdominal sonography in surgical triage. *J Trauma* 41:815–820, 1996.

37. Wisner DH: Injury to the spleen. In Mattox KL, Moore EE, Feliciano DV, editors: *Trauma*, ed 7, New York, 2013, McGraw-Hill Professional, Chapter 30.

第 89 章　骨盆骨折和泌尿生殖器外伤

Walter L. Biffl，MD，FACS

1. 为什么骨盆骨折如此致命？

骨盆骨折导致的出血可危及生命。出血的来源包括骨盆骨折处本身、周围的软组织以及骨盆环周围走行的动脉和静脉网。90％的骨盆骨折患者遭受了相当大的外力撞击，通常并发严重的相关损伤。总的来说，这些因素导致较高的致残率和死亡率。

2. 骨盆骨折患者的治疗方法是什么？

评估从气道、呼吸、循环和复苏开始。不稳定型骨盆骨折患者的治疗需要多学科协作，基本目标如下。
- 控制出血。
- 纠正休克。
- 确定并发的损伤。
- 基于生命威胁程度确定治疗优先顺序。

对危及生命的相关损伤进行评估同时进行系统治疗。因为这些患者可能需要包括创伤外科医师和骨科医师在内的多学科医师的干预治疗（图 89-1）。

3. 如何检查骨盆骨折患者？

应仔细检查患者。盆腔的体格检查包括轻柔的手法触摸骨盆和检查会阴、直肠、阴道瘀斑、持续出血、开放性伤口。不稳定的骨盆骨折不适合作为教学案例。每个操作都会加重出血，因为骨折端会破坏撕裂的组织和血管已形成的血凝块。怀疑骨折的患者首选骨盆的前后位 X 线检查。血流动力学稳定的患者可以通过增加其他部位 X 线检查（如骨盆入口 / 出口）或 CT 检查进一步评估病情，但复苏或必要的治疗措施应不受这些检查的干扰。

4. 骨盆骨折如何分型？

基于骨盆稳定性的 Tile 分型对于重建骨盆结构非常有用。
- Tile A：旋转和垂直稳定。
- Tile B：旋转不稳定，垂直稳定。
- Tile C：旋转和垂直均不稳定。

常用的一种基于伤害机制而制定的分型是 Young and Burgess，它在评估出血风险方面更有帮助。

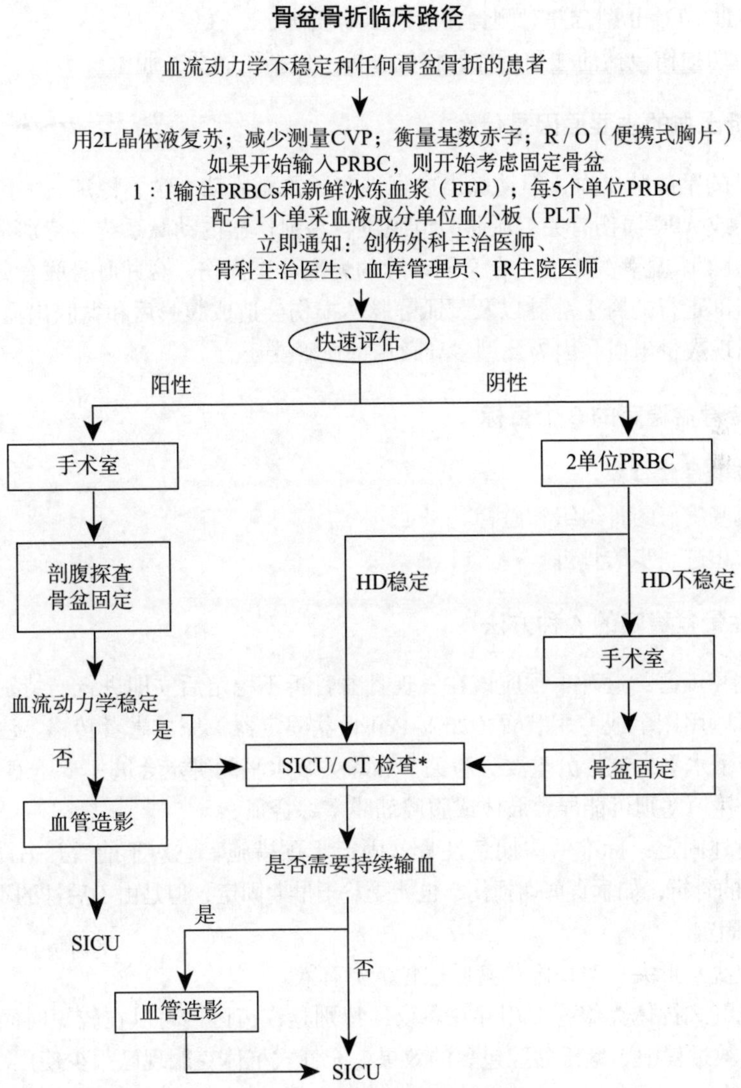

骨盆骨折临床路径

血流动力学不稳定和任何骨盆骨折的患者

用2L晶体液复苏；减少测量CVP；衡量基数赤字；R／O（便携式胸片）
如果开始输入PRBC，则开始考虑固定骨盆
1∶1输注PRBCs和新鲜冰冻血浆（FFP）；每5个单位PRBC
配合1个单采血液成分单位血小板（PLT）
立即通知：创伤外科主治医师、
骨科主治医生、血库管理员、IR住院医师

快速评估

阳性   阴性

手术室   2单位PRBC

剖腹探查
骨盆固定

HD稳定   HD不稳定

手术室

血流动力学稳定
是

否   SICU／CT 检查* ◄── 骨盆固定

血管造影

是否需要持续输血

SICU

是

血管造影   否

SICU

图 89-1 骨盆骨折患者的管理

注：CVP，中心静脉压力；FFP，新鲜冰冻血浆；HD，血流动力学；IR，介入放射学；PLT，血小板；PRBC，压缩红细胞；R/O，排除；SICU，外科重症监护室。

* 稳定凝血状态，必要时可考虑使用凝血因子ⅦA。如果没有进行开腹手术，则进行腹部 CT 检查扫描

- 前后压缩（APC）。
  - APC Ⅰ：耻骨联合分离 <2.5cm，无明显的后环损伤。
  - APC Ⅱ：耻骨联合分离 > 2.5cm，伴骶前韧带撕裂。
  - APC Ⅲ：耻骨联合损伤和后韧带复合体损伤。
- 侧方压缩（LC）。
  - LC Ⅰ：骶髂关节（SI）后方压缩，没有韧带损伤。
  - LC Ⅱ：后骶髂韧带断裂，骶骨挤压伤。

· LC Ⅲ：LC Ⅱ型合并对侧骨盆前后压缩损伤。

垂直剪切损伤包括前柱和后柱的移位骨折，包括骶髂关节脱位。

5. 骨盆骨折出血的主要原因是什么？

最常见的是静脉出血，但动脉出血可迅速导致血流动力学不稳定。大量出血通常与垂直剪切或 APC 损伤有关。骶髂关节脱位容易损伤髂内动脉系统（特别是跨骶髂关节的臀上动脉）。显著失血发生在会阴动脉的囊泡分支损伤，合并耻骨联合分离和前路骨折。会阴部走行的臀上静脉以及腰骶静脉丛损伤会造成腹膜后和盆腔出血。LC 骨折通常不会出现大量出血，因为此型多导致局部血管受压。

6. 说出维持骨盆稳定的 3 个目标

（1）减少骨盆容积。
（2）填塞出血的骨组织和血管。
（3）防止进一步的骨折。

7. 讨论急性骨盆稳定的 4 种方法

（1）盆腔填塞：这种干预应该在发现骨盆骨折不稳定后立即进行，特别是在搬运患者前。可以用床单或专用装置（如 T-Pod 骨盆固定器）完成患者转移。注意应包裹在股骨大转子水平，这十分重要。膝关节和踝关节水平的绑定会进一步压缩骨盆容积。长期使用骨盆填塞则可能导致肢体或腹腔筋膜室综合征。

（2）前外固定：标准的中期急性骨盆固定干预措施。它对于前后开书样损伤最有效。更复杂的骨折，如垂直剪切损伤，也能受益于早期固定，但是由于后柱的不稳定性很难达到完全固定。

（3）骨盆 C 形夹：对稳定骨盆后柱骨折更有效。

（4）充气式抗休克服：使用存在争议，特别是在市区内可以在较短时间内转送入院的院前急救过程中。鉴于盆腔包裹的效果，充气式抗休克服现已很少使用。

8. 骨盆创伤患者何时应进行开腹手术？

20%～30% 骨盆骨折患者会出现活动性腹腔脏器出血。在对不稳定患者进行初步评估时应使用超声检查排除腹腔积血。如果没有超声设备，在脐上水平进行诊断性腹腔穿刺。超声显示明显的腹腔内液体，或腹穿阳性，则提示需开腹手术。在超声检查正常或 DPL 仅见红细胞计数阳性的患者中，应首先控制骨盆出血。在这种情况下，关键在于是否单独使用骨骼固定术、盆腔填塞或选择性动脉栓塞术；应及时咨询骨科和介入放射学专家的意见（图 89-1）。

9. 直肠损伤与骨盆损伤的相关性如何，应如何治疗？

约 5% 骨盆骨折合并直肠损伤。这些复杂损伤会导致脓毒症等并发症，并导致死亡率升高。目前的管理原则包括粪便分流、骶前引流和会阴清创。虽然一些研究表明骶前引流可能是不必要的，但此结论是基于小样本研究得出。

10. 盆腔填塞对骨盆创伤的作用是什么？

在美国采用盆腔填塞方法之前，欧洲已经普遍使用。填塞对于那些无开腹手术指征但仍然存活、输血后血流动力学不稳定的患者有益（图 89-1）。不建议在介入科病房完成此操作，而应该在手术室完成填塞、稳定骨盆，同时可以控制出血。如果需要进行开腹手术，手术室可迅速跟进完成。但目前仍需要更多的前瞻性研究来验证其效果。

> **关键点：骨盆骨折的路径**
>
> （1）稳定骨盆、抗休克和纠正凝血功能障碍是减少出血至关重要的因素。
> （2）相关损伤很常见，应及时诊断。
> （3）在将患者送入介入科之前，必须排除腹腔内出血。
> （4）迅速、果断的治疗是患者存活的关键。

11. 什么类型的损伤易合并泌尿生殖器损伤？

骨盆骨折可引起尿道撕裂或膀胱后部（尿生殖膈上方）损伤，而会阴骑跨伤更容易引起前尿道撕裂。下肋骨、下胸椎或腰椎骨折通常合并肾或输尿管损伤。

12. 什么情况被认为是真正的泌尿生殖器紧急情况？

大多数泌尿生殖器损伤不会危及生命，可以在稳定后进行治疗，包括必要的手术控制出血和感染。然而，肾蒂损伤可导致不受控制的出血或肾缺血。肾脏不是固定的，并可以在血管蒂上进行一定程度的移动。较小的肾血管蒂损伤可引起血栓形成以及随后的缺血，通常见于减速伤害。早期诊断和手术干预对于挽救受影响的肾脏至关重要。

13. 哪些临床症状表明肾脏可能受伤？

- 侧翼瘀斑。
- 侧腹部压痛或肿块。
- 血尿。
- 腰椎后缘肋骨或腰椎骨折。

14. 肾损伤的一般管理策略是什么？

绝大多数患者可以进行非手术治疗，因为肾损伤可自然愈合。手术适用于血流动力学不稳定、持续出血或尿外渗的患者。然而，微创技术，如血管造影栓塞术止血和支架置入，可能会导致肾功能损伤。

15. 可以使用哪些诊断工具来评估肾损伤？

CT 检查是评估钝性腹部创伤的首选方式。它综合评估了所有腹腔结构。螺旋 CT

检查对输尿管损伤诊断的敏感性增加。IVP 敏感性较低，不可用于评估非泌尿系损伤。但是，它仍可用于疑似肾或输尿管损伤的病例（CT 不可行），或者手术室需要进行泌尿系统成像。肾血管造影很大程度上被 CT 取代，可评估疑似血管损伤的患者。MRI 具有类似于 CT 的成像能力，但更昂贵，耗时。使用对比剂的 MRI 可能对稳定的患者更有用。

16. 何时应怀疑输尿管损伤？

输尿管部位附近存在穿透性损伤时。这些是最不常见的泌尿生殖系统损伤。当输尿管被完全切断时，可能不存在血尿。输尿管 CT 检查或 IVP 可以明确损伤，应行手术治疗。

17. 膀胱损伤的相关临床表现有哪些？

由于膀胱受到骨盆的保护，创伤性膀胱破裂较为少见。这种损伤通常与骨盆骨折一起发生，但也见于由腰带或方向盘引起的下腹部压迫损伤。超过 95% 的患者存在血尿。

18. 如何评估膀胱损伤？

评估膀胱损伤的两种主要诊断方法是 CT 膀胱造影和常规逆行膀胱造影。这两种方法的准确性取决于膀胱的膨胀程度。骨盆骨折可见肉眼血尿的情况下，膀胱成像是必需的。相对适应证包括无骨盆骨折的肉眼血尿和骨盆骨折伴镜下血尿。膀胱附近的穿透性创伤无论是否存在血尿，都该用膀胱造影评估损伤情况。

19. 什么时候应该怀疑尿道损伤？

80%～90% 的尿道损伤患者的尿道口可见血液。其他尿道损伤的症状有阴茎、阴囊或会阴部血肿或直肠检查发现高位前列腺。如果怀疑有尿道损伤，应推迟插入 Foley 导管直到可以进行逆行尿道造影。完全尿道破裂的紧急治疗是经皮耻骨上膀胱造瘘术。

20. 如何进行逆行尿道造影？

尿道造影是将 12-French 导尿管的球囊充气至约 3ml 固定在尿道舟状窝内来获得的。或者，使用导管尖端注射器在温和的压力下注入标准的水溶性造影剂（25～30ml），拍摄前后位和斜位 X 线片。

21. 对于钝性损伤患者无症状性镜下血尿的诊断方法是什么？

无症状的镜下血尿不能很好地诊断生殖泌尿道损伤。尿液中的血液量与损伤的严重程度无关。在一些发病率相对较低，需要手术治疗的研究中证明广泛的放射学评估不是很有意义。推荐对这些患者进行随访监测并重复尿液分析。对于儿童无症状性镜下血尿的评估仍然存在争议。儿童患者肾脏更容易受到重大影响，因此，多数学者认为无论血尿程度如何，应进行影像学检查。

22. 什么是阴茎骨折？

阴茎骨折是白膜突然撕裂，随后海绵体破裂。常见于勃起的阴茎，通常与跌倒或性交过程中的意外动作相关。据报道，直接钝性创伤也会导致阴茎骨折。突然剧烈疼痛，伴有噼啪声和立即肿胀。大多数学者支持手术干预，试图恢复正常功能和预防成角。20%的患者会出现排尿困难、尿道口出血或尿外渗，提示海绵体和尿道损伤。

23. 超声在评估睾丸创伤方面的作用是什么？

睾丸创伤通常是由摔倒或阴囊区域被踢伤引起的。超声检查是评估睾丸完整性的有效方法。触诊应避免造成血肿扩大。超声可以区分简单的血肿和实质损伤。如未对睾丸破裂进行怀疑或诊断可能导致继发的睾丸损伤。

关键点：泌尿外科创伤

（1）肾损伤是最常见的泌尿外科创伤。
（2）肾蒂损伤可导致不受控制的出血或缺血。
（3）血尿或持续性镜下血尿需要进行评估。
（4）在没有血尿的情况下仍可能存在泌尿系统损伤。

（王宝军　陈文韬　译）

参考文献

1. Biffl WL, Smith WR, Moore EE, et al: Evolution of a multidisciplinary clinical pathway for the management of unstable patients with pelvic fractures. *Ann Surg* 233:843–850, 2001.
2. Burch JM, Feliciano DV, Mattox KL: Colostomy and drainage for civilian rectal injuries: is that all? *Ann Surg* 209:600–611, 1989.
3. Burlew CC, Moore EE, Smith WR, et al: Preperitoneal pelvic packing/external fixation with secondary angioembolization: optimal care for life-threatening hemorrhage from unstable pelvic fractures. *J Am Coll Surg* 212:628–635, 2011.
4. Coburn M: Genitourinary trauma. In Mattox KL, Moore EE, Feliciano DV, editors: *Trauma*, ed 7, New York, 2013, McGraw-Hill, pp 669–708.
5. Gonzalez RP, Falimirski ME, Holevar MR: The role of presacral drainage in the management of penetrating rectal injuries. *J Trauma* 45:656–661, 1998.
6. Iverson AJ, Morey AF: Radiographic evaluation of suspected bladder rupture following blunt trauma: critical review. *World J Surg* 25:1588–1591, 2001.
7. Mohany K, Musso D, Powell JN, et al: Emergent management of pelvic ring injuries: an update. *Can J Surg* 48:49–56, 2005.
8. Smith JK, Kenney PJ: Imaging of renal trauma. *Radiol Clin North Am* 41:1019–1035, 2003.
9. Tile M: Acute pelvic fractures. I: causation and classification. *J Am Acad Orthop Surg* 4:143–160, 1996.
10. Velmahos GC: Pelvis. In Mattox KL, Moore EE, Feliciano DV, editors: *Trauma*, ed 7, New York, 2013, McGraw-Hill, pp 655–668.
11. Young JWR, Burgess AR, Brumback RJ, et al: Pelvic fractures: value of plain radiography in early assessment and management. *Radiology* 160:445–451, 1986.

第 90 章 妊娠期创伤

Jedd Roe, MD, MBA, FACEP

1. 本章需要记住的最重要的概念是什么？

胎儿结局与母体的病情密切相关。最好的胎儿复苏方法是积极进行母体复苏。

2. 妊娠期间的创伤有多常见？

约有 7% 的孕妇病情因创伤而复杂化。在钝性腹部外伤中，常见原因有跌倒（52%）、机动车事故（34%）和故意伤害（9.5%）。3.2% 的孕妇遭受创伤时即刻出现并发症，如早产和胎盘早剥。一项研究表明，严重的机动车事故导致产妇死亡率为 7%，而胎儿死亡率为 15%。80% 的跌倒事故发生在孕 32 周以后。住院的跌倒患者中，胎盘早剥发生风险升高 8 倍，早产风险升高 4 倍。

3. 经常有孕期患者遭到身体虐待或性虐待吗？

是的，一项大型研究报告称，城市地区孕妇遭到虐待的概率为 32%。在受虐待的妇女中，60% 的患者受到了两次或更多次袭击事件。受伤部位多见于头部、颈部和四肢。在这部分人群中，生殖器创伤的发生率增加了 4 倍。当孕妇受到身体虐待时，会有更高的低体重婴儿出生率、孕妇体重增加缓慢、孕产妇贫血、药物和酒精滥用。他杀占孕产妇创伤死亡人数的 1/3，而家庭暴力所致产妇和胎儿死亡率分别为 3% 和 16%。

4. 鉴于家庭暴力的影响，ED 可以做些什么？

可以行简单有效的问卷调查。一项研究表明，ED 对孕妇进行 3 项筛查问卷调查即可检测出大多数遭到伴侣虐待的受害者，这表明应该对孕期创伤患者进行家庭暴力的随访（见第 98 章）。

5. MVC 损伤机制对孕妇有什么影响？

MVC 是孕产妇和胎儿死亡的主要原因之一，MVC 中 87% 的孕妇需要接受医疗护理。造成不良后果的主要因素之一是安全带的不恰当使用，只有一半的患者使用孕妇专用的安全带。另一个风险因素是酒精和毒品滥用，因为 40%～45% 的孕妇在 MVC 检测中此类物质呈阳性。MVC 中高达 8.5% 的未受伤的孕妇出现胎盘早剥，在严重受伤的孕妇中这一比例上升至 13%。

6. 妊娠期生理变化如何影响受伤孕妇的评估？

血压下降和心率上升发生在非妊娠妇女中，提示可能出现低血容量性休克，而在妊娠期间，这可能仅仅反映生理变化或仰卧位状态。孕妇血容量增加50%，因此，孕妇失血需多达2000ml或母体血容量的30%～40%时才可能表现出休克症状。此外，子宫血流量占心输出量的20%，约为600ml/min。鉴于血流量明显增加，子宫是一个潜在失血源，因此需要仔细诊断。因为生理变化导致需氧量增加而氧储备减少，组织缺氧在创伤性损伤中发展得更快。胎盘血流没有调节机制，因此血压的微小变化可导致胎儿窘迫。

7. 妊娠引起的生理变化如何影响实验室检查的价值？

妊娠期血容量上升的程度是红细胞数量增多的2倍，因此造成生理性贫血。妊娠第7～9个月时，血细胞比容很少达到32%～34%。创伤孕妇的纤维蛋白原水平是正常人群的2倍。即使在纤维蛋白原水平正常时，也可能发生弥散性血管内凝血。因为激素刺激呼吸中枢，二氧化碳分压降至27～32mmHg，创伤引起呼吸性酸中毒时可能表现为二氧化碳分压正常（40mmHg）。

8. 胎儿受伤是否因严重的母体伤害引起？

不总是；虽然胎儿在子宫内损伤通常与母体骨盆骨折有关，7%的母体轻微创伤与胎儿预后不良有关，但直接宫内胎儿损伤不常见。考虑到胎头的大小，当发生直接创伤时，胎儿头部受伤最常见。

9. 列出胎儿死亡的最常见原因

- 母体死亡。
- 母体休克。
- 胎盘早剥。

10. 胎盘早剥是如何发生的？

早剥是由相对无弹性的胎盘继发于剪切或分离力与弹性子宫分离造成的。目前尚无证据证实其损伤机制。尽管50%的早剥发生在受到危及生命的损伤时，但也有至少2%～4%的胎盘早剥是由较轻的创伤机制引起。

11. 创伤后胎盘早剥的表现是什么？

胎盘早剥的临床表现包括阴道出血和腹痛、子宫压痛。多数情况下，胎儿窘迫可能是唯一的表现，因为胎盘血流量减少导致胎儿缺氧和酸中毒。胎盘损伤可能伴随DIC，可以通过筛查血清纤维蛋白原水平来进行评估，低水平可预判继发性DIC。

12. 超声检查胎盘早剥的效果如何？

因为必须存在大的间隔时超声检查才能进行诊断，所以只有一半的病例可明确诊断。多数情况下，胎儿窘迫出现在超声检查明确诊断胎盘早剥之前。据报道，胎盘早剥所致胎儿死亡率为30%～68%。通常，胎盘早剥发生48小时足以使胎儿所受危险增加。胎儿窘迫一旦出现则应及时分娩。

13. 放射学检查是否对胎儿有害?

辐射对发育中胎儿的基本影响是胎儿宫内发育迟缓、中枢神经系统缺陷(小头畸形、精神发育迟缓)和癌症风险增加。最脆弱的时期是妊娠 2~15 周。与对照人群相比,妊娠期间累计暴露量小于 5rads(50 mGy)未显示对妊娠有影响。一般而言,所有必要的放射学检查都应该进行适当的胎儿屏蔽。无论任何辐射,都应进行所有临床研究关注。此外,尚未报道碘化造影剂对新生儿甲状腺功能有不良影响。因此,如果绝对需要使用碘化造影剂,可以使用。评估应该从 ED 超声的非放射学替代方案(FAST)开始快速确定是否存在腹腔内出血、心包积液或气胸。有关诊断性辐射照射,见第 9 章。

14. 如何在现场管理这些患者?

鉴于母体氧储备减少,吸氧至关重要。应与其他创伤患者一样,对其进行静脉晶体液复苏。避免压迫孕妇左侧的下腔静脉,如果患者被固定,将背板的右侧提升至15° 或 20°。除了早期转运,最重要的是通知 ED 产科医师加入创伤救治团队。

15. ED 管理的优先事项是什么?

院前治疗方案应继续执行。在评估孕龄和胎儿生存能力时,重点询问妊娠时间。通常进行初级和二级调查后,应进行无菌扩阴器检查评估阴道液体或血液的存在,宫颈口和生殖道的开放外伤。使用温热的乳酸钠林格溶液(酸性程度低,比生理盐水更贴合生理状态)和血液制品继续积极复苏尤为重要。

16. 如何评估胎儿?

首先,确定子宫的大小及腹部、子宫是否存在压痛。从耻骨联合到宫底以厘米为单位测量子宫的大小,粗略提供孕龄和胎儿潜在生存能力。仔细检查阴道口阴道出血情况。接下来,评估胎儿窘迫,这可能是最早的母体血容量不足的症状。异常胎心率是指胎儿心率大于 160 次 / 分以及小于 120 次 / 分。患者到达后应尽快启动连续心脏造影监测以确定胎儿窘迫的早期症状(如宫缩后胎儿心率变异性降低或减速)。应尽早进行超声检查以确定胎龄、胎儿的生存能力和胎盘的完整性。

17. 什么是胎儿出血?

胎儿出血(fetomaternal hemorrhage,FMH)是胎儿血液进入母体循环的出血。创伤患者的胎儿出血发病率为 30%(是未受伤患者的 4~5 倍)。胎儿出血可导致母亲Rh 因子(Rh)致敏、胎儿贫血,并可能发生胎儿死亡。目前实验室技术不足以诊断胎儿出血。

18. FMH 如何管理?

对怀疑有腹部创伤的孕妇,谨慎的做法是给所有 Rh 阴性患者使用 Rh 免疫球蛋白,因为在 72 小时内给予 Rh 免疫球蛋白可以避免抗原性暴露同种免疫。妊娠早期使用 50μg Rh 免疫球蛋白,妊娠 12 周后增加至 300μg。大量输血(大于 30ml)进入母体有时可见于严重的腹部创伤。Kleihauer–Betke(KB)试验可检测到母体循环中的胎儿红细胞,未显示阳性 KB 试验者也不必改变治疗方案(Rh 阴性患者除外)。虽然在大量输血的情况下,KB 试验可用于确定患者是否需要超过 300μg 的 Rh 免疫球蛋白,然而,一项研究表明,低风险孕妇和孕产妇创伤患者的阳性 KB 检测无差异。

19. 何时应紧急剖宫产?

要考虑的第一个因素是母亲的安全。如果母亲遭受严重创伤危及生命,她可能无法耐受额外的失血。胎龄为 24 周或其体重估计大于 750g 的新生儿在新生儿重症监护病房的存活率为 50%。最常见的剖宫产指征是胎儿窘迫。其他适应证是子宫破裂和胎位不正。

20. 什么时候应该进行剖宫产手术?

当超声检查或子宫大小表明胎儿存活和母体失代偿位于急性期,应进行剖宫产术。复苏应该在 4 分钟内进行,但有报道称,产妇失代偿后 30 分钟内胎儿仍可存活且神经功能正常。胎儿的分娩可将母亲的心输出量提高 30%~80%,且排空子宫也可提高心肺复苏的有效性。因而剖宫产产妇预后较好。

21. 哪些腹部外伤的孕妇需要入院行胎儿监测?

所有(妊娠 23~24 周)胎儿都需要连续的胎儿监测或心脏造影监测。没有外部创伤的孕妇也建议使用心脏造影监测,因为它能很好地监测有胎盘早剥风险的孕妇,且敏感性高。目前的指南建议给予此类患者至少 4 小时的胎心监护。如果发现任何异常,包括宫缩、羊膜破裂、阴道流血、严重的孕产妇伤、腹痛以及胎心率变异,患者应住院并监测 24 小时。

关键点:妊娠期创伤

(1)积极的孕妇复苏是对胎儿最好的治疗。

(2)胎儿处于急性窘迫状态,但母体可能很少或没有表现。

(3)超声检查可用于评估母体腹部和胎儿情况。

(4)不考虑辐射,临床都应进行必要的放射学检查。

网址

www.perinatology.com/exposures/Physical/Xray.htm；accessed 3-2-15.

（王宝军　陈文韬　译）

参考文献

1. American College of Surgeons Committee on Trauma: *Advanced trauma life support for doctors*, 8th ed, Chicago, 2008, American College of Surgeons. Available at www.facs.org/trauma/atls/index.html; accessed 10-14-15.
2. Centers for Disease Control and Prevention, National Center for Injury Prevention and Control: Injury prevention and control: data and statistics. Ten leading causes of death and injury. Available at www.cdc.gov/injury/wisqars/leadingcauses.html, last updated 10-15-12; accessed 9-9-14.
3. Froehlich CD, Rigby MR, Rosenberg ES, et al: Ultrasound-guided central venous catheter placement decreases complications and decreased placement attempts compared with landmark technique in patients in a pediatric intensive care unit. *Crit Cre Med* 37:1090–1096, 2009.
4. Holmes JF, Brant WE, Bond WF, et al: Emergency department ultrasonography in the evaluation of hypotensive and normotensive children with blunt abdominal trauma. *J Pediatr Surg* 36:968–973, 2001.
5. Holmes JF, Mao A, Awasthi S, et al: Validation of a prediction rule for the identification of children with intraabdominal injuries after blunt torso trauma. *Ann Emerg Med* 54:528–533, 2009.
6. Kupperman N, Holmes JF, Dayan PS, et al: Identification of children at very low risk of clinically-important brain injuries after head trauma. *Lancet* 374:1160–1170, 2009.
7. Mace SE, Khan N: Needle cricothyrotomy. *Emerg Med Clin North Am* 26:1085–1101, 2008.
8. Pang D: Spinal cord injury without radiographic abnormality in children, 2 decades later. *Neurosurg* 55:1325–1343, 2004.
9. Partrick DA, Bensard DD, Moore EE, et al: Ultrasound is an effective triage tool to evaluate blunt abdominal trauma in the pediatric population. *J Trauma* 45:57–63, 1998.
10. Soudack M, Epelman M, Maor R, et al: Experience with focused abdominal sonography for trauma (FAST) in 313 pediatric patients. *J Clin Ultrasound* 32:53–61, 2004.
11. Tuggle DW, Garza J: Pediatric trauma. In Feliciano DV, Mattox KL, Moore EE, editors: *Trauma*, ed 6, New York, 2008, McGraw-Hill, pp 987–1002.

第 91 章　儿童创伤

Mariah H. Bellinger，MD；Patrick J. Maloney，
MD，FACEP

1. 哪些儿童会受伤，他们是如何受伤的？

每年有接近 1/3 的儿童受伤。在美国，急诊儿科就诊患者中 50% 与创伤有关。幸运的是，这些伤害大部分都很轻微。然而，根据 2011 年美国疾病预防控制中心的最新数据，创伤不仅是 1 岁以上儿童死亡的主要原因，也是美国儿童死亡人数超过所有其他原因的死亡人数的总和的主要原因。

机动车碰撞是所有年龄组中与创伤相关死亡的最常见原因（总体上约占 50%），其次是溺水、房屋失火、他杀和坠落。儿童创伤发生的常见的地点是家中。男孩受伤的次数是女孩的 2 倍，并且随着成长这种差距随之扩大。

2. 儿童只是小号成人吗？

不，儿童独特的解剖学特征需要特别考虑，尤其是婴儿、幼儿和较小的儿童。孩子 12 岁时，解剖学特征开始类似于成人。

3. 儿童与成人的解剖学差异有哪些？

• 较小的体重导致每单位面积承受更多的力，并且倾向于多发性创伤。比如 Waddell 三联征：股骨骨折、躯干外伤（即腹部或胸部外伤）和头部损伤，通常发生在儿童被高速行驶的汽车撞击后。

• 由于头部与身体的比例更大，颅骨更薄，有髓鞘的脑组织更少，儿童颅内损伤比成人更常见、更严重。事实上，头部受伤是儿童创伤发生率和死亡率的主要原因。

• 相对较大的实质器官，相对较小的胸廓和骨盆骨性结构，以及较少的皮下脂肪，较少的腹部成熟肌肉，使腹腔内实质器官的损伤更多见。

• 儿童骨质不完全钙化，及由此导致的更具有顺应性的骨骼致使内部器官由于没有有形结构的覆盖而更易损伤。这在儿科胸部创伤中最常见。儿童发生肋骨骨折的可能性小，更容易发生肺挫伤。

• 较高的体表面积与体积比导致儿童显著的热能损失和早期低体温。

4. 儿童 ABC 复苏方案的顺序［开放气道（airway），人工呼吸（breathing）和循环（circulation）］和成人相比有什么不同？

在评估和管理儿童复苏时，ABC 的优先顺序与成人没有区别。不管是成人还是儿童，都是采用 ABC 的顺序。然而，重要的是，大多数儿童的创伤性心脏停搏是由呼吸

骤停引起的。因此，应特别注意开放气道和人工呼吸。此外，因为低血压在儿童创伤中是一种较晚的、预后不良的症状，因此应意识到儿童的低血容量性休克可能比成人更难救治（见问题8）。

• 心动过速可能是由于患儿疼痛、焦虑和其他情绪因素综合影响的结果，但医师应始终警惕可能出现的失血和休克。除了一系列生命体征外，儿童的精神状态、皮肤检查（包括毛细血管再通时间）及尿量也是评估急诊室患儿血流动力学状态的因素。儿童心动过缓通常继发于头部损伤、缺氧或通气不足。在没有呼吸损害的创伤中，心动过缓是一个预后不良的征兆。

• 低血压是儿童休克后的晚期症状。一种快速评估不同年龄的儿童血压正常值下限（最低5%）的方法如下：①年龄小于1个月为50mmHg以上；②1个月至1岁为60mmHg以上；③1岁以上为 [70+（2×年龄（岁）] mmHg。

5. 哪些因素影响儿童气道通畅？

有许多与儿童气道有关的解剖因素，使儿童气道特别容易阻塞。

• 特别是在婴儿中，尤其是在硬的脊柱固定板上时，颅面不对称（儿童枕部相对于面中部较大）导致仰卧时颈椎屈曲。为了对齐口腔、咽和气管轴线，应在婴儿肩膀下放置毛巾卷。

• 与成人相比，儿童舌相对更大，会厌浮肿，淋巴组织增多；这些因素可能导致气道阻塞。吸气位（面中部略上位和前位）用于维持气道通畅。

• 婴儿优先用鼻呼吸，所以他们的鼻孔不应被鼻胃管阻塞。只有昏迷儿童才应该使用口咽导气管，以免引起呕吐。

6. 哪些因素影响儿童气管插管？

见第68章。

7. 如果气管插管失败，我该怎么办？

• 当气囊面罩通气不充分或不成功，气管插管失败或无法插管时，可由经验丰富的医师插入喉罩气道。值得注意的是，当应用于较小的儿童时，由于喉罩将较大的会厌折叠入喉，并发症的发生率增加，尤其是上呼吸道阻塞。

• 8岁以上的儿童可行环甲膜切开术。关于降低此操作的最低年龄限制是有争论的，仅有有限的证据支持。大多数人都认为，在6岁以下的儿童中，环甲膜太小，结构太薄，无法安全地进行这种手术。因此，在这种情况下，应使用16～18号针头和经喉部喷射通气装置进行细针环甲膜穿刺术。由于细针环甲膜穿刺术在充分通气方面的限制，治疗者应立即咨询外科医师进行紧急气管切开。

8. 如何识别儿童患者的休克？

儿童有增加的生理储备和强大的血流动力学代偿机制。因此，即使出现显著的容量丢失，他们通常也能将血压维持在正常范围内（这被称为代偿性休克）。幼儿的加大心脏收缩力的能力较差，因此在失血情况下通过增加心率和全身血管阻力来维持心排血量和血压。由于这些原因，较差的皮肤灌注（皮肤斑疹、四肢冰凉、毛细血管再灌注超过 2 秒）、脉搏压降低、呼吸增快、精神状态异常（意识水平低下或躁动）是比血压更可靠的血流动力学不稳定的征象。对儿童来说，低血压是晚期和预后不良的表现，通常表明损失至少 25% ～ 40% 的血容量，并可能伴有心动过缓。

9. 列出静脉入路的首选部位

按优先顺序递减。

- 外周血管。
- 骨内通路。
- 中心静脉（股静脉、锁骨下静脉或颈内静脉）。
- 脚踝处的隐静脉切开。

在不稳定的患儿中，骨内通路置入不应因多次外周尝试而延迟。超声引导应用于中心静脉穿刺，因为使用超声引导可减少穿刺次数，并可减少患儿的动脉穿刺次数。

10. 关于骨内通路有哪些注意事项？

骨内通路通常可以轻松快速地插入。如果不能立即建立外周通路，危重患儿应考虑骨内通路置入。骨内通路几乎是任何液体、血液制品或药物的安全通路。首选的位置是胫骨结节下方的胫骨近端。其他可能的位置包括股骨远端、内踝、肱骨近端、髂骨和胸骨。骨内通路不应放置在骨折的远端，并应在周围或中心静脉通道建立后移除。并发症包括蜂窝织炎、骨髓炎、生长板损伤、脂肪微栓塞、间室综合征和医源性骨折。

11. 儿童正常血容量是多少？

大约 80mg/kg。

12. 我应该如何对一个儿科创伤患者进行复苏？

一旦对儿童的气道进行了评估和管理，并提供了足够的氧气和通气，应迅速将注意力集中在受伤儿童的循环状况上。直接手动按压适用于任何明显的外部出血部位。要特别注意头皮后部，因为这是一个常见的出血部位。一般来说，大约损失 25% 的血容量，患儿会表现出代偿性休克的症状。加热的晶体注射液（生理盐水或乳酸林格液）应以 20ml/kg 为单位输注。每次用药后，应重新评估儿童的血流动力学状态。患有代偿性休克的儿童通常需要 40 ～ 60ml/kg 的晶体液。如果补充晶体液后患儿继续出现休克症状，应输注温的红细胞 [（10 ～ 20）ml /kg]。越来越多的证据表明，早期输血能带来更好的结果。在接受大量红细胞输注（接近其总血容量的一半）的儿童中，应考虑采用大规模输血方案，其中红细胞、血小板和新鲜冰冻血浆按 1 ∶ 1 ∶ 1 的比例输注。

13. 为什么儿童容易发生头部外伤？

儿童的头部重量与其身体相比偏大。儿童摔倒时往往头先着地。记住这一点的一个方法是这样想：儿童的身体就像飞镖，头部最先着靶。

14. 儿童头部会受到哪些伤害？

与成人相比，血肿（如硬脑膜外和硬脑膜下血肿）较少见，但脑水肿和损伤后癫痫更为常见。新生儿和幼幼颅内容积相对较大，颅缝和囟门开放。因此，这些非常年幼的儿童与大多数其他儿童和成人的不同之处在于，他们实际上可能继发于颅内和颅下失血而发展为出血性休克。肿胀的颅缝及囟门提示明显的脑损伤和（或）脑水肿，需要积极治疗和紧急神经外科会诊。硬脑膜下出血和脑水肿是虐待性头部创伤（也称为摇晃婴儿综合征）的典型表现，其中桥静脉撕裂和剪切损伤发生于快速加减速摇晃机制（见第 66 章）。

15. 哪些儿童在头部外伤后需要颅脑成像？

这是一个有相当大争议的领域。许多算法在识别儿童颅内损伤方面缺乏敏感性，而其他算法则过于敏感，但缺乏特异性，因此，如果单独使用，会导致计算机断层扫描使用率的增加和不必要的辐射暴露。为了确定哪些患者可以在不进行影像学检查的情况下安全出院，美国儿科急救应用研究网络在 2009 年发表了一个大型系列（超过 42000 名患者）研究成果，描述了儿童头部受伤轻微的特点。

• 2 岁以下患者，以下特点表示无严重脑损伤［阴性预测值为 100%（95%CI，99.7% ～ 100%）］：正常的精神状态，没有头皮血肿（额除外），没有失去意识或意识丧失不到 5 秒，无严重功能损害，通常没有明显的颅骨骨折，行动如常。

•2 岁以上的儿童的标准如下［阴性预测值为 99.95%（95% CI，99.81% ～ 99.99%）］：无意识丧失，无呕吐，无严重功能损害，无基底颅骨骨折症状，无严重头痛。

16. 如何识别儿童脑震荡？

脑震荡通常被定义为头部损伤，伴有某种形式的精神状态改变，但不伴有局灶性神经功能障碍。脑震荡可能导致儿童在钝性头部外伤发生后初期失去意识，但儿童在不失去意识的情况下也可能患有脑震荡。早期，孩子可能有健忘症、头痛、头晕、恶心 / 呕吐、视力模糊或意识混乱。脑成像通常是正常的，但 MRI 可发现细微的弥漫性轴索异常。除了对头痛和恶心等症状对症处理外，治疗的主要方法是大脑休息。长期后遗症包括慢性头痛、认知障碍、睡眠中断及行为或心理问题。脑震荡症状的平均持续时间为 5 ～ 7 天，但在一些儿童，尤其是年幼的儿童中，症状可能持续数周到数月。

17. 儿童颈椎损伤与成人颈椎损伤有何不同？

• 由于儿童的颈椎支点（C2 ～ C3）高于成人（C6 ～ C7），因此儿童的颈椎损伤往往较高（C1～C3），而成人则较常损伤下颈椎（C7～T1）。

- 儿童更有可能损伤的主要是韧带而不是骨折。这是由水平位置的小关节、不完全的脊柱骨化和不成熟的韧带支持结构造成的。
- 小儿颈椎损伤常伴有严重的脑损伤和呼吸骤停。因此，许多受伤的儿童死于事故现场。

18. SCIWORA 是什么？

无影像学异常的脊髓损伤（Spinal cord injury without radiographic abnormality）（见第 83 章）。

19. 什么是颈椎假半脱位？它有多常见？

颈椎假半脱位是一种正常的儿童解剖变异，其 C2 椎体相对于 C3 椎体稍微向前移位（C3 上的 C2 假半脱位）。这是因为儿童的椎体具有正常的活动能力。约 40% 的 7 岁以下儿童和 20% 的 7～16 岁儿童表现为假半脱位。假半脱位可通过评估沿 C1 和 C3 棘突前缘绘制的 Swischuk 线与真半脱位相区分。如果这条线距离 C2 的前棘突超过 1.5mm，就怀疑是损伤，而不是正常的半脱位。

20. 儿童最常见的上肢骨折是什么？

髁上骨折是最常见的上肢骨折，是肱骨远端骨折。因为韧带和关节囊的拉伸强度大于骨骼本身，这种骨折在 8 岁以下的儿童中非常常见。儿童可因手臂过伸位或屈腕时摔倒导致髁上骨折。即使在平片上未见明显骨折，也应怀疑有肘部积液症状的儿童发生此损伤。重要的是要密切监测这些儿童，以防止缺血性损伤，即沃克曼缺血性挛缩。

21. 哪些骨折在儿童中比在成人中更常见？

儿童常见骨折包括幼儿型骨折、青枝骨折、环面或屈曲型骨折，以及生长板骨折。
- 幼儿型骨折是一种胫骨斜位性非移位性骨折，常见于 2.5 岁以下儿童。这些是相对低强度的损伤。常见的机制包括跑步、扭腿或从相对低的高度跌落。儿童可能会跛行或拒绝走路。
- 青枝骨折是指骨干–干骺端交界处的长骨不完全骨折。一侧的骨皮质完好无损。
- 环面骨折（屈曲型骨折）为骨干骺端在压缩负荷作用下发生的骨折。骨皮质有一小部分弯曲。
- Salter–Harris 分级体系用于描述涉及生长板的骨折（见第 92 章）。

22. 儿童肋骨骨折有多常见？

肋骨骨折并不常见。柔顺的胸壁允许力量无阻碍地传递到下面的胸部器官，可能导致危及生命的肺挫伤。若要引起幼儿富有弹性的骨骼发生损伤，需要较强的力量，所以 2/3 的肋骨骨折患儿伴有脏器损伤。儿童的纵隔摆动导致张力性气胸比成人更容易发生。双侧后肋骨骨折应该引起临床医师对非意外创伤的怀疑。

23. 儿童纵隔（大血管）损伤有多常见？

纵隔损伤在儿童中非常罕见。由于胸壁的高顺应性和纵隔韧带结构的松弛，与成人相比，突然减速导致的儿童主动脉损伤很少见。

24. 什么是儿童腹腔内损伤的预测因素？

许多研究人员尝试寻找儿童腹腔内损伤的预测因素。腹腔损伤的高风险机制应考虑在内。其中包括高速机动车碰撞、行人被汽车撞倒、自行车事故（包括车把损伤），以及对腹部的直接打击。体格检查中与显著的腹腔内损伤相关的结果包括触诊时触痛、安全带瘀伤和院前出现的血流动力学不稳定。2009 年，Holmes 及其同事发表了一项前瞻性验证的预测方案，该方案确定了 6 项标准，若没有出现下述情况，则患儿发生腹腔内损伤的风险较低（敏感性 95%，特异性 37%）。

（1）低于患儿年龄相应的收缩压。

（2）腹部压痛。

（3）股骨骨折。

（4）肝酶水平升高（血清天冬氨酸氨基转移酶 > 200 U/L 或血清丙氨酸氨基转移酶 > 125 U/L）。

（5）显微镜下血尿（> 5 个红细胞 / 高倍视野）。

（6）初始血细胞比容水平低于 30%。

因为在儿科创伤患者的初始评估中没有完美的识别腹腔内损伤的标准，所以任何决策算法都不能取代临床判断来确定患者是否有发生腹腔内损伤的风险。

25. 评估儿童腹部创伤的主要诊断方法

CT 和超声检查（FAST）是主要的诊断检查。CT 是最具敏感性和特异性的检查，可识别实体器官和空腔脏器（准确性弱于实体器官）损伤，以及评估腹膜后腔。然而，CT 成像相对耗时，需要患者血流动力学稳定，并且偶尔需要对幼儿进行镇静。因此，它不适用于不稳定的患者。超声检查（FAST）简单，快速，可重复且无创。它的优点是可以在床边进行。进行 FAST 的主要目的是快速识别腹腔、盆腔或心包中的游离液体（血液）。与成人患者一样，它可用于快速将不稳定的儿科患者分诊到手术室或快速排除腹部大量出血的患者。尽管超声对于识别损伤并不像 CT 检查那样敏感，但对于有经验的超声医师，FAST 是体格检查和 CT 成像的重要且有用的辅助手段。如果结果模棱两可，可能需要进一步成像，具体取决于情况的紧迫性。诊断性腹膜灌洗传统上用于鉴别腹腔积液或其他腹内损伤，不再常规进行。

26. 什么是车把伤？

车把伤是指直接打击（如自行车车把撞击）到右上腹部或上腹部的腹内损伤。典型表现是胰腺损伤或十二指肠血肿，但如果撞击中线，可能会发生肾损伤。

27. 什么是腰带综合征?

腰带综合征或安全带综合征是腹壁瘀斑或擦伤,腰椎间盘牵引伤(机会性骨折)及肠或肠系膜损伤的典型三联征。它通常与机动车碰撞相关联,其中包括儿童不正确地使用安全带〔腰带位于腹部高处而不是低于骨盆,和(或)肩带位于儿童背后〕。适当固定常用的汽车座椅,包括加高座椅,是降低机动车碰撞中儿童创伤发生率和死亡率的最重要因素。

28. 非意外创伤常见吗?

不幸的是,这种情况在急诊科非常常见(见第66章)。

29. 对于儿童发生非意外创伤的特定骨折或骨折模式,应高度怀疑儿童遭受虐待吗?

当儿童存在多个愈合伤口或有多处骨折及创伤时,临床医师应始终高度怀疑是否有虐待行为。某些骨折也应引起对非意外创伤的怀疑,包括桶柄骨折(干骺端角撕脱骨折),这些骨折通常见于胫骨近端、股骨远端或肱骨近端,通常是婴儿肢体发生剧烈摇晃或拉扯/扭曲的结果。1岁以下儿童(非穿刺性)的70%股骨骨折与虐待有关。肱骨骨折(髁上骨折除外)强烈提示3岁以下儿童遭受虐待。需要受较大外力才可形成的肩胛骨和肋骨骨折也常见于非意外创伤(见第66章)。

关键点: 儿科创伤

(1)美国50%的儿科急诊就诊与创伤有关。创伤是儿童在出生后第一年死亡的主要原因。

(2)机动车碰撞是导致儿童创伤和死亡的主要原因。

(3)儿童不是小成年人。在评估儿科损伤时,提供者必须考虑到儿童特定的解剖学和生理学差异。

(4)在儿科创伤人群中,头部损伤是儿童死亡的主要原因。

(5)低血压是儿童创伤患者的一种迟发性表现。心动过速和灌注不良的症状较早出现且更可靠。

(6)儿童创伤中最常见的死因是呼吸停止。因此,应特别注意,给予儿童创伤患者良好的气道和呼吸支持。

(7)由于儿童韧带结构松弛,颈椎骨折、肋骨骨折和主动脉损伤较少见,但颈部韧带损伤和肺挫伤较为常见。

(8)与成人相比,幼儿更容易损伤C1~C3周围的颈椎。

（王宝军　高　化　译）

参考文献

1. American College of Surgeons Committee on Trauma: *Advanced trauma life support for doctors*, 8th ed, Chicago, 2008, American College of Surgeons. Available at www.facs.org/trauma/atls/index.html; accessed 10-14-15.
2. Centers for Disease Control and Prevention, National Center for Injury Prevention and Control: Injury prevention and control: data and statistics. Ten leading causes of death and injury. Available at www.cdc.gov/injury/wisqars/leadingcauses.html, last updated 10-15-12; accessed 9-9-14.
3. Froehlich CD, Rigby MR, Rosenberg ES, et al: Ultrasound-guided central venous catheter placement decreases complications and decreased placement attempts compared with landmark technique in patients in a pediatric intensive care unit. *Crit Cre Med* 37:1090–1096, 2009.
4. Holmes JF, Brant WE, Bond WF, et al: Emergency department ultrasonography in the evaluation of hypotensive and normotensive children with blunt abdominal trauma. *J Pediatr Surg* 36:968–973, 2001.
5. Holmes JF, Mao A, Awasthi S, et al: Validation of a prediction rule for the identification of children with intraabdominal injuries after blunt torso trauma. *Ann Emerg Med* 54:528–533, 2009.
6. Kupperman N, Holmes JF, Dayan PS, et al: Identification of children at very low risk of clinically-important brain injuries after head trauma. *Lancet* 374:1160–1170, 2009.
7. Mace SE, Khan N: Needle cricothyrotomy. *Emerg Med Clin North Am* 26:1085–1101, 2008.
8. Pang D: Spinal cord injury without radiographic abnormality in children, 2 decades later. *Neurosurg* 55:1325–1343, 2004.
9. Partrick DA, Bensard DD, Moore EE, et al: Ultrasound is an effective triage tool to evaluate blunt abdominal trauma in the pediatric population. *J Trauma* 45:57–63, 1998.
10. Soudack M, Epelman M, Maor R, et al: Experience with focused abdominal sonography for trauma (FAST) in 313 pediatric patients. *J Clin Ultrasound* 32:53–61, 2004.
11. Tuggle DW, Garza J: Pediatric trauma. In Feliciano DV, Mattox KL, Moore EE, editors: *Trauma*, ed 6, New York, 2008, McGraw-Hill, pp 987–1002.

第92章 肌肉骨骼创伤和手部损伤

Kyros Ipaktchi, MD, FACS; Philip
F. Stahel, MD, FACS

一般原则

1. 开放性骨折的治疗重点是什么？

开放性骨折需要立即进行骨科会诊。排除相关重要器官损伤后，根据高级创伤生命支持协议，在治疗过程中对开放性骨折进行二次评估。应该假定骨折部位附近的所有皮肤断裂都与骨折断端相通。经过仔细检查评估神经和血管，清除伤口的污染物，用无菌敷料覆盖。一般来说，不鼓励在急诊科进行伤口探查。可以压迫控制出血。夹板轴向固定骨骼，减少失血，保护软组织免受进一步损害。避免伤口检查减少增加潜在的伤口感染、大量冲洗和多次检查，因为可能增加污染和软组织损伤。应预防破伤风并静脉注射抗生素。第一代头孢菌素是最常使用的预防性抗生素。当开放性损伤发生在严重污染的环境中时，如农业环境，应使用青霉素应对厌氧菌感染风险。图92-1描述了多学科协作初始治疗开放性骨折的方案。

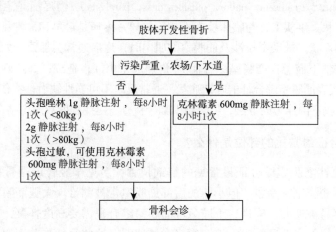

图 92-1　开放性骨折的 ED 管理（引自 Mauffrey C, Bailey JR, Bowles RJ, et al: Acute management of open fractures: proposal of a new multidisciplinary algorithm. Orthopedics 35:877‑881, 2012. Available at Healio.com；accessed 4–10–15.）

2. 多发性创伤患者入院时骨折未被诊断的比例是多少？

多达20％的多发创伤患者在初始治疗时存在骨折漏诊。这些隐匿性损伤常见于腕、手、踝和足。这一重要事实突显了对多发性创伤患者进行再次评估的必要性。患者家属应该从患者治疗开始时就告知患者需要复诊，以减少损伤和骨折的漏诊。

3. 什么是急性筋膜室综合征？

急性筋膜室综合征是由于肌肉筋膜室封闭空间的压力大于毛细血管填充压力，导致肌肉缺血和水肿。肌肉缺血反过来会增加筋膜室内压力并导致恶性循环，造成肌肉和神经坏死。筋膜室大小和内容物不匹配可逐渐导致急性筋膜室综合征。

4. 筋膜室综合征的原因？

常见原因包括骨折、挤压伤、静脉注射液体外渗、出血、血管损伤修复后的组织水肿、过紧的石膏固定或敷料包扎以及周围烧伤。重要的是，急性筋膜室综合征也可能由轻微的损伤机制和软组织损伤引起。应该对与临床表现不符的疼痛保持高度怀疑，并评估有或没有相关的下方骨折或关节脱位。外周缺血事件也可能造成急性筋膜室综合征，例如直接创伤造成的血管损伤或关键血管结构扭结造成的损伤（如长时间的截石位外科手术中的腘动脉，飞机或长途旅行中屈曲的膝关节，股骨骨折相关的股浅动脉损伤）。作为一种罕见疾病，劳累性筋膜室综合征的特点是运动诱导筋膜室疼痛和肿胀，休息后缓解。常见于骑马者、骑自行车者和跑步者。一般原则，应谨慎排除不明原因的肢体疼痛患者出现急性筋膜室综合征的可能。

5. ACS 的临床症状和体征有哪些？

经典的 5P 综合征可以反映急性筋膜室综合征，即疼痛、感觉异常、苍白、脉搏消失、麻木（pain，paresthesia，pallor，pulselessness，paralysis）。但疼痛是急性筋膜室综合征最主要的症状。事实上，与临床检查不相符的异常疼痛是最早和最常见的反映急性筋膜室综合征的症状。被动牵拉涉及筋膜室的肌肉时，疼痛通常会加重（如跗趾和踝的被动牵拉痛可评估下肢急性筋膜室综合征）。疼痛通常由缺血造成，并且麻醉药品不能缓解。其余 4P 代表筋膜室综合征的晚期症状，通常反映不可逆性缺血性损伤的程度。虽然有各种测量筋膜室内压力的方法，但仍是由临床检查、疼痛程度和病史结合来确诊的。

6. 筋膜室综合征最常见的部位是什么？

下肢是急性筋膜室综合征最常见的解剖位置，多见于胫骨近端骨折和胫骨干骨折。小腿前侧筋膜室常受累，但小腿的后部筋膜室常被漏诊。大腿筋膜室综合征不常见，因此更容易被遗漏。同样，上肢急性筋膜室综合征需要高度怀疑，因为掌侧筋膜室（腕管综合征）和前臂筋膜室综合征经常被遗漏。这些往往与前臂双骨骨折、高能量所致桡骨远端骨折、桡腕关节脱位和小儿肱骨髁上骨折相关。

7. 如何治疗筋膜室综合征？

详细记录查体时间至关重要。唯一有效的急性筋膜室综合征的治疗方案是即时手术切开（筋膜切开术）受累筋膜室。非手术措施有助于监测疑似的筋膜室综合征。去除周围所有敷料和维持血压来保证正常的肢体灌注是重要的辅助措施。如诊断存在疑问，可进行筋膜切开术。筋膜切开术不适用于挤压伤，需要经验丰富的医师进行评估。

8. 描述化脓性关节炎的关节液分析

见第 54 章。

9. 如何诊断创伤性关节切开术（开放性关节）?

不建议探查关节附近的伤口，因为这可能增加深部感染和化脓性关节炎扩散的风险。关节 X 线片可以显示关节空气影。盐水试验将有助于诊断创伤性关节切开术。较大关节，如膝关节，可注射多达 150ml 的无菌生理盐水。检查创伤性伤口是否有注射液体流出。盐水试验阳性则需要对创伤性开放性关节进行外科手术冲洗，同时探查和闭合关节囊。

10. 什么时候行 X 线检查，检查多少部位?

放射学诊断不应延误多发创伤患者的复苏。肢体畸形导致血管受损或覆盖的皮肤失活，X 线检查应该延迟，需先进行夹板固定或牵引肢体。应根据查体结果进行 X 线检查。X 线检查范围应包括受伤区域上方和下方的关节。

关键点：肌肉骨骼创伤处理的一般原则

（1）开放性骨折需要立即进行骨科会诊，及时得到诊断和治疗。
（2）由于存在不可逆转的长期后遗症、功能丧失和肢体潜在损失风险，必须尽早诊断急性筋膜室综合征，并行筋膜切开术进行手术治疗。
（3）怀疑化脓性关节炎需要立即进行诊断检查和手术治疗。

手和前臂损伤

11. 急诊患者手部受伤的发生率是多少?

每 8 ~ 10 次与伤害相关的急诊就诊中至少有 1 次是手部或手腕受伤。由于人们用手与环境广泛接触，所以手部容易受伤。

12. 列出手部受伤史的基本要素

- 年龄。
- 用手习惯。
- 职业。
- 伤害详情（如何、何时、何地）。

- 破伤风状态。
- 手部受伤病史。
- 残留的手部功能障碍。

13. 列出完整的手部检查的要素

检查皮肤、软组织和骨骼，评估神经血管功能，并进行肌腱功能检查。详细记录查体结果至关重要。

14. 控制手部和前臂撕裂伤出血的最佳方法是什么？

直接压迫止血。止血带很少使用。手部血管神经束中血管与神经紧密连接，所以不主张在伤口内盲目使用手术夹或结扎缝合线，以避免损伤邻近神经。

15. 手在休息位的正常姿势是什么，什么是肌腱固定术试验？

手休息位时处于手腕轻微伸展，示指到小指微微屈曲。腕关节被动伸展会导致屈肌腱张力过大，相比之下，腕关节屈曲可松弛肌腱、延伸手指。任何正常姿势的改变均应考虑肌腱损伤。

16. 手背肿胀是否意味着手背部受伤或感染？

大多数手掌淋巴管通道位于组织间隙松散的手背上。当手背部肿胀时，应检查手掌病理情况。

17. 什么是 Allen 测试，如何进行？

Allen 测试可验证桡动脉和尺动脉的通畅性，并按如下方式进行。
- 双手同时按压患者一侧桡动脉和尺动脉。
- 患手紧紧握拳约 5 秒。
- 让患者在压迫的同时张开手。
- 释放尺动脉，3～5 秒，手指和手掌实现再灌注。
- 重复测试，释放桡动脉而不是尺动脉，明确有无再灌注延迟。

18. 如何测试指浅屈肌肌腱的功能？

指浅屈肌肌腱止于中节指骨，可屈曲近端指骨间关节。指深屈肌止于远节指骨，可同时屈曲近端指间和远端指间关节。指浅屈肌肌腱肌肉彼此独立，而指深屈肌肌腱（示指除外）起源于肌腹。为了测试手指的指浅屈肌肌腱功能，要求患者屈曲手指的近端指间关节，阻止其他手指伸直，使指深屈肌无法发挥作用。由于示指的指深屈肌与其他肌腱游离，所以示指无法行指浅屈肌肌腱测试。

19. 如何测试外伸肌腱？

外伸肌可伸展 MCP 关节。他们与骨间肌和蚓状肌结合伸直指骨间关节。在 MCP

关节伸展时可测试外伸腱功能。

20. 指总伸肌完全撕裂，那么手指伸直功能可以保持完整吗？

可以，掌腱膜在中掌水平连接指总伸肌。如果是手背上指总伸肌完全撕裂，在掌腱膜近端 MCP 关节伸直仍可以完成。需要仔细、彻底探查伤口以明确损伤。

21. 如何测试感觉神经功能？

注射局部麻醉剂之前，评估和记录运动和感觉神经功能。通过使用卡尺检查掌侧的两点辨别情况来测试神经。两点之间距离应小于 5mm。

22. 描述正中神经、尺神经和桡神经的感觉分布

见图 92-2。

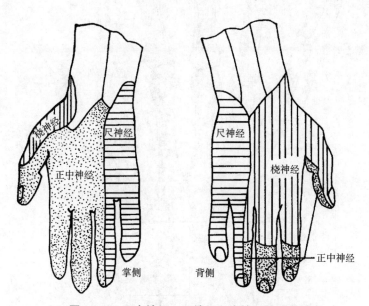

图 92-2　正中神经、尺神经和桡神经的感觉分布

23. 如何检测正中神经、尺神经和桡神经的运动功能？

• 正中神经（拇短展肌）：触诊拇短展肌肌腹时，拇指逆阻力外展，拇指靠近小指指尖做 OK 手势。
• 尺神经（第 1 骨间背侧肌）：外展示指对抗阻力。
• 桡神经（无内在肌；拇长伸肌）：伸展拇指指间关节对抗阻力。

24. 说出腕骨的名称，包括最容易脱位的腕骨

从桡侧到尺侧的近端腕骨名称如下。
• 手舟骨。
• 月骨。
• 三角骨。
• 豌豆骨。

远端腕骨名称如下。

- 大多角骨。
- 小多角骨。
- 头状骨。
- 钩骨。

月骨是最容易脱位的腕骨，例如环月骨脱位。

见图 92-3 和 92-4。

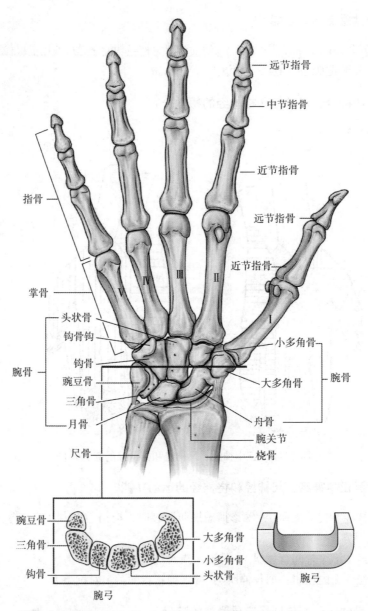

图 92-3　腕骨（引自 Drake R, Vogl AW, Mitchell A: Gray's Anatomy for Students, Philadelphia, 2005, Saunders, Fig. 7-91.）

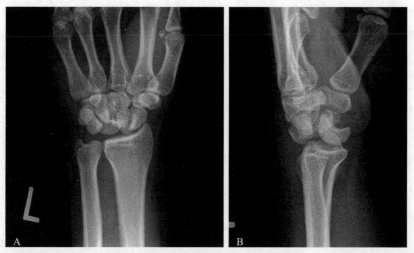

图 92-4　经手舟骨的环月骨脱位与相关的月骨骨折（引自 Marx J, Hockberger R, Wall R：Rosen's Emergency Medicine–Concepts and Clinical Practice, ed 8, Philadelphia, 2013, Saunders, Fig.5–22B.）

25. 哪种腕骨骨折最常见？

手舟骨骨折最常见。近端手舟骨骨折造成主要的远端血液供应障碍，增加缺血性坏死的风险。

26. 掌骨骨折可接受的畸形范围？

旋转畸形自身无法矫正，是手术的指征。掌骨颈或干的旋转可能导致握拳时的手指撞击。掌侧远端屈曲畸形常见，通常功能良好。多数患者第 2 ~ 4 掌骨 20° ~ 50°的屈曲畸形不会导致功能障碍。小指可以接受更大程度的畸形，因为腕掌关节和 MCP 关节会增加活动度。第 1 掌骨可接受 40° 的成角畸形。

27. 什么是罗兰多骨折和贝内特骨折？

这些名词描述了第 1 掌骨基底部的关节内骨折。罗兰多骨折是由轴向创伤导致形成 3 部分的 Y 型骨折，而贝内特骨折多由偏心剪切损伤造成，掌侧斜韧带撕脱造成掌侧源骨折。两种骨折都具备手术指征。罗兰多骨折的预后比贝内特骨折更差。

28. 对于腕部创伤后 X 线片正常但鼻烟窝疼痛的患者如何治疗？

手舟骨位于手腕解剖鼻烟窝的顶部，EPL 和拇短伸肌覆盖其表面。鼻烟窝压痛提示手舟骨骨折，X 线片无法检测到。骨折部位的骨小梁在受伤后 10 ~ 14 天再吸收应进行二次射线照相检测。隐匿性舟状骨骨折应使用拇指支具或石膏固定，并请骨科会诊。急诊不建议行骨扫描和 MRI 检查。

29. "警棍"骨折与孟氏骨折有什么区别？

孟氏骨折表现为尺骨近 1/3 处骨折和桡骨小头脱位。这种骨折通常由摔伤时手部撑地作用与肢体的外翻力量造成。治疗需要行尺骨骨折的内固定。警棍骨折是由尺骨受直接暴力引起的单纯尺骨骨折，近端桡尺关节无相关损伤。在大多数情况下，这些损伤可以通过固定和早期活动来治疗。粉碎程度严重、成角大于 10°、分离移位大于 50% 的警棍骨折，可考虑手术治疗。

30. 孟氏骨折损伤什么神经？

骨间后神经毗邻近端桡骨颈。骨间后神经在脱位时由于急性伸展或神经瘤持续慢性牵拉造成损伤。患者通常无法伸展拇指或手腕。

31. 为什么高压注射会造成严重的手部伤害？

高压注射伤害（来自油漆枪或油脂枪）通常看起来无害。虽然通常只有一个小的伤口，但潜在的组织破坏可能是广泛且严重的，有急诊清创和减压的手术指征。文献报道称高压注射伤害有可能造成功能丧失，甚至截指。

32. 列出 4 种主要的 Kanavel 腱鞘炎症状

（1）屈指姿势。
（2）手指梭形肿胀。
（3）被动伸展指间关节疼痛。
（4）腱鞘的压痛。
屈肌腱鞘炎需要急诊手术治疗。

33. 什么是甲沟炎，如何治疗甲沟炎？

甲沟炎是一种常见的累及指甲褶皱的感染。慢性感染的常见病原体是真菌，而金黄色葡萄球菌是急性期常见的病原体。在没有明显的脓液或脓肿的情况下，治疗包括湿敷、抬高患肢和应用抗葡萄球菌抗生素。如果存在波动或脓液，则需要冲洗和清创。这包括简单地抬高手指褶皱或在波动区域做一个小的纵向切口。必要时需要去除指甲。

34. 瘭疽与甲沟炎相比的不同之处是什么？

瘭疽是一种单纯疱疹病毒感染，主要伴有灼痛和红斑，其次是水疱上有浆液流出。瘭疽常见于护工和学龄前儿童。Tzanck 涂片可以诊断。患者也可能伴有口周唇疱疹。治疗包括观察和阿昔洛韦给药。无须进行手术。

35. 什么是疽，怎么治疗？

疽是一种痛苦且可能致残的指尖感染。手指解剖结构具有纤维间隔。这些结构使治疗复杂化，感染不能完全引流排除，除非适当清创。中外侧切口，包括 J 形切口受到青睐。传统的鱼嘴性切口或双纵切口由于会造成过多的瘢痕和组织坏死已较少应用。必须注意不能打开屈肌腱鞘以防感染扩散。应进行细菌培养、伤口冲洗和引流。

36. 什么是球衣指，它是如何治疗的？

球衣指描述了在对抗阻力时突然强力弯曲造成的指深屈肌破裂，例如一名足球运动员用手指钩住对手的球衣时。肌腱从远端指骨掌底的插入处撕脱，可见撕脱骨块。需要进行手术修复。

37. 什么是槌状指，如何治疗槌状指？

槌状指可能被视为球衣指的反例。伸肌肌腱的插入处从远端指骨的背侧撕脱，可见撕脱骨块。治疗方案是用中立位夹板固定远端指间关节 8～10 周，同时允许近端指骨间关节运动，以防止天鹅颈畸形。手外科专家应该对这种伤害进行后续随诊。

38. 什么是甲下血肿，怎么治疗甲下血肿？

甲下血肿是甲板下的血液聚集。应立即通过指甲钻孔减少压力缓解疼痛。用红热的回形针在指甲烧一个洞或用 18 号针头轻轻地在指甲上钻孔洞，以便排出甲下积血。不用去除完整的指甲。

39. 什么是猎人拇指，如何诊断猎人拇指？

猎人拇指是指强力外展拇指而导致拇指 MCP 关节的尺侧副韧带撕裂。该名称源于苏格兰猎人长期用其拇指施力拧断猎取的兔子颈部时造成的慢性损伤。也常见于滑雪爱好者。受伤拇指可因 MCP 关节的慢性不稳定性和随后的关节炎而致残。拇指 MCP 关节尺侧副韧带损伤的检查方法是让患者握住沉重的罐子或瓶子。如果 MCP 关节不稳定，患者将无法握住物体。韧带完全撕裂通常需要手术修复。急诊治疗包括拇指夹板。

40. 什么是拳击者骨折？

拳击者骨折是指小指或环指颈部骨折，通常是由于拳击造成。由于腕掌关节掌骨活动性增加同时 MCP 关节活动增加造成，可接受骨折成角畸形高达 60°。然而，急性拳击者骨折有手术指征。特别重要的是必须纠正任何旋转畸形。伴随拳击者骨折的裂伤可怀疑是打斗咬伤。

41. 什么是打斗咬伤？

顾名思义，当一拳打在对手的嘴上，导致手撞到对手牙齿时，就会造成伤害。由于 MCP 关节近端的紧密连接，任何由此产生的皮肤裂伤必须考虑创伤性关节切开术。所有疑似损伤都需要在手术室进行冲洗和清创，预防化脓性关节炎。延长皮肤撕裂伤口以显露受损肌腱和关节。底层软骨损伤 X 线检查不能明确。伴有肌腱损伤则必须排除掌骨骨折。伤口近端缝合避免过紧，以放置引流管。住院患者应接受静脉输注抗生素和伤口换药治疗。

42. 列出 6 种紧急手部外伤情况

（1）急性血管受损致部分或完全截肢。

（2）急性筋膜室综合征。

（3）Ⅲ度烧伤。

（4）高压注射伤。

（5）屈肌腱鞘炎。

（6）化脓性关节炎。

43. 微血管再植的适应证和禁忌证

适应证。

- 所有儿科截肢。
- 拇指靠近甲床截肢。
- 任何主要的上肢截肢。

- 多个手指截肢。
- 全手或中手截肢。

禁忌证。

- 经历多次创伤的患者。
- 多级伤害。
- 成人单个手指截肢。

- 严重挤压或撕脱伤。
- 严重污染。
- 严重的相关医疗问题。

最终应由手外科或显微外科医师决定，与患者和家属讨论治疗方案。

44. 如何处理和储存截肢以便运输？

- 盐水冲洗去除严重污染。
- 将肢体包裹在盐水湿润（未浸泡）的无菌纱布中。
- 将包好的截肢放入密封的塑料袋或容器中。
- 将袋子或容器冰浴。

切勿将截肢直接放在冰上或浸入消毒液中。

45. 对部分血管附着的手指应该怎么处理？

将附着部分保留（保留静脉进行再植），轻轻地将其包裹在湿润的纱布中，然后固定于大块敷料中。

关键点：手和前臂损伤

（1）手舟骨骨折急诊放射线检查不能明确。鼻烟窝压痛患者应该用拇指夹板固定，在1～2周内再次评估骨折。

（2）高压注射伤由于伤口表面损伤不严重而容易造成对其深部广泛组织损伤漏诊。这些损伤需要急诊手术。

（3）手背MCP关节上的任何裂伤都应考虑由打架造成。需要在手术室进行探查和伤口换药。如果伤口贯穿，则需要彻底的冲洗关节和应用抗生素。

（4）直接压迫控制伤口出血，而不用血管夹或结扎缝合。

（5）切勿将截肢直接放在冰上或浸入消毒液中。

肩膀和上臂损伤

46. 如何评判影像学上的肩关节前脱位和肩关节后脱位？

肩关节前后位 X 线检查可显示前脱位的内侧骨重叠。因为肱骨头未能匹配关节盂，前后位 X 线片中肩关节后脱位可以通过空虚的关节盂标志来明确。阳性边缘征提示关节盂前缘与肱骨头之间的距离超过 6mm。

47. 肩关节后脱位的发生率和常见原因是什么？

后脱位占肩关节脱位的 5%。通常由于跌倒时伸手撑地造成。其他原因包括强直阵挛发作、电击和肩部的直接创伤。可以手臂屈曲 90° 并外展肩关节，然后外旋上臂进行复位。中立位 5° ～ 10° 外旋和轻微外展悬吊固定患肩。

48. 肩关节前脱位患者复发的比例是多少？

30 岁或 30 岁以下的患者中，90% 的患者出现复发性脱位；老年患者中比例低，主要取决于损伤机制。

49. 肩关节脱位的潜在并发症有哪些？

肩关节脱位时腋神经可能受伤。必须检查三角肌运动功能和肩部外侧感觉功能。另外，可能会发生肩袖撕裂，尤其是 40 岁以上患者第一次发生肩脱位时。

50. 如何诊断肩袖撕裂？

关节活动范围不能超过头部、夜间疼痛和手臂外展疼痛是典型的肩袖损伤症状。患者难以外展手臂，往往高度无法超过肩部。在冈上肌力测试中，患者肩部 90° 外展，向前屈曲 30° 并最大程度内旋，无法抵抗向下的压力。下落试验以相同的方式完成，手臂 90° 外展，患者无法缓慢降低手臂。如果向肩关节腔内注射 10ml 1% 利多卡因可缓解上述症状，则更可能是肩峰下撞击而不是单纯的肩袖撕裂。

51. 肱骨干骨折最常见的神经损伤是什么？

桡神经被挫伤或拉伸，但很少撕裂。肱骨远端 1/3 处骨折时，因桡神经穿过肱骨肌间隔（Holstein – Lewis 骨折）因此容易受伤。表现为 MCP 关节以远的手腕和手指不能背伸，手桡侧背部麻木。可以通过指间关节延伸保留尺神经和正中神经功能。因为肱三头肌受桡神经在近端发出的分支支配，功能通常不受损。

52. 锁骨骨折怎么办？

锁骨骨折主要由间接创伤引起，最常见病因是跌落时肩膀着地或伸手撑地（如自行车事故）。直接创伤，例如在运动时对锁骨的撞击，是锁骨骨折不常见的原因。锁骨骨折在儿科患者中最常见，多发生于锁骨的中间 1/3，约占所有病例的 75%。

53. 如何治疗锁骨骨折？

在急诊，多数锁骨骨折患者都可以通过悬吊患肢缓解疼痛。传统的 8 字绷带已经不再使用。若需要手术来修复骨折则应请骨科会诊。需要手术修复的骨折包括完全移位的骨折、骨折缩短超过 2cm、骨折移位导致皮肤隆起、开放性骨折和神经血管损伤相关的骨折。

54. 什么是肩关节分离？它是如何发生的？

肩关节分离更具体的是指肩锁关节（acromioclavicular，AC）的分离。AC 分离通常是由于直接撞击肩部导致，例如高能接触运动（足球）。AC 分离根据 AC 韧带的损伤程度和锁骨端的移位程度分为不同类型。

55. 如何处理 AC 分离？

绝大多数的 AC 分离都可以通过悬吊固定、冰敷和药物镇痛进行治疗。若年轻患者移位程度大但对功能恢复要求高可行手术治疗。

关键点：肩部和上臂

（1）40 岁以上、第一次肩关节脱位患者可能合并肩袖损伤。
（2）肩关节脱位患者应详细记录腋神经的运动和感觉功能。

下肢和骨盆骨折

56. 列出骨盆骨折的主要并发症

- 失血性休克。
- 失血引起的死亡。
- 泌尿生殖系统和直肠损伤（见第 89 章）。

57. 开放性骨盆骨折患者的死亡率是多少？

因为多学科协助、早期出血控制（包括腹膜后压迫骨盆）以及重症监护的进步，死亡率已从 20 世纪 90 年代的 50% ～ 60%，降至 10% ～ 25%。

58. 髋关节后脱位的发生率和损伤机制是什么？

80% 的髋关节脱位是后脱位，机制是膝关节在屈曲状态下，受到向后的直接暴力，如在迎面发生的机动车碰撞中，膝关节撞击仪表板。

59. 髋关节后脱位有哪些并发症？

10%的患者合并坐骨神经损伤，导致大腿和腿部肌腱功能减弱或丧失。10%～15%的患者出现股骨头缺血性坏死。如果复位超过12小时，AVN的风险增加到50%。即使迅速复位，20%的患者也会出现骨关节炎。早期康复期间发生复发性脱位的风险增加。

60. 髋关节后脱位如何在临床上与股骨颈骨折区分？

两者均导致下肢缩短。髋关节后脱位时，髋关节外翻、内收、内旋。股骨颈或股骨转子间骨折时，下肢不弯曲，但下肢缩短、外展和外旋。

61. 股骨干骨折预计失血量多少？

患者通常会失血1500～2000ml。

62. 股骨干骨折如何在ED中稳定？

肢体纵向牵引可以实现很好的稳定。大多数急救医疗服务提供者都携带这些牵引装置，可以将其应用于现场或救护车。医院的另一个治疗方案是远端股骨放置牵引针、牵引床或滚轮轴向牵引。传统的夹板效果不佳。股骨牵引可显著降低死亡率和其他器官损伤的风险（脑、肺）。

63. 为什么髋关节疾病患者会出现膝关节疼痛？

患有髋部问题的患者可能仅主诉大腿前部和膝关节内侧疼痛。膝关节和髋关节都由闭孔神经支配。膝关节疼痛的患者没有相应发现时，应怀疑髋关节问题。应仔细检查膝关节和髋关节，并配合适当的X线片检查。

64. 列出与创伤性膝关节积血相关的最常见损伤

前交叉韧带（anterior cruciate ligament，ACL）损伤是膝关节积血的最常见原因。如果在关节穿刺中发现脂肪微球，提示存在膝关节骨折。

65. 说出内翻型踝关节扭伤时常见的受伤韧带

最常见的受伤韧带是距腓前韧带。跟腓韧带也可能在严重扭伤中受损。

66. 描述踝关节扭伤的治疗方法

通过RICE方案治疗踝关节扭伤：休息、冰敷、压迫和抬高患肢（rest, icec compression, elevation）。推荐早期使用拐杖和保持适当的关节活动范围。更严重的扭伤可能需要短时间的石膏固定。

67. 什么是膝关节交锁，最常见的原因是什么？

患者无法主动或被动屈曲膝关节超过10°～45°。膝关节交锁和解锁突然发生。

最常见的原因是内侧半月板撕裂、膝关节内含游离体（如膝关节的骨软骨碎片）或髌骨脱位。

68. 膝关节脱位最常见的方向？

方向由胫骨相对于股骨的位置确定。约 40% 的病例为前脱位，25% 为后脱位。过伸创伤引起前脱位，正面暴力撞击常导致后脱位。40%～50% 的前 / 后脱位患者合并腘动脉损伤。所有远端脉搏和踝 - 肱指数异常的患者，应考虑行复位后血管造影。

69. 不可逆的膝关节脱位方向？

膝关节后外侧脱位是不可复位的。膝关节后外侧脱位时股骨内侧髁出现酒窝征，因为其通过前内侧关节囊形成纽扣，不易复位。需要在手术室行开放复位。

70. 踝 - 肱指数是如何计算的？

通过多普勒超声测量患侧下肢和健侧上肢收缩动脉压来计算踝 - 肱指数。踝 - 肱指数值大于 0.9 为正常。患有外周血管疾病患者的踝 - 肱指数测量可能不准确，如糖尿病和高血压。老年人血管钙化也可以增加假阳性。小于 0.9 的踝 - 肱指数必须进行进一步的诊断检查和（或）在手术室进行手术探查。

71. 跟骨骨折通常有哪些伤害？

根据损伤机制和跟骨骨折的类型，高达 50% 的患者可能合并腰椎或下胸椎压缩性骨折。10% 的跟骨骨折损伤为双侧，约 25% 合并其他下肢损伤。

关键点：下肢和骨盆

（1）创伤性骨盆出血需要多学科协作治疗。
（2）ACL 损伤是膝关节积血的常见原因。
（3）所有膝关节脱位都需要进行彻底的血管检查，包括踝 - 肱指数测量，排除相关的血管损伤。

儿童骨科

72. 什么是圆环骨折或带扣骨折？

这种骨折常见于桡骨干骺端。圆环或带扣用以描述儿童骨骼畸形，多发生于骨骼一侧压缩，而对侧皮质保持完整。因为对侧皮质仍然完整，所以骨折稳定，需要石膏固定 4 周。

73. 什么是青枝骨折?

儿童骨骼的弹性较高。施加在儿童长骨上的成角力可造成青枝骨折。一侧皮质断裂，对侧皮质弯曲但不会被压缩断裂。类似于试图拧断树上生长的新生树枝。这种骨折常见于前臂，需要充分复位，石膏固定6周。

74. 什么是 Salter-Harris 分类?

必须告知患儿父母涉及骺板的骨折可能导致生长障碍。80%的损伤是 Salter-Harris Ⅰ型和Ⅱ型，两者的并发症发生率都较低。Salter-Harris Ⅲ型、Ⅳ型和Ⅴ型损伤的预后较差。移位的 Salter-Harris Ⅲ型和Ⅳ型骨折可能需要开放复位以恢复正常解剖学关系。

根据 Salter-Harris 分类，骨折可分为5种类型（图 92-5）。
- Ⅰ型：骨骺分离，这可能表现为生长板区域的分离。
- Ⅱ型：骨折横穿骺板，并在干骺端侧穿出。
- Ⅲ型：骨折横穿骺板，并在骺端侧穿出。
- Ⅳ型：骨折穿过骨骺、生长板和干骺端。
- Ⅴ型：生长板挤压伤，平片上难以确定。

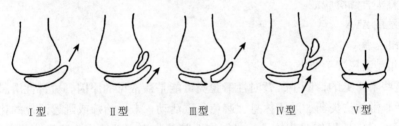

Ⅰ型   Ⅱ型   Ⅲ型   Ⅳ型   Ⅴ型

图 92-5　青枝骨折 Salter-Harris 分类

75. 哪种血管并发症与小儿肱骨髁上骨折有关?

移位的小儿肱骨髁上骨折的血管损伤发生率为5%。肱动脉可被向前移位的肱骨干压迫或撕裂。后外侧移位髁上骨折最可能导致血管损伤。若患儿手部呈粉红色、脉搏消失，应迅速在手术室进行骨折复位和固定，随后进行复查和请血管外科会诊。

76. 描述与小儿肱骨髁上骨折相关的神经系统并发症

骨间前神经（正中神经分支）是最常见的受伤神经。它支配前臂深层肌肉：FDP 的桡侧部分、旋前肌和拇长屈肌（FPL）。骨间前神经功能检查包括评估拇长屈肌和指深屈肌功能和示指指间关节（能否做出 OK 手势）。第二常见是桡神经损伤，然后是尺神经损伤。必须进行彻底的体格检查以明确这些损伤，但对儿童来说这是一项艰巨的任务。

77. 什么是保姆肘或牵拉肘，其治疗方法是什么？

轴向牵拉儿童伸展的手臂，可造成桡骨小头从环状韧带脱位。儿童通常表现为假性麻痹。X线片不能确诊。需同时屈曲肘关节和旋转前臂进行复位。桡骨头有弹响提示复位。复位后的几分钟内儿童开始活动肢体。应教育父母或看护人避免纵向牵拉儿童上肢，预防这种情况再发生。

78. 描述长骨骨折对儿童的潜在影响

长骨骨折的患儿中，必须注意非意外创伤（虐待儿童，见第66章）。

79. 什么是 Waddell 三角？

Waddell 三角的概念描述了儿童遭受汽车撞击之后出现股骨骨折、胸腔或腹腔损伤以及头部损伤。

80. 哪种非创伤性髋关节疾病可导致儿童跛行？

- 化脓性关节炎。
- 暂时性滑膜炎。
- 股骨头骨骺滑脱症。
- 特发性 AVN。
- Perthes 病。
- 幼年型类风湿关节炎。

在这些不常见的诊断中，暂时性滑膜炎可能是最常见的原因。短暂性滑膜炎的治疗，包括非甾体抗炎药、卧床休息、避免负重活动。未经治疗或延迟治疗的化脓性关节炎会不可逆转地损伤关节软骨。非创伤性髋关节疼痛必须排除感染。若存在感染，白细胞计数、红细胞沉降率和体温通常都会升高。如果感染不能确诊，髋关节穿刺是金标准，通常在手术中进行。髋关节标准前后和侧位X线片有助于区分Perthes病和股骨头骨骺滑脱症。

81. 股骨头骨骺滑脱症的早期 X 线检查中可有哪些发现？

如果一张X线片中股骨头与股骨颈关系不对称应该怀疑股骨头骨骺滑脱症。如果标准前后位和侧位X线片正常，应拍摄蛙式位X线片。双侧髋关节对比有助于鉴别微小的变化，因为20%股骨头骨骺滑脱症双侧均有问题。如果X线片检查为阴性，可行MRI检查，请儿童骨科会诊。

82. 对于一个开放性骨骺损伤和压痛的儿童，ED 的治疗方式是什么？

这种情况应考虑存在隐匿性损伤。对受伤肢体进行夹板固定，如是下肢，则保持肢体不承重。应该告知家长这种类型伤害和生长障碍的可能性。必须强调进行专科医师复诊的重要性。无移位的骨骼骨折，由于缺乏固定而导致移位会造成长期并发症。短期肢体固定适当应用夹板或石膏。当怀疑骨折时，应积极进行固定。

（王宝军　陈文韬　译）

参考文献

1. Berwald N, Khan F, Zehtabchi S: Antibiotic prophylaxis for ED patients with simple hand lacerations: a feasibility randomized controlled trial. *Am J Emerg Med* 32:768–771, 2014.

2. Bloom JM, Hammert WC: Evidence-based medicine: metacarpal fractures. *Plast Reconstr Surg* 133:1252–1260, 2014.

3. Bravman JT, Ipaktchi K, Biffl WL, et al: Vascular injuries after minor blunt upper extremity trauma: pitfalls in the recognition and diagnosis of potential "near miss" injuries. *Scand J Trauma Resusc Emerg Med* 16:16, 2008.

4. Christodoulou L, Melikyan EY, Woodbridge S, et al: Functional outcome of high-pressure injection injuries of the hand. *J Trauma* 50:717–720, 2001.

5. Donaldson J, Haddad B, Khan WS: The pathophysiology, diagnosis and current management of acute compartment syndrome. *Open Orthop J* 8:185–193, 2014.

6. Ipaktchi K, Demars A, Park J, et al: Retained palmar foreign body presenting as a late hand infection: proposed diagnostic algorithm to detect radiolucent objects. *Patient Saf Surg* 7:25, 2013.

7. Ipaktchi K, Livermore M, Lyons C, et al: Current concepts in the treatment of distal radial fractures. *Orthopedics* 36:778–784, 2013.

8. Karimkhani C, Amir M, Dellavalle RP, et al: Current concepts for oil decontamination of crush injuries: a review. *Patient Saf Surg* 8:22, 2014.

9. Kashuk JL, Moore EE, Pinski S, et al: Lower extremity compartment syndrome in the acute care surgery paradigm: safety lessons learned. *Patient Saf Surg* 3:11, 2009.

10. Mauffrey C, Bailey JR, Bowles RJ, et al: Acute management of open fractures: proposal of a new multidisciplinary algorithm. *Orthopedics* 35:877–881, 2012.

11. Mills WJ, Barei DP, McNair P: The value of the ankle-brachial index for diagnosing arterial injury after knee dislocation: a prospective study. *J Trauma* 56:1261–1265, 2004.

12. Perron AD, Miller MD, Brady WJ: Orthopedic pitfalls in the ED: fight bite. *Am J Emerg Med* 20:114–117, 2002.

13. Perron AD, Miller MD, Brady WJ: Orthopedic pitfalls in the ED: pediatric growth plate injuries. *Am J Emerg Med* 20:50–54, 2002.

14. Perron AD, Miller MD, Brady WJ: Orthopedic pitfalls in the ED: slipped capital femoral epiphysis. *Am J Emerg Med* 20:484–487, 2002.

15. Pfeifer R, Pape HC: Missed injuries in trauma patients: a literature review. *Patient Saf Surg* 2:20, 2008.

16. Saveli CC, Morgan SJ, Belknap RW, et al: Prophylactic antibiotics in open fractures: a pilot randomized clinical safety study. *J Orthop Trauma* 27:552–557, 2013.

17. Seigerman DA, Choi D, Donegan DJ, et al: Upper extremity compartment syndrome after minor trauma: an imperative for increased vigilance for a rare, but limb-threatening complication. *Patient Saf Surg* 7:5, 2013.

18. Stahel PF, Smith WR, Moore EE: Current trends in resuscitation strategy for the multiply injured patient. *Injury* 40(Suppl 4):S27–S35, 2009.

19. Sucato DJ, Schwend RM, Gillespie R: Septic arthritis of the hip in children. *J Am Acad Orthop Surg* 5:249–260, 1997.

20. Suzuki T, Smith WR, Hak DJ, et al: Combined injuries of the pelvis and acetabulum: nature of a devastating dyad. *J Orthop Trauma* 24:303–308, 2010.

21. Toker S, Oak N, Williams A, et al: Adherence to therapy after flexor tendon surgery at a level 1 trauma center. *Hand (N Y)* 9:175–178, 2014.

22. Yaffe MA, Kaplan FT: Agricultural injuries to the hand and upper extremity. *J Am Acad Orthop Surg* 22:605–613, 2014.

第 93 章　烧伤

Michael C. Overbeck，MD

关键点

（1）医师应能估计烧伤深度和所涉及的总体表面积百分比，因为这些信息有助于早期复苏、管理和转诊决策。

（2）气道受损可以在烧伤患者中迅速发展。仔细关注表明显著的气道损伤的既往特征、主观症状和客观症状，判断患者是否需气管插管。

（3）向专科医师咨询并考虑将患有严重深度烧伤、特殊年龄或严重创伤合并烧伤的患者转移至烧伤中心。

（4）在 ED 中看到的大多数烧伤可以在门诊环境中进行管理。门诊管理计划的要素包括疼痛控制、伤口护理、密切的初始随访护理、复查标准，以及评估儿科患者家庭环境是否安全可靠。

1. 热损伤后，应立即提供哪些急救措施？

首先，应停止损伤过程（即移除热源、熄灭火焰或稀释相关化学品）。其次，应使用冷自来水将热损伤冷却至少 20 分钟。这在损伤后长达 3 小时内应用可能具有重要且积极的效果。虽然冰可以提供镇痛作用，但它导致组织坏死从而扩大组织损伤，不推荐使用。

2. 到达时如何评估烧伤患者？

医师应进行创伤评估，包括初级和二级调查，并仔细关注气道充分性、通气和氧合。对于肢体局部不复杂的烧伤，这个过程通常可直接进行。评估烧伤深度和相关区域的分布。患者呼吸功能不全或吸入性损伤时应考虑早期插管。

3. 如果患者同时有创伤和烧伤，该如何做？

患者同时有创伤和烧伤会增加死亡率。这种人群在创伤评估和平稳救治时，通常需要同时进行早期液体复苏。由于创伤合并烧伤后并发症发生率较高，与之协同的护理是重要的，并且在初始创伤稳定后应该着重考虑转移到烧伤中心。

4. 在评估烧伤患者的气道时，哪些因素是重要的？

很难预测哪些患者会继发喉头水肿和气道阻塞，评估医师必须警惕威胁上呼吸道通畅的快速发展的症状。患有较大的 TBSA 烧伤百分比的患者气道损伤风险增加。围绕口腔或鼻孔的炭灰，声音嘶哑或喘鸣，面部烧伤或痰液含碳都是气道损伤的显著表现。有明显气道受累患者的血氧饱和度降低。

5. 列出患者需要转移到烧伤中心的标准

- 局部深度烧伤大于 10% TBSA。
- 涉及面部、手部、足部、生殖器、会阴或主要关节的烧伤。
- 全层烧伤（任何尺寸的全层烧伤，因为这些都不能自行愈合）。
- 电灼伤，包括雷击伤。
- 化学灼伤。
- 吸入伤害。

6. 什么情况下需要为烧伤患者气管插管？

患者是否进展为气道损伤的可能性难以准确估计，因此必须维持较低的插管标准。损伤的历史特征（空间暴露、意识丧失或高龄）或查体发现（早期喉头水肿，面部或颈部周围受累，喘鸣）是可能即将发生气道阻塞的重要线索。血液中氰化物或一氧化碳浓度的增加应该怀疑有重大吸入损伤的可能性。鼻咽镜检查可发现严重上呼吸道损伤（可能在数分钟或数小时内危及气道通畅）。即使没有吸入损伤的症状，医师必须对气道损伤保持高度怀疑，如果在运输过程中发生气道阻塞，可能会造成十分严重的后果。

7. 烧伤患者气管插管可能会遇到哪些危险？

烧伤后口咽水肿提示呼吸困难。即使最熟练的操作人员在插管时也应考虑是否需进行手术建立气道，如果在初始插管过程中出现氧合或通气问题，则立即采取替代措施。如遇到超出预期的困难气道，谨慎考虑是否给予肌松剂，要避免患者发生麻痹窒息。需额外关注严重烧伤的患者可能发生血容量降低，以及在快速顺序插管时给予镇静或麻痹药物后可能出现严重低血压。

8. 在烧伤患者插管中使用琥珀酰胆碱是否安全？

琥珀酰胆碱常被报道为禁用于烧伤患者，因其可通过改变肌肉受体引起高钾血症。这些变化通常发生在烧伤后的 7～10 天。对于急性烧伤患者，在烧伤后 48 小时内使用琥珀酰胆碱被认为是安全的。

9. 烧伤深度是如何分级的？

烧伤的分级已从"一级、二级、三级"转变为一种更具有功能性的描述性术语。医师对这一术语的认识在评估、管理烧伤患者和给出建议时非常重要。目前公认的术语是表面或表皮烧伤、浅Ⅱ度烧伤、深Ⅱ度烧伤和全层烧伤。

10. 浅Ⅱ度烧伤是什么样的?

表面或表皮烧伤,以前被认为是第一级烧伤,其特征是红色、表面干燥、没有水疱。真皮-表皮界面是损伤的深度界限,由于真皮血管和神经末梢受到刺激而向上突出,会导致红斑和疼痛。可能导致水肿,特别是在敏感部位,如眼睛周围的软组织。这也是典型晒伤的表现,持续数小时,3～5天内消退。这种类型的烧伤不应包括在TBSA计算中。

11. 描述浅Ⅱ度烧伤

浅Ⅱ度烧伤以前被认为是二级烧伤,其特征是红斑、疼痛和水疱。当水疱出现并破裂时,与疼痛、温度和光触有关的神经末梢暴露于真皮,使这些损伤特别敏感。失去真皮乳头的覆盖导致伤口表面变得光滑。水肿是典型的表现。下面的毛细血管网络保持完整,导致充血和毛细血管再灌注充足。

12. 什么是深Ⅱ度烧伤?

深Ⅱ度烧伤,以前被认为是更严重的Ⅱ度烧伤,延伸到真皮的深层。毛细血管再灌注缓慢或消失,局部可出现红斑或苍白。感觉改变或减少,暴露表面通常潮湿,水肿明显。

13. 描述全层烧伤

全层烧伤,以前称为三级烧伤,是指穿透表皮和真皮进入皮下组织的全层烧伤。毛细血管网络被烧灼,感觉神经末梢被破坏,使这些烧伤部位失去知觉,不发白,早期干燥。真皮下烧伤,以前被描述为四级烧伤,涉及皮下结构,如肌肉、骨骼和间质。

14. 为什么识别环向全层烧伤很重要?

环向焦痂下的毛细血管渗漏和逐渐形成的肢体水肿可威胁肢体灌注和远端组织的存活。因此,对四肢发生环周烧伤的患者,应密切评估组织灌注的充分性,包括温度变化、毛细血管再灌注、感觉异常进展和感觉检查。受影响的四肢,应每小时用多普勒超声进行评估,以确保足够的灌注。一般不需要进行手或手指切除,需咨询烧伤中心的医师。

15. 何时需要进行胸廓切开术?

胸部环向的深度或全层烧伤可能危及通气机制。通常情况下,呼吸机检测到肺顺应性参数不断恶化,提醒医师注意这种并发症的发生。在评估排除了烧伤患者不能通气的其他原因(如黏液堵塞、管道或扭结断开)后,胸廓切开术是有效的,可以在床边进行,以避免不必要的延误和与手术室相关的并发症。

16. TBSA对患者护理有何影响? 它是如何计算的?

TBSA结合烧伤的深度评估可用于医疗决策、处置并影响患者生存。虽然医师准确估计 TBSA 百分比的能力有限，但它仍然是患者护理中的一个重要参数。在成人患者中，华氏九分法（图 93–1）可以帮助医师计算局部和全层烧伤的 TBSA。同样，对于儿童患者，Lund 和 Browder 开发了一种标准化的方法（图 93–2），纳入了儿童的独特比例，用于计算烧伤 TBSA。按照惯例，表面或一级烧伤计算在内。

17.TBSA 在烧伤患者的液体复苏方案中的作用？

烧伤后的炎症反应立即引起体内血管外液体的转移，导致相对的血管内衰竭。帕克兰补液公式可能是最著名的与 TBSA 相匹配的计算烧伤患者的液体需求的方法。

患者所需的总量在第一个 24 小时计算如下。

24 小时总液体量 =4ml × 千克体重 ×% TBSA（部分和全层烧伤）

一半的量是在烧伤后的 8 小时内进行补充，其余的量在随后的 16 小时内进行补充。

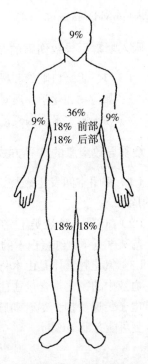

图 93–1　按华氏九分法测定烧伤程度的百分数（引自 Miller RH: Textbook of basic emergency medicine，ed 2, St. Louis, 1980, Mosby.）

18. 用帕克兰补液公式计算一名 70kg 成人 20% TBSA 烧伤的液体需求量

24 小时液体总量为：4ml/kg/ % ×7kg×20%，即 5600ml。

前 8 小时内输注该液体总量的一半。

5600 ÷ 2 = 2800ml/8h，速率为 2800 ÷ 8 = 350ml/h。

剩余液体量在接下来的 16 小时内输注，即 2800 ÷ 16 = 175ml/h。

19. 使用帕克兰补液公式有什么缺陷吗？

越来越多的证据表明，公式低估了严重烧伤成人的体积需求。然而帕克兰补液配方应被视为一个起点，通过调整液体给药以保持成人尿量 0.5ml/（kg·h）或儿童尿量 1 ~ 2ml/（kg·h）（使用留置 Foley 导管监测）。此外，当烧伤患者最初接受评估并随后转移到三级烧伤中心时，帕克兰补液公式有助于标准化护理。

20. 什么是烧伤性休克？

患者被烧伤后不能立即给予充分的液体复苏，毛细血管通透性增加和敏感性降低迅速导致循环血量减少，从而影响组织灌注和器官功能，甚至发生休克。迅速静脉注射复苏血容量是防止烧伤性休克的关键。由于肾衰竭伴少尿是复苏不足的常见和公认的后果，许多协议侧重于维持尿量，以衡量液体管理的充分性（Advanced burn life support provider manual, p 35)。

21. 吸入烟雾后导致伤害的 3 种机制是什么？

（1）口、舌、口咽部和喉部（即声门以上）的热损伤。

（2）颗粒物和化学物质对下呼吸道和肺实质的损伤（在声门下方）。

（3）在细胞水平上因氧动力学中断而引起的代谢紊乱（如协同作用）。

22. 烟雾导致窒息的 3 种方式？

（1）密闭空间发生燃烧，室内空气含氧量从 21% 下降到 10% ～ 15%，增加了窒息的危险。

（2）CO 是一种烃类不完全燃烧产生的无色无味气体，它能迅速通过呼吸上皮细胞，与氧气竞争血红蛋白上的结合位点，从而影响患者的氧气输送。

（3）氰化物气体是由木材、塑料和合成聚合物等含碳和含氮材料不完全燃烧产生的。血液中的氰化物含量往往稳定性差，使诊断困难，应保持高度怀疑。细胞氧化呼吸链电子传递受损，尽管动脉氧张力正常，患者仍存在组织缺氧。8mmol/L 以上的乳酸浓度可能有助于诊断。

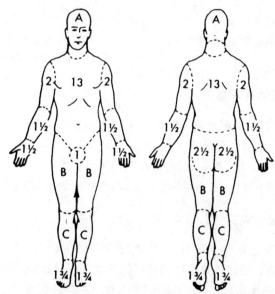

图 93-2　经典 Lund 和 Browder 图表，确定体表烧伤百分率的最佳方法是图表上标出损伤区域，然后根据患者的年龄计算总百分率（引自 Artz CP, Yarbrough DR 3rd: Burns, including cold, chemical, and electrical injuries. In Sabiston DC Jr, editor: Textbook of surgery , ed 11, Philadelphia, 1977, Saunders. ）

23. 对于 CO 暴露的患者，急诊医生应该注意什么？

严重 CO 暴露的患者有非特异性症状，如恶心、头痛，并伴有细胞缺氧代偿的先兆，如心动过速和呼吸加快。值得注意的是，大多数脉搏血氧仪无法区分 CO-Hb 和血红蛋白，所以即使在严重暴露时，脉搏血氧仪读数也正常。用血氧定量法测量吸烟者体内的 CO-Hb 含量通常高达 5%，但是 10% ~ 15% 范围内的 CO 含量与 CO 中毒一致。CO 中毒占烟雾吸入死亡的 80%，大多数患者在接触后 24 小时内死亡。

24. 如何治疗 CO 中毒？

治疗通常采用 100% 的氧疗数小时，当 CO-Hb 水平超过 25% 时采用高压氧治疗（见第 73 章）。

25. 如何管理氰化物中毒的患者？

静脉注射羟钴胺是推荐的治疗方法（见第 73 章）。

26. 哪些烧伤患者可以在门诊治疗？

没有呼吸道的问题。烧伤的 TBSA 小于 10%，无须液体复苏。儿童可以口服补充充足的液体。家庭有能力来支持门诊护理计划。

27. 烧伤患者门诊护理计划的要素是什么？

一旦确定烧伤患者可以作为门诊患者进行管理，就应该制订一个深思熟虑的、个性化的护理计划。护理计划的要素包括疼痛控制、伤口清洗和局部伤口护理。告知患者和护理人员明确的预防措施，例行烧伤门诊随访，以及长期宣教。需要强调的是，必须在 24 小时内请精通烧伤管理的医师会诊进行复查。

28. 如何预防破伤风？

如果自上次破伤风免疫接种后到现在间隔时间不确定，建议患者在最初评估时接受破伤风强化治疗。

29. 儿童烧伤与成人烧伤有何不同？

2 岁以下儿童因烧伤导致的发病率和死亡率增加，需要改进方法。儿童复苏液体量的计算方法不同。在第一个 24 小时内给予的总液体量计算如下。

$$（3 \sim 4）ml \times 千克体重（kg）\times TBSA（\%）$$

在烧伤后的前 8 小时内，输入这些液体量的一半（同成人），其余的在随后的 16 个小时内输入。对于体重小于 30 千克的儿童，应调整静脉输液速度，使其尿量稍微增加 [1ml/（kg·h）]。此外，2 岁以下的儿童尤其容易发生低血糖，因为在烧伤后肾上腺素能过高，该状态下会快速消耗糖原储备。如果发生低血糖，应仔细监测血糖，补液类型向含葡萄糖电解质溶液（如含 5% 葡萄糖的半生理盐水）转变。

30. 烧伤的哪些特征表明非意外创伤？

见第 66 章。

31. 在儿科患者中，家庭电器造成的损伤应考虑哪些具体问题？

见第 56 章。

32. 儿童咬断电线后口腔烧伤怎么办？

儿童咬断电线后发生口腔烧伤，除了使用局部抗生素治疗伤口外，一般不需要立即进行干预。在这些损伤中，侧面侵蚀到唇动脉可能有些危险，因此在随后的几天中，家长应该着重护理，听从护理人员指导，并及时回访。

33. 老年人烧伤有哪些特别的注意事项？

老年患者常常行动不便，警觉性下降。这意味着识别风险和避免危险的能力下降。随着年龄的增长，生理变化如皮肤萎缩，表皮新陈代谢慢，灌注减少，使得老年患者发生更严重烧伤的风险增加，愈合延迟，恢复时间延长。此外，器官系统，如肺、肾和心血管系统的老化，影响烧伤患者代偿和克服初始损伤的能力。

34. 治疗老年人烧伤的难点有哪些？

液体复苏比年轻人更困难，常用的液体复苏方案已被证明会导致老年人过量的液体摄入。在这一人群中，吸入性损伤导致的死亡率大幅上升，通常需要更早地进行气道管理。

老年人通常在家中遭受烫伤、烧伤或两者兼而有之。独居的生活条件导致求医延误，缺乏有效护理。疼痛管理进一步增加了救治难度。潜在的肾或肝损害可能会限制镇痛的选择，而且医师难以准确评估老年人对疼痛的感知能力，使镇痛计划更加复杂。

35. 治疗面部烧伤有什么特别之处？

应避免使用含银外用抗生素（磺胺嘧啶银）治疗面部创伤，以免造成面部色素沉着，从而影响面部美观。可以使用三联抗生素软膏。考虑到面部烧伤可能会损伤角膜，且面部发生肿胀后会妨碍评估，应及早检查眼睛。仔细观察气道早期受累的症状，加强对气道受累患者的护理。

36. 处理化学烧伤患者的一般原则是什么？

遭受化学烧伤的患者应考虑转移到烧伤中心。但是，仍需采取初步治疗措施防止患者进一步受伤并保护医务工作者。医疗小组的成员在参与患者护理时应戴手套、穿长袍和保护面部。可能含有化学物质和延长暴露的服装和饰品必须清除。应继续大量冲洗，直到患者症状消失或进行转移。具体的化学品接触，如氢氟酸、汽油产品（汽油和柴油燃料）或乙醇、苯酚等，需要特别注意并进行具体管理。

美国烧伤协会：www.ameriburn.org；accessed 3-9-15。

（王宝军 高 化 译）

参考文献

1. American Burn Association: *Advanced burn life support provider manual*, Chicago, 2011, American Burn Association.
2. Antonio ACP, Castro PS, Freire LO: Smoke inhalation injury during enclosed-space fires: an update. *J Bras Pneumol* 39:373–381, 2013.
3. Blumetti J, Hunt JL, Arnoldo BD, et al: The Parkland formula under fire: is the criticism justified? *J Burn Care Res* 29:180–186, 2008.
4. Cancio LC: Airway management and smoke inhalation injury in the burn patient. *Clin Plast Surg* 36:555–567, 2009.
5. Cartotto RC, Innes M, Musgrave MA, et al: How well does the Parkland formula estimate actual fluid resuscitation volumes? *J Burn Care Rehabil* 23:258–265, 2002.
6. Chen EH, Sareen A: Do children require ECG evaluation and inpatient telemetry after household electrical exposures? *Ann Emerg Med* 49:64–67, 2007.
7. Davis CS, Janus SE, Mosier MJ, et al: Inhalation injury severity and systemic immune perturbations in burned adults. *Ann Surg* 257:1137–1146, 2013.
8. Johnson MR, Richard R: Partial-thickness burns: identification and management. *Adv Skin Wound Care* 16:178–189, 2003.
9. Keck M, Lumenta DB, Andel H, et al: Burn treatment in the elderly. *Burns* 35:1071–1079, 2009.
10. Kim LKP, Martin HCO, Holland AJA: Medical management of paediatric burn injuries: best practice. *J Paediatr Child Health* 48:290–295, 2012.
11. Kupas DF, David D, Miller DD: Out-of-hospital chest escharotomy: a case series and procedure review. *Prehosp Emerg Care* 14:349–354, 2010.
12. Leetch AN, Woolridge D: Emergency department evaluation of child abuse. *Emerg Med Clin North Am* 31:853–873, 2013.
13. Martyn JAJ: Letter to the editor. *Anesthesiology* 91:321–322, 1999.
14. Monafo WW: Initial management of burns. *N Engl J Med* 335:1581–1586, 1996.
15. Sheridan R: Outpatient burn care in the emergency department. *Pediatr Emerg Care* 21:449–459, 2005.
16. Tricklebank S: Modern trends in fluid therapy for burns. *Burns* 35:757–767, 2009.

第 94 章　伤口管理

Maria E. Moreira，MD

1. 为什么伤口管理很重要？

在美国，每年约有 1200 万创伤患者在急诊室接受治疗，约占急诊总人数的 10%。患者常常根据功能恢复程度、创面修复的美观效果及并发症情况来判断医师的能力。

2. 功能性闭合和整容性闭合有什么区别？

功能性闭合是指伤口的闭合，以恢复受伤部位的功能为先。整容性闭合的首要任务是尽量避免瘢痕愈合。

3. 怎样记住修复伤口的步骤呢？

使用口诀 LACERATE。

观察（look）：评估伤口以确定最合适的闭合方式。彻底检查伤口远端的运动、感觉和搏动情况。

麻醉（anesthetize）。

修剪干净（clip and clean）：清理剪短毛发引起的感染要比剃光毛发少。有条理的冲洗是减少感染风险最好的方法。

设备/探索（equipment/ Explore）：用于伤口修复的所有器械都应准备好并放在旁边，包括撕裂伤工具箱、手套、缝合材料和敷料。所有伤口都应检查，评估肌腱损伤程度，检查有无异物。检查肢体是否有运动损伤。

修复（repair）：实施修补术，失活组织可能需要清除。

评估结果（assess results）：当修复接近完成时，重新评估伤口，以确定是否需要额外的缝合。

破伤风（tetanus）：对于不清洁的或污染的伤口，患者如果在 5 年之内未接受过破伤风加强注射，那么给予破伤风预防；而对于清洁伤口患者，如果在 10 年内未接受过破伤风加强注射，则给予破伤风预防。

教育（educate）：教育患者如何护理伤口、发现感染的症状和了解拆线的时间。

4. 哪些因素会增加瘢痕并影响伤口愈合，如何将其最小化？

见表 94 - 1。

表 94 – 1　尽量减少可见瘢痕的因素

促成因素	减少瘢痕的方法
缠绕方向（如垂直于静、动拉力线）	分层闭合；正确选择切口方向
感染需要拆除缝合线和清创，导致二次愈合和广泛的瘢痕	适当的伤口准备；冲洗和延迟闭合受污染伤口
张力引起瘢痕增宽	分层闭合；适当的夹板和提拉
缝合痕迹	7 天内取出经皮缝合线
伤口边缘不平，导致边缘和瘢痕增大	伤口顶层闭合匀称，防止边缘不均匀膨胀
伤口边缘倒置	适当放置简易缝线或使用水平褥式缝合
残留污垢或异物的二次文身	适当的伤口准备和清创
组织坏死	在皮瓣上使用角缝线；边缘循环或静脉回流伤口的夹板固定和抬高；缝合前切除不能存活的创面边缘
血肿继发的愈合受损	使用合适的敷料和夹板
瘢痕或擦伤皮肤的色素沉着	使用防晒系数 15 或以上的防晒霜 6 个月
愈合伤口边缘之间的血块重叠	适当止血和闭合；过氧化氢擦拭；正确使用压缩敷料
解剖结构排列不正确，如朱砂边缘	细致闭合和对齐；局部麻醉下伤口边缘变形前定位缝合线位置；采用局部麻醉

注：引自 Markovchick V: Suture materials and mechanical after care. Emerg Med Clin North Am 10:673 – 689, 1992.

5. 应了解创伤患者病史的哪些方面？

损伤的时间、环境和机制对于确定伤口是否受到污染、存在异物或感染的可能性至关重要。了解患者目前的药物治疗和免疫状况（获得性免疫缺陷综合征、糖尿病、化疗）、患者的职业，以及发生手部损伤时确定患者哪侧为惯用手都很重要。必须获得患者破伤风免疫史和过敏史（特别是对于麻醉药、抗生素或乳胶手套）。

6. 体格检查最重要的方面是什么？

熟悉基础解剖学，特别是面部、颈部、手部和足部的解剖学很重要。首先确定是否有运动、感觉和血管的损伤。对于肢体损伤，在没有出血的情况下，可以暂时通过给血压计充气或在受伤部位附近放置止血带进行检查。触诊邻近损伤部位的骨骼可以发现潜在不稳定骨折或压痛。当怀疑肌腱或关节囊损伤或存在异物时，应进行直接检查和可视化检查。

7. 预防感染最重要的步骤是什么？

用生理盐水冲洗伤口，产生至少 8psi 的压力，这是至关重要的。这可以通过使用 18 或 19 号针头和 30ml 注射器来实现。最佳冲洗水量未确定。然而，可参考每厘米伤口长度使用 50 ～ 100ml 生理盐水。在存在严重污染的情况下，应进行大量冲洗并考虑清创。自来水是伤口冲洗时无菌生理盐水的合适替代品。洗涤剂、过氧化氢和浓缩聚维酮碘不应用于冲洗伤口，因为它们对组织有毒性作用。探查、必要时清创、止血、适当的修复、包扎和固定是伤口管理的必要辅助手段。抗生素在免疫正常的患者中没有预防作用。对于被污染或不清洁的大面积伤口，应使用机械冲洗装置清除所有污垢，减少细菌数量。应使用硬刷（如牙刷）或尖锐清创器清除冲洗后残留的污垢。

8. 局部麻醉应使用哪种麻醉剂？

选择合适的麻醉剂取决于许多因素，包括患者的年龄、潜在的健康状况、药物反应史、伤口的大小和位置，以及 ED 中的环境。丁哌卡因较利多卡因有优势，主要与麻醉时间有关。接受丁哌卡因麻醉的患者在 6 小时内的不适感明显减轻。此外，在急诊繁忙的情况下，丁哌卡因的使用可以防止因更危急患者的到来而中断修复时再次麻醉伤口。

9. 局部麻醉药注射的疼痛是由什么引起的？如何预防？

麻醉引起的疼痛是由于注射太快、针头太粗，麻醉药直接进入真皮，造成组织膨胀引起的。麻醉药的酸性也会引起疼痛。用一根小的、25 或 27 号针头直接穿过伤口边缘，在皮下缓慢注射，可以将因注射引起的疼痛降到最低。用 1ml 碳酸氢钠缓冲每 10ml 利多卡因的麻醉药也有助于减轻疼痛。然而，丁哌卡因本身并不适合缓冲，因为它会随着 pH 的升高而沉淀。另一种有效且经济的减轻因注射麻醉药引起的疼痛的方法是加热麻醉药。

10. 利多卡因和丁哌卡因的最大剂量是多少？

表 94-2 总结了单独或联合肾上腺素使用利多卡因、丁哌卡因和普鲁卡因的最大剂量和作用时间。当计算注入的毫克剂量时，1ml 1% 利多卡因等于 10mg 利多卡因，1ml 0.25% 丁哌卡因等于 2.5mg 丁哌卡因。对于慢性疾病患者，非常年轻或高龄的患者，或注入高渗透性血管区域或黏膜时，应降低最大剂量。

表 94 - 2　麻醉药的最大剂量和作用时间

麻醉药	类别	最大剂量	持续时间
利多卡因	酰胺	4.5mg/kg（不超过 300mg）	1～2 小时
利多卡因 + 肾上腺素	酰胺	7mg/kg（不超过 500mg）	2～4 小时
丁哌卡因	酰胺	2.5mg/kg（不超过 175mg）	4～8 小时
丁哌卡因 + 肾上腺素	酰胺	3mg/kg（不超过 225mg）*	8～16 小时
普鲁卡因	酯	8mg/kg（不超过 1g）	15～45 分钟
普鲁卡因 + 肾上腺素	酯	10mg/kg（不超过 1g）	30～60 分钟

注：*每 3 小时可重复使用一次丁哌卡因，但 24 小时内不应超过 400mg。

11. 描述利多卡因的毒性表现

一般来说，除非达到或超过推荐剂量，否则较少发生中毒。需要注意的是，当注入高渗透性血管区域或黏膜时，或在特殊年龄或慢性病患者中，中毒可能发生在低于最大剂量的情况下。主要影响中枢神经和心血管系统。影响中枢神经系统的表现为头晕、眼球震颤和感觉障碍，包括视觉先兆或暗点、耳鸣、口周刺痛或口中有金属味。言语含糊不清，迷失方向，肌肉抽搐，最后，可能继发癫痫。心血管系统表现为低血压、心动过缓和心电图间隔时间延长。严重的利多卡因中毒，最终会导致癫痫发作、昏迷和心脏停搏。

12. 对酰胺和酯类麻醉药过敏的患者应选择什么麻醉方式？

皮下注射苯海拉明可局部短效镇痛。方法是将苯海拉明溶于 5～10ml 生理盐水中。麻醉效果可能需要几分钟才能显现。用药剂量不要太大，患者注射后可能会昏昏欲睡。

13. 肾上腺素联合利多卡因和丁哌卡因时有哪些禁忌？

含有肾上腺素的麻醉药不应用于手指、耳郭、阴茎周围、血液供应差或边缘的区域，如胫骨前区。肾上腺素由于其强大的血管收缩作用而降低了对感染的抵抗力。在身体的某些部位，如头皮和面部，血管收缩和由此产生的止血作用有助于伤口的探查和修复，而且似乎不会增加伤口感染。

14. 什么是 LET？

LET 是一种外用麻醉剂，由利多卡因（lidocaine）（4%）、肾上腺素（epinephrine）1：1000 和丁卡因（tetracaine）（0.5%）混合而成。LET 已被证明对伤口麻醉有效，是首选的外用药物。它有很好的安全用药范围。为达到最佳效果，应直接应用在伤口内。20～30 分钟内开始起效。

15. LET 的禁忌证？

与使用肾上腺素联合利多卡因或丁哌卡因的禁忌证相同。

16. 什么时候应该使用局部麻醉？

- 需要大剂量麻醉药的伤口。
- 需要避免组织变形的伤口（如唇缘）。
- 局部浸润疼痛的伤口（如足底面）。

17. 什么时候使用程序性镇静？

程序性镇静是一种降低意识水平的药理学方法，使手术操作易于执行并获得最佳结果（见第 67 章）。

18. 什么是受污染伤口？

任何含有大量细菌的伤口都受到了污染。
- 全层损伤的伤口。

- 会阴或腋窝的伤口，那里通常有很多细菌分布。
- 伤口暴露在受污染的水中，如池塘、湖泊或珊瑚礁。

19. 导致伤口感染的因素

- 创面发生的时间。
- 存在异物。
- 坏死组织的数量。
- 存在细菌污染。
- 患者年龄。
- 宿主产生足够免疫应答的能力。

20. 不清洁的伤口和被污染的伤口一样吗？

不一样。由道路碎石造成的伤口，可能看起来很脏，但细菌数量很低。相比之下，发生在谷仓场院或暴露在粪便污染土壤中的伤口细菌数量高，且受到污染。

21. 什么是文身？

文身是异物在愈合过程中滞留在真皮内造成的。为了防止这种美容并发症，在初次接触文身患者时，必须通过适当地清创、擦洗和冲洗清除所有异物和污垢。硬毛刷（如牙刷）和肥皂有助于去除嵌入真皮中的污垢和沥青。

22. 如何处理突发事件？

用黏稠的利多卡因和环周或局麻阻滞麻醉法麻醉该区域。用前面描述的方法去除所有异物。考虑用磺胺嘧啶银敷料包扎伤口，这可以大大减轻疼痛，并可能避免对严重擦伤使用口服镇痛药。

23. 何时应进行 X 线检查？

影像学对寻找异物或寻找相关骨折有用。如果根据病史怀疑存在异物（如碎玻璃）。伤口穿透肌筋膜或无法看到整个伤口深度时，应行 X 线检查。如果一些咬伤或嘴唇裂伤导致牙齿断裂或撕脱，应考虑使用 X 线检查寻找牙齿。严重疼痛或结构不稳定时，X 线片可能显示潜在的开放性骨折，这在大多数情况下需要骨科会诊。

24. 可在 X 线片上显示的伤口异物是什么类型？

X 线片可显示玻璃、金属和砾石。一般来说，在 X 线片上可以看到大于 2mm 的玻璃和大于 1mm 的砾石。放射性异物则在 X 线片上看不见，包括木材、塑料和一些铝制品。

25. 脱毛的最佳方法是什么？

不建议剃光，用剪刀剪除毛发可以减少伤口细菌的数量，降低感染率。

26. 说出 3 种不同的伤口闭合方式

- 一期闭合是在受伤 24 小时内用缝合线、手术订书钉、外科用胶水或伤口胶带将伤口边缘闭合。
- 延迟一期闭合指伤口在受伤后 3 ～ 5 天闭合，以降低感染风险。
- 二期闭合指通过肉芽组织使伤口愈合，而不需要机械闭合伤口边缘。

27. 哪些伤口应该首先闭合?

- 创伤发生后 6 小时内的四肢或躯干的伤口。
- 创伤发生后 24 小时内的面部和头皮的伤口。

在决定如何闭合切口时，应考虑患者的病史。临床医师可以决定在 10 小时后闭合健康的年轻患者的腿部伤口，而不能在 4 小时后闭合正在接受透析的糖尿病患者的腿部伤口。在决定闭合伤口时，临床医师应与患者讨论初次闭合的风险和益处。

28. 什么时候应该使用一期延迟闭合?

对于所有裂开或有明显张力的受污染的伤口，都应予以重点考虑。一期延迟闭合可以降低感染的风险，优化美容效果，加速愈合过程。

29. 如何为一期延迟闭合做准备?

伤口应彻底检查、消毒和冲洗。出血应得到控制。在伤口上敷一层纱布，伤口应开放并严密监测。在 3 ～ 5 天内，如果没有脓性引流液或伤口边缘红斑，可以一期闭合的方式关闭伤口。

30. 什么时候应该使用二期闭合?

二期闭合应用于被污染的伤口，这些伤口深入组织，在闭合前不能充分冲洗。如足底或手掌的刺穿伤以及穿透皮下组织和肌肉的刺穿伤。

31. 唇边缘伤口处理，最重要的步骤是什么?

将第一次闭合处置于唇边缘。用不可吸收缝线缝合唇边缘。一定要把边缘精确地对齐。如果不这样做，将会导致可见的外观缺陷。用可吸收缝线缝合唇的其余部分。用不可吸收缝线缝合皮肤。

32. 什么时候需要手术订书钉?

手术订书钉用于修复线性裂伤，不涉及面部等美容敏感部位。通常采用两种方法。一种方法需要两名操作人员，一名操作人员用镊子将伤口边缘外翻，另一名操作人员将伤口缝合在一起。如果只有一名操作人员，则伤口边缘应对齐，边用镊子将一边外翻，边缝合。缝合钉最好用于垂直于创面的伤口，也就是与创面成 90° 的伤口，而不是有棱角的伤口，因为它们往往是重叠的。

33. 外科用胶水是什么？如何使用？

外科用胶水，2- 氰基丙烯酸辛酯（真皮黏合剂），是一种可作为伤口修复替代方法的聚合物。外科用胶水中的 2- 氰基丙烯酸酯反应迅速，在室内空气中 30 秒内聚合。适用于张力低下的线状撕裂，可替代 5-0 或 6-0 缝线。将伤口手动固定在一起，在伤口上涂 3～4 层胶水，以确保充分闭合。小心不要在伤口内涂任何黏合剂，因为这会阻碍愈合。这种黏合剂 7～10 天就会脱落。不要在伤口上使用抗生素软膏或其他类型的软膏，因为它会破坏粘连。

34. 如何去除组织黏合剂？

首先，通过在伤口周围涂上抗生素软膏和凡士林来避免组织黏合剂进入其他区域。涂上薄薄的一层组织黏合剂，迅速擦去多余的组织黏合剂。在黏合剂干前大约需要 15 秒干燥。如果黏合剂干在了不需要的地方，可用凡士林或抗生素软膏松解。

35. 伤口缝合技术的优缺点总结

见表 94-3。

表 94-3　伤口缝合技术的优缺点

技术	优点	缺点
缝线	久经考验 缝合严密 张力强度最大 伤口裂开概率最低	需要拆线 麻醉 组织反应最大 操作用时长
订皮机	快速 组织反应小 耗费低	比缝线松散 易受 CT 和 MRI 影响 伤口边缘不平整
组织黏合剂	快速 舒适度高 抗细菌 无须拆线 无须缝针	张力强度比缝线低 张力较高区域（关节） 伤口容易裂开 影响伤口愈合 耗费高
外科用胶带	组织反应最小 感染率最低 快速 舒适度高 耗费低	张力强度比缝线低 伤口裂开概率高 头皮区域应用受限制 必须保持干燥

引自 Singer AJ, Hollander JE, Quinn JV: Evaluation and management of traumatic lacerations. *N Engl J Med* 337: 1142 - 1148. Copyright ©1997 Massachusetts Medical Society. 所有权利保留。

36. 缝合及修复后，什么时候可以拆除缝线？

表 94-4。

表 94-4　用于伤口修复的缝合线

部位	缝线材料	缝合和包扎技术	拆线时间
头皮	3-0 或 4-0 尼龙线或聚丙烯线	间断关闭头皮，逐层缝合；简单缝合不能有效止血，水平褥式缝合	7～10 天
耳郭	6-0 尼龙线或 5-0 SA 软骨膜缝线	5-0 SA 间断缝合软骨；6-0 尼龙线缝合皮肤	4～6 天
眉弓	4-0 或 5-0 SA 和 6-0 尼龙线	分层缝合	4～5 天
眼睑	6-0 尼龙线或丝线	单层缝合或水平褥式缝合	5～6 天
嘴唇	4-0 丝线或 SA（黏膜），5-0 SA（肌肉层）6-0（皮肤），4-0 SA	缝合 3 层（黏膜，肌肉，皮肤），如果组织太厚，缝合 2 层	5～6 天
口腔	4-0 SA	间断缝合或水平褥式缝合；累及舌肌分层缝合	7～8 天
面部	4-0 或 5-0 SA（SC）；6-0 尼龙线	如果是全层裂伤，分层缝合	5～6 天
颈部	4-0 SA（SC）；5-0 尼龙线（皮肤）	美容缝合	5～6 天
躯干	4-0 SA（SC，脂肪层）；4-0 或 5-0 尼龙线（皮肤）	简单缝合或分层缝合	7～12 天
四肢	3-0 或 4-0 SA（SC，脂肪层，肌肉层）；4-0 或 5-0 尼龙线（皮肤）	简单缝合或分层缝合，分层缝合美容效果更好，跨关节缝合行石膏固定	7～14 天
手足	4-0 或 5-0 尼龙线	单层缝合或水平褥式缝合，距离伤口边缘至少 5mm，伤口张力大，行水平褥式缝合，伤口跨关节缝合行石膏固定	7～12 天
甲床	5-0 SA	修整甲床边缘整齐	可吸收

37. 如何处理咬伤？

见图 94-1。

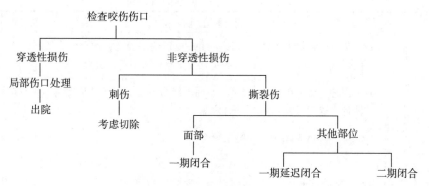

图 94-1 咬伤治疗示意图

38. 所有的后续指导应该包括什么？

包括局部伤口护理的说明，感染的症状，以及建议的缝线拆除时间。抗生素软膏可用于降低感染风险；然而，当使用组织黏合剂（外科用胶水）时，软膏会溶解组织黏合剂，并可能导致伤口分离。应该避免阳光照射，并使用防晒霜来帮助减少色素沉着和瘢痕。告知患者，所有伤口愈合后都可能留下瘢痕、出现感染、存留异物。

39. 如何记住皮肤张力线的方向？

这不容易，除非你有过目不忘的记忆力，参考图 94-2 和图 94-3。

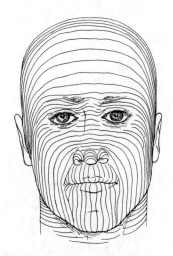

图 94-2 面部皮肤张力线示意（引自 Marx J, Hockberger R, Well R, et al: editors: Rosen's emergency medicine: concepts and clinical practice, ed 5, Philadelphia, 2002, Mosby, pp 738.）

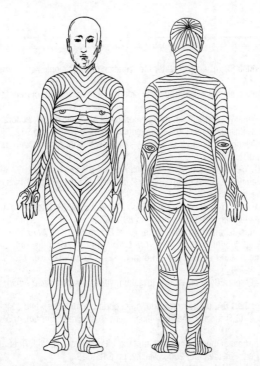

图 94-3 身体皮肤张力线示意（引自 Marx J, Hockberger R, Well R, et al: editors: Rosen's emergency medicine: concepts and clinical practice，ed 5, Philadelphia, 2002, Mosby, pp 739.）

40. 目前伤口护理存在争议吗？

主要争议涉及预防性抗生素的使用。预防性抗生素的使用非常广泛，而且在科学支持很少的情况下得到了发展。一般来说，正常人群中不允许使用预防性抗生素。软组织损伤患者易发生感染性心内膜炎，建议采用抗生素治疗。当感染风险高时，包括足底远端伤口，被污染的伤口，因冲洗和清创延迟闭合伤口，含有粪便、脓、唾液或阴道分泌物的伤口，可能需要使用抗生素。预防性抗生素的使用不应取代适当的伤口消毒。为了达到许多人所认为的护理标准并降低患者的费用，应使用普通抗生素。

关键点：伤口处理

（1）如果必要的话，在四肢使用止血带以便充分检查及修复伤口。

（2）冲洗压力必须至少达到 8 psi。

（3）必须用自来水或无菌生理盐水冲洗伤口。

（4）使用皂液清创后，需冲洗伤口。

（5）可使用硬毛刷（牙刷）清除伤口内的异物。

（王宝军 高 化 译）

参考文献

1. Bansal BC, Wiebe RA, Perkins SD, et al: Tap water for irrigation of lacerations. *Am J Emerg Med* 20:469–472, 2002.
2. Dulecki M, Pieper B: Irrigating simple acute traumatic wounds: a review of the current literature. *J Emerg Nurs* 31:156–160, 2005.
3. Hollander JE, Singer AJ: Wound management. In Harwood-Nuss AL, Wolfson AB, editors: *The clinical practice of emergency medicine*, ed 3, Philadelphia, 2005, Lippincott Williams & Wilkins, pp 912–921.
4. Hollander JE, Singer AJ, Valentine SM, et al: Risk factors for infection in patients with traumatic lacerations. *Acad Emerg Med* 8:716–720, 2001.
5. Howell JM, Chishholm CD: Wound care. *Emerg Med Clin North Am* 15:417–425, 1997.
6. Markovchick V: Soft tissue injuries. In Barkin R, Rosen P, editors: *Emergency pediatrics: a guide to ambulatory care*, Philadelphia, 2003, Mosby, pp 505–514.
7. Markovchick V: Soft tissue injury wound repair. In Reisdorf EJ, Roberts MR, Wiegenstein JG, editors: *Pediatric emergency medicine*, Philadelphia, 1993, Saunders, pp 899–908.
8. Markovchick V: Suture materials and mechanical after care. *Emerg Med Clin North Am* 10:673–689, 1992.
9. Moreira ME, Markovchick VJ: Wound management. *Crit Care Nurs Clin North Am* 24:215–237, 2012.
10. Moscati R, Mayrose J, Fincher L, et al: Comparison of normal saline with tap water for wound irrigation. *Am J Emerg Med* 16:379–381, 1998.
11. Moscati RM, Reardon RF, Lerner EB, et al: Wound irrigation with tap water. *Acad Emerg Med* 5:1076–1080, 1998.
12. Schilling CG, Bank DE, Borchert BA, et al: Tetracaine, epinephrine (adrenaline), and cocaine (TAC) versus lidocaine, epinephrine, and tetracaine (LET) for anesthesia of lacerations in children. *Ann Emerg Med* 25:203–208, 1995.
13. Simon B, Hern HJ: Wound management principles. In Marx J, Hockberger R, Well R, et al, editors: *Rosen's emergency medicine*, 6th ed, Philadelphia, 2006, Mosby, pp 842–858.
14. Singer AJ, Hollander JE, Quinn JV: Evaluation and management of traumatic lacerations. *N Engl J Med* 337: 1142–1148, 1997.
15. Wilson JL, Kocurek K, Doty BJ: A systematic approach to laceration repair: tricks to ensure the desired cosmetic result. *Postgrad Med* 107:77–88, 2000.

第十七部分

突发事件

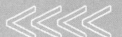

第 95 章　急性精神病

Janetta Iwanicki，MD

1. 什么是精神病?

精神病是对现实的感知障碍。根据《精神障碍诊断和统计手册》第 5 版（DSM-5），其主要特征包括妄想、幻觉、思维和言语混乱。

2. 什么是妄想?

根据 DSM-5（2013 年），"妄想是一种证据相互冲突的不可改变的固定信念。"

3. 什么是幻觉?

"幻觉是无外部刺激下的感觉知觉"（DSM-5，2013）。幻觉可能发生在任何一种感觉形态中，尽管听觉幻觉最常见。

4. 精神病患者通常在到达急诊室时是如何表现的?

处于精神病状态的患者可能行为异常，穿着怪异，对幻觉做出反应，怀有虚假和妄想的信念，并且总是混淆事件的现实。他们通常是冲动的，并且有对扭曲的看法或妄想的想法采取行动的危险，从而导致伤害或死亡。患者无法辨别他 / 她所感知的刺激是内在的还是外在的。思维和言语常常杂乱无章，缺乏条理。精神运动行为可能是低活性或高活性的。情绪可以从淡漠、沮丧到恐惧和愤怒。

5. 第一次遇到精神病患者时，应该如何设置优先级?

- 如有必要，评估气道、呼吸和循环（ABC）。
- 观察（快速评估患者的冲动控制和身体活动的倾向）。
- 必要时，控制和管理对患者或其他人构成危险的精神病行为。
- 获取病史（从与患者有关的所有人那里收集信息）。
- 区分精神病的器质性和功能性原因。
- 进行全面的体格检查。
- 根据需要进行实验室测试。
- 获得精神科咨询和处置。

6. 为什么立即控制精神病行为很重要?

处于精神病状态的患者几乎无法控制冲动，他们无法区分内部刺激和外部刺激。由于这种功能障碍，他们应该始终被视为对自己或他人有潜在危险。对付暴力行为的最好方法是防止暴力。急诊医师应该识别出那些明显困惑、不理性、偏执或兴奋的患者。任何提示暴力的历史或评论都应该认真对待。在因非法药物使用而患精神病的患者中，暴力的可能性尤其高。

7. 是否有行为控制可以立即用于精神病患者？

是的，应该采取措施避免冲突或升级。

- 环境：保持环境简单、无刺激，尽量减少员工变动。
- 人际关系：扮演患者引导者的角色，让患者保持冷静和自信。意识到患者的隐私权和尊严。

8. 如果患者变得越来越混乱、焦虑和暴力，可以采取哪些措施？

参见第 97 章。

9. 如何获得精神病患者的病史？

由于急性精神病患者可能无法提供足够的病史，因此必须探索所有可获得信息的辅助来源。这可能包括与紧急医疗服务人员、家人、朋友、邻居和执法人员交谈，以及审查原有的病历。与护理者和其他重要的人进行电话交谈也会有所帮助。

10. 哪些历史信息很重要？

- 发作：行为是突然改变还是逐渐改变？
- 纵向过程：什么是沉淀事件？这是第一次出现这样的活动吗？以前的活动是什么样的？
- 心理社会环境：获取有关患者支持系统、心理社会压力源和精神资源的一些信息。
- 既往精神疾病：确定是否存在器质性脑病，药物的使用或误用，是否有非法药物使用史。
- 目前使用的药物是什么，是否按处方服用？

11. 如何为精神病患者进行个体化体检？

在回顾性研究中，精神病患者的原始诊断漏诊率很高，是因为缺乏完整的病史和体检。因此，必须进行完整和彻底的身体检查，包括精神状态检查。始终注意生命体征和脉搏、血氧测定。在大多数情况下，急诊医师将与患者建立足够的密切关系，以便他们配合检查。准确地告诉患者你在做什么，以及你在检查期间要做什么。这有助于为精神病患者提供认知框架，避免混淆或误解。

12. 器质性精神病和功能性精神病有什么区别？

- 器质性精神病是一种可逆或不可逆的功能障碍性精神病，可被认为是大脑解剖、生理或生物化学方面的障碍（即精神错乱、认知障碍、戒断状态和中毒）。
- 功能性精神病是指精神分裂症、严重情感障碍或其他具有精神病特征的精神障碍。

13. 总结器质性精神病与功能性精神病鉴别的要点

见表 95-1。

表 95-1　MADFOCS 助记词

项目	器质性精神病	功能性精神病
失忆（Memory deficit）	近期受损	远期受损
活动（Activity）	活动过量或活动减退	重复性活动
	震颤	装腔作势
	共济失调	摇摆
扭曲（Distortions）	视幻觉	听幻觉
情感（Feeliings）	情绪依赖	平淡的情感
定向力（Orientation）	定向障碍	可定向
认知（Cognition）	一些清醒的想法	没有清醒的想法
	偶尔感知	未经过滤的观念
	偶尔参加	无法参加
	偶尔关注	无法专注
其他（Some other findings）	年龄 > 40 岁	年龄 < 40 岁
	突然发作	逐渐发作
	体检经常异常	体检正常
	生命体征可能异常	生命体征通常正常
	社会不道德	社会谦虚
	失语症	易懂的语言
	意识障碍	警惕，清醒
	虚构	矛盾心理

14. 列出与酒精有关的器质性精神病的可能原因

- 慢性酒精中毒。
- 硫胺素缺乏（韦尼克脑病）。
- 酒精依赖戒断状态。
- 酒精性酮症酸中毒或低血糖。
- 精神病和情绪障碍共病。
- 酒精中毒（病理性中毒）。

15. 是否有短暂的、自我限制的、非器质性精神病？

是的，一些人在经历了极度的创伤后可能会患有急性和短暂的精神病。如果这种精神病持续时间不到 4 周，就称为短期精神障碍。具有歇斯底里、边缘和自恋个性的患者容易出现短期精神障碍，一些研究支持遗传易损性。情绪混乱、极其怪异的行为和言语是疾病表现中常见的症状。

16. 总结精神病的潜在可逆原因

DEMENTIA 助记词如下。

- 药物毒性（Drug toxicity）。
- 情绪障碍（Emotional disorders）。
- 代谢紊乱（Metabolic disorders）。
- 内分泌失调（Endocrine disorders）。
- 营养失调（Nutritional disorders）。
- 肿瘤和创伤（Tumors and trauma）。
- 感染（Infection）。
- 动脉硬化并发症（Arteriosclerotic complications）。

17. 说出急性精神病的致命原因

WHHHIMP 助记词如下。

- 韦尼克脑病（Wernicke encephalopathy）。
- 中枢神经系统缺氧或灌注不足（Hypoxia or hypoperfusion of the central nervous system）。
- 低血糖（Hypoglycemia）。
- 高血压脑病（Hypertensive encephalopathy）。
- 颅内出血（Intracranial hemorrhage）。
- 脑膜炎 / 脑炎（Meningitis/encephalitis）。
- 中毒（Poisonings）。

18. 列出能引起急性精神病的药物

- 洋地黄。
- 皮质激素。
- 异烟肼。
- 双硫仑（安塔布司）。
- 三环类抗抑郁药。
- 抗癫痫药。
- 西咪替丁。
- 苯二氮䓬类药物。
- 安非他明及相关药物。
- 抗心律失常药。
- 麻醉药品。
- 巴比妥类。
- 甲基多巴。
- 非甾体抗炎药物。
- 抗癌药。
- 娱乐药物：酒精、可卡因、安非他明。

19. 对急性精神病患者进行检查时是否需要进行实验室检查？

在急诊室确诊为精神科主诉、良性病史和正常体检的患者，其临床重要实验室检查结果阳性的可能性较低。因此，不建议进行常规实验室检查。如果患者正在经历他/她的第一次精神病发作，那么实验室检查可用来区分功能性和器质性精神病。建议进行以下测试。

- 全血细胞计数。
- 电解质、毒理学检查。
- 妊娠试验。
- 甲状腺功能测试。
- 头部计算机断层扫描。

考虑对任何表现出自杀意念的患者进行毒性摄入（如对乙酰氨基酚、水杨酸盐）的检查。

20. 急性精神病患者的检查还有其他临床规则吗？

- 发热和精神病＝脑膜炎、脑炎或脓毒症。
- 急性精神病和酒精中毒＝韦尼克脑病。
- 头痛和精神病＝肿瘤或颅内出血。
- 腹痛和精神病＝卟啉症。
- 出汗和精神病＝低血糖、震颤性谵妄、败血症、交感神经中毒。
- 自主症状和精神病＝毒性或代谢性脑病。

21. 什么时候建议住院？

- 如果这是患者的第一次精神病发作。
- 如果患者对自己或他人有危险。
- 如果患者不能适当地照顾自己。
- 如果患者没有社会支持系统。
- 如果患者在急诊室时无法明确急性器质性精神病。

22. 如何治疗急诊室的急性精神病患者？

见第 97 章。

网址

Clinical policy: critical issues in the diagnosis and management of the adult psychiatric patient in the emergency department:: www.acep.org/workarea/DownloadAsset.aspx？id=8826; accessed 10−14−15.

致谢

感谢 Eugene E. Kerchner，MD 和 Manish Amin，DO 在本书前几版中对本章的贡献。

（王斯佳　译）

参考文献

1. American College of Emergency Physicians: Clinical policy for the initial approach to patients presenting with altered mental status. *Ann Emerg Med* 33:251–281, 1999.
2. American Psychiatric Association: *Diagnostic and statistical manual of mental disorders*, ed 5, *(DSM-5)*, Washington, DC, 2013, American Psychiatric Association.
3. Broderick KB, Lerner EB, McCourt JD, et al: Emergency physician practices and requirements regarding the medical screening examination of psychiatric patients. *Acad Emerg Med* 9:88–92, 2002.
4. Reeves RR, Pendarvis EJ, Kimbpee R: Unrecognized medical emergencies admitted to the psychiatric units. *Am J Emerg Med* 18:390–393, 2000.
5. Sood TR, Mcstay CM: Evaluation of the psychiatric patient. *Emerg Med Clin North Am* 27:669–683, 2009.
6. Sporer KA, Solares M, Durant EJ, et al: Accuracy of the initial diagnosis among patients with an acutely altered mental status. *Emerg Med J* 30:243–246, 2013.
7. Yildiz A, Sachs GS, Turgay A: Pharmacological management of agitation in emergency settings. *Emerg Med J* 20:339–346, 2003.
8. Zun LS, Leikin JB, Stotland NL, et al: A tool for the emergency medicine evaluation of psychiatric patients. *Am J Emerg Med* 14:329–333, 1996.

第 96 章　抑郁、自杀和创伤后应激障碍

Douglas A. Rund, MD

抑郁

1. 抑郁的症状有哪些?

抑郁的主要症状有烦躁不安、情绪忧伤或对事物失去兴趣。至少有 1 种症状每天发作并持续超过 2 周才能诊断抑郁。同时还必须至少有以下症状中的 4 种。

- 睡眠障碍。
- 感到沮丧或悲观。
- 缺少能量。
- 注意力或决断力降低。
- 食欲改变（通常减退）。
- 精神运动改变（激越或迟钝）。
- 自杀意念。

当你想为抑郁患者做些什么的时候，SIG E CAPS 可以帮助记忆（形象化）：能量胶囊处方。诊断抑郁必须具备以下症状中的 5 种，其中必须有失去兴趣或者抑郁情绪的表现。

SIG E CAPS 助记词：

- 睡眠障碍（Sleep disturbance）。
- 兴趣 / 情绪（Interests/mood）。
- 内疚（Guilt）。
- 能量（Energy）。
- 注意力（Concentration）。
- 食欲下降（Appetite disturbance）。
- 精神运动改变（Psychomotor changes）。
- 自杀意念（Suicidal thinking）。

2. 为什么抑郁被认为是情绪障碍?

情绪是指一个人的内在状态，是其主观的经验及反馈。他人主观的经验影响描述一个人外表。在大多数精神病学文献及交流中，情绪障碍一词基本上已经取代了情感障碍。主要的情绪障碍如下。

- 重度抑郁症（或单相抑郁），仅有抑郁表现。
- 躁狂抑郁症（或双相障碍），抑郁症至少有过一次躁狂史。

794

3. 原发性与继发性抑郁症的区别？

如果复合症状出现在与其无关的任何其他重大的医疗或精神疾病之前，那么重度抑郁被认为是原发性抑郁症。当它被认为与其他医疗或精神疾病有因果关系时则被认为是继发性抑郁症。

4. 列出可能导致继发性抑郁症的疾病

- 内分泌失调：①甲状腺功能减退；②糖尿病；③库欣综合征。
- 神经紊乱：①脑血管意外；②硬膜下血肿；③多发性硬化症；④脑肿瘤；⑤帕金森病；⑥癫痫发作紊乱；⑦痴呆。
- 结缔组织病：系统性红斑狼疮。
- 肿瘤：胰腺癌。

5. 列出可能导致继发性抑郁症的药物

- 抗高血压药（β受体阻滞剂）。
- 催眠药和镇静剂（苯二氮䓬类和巴比妥酸盐）。
- 皮质类固醇。
- 西咪替丁。
- 雷尼替丁。

6. 为什么在评估抑郁症时，临床医师总是要询问酒精的使用情况？

饮酒和酗酒是抑郁症的一种极为常见的伴随情况。评估抑郁症时应该询问患者饮酒情况的原因有以下几个。首先，饮酒可以解除对行为的限制，使抑郁和有自杀倾向的人冲动行动的风险增加。其次，如果持续酗酒，抑郁症就无法得到有效治疗。最后，酒精是一种镇静剂，是抑郁症的常见原因，也就是说抑郁症是由酒精引起的情绪障碍。患者的抑郁症可能继发于饮酒，最好的治疗方法就是戒酒，而非服用抗抑郁药。这种情况是指情绪障碍的发作是在长期饮酒期间（通常是每天），而不是在饮酒之前。

7. 什么时候该怀疑患者有抑郁症？

当患者出现非特异性症状时，如全身不适、虚弱和头晕或只是感觉不舒服，应检查其是否有抑郁症。使用助记方法（见问题1）诊断。抑郁通常用身体而不是情感来表达。非特异性的身体不适，如疲劳、疲惫、头痛、肠胃不适、肌肉疼痛和非特异性疼痛常见。焦虑在抑郁症中很常见，表现为呼吸短促、紧张、易怒、吞咽困难等。恐慌发作呈一种严重的焦虑形式，经常发生在抑郁症患者身上，是一个常见的非典型胸痛急诊科就诊的原因。

8. 精神病特征是否是抑郁症的表现？

有时，如果精神病症状伴随着抑郁，则预示着一种更严重、更危险的抑郁形式。在这种情况下，患者应考虑在精神病院住院，并需要进行紧急心理咨询。常见的精神病症状是听到引起内疚或自我批判的声音（称为幻听）和固定的、虚假的信仰，在本质上可以是迫害或偏执，称为妄想。精神病抑郁症患者自杀的风险更高，尤其是当有幻听指挥他们伤害自己时。

9. 抑郁症的治疗方法

- 抗抑郁药物。
- 心理治疗。
- 电休克疗法。

10. 用什么抗抑郁药物治疗抑郁症？

TCA 和 MAOI 是两种老式的抗抑郁药，由于其严重的副作用（危及生命的 TCA 过量）和饮食限制（MAOI），这两类抗抑郁药都已相对停用。5- 羟色胺再吸收抑制剂仍然是最常用的一类抗抑郁药，主要是因为其疗效显著，安全性更强，使用方便，副作用更少。这些药物是氟西汀（百忧解）、帕罗西汀（帕西汀）、舍曲林（左洛复）、西酞普兰（西拉西仑）、氟伏沙明（卢沃克斯）和艾司西酞普兰（雷克萨普罗）。

现在有了在多种神经递质系统上起作用的新型药物，而且在副作用方面也优于老式的 TCA 或 MAOI。其中包括以下几种。

- 文拉法辛（怡诺思）。
- 安非他酮（威布他林）。
- 米氮平（瑞美隆）。
- 度洛西汀（欣百达）。

锂、精神兴奋剂和甲状腺激素是常见的辅助疗法。

11. 有哪些与精神疾病有关的紧急情况或预防措施？

- MAOI 与交感因子结合会引起肾上腺素分泌亢进，它们与哌替啶（地美露）或右美沙芬结合会引起心血管不稳定和中枢神经系统兴奋。
- 神经抑制剂可引起肌张力障碍和神经张力障碍恶性综合征（精神紊乱、僵硬、发热和自主神经异常），两者都是医疗急症。
- 可能发生抗胆碱能毒性，因为许多精神药物具有抗胆碱能特性，而且经常被合并使用。其中包括甲磺酸苯扎托品（柯根素）、三己烯基（安坦）、苯海拉明（苯二酰基）、TCA，以及低效和中效的神经抑制剂。
- 许多其他常用制剂都有与剂量相关的毒性作用，特别是情绪稳定剂，包括锂和抗惊厥药丙戊酸及卡马西平。

12. 急诊医师应该什么时候使用抗抑郁药？

因为抗抑郁药一般需要几周的时间才能起效，而且通常需要监测副作用和剂量滴定，所以只要有可能，就应该尽量避免在急诊中开具处方。例外情况包括已经在接受治疗并需要补充药物的患者，或向精神病医师进行紧急咨询评估后开始接受新治疗的患者。理想的情况是，在这两种情况下，可开出 1 ～ 2 周的药品供应处方，安排患者在门诊进行精神病治疗的后续检查。

13. 抑郁症最严重的并发症是什么？

自杀是最严重的并发症。约有 50% 的重度抑郁症患者自杀。

14. 哪些抑郁症患者应住院治疗？

表达自杀意图或有自杀计划的抑郁症患者应住院治疗。

精神抑郁的患者通常应该接受治疗。此外，那些刚刚进行过暴力自杀、试图躲避救援或拒绝帮助的患者应该接受进一步观察。在这些患者住院期间，不要忘记采取自杀预防措施。

自杀

15. 对于企图自杀的患者，如何正确治疗？

在进行精神评估之前，对任何危及生命的情况进行医疗管理。然而，重要的是，随着治疗的进行，ED 团队要采取一种非判断的方法。对于专业医疗人员来说，惩罚或嘲笑既非治疗性也非适当的行为。几乎所有试图自杀的患者对于生死的愿望都是矛盾的。特别是由医疗权威的象征专业保健人员对这类患者进行贬低或严厉的治疗，使本已低下的自尊更加恶化，并可能使随后的精神病治疗更加困难。

16. 自杀的预防措施

因为有些患者在接受治疗期间反复自杀未遂，因此必须采取自杀预防措施。这些预防措施包括搜查患者并收回武器、药丸或其他可能的自残手段；密切观察患者；从直接护理区回收任何可能的危险物品（如针头、手术刀、玻璃、剃刀）；并且不允许患者单独去任何地方（如浴室）。在不可能持续观察的情况下，可能需要采取人身限制措施，以保护有严重自杀倾向的患者不做进一步的自我伤害。

17. 意外事故可能是自杀未遂吗？

重要的是要记住，创伤的受害者可能是试图自杀。单个受害者的事故，如高速行驶的汽车撞上混凝土结构，被高速行驶车辆撞上的行人，或从高处坠落，都是典型的自杀未遂的创伤。在进行医疗管理之后，应评估患者的自杀意图，包括与家庭成员进行讨论，可能还需要进行心理咨询。

18. 自杀未遂与哪些精神疾病有关？

- 重度抑郁症。
- 精神分裂症和其他思想障碍。
- 酒精和药物依赖。
- 人格障碍。

- 恐慌障碍。
- 器质性脑综合征。

- 适应障碍。

19. 如何评估自杀未遂者的自杀风险?

以下内容是自杀风险紧急评估的一部分。

- 年龄。
- 婚姻状况。
- 身体疾病。
- 自杀的家族史。
- 次要收益。
- 酗酒或吸毒。
- 影响。

- 性别。
- 社会支持。
- 以前的尝试。
- 未遂风险与救援可能性。
- 精神病的性质。
- 态度(绝望、冲动)。
- (企图自杀的患者的)未来计划。

如果在检查了这些因素之后,急诊医师仍然不能确定患者的自杀风险,精神科会诊往往有帮助。

20. 年龄和自杀风险有何关系?

年龄较大的患者(尤其是 65 岁以上的患者)比年龄较小的患者更有可能完成自杀。这些患者除了抑郁之外,还可能经历失去配偶、孤独、身体疾病或经济困难。然而,年轻人的自杀率出现了令人担忧的增长。目前,自杀是青少年(19 ~ 24 岁)死亡的第三大原因。

21. 性别与自杀有何关联?

男性自杀率高于女性,而女性自杀未遂率高于男性。这一差异与手段的致命性有关。男性更经常地试图通过暴力手段自杀,如射击、刺伤、上吊或从高处跃下,而女性通常使用暴力较小和致命性较低的方法自杀,如服用过量药物。

22. 婚姻状况与自杀的风险有何关系?

从未结过婚的人自杀风险最高,其次是丧偶、分居、离婚和已婚的人。

23. 其他的社会性原因呢?

失业、孤独、失去家园和相对孤立增加了自杀的风险。教会、家庭或社区的支持有助于减少自杀风险。

24. 身体疾病和自杀风险有关系吗?

是的,患有疾病的患者,特别是患有痛苦的、无法治愈的疾病的人,可能会通过自杀寻求"出路"。与自杀相关的最常见的非精神病诊断是慢性疾病,如癌症、慢性阻塞性肺疾病和慢性疼痛。肾透析患者的自杀率比一般人群高 400 倍,而感染 HIV 的患者的自杀率也高于平均水平。

25. 有自杀史是否意味着自杀风险增加?

是的,特别是如果每次后续尝试都在加重。完成自杀的风险在尝试自杀后的第一年最高,尤其是 45 岁以上者。如果以前的自杀尝试都是轻微的,被认为是操纵行为,则可能存在例外。

26. 家族史与自杀风险有何关系?

有自杀、酗酒或抑郁症家族史的患者自杀的风险比没有这类家族史的患者要高。一级亲属(如父母或兄弟姐妹)有自杀史应引起特别关注。

27. 自杀未遂的风险和营救的可能性如何影响自杀评估?

一般情况下,一次更严重或更危险的尝试被认为比一次小的尝试更有可能预测以后的尝试。以可能被救援的方式进行的尝试与随后成功自杀的风险较低有关。患者对这种尝试的致命性的信念至少和医师对其严重性的评估一样重要。

关键点:严重的自杀企图

(1)患者认为他们在试图自杀的过程中所做的事情很可能会杀死他们。

(2)他们这样做是为了使获救的可能性很小。

(3)他们很少谈论自己现在的感受。

(4)他们几乎没有社会支持,不愿意接触他人或接受现有资源的帮助。

(5)他们还是想死。

---

28. 自杀未遂的次要收益是什么?

有时人们的自杀企图似乎有其他目的而非死亡。这个目标被称为次要收益,可能是父母、朋友或恋人的更多关注。在尝试除了死亡之外没有任何预期收益的情况下,自杀成功的可能性巨大。随着青少年自杀成功人数的增加,医师必须谨慎地将自杀归因于对注意力或次要收益的渴望,直到能够完成合理彻底地评估。

29. 评估自杀患者的态度和影响有何价值?

表现出疲惫、无助、无望或孤独的患者是高危人群。因为愤怒或为了报复而企图自杀的患者,其预后要比看起来安静、悲伤、疲惫或冷漠的人好得多。

30. 为什么询问一个具体的计划很重要?

不要犹豫,询问患者关于自杀的所有计划。在一次尝试后继续表达自杀想法的患者,有再次尝试的风险。如果计划详细、暴力或可行,风险最高。

31. 有悲伤情绪者的比例是多少?

1983 年，帕特森和他的同事们利用已知的高风险特征来发展记忆悲伤者的规模。该量表用于非精神病医师评估自杀患者住院的需要。霍克伯格和罗斯坦修改了该量表，以便于使用（表 96-1）。5 分或以下表示患者可能安全出院。6 分或以上患者需要心理咨询，9 分或以上患者可能需要住院。

表 96-1 有悲伤情绪者的比例

	记忆方法	特点	得分
S	性别	男性	1
A	年龄	小于 19 岁或大于 45 岁	1
D	沮丧或绝望	承认抑郁，或注意力、食欲、睡眠、性欲降低	2
P	以前的尝试或精神病治疗	以前的住院或门诊精神病治疗	1
E	过量饮酒或吸毒	长期成瘾或最近反复使用	1
R	理性思考的损失	器质性脑综合征或精神病	2
S	分居、丧偶或离婚		1
O	有组织的或严重的尝试	深思熟虑的计划或危及生命的陈述	2
N	没有社会支持	没有亲密的家庭、朋友、工作或积极的宗教活动	1
S	说明未来意图	决心重复尝试或矛盾	2

得分：对于存在抑郁症或绝望，缺乏理性的思维过程，有组织的计划或严重的自杀企图，以及对未来自杀意图的肯定或矛盾的陈述，各得 2 分。对方正面回答得 1 分。

得分	风险
<6	低
6～8	中
>8	高

注：引自 Hockberger RS, Rothstein RJ: Assessment of suicide potential by non-psychiatrists using the SAD PERSONS score. J Emerg Med 6: 99 - 107, 1988; Hockberger RS, Smith M: Depression and suicide ideation. In Wolfson AB, editor: Clinical practice of emergency medicine, ed 4, Philadelphia, 2005, Lippincott Williams & Wilkins, pp 637 - 639.

32. 一般情况下，哪些有自杀倾向的患者应该住院治疗?

• 自杀未遂后住院的绝对症状（必要时非自愿）通常包括：患有精神病；暴力的、几乎致命的、事先计划好的自杀尝试；持续的自杀想法，以及反复尝试的明确计划。

• 相对症状包括：年龄 45 岁以上；高危险与救援比率；严重的精神病；酗酒；吸毒成瘾；在社会支持不足的情况下独自生活；绝望、无助或疲惫。

（1）暴力的、接近致命的、事先计划好的自杀尝试。

（2）精神病患者。

（3）老年患者。

（4）继续表示希望死于自杀。

创伤后应激障碍

33. 创伤后应激障碍的临床特征是什么？

- 遭受创伤事件。
- 侵入性的想法或事件。
- 回避提醒事件的发生
- 认知和情绪的负面变化。
- 明显的唤醒变化。

34. 什么样的创伤性事件会导致创伤后应激障碍？

创伤后应激障碍可能是由以下事件引起的：作为战斗人员或平民暴露于战争、遭受性暴力威胁或实际人身攻击、酷刑、作为战俘被监禁，以及自然和人为灾害。接触必须是实际的直接接触（而非通过媒介间接接触）。如果创伤事件是由其他人直接造成的，或是故意造成的疼痛（如酷刑或性暴力），则应激障碍会更加严重和持久。

35. 什么是侵入性事件？

一个或多个侵入性事件可能与最初的情感创伤有关。这些事件包括记忆、梦和闪回现象。

对于象征事件的内部或外部线索可能会有强烈的心理或生理反应。

36. 哪些类型的回避行为需要被注意？

避免与创伤相关的刺激，包括避免谈论事件和避免提及相关人或情形。

37. 与创伤后应激障碍相关的认知和情绪的负面变化是什么？

包括记忆丧失、愤怒内疚、对以前喜欢的活动失去兴趣、感觉与他人分离，以及厌食症。

38. 什么样的唤醒变化需要被注意？

患者可能会有强烈的惊吓反应。其他变化包括易怒或失眠。患者也可能有危险或有攻击性的行为。

39. 在评估疑似创伤后应激障碍的患者时，有什么特别的注意事项？

临床医师必须考虑对诸如头部受伤、药物中毒或戒断等症状的医学原因进行彻底的临床评估。

40. 创伤后应激障碍的治疗应考虑什么？

为创伤后应激障碍患者提供心理咨询或转诊服务。在创伤性事件发生后不久开始的治疗可能有助于减少随后的症状和治疗疾病。

网址

National Mental Health Association：www.nmha.org ； accessed 3-18-15

（张晓曦 译）

参考文献

1. American Psychiatric Association. *Diagnostic and statistical manual of mental disorders (DSM-5)*, ed 5, Washington, DC, 2013.
2. Colucciello SA, Hockberger RS: Suicide. In Marx JA, Hockberger RS, Walls RM, editors: *Emergency medicine: concepts and clinical practice*, ed 5, St. Louis, 2002, Mosby.
3. King CA, O'Mara RM, Hayward CN, et al: Adolescent suicide risk screening in the emergency department. *Acad Emerg Med* 16:124–141, 2009.
4. Sadock BJ: *Kaplan and Sadock's synopsis of psychiatry/behavioral sciences/clinical psychiatry*, Philadelphia, 2014, Lippincott Williams & Wilkins/Wolters Kluwer.
5. Stahl SM: *Prescriber's guide: Stahl's essential psychopharmacology*, Cambridge, 2014, Cambridge University Press.

第 97 章　暴力患者的管理

Kimberly Nordstrom，MD，JD

1. 在急诊室有暴力问题吗？

是的，急诊科是急症治疗护理的第一科室，患者往往会情绪化，有时还会装腔作势，甚至不受控制。这些患者需要工作人员额外照料和消耗大量的医疗资源。暴力是急诊科工作人员面临的主要问题。据美国急诊部门研究发现，至少 25% 的员工感到工作不安全（统计了选择"有时""很少"或"从不"感到安全的人们）。一项针对教学医院的研究报告称，127 所机构中有 41 所至少每天会受到 1 次口头威胁，而 23 所院校中（相同的 127 所机构中）每个月至少发生 1 起武器威胁事件。

2. 为什么患者一开始就有暴力行为？

在理解暴力时，就目的而言，重点在于牢记暴力有多种形式。那些有反社会人格障碍的人在确定他们的需求无法被满足后可能会变得有暴力倾向。当他们处理某种情况时，起初往往非常配合，但会突然变得具有攻击性。发生于急诊室的暴力事件常常与躁动的患者有关。急诊室中引起躁动的常见原因包括急性中毒、伴随精神状态改变的急性戒断综合征、代谢紊乱、创伤、传染病、脓毒血症、心血管疾病、精神疾病、低氧血症和脑血管疾病。

关键点：表现为暴力行为的常见疾病

一般疾病引起的躁动

（1）闭合性颅脑损伤或颅内出血。

（2）引起脑炎或脑膜炎的感染。

（3）脑病（特别是由肝衰竭或肾衰竭引起的）。

（4）暴露于毒素的环境。

（5）代谢紊乱（如低钠血症、高钠血症、低钙血症、低血糖）。

（6）低氧血症。

（7）甲状腺疾病。

（8）癫痫发作（及发作后）。

（9）过量服用或摄取药物。

---

3. 医院如何降低暴力发生的风险？

可以帮助医院降低暴力风险的一种方法是制订适当的安全协议。院内应设置安保巡逻并使用闭路摄像头进行监控。应限制进入护理区域的权限。入口等关键位置应有安保防卫。此外，尽管在某些地方不受欢迎，但让患者通过金属探测器可预防患者携带武器进入设施内。对于因躁动引起的暴力行为，医院降低风险的最佳方法是确保关键的员工接受过言语降级躁动情绪的培训。此外，应急方案的拟定需到位，以便如果有患者完全失去控制，距离最近的工作人员有办法迅速告知其他员工。可设立某种暗号（如果附近有其他员工），对于被隔离的偏远房间可设置应急按钮。安全协议还应该确保安保人员能被迅速召集。最后，医院员工应掌握适当的人体防卫技术。

4. 可以采取哪些措施预防暴力事件？

• 识别即将发生暴力行为的症状，如躁动、醉酒、精神紊乱、辱骂性语言和对权威的挑战。

• 移除任何可能作为武器的物品。

5. 医师可以尝试采取什么方法控制躁动或暴力的患者？

如果已经有一位工作人员在努力解决患者的问题，医师应该起到支持作用，而不是接管。应该总是有一位特定的人尝试让患者平静下来。太多的人参与并指导患者可能会使其感到更加不知所措，从而导致躁动升级。

事发时如果医师是第一个到达现场的人，或者有很好的平静患者的经验，应先安抚躁动的患者。美国急诊精神病协会发布了关于躁动的指南，包括使用言语逐步使患者平静和使用药物使患者平静。他们建议将运用"10 域降级法"作为工作核心。当患者通过口头缓解逐渐平静时，建议或提供药物也是一个好主意。记住基本原则，例如不使用挑衅性的肢体语言（前臂不交叉）、换位思考以及提供一些简单的物品来帮助患者，使他们感觉受到了更多的关注，例如食物、水、尼古丁代替品和暗淡的灯光。

关键点：使躁动 / 暴力的患者平静下来	

10 域降级法	提示
（1）尊重个人空间。	与躁动患者保持两臂距离。
（2）不要挑衅。	注意肢体语言、语气和用词。
（3）建立言语交流。	仅一个人与患者互动。
（4）简明扼要。	使用通俗易懂的词汇。
（5）确定需求和感受。	询问当患者有这样的感受时，通常什么会帮助他 / 她。
（6）仔细聆听患者的意见。	告知对方你在倾听。
（7）同意，或接受分歧。	同意，如果可以。
（8）以权威角度讲话并设置明确的界限。	明确阐述不可接受的行为（不可以尖叫，但可以哭泣）。
（9）提供选择和乐观的态度。	提供一个选择，但仅限于这个选择可行。（你更喜欢卤吡醇还是维思通？）
（10）向患者和员工简单汇报情况。	事后再告知紧张的局势往往很有帮助。

6. 如果采用的方法不起作用怎么办？

如果言语降级法和自愿药物治疗的效果都微乎其微，并且患者越来越失控，那么应该清除房间里所有可移动的家具以及所有可以作为武器的物品。如果包括安保在内的多名工作人员尚未到达，应迅速召集他们。随着患者失去控制，对自己和他人的暴力风险将大大增加。可能有必要实施物理限制手段。只有由有资格的人员有效安全地固定患者并放置约束器才可以实施身体约束。实施身体约束需要的工作人员数量取决于患者的体型和身体条件，但不应少于 5 位：患者四肢各有一位提供护理，一位负责护理头部的人员为患者持续解释正在发生什么及原因。四肢都应受到限制，随着患者平静，可以慢慢尝试逐次解除一肢或两肢的约束。对于失去正常判断力，可能拔出静脉输液管（谵妄或痴呆）的患者，两点（手臂）约束可能足以保证安全。

7. 当对患者进行身体约束时，我需要记住什么？

首先，团队需要保持冷静。当处理躁动不安的患者时，团队员工的肾上腺素水平会升高，因此情绪也会变得更加"高涨"。这可能会导致超过身体需要束缚了患者。在放置约束器之前，每位参与者都需要知道哪个肢体属于自己的分工。这应该是一个协调的事件，而非无计划、随意的。患者需要被固定在床上或轮床上。约束器需要松紧适度，不可过于紧绷。放置约束器的每个人都应该检查在约束器和患者皮肤之间是否存在一根手指能够轻松移动的距离。

由于存在窒息的风险，永远不能以俯卧位约束患者，但患者以其他体位被约束依然可能造成不良后果，因此需要持续监测其健康状况。当患者平静后，应当逐渐减少约束，最后停止。

工作人员应该知晓实施关于身体约束的所有法律、组织指南（联合委员会）以及医院相关条例。需要向被约束的患者展示减少限制性措施将适得其反，没有帮助；还需要向患者说明为什么他或她被束缚，以及如何表现才能解除限制性约束。

8. 对患者进行身体约束法律允许吗？

是的，当患者危险迫在眉睫且应用限制性较低的措施失败时，是使用药物或物理约束的指征。必须尝试减少限制性措施，因为约束患者违反了美国宪法赋予的基本权利。法院要求医师和医院对暴力患者，或相反，对丧失能力的患者逃离医院以及出院造成的损害承担法律责任。因此，急诊室工作人员必须防止某些患者离开，直到他们能够接受检查和彻底评估。如果患者潜逃，应避免个人英雄主义，要及时打电话向地方政府汇报。关于患者拒绝药物治疗的权利，不适用于在急诊室表现出暴力行为的患者。法院通常认定，医师在面临紧迫的危险行为所致的风险时，可以在未经患者同意的情况下向其施用药物。

9. 紧急治疗躁动症的药物有哪些？

治疗躁动症的三类常用药物为苯二氮䓬类药物、一代抗精神病药物及二代抗精神病药物。也可以使用氯胺酮。此三类药物均有肠外制剂。氯胺酮是一种具有致幻性的解离性镇痛药，因在急诊室和急救中可对抗危及生命的严重躁动性谵妄症而广受欢迎。

• 苯二氮䓬类药物：这类药物对躁动、躁狂、精神疾病、酒精戒断、苯二氮䓬戒断和类交感神经毒理学（如可卡因）有效。

• 一代（或经典）抗精神病药物：尽管这些药物的抗精神病作用可能需要数天才能实现，但他们的有效性体现在对所有患者（有或没有精神症状）急性发作时的镇静作用。2001 年，美国食品药品监督管理局因其会引起 QT 间期延长和尖端扭转性室速的风险。对氟哌利多发出了"黑匣子"警告。然而，这方面的证据仍存在争议，尤其是在使用常规心电图筛查时，许多从业者认为使用氟哌利多的风险可被有益效果抵消。使用传统抗精神病药物如氟哌啶醇时，建议通过同时服用抗胆碱能药物来防止可能出现的锥体外系统症状，例如苯海拉明 50mg PO、IM 或 IV，或者苯扎托品 1mg PO、IM 或 IV。

• 二代（或非典型）抗精神病药物：尽管非典型药物可能更昂贵，但其在控制躁动方面十分有效，而且不会对患者造成过度镇静，因此在应急有效的处置患者方面有更多潜在的受益。用药具体剂量见图 97–1。

• 氯胺酮通常以肌内注射的方式给予躁动性谵妄症患者。肌内注射的剂量为 6.5 ～ 13mg/kg。应监测患者是否出现严重的中枢神经系统抑制、呼吸抑制或喉痉挛。

10. 如果双倍剂量的氟哌啶醇不能使患者平静该怎么办？

如果已经给了多剂量氟哌啶醇仍然无效，那么可以添加另一种药物。多数情况下，可以添加苯二氮䓬类药物，如劳拉西泮或地西泮。

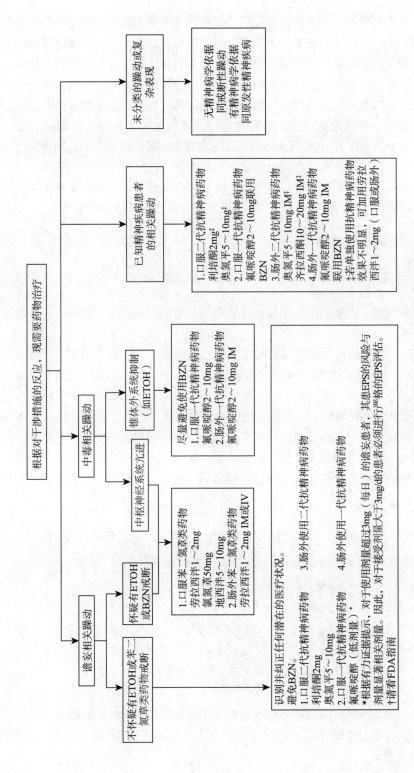

图 97-1　治疗躁动时用药剂量与给药方式的快速参考（引自 Wilson MP, Pepper D, Currier GW, et al: The psychopharmacology of agitation: consensus statement of the American Association for Emergency Psychiatry Project BETA Psychopharmacology Workgroup. West J Emerg Med 13: 26–34, 2012. License: http: //creativecommons. org/licenses/by-nc/4.0/）

ETOH, 乙醇；IM, 肌内注射；IV, 静脉注射

11. 儿科患者怎么办?

美国儿童和青少年精神病学学会关于使用化学和物理限制的实践原则与本章涉及的相关原则密切相关。值得注意的是,父母不应提前给药。此外,如果患者已经服用了治疗躁动的药物,在添加另一种药物之前应考虑增加剂量。苯二氮䓬类药物,特别是劳拉西泮和咪达唑仑经常用于治疗儿科躁动症。在使用这类药物时,需要考虑的一个问题是苯二氮䓬类药物可能导致躁动症加剧。抗组胺药,如苯海拉明和氯丙嗪,也经常使用。氯丙嗪是一种低效的典型抗精神病药物,其剂量通常为 12.5 ～ 25mg(取决于患儿的身体大小和治疗史)。该类药物可通过逐步增加剂量获得更多的抗精神病效果,也可以使用较低剂量以获得镇静以及安眠的初级疗效。还可以考虑使用低剂量的氟哌啶醇(1 ～ 2.5mg),氟哌啶醇是一种高效的典型抗精神病药物,由于其副作用很强,对于未使用过抗精神病药物的患者,应小剂量使用,仅达到治疗目标即可。

12. 治疗药物的主要副作用总结

• 苯二氮䓬类:若患者酒精中毒或中枢神经系统受到其他因素抑制,应谨慎使用此类药物,因为此类药物可能引起呼吸抑制。副作用通常是剂量依赖,大剂量使用可能发生更严重的副作用。严重的副作用包括呼吸抑制、嗜睡、低血压、循环功能抑制和昏迷。

• 抗精神病药:高效的典型药物可引起锥体外系统症状,如静坐失调症(极度不安)、肌张力异常(高度肌肉痉挛)和运动障碍(异常运动)、镇静过度、低血压/高血压、心动过速及心律失常。尤其对于有心脏病或电解质紊乱,如低钾血症或低钙血症的患者,更易发生 QT 间期延长。非典型抗精神病药更常引起直立性低血压、头晕和静坐失调,他们也可能引起椎外系统症状,但较典型的抗精神病药物的椎外系统症状的发生概率更低。抗精神病药恶性综合征是抗精神病药的一种罕见但可能致命的反应。它的特点为精神状态的改变、自主神经功能紊乱(高血压、高热、心动过速)和神经肌肉病变(僵直)。

关键点:抗精神病药物的主要副作用

(1)静坐失调:内心的不安感(类似躁动)。

(2)肌张力障碍:严重的肌肉痉挛(如斜颈)。

(3)神经阻滞性恶性综合征(罕见):以精神状态改变、自主神经功能紊乱、神经肌肉病变的三联征为特征。

(4)抗胆碱能作用:如果使用高剂量或多剂量,可导致谵妄。

(5)低血压:预防、警惕血压降低。

(6)癫痫发作的阈值降低:对使用其他药物或使用过毒品的患者尤其重要。

(7)心律失常以及 QT 间期延长:心脏有基础疾病和低钾血症、低钙血症的患者,应监测心电图。

13. 用药剂量与给药方式的快速参考

见图 97-1。

14. 如何监控受约束的患者？

受约束的患者应由训练有素的医院人员持续监控，频繁检查生命体征，特别是血氧饱和度，以预防或快速识别约束带来的并发症。

15. 急诊室人员需要接受治疗么？

急诊室人员，特别是护士，往往是受到攻击的目标。可能会受到身体上的伤害，但更常见的伤害是心理创伤。预防心理创伤造成慢性影响的一种方式是及时汇报。重大事件压力情况汇报有一些具体目标，可以帮助暴力受害者。具体目标如下。

- 允许当事人发泄与该事件有关的情感与思想。
- 正常化一个人对事件的反应。
- 经济上得到相应补偿。
- 为事件所带来的后续影响做好准备。
- 安排新的工作环境。

网址

Cao JD，Sachs CJ，Polansky R：Workplace violence remains a part of the emergency department.

Available at http：//www.acepnow.com/article/workplace-violence-remains-part-emergencydepartment/；accessed 10-13-15.

致谢

感谢 Danielle Raeburn，MD，Katherine M. Bakes，MD，和 Douglas Ikelheimer，MD 等在先前版本中对本章内容的贡献。

（张志忠 译）

参考文献

1. Bloom H: Managing the aftermath of patient-on-staff violence. *Psychiatr Times*, 2011. Available at http://www.psychiatrictimes.com/trauma-and-violence/managing-aftermath-patient-staff-violence#sthash.lru3Fxbf.dpuf; accessed 7-3-14.
2. Emergency Nurses Association Institute for Emergency Nursing Research: Emergency department violence surveillance study. Available at http://www.ena.org/practice-research/research/Documents/ENAEDVSReportNovember2011.pdf; accessed 3-6-14.
3. Fishkind A: Calming agitation with words, not drugs: 10 commandments for safety. *Curr Psychol* 1:32–39, 2002.
4. Kansagra SM, Rao SR, Sullivan AF, et al: A survey of workplace violence across 65 U.S. emergency departments.

Acad Emerg Med 15:1268–1274, 2008.

5. Lavoie FW, Carter GL, Danlz DF, et al: Emergency department violence in United States teaching hospitals. *Ann Emerg Med* 17:1227–1233, 1998.

6. Lindenmayer JP: The pathophysiology of agitation. *J Clin Psychiatry* 61(Suppl 14):5–10, 2000.

7. Masters KJ, Bellonci C, Bernet W, et al: Practice parameter for the prevention and management of aggressive behavior in child and adolescent psychiatric institutions, with special reference to seclusion and restraint. *J Am Acad Child Adolesc Psychiatry* 41(Suppl 2):4S–25S, 2002.

8. Nordstrom K, Allen MH: Alternative delivery systems for agents to treat acute agitation: progress to date. *Drugs* 73:1783–1792, 2013.

9. Nordstrom K, Zun LS, Wilson MP, et al: Medical evaluation and triage of the agitated patient: consensus statement of the American Association for Emergency Psychiatry Project Beta Medical Evaluation Workgroup. *West J Emerg Med* 13:3–10, 2012.

10. Richmond JS, Berlin JS, Fishkind AB, et al: Verbal de-escalation of the agitated patient: consensus of the American Association for Emergency Psychiatry Project BETA De-escalation Workgroup. *West J Emerg Med* 13:17–25, 2012.

第 98 章　亲密伴侣暴力

Debra E. Houry，MD，MPH

1. 亲密伴侣暴力（intimate partner violence，IPV）是否更像一个执法问题，而非健康问题？

不，研究表明，在过去一年中，到急诊室接受治疗的女性中，有多达 1/4 的人经历过伴侣暴力。虐待造成的伤害和疾病比高血压、癌症或糖尿病等疾病更常影响她们的生活。IPV 幸存者的身心健康问题发生率高于同龄人。

2. 家庭暴力的定义

家庭暴力，广义上说是指家庭单位内发生的一切暴力行为。根据这个定义，虐待伴侣、儿童和老人是家庭暴力的一部分。IPV 是一个更具体的术语，在本章中使用。IPV 包括身体行为，如殴打和性侵犯，以及非身体行为，如精神虐待、经济虐待、威胁伤害儿童以及妨碍获得保健或产前保健。大多数受虐妇女说，非物质虐待对她们来说比身体上的殴打更羞辱和痛苦。

3. IPV 的风险因素包括哪些？

IPV 发生在所有社会经济阶层和所有种族。风险最大的是那些有酗酒或吸毒、失业、有精神健康问题、有虐待宠物史、没有受过高中以上教育的男性伴侣的女性，或者施暴者是该女性的前夫、分居的丈夫或前男友。年龄在 30 岁以下的女性，单身、离婚或分居的女性，或滥用药物或酒精的女性传统上被 IPV 的风险增加。然而，尚不清楚这些风险因素中是否有一些导致伴侣虐待或是生活在虐待环境中的结果。

4. 男性是伴侣暴力的受害者吗？

是的，男性确实经历过伴侣暴力，但这不太常见。男性可能会尴尬地披露 IPV，或者担心如果寻求帮助，他们可能会被逮捕。然而，男性 IPV 并不是致命的。

5. 如果 IPV 很常见，为什么我的患者都没有经历过？

你的许多患者可能正遭受伴侣暴力。通常，医师不知道是因为他们不询问这方面的问题。

6. IPV 漏诊的结果是什么？

如果不能诊断出 IPV，可能会使妇女回到危险的境地，增加未来受伤的风险。这也加深了受害者的困惑和无助感。医师还可能开具不恰当的处方（镇静剂和抗抑郁剂），而没有寻找这些症状的根本原因。患者可能被贴上歇斯底里、偏执和不理性的标签。

7. 说明医师不询问 IPV 的一些原因

最常见的原因是缺乏时间。卫生保健提供者认为这个问题太费时间，尤其是在繁忙的急诊室。其他原因包括这样的信念：这与医师无关，如果患者愿意会告诉他们的，医师没有什么可以做，患者应该受到虐待，如果患者愿意的话可以脱离自己的现有处境。

8. 为什么伴侣暴力的受害者即使被询问也不愿意向医疗保健提供者披露暴力？

他们可能会因为暴力发生在他们身上而感到尴尬和羞耻。可能有文化或宗教信仰导致女性相信这是正常的或是被期待的。一名女性可能被告知她应该受到暴力。施暴者可能威胁说，如果向他人透露，施暴者将会伤害该女性、她的孩子或其他亲人，或者她可能认为没有人能帮助她。

9. 哪些结构和制度障碍可能会阻止被害人披露暴力行为？

缺乏隐私是急诊科真正担心的问题。受害者应该单独接受采访，没有孩子或伴侣在场。必要时，可以征聘医院保安人员，确保其安全。此外，在询问暴力相关问题时，不得将家庭成员或儿童用作翻译人员。使用计算机信息亭可以帮助确定医疗保健提供者没有人为筛选 IPV 的患者，因为它允许患者匿名披露 IPV 并获取社区资源的信息。

10. 在患者病史中，有哪些关于 IPV 的明显线索？

最重要的是，与体检结果不一致的病史应该引起医师对 IPV 的怀疑。有自杀意图或企图的患者、抑郁症患者、有药物和酒精滥用证据的患者及因慢性疼痛或其他因身体疾病频繁就诊的患者也应考虑伴侣暴力。

11. 患者体检中可能存在的 IPV 线索？

常见的损伤类型包括面部、颈部和咽喉损伤（尤其是勒死的症状或体征）。所有与所获病史不符的伤害都应引起暴力嫌疑。其他相关的体格检查结果包括性侵犯，或频繁、反复性传播疾病的证据。

关键点：IPV 体检结果

（1）头部、面部、颈部受伤。

（2）防御性伤害。

（3）任何与病史不符的伤害。

（4）性侵犯，或频繁、反复性传播疾病的证据。

（5）多阶段愈合中的损伤。

12. 如何才能提高对伴侣暴力的认知？

首先，询问 IPV。应该询问所有受伤的女性谁伤害她。其次，对没有受伤的女性也应高度怀疑。记住病史或体检中可能出现的线索。如果你怀疑你的患者遭受伴侣暴力，那就问问吧。

13. 如何询问一名没有受伤的女性关于伴侣暴力的问题？

- 你是否曾受到伴侣或前任伴侣的伤害？
- 与伴侣的关系中是否有你感到害怕的情况？
- 你的伴侣是否虐待过你或你的孩子？
- 在当前与伴侣的关系中，你觉得安全吗？
- 过去的关系中是否有一位伴侣让你感到不安全？

14. 对所有女性进行 IPV 筛查怎么样？

医学研究所建议对人际和家庭暴力进行筛查和咨询，作为预防保健的一部分。一个经过临床测试的筛选工具是伴侣暴力筛查，包括以下 3 个问题。

（1）在过去的一年里，你是否受到过任何人的伤害？如果是，是谁？

（2）你现在的关系安全吗？

（3）有没有以前的伴侣让你觉得不安全？

此工具对检测 IPV 敏感度为 71%。在未来 4 个月内，筛查出 IPV 阳性的女性比筛查出 IPV 阴性的女性遭受身体暴力的可能性高 11 倍。

15. 在与女性讨论 IPV 时，哪些评论或问题是不恰当的？

- 你对他做了什么？
- 你做了什么让他如此生气？
- 如果以前发生过，你还和他结婚吗？
- 你为什么不告诉任何人？
- 你让他这样对你？
- 我不会让任何人对我这样做。
- 你为什么不离开？

16. 如果我的患者因她的伴侣而受伤，我该怎么办？

- 治疗她所受的伤。
- 在病历中仔细记录她的病史和受伤情况。
- 提供支持和同理心；应告知患者，IPV 是一个常见问题，没有人应该受到这种虐待，并且你可以提供帮助。帮助受害者获得社区资源应该是急诊科治疗的主要目标。
- 询问患者及其子女的安全。并非所有的女性都想要或需要安置庇护所。其中一些干预措施可以由社会工作者或家庭暴力咨询人实施，具体取决于临床环境。

17. 总结记录 IPV 时的要点

用患者自己的话记录所发生的事情，并记录其与施暴者的关系。记录所有瘀伤或压痛部位；身体图可能会有所帮助。可以使用照片，但应注意遵守当地关于拍摄损伤的法律指南。一定要征得患者的同意。任何治疗和干预都应记录在案。如果严重怀疑患者遭受暴力，但患者否认暴力，记录你怀疑暴力的原因（如病史与体检结果不符）。一份记录良好的医疗记录可能对给施暴者定罪还是让他自由意义不同。

18. 我有什么法律责任吗？

你有。截至 2002 年最后一篇关于这一点的文章，美国 45 个州制定了一项法律，要求报告故意造成的伤害；但是，这些法律在必须报告哪些伤害方面存在很大差异。每个急诊医师必须熟悉其所在州的当前报告要求。最新的法律审查见 www.acf.hhs.gov/sites/default/files/fysb/state_compendium.pdf。

关键点：该怎么对待一个 IPV 的受害者

（1）治疗损伤。
（2）仔细记录病史和受伤情况（可以画一张画或拍一张照片）。
（3）提供支持和同理心。
（4）询问患者及其子女的安全。
（5）指派社区资源或社会工作者。
（6）如果所在州要求，应通知执法部门。

19. 患者为什么要回家找施暴者，为什么不离开他？

问为什么患者不离开施暴者是个错误的问题。这意味着责备女性，暗示如果她离开，一切都会好起来的。遭受暴力的女性很有可能在离开时或离开施暴者后被杀害。还有很多其他的合理理由可以解释为什么女性会持续处于遭受暴力状态。她可能已处于以下处境。

- 没有钱或工作技能。
- 无处可去。
- 觉得她必须留下来保护她的孩子。

20. 我们能对 IPV 做些什么？

问问自己，为什么社会会容忍这种行为，以及作为医疗从业者，我们如何改变这些态度。

（谭志敏　王斯佳　译）

致谢

感谢本章之前版本的作者 Kim M. Feldhaus，MD 对本书做出的贡献。

参考文献

1. Feldhaus KM, Koziol-McLain J, Amsbury HL, et al: Accuracy of 3 brief screening questions for detecting partner violence in the emergency department. *JAMA* 277:1357–1361, 1997.
2. Houry D, Feldhaus K, Peery B, et al: A positive domestic violence screen predicts future domestic violence. *J Interpers Violence* 19:955–966, 2004.
3. Houry D, Kaslow NJ, Kemball RS, et al: Does screening in the emergency department hurt or help victims of intimate partner violence? *Ann Emerg Med* 51:433–442, 2008.
4. Houry D, Rhodes KV, Kemball RS, et al: Differences in female and male victims and perpetrators of partner violence with respect to WEB scores. *J Interpers Violence* 23:1041–1055, 2008.
5. Houry D, Sachs CJ, Feldhaus KM, et al: Violence-inflicted injuries: reporting laws in the fifty states. *Ann Emerg Med* 39:56–60, 2002.
6. Mathew A, Smith LS, Marsh B, et al: Relationship of intimate partner violence to health status, chronic disease, and screening behaviors. *J Interpers Violence* 28:2581–2592, 2013.
7. Walton-Moss BJ, Manganello J, Frye V, et al: Risk factors for intimate partner violence and associated injury among urban women. *J Community Health* 30:377–389, 2005.
8. Wu V, Huff H, Bhandari M: Pattern of physical injury associated with intimate partner violence in women presenting to the emergency department. *Trauma Violence Abuse* 11:71–82, 2010.

第十八部分

急诊医学与灾害管理

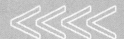

第 99 章　急救医疗服务的医疗监督

Marlow Macht, MD, MPH; Lara D. Rappaport, MD, MPH

关键点：急救医疗服务系统的医疗监督

（1）医疗监督需要持续的继续教育和质量保证。

（2）医疗监督可以是直接的，也可以是间接的。

（3）急救医疗服务已经被证明对心脏停搏、呼吸窘迫和创伤性损伤有利。

---

1. 何为医疗监督?

这是医师给非医务人员引导和授权的方法，以确保非医务人员在院外无医师在场时能够适当地给生病或受伤者提供急救医疗护理。在 EMS 成立之前，生病和受伤者由只受过基础急救训练的人员处理。基本上没有医师在培训、职业范围或是院前人员的处理质量上有所造诣。1976 年，第一个标准化 EMS 课程要求增加医师参与到教育、技能获取和提供对院前人员的医疗监督的需求上。

2. 为什么对院前人员和护理的医疗监督很重要?

医疗监督的重要性在于受到适当教育和培训的非医务人员能够安全有效地提供高级医疗服务。然而，医疗监督的安全性和有效性直接关系到医疗监督的质量和医患关系。

3. 如何实施医疗监督?

医疗监督可以是直接的——面对面、无线电通信或电话联系患者；也可以是间接的——使用协议和委托书。间接的医疗监督必须包括持续的教育和质量保证。持续的教育包括技能核实和知识更新。质量保证包括监测系统范围的数据和个人实时或回顾性电话审查。

4. 担任急救医疗主管是一项行政工作吗?

虽然授予医疗机构一些必要的行政职务，但急救医疗主管首先要记住自己是一名医师，医师的职责才是首要的。EMS 机构主管主要负责预算、人力资源和管理政策。急救医疗主管负责保证临床上健全的院前药品供应。

5. 在 EMS 系统中谁是主要的利益相关者?

在 EMS 系统中首要的利益相关者必须是现在和未来的患者。和公众保健医师一样，EMS 医疗主管对全体人民负责，必须权衡临床护理决策对当前患者和未来患者的影响。EMS 系统中其他的利益相关者是代表人口和基金构成的民选官员：政府、第三方支付者、医院和卫生系统、响应机构和提供 EMS 响应的人员。

6. 在什么情况下，EMS 已被证明是有益的？

EMS 是院外心脏停搏存活的关键因素；关键的 EMS 干预措施是心脏除颤和高质量的心肺复苏（用正确的按压和减少心脏停搏时间）。EMS 通过将严重受伤的患者运送到创伤中心、给反应性气道疾病的患者以支气管扩张剂、给慢性阻塞性肺疾病加重期或肺水肿期患者以无创正压通气、给 ST 段抬高型心肌梗死的患者一系列护理来最大限度地减少残疾和死亡。

7. 还有哪些难以证实但对 EMS 有益的措施？

一些 EMS 实践不太可能在随机对照试验中进行研究，但可能会使患者受益。例如，为低血糖患者静脉注射葡萄糖显然是有益的，但不太可能被研究。其他考虑因素包括为长骨骨折的患者提供镇痛，评估院外环境下的死亡情况，或识别非意外创伤。院前服务提供者在收集现场数据方面发挥重要的作用，这往往对教育和医疗课程有着重要的影响。

8. 当前 EMS 实践中主要存在哪些争议？

院前气道管理的理想方法仍然是一个主要问题。在心脏停搏时，被动吸氧、气囊 – 活瓣 – 面罩通气、声门上气道或气管插管是否能够提供生存优势还不清楚。为创伤或严重呼吸窘迫的患者进行院前气管插管有支持者和反对者。一项完善的随机对照试验显示，在比较儿科患者的院前插管和袋罩通气时得到了相似的结果；但其通用性可能有限。越来越多的文献支持在气管插管时将视频喉镜作为首选技术。长期以来，使用长背板进行脊柱固定一直是 EMS 中的一项标准护理，但至今没有其有益的证据，反而有其有害的证据。其他的选择有使用抄网式担架、真空床垫或放置在轮床上。然而，关于首选哪个，至今仍缺乏精确的支持数据。

9. EMS 系统的一般行为准则是什么？

现代 EMS 系统应该至少能对心脏停搏、急性冠状动脉综合征、呼吸窘迫和重大创伤进行及时的应答和干预。其他潜在的准则领域包括癫痫的治疗、脑卒中的管理和疼痛的治疗。以患者为中心的预后结局应该是放第一位考虑的（如心脏停搏后神经完好无损存活）。其他包括被证明可以改善预后的疗法（如减少心脏停搏时间和在 COPD 加重期应用无创正压通气）。

10. 谁是 EMS 的成员？

美国的院前医学是由急救人员、急救技术人员、高级急救技术人员和护理人员实施。在某些情况下，护士、医师助理，医师也提供院前护理。

11. 不同级别的院前急救人员分别掌握哪些技能？

急救人员应掌握基本的气道管理，包括口咽导气管的应用、手动固定颈椎或四肢骨折、控制出血及应用除颤器。除了紧急医疗救援技能，急救技术人员还应掌握鼻咽气管插管，协助患者服用自己的处方药，上夹板及进行脊柱固定。高级急救技术人员应掌握声门上气管插管，建立静脉通路，并提供几种关键的口服、皮下、肌内和静脉药物。护理人员可以进行气管插管和环甲膜切开术，降低胸腔内压，实施心脏复律、手动除颤、经皮起搏。在院前工作的护士主要从事危重护理和航空医疗的运送。护士执业师和医师助理极少在院前工作，他们从事和其流动能力培训相符的任务。在院前环境中直接提供日常护理的医师大多数也参与到危重患者的运送中。

12. 医师参与到院前人员的教育和培训有多重要？

医师参与教育方案和培训方案的制订提供了一个与院前人员互动和指导的机会。拥有个人技能知识的院前人员对评估和处理大多数他们面临的情况时就会有一定程度的自信。

13. EMS 系统的不同模式是什么？

EMS 系统通常是以消防部门、第三方服务（独立于消防和警察系统）、私人或医院为基础。在美国，以消防部门为基础的 EMS 系统最常见。相比之下，许多欧洲国家救护车上通常配备医师。在全球更普遍的模式中，救护车上配备医务人员。

14. 以消防部门为基础的 EMS 系统的优点和缺点是什么？

以消防部门为基础的 EMS 系统的优点是时刻准备就绪、有让员工同时接受消防员和急救人员的培训的可能性、工作满意度高、裁员少。缺点包括消防站的花费大和需要固定的地点，以及灭火和危险材料反应与医疗保健有责任上的竞争。

15. 以第三方服务为基础的 EMS 的优点和缺点是什么？

第三方服务（作为独立于消防和警察系统的一个公共安全服务）的优点是能够在专注于 EMS 系统的基础上进行雇用、培训和人员方面的配置。因为 EMS 机构要对他们的服务付费，所以他们在资金方面比以消防部门为基础的 EMS 机构更加自给自足。潜在的缺点包括需要将应对措施与其他的公共安全机构相联系，以及可能会出现重复的应对措施。

16. 以私人部门为基础的 EMS 的优点和缺点是什么？

私企 EMS 部门和第三方服务 EMS 机构相似，有完全专注于 EMS 的优势。另外，他们可以不受市政雇佣的限制，并能从服务于多个不同社区的过程中获得专业知识。然而，私企 EMS 部门对股东有信托责任。这个责任使 EMS 系统人员的招聘和留职更加具有挑战性。

17. 以医院为基础的 EMS 的优点和缺点是什么?

以医院为基础的系统为 EMS 带来了大型医疗机构的资源。这包含了质量改进、采购、供应链、信息技术方面的专门知识。与单一的医院系统联系在一起可能会导致在目的地选择方面存在明显或实际的利益冲突,以医院为基础的系统也面临着与其他公共安全机构整合的挑战。

(王国兴 王 铮 译)

参考文献

1. Gausche M, Lewis RJ, Stratton SJ, et al: Effect of out-of-hospital pediatric endotracheal intubation on survival and neurological outcome: a controlled clinical trial. *JAMA* 283:783–790, 2000.
2. Mal S, McLeod S, Iansavichene A, et al: Effect of out-of-hospital noninvasive positive-pressure support ventilation in adult patients with severe respiratory distress: a systematic review and meta-analysis. *Ann Emerg Med* 63:600–601, 2013.
3. Myers JB, Slovis CM, Eckstein M, et al: Evidence-based performance measures for emergency medical services systems: a model for expanded EMS benchmarking. *Prehosp Emerg Care* 12:141–151, 2008.
4. National Highway Traffic Safety Administration: National EMS Scope of Practice Model, 2007. Available at www.ems.gov/education/EMSScope.pdf; accessed 8-25-14.
5. Pepe PE, Copass MK, Fowler RL, et al: Medical direction of emergency medical services systems. In Bass RK, Brice JH, Delbridge TR, et al, editors: *Medical oversight of EMS*, Dubuque, IA, 2009, Kendall Hunt Publishing, pp 22–52.
6. Silverman NS: Hepatitis virus infections. In James DK, Steer PJ, Weiner CP, et al, editors: *High risk pregnancy*, ed 3, Philadelphia, 2006, Saunders, p 606.

第 100 章　灾害管理

Elena Garcia, MD; Christopher B. Colwell, MD

1. 定义灾难

灾难是指任何破坏群体正常功能、超过群体应对能力、威胁公民安全和健康的情况。简单地说，灾难的最佳描述为需求超过可用资源的事件。它不是由事件的规模或性质来定义的，而是由群体对其做出反应的能力来定义的。很容易看出，400 人受伤的飞机坠毁事件在任何群体都是一场灾难；即使是最好的资源也会很快被需求所淹没。而试想一次有 5 名危重患者的单车翻车事故对农村群体有限资源的影响。该地区可能只有一辆救护车，只有极少数具有高级技能的院前人员，并且没有当地医院，这将需要救护车和急救人员离开其管辖区，以运送危重症患者，进而剥夺了群体的所有常规急救资源。这两种情况的相似之处在于；事故超出了该地区可用资源的范围。

灾难：需求＞资源

2. 大规模伤亡事故（MCI）和灾难有什么区别？

MCI 是一种造成大量伤亡的事件，通常会导致医疗灾难，患者需要的资源超过当地可用的资源。灾难可能会使社群保障公民安全的能力失衡，并可能破坏该地区的基础设施。

3. 所有灾难都是 MCI 吗？

不，不是所有灾难都是 MCI。例如，洪水可能对家庭、通信线路、社群食物和其他服务设施造成重大损害，并且许多人要从家中转移出去，但它可能不会造成大量人员伤亡，因此可能不是真正的 MCI。灾害可能是自然灾害（洪水、海啸、地震、龙卷风）、人为灾害（飞机失事、火车失事、工业爆炸、火灾、化学泄漏、辐射泄漏），甚至与恐怖主义有关（生物、化学、爆炸、辐射或核事件）。

4. MCI 与群众集会有何不同？

群众集会被定义为在特定时间内为特定目的在特定地点聚集超过 1000 人（有时定义为超过 25000 人）的活动。重要的是，这造成了这样一种情况：由于环境、位置或人群动态，大量人员聚集可能会造成接近患者受限制而导致公共安全响应延迟。不同的是，MCI 通常是未预料到的和潜在的灾难（如 2001 年 9 月 11 日的纽约双塔倒塌，或 2013 年的波士顿马拉松爆炸事件），群众集会的医疗响应可以利用计划、协调和执行抵消潜在的灾难性情况。然而，如果环境威胁到活动赞助人的健康和安全（如异常炎热的天气和水源缺乏，导致数百人遭受中暑和热射病），则集体集会可能成为 MCI。

5. 为什么需要进行灾难规划?

一般来说,医疗护理的质量与从业人员的经验直接相关。给定医疗干预的熟练程度取决于该干预的执行频率。在灾难中,人们往往需要在陌生的环境中努力快速地完成他们通常不做的事情,因此定期计划和练习突发事件是有意义的。无论一个人有多丰富的经验,在灾难期间,护理水平、资源和资源管理框架都会发生重大变化。我们的目标是为大多数人提供最大数量的益处;因此,护理标准发生了变化。

6. 定义灾害规划的全危险方法

为使适当的应急措施到位,必须了解特定区域内的潜在危险及其构成的威胁。在全危险方法中,通常每年进行一次危害脆弱性分析审查,以确定社区内可能发生的潜在灾害原因和地点,如化工厂爆炸、火车相撞或地震。每一个事件都按照可能性进行排序,然后根据其对提供患者护理能力的影响程度进行排序。根据这一排序,一个机构、医院或社区可以开始制订应急计划来处理最可能发生的事件,以确保建立了权限范围,进行了适当的沟通,并且所有相关人员都了解他们的角色和责任。理想情况下,灾难计划还应实施尽可能接近正常日常运行的响应活动。

7. 灾难应对的 4 个阶段是什么?

(1)启动:初步通知事件,建立事件指挥结构,并对事件做出响应,注意第一响应者的现场安全。

(2)实施(响应):搜救受害者、分诊、初步稳定和运送患者。

(3)缓解措施:控制危害,为患者提供治疗。

(4)恢复:响应者恢复正常操作,补充补给,并汇报事件;转移在临时区域避难的人,直到他们能返回家园。

8. 什么是事故指挥系统?

事故指挥系统(incident command system,ICS)是一种标准化结构,在灾难或多机构现场提供人员和资源的指挥和控制。ICS 有 5 个关键功能。

(1)事故指挥部。

(2)规划。

(3)操作。

(4)物流与供应。

(5)财务。

使用 ICS 可以提高多个机构的协作能力,因为它们使用的是通用术语和结构。

9. 什么是国家事故管理系统?

国家事故管理系统是由美国国土安全部开发的标准化的由紧急医疗服务机构、消防部门、执法部门和医院使用的 ICS 结构,以加强各级和各类事件的响应协调。

10. 每个事件都必须启动 ICS 吗?

并非每个灾难或事件都需要启动 ICS，在小事件中，可能只有一个人执行多个功能来管理响应。然而，对于涉及多个地方甚至联邦机构的大规模事件，国家事故管理系统要求使用正式的 ICS（图 100-1）。

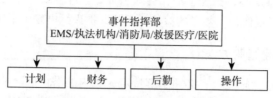

图 100-1　事故指挥系统（ICS）结构

11. 描述 ICS 的 5 个关键功能?

（1）事件指挥部：执行并监督事件响应的总体管理。

（2）计划：确定管理事件所需的内容。

（3）后勤：获得并提供管理事件所需的物资。

（4）操作：使用所需的内容管理事件。

（5）财务：支付所有费用。

12. 应对事故最薄弱的环节是什么?

沟通。这既发生在事故现场，也发生在医院里，可能是由于不同的无线电频率、手机发射塔不堪重负，或者只是等级不清和灾难计划不确定造成的。

除了应急人员的内部沟通外，还应指派一名公共信息官员与当地媒体进行沟通，当地媒体可以向社区通报潜在危险、疏散路线、避难所和食物通道。对已发生的重大事件的回顾始终将沟通视为一个可继续改进的领域。

13. 如何在现场进行分诊?

分类是一个法语单词，意思是排序。拿破仑的外科医师被认为是 19 世纪第一个在战场上使用分类法来挑选士兵的医师，这些被挑选的士兵可以在附近的医院接受治疗并尽快返回工作岗位。在 MCI 中，现场分诊从单独评估单个患者扩展到评估优先顺序，以确定最严重的患者，并确保他们首先被运送和治疗。尽管存在几个多种伤亡事件受害者分类的系统，但基本概念通常将患者分为 4 组。

（1）红色（立即）：严重或立即危及生命的疾病或伤害（如张力性气胸、低血容量性休克）。

（2）黄色（延迟）：严重但不是立即危及生命的疾病或伤害（如大多数类型的骨折）。

（3）绿色（次要）："步行伤员"（如目睹事件后的焦虑发作）。

（4）黑色（已死亡 / 垂死，或预期死亡）：死亡或资源密集型抢救的受害者（如100% 体表烧伤）。

分类标签或彩色胶带用于清楚地指示患者的类别，以帮助现场快速评估。

14. 如何在灾害情况下进行分诊?

应该假设灾害情况会超出现有资源，直到有相反的证据存在。因此，直到现场评估完所有受害者并确定治疗或运输需求之前进行分诊。在这些事件中，基本原则是多数人的利益优先于少数人的利益。这与卫生保健提供者面临的所有其他情况都不同，因为我们通常将所有可用资源应用于最需要它们的少数人，并且只有在最严重的疾病已经稳定到我们所能承受的最大限度时才将注意力转向其他人。这种方法假设的资源在灾难情况下可能无法获得。属于黑色分诊类别的患者将不会接受在其他情况下所接受的同等积极治疗，以便将有限的资源应用于最有可能从中受益的患者。

15. 分诊规则中红色类别的患者优先于黑色类别的患者，这种情况是否有例外?

是的，在一组受到闪电伤影响的人群中，优先考虑心脏停搏的人，因为这代表了一种情况，即一次干预可能立即改变患者的结果，而那些没有因雷击而心脏停搏的人通常不需要立即进行医疗干预。

16. 美国最常用的分诊系统是什么?

目前最常用的分诊系统是 START（简单分诊和快速治疗），该系统已被广泛采用，并被美国国防部国内防备处等组织使用。一个疾病控制与预防中心工作组还提出了一种称为 SALT（分类、评估、救生干预和治疗 / 转运）的国家分类方法。还有许多其他的分类系统，如儿科的 JumpStart、MASS 分类（移动、评估、分类、发送）、纽约消防局修改的 START 分类和 Sacco 分类方法。目前正在进行研究，以确定哪个系统最准确。年龄（年龄很小或年龄很大）、并发症和事件类型（如化学暴露）等变量可能影响目前公认的分类方法的准确性。

17. 告诉我关于 START 的更多信息

START 由美国加利福尼亚州纽波特海滩消防局和霍格医院于 1983 年开发，1994 年修订，旨在 30 秒内对一名患者进行分诊。首先，那些能够走动的人应立即归类为可行走伤员，并被分类到一个单独的区域（绿色）。然后优先处理地面上的剩余受害者。分诊官评估呼吸和自发性呼吸。如果呼吸或循环异常而患者还活着（有脉搏），则尝试基本的气道操作，如双手托颌法打开口腔或插入口咽气道管，将患者归类为红色；如果患者没有呼吸且没有脉搏，则被归类为黑色。假设呼吸正常，通过桡动脉搏动和毛细血管再灌注时间来评估灌注（如果无桡动脉搏动或毛细血管再灌注时间 >2 秒，则将患者归类为红色）。最后，根据患者执行指令的能力来评估精神状态（如果不能，则归类为红色，如果能，则归类为黄色）。记住这种方法的一个简单的助记词是 RPM：30-2，can do，其中 "RPM" 表示呼吸（respirations）、灌注（perfusion）和精神状态（mental status），"30-2，can do" 表示呼吸速率小于 30，毛细血管再灌注时间小于 2 秒，以及执行指令的能力（图 100-2）。红色患者优先转运，其次是黄色患者。绿色患者可能不需要在医院进行正式评估，也可能可以集体运输（如校车）。这种快速评估可以最大限度地利用灾难现场可用的有限资源。

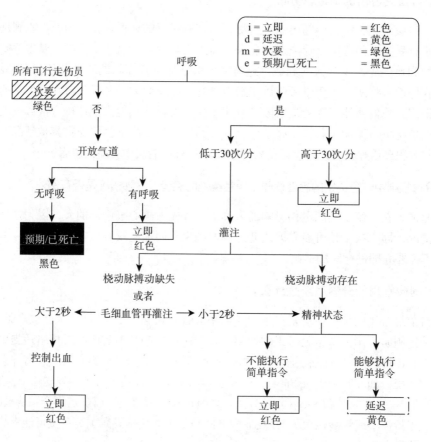

图 100-2　STATRT（简单分诊及快速治疗公式）

18. START 和 SALT 分类系统有什么区别？

与 START 类似，SALT 首先通过评估活动能力来进行总体排序。能步行的人最后被评估。其次，如果受害者能执行一个简单的命令（比如"如果你能听到我的话，举起你的手"），就认为他们的情况不会危及生命，将其排为第二评估。对那些没有反应的人给予优先评估，然后根据他们的受伤情况和对简单救生干预措施的反应（如张力性气胸的针减压），将其归类为红色、黑色或灰色。这两个系统的一个重要区别是，SALT 分诊包含了一个灰色的分类，用于那些被预期死亡的患者，也就是那些即使有足够的资源，也几乎不可能存活下来的患者。也允许对这些患者进行姑息性干预，这样就不会简单地任其死亡（图 100-3）。

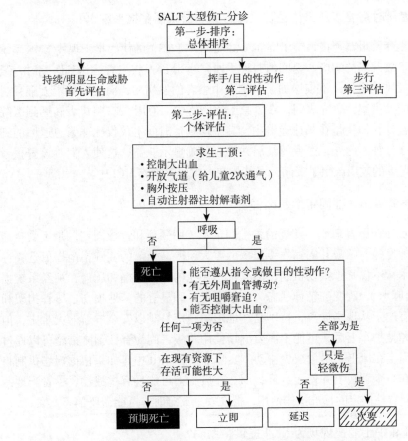

图 100-3　SALT（排序、评估、救生干预及治疗或转运）分诊公式

19. START 和 SALT 哪一个更好?

回顾性分析显示，对于初次反应者来说，START 是一个可靠且易学的分类系统。比较 START 和 SALT 分类系统的研究发现，START 更容易在真实的灾难场景中学习和使用。值得注意的是，这两种疾病都倾向于过度分诊患者（将患者识别为比实际病情更重的患者），这可能对整个系统有害，因为这可能会将有限的资源转移给不是真正需要它们的人。

20. 如何转运 MCI 中的受害者?

在现场，开放进出通道非常重要，这样救护车可以方便快速地运送患者。协调的转运计划对于确保距离灾难地点最近的医院不会因不堪重负而变成下一个灾难现场至关重要。在后勤上，重要的是确定所有当地医院的容纳能力（他们能容纳多少患者，是否是创伤中心），以便适当地分配患者，并尽可能防止压倒任何单一医院。需要立即护理的红色类患者应优先运送，最好送到创伤中心。有轻微损伤或非创伤性主诉的患者可被送往非创伤性中心进行初步稳定或最终治疗。

21. 患者何时需要紧急送往医院（即灯光和警报器警报系统）？

灯光和警报器警报系统（lights and sirens，L&S）的使用早于现代 EMS 系统，它是提高对事故现场的响应和返回的一种手段。当用 L&S 将患者运送到医院时，紧急医疗车辆碰撞风险增加，不仅增加了救护车中患者的发病率，而且增加了无辜旁观者和普通公众的发病率。研究表明，在紧急干预措施中，使用 L&S 将患者转运到医院几乎没有什么益处，即使是在长途运输中，其平均到达时间也仅仅比非紧急返回的到达时间快不到 3 分钟。此外，患者的结局并没有明确显示获益，这使人们对该警报系统在大多数情况下的效用产生了疑问，尤其是在大规模灾难或 MCI 中。

22. 给患者实施脊柱固定术怎么样？

对于外伤患者来说，常规的颈椎固定术（用颈环和背板固定）是不受欢迎的，因为有增加疼痛、呼吸衰竭和发生压疮的重大风险。当前的实践指南提倡选择性使用脊柱固定术，不仅基于损伤机制，而且基于存在的脊柱疼痛和压痛、神经系统损害症状（虚弱或麻木）、改变的精神状态（包括中毒）和显著的其他损伤。尽管担架和类似装置可能有助于从现场撤离，特别是在地形不稳定且难以安全导航的灾难中，但患者躺在轮床和救护车上后，可能不需要继续使用背板，因为脊柱预防措施可以通过简单地把患者固定在床上来尽量减少移动。实际上，在 MCI 中，如果根据损伤机制将每个患者固定在一个背板上并使用颈环，那么在后勤上可能具有挑战性。尽管当地制订的方案应指导脊柱固定的标准操作使用，但在发生灾难时，可能需要偏离方案。

23. 医师和护士能在现场为 MCI 提供帮助吗？

是的，如果他们在应对 MCI 方面经过培训且具有专业知识，并且在院前医疗和分诊概念方面有丰富的知识和经验。

24. 什么是重大事件应激管理？

重大事件应激管理可帮助第一反应者处理灾难后的情绪后果。应激是对灾难的正常反应，可能会影响整个社区，甚至整个国家（如 2013 年波士顿马拉松爆炸案、2012 年奥罗拉电影院枪击案、2001 年 9 月 11 日的恐怖袭击）。在现场的人通常在心理上，甚至在身体上都受到特别的影响，这并不奇怪。询问是重大事件应激反应的一个重要组成部分，因为它允许所有人员公开谈论他们的经验，努力从事件中恢复过来。听取汇报有助于确定当地应对和实地分诊的缺陷，以改进未来的灾害应对。

关键点：灾难管理

（1）当一个事故的需求超过了可用于响应的资源时，就会发生灾难和 MCI。

（2）沟通是确保有效响应的最重要组成部分。

（3）ICS 可以为灾难或 MCI 的混乱带来秩序。

（章建东　王斯佳　译）

参考文献

1. Bushberg JT, Kroger LA, Hartman MB, et al: Nuclear/radiological terrorism: emergency department management of radiation casualties. *J Emerg Med* 32:71–85, 2007.
2. Centers for Disease Control and Prevention: Emergency preparedness and response. Blast injuries: fact sheet for professionals. Lung Injury. Available at www.bt.cdc.gov/masscasualties/blastlunginjury.asp; accessed 10-19-15.
3. Centers for Disease Control and Prevention: Emergency preparedness and response: chemical emergencies. Available at www.bt.cdc.gov/chemical; accessed 10-19-15.
4. Centers for Disease Control and Prevention: Emergency preparedness and response: radiation emergencies. Available at www.bt.cdc.gov/radiation; accessed 10-19-15.
5. Centers for Disease Control and Prevention: Emergency preparedness and response. Acute radiation syndrome: a fact sheet for physicians. Available at http://emergency.cdc.gov/radiation/arsphysicianfactsheet.asp; accessed 10-19-15.
6. Champion HR, Holcomb JB, Young LA: Injuries from explosions: physics, biophysics, pathology and required research focus. *J Trauma* 66:1468–1477, 2009.
7. Currance PL: *Medical response to weapons of mass destruction*, St. Louis, 2005, Mosby.
8. Depalma RG, Burris DG, Champion HR, et al: Blast injuries. *N Engl J Med* 352:1335–1342, 2005.
9. Flynn DF, Goans RE: Nuclear terrorism: triage and medical management of radiation and combined-injury casualties. *Surg Clin North Am* 86:601–636, 2006.
10. Radiation Emergency Assistance Center/Training Site (REAC/TS): Guidance for radiation accident management. Available at http://orise.orau.gov/reacts/guide/injury.htm; accessed 10-19-15.
11. Inglesby TV, O'Toole T, Henderson DA, et al: Anthrax as a biological weapon: updated recommendations for management. *JAMA* 287:2236–2252, 2002.
12. Koenig KL, Boatright CJ, Mancock JA, et al: Health care facilities' "war on terrorism": a deliberate process for recommending personal protective equipment. *Am J Emerg Med* 25:185–195, 2007.
13. Koenig KL, Goans RE, Hatchett RJ, et al: Medical treatment of radiological casualties: current concepts. *Ann Emerg Med* 45:643–652, 2005.
14. *Medical management of radiologic casualties handbook*, ed 2, Bethesda, MD, 2003, Military Medical Operations, Armed Forces Radiobiology Research Institute. Available at http://ehs.columbia.edu/2edmmrchandbook.pdf; accessed 10-19-15.
15. Mettler FA, Voelz GL: Major radiation exposure: what to expect and how to respond. *N Engl J Med* 346:1554–1561, 2002.
16. Newmark J: Nerve agents. *Neurol Clin* 23:623–641, 2005.
17. U.S. Department of Health and Human Services: Agency for Toxic Substances and Disease Registry: medical management guidelines for nerve agents: tabun (GA; sarin (GB); soman (GD); GF; and VX. Available at www.atsdr.cdc.gov/MHMI/mmg166.html; accessed 10-16-14.

第 101 章　大规模杀伤性武器

Aaron M. Eberhardt，MD；Peter T. Pons，MD，FACEP

1. 为什么急诊医师熟悉大规模杀伤性武器很重要?

急诊医师不仅在应对意外和自然灾害中，同时在应对恐怖袭击方面也发挥着不可或缺的作用。随着政策的改变，这些突发事件中的伤员会大量就诊于急诊，因此急诊医师在大规模杀伤性武器导致的伤亡事件中的作用会越发重要。

2. 关于应对恐怖主义，我们准备好应对措施了吗?

自 9·11 事件发生后，为防止恐怖主义再次出现我们已经做了大量工作。急诊医师必须认识到恐怖主义的威胁永远不会完全消除，必须保持对此类事件做出反应的能力。恐怖分子不断改良他们的技术，武器制作工艺更加精细。因此，急救医疗团体必须保持对化学、生物、放射、核及爆炸性武器的清晰认知，以及有效应对事件的能力。

3. 我们是否有危险物质应急小组来处理核、生物和化学攻击?

传统的危险品事件通常发生在相对局限的区域，而且通常含有已知物质。这使得危险物质应急小组能够控制物品扩散，对暴露人群进行处理，控制暴露人群的流动。核、生物和化学攻击很可能发生在人口密集地区，致使多人受害，造成严重的社会恐慌，采用传统的危险物质处理程序来应对潜在患者几乎是不可能的。生物武器攻击不适合传统的危险物质反应方式，因为从释放该物质到承认该事件可能已经经过了相当长的时间。

4. 恐怖袭击有哪些特别之处呢?

发生恐怖袭击的任何地点都会自动成为犯罪现场。此类事件的处理需要多个联邦、州和地方机构的协调与合作。针对传统媒体和社交媒体对恐怖事件报道的影响，需要制订战略计划。此外，恐怖袭击的影响远远超出受到核、生物和化学攻击袭击直接影响的人。恐怖袭击的目的不仅仅是杀戮和破坏，同时也是在制造恐慌。

5. 恐怖分子青睐哪些化学武器或生物武器?

这些武器有以下特点。
- 对预定目标造成最大程度的破坏。
- 具有高致命性或毒性。
- 易于大面积传播。
- 在环境中相对稳定，不会分解太快。
- 包装方式要能承受在运输过程中发生的能量转移。

・相对容易获得和制造成本低。

6. 急诊医师应该如何保护自己？

急诊医师必须了解这些有害物质导致的临床症状和体征的必要知识，以便于快速识别有害物质类型。更重要的是，采取措施保护自己和急诊区工作人员，避免无意间暴露于有害物质。个人防护装备类型取决于恐怖袭击中使用的有害物质种类。

7. 个人防护装备分级

・级别 A：防护设备完全包裹身体，防止水和蒸汽渗透。呼吸防护由一个独立的呼吸器提供空气。这种级别的防护通常用于救援、评估或减轻危险物质事件，通常是在危险物质类型未知且可能立即危及生命和健康的情况下使用。

・级别 B：此级别防护装备较 A 级防护有所下调。这是一套全身化学防护服，对蒸汽防护有限。它可以与独立的呼吸器或提供的空气相结合，以增加对蒸汽的保护。此级防护服通常用于危险物品已被识别，正在进行救援行动或进一步事故评估的人员穿着。

・级别 C：该级别防护装备是一套全身化学服，由过滤呼吸器提供呼吸保护。此级防护适用于医院从事净化工作的人员。

・级别 D：该级别的个人防护提供最低限度的皮肤保护，在不需要呼吸保护的情况下使用。

辐射

8. 辐射的基本物理原理是什么？

一般来说，辐射是通过空间传播的能量。原子由质子和中子组成（氢原子除外，它没有中子），原子周围有电子。一个给定的元素可能以不同同位素的形式存在，这些同位素有不同数量的中子。一些同位素可以发射粒子或电磁能量，是放射性同位素。如果这种电离反应作用于一个重要的生物分子，如 DNA，基因组可能无法正常运作。针对此类物质的防护包括屏蔽、距离和减少暴露时间。

9. 辐射单位是什么？

见表 101-1。

表 101-1　辐射单位

辐射吸收剂量拉德（rad），戈瑞（Gy）	拉德（rad）是电离辐射给予单位质量物质的能量，由国际单位戈瑞（Gy）取代 1 Gy = 100 rads 1 Gy = 1 J/kg Gy 剂量是每克组织吸收的总能量

希沃特（SV）辐射当量，雷姆（rem）	国际辐射当量单位 不同种类的辐射对人体有不同的影响，这些差异通过乘以质量系数进行调整 根据定义，γ 辐射的质量系数为 1。1 Gyγ 辐射 = 1 Sv；1 Sv = 100 rem

10. 描述不同类型的辐射及其屏蔽要求

见表 101-2。

表 101-2　不同类型的辐射和屏蔽要求

辐射类型	简述	屏蔽
α 粒子	由两个中子和两个质子组成，它们是从放射性原子的原子核中发射出来的。双重带电粒子，在物质中迅速失去能量。一般只在吸入或吞入时才有危险。	可以被纸张遮挡
β 粒子	与反中微子一起从原子核发射的高能电子；比 α 粒子小得多，有一个电荷，像 α 粒子一样，如被吞入或吸入，对身体会造成损伤；可能对无保护的皮肤造成细胞损伤；主要存在于放射性尘埃中。	与目标物的相互作用较小；需要塑料、玻璃或薄金属，以及特定个人防护设备
γ	不是粒子，而是高能电磁辐射的非带电脉冲；没有质量或电荷，只有当它们与目标原子的电子壳碰撞时才会损失能量。容易通过人体，可能造成严重的细胞损伤。	混凝土或致密金属，如铅
中子	核爆炸过程中释放的不带电粒子，不是放射性尘埃；质量和质子差不多，没有电荷。由于缺少电荷，直接与目标原子核相互作用，不与其电子相互作用；不能很好地与物质反应，所以它们能传播很长的距离。能使先前稳定的原子具有放射性。	厚混凝土或大量泥土

11. 辐射损伤有哪些类型？

• 外照射：身体的全部或部分暴露于外部辐射源的穿透性 γ 辐射中，可能会发生严重的细胞损伤。暴露后，该患者没有放射性，就像正在接受放射治疗的患者一样，对工作人员没有威胁，可以像其他患者一样管理。

• 污染：放射性微粒物质被释放到环境中，并污染人的外部、内部（吞咽或吸入）或两者兼有。治疗或净化这些患者时应穿戴个人防护用品。

• 合并：是指细胞、组织或器官吸收放射性物质的过程。合并必将发生污染。合并引起持续的内部暴露和长期的伤害和疾病。

12. 辐射有哪些类型？

• 环境暴露（也称简单放射装置）：将放射源放置在公共场所、食品或水源内。尽管许多人可能会暴露于这种放射源，但仅极少人会受到严重污染。无论如何，该类恐怖事件会引发人们极大的恐慌。

- 放射物分散装置：为恐怖主义目的而设计的一种装置，通过使用常规爆炸物来分散放射性物质，这种装置被称为脏弹。这种武器造成的大部分损伤是由爆炸引起的，放射性物质的传播比较有限。暴露或受污染的人员可能是靠近爆炸区域的人员。
- 攻击/破坏核反应堆：可能导致放射性物质大量释放到环境中。
- 核弹：尽管是最具破坏性的攻击，但这是最不可能的攻击方法，因为对现有库存有严格的安全措施，同时很难获得制造核武器所需的资金和技术。

13. 急性辐射综合征的 3 个分类

（1）骨髓（造血综合征）：这种综合征是由骨髓干细胞受损引起的，导致细胞系减少。症状包括出血和感染（由于血小板和白细胞减低）。它通常发生在暴露剂量为 $0.7 \sim 10Gy$（$70 \sim 1000rads$）的情况下。

（2）消化系统综合征：对胃肠道黏膜有不可逆转的破坏，引起恶心、呕吐和腹泻。由于引发严重的败血症和电解质紊乱，存活概率很小。胃肠道症状通常发生在暴露剂量为 $6 \sim 10Gy$（$600 \sim 1000rads$）的情况下。

（3）中枢神经和心血管综合征：症状包括神志不清、癫痫发作和昏迷。通常 3 天内死亡，由脑水肿、血管炎和脑膜炎引起的颅内压升高以及循环衰竭导致。这些综合征通常发生在暴露剂量大于 $50Gy$（$5000rads$）的情况下，但是低水平暴露也可能发生。在大规模伤亡的情况下，这是一类致命的情况，应准确识别出这些患者。

14. 急性辐射综合征的 4 个阶段

（1）前驱期（初期）：症状包括食欲不振、恶心、呕吐和腹泻。症状在暴露数分钟到数天后出现。一般来说，症状出现得越快，受害者受到的辐射剂量就越大，结果就越差。

（2）潜伏期：前驱症状缓解的患者进入此期。这个阶段可以持续几个小时到大约两周的时间。

（3）显性发病期：症状因辐射剂量而异。剂量为 $1 \sim 8Gy$（$100 \sim 800rads$），症状表现为造血系统（白细胞和血小板减少）受到抑制，包括感染和出血。剂量超过 $8Gy$（$800rads$）时，其主要作用于肠道内壁，引起腹泻、发热、败血症和电解质紊乱。

（4）康复或死亡：如果剂量超过 $10Gy$（$1000rads$），存活的可能性很小。

15. 所有这些数据都很重要，但最本质的内容是什么？

- 暴露剂量为 $1Gy$ 是引起恶心和呕吐的阈值，但在这一水平不会发生急性辐射死亡。
- 暴露剂量为 $3.5Gy$ 且未经治疗的患者，60 天内 50% 的患者会死亡。
- 暴露剂量为 $6.0Gy$ 且未经治疗的患者，60 天内 100% 的患者会死亡。

16. 绝对淋巴细胞计数对评估急性辐射综合征有何帮助？

见表 101-3。

表 101-3　淋巴细胞绝对值的作用

暴露 48 小时内的最小淋巴细胞计数	估计吸收剂量（Gy）	预后
1000 ～ 3000	0 ～ 0.5	可能没有损伤
1000 ～ 1500	1 ～ 2	损伤显著但预后良好
500 ～ 1000	2 ～ 4	不良，可能存活
100 ～ 500	4 ～ 8	非常严重，可能会死亡
< 100	> 8	很可能死亡

注：引自 Koenig KL，Goans RE，Hatchett RJ，et al. Medical treatment of radiological casualties：current concepts. Ann Emerg Med 45：643–652，2005.

17. 辐射暴露有哪些治疗方案？

必须进行完整的一次和二次调查，以确保不存在其他严重危及生命的伤害。适当的分类和净化后，支持治疗成为治疗的基础。局部辐射损伤的治疗方法应与烧伤相同，体表总面积的 18% 或以上烧伤被认为是严重烧伤。全身辐射的治疗更加复杂。许多辅助药物可能有用，包括碘化钾、二乙基三胺五乙酸酯、普鲁士蓝和非格司亭。这类患者应被认为是免疫功能低下的患者，并应接受免疫功能低下的治疗。在 CDC 的网站上，我们对大规模杀伤性武器的总体情况和这些治疗方法进行了概述。

18. 何时应考虑服用碘化钾片？

放射性或核事件发生后，有可能释放出放射性碘。它可能悬浮在空气中，污染食物或水源，有可能被吸入或误服。甲状腺会吸收这种放射性碘，这可能导致甲状腺不可逆损害。碘化钾片含有稳定的（非放射性）碘，如果在接触放射性碘之前服用，可使甲状腺吸收碘饱和，能有效阻止甲状腺吸收放射性碘。CDC 网站上有一份关于碘化钾片的信息表，包括适应证和适当的剂量，可在 http：//emergency.cdc.gov/ radiation/ki.asp 查询。

19. 对于受到辐射暴露及相关创伤的患者，最适合的治疗策略是什么？

危及生命创伤的治疗总是优先于辐射暴露的治疗。创伤性损伤是对患者生存的直接威胁，与之相比，辐射暴露处理则是一个较长期的考虑因素。对那些需要立即进行手术干预的患者来说，去除辐射污染工作可以并且应该被推迟，直到患者复苏和所有必要的程序完成之后。

化学武器

20. 列举化学武器的特点

• 挥发性是指液体蒸发成气体的趋势。大多数化学武器在常温常压下是液体，爆炸后以液滴的形式分散。化学物质的挥发性越强，它蒸发得就越快（如光气和氰化物）。挥发性较低的制剂仍然是液体（如 VX 和硫芥子气）。除氰化氢以外的所有制剂都比空气重，会集中在地势较低的地方。

- 持久性化学品与易变性化学品所起的作用成反比，这些制剂根据在 24 小时内的蒸发能力分为持久性与非持久性 2 种。化学品在物体或患者身上停留的时间较长，可能造成持久的接触和伤害污染。
- 毒性是一种制剂对人体造成伤害的能力。常用的测量方法是浓度 – 时间乘积。这是空气中浓度乘以患者暴露时间的乘积。我们进一步阐述一下 LCT_{50}，它是一种蒸汽或气溶胶的半数致死剂量，能使 50% 无防护人员（或动物）死亡的毒剂量。
- 潜伏期是指患者暴露于某种制剂后与临床症状、体征出现之间的时间延迟。卫生保健提供者必须了解这一原则，因为没有任何临床症状或体征的受害者可能仍然处于暴露状态，需要去除毒剂并接受治疗。

21. 化学武器有哪些不同的种类？

表 101–4。

表 101–4　化学武器的种类

类别	描述	症状和体征	示例和名称
糜烂性毒剂	损伤细胞成分，几分钟到几小时后在真皮和黏膜表面形成水疱	呼吸困难、皮肤刺激和疼痛、水疱、结膜炎，可导致严重的呼吸衰竭	路易士气（L）氮芥光气肟芥子气
血液制剂	被血液吸收并干扰有氧代谢	呼吸困难、胸痛、焦虑、皮肤发红	胂（SA）一氧化碳氯化氰（CK）氰化氢氰化钾（KCN）氰化钠（NaCN）氟乙酸钠（1080 化合物）
腐蚀剂	直接灼伤和刺激黏膜、皮肤和眼睛	烧伤和严重刺激，吸入导致肺部刺激	氢氟酸
窒息性毒剂	刺激肺和咽内壁，引起黏膜水肿	咳嗽、呼吸困难、吞咽困难、胸痛、眼睛刺激、咽部烧灼感	氨溴（Br）氯（Cl）氯化氢光气（CG）硫酰氟

类别	描述	症状和体征	示例和名称
失能性毒剂	造成精神状态改变，影响受害者清晰思考的能力	精神状态改变、抗胆碱能综合征（BZ）、阿片类中毒	二苯乙醇酸（BZ） 芬太尼（吸入）
神经毒剂	抑制乙酰胆碱酯酶，从而干扰神经传递	胆碱能中毒，唾液分泌、流泪、瘫痪	沙林（GB） 梭曼（GD） 塔崩（GA） VX
防暴催泪瓦斯	用于控制人群和镇压暴乱的非常刺激但非致命的制剂	黏膜刺激、流泪、流鼻涕、咳嗽、打喷嚏	溴苯甲腈（CA） 氯苯乙酮（CN） 氯苄叉缩丙二腈（CS） 三氯硝基甲（PS） 二苯并恶嗪（CR）
呕吐剂	眼、鼻、呼吸道刺激，肠胃不适和呕吐	暴露数分钟至数小时后开始呕吐	二苯胺氯胂（DM）

注：引自 Centers for Disease Control and Prevention：Emergency preparedness and response：chemical emergencies. Available at www.bt.cdc.gov/chemical；accessed 10–2–14. GI，Gastrointestinal.

22. 描述由神经毒剂引起的病理生理学改变和临床症状

急诊医师对神经毒剂的病理生理学改变应该比较熟悉，其化学效应与有机磷农药中毒非常相似。

神经制剂抑制突触后神经受体乙酰胆碱酯酶，这导致副交感神经系统和中枢神经系统中的毒蕈碱和烟碱受体过度积累和过度刺激，导致临床胆碱能中毒。毒蕈碱受体的刺激引起外分泌腺的活动（如流涎和气道分泌黏液）。烟碱受体的刺激可导致肌束颤动、弛缓性麻痹、高血压和心动过速。

临床中毒症状很复杂，涉及许多不同的器官系统。

23. 记住神经毒剂影响的最简单方法是什么？

记住毒物最常见的方法之一是用 SLUDGE 助记法。

- S（Salivation）：唾液分泌。
- L（Lacrimation）：流泪。
- U（Urination）：排尿。
- D（Defecation）：排便。
- G（GI symptoms）：胃肠道症状。
- E（Emesis）：呕吐。

患者可能有危及生命的支气管黏液分泌和支气管痉挛。中枢神经系统症状包括癫痫、昏迷或呼吸暂停。两种记住毒蕈碱样和烟碱中毒的方法是 DUMBBELS 和 MTWHF。

DUMBBELS 记忆方法如下。

• Diarrhea 腹泻。

• Urination 排尿。

• Miosis/muscle weakness 瞳孔缩小 / 肌肉无力。

• Bronchorrhea and bradycardia 支气管黏液分泌和心动过缓。

• Emesis 呕吐。

• Lacrimation 流泪。

• Salivation and sweating 分泌唾液和出汗。

MTWHF 记忆方法如下。

• Mydriasis 瞳孔放大。

• Tachycardia 心动过速。

• Weakness 无力。

• Hypertension and hyperglycemia 高血压和高血糖。

• Fasciculations 肌束震颤。

24. 神经毒剂有多致命？

对一个 70 千克的人来说，VX 的半数致死量是 10mg（皮肤接触），它能杀死半数暴露的受害者。这意味着，1 滴足够覆盖一枚美国硬币背面林肯纪念堂的两个柱子大小的 VX，就足以杀死 50% 的皮肤暴露的受害者。

25. 治疗神经毒剂中毒的方法是什么？

治疗采用三管齐下的方法。阿托品可以抵消毒蕈碱的作用，从而减少分泌物分泌，改善通气。氯解磷定逆转神经毒剂的烟碱作用，从而改善无力症状。当神经毒剂与乙酰胆碱酯酶结合时，发生一个称为老化的过程，在这个过程中形成一个永久的共价键，导致酶永久失活。为了有效治疗，必须在这种情况发生之前使用氯解磷定。这个时间范围从梭曼的 2 分钟到 VX 的 48 小时。最后，用地西泮治疗癫痫发作。具体剂量见表 101-5。

表 101-5　神经毒剂中毒治疗

患者（年龄 / 岁）	轻度到中度症状者	重度症状者
婴儿（0～2）	阿托品 0.05mg/kg 肌内注射或 0.02mg/kg 静脉注射	阿托品 0.1mg/kg 肌内注射或 0.02mg/kg 静脉注射
	2-PAM：15mg/kg 缓慢静脉注射	2-PAM：15mg/kg 缓慢静脉注射
儿童（2～10）	阿托品 1mg/kg 肌内注射	阿托品 2mg/kg 肌内注射 2-PAM：15mg/kg 缓慢静脉注射
	2-PAM：15mg/kg 缓慢静脉注射	
青少年（10～18）	阿托品 2mg 肌内注射	阿托品 4mg 肌内注射
	2-PAM：15mg/kg 缓慢静脉注射	2-PAM：15mg/kg 缓慢静脉注射

患者（年龄/岁）	轻度到中度症状者	重度症状者
成人	阿托品 2～4mg 肌内注射 2-PAM：15mg/kg（1 g）缓慢静脉注射	阿托品 6mg 肌内注射 2-PAM：15mg/kg（1 g）缓慢静脉注射

注：引自 U.S. Department of Health and Human Services：Agency for Toxic Substances and Disease Registry：medical management guidelines for nerve agents：tabun（GA）；sarin（GB）；soman（GD）；GF；and VX. Available at www.atsdr. cdc.gov/MHMI/mmg166.html；accessed 10–2–14.

2-PAM，氯解磷定。

每 5～10 分钟重复注射一次阿托品（2mg 或婴儿 1mg IM），直到气道分泌物减少，呼吸变得更稳定。酚妥拉明可用于 2-PAM 引起的高血压（成人 5mg IV、儿童 1mg IV）。地西泮可用于癫痫发作。

生物制剂

26. 什么是生物恐怖主义？

生物恐怖主义是一种恐怖攻击方式，其特征是蓄意释放病毒、细菌或生物毒素，导致人、动物或植物患病或死亡。

27. 恐怖分子真的使用过生物制剂吗？

生物武器自古以来就被用于战争。在 14 和 15 世纪，交战的军队会把感染瘟疫的尸体越过城墙扔到他们试图征服的城市里。关于在第一次世界大战和第二次世界大战中使用生物武器的记载是存在的。许多恐怖组织也使用生物武器。1984 年，美国俄勒冈州有 750 人在四家餐馆的沙拉吧就餐后生病，这四家餐馆被 Bagwan Sri Rajneesh 教派故意投放了沙门菌。自 2001 年 9 月 18 日开始，炭疽孢子被恐怖分子通过美国邮件系统投放。袭击导致 22 例吸入性和皮肤炭疽，其中 5 例死亡。

28. 生物制剂的生产需要大量的资金和精密的设备吗？

生物制剂的生产和扩散明显比核攻击更容易完成。之前提到的沙门菌和炭疽事件证明了这种情况很容易发生。

29. 生物攻击与辐射或化学制剂有什么不同？

生物攻击产生了两个不同于放射性暴露或化学攻击的重大挑战。第一，症状的出现与发展通常会延迟；第二，最初症状可能是非特异性的，并可能被归因于不太严重的原因。这些因素往往会延迟对生物攻击的识别，从而延迟对生物攻击的适当反应。如果使用的生物制剂具有高度传染性，可能会迅速发展为流行病。

30. 美国疾病控制与预防中心如何对生物制剂进行分类？

美国疾病控制与预防中心根据生物制剂的特点，将生物制剂分为3类（A、B和C），包括传播能力，以及对公共卫生基础设施造成重大负面影响的能力。

•A 类：高优先级生物制剂，对国家安全构成威胁，需要采取特殊公共卫生应对。因为它们很容易在人与人之间传播，导致高死亡率并可能对公共卫生产生重大影响，进而导致公共恐慌和社会混乱。例如：炭疽（炭疽杆菌）、肉毒杆菌中毒（肉毒杆菌毒素）、鼠疫（鼠疫耶尔森菌）、天花（重型天花）、兔热病（土拉热弗朗西丝菌）、病毒性出血热（线状病毒，如埃博拉、马尔堡；沙粒病毒，如拉沙病毒、马秋波病毒）。

•B 类：第二优先级的生物制剂包括那些比较容易传播的制剂，通常导致中等发病率和低死亡率，需要疾病预防控制中心提高诊断和疾病监测能力。例如：布鲁氏菌病（布鲁菌属）、产气荚膜梭菌的 ε 毒素、食品安全威胁（如沙门菌属、大肠埃希菌 O157：H7、志贺菌）、鼻疽（鼻疽伯克霍尔德菌）、类鼻疽（类鼻疽伯克霍尔德菌）、鹦鹉热（鹦鹉热衣原体）、Q 热（贝纳特立克次体）、蓖麻毒素（蓖麻子）、葡萄球菌肠毒素 B、斑疹伤寒（普氏立克次体）、病毒性脑炎（甲病毒，如委内瑞拉马脑炎、东方马脑炎、西方马脑炎）、水安全威胁（如霍乱弧菌、微小隐孢子虫）。

•C 类：第三优先级生物制剂包括新出现的病原体，这些病原体由于易获得、易于生产和传播，可能造成高发病率和死亡率，从而对健康产生重大影响，在将来可被设计成为能大范围传播的生物制剂。例如：新出现的传染病，如尼帕病毒和汉坦病毒。

31. 生物制剂的一般特征是什么？

见表 101-6。

表 101-6　生物制剂的一般特征

传染性	制剂进入、繁殖和在宿主中生存的能力。ID_{50} 是可以感染 50% 暴露人群的剂量
毒性	疾病的相对严重程度。同一制剂的不同菌株可引起不同程度的疾病
潜伏期	暴露至症状出现的时间
致死性	制剂导致死亡的能力
接触传染性	暴露于原发病例后发生的继发病例数量。
传播机制	疾病传播的方式（如呼吸道、血液传播、媒介传播、食物污染）

注：引自 World Health Organization：Public health response to biological and chemical weapons：WHO guidance（2004）. Available at www.who.int/csr/delibepidemics/biochemguide/en/ ；accessed 10-2-14.

32. 有关炭疽的基本知识

炭疽杆菌是革兰阳性芽孢杆菌。芽孢对环境因素有很强的抵抗力，能够存活数十年。炭疽发病有 3 种表现形式：吸入、胃肠道和皮肤。在生物攻击后，雾化炭疽孢子被吸入，被肺中的巨噬细胞吞噬，并转移到纵隔淋巴结，在那里变为静止状态。一旦细菌开始复制，它们产生引起水肿（水肿因子）以及出血和坏死（致死因子）的毒素。

33. 炭疽的症状和体征是什么？

皮肤炭疽从局部发红和肿胀开始，发展为无痛、坏死的黑色病变或溃疡。胃肠道炭疽表现为胃痛、发热、腹泻和食欲不振。吸入性炭疽热最初是一种非特异性的流感样综合征，伴有发热、恶心、呕吐、肌肉疼痛和疲劳。这会迅速发展为呼吸困难、呼吸衰竭、休克和死亡。在 2001 年的 10 例吸入性炭疽患者中，所有人都有发热、发冷、不适和疲劳。大多数患者出现咳嗽、胸部不适和呼吸困难。胸片异常普遍存在，包括纵隔增宽、胸腔积液、支气管充气、坏死性肺炎病变。

34. 如何治疗炭疽？

疾病预防控制中心对吸入性炭疽的治疗用药包括环丙沙星和多西环素，如果治疗脑膜炎，再加上 1 ～ 2 种抗生素。对于皮肤炭疽，环丙沙星和多西环素也是一线疗法。治疗应持续 7 ～ 14 天。Raxibacumab 是美国国家战略储备机构推荐的新药，它是单克隆活性抗体，可以对抗炭疽热产生的第三种因子（保护性因子）。保护性因子允许水肿因子和致死因子进入细胞。动物研究显示了这种药物的巨大前景。

35. 还有什么其他来源可以了解更多关于生物武器的信息？

Medical Aspects of Biological Warfare 是一本军事医学读物，该读物定期更新，是获取更多生物武器信息的重要来源，网址 www.cs.amedd.army，mil/borden/。

36. 照顾曾暴露于生物武器的患者时，应如何保护自己？

处理生物事件时，应始终遵守综合防护措施。表 101-7 列出了已知的生物制剂的传染性和隔离要求。如果引起患者症状的病原体未知（最初就诊于急诊时），应采取严格的隔离预防措施。

表 101-7　生物武器的传染性和隔离要求

疾病	是否人传人	是否需要隔离
炭疽	否	否
肉毒杆菌中毒	否	否
出血热	是	是
鼠疫	是（肺鼠疫）	是
天花	是	是
兔热病	可能不	否

37. 如何知道是否发生了生物攻击？

由于前面已经提到的原因，识别生物攻击可能非常困难。一般来说，疾病模式识别对于生物事件的早期识别至关重要。2000 年，Paul Rega 博士发表了一张识别秘密攻击线索的清单，可以帮助临床医师。这些秘密攻击线索如下。

- 既往健康人群出现严重的疾病临床表现。
- 有发热、呼吸系统或胃肠道疾病的患者数量大于正常值。
- 来自同一地点的多个患者有类似主诉。
- 一年中不常发病的时间出现地方性疾病。
- 异常数量的快速致死病例。
- 大量生病或死亡的动物。
- 快速上升和下降的流行曲线。
- 大量患者出现重症肺炎、脓毒症、脓毒症与凝血障碍、皮疹发热、复视伴进行性虚弱。

38. 如果怀疑发生了袭击，我该怎么办?

所有急救人员应熟悉其医院的内部灾难应对计划和报告流程。地方和国家公共卫生机构的早期介入对疾病诊断和流行病学调查都很重要。CDC 提供了报告突发事件的机制，以及在事件处置过程中可能需要的有用联系方式。这些信息可以在美国疾病控制与预防中心应急准备和反应网站上获得，网址是：http://emergency cy.cdc.gov/。

爆炸物

39. 高效致命的恐怖武器出现后，人们还使用炸药吗?

答案是肯定的。核、生物、化学武器的广泛使用是受限制的，因为它们的生产成本很高，而且很难在分散机制中制造出来。爆炸装置容易获得，而且越来越多的爆炸装置是临时制造的，以达到最大的伤亡人数。2013 年，世界范围内有 2 万 2 千多人死于恐怖主义的轰炸或联合轰炸 / 纵火袭击中。2013 年波士顿马拉松爆炸案中，3 人死亡、超过 250 人受伤，至少 14 人需要截肢。此外，高死亡率袭击（造成 10 人以上死亡的袭击）也显著增加，其中许多是使用爆炸装置进行的。

40. 描述爆炸后的 5 类爆炸伤害

（1）初级：爆炸冲击波对人体接触产生的直接影响。这会对人体组织产生剪切力和压力。典型的损伤包括鼓膜破裂、肺爆震伤、眼部损伤和脑震荡。

（2）二级：原始碎片（爆炸装置的碎片）、二次碎片（来自周围环境的碎片）撞击造成的损伤。典型的损伤包括穿透性创伤、截肢或撕裂伤。

（3）三级：当冲击波推动受害者身体进入物体或大物体撞击身体时造成的伤害。典型损伤包括挤压伤和钝挫伤。

（4）四级：其影响包括烧伤、吸入性伤害、接触有毒物质和因爆炸装置导致的环境污染造成的伤害。

（5）五级：细菌或辐射（脏弹）等造成的损伤（这些危险物质添加在爆炸装置中），可能导致炎症反应和综合征。

41. 是否有快速筛查方法对爆炸伤害的受害者进行分类？

耳镜检查鼓膜是评估爆炸性损伤严重程度的一种快速（但并非万无一失）方法。大气压只要比正常值高于259mmHg时，鼓膜就会破裂。如果没有鼓膜破裂，则中空器官损伤的可能性显著降低，然而，并不是没有。2004年马德里列车爆炸案中，17名重伤患者中有13人鼓膜破裂，4人鼓膜未破裂。显然，如果出现其他症状，如呼吸短促，则必须怀疑有其他损伤。

42. 什么是肺爆震伤？

肺爆震伤是高阶炸药爆炸后的严重肺气压伤。冲击波对肺的冲击导致撕裂、出血、挫伤和水肿，从而导致通气灌注不匹配。肺爆震伤是一种以呼吸困难和缺氧为特征的临床诊断。

一般来说，肺爆震伤的治疗方法与其他肺挫伤相似。暴露于重大爆炸的肺爆震伤患者，在观察4～6小时后，如胸片正常、动脉血气正常，可考虑出院。

净化

43. 我应该知道哪些关于净化的信息？

针对核、生化攻击，净化是医疗管理的一个重要方面。净化的好处有3个：它保护患者不受衣服或皮肤上残留药剂的持续伤害；避免卫生保健提供者受到暴露和伤害；保护卫生保健设施本身，使其能够继续开放并照顾更多的患者。

44. 如何清除化学物质接触者所受的污染？

理想情况下，应在院前环境中对接触化学物质的患者进行净化处理。然而，有些伤者不可避免的由非急救系统送至医疗机构，医院应在急诊室外为伤者提供净化装置，以及观察和治疗。参与净化过程的医院工作人员应使用C级防护。湿法净化是液体化学暴露的首选方法。尽可能脱去伤者的衣服，然后使用肥皂和大量的水进行充分净化。尽管有人建议将各种中和溶液（如稀释漂白溶液）作为去污溶液，但大多数溶液不用于医疗机构，因为它们需要较长的接触时间（15～20分钟），并且可能导致额外的皮肤损伤。

45. 如何净化接触过放射性物质的患者？

一旦患者从具有放射性危险的环境中转运出，就应为净化人员配备标准的个人防护用品（刷洗、面罩、手套、护目设备和鞋）。还应为净化人员配备辐射计量设备，监测辐射暴露情况。可以将净化分为两部分。

（1）第一次净化：包括脱掉患者所有的衣物，并将衣物恰当的打包处理。然后用大量肥皂和水或市售的0.5%次氯酸盐溶液清洗患者。必须避免用受污染的水冲洗黏膜，还必须注意不要擦伤皮肤，因为放射性物质可以通过擦伤的皮肤被吸收。这个过程可以成功去除大约95%的污染。

（2）二次净化：该操作过程必须很细致，以确保患者被完全净化。眼睛、耳朵、黏膜和伤口都要擦拭，并对擦拭物进行放射性分析。此外，这些相同的区域应该充分冲洗。将患者的眼睛麻醉并充分冲洗，检查耳朵有无鼓膜穿孔，如果完好，应充分冲洗，摘除义齿，并在不吞下冲洗液的情况下对口腔进行充分冲洗。伤口也应冲洗，并用防水敷料覆盖，以避免冲洗其他区域的水再次污染伤口。医院的辐射安全负责人应该参与这个过程。

46. 如何净化生物攻击的受害者？

在大多数情况下，生物攻击的受害者患病时会寻求治疗。这一发现表明暴露发生在几天前，在这种情况下，净化是非必要的。只有在暴露于粉末后才需要净化。与化学接触一样，净化人员在净化过程中必须使用适当的个人防护装备。衣服应该脱掉，然后用肥皂和水洗澡。

关键点：大规模杀伤性武器

（1）理想的恐怖主义武器便宜、容易生产，容易传播，并且会导致大量的人员伤亡。
（2）恐怖分子最有可能使用的大规模杀伤性武器是常规炸药。
（3）一般来说，化学攻击是指在相对较小的地理区域内，在较短的时间内，出现大量类似症状的人员伤亡。
（4）如果发生生物制剂攻击，所有患者都应被视为具有传染性，直到制剂被证实不具有传染性。
（5）最有可能的辐射事件是使用脏弹，即采用常规炸药来传播放射性物质。

网址

Anthrax：www.niaid.nih.gov/topics/anthrax ； accessed 10－16－15.

Biological weapons：http：//emergency.cdc.gov/bioterrorism/ ； accessed 3－19－15.

Bioterrorism agents：http：//emergency.cdc.gov/agent/agentlist－category.asp#catdef ； accessed 3－19－15.

CDC Emergency Preparedness and Response：http：//emergency.cdc.gov/ ； accessed 3－19－15.

Journal of the American Medical Association：http：//jama.ama－assn.org ； accessed 3－19－15.

KI tablets：www.bt.cdc.gov/radiation/ki.asp ； accessed 3－19－15.

U.S.Department of Health and Human Services：http：//emergency.cdc.gov/ bioterrorism/index.asp ； accessed 10－16－15.

（赵 岩 译）

1. Bushberg JT, Kroger LA, Hartman MB, et al: Nuclear/radiological terrorism: emergency department management of radiation casualties. *J Emerg Med* 32:71–85, 2007.
2. Centers for Disease Control and Prevention: Emergency preparedness and response. Blast injuries: fact sheet for professionals. Lung Injury. Available at www.bt.cdc.gov/masscasualties/blastlunginjury.asp; accessed 10-19-15.
3. Centers for Disease Control and Prevention: Emergency preparedness and response: chemical emergencies. Available at www.bt.cdc.gov/chemical; accessed 10-19-15.
4. Centers for Disease Control and Prevention: Emergency preparedness and response: radiation emergencies. Available at www.bt.cdc.gov/radiation; accessed 10-19-15.
5. Centers for Disease Control and Prevention: Emergency preparedness and response. Acute radiation syndrome: a fact sheet for physicians. Available at http://emergency.cdc.gov/radiation/arsphysicianfactsheet.asp; accessed 10-19-15.
6. Champion HR, Holcomb JB, Young LA: Injuries from explosions: physics, biophysics, pathology and required research focus. *J Trauma* 66:1468–1477, 2009.
7. Currance PL: *Medical response to weapons of mass destruction*, St. Louis, 2005, Mosby.
8. Depalma RG, Burris DG, Champion HR, et al: Blast injuries. *N Engl J Med* 352:1335–1342, 2005.
9. Flynn DF, Goans RE: Nuclear terrorism: triage and medical management of radiation and combined-injury casualties. *Surg Clin North Am* 86:601–636, 2006.
10. Radiation Emergency Assistance Center/Training Site (REAC/TS): Guidance for radiation accident management. Available at http://orise.orau.gov/reacts/guide/injury.htm; accessed 10-19-15.
11. Inglesby TV, O'Toole T, Henderson DA, et al: Anthrax as a biological weapon: updated recommendations for management. *JAMA* 287:2236–2252, 2002.
12. Koenig KL, Boatright CJ, Mancock JA, et al: Health care facilities' "war on terrorism": a deliberate process for recommending personal protective equipment. *Am J Emerg Med* 25:185–195, 2007.
13. Koenig KL, Goans RE, Hatchett RJ, et al: Medical treatment of radiological casualties: current concepts. *Ann Emerg Med* 45:643–652, 2005.
14. *Medical management of radiologic casualties handbook*, ed 2, Bethesda, MD, 2003, Military Medical Operations, Armed Forces Radiobiology Research Institute. Available at http://ehs.columbia.edu/2edmmrchandbook.pdf; accessed 10-19-15.
15. Mettler FA, Voelz GL: Major radiation exposure: what to expect and how to respond. *N Engl J Med* 346:1554–1561, 2002.
16. Newmark J: Nerve agents. *Neurol Clin* 23:623–641, 2005.
17. U.S. Department of Health and Human Services: Agency for Toxic Substances and Disease Registry: medical management guidelines for nerve agents: tabun (GA; sarin (GB); soman (GD); GF; and VX. Available at www.atsdr.cdc.gov/MHMI/mmg166.html; accessed 10-16-14.

第 102 章　战地医学

Paul R. Hinchey, MD, MBA; Andrew Harrell IV, MD

1. 什么是战地急救医疗保障?

战地急救医疗保障(tactical emergency medical support, TEMS)是医疗保障的执法行为和执法管理行为的紧密结合。TEMS 是急诊医疗和急诊医疗实践扩展的领域。

2. 什么推动了 TEMS 实践领域的发展?

越来越多的主动枪击/大规模伤亡事件推动了 TEMS 概念的扩展。从军事科学和医疗实践中获得的知识体系反馈中认识到需要更强大、更前沿的民用医疗,创伤点救治增加了创伤受害者生存的可能性。

3. 列举这类事件的一些具体事例

美国科伦拜枪击事件(1999 年)和波士顿爆炸事件(2013 年)等事件表明,EMS 的前瞻性反应包括 TEMS 原则,通过使用常规和干预措施帮助治疗在主动枪击/大规模伤亡事件中最可能受到的伤害,有助于降低发病率和死亡率。研究者认识到,将控制出血与基本气道管理原则相结合,早期积极治疗张力性气胸,包括由非专业从事高级生命支持的救助者提供的针刺减压术可以改善结局。

国际消防员协会、美国国土安全部、美国外科医师学会和哈特福德共识都包含了 TEMS 的原则是对主动枪击/大规模伤亡事件的民用响应。

4. 如何在急诊医学中实践这个亚专科?

急诊内科医师对 TEMS 救治和实践监督是美国急诊医学委员会构成中的 EMS 亚专科医学中的一个新兴领域。TEMS 是一个越来越受重视和不断发展的领域,专注于消防、EMS 和法律执法机构。TEMS 救助者的实践日益成熟,实践范围不断扩大。为了获得以优质的科学和研究为基础的适当水平的医疗和操作知识,增加了对涉及急诊医学和接受过 EMS 培训的医师的需求。

5. 提供 TEMS 医学实践和培训及认证的机构有哪些?

战术区作战伤员救护委员会和战术紧急伤员救护委员会是为 TEMS 提供实践和培训指导的两个主要机构。近年来,美国在世界范围内的军事行动中汲取的经验教训显著影响了这一领域的民用急救医学和 EMS 实践的发展。

6. SWAT 代表什么？

SWAT 是特殊武器和战术的首字母缩写。

7. SWAT 的作用是什么？为什么战地医学需要它？

SWAT 工作人员被要求在常规执法人员巡逻风险高的环境或条件下工作。这些高风险环境和情况会增加对他们自己和嫌疑人造成更大的伤害的风险。鉴于风险的增加，更快速近距离救治至关重要。SWAT 团队也经常被要求在偏远地区工作和扩展业务部署，需要仔细监测维护团队健康、备战状态和整体状况。在传统的院前救护模式中，施救者通常会在安全距离以外的地点等待，并依靠执法部门将受伤者送来救护或在执法部门宣布现场安全后进入。战地医学课程为医疗救护救助者提供在严峻的环境中特殊的救护培训和警察策略使得他们可以在这些环境中安全地提供医疗救护。

8. 急诊医师可以参与哪些战地医学领域？

急诊医师可以通过简单且易于理解的传统"医疗主任"职能参与 TEMS 活动，受法律保护，对 EMS 救助者有监督、协议制订、培训和在线医疗控制的职能，可作为 TEMS 提供者与执法部门一起组成专业团队工作。

9. TEMS 的目标是什么？

- 加强任务完成。
- 评估医疗风险。
- 监测环境影响。
- 减少团队成员、无辜旁观者或受害者、犯罪嫌疑人的死亡、伤害和疾病。
- 减少伤害、死亡和残疾。
- 减少工作时间的损失。
- 提供预防医学并保持团队健康。
- 协调接收设施。
- 减少责任。
- 保存法医证据和犯罪现场。

10. 隐蔽和隐藏之间有什么区别？

隐藏可以防止被直接看到，但对枪击或炮射不提供任何保护措施（如植被、木门）。隐蔽可以免于受到恶意攻击（如混凝土墙、车辆发动机），隐蔽的有效性取决于对方所使用的武器及其穿透物体的能力。

11. 战术行动区域有哪些？

- **热区**：直接遭受敌对行动的区域。
- **暖区**：存在潜在暴露遭受敌对行动和伤害的可能，但这种威胁不是立竿见影的。
- **冷区**：该区域位于潜在敌对行动区域之外，因此不会造成伤害威胁。

12. 什么是隔离救护或远程患者救护？

因暴露在战火中或疑犯设置了路障而提供救助者无法达到人质或伤亡人员处时，或嫌疑人已自我设防，那么战地救援者可以进行远程评估和直接救护。战地救援者应接受使用直接视觉评估技术（可能是双筒望远镜）或有效通信的远程评估培训。一旦评估已经完成，战地救援者可以向伤员或非医疗人员提供指导，为他们自己或其他人提供基本的救护。

13. 什么是战地 / 军事初级评估，它与传统的初步评估有何不同？

战地初级评估强调在评估气道、呼吸和循环之前尽早控制活动性出血。可以通过助记符 "XABCDE" 帮助记忆。
- EXsanguinating hemorrhage：活动性出血。
- Airway：气道。
- Breathing：呼吸。
- Circulation：循环。
- Disability：失能。
- Expose：暴露。
军方使用类似的模型，MARCH。
- Massive hemorrhage：大出血。
- Airway：气道。
- Respiratory：呼吸。
- Circulation：循环。
- Head injury：头外伤。

14. 在战地环境中进行救护的重点是什么？

- 安全：战地救援者和（或）陪同他们的军官为了确保其所在地区的安全或他们自己的伤亡风险必须压制或控制所有危险因素。
- 即刻行动计划：一个完善的计划除了快速评估患者数量并确定适当的伤员安置点的位置之外，也应考虑到持续的安全需求。
- 医疗评估和管理：一旦确认安全，评估就可以开始。它可能与即刻行动计划同时开始。

15. 战地医疗救护的阶段、定义，以及每个阶段都提供哪些救护？

- 战火下的救护：受害者和救援者仍然处于热区即敌方火力攻击下时提供的救护。救护通常仅限于转移伤员去隐蔽，立即控制活动性出血，如果可能的话撤离现场。
- 战地野战救护：在没有直接触及敌方战火的暖区提供救护，但是威胁仍然存在。此阶段的救护解决了直接的生命威胁。这是安全解决气道管理和呼吸问题例如胸部吸吮伤口或张力性气胸的第一次机会。解决任何以前没有控制过的大出血，包括使用外加的止血带、止血药或压力敷料。这些状况的实施程度取决于环境的安全性、可利用的设备和撤离的时间。如果时间允许，救护可以包括建立静脉通路和容量复苏，提供镇痛，和必要时预防性使用抗生素。

· 撤离救护：在没有敌方威胁的冷区提供救护。在平民环境中，这一阶段的救护通常是在到达一定级别的1级或2级创伤中心的途中提供的。这种救护的程度取决于距离和有确定效果的治疗。这一阶段的救护与常规的民用创伤救护类似。

16. 战术或战斗环境中的出血控制与传统救护有何不同？

传统的控制出血采用直接加压法，使用止血带是最后手段。战斗和战术环境对可压缩伤口也采用直接加压的方法，但对危及生命的肢体伤口则强调早期使用止血带。战地救援者还可使用止血药和很少用于传统的院前或院内环境的伤口包扎。越来越多的文献支持这些做法可能会导致这些方法更多地用于常规的院前和ED处置。

17. 战斗中的理想止血带的特征是什么？

止血带应用宽带（至少3.8cm宽），以减少软组织损伤，伤者可以用一只手自行止血，并可以使用绞盘或棘轮的原理为控制大血管出血提供足够的压力。

18. 如何辨别止血带是否使用得当？

止血带应该足够紧实以防止出血，并使肢体苍白、脉搏消失。

19. 在战斗中，相对于其他出血控制技术使用止血带的优点和局限是什么？

大多数商用止血带都便于伤员自己操作，可以立即控制出血，而不需要将其他人暴露在敌方战火中。止血带可以在不需要持续关注压力的情况下控制活动性出血，而加压敷料和直接加压术则需要持续关注压力。止血带可以快速应用，允许救援者解决其他临床干预事件或转移患者。止血带使用的有效性仅限于四肢受伤。关节受伤或躯干受伤需要其他控制出血的技术。

20. 止血带在不伤及肢体的情况下最长可以放置多长时间？

止血带的确切安全使用时间尚不明确。通常在手术期间应用止血带2小时没有肢体后遗症。一般来说，一个部位的止血带应用时间越长，永久性损伤或截肢的可能性越大。

21. 止血带应该放在哪里？

止血带使用方法各不相同。一些学者建议应用在肢体近端。这种"高而紧"的放置通常便于控制整个肢体的出血。已有学者主张止血带放置在伤口的近端。出版的文献中没有关于放置在哪个位置明显有益的描述。无论偏好哪种方法，止血带都应该收紧，直到肢体变得苍白且脉搏消失，并且不应用于关节处。

22. 未能充分收紧止血带有什么副作用?

如果没有充分收紧止血带,可能有在没有切断动脉血供的情况下阻塞静脉回流的风险,以及导致室间隔综合征并需要行筋膜切开术并遗留永久性后遗症的风险。

23. 战地环境下的推荐止血药有何特征?

根据军用和战地救援者的经验,已经开发并改进了许多止血药。早期对止血药的研究包括使用粉末或颗粒剂。这些在战地环境中是不切实际的,会引起热效应导致严重烧伤,使伤口处理复杂化,并且偶尔有栓塞发生。新推荐的止血药浸在纱布中,不会引起热效应,能在更广泛多变的环境中有效使用,并且可用于深层伤口的包扎。

24. 在战地环境下身体的哪些部位适合做包扎处理?

主要是交界部位,具体如下。
- 臀部。
- 骨盆 / 骨盆环。
- 腋窝。
- 四肢。
- 颈部。

25. 目前在战地救治中使用的止血药有哪些?

- 速凝战斗纱布:使用浸渍在纱布中的非高温矿物质化合物(高岭土)触发内在的凝血级联反应。处理时,应该迅速清理大的血凝块,确定出血的来源,并用纱布直接接触包扎出血灶。为最大限度地提高效果,纱布应直接用在出血血管上。战斗纱布应在出血部位保持至少 3 分钟,以确保其充分发挥作用。与普通纱布不同的是,浸透的战斗纱布需要取下并更换新纱布。
- 赛菲凝:来自贝类的提取物多糖(壳聚糖)。当与血液接触时,它形成凝胶状物质,有助于形成凝块。其效果比战斗纱布稍差,但有独立作用于凝血级联的额外益处。这使得它对患有与抗凝血剂相关的凝血功能障碍患者和低体温患者有效。
- HemeCon:也是一种壳聚糖衍生物,其作用方式与赛菲凝类似。像其他止血药一样,它是一种方便伤口包扎的纱布。
- NuStat:一种纤维素和二氧化硅纤维的混合物,编织成柔韧的敷料,增强血小板活化和血液凝固作用。

26. 战地环境中应选择哪种基本气道辅助设备?

鼻咽气道,当其与人工气道操作和患者定位一起使用时,解决了战地环境中大多数的气道问题。

27. 战术或战斗环境中选择的高级气道干预是什么?

外科环甲膜切开术。本法使用设备最少,可以快速开展,并提供了一个确定气道。

它不需要使用喉镜、吸引或麻醉药，可直接放置不需要辅助设备。

28. 作战中治疗张力性气胸的首选干预措施是什么？

使用针减压。用大口径的针头外导管，如10号、12号或14号，以防止阻塞和（或）打结。应使用长导管以确保针到达胸膜腔。在一个军用研究调查中，约8.3cm的导管在99%患者中可以到达胸膜腔。放置部位包括传统的锁骨中线第二肋间隙。然而，穿着弹道背心或重体重者可能需要使用腋中线或腋前线的第四肋间隙的侧向入路。

29. 为什么管理胸部吸吮伤口很重要，可以采用什么方法？

穿透胸部的损伤会干扰正常的肺力学。大于气管直径的2/3的大伤口可导致通过胸壁缺损优先吸入空气进出胸部。这些损伤应该用封闭的敷料处理以帮助恢复肺力学。商业设备的使用，包括结合阀门原理或用封闭材料的三面贴合，已经被认为是降低张力性气胸风险的方法。尽管最近发表了几项动物研究，但是没有关于这些技术和设置的有效性证据。

30. 为什么在战地环境中处理低体温是不可避免的？

即使轻微的低体温也可能导致伤者发生凝血功能障碍，并且低体温的存在与死亡率增加独立相关。低体温在战地和平民创伤受害者中都很常见，多达2/3的平民创伤受害者到达医院时存在低体温。在战地环境中，治疗一旦已经发生的低体温远比在它发生之前采取预防措施要困难。因此，战术和战斗训练计划更加强调受伤后尽快进行低体温处理。

31. 战斗死亡的主要原因是什么？

近50%的战斗死亡是由活动性出血引起的。其中近20%的活动性出血发生在容易控制的部位，而其余的活动性出血则因为胸部的大血管损伤。这些统计数据导致人们在军用和民用战地环境中越来越重视培训和使用止血带。

32. 战斗中最常见的身体受伤部位是哪里？

• 头颈部：4%～24%。
• 胸部损伤：4%～15%。
• 腹部损伤：2%～20%。
• 肢体损伤：50%～75%。

（赵云华　译）

参考文献

1. Advanced Law Enforcement Rapid Response Training (ALERRT) Texas State University-San Marcos. 2012. Available at http://alerrt.org/StaticPages/view/31; accessed 10-19-15.
2. Jacobs LM, McSwain N, Rotondo M; American College of Surgeons: Improving survival from active shooter events: the Hartford Consensus. *Bull Am Coll Surg* 98:14–16, 2013. Available at http://bulletin.facs.org/2013/06/improving-survival-from-active-shooter-events/; accessed 9-10-14.
3. Bellamy RF: The causes of death in conventional land warfare: implications for combat casualty care research. *Mil Med* 149:55–62, 1984.
4. Butler FK Jr, Hagman J, Butler EG: Tactical combat casualty care in special operations. *Mil Med* 161(Suppl 1):3–16, 1996.
5. Callaway DW, Smith EF, Shapiro G, et al: The Committee for Tactical Emergency Care (C-TECC): evolution and application of TCCC guidelines to civilian high threat medicine. *J Spec Oper Med* 11:95–100, 2011.
6. Committee for Tactical Emergency Casualty Care: TECC guidelines. Update 2014. Available at www.c-tecc.org/images/content/TECC_Guidelines_-_JUNE_2014_update.pdf; accessed 9-14-14.
7. Committee for Tactical Combat Casualty Care: TCCC guidelines. Update Summer 2014. *J Spec Oper Med* 2014. Available at www.jsomonline.org/TCCC/20142TCCC%20Updates.pdf; accessed 9-14-14.
8. International Association of Fire Fighters: Active shooter position statement. Available at www.iaff.org/Comm/PDFs/_Active_Shooter_Position_Statement.pdf; accessed 9-14-14.
9. Ong RC, Mulvaney SW: Military medicine. In Tintinalli JE, Stapczynski J, Ma O, et al, editors: *Tintinalli's emergency medicine: a comprehensive study guide*, ed 7, New York, 2011, McGraw-Hill. Available at http://accessmedicine.mhmedical.com.libproxy.unm.edu/content.aspx?bookid=348&Sectionid=40381798; accessed 9-14-14.
10. Salamone J, Pons P, editors: *Prehospital trauma life support military*, ed 7, St Louis, 2011, Elsevier.
11. Schwartz R, McMAnus JG: Tactical emergency medical support and urban search and rescue. In Marx J, Hockberger R, Walls R, editors: *Rosen's emergency medicine: concepts and clinical practice*, ed 8, Philadelphia, 2013, Elsevier Saunders, pp 2449–2456.
12. U.S. Department of Homeland Security: Active shooter preparedness: Homeland Security, 8-6-14. Available at http://www.dhs.gov/active-shooter-preparedness; accessed 9-14-14.

索引

著作权合同登记号　图字：01-2018-7106

图书在版编目（CIP）数据

急诊临床手册：第 6 版 /（美）文森特·马科维奇（
Vincent J. Markovchick）等著；谢苗荣，李春盛主译
. -- 北京：北京科学技术出版社，2021.9
　书名原文：Emergency Medicine Secrets, 6/E
　ISBN 978-7-5714-1130-5

　Ⅰ.①急… Ⅱ.①文… ②谢… ③李… Ⅲ.①急诊—
手册 Ⅳ.① R459.7-62

中国版本图书馆 CIP 数据核字 (2020) 第 173044 号

责任编辑：杨　帆
责任校对：贾　荣
图文设计：史宏伟
责任印制：吕　越
出 版 人：曾庆宇
出版发行：北京科学技术出版社
社　　址：北京西直门南大街 16 号
邮政编码：100035
电　　话：0086-10-66135495（总编室）　　0086-10-66113227（发行部）
网　　址：www.bkydw.cn
印　　刷：三河市国新印装有限公司
开　　本：700 mm×1000 mm　1/16
字　　数：880 千字
印　　张：55.5
版　　次：2021 年 9 月第 1 版
印　　次：2021 年 9 月第 1 次印刷
ISBN 978-7-5714-1130-5

定　　价：128.00 元